Raymond Gola

Rhinoplastie fonctionnelle et esthétique

Avec la collaboration
de François Cheynet
et Laurent Guyot

Springer

Raymond Gola
Professeur des Universités à la Faculté de Médecine,
Chef de Service de Stomatologie, Chirurgie maxillo-faciale et Plastique de la face,
CHR de Marseille

François Cheynet
Praticien hospitalier en Stomatologie et Chirurgie maxillo-faciale,
CHR de Marseille

Laurent Guyot
Praticien hospitalier en Stomatologie et Chirurgie maxillo-faciale,
CHR de Marseille

ISBN 2-287-59688-7

Imprimé en France

SPIN : 107561158

SOMMAIRE

PRÉFACE

Qu'est-ce donc qu'une préface ?

- Une analyse ? Non, car ce n'est pas une revue d'articles.
- Un jugement ? Non, ce serait bien prétentieux.
- Une simple estimation ? Peut-être que oui, et aussi une marque d'estime.
- Une occasion ? Oui ! Celle de faire disgression et de passer aux anecdotes.

Un siècle après le grand Jacques JOSEPH, 50 ans après M. H COTTLE et 30 ans après Tord SKOOG, qui peut prétendre à intéresser 50 000 O.R.L, plasticiens et maxillo-faciaux autrement que par des trucs (gadgets) qui souvent sont la négation du merveilleux artisanat qu'est encore l'œuvre humaine et voluptueuse du chirurgien à la fois observateur curieux, assez éduqué pour comprendre et habile manœuvrier ?

Ce « Raymond GOLA » m'a beaucoup intéressé, autant que son lumineux Syndrome Algo-Dysfonctionnel de l'Appareil Manducateur (S.A.D.A.M.) de 1995.

Les vices du livre médical

En cette fin du XXème siècle, trois vices caractérisent le livre médical, issu d'une fringale de répétitions. Ces vices sont :

- L'anonymat d'un auteur noyé dans une collégiale de scribes.
- La course à l'« exhaustivité ».
- L'image bourreau du texte écrit.

Ce « NEZ » de Raymond GOLA n'est pas ainsi vicié.

L'anonymat

On lira ce Raymond GOLA parce qu'il est un GOLA et non pas un chapitre de GOLA ballotté dans la houle de 50 auteurs rassemblés pour la « mode », par la paresse ou pour une course à l'exhaustivité. La mode n'est que fugace, l'exhaustivité est épuisante. R. GOLA n'est ni paresseux ni épuisant.

J'avais lu et relu le Tord SKOOG – un ami – parce ce que c'était « Du SKOOG » exposant SES connaissances (illimitées), SES idées (nombreuses), et SES techniques personnelles (sobrement exécutées).

J'ai lu ce Raymond GOLA par obligation bien sûr puisque je devais écrire cette préface... Je ne le regrette pas puisque j'en ai savouré plusieurs de SES bons morceaux. Ils me seront encore plaisants à relire mais combien ils pourraient être profitables à tant d'autres.

La course à l'exhaustivité

Tout lecteur abordant un sujet donné aimerait bien en tenir tous les liens depuis la gastrulation jusqu'à la première molaire, puis l'édentation en passant par les phénomènes cellulaires de la croissance, les mécanismes des transformations, l'histologie des réparations, la chimie des dégradations séniles ou tumorales, l'anatomie « cela va de soi en chirurgie », la physiologie de l'organe en cause mais aussi celle des voisins, les protocoles des examens cliniques enveloppés dans les performances radiologiques, magnétiques ou échographiques, sans compter l'anthropologie assaisonnée d'une pincée de « philosophie ». Il faudrait que tout y passe. L'Encyclopédie de Diderot menée par Gargantua sévit toujours surtout chez les anorexiques. Faut-il donc les satisfaire ?

Tant de points de vue si divers sont distribués à des dizaines d'auteurs. D'où les nombreuses redondances au détriment de la cohésion de l'enseignement, car un livre sain doit apprendre, sinon il est superflu. Un livre sain est un choix qui tourne autour de quelques idées ou de sujets concrets qui ne doivent pas flotter dans l'exhaustivité.

Raymond GOLA nous entraîne vers des notions aussi simples que nos deux « manches à air » fonctionnent autant à l'admission qu'à l'échappement sous un auvent nasal normalisé.

L'image bourreau du texte écrit

Le texte commande ; l'image suit. Puis le texte commente les images.

Sous peu, l'image sera supposée fournir toute « l'information » bien racornie des champions de la « communication » rapide. La B.D et ses bulles phonétiques vont-elles éjecter le texte bien travaillé du livre médical ? Le texte sera devenu superflu et pourtant il faisait appel à l'intelligence en battant les rappels de la mémoire.

Raymond GOLA bat ce rappel des connaissances et même il les rebat car le contenu est vaste sous un auvent nasal, fonctionnel depuis sa création et séduisant depuis Néfertiti et Cléopâtre. Ajoutons que la proportion est bonne entre le texte instructeur et une imagerie toujours démonstrative (mais l'imprimeur compositeur aura fort à faire pour bien atteler les images au texte).

Anecdote

En 50 ans j'ai beaucoup œuvré sur des nez de toutes sortes, peut-être sur 8 000 : les cyphotiques, les scoliotiques, les traumatiques déprimés primitifs (« premiers » !) ou secondaires, ceux des « becs de lièvre » ou des terribles Apert, ceux des Hyper-Télé-Orbitismes (H.T.O.) puisque rapprocher les orbites des H.T.O. se résume en une « rhinoplastie fonctionnelle et esthétique » faite par voie crânienne. Bien entendu, il y eut aussi quantité d'absences de nez par mutilation balistique ou par exérèse tumorale, et une cinquantaine de simples arhinies.

Pour la plupart de ces nez, un handicap ventilatoire résultait d'une atrésie transversale ou d'une brièveté verticale du maxillaire. Aussi, depuis la maxillotomie type « Le Fort I » jusqu'à la « Bipartition fronto-faciale » la ventilation nasale a-t-elle toujours été une fonction à préserver ou à rétablir. Rappelé par S. Schendel : « jamais trop avancé, jamais trop large », tel fut pendant 30 ans le mot d'ordre donné pour le maxillaire et par contrecoup sur les conduits ventilatoires, nos « manches à air ». C'était sous-entendu.

Pour Raymond GOLA, c'est bien entendu. Mais il est aussi entendu que la rhinoplastie esthétique (orthomorphie nasale) est multiforme dans ses moyens, ses routes et ses innombrables compléments. Il n'empêche, Raymond GOLA m'a fait respirer un bon coup. C'est très utile à tout âge et Raymond GOLA démontre pourquoi et comment bien faire respirer tout en rétablissant des formes harmonieuses.

Docteur Paul Tessier

PRÉFACE

Pour accroître nos connaissances nous pouvons soit les « approfondir » soit les « élargir ».

Dans nos disciplines médicale et dentaire, la tendance est de les concentrer sur des sujets et techniques bien précis, de plus en plus spécialisés.

Nos patients y gagnent indubitablement en ce qui concerne la qualité de nos gestes thérapeutiques mais, en contre partie, ils peuvent y perdre si de temps en temps nous ne « prenons pas de la hauteur », pour élargir notre vision et replacer nos actes dans un cadre plus vaste de pathologie régionale et même générale.

Pour bien poser nos indications, nous devons en effet bien connaître les possibilités des autres spécialistes qui autour de nous, poursuivent les mêmes buts : la meilleure santé de nos patients.

Il en est ainsi, notamment, en ce qui concerne la correction des anomalies secondaires aux troubles de la ventilation aérienne supérieure, dont la responsabilité est souvent méconnue et mal comprise.

Pour en connaître à la fois l'origine, les divers aspects, et toutes les conséquences il faut, en effet, avoir une quadruple culture : médicale, dentaire, chirurgicale, et rhinologique.

C'est le cas du Professeur Raymond Gola, médecin stomatologiste, spécialiste en chirurgie maxillo-faciale et chirurgie plastique faciale, dont la compétence en rhinologie est reconnue et attestée par de nombreux travaux.

Son livre, parfaitement écrit et remarquablement illustré, expose de façon la plus simple des problèmes trop souvent inutilement compliqués.

Tout professionnel confronté à des problèmes ventilatoires doit savoir qu'il peut y trouver une (des) solution(s) lui permettant de résoudre ses difficultés.

Il comprendra que le nez n'est pas seulement un appendice « planté » au milieu du visage que l'on peut tailler impunément, ni une simple cheminée d'aération justiciable d'un « ramonage » systématique, dès que le « tirage » en est insuffisant.

Le lecteur de ce remarquable ouvrage apprendra :

- que les troubles de la ventilation aérienne supérieure ont des causes multiples qui doivent toutes bénéficier d'un traitement spécifique,
- que leurs conséquences pathologiques sont nombreuses et parfois redoutables sur l'état des structures céphaliques et plus généralement sur la santé physique et mentale,
- que leur symptomatologie est suffisamment typique pour que le diagnostic clinique en soit facile,
- que leur traitement précoce, orthopédique ou chirurgical, s'impose chaque fois que possible.

Le rhinologiste y trouvera, aussi, tous les renseignements nécessaires à sa bonne pratique chirurgicale.

Il est aisé de prédire le plus grand avenir à ce livre, près des Orthodontistes, Chirurgiens Maxillo-faciaux, Plasticiens et Rhinologistes...Nous n'en connaissons pas d'autres de cette qualité, sur ce sujet précis.

Que l'auteur en soit félicité et remercié.

Professeur Jean Delaire

PRÉFACE

« RHINOPLASTIE FONCTIONNELLE ET ESTHÉTIQUE » est un véritable traité qui répond aux inquiétudes justifiées de Vilar-Sancho lorsqu'il faisait, en 1985, le compte des aptitudes et des connaissances nécessaires à la bonne pratique de la rhinoplastie, dépassant largement les implications purement techniques d'une chirurgie de surface.

Dans la plupart des ouvrage, le syllogisme constitué par les trois termes du titre apparaît comme un artifice dialectique visant à éluder les difficultés.

Raymond Gola a le mérite de les affronter. Il a réellement compris, c'est-à-dire « intégré » dans sa pratique quotidienne le savoir indispensable à qui veut observer une attitude éthique dans la réalisation d'une intervention d'exécution relativement aisée mais avec laquelle, selon l'expression d'Auffricht, il est difficile d'obtenir des résultats constants.

De la même façon qu'il est impossible d'oublier l'importance de la partie immergée d'un iceberg, il ne peut plus être question, aujourd'hui, et quelque soit le motif apparent de la consultation, de poser l'indication d'une rhinoplastie, sans une analyse méthodique des différentes unités anatomiques et fonctionnelles. On se souviendra d'ailleurs de la règle holistique : « le tout a des propriétés que les parties n'ont pas », pour la compléter par « le tout peut avoir des insuffisances que les parties n'ont apparemment pas ».

Rien donc ne peut dispenser le chirurgien d'une consultation minutieuse, d'un examen véritablement endoscopique, voire d'un scanner et/ou d'un bilan immuno-allergologique.

Les limitations d'une sur- ou sous-spécialisation n'offrent pas toujours la stimulation intellectuelle favorable à l'acquisition de connaissances indispensables de physiologie respiratoire et vasomotrice et de physiopathologie de l'inflammation. L'ouvrage de Raymond Gola constitue un guide précieux pour les jeunes et, pour les plus expérimentés, une source de réflexions rétrospectives sur l'évolution de leurs échecs.

Lorsqu'il aborde la description des procédés opératoires, l'auteur s'appuie sur une iconographie très démonstrative par sa grande qualité et son abondance. Il plaide de façon très éloquente et personnelle pour la conservation modelante du dos du nez dont mon Maître, M.H. Cottle avait fait la promotion.

Quelque que soit la façon dont la chirurgie de « l'auvent nasal » est envisagée, dans la logique fonctionnelle des formes anatomiques, la perméabilité dynamique des fosses nasales et l'aspect esthétique sont indissociables. En cette fin de siècle, il est heureux que renaissent les contraintes du « principe de responsabilité ». Aucun projet artistique ne dispense le chirurgien d'une information complète sur le versant respiratoire de l'organe centrofacial et de son devenir éventuel.

Dans cette perspective, cet ouvrage doit trouver une place de premier rang dans la bibliothèque de tous ceux qui, s'intéressant au « NEZ », ont la passion de comprendre et de progresser.

Professeur Michel Wayoff

Vilar Sancho B (1985) Present and future of rhinoplasty: an editorial. Aesth Plast Surg 9: 181-184

REMERCIEMENTS

Professeurs : Boubli L., Charpin D., Chays A., Dessi P., D'Ercol C., Garnier J.M., Magnan J., Roche M., Salvadori A., Stricker M., Triglia J.M.

Docteurs : Abs M.P., Alessandri G., Andrac-Meyer L., Bellot-Samson V., Binnert J.M., Carreau J.P., Chossegros C., Coquin A., Costini B., Dassonville E., De Massiac G., Derbez M., Deroze D., Faissal A., Gacougnolle J.P., Ged S., Gérin O., Laurent P., Layoun W., Le Gall M., Mérité G., Philip-Joet F., Mantout B., Meyer P., Odin G., Ostorero-Brun M., Richard O., Rossi C., Rouvier P., Sauvant J., Seghir A., Sudre-Levillain I, Vallicioni J.M., Vidal A., Younes Y.

Messieurs : Landou J.F., Obadia S. pour les illustrations.

Tête, sculpture de Jacqueline Diffring (bronze).

"L'auteur remercie les Laboratoires Inava Odonto-Stomatologie, sans qui ce livre n'aurait pu être réalisé"

INAVA ODONTO-STOMATOLOGIE

PIERRE FABRE
SANTE DENTAIRE

I
Introduction

« La chirurgie doit être physiologique »
Leriche

Améliorer conjointement forme et fonction est l'objectif de tous les chirurgiens pratiquant des interventions réparatrices ou correctrices sur la face. Il n'est pas de rhinoplastie moderne qui ne se prétende « fonctionnelle » dans le sens où son ambition est de préserver une fonction préalablement satisfaisante. En fait, nombreuses sont les méthodes de rhinoplasties, même dites « a minima », qui ignorent ou minimisent les conséquences fonctionnelles de ces interventions, qu'elles soient olfactives ou ventilatoires. Les problèmes esthétiques et fonctionnels posés par la rhinoplastie classique avec ablation de la bosse nasale expliquent la multiplication des rhinoplasties secondaires et l'usage extensif des rhinoplasties par voie externe. Les points de détails techniques se multiplient dans les publications, que ce soit sur le dorsum ou sur la pointe du nez. De nombreux ouvrages sont consacrés à la rhinoplastie sans qu'une seule fois les mots de ventilation, de valve nasale ou de paroi latérale des fosses nasales ne soient cités. Avec l'expérience et un minimum d'évaluation à long terme, il est évident que beaucoup de rhinoplasties se dégradent dans le temps, non seulement sur le plan esthétique, mais aussi, et surtout, sur le plan fonctionnel. En fait, cette iatrogènie fonctionnelle peut être en grande partie évitée par une technique de rhinoplastie avec impaction de l'auvent nasal intégralement préservé.

Oser proposer une nouvelle « Rhinoplastie Fonctionnelle et Esthétique » après 100 ans de rhinoplastie classique à « toit ouvert », peut surprendre. En fait, cette nouvelle rhinoplastie est née de la reconnaissance du rôle fonctionnel essentiel du « nez externe » qui n'est pas une « pyramide » statique placée au milieu du massif facial, mais un véritable « auvent » protecteur et actif. Cet auvent règle, grâce à la valve nasale et à sa musculature, l'admission du flux aérien. Il joue aussi un rôle protecteur vis à vis des fosses nasales et de sa muqueuse éminemment sensible et sujette à de nombreuses modifications physiopathologiques. Le chirurgien ne doit jamais oublier que derrière l'architecture ostéo-cartilagineuse du nez, existe une muqueuse pituitaire qui, par sa physiologie originale, constitue l'organe cible d'interactions complexes, immunologiques, vasomotrices et psychogènes.

Dès 1933, Mink écrivait : « Le dos du nez figure comme un instrument fonctionnel de premier ordre : c'est ce que les spécialistes qui l'attaquent pour la correction de sa forme n'ont pas le droit d'oublier ». Cet auteur ne semble pas avoir été entendu, si ce n'est par quelques rares chirurgiens.

La simplicité technique de la rhinoplastie fonctionnelle et esthétique qui utilise la flexibilité de la jonction ostéo-cartilagineuse pour diminuer ou supprimer la bosse nasale, l'aspect naturel du nez opéré, la stabilité des résultats esthétique et fonctionnel à long terme, la diminution des gestes classiquement nécessaires sur la pointe du nez et enfin l'amélioration ventilatoire habituelle nous ont encouragé à persister dans cette voie. Cependant cette rhinoplastie ne règle pas tous les problèmes : les rhinopathies et les anomalies septo-turbinales doivent être traitées conjointement.

La nocivité insidieuse de la dysperméabilité nasale et de son corollaire la ventilation orale, doit désormais apparaître clairement à tout praticien (médecin interniste, pédiatre, pneumologue et allergologue, orthodontiste, stomatologiste-chirurgien maxillo-facial, oto-rhino-laryngologiste et rhinologiste, chirurgien plasticien, neurochirurgien, radiologue, phoniatre et orthophoniste...) qui s'occupe de l'extrémité céphalique. Dysmorphoses maxillo-faciales, rhonchopathies, apnées obstructives du sommeil pour les plus évidentes, dysfonctionnements de l'appareil manducateur, pathologies stomatologiques et orbito-palpébrales pour les plus sournoises, sont autant d'affections qui révèlent quasi constamment une anomalie de la ventilation nasale, parfois discrète, souvent ancienne et toujours négligée.

Au-delà de la demande rhinoplastique, le véritable problème de Santé Publique que constitue l'insuffisance ventilatoire nasale nous a conduit à élargir notre réflexion et notre pratique chirurgicale à l'ensemble de techniques permettant de respecter ou d'améliorer la forme et les fonctions de l'auvent nasal, des fosses nasales et de la muqueuse nasale.

Centré sur la rhinoplastie, mais basé sur une profonde connaissance de l'anatomie, de la physiologie et de la pathologie nasale, cet ouvrage est organisé en 17 chapitres.

Il commence par l'étude des données historiques, anatomiques (chirurgicale et artistique) et physiologiques et se poursuit par l'analyse détaillée des causes et des conséquences de l'obstruction nasale chez l'enfant et chez l'adulte.

Après l'examen du nez et le bilan préopératoire, les techniques de base et complémentaires de la rhinoplastie fonctionnelle et esthétique sont décrites.

Les chapitres suivants exposent certaines particularités cliniques et thérapeutiques comme la septoplastie fonctionnelle pour les nez déviés, les turbinoplasties fonctionnelles et les disjonctions intermaxillaires pour les nez étroits, les mentoplasties fonctionnelles pour les faces longues.

Enfin, les derniers chapitres abordent le traitement des nez matures avec ou sans contexte de rhonchopathie – syndrome d'apnées obstructives du sommeil et la chéilo-rhinoplastie fonctionnelle pour les nez des fentes labio-alvéolo-palatines.

La qualité de la ventilation nasale doit devenir un objectif prioritaire, car « la liberté du nez est une des plus précieuses parmi toutes les libertés » (Worms, 1927).

Raymond Gola

II
Historique de la rhinoplastie

Depuis le début du siècle, la correction des malformations et déformations du nez a fait de multiples progrès à la fois sur les plans esthétique et fonctionnel. Rares sont cependant, les chirurgiens qui ont tenté la synthèse de ces deux objectifs au cours d'une même intervention. Schématiquement, dans l'historique de la rhinoplastie, trois étapes peuvent être distinguées, la première privilégie l'esthétique : c'est la rhinoplastie à « toit ouvert », la seconde privilégie la fonction : c'est la rhinoplastie à « toit fermé », enfin la dernière, celle de la rhinoplastie moderne, tient compte à la fois de la fonction et de l'esthétique.

1 – Rhinoplastie esthétique

De l'époque des précurseurs (fin du XIXe siècle et début du XXe siècle), se dégage un grand nom, celui de Jacques Joseph.

- Dieffenbach (1845 [21]) corrige un nez dévié par ostéotomies des os nasaux et du septum à travers des incisions nasales cutanées.
- Roe (1891 [53]) réalise la première résection de bosse (osseuse) par incision endonasale et décollement sous-cutané. L'intervention est réalisée sans ouverture apparente de l'auvent nasal et sans ostéotomie latérale. Deux cas sont présentés (Fig. 1). Auparavant, ce même auteur (1887 [52]), avait proposé la réduction de nez camus en intervenant sur les cartilages de la pointe du nez par voie endonasale.
- Weir (1892 [64]) corrige un nez ensellé en mobilisant les os nasaux par voie endonasale et en maintenant leur projection par des aiguilles transfixiantes. Cet auteur laisse son nom à la résection du pied de l'aile du nez.

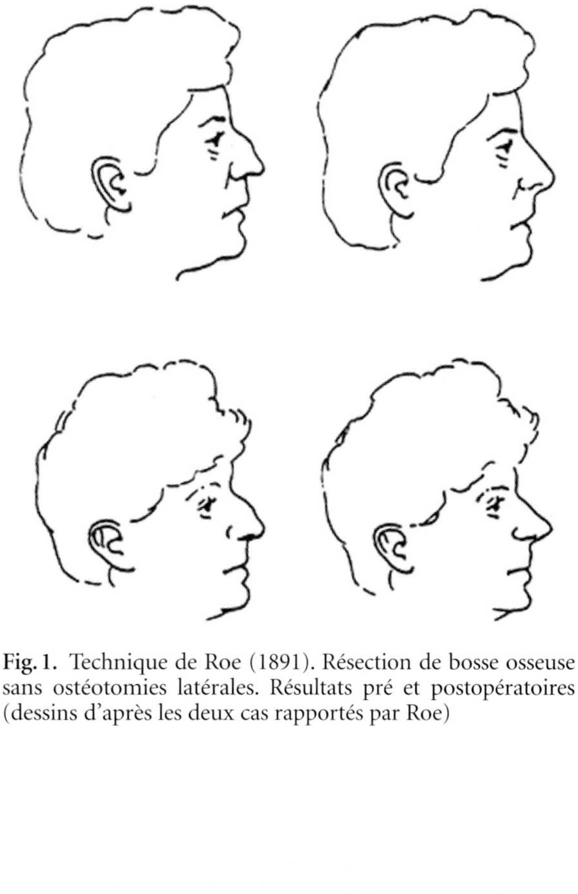

Fig. 1. Technique de Roe (1891). Résection de bosse osseuse sans ostéotomies latérales. Résultats pré et postopératoires (dessins d'après les deux cas rapportés par Roe)

– Joseph (1898 [35], 1902 [36]) réalise la réduction de nez cyphotique par voie cutanée. Par la suite (1904 [37], 1905 [38], 1907 [39]), il pratique la même intervention par voie endonasale et met au point plusieurs instruments de chirurgie adaptés au nez (décolleur, scie...) dont certains sont encore utilisés aujourd'hui.

Ses travaux sont rassemblés dans un traité en 1907 [39] puis dans une remarquable monographie en 1931 [40]. Jacques Joseph (1865-1934) est incontestablement

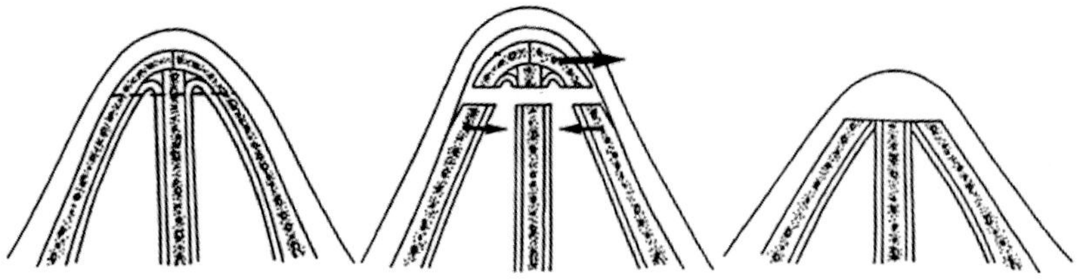

Fig. 2. Technique de Joseph (1898). Résection de bosse et rapprochement des murs latéraux (coupes frontales des fosses nasales)

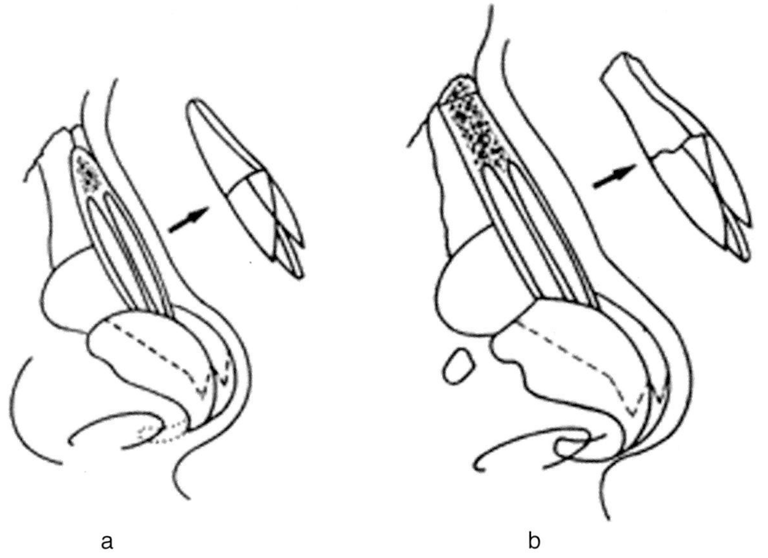

Fig. 3-1. Rhinoplastie classique à « toit ouvert ». La résection de bosse s'accompagne souvent d'une lésion plus ou moins importante de la valve nasale. a) Rhinoplastie avec résection simple de bosse ; b) Rhinoplastie avec résection de bosse et creusement de l'angle fronto-nasal

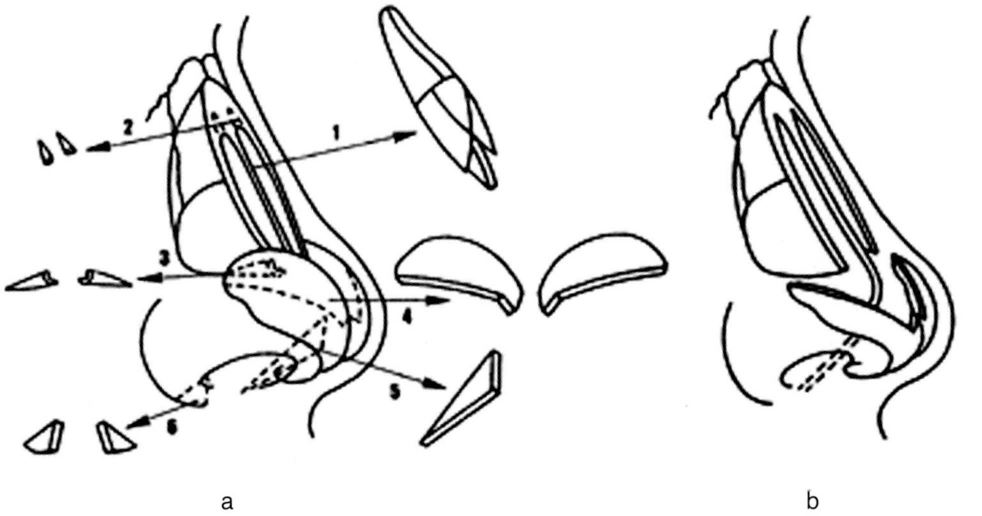

Fig. 3-2. Rhinoplastie classique à « toit ouvert ». Cette rhinoplastie impose souvent un geste chirurgical sur l'auvent narinaire. a) Gestes habituellement pratiqués ou recommandés : 1) Ablation de la bosse nasale ostéo-cartilagineuse, 2) Ablation de triangles osseux résiduels, 3) Résection du bord inférieur des cartilages supérieurs, 4) Résection du bord supérieur des cartilages inférieurs, 5) Résection du bord caudal du septum, 6) Résection de la base des ailes narinaires ; b) Résultat d'une rhinoplastie classique à « toit ouvert »

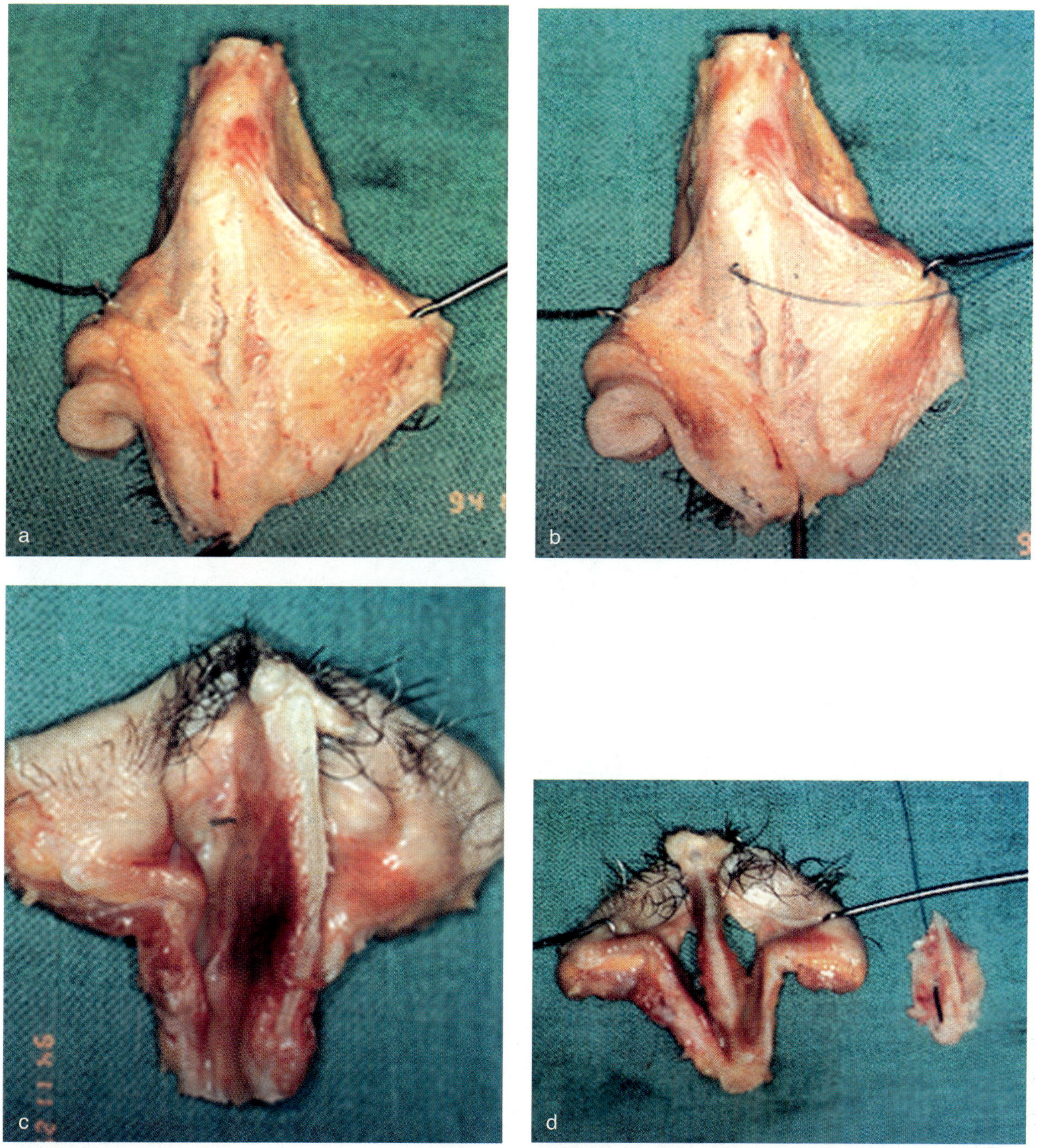

Fig. 3-3. Rhinoplastie classique à « toit ouvert ». La résection de bosse s'accompagne souvent d'une lésion plus ou moins importante de la valve nasale. a et b) Dissection anatomique : une aiguille est enfoncée à la partie supérieure de la valve nasale (vue supérieure de l'auvent nasal) ; c et d) Dissection anatomique : La valve nasale repérée (nez muqueux), la bosse nasale est enlevée. L'aiguille est retrouvée dans la bosse (vue inférieure de l'auvent nasal)

le père de la rhinoplastie avec résection de bosse. Le « toit ouvert » qui en résulte se traduit par un méplat qui est corrigé par rapprochement des « murs latéraux » (Fig. 2).

Par la suite, la plupart des chirurgiens adoptent cette technique qui privilégie le résultat esthétique immédiat sans toujours tenir compte des causes préexistantes d'obstruction nasale (anomalies valvaires et septo-turbinales, rhinopathies), des retentissements fonctionnels postopératoires (syndrome du « toit ouvert », gêne ventilatoire), ni des résultats à long terme (dégradation dans le temps).

Cette rhinoplastie non conservatrice de l'auvent nasal présente en effet, un certain nombre d'inconvénients :

* lésions plus ou moins importantes de la musculature nasale et du revêtement cutané avec parfois troubles vasomoteurs et sensitifs,

* altération de la valve nasale avec difficulté accrue pendant la ventilation nasale. La valve nasale épargnée dans les résections strictement osseuses, est lésée à des degrés divers dans les résections ostéo-cartilagineuses (Fig. 3). Cette perte est compensée en partie par la transformation de l'unité dorsonasale en trois structures (pilier médian et murs latéraux) séparées, puis rapprochées. Certaines mutilations du nez mises à part, la gêne ventilatoire est davantage subjective qu'objective. Elle n'est pas retrouvée par l'examen rhinomanométrique (Riu, 1974 [51]), car ce dernier explore la ventilation nasale globale et l'examen peut être normal si la partie inférieure des fosses nasales est suffisamment libre,

* la nécessité fréquente d'intervenir sur l'auvent narinaire pour en modifier la forme. Ces modifications conduisent à leur tour à l'affaiblissement dynamique de la valve nasale et à l'accroissement de la gêne ventilatoire (Fig. 4),

* syndrome du «toit ouvert», troubles vasomoteurs (sensibilité au froid, rhinorrhée aqueuse) par altération

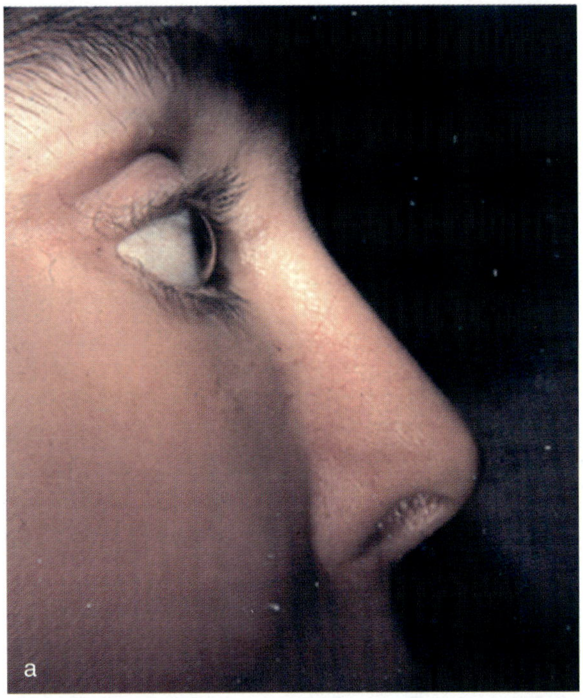

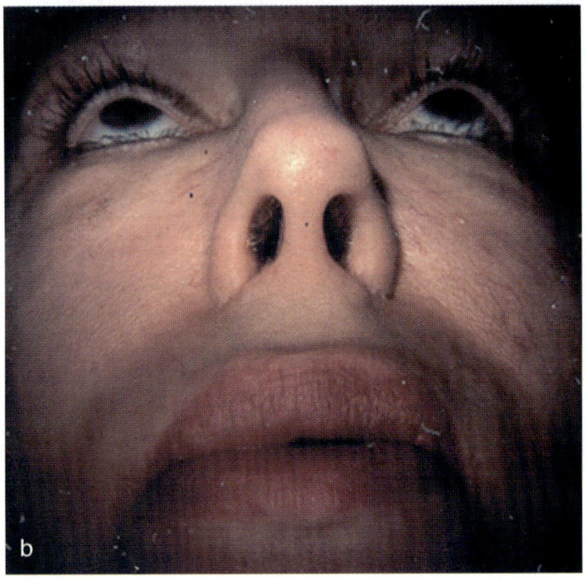

Fig. 4. a et b, Cas clinique extrême où la conjonction de l'ablation de la bosse nasale, de l'intervention sur la pointe du nez et sur la base des ailes du nez entraîne une gêne ventilatoire majeure

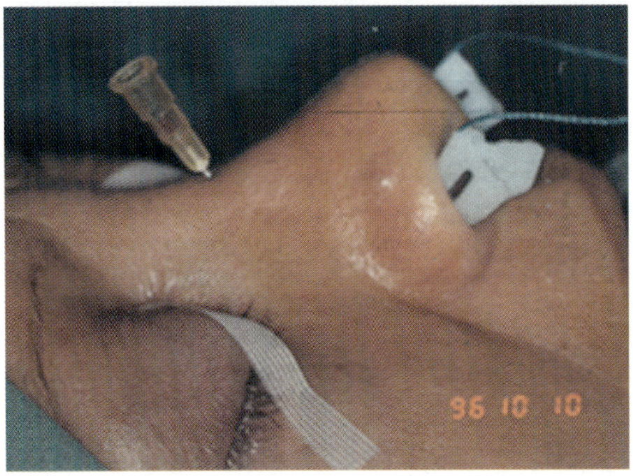

Fig. 5. Rhinoplastie classique à «toit ouvert». En cas de suppression de l'auvent protecteur, l'aiguille s'enfonce sans difficulté dans les fosses nasales (intervention pour rhinoplastie secondaire)

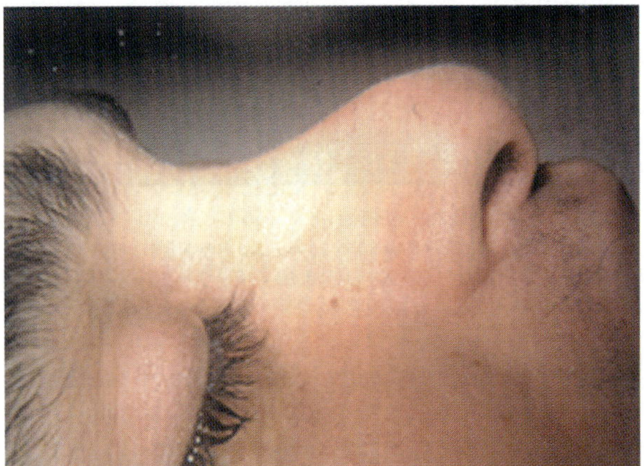

Fig. 6. Rhinoplastie classique à «toit ouvert». Bec de corbin postopératoire

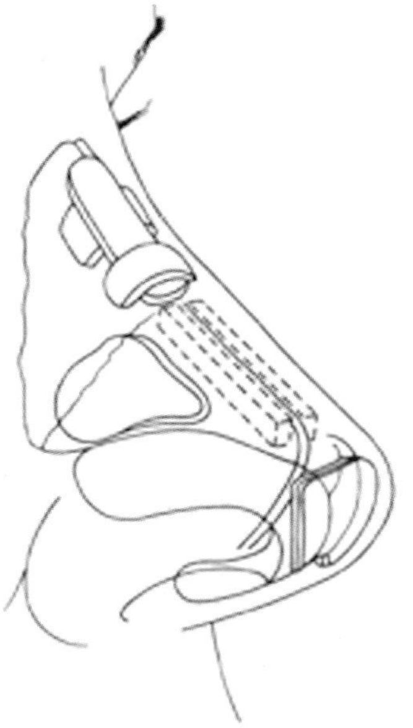

Fig. 7. Rhinoplastie classique à « toit ouvert ». Les irrégularités postopératoires du dorsum et/ou de la pointe du nez doivent être compensées par l'adjonction fréquente de greffons modelants

de la fonction de la muqueuse pituitaire consécutive à la perte de l'auvent nasal protecteur (Fig. 5),

* bec de corbin par excès du septum cartilagineux ou du tissu nasal de recouvrement au niveau de la zone décollée (Fig. 6),

* irrégularités plus ou moins importantes du dorsum ou de la pointe du nez, compensées par l'adjonction fréquente de greffons modelants (Fig. 7),

* enfin, une dégradation du résultat cosmétique et fonctionnel dans le temps du fait de la rétraction avec l'âge du revêtement musculo-cutané sur les structures ostéo-cartilagineuses sous-jacentes modifiées par l'ablation de la bosse et le remodelage de la pointe du nez.

2 – Rhinoplastie fonctionnelle

La rhinoplastie de symétrisation ou de réduction avec conservation de l'auvent nasal n'est pas une idée nouvelle. Deux étapes peuvent être distinguées dans cette approche. Dans la première, les auteurs cherchent seulement à éviter les anomalies consécutives à la résection de bosse, dans la seconde ils tiennent compte plus spécialement de la fonction nasale.

- Trendelenburg (1889 [61]) réduit un nez dévié par des ostéotomies au ciseau droit, latérales sous-cutanées et supérieure percutanée.
- Goodale (1901 [29]) réalise la même opération par des ostéotomies à la scie mais plus près du dorsum et parallèles à lui.
- Joseph (1907 [39]) dans les nez droits déviés, associe à l'ostéotomie latérale du côté étroit une ostectomie latérale à base inférieure du côté élargi.
- Lothrop (1914 [41]) impacte le nez après résection haute d'une baguette de cartilage septal et de lame perpendiculaire de l'ethmoïde et résection triangulaire basse des murs latéraux. La racine du nez est sectionnée directement au ciseau à frapper. Cet auteur traite ainsi un cas de nez volumineux sous-tension avec obstruction nasale. D'après cet auteur, le résultat est satisfaisant à la fois sur le plan esthétique et sur le plan fonctionnel (Fig. 8).
- Sebileau et Dufourmentel (1926 [54], 1927 [55]) proposent une résection des trois piliers à leur partie inférieure : « dans les cas où la pyramide nasale est fortement projetée en avant et dans ceux où sa largeur croît rapidement de l'arête à la base, on aura grand intérêt à laisser absolument intacte l'arête elle même et à affaisser toute la voûte en sapant ses trois piliers dans leur partie inférieure. Cette opération se réalise en mettant à nu par décollement cutané d'une part, muqueux d'autre part, non plus la partie supérieure de la crête du squelette nasal, mais sa base, c'est à dire la région de l'articulation naso-maxillaire. Cette région étant mise à nu des deux côtés, on pratiquera (...) une résection triangulaire à pointe supérieure bilatérale. On complétera par la section de la cloison et par le sacrifice de l'arête antérieure de la cloison » (Fig. 9).
- Passot (1931 [45]) conseille la même intervention dans les grands nez cyphotiques. Généralement « le nez, dans son ensemble, s'affaisse sur ses bases et sa projection en avant est notablement réduite. Si le nez tient encore malgré la section de ses piliers de soutien, une section à sa racine, à l'articulation fronto-nasale, le libérera de ses dernières adhérences supérieures ».
- Maurel (194O [42]) conseille dans les hypertrophies nasales modérées un coup de râpe sans ostéotomie de rapprochement et dans les hypertrophies importantes une impaction du nez.

Pour cela, il réalise une véritable fracture chirurgicale avec résection suffisante de tissu osseux (résection en coin à sommet supérieur au niveau des processus frontaux des maxillaires) pour réduire le nez dans ses dimensions antéro-postérieures. A partir du moment où l'ensemble du squelette nasal est libre, « on vérifie que sa mobilisation est complète et l'on termine l'intervention en repoussant le squelette en arrière et en l'imbriquant à l'intérieur des branches montantes du maxil-

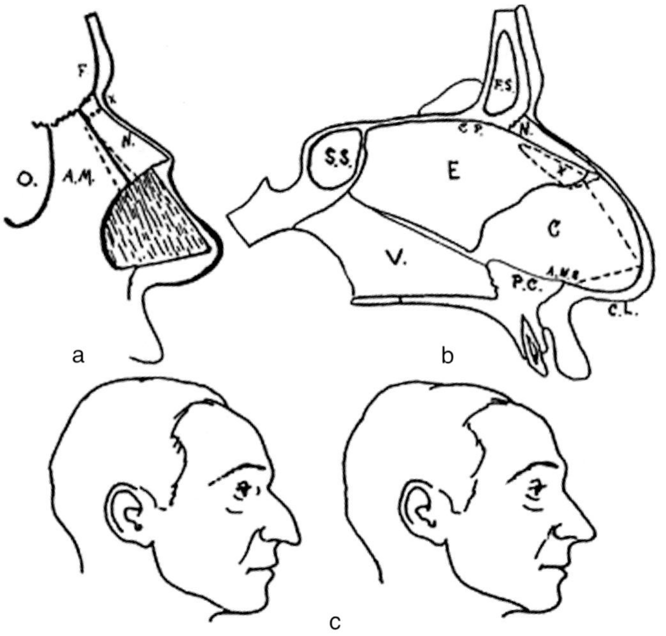

Fig. 8. Technique de Lothrop (1914). a) et b) Impaction du nez après résection d'une baguette de septum cartilagineux puis osseux et ostectomies latérales ; c) Résultats pré et postopératoires (dessin d'après le seul cas rapporté par Lothrop)

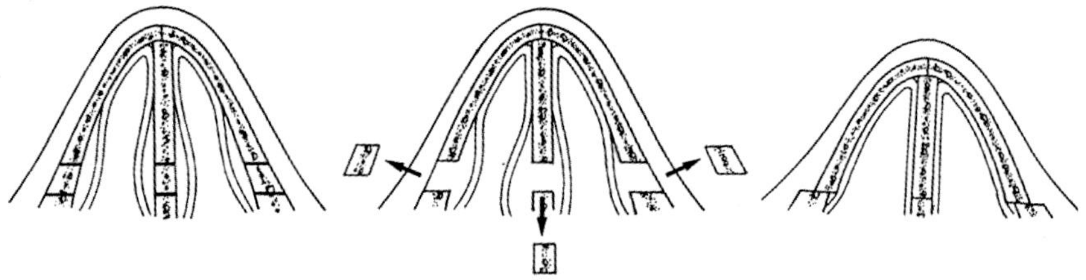

Fig. 9. Technique de Sebileau et Dufourmentel (1926, 1927) (coupes frontales des fosses nasales)

laire supérieur laissé en place» (...). «La correction osseuse est la partie principale mais il faut la compléter parfois par une résection cartilagineuse sur le rebord antérieur de la cloison nasale, suivant la technique habituelle de la résection sous-muqueuse de la cloison adaptée à ce cas particulier» (Fig. 10).

– Cottle (1954 [14], 1964 [18]) préconise une septoplastie étendue à l'auvent nasal («a septal surgery extended to the nasal pyramid»). Pour éviter le syndrome du «toit ouvert» et pour respecter la fonction nasale, il propose la réinsertion de la bosse modifiée ou l'impaction nasale («push down»). Cette intervention, inspirée de l'observation de fractures nasales récentes, tient compte de trois principes fondamentaux :

* les os nasaux et les cartilages supérieurs forment une zone d'attache solide (Zone K : de Keystone, clé de voûte) qui doit être préservée. Après libération de l'auvent nasal, les cartilages supérieurs suivent ainsi les mouvements donnés aux os nasaux,

* les cartilages supérieurs et le cartilage septal forment une unité embryologiquement et anatomiquement indissociable : le cartilage septolatéral qui abrite la valve nasale. Cette unité doit être également préservée,

* le septum nasal est à l'origine de la projection du nez lors de la croissance.

Dans les nez avec déviation septale et cyphose modérée, après incision «hémitransfixiante» et abord large du septum (abord prémaxillaire, tunnels sous-muqueux), Cottle pratique une ostéotomie verticale de la lame perpendiculaire de l'ethmoïde, une résection septale basse au niveau du «pied de cloison», des ostéotomies para-médianes et une section ou résection des piliers latéraux. Pour effacer la bosse nasale qui persiste souvent, l'intervention est complétée par une antérotation du cartilage septal ce qui complique singulièrement la technique opératoire (Fig. 11).

Dans les nez où aucun geste n'est nécessaire sur le septum, Cottle se contente d'enlever une bande horizontale de septum pour permettre l'enfoncement du nez.

Différents auteurs adoptent la technique d'impaction de Cottle :

* en France : Wayoff et Perrin, (1968 [62]) ; Champy (1969 [10]) ; Guillen (1967 [30], 1983 [31]) ; Wayoff (1989 [63]) ; Jammet, Souyris et coll. (1989 [33]),

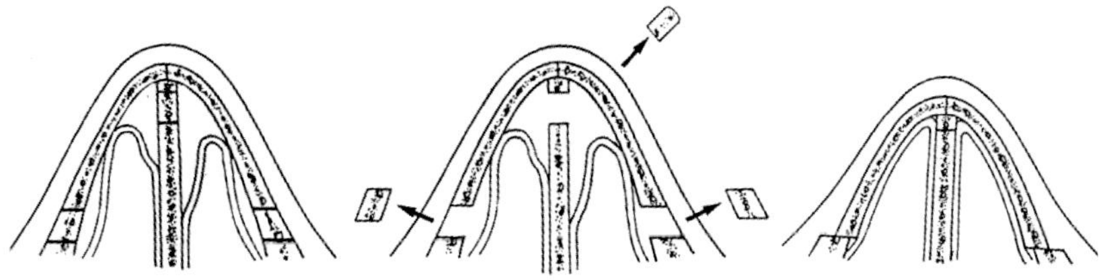

Fig. 10. Technique de Maurel (1940). Impaction du nez après ostectomies latérales et éventuellement après résection d'une baguette de septum sous l'auvent nasal (coupes frontales des fosses nasales)

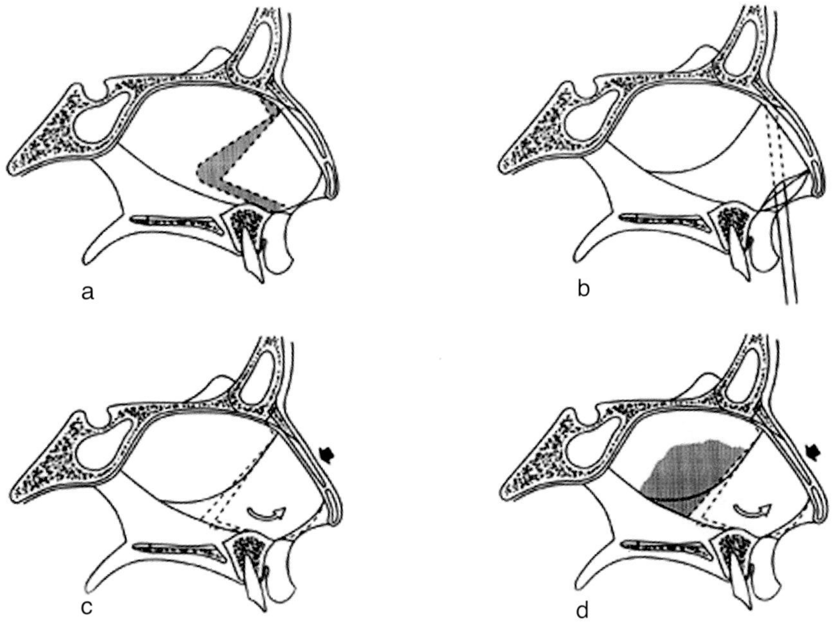

Fig. 11-1. Technique de Cottle (1954, 1964). a) Résection du pied de cloison et ostéotomie verticale de la lame perpendiculaire de l'ethmoïde ; b) Ostéotomie paramédiane (coupes parasagittales et vue médiale des fosses nasales) ; c) Antérotation du cartilage septal pour effacer la bosse nasale résiduelle ; d) Antérotation du cartilage septal associée à une résection de la lame perpendiculaire de l'ethmoïde ;

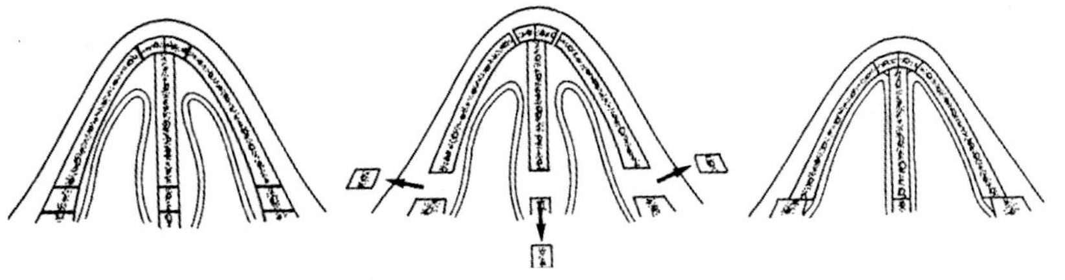

Fig. 11-2. Technique de Cottle (1954, 1964). Résection septale basse au niveau du « pied de cloison », ostéotomies paramédianes, section ou résection des piliers latéraux, ostéotomie verticale de la lame perpendiculaire de l'ethmoïde (coupes frontales des fosses nasales)

* à l'étranger : Sulsenti (1972 [59], 1994 [60]) ; Jeppesen (1986 [34]), Drumheller (1993 [22]).

- Baud (1963 [5], 197O [6], 1978 [7], 1998 [8]) pratique une résection des piliers latéraux à leur base, puis une section sous-muqueuse du septum, un centimètre sous l'auvent nasal. L'impaction de l'auvent nasal se fait avec chevauchement des fragments septaux (Fig. 13).
- Skoog (1966 [57], 1974 [58]) à la suite de Cottle (1954 [14]), propose pour éviter les anomalies dorsonasales et le syndrome du « toit ouvert » de réinclure la bosse après l'avoir remodelée et réduite. Cette technique nécessite une bosse ostéo-cartilagineuse de taille suffisante. Elle a pour avantage de peu modifier le nez et par conséquent de préserver la personnalité de l'individu. Elle a pour inconvénient de léser la valve et la musculature nasale (Fig. 12). Orak et coll. (1995 [44]) réutilisent la bosse en la retournant pour corriger les nez déviés et cyphotiques.
- Cannoni (1984 [9], Pech et Canonni (1993 [46]) proposent, dans les nez déviés avec arête normale, des ostéotomies étagées : une intermédiaire comprenant la voûte septo-latérale et la partie supérieure des os nasaux et une basse associée à une septoplastie (Fig. 14).
- Daniel (1989 [19]) propose l'équivalent d'une opération de Skoog, bosse en place. Pour cela, la bosse, solidaire du revêtement cutané, est soulevée et le profil nasal est abaissé sous le « toit rétractable ». Ce procédé réduit les indications des ostéotomies latérales. Ses inconvénients sont comparables à ceux de la rhinoplastie de Skoog (Fig. 15).

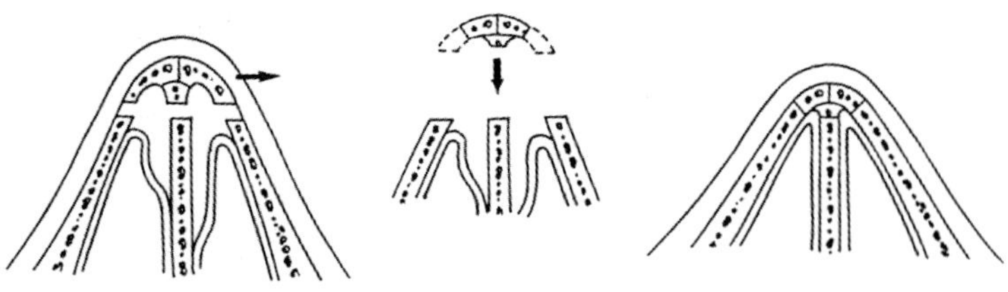

Fig. 12. Technique de Skoog (1954). Réimplantation de la bosse nasale diminuée de volume (coupes frontales des fosses nasales)

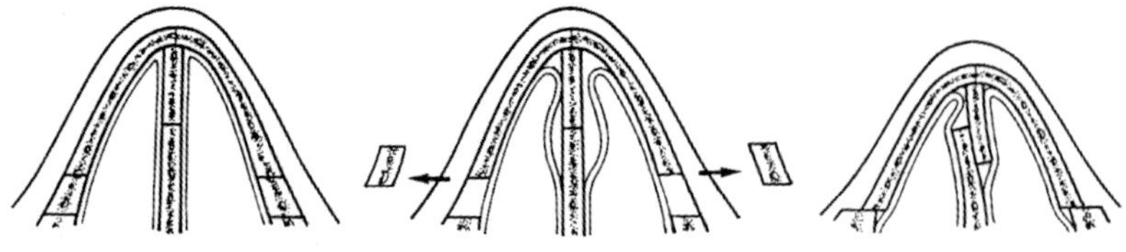

Fig. 13. Technique de Baud (1963, 1970, 1978, 1998). Impaction du nez après ostectomies latérales et section – chevauchement du septum (coupes frontales des fosses nasales)

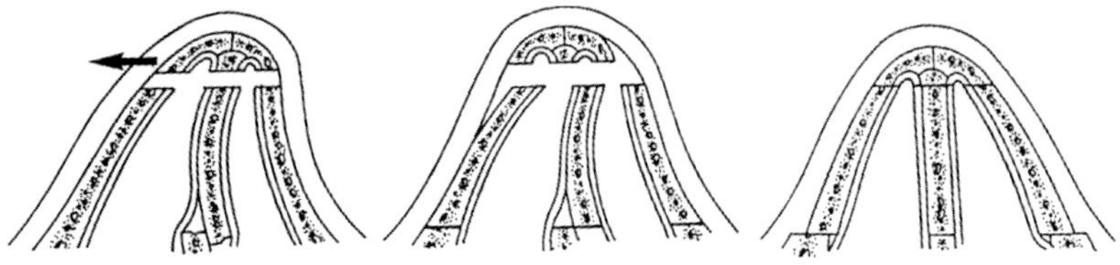

Fig. 14. Technique de Cannoni (1984, 1993). Ostéotomies étagées pour nez déviés droits (coupes frontales des fosses nasales)

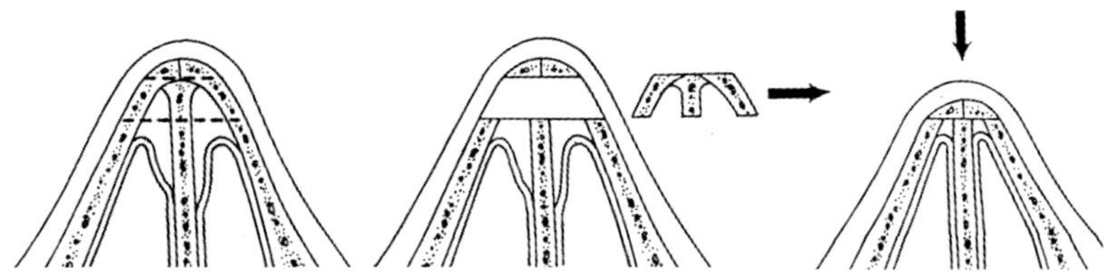

Fig. 15. Technique de Daniel (1989). Diminution de l'auvent nasal, sous la bosse laissée en place (coupes frontales des fosses nasales)

3 – Rhinoplastie fonctionnelle et esthétique

Gola (1989 [26], 1990 [27], 1993 [28]) codifie la technique d'impaction du nez au sein du massif facial par section des piliers latéraux et résection du septum sous l'auvent nasal par voie sous-muqueuse. Plusieurs modifications sont apportées successivement par rapport à la technique initialement décrite :

* la voie d'abord sous-muqueuse est abandonnée au profit d'un simple décollement septal,

* la résection septale triangulaire ou quadrangulaire peut être remplacée par une simple section du septum. Dans ce cas, l'impaction nasale s'accompagne d'un chevauchement des fragments septaux (Fig. 16, 17 et 18),

* en cas de septoplastie associée, celle-ci doit être pratiquée avant l'impaction nasale. Le mode d'impaction avec section ou résection du septum dépend de la

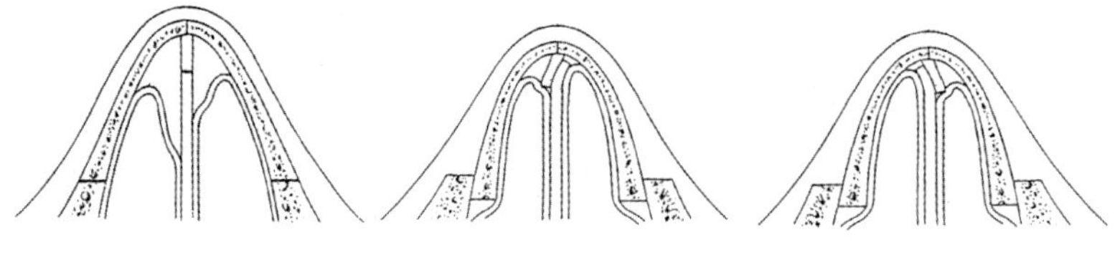

Fig. 16. Technique personnelle. Rhinoplastie fonctionnelle et esthétique. Ostéotomies latérales et section du septum nasal, enfoncement de la bosse à droite ou à gauche (coupes frontales des fosses nasales)

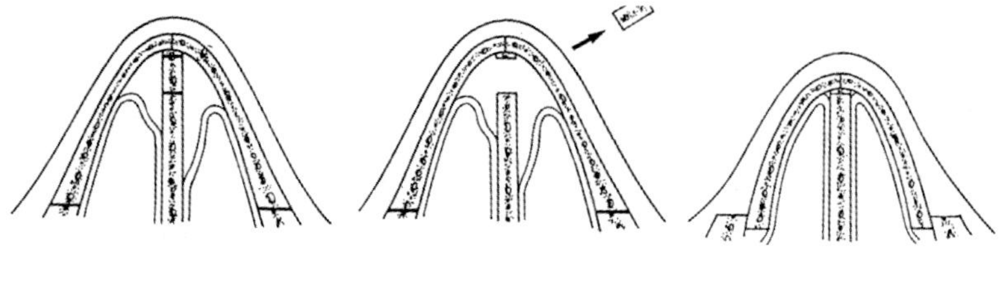

Fig. 17. Technique personnelle. Rhinoplastie fonctionnelle et esthétique. Ostéotomies latérales et résection du septum nasal (coupes frontales des fosses nasales)

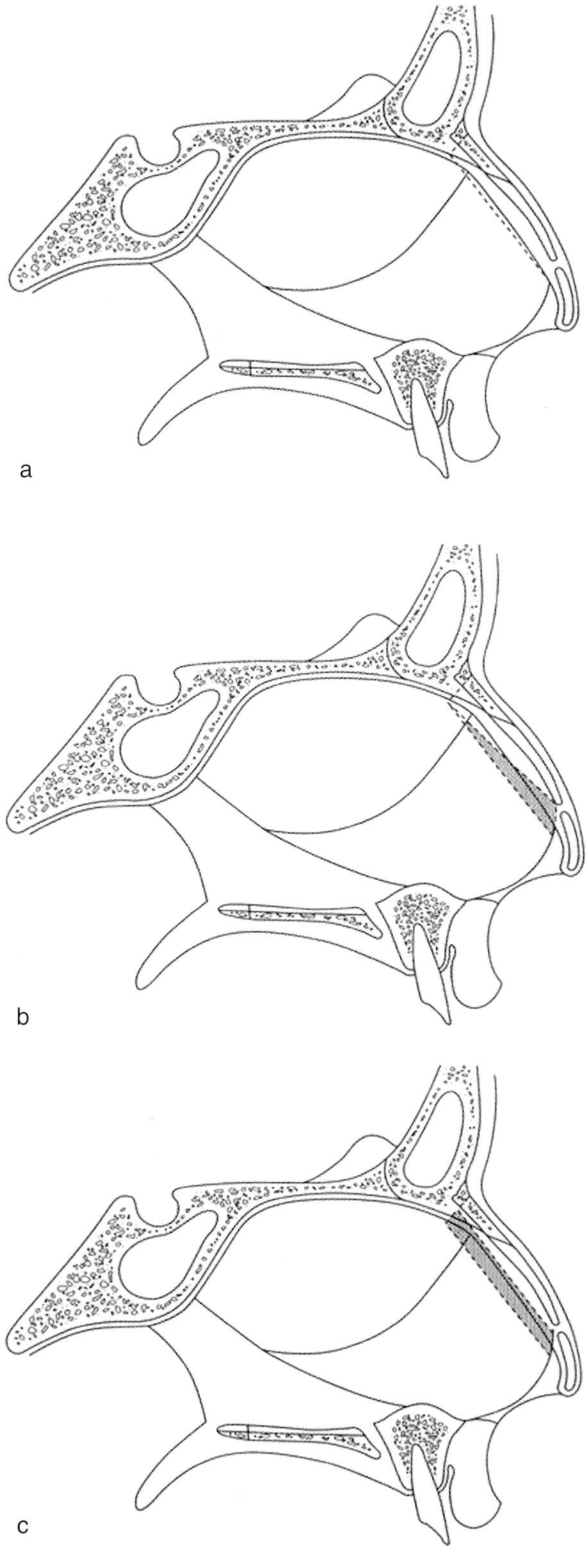

a

b

c

Fig. 18. Technique personnelle. Rhinoplastie fonctionnelle et esthétique. a) Section du septum ; b) Résection triangulaire du septum ; c) Résection quadrangulaire du septum cartilagineux puis osseux sous l'auvent nasal (coupes parasagittales et vue médiale des fosses nasales)

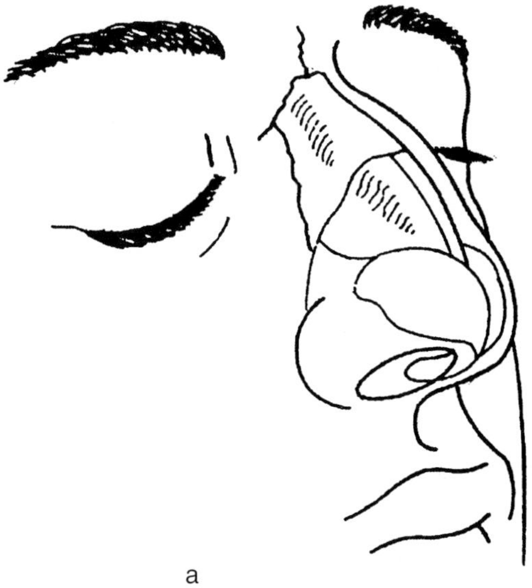

a

Fig. 19-1. L'impaction de l'auvent nasal au sein du massif facial minimise le décalage entre auvent nasal et auvent narinaire et rend inutile la plupart des gestes complémentaires habituellement réalisés sur la pointe du nez. a) Avant impaction de l'auvent nasal

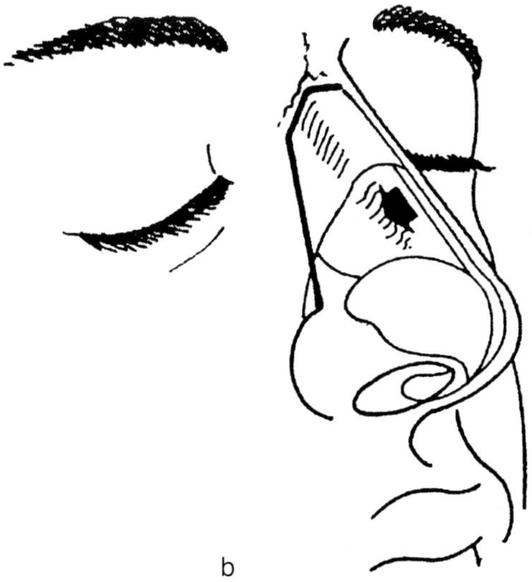

b

Fig. 19-2. L'impaction de l'auvent nasal au sein du massif facial minimise le décalage entre auvent nasal et auvent narinaire et rend inutile la plupart des gestes complémentaires habituellement réalisés sur la pointe du nez. b) Après impaction de l'auvent nasal

qualité de la poutre septale médiane et de l'importance de la réduction nasale à effectuer,

* le traitement simultané des anomalies septo-turbinales ou la correction de fosses nasales étroites par disjonction intermaxillaire est réalisé.

La section-résection septale haute permet de diminuer la projection excessive de l'auvent nasal. Ce simple geste permet également, en modifiant la flexibilité de la jonction ostéo-cartilagineuse du dorsum, de réduire ou de faire disparaître la bosse nasale (Fig. 17 et 18). Dans la rhinoplastie fonctionnelle et esthétique, la conservation de l'auvent nasal minimise le décalage entre auvent nasal proprement dit et auvent narinaire et rend inutile la plupart des gestes complémentaires sur l'auvent narinaire ou les limite le plus souvent à une simple projection (Fig. 19). Les avantages et les inconvénients de cette rhinoplastie sont développés dans le chapitre consacré à la technique de base.

Conclusion

La rhinoplastie moderne ne doit plus se faire aux dépens de la fonction nasale. Dans la rhinoplastie de réduction, la rhinoplastie fonctionnelle et esthétique, conservatrice de l'auvent nasal, est plus anatomique et plus physiologique que la rhinoplastie à «toit ouvert». Elle évite la plupart des séquelles morpho-fonctionnelles des rhinoplasties classiques et conserve un aspect naturel au nez qui, de surcroît, vieillit bien. Mais cette rhinoplastie moderne ne résout pas toutes les causes dysmorphiques ou dysfonctionnelles d'obstruction nasale et il faut souvent y associer le traitement simultané des anomalies septo-turbinales ou la correction de fosses nasales étroites par disjonction intermaxillaire.

Bibliographie

1. Anderson JR, Rubin W (1985) Retrograde intra-mucosal hump removal in rhinoplasty. Arch Otolaryngol 68: 346-350
2. Anderson JR (1966) A new approach to rhinoplasty. Trans Am Acad Ophthalmol Otolaryngol 70: 183-192
3. Arbour P, Bilgen E (1986) Understanding aerodynamics in the correction of the narrow nose. Rhinology 24: 41-47
4. Barelli PA (1975) Long term evaluation of «push down» procedures. Rhinology 13: 25-32
5. Baud C (1963) Die verschmälerung der Nase im knöchernen Teil. Pract Otorhinolaryngol 25: 197-203
6. Baud C (1978) Harmonie du Visage. Baud édit. La Chaux-de-fonds (Suisse) 160 p
7. Baud C (1970) L'abaissement de l'arête nasale. Cahiers d'ORL 5: 43-5l
8. Baud C (1998) Chirurgie artistique nasale conservatrice. Simarre. Joué-les-Tours (France) 167 p
9. Cannoni M, et coll. (1985) Transfert de bosse et ostéotomies étagées dans les nez déviés. Société D'ORL du littoral méditerranéen
10. Champy M (1969) A propos de la chirurgie nasale fonctionnelle et correctrice. Ann Chir Plast 14: 145-152
11. Constantinides MS, Adamson PA, Cole P (1996) The long-term effects of open cosmetic septorhinoplasty on nasal air flow. Arch Otolaryngol Head Neck Surg 22: 41-45
12. Cottle MH, Loring RM (1946) Corrective surgery of the external nasal pyramid and the nasal septum for restoration of nasal physiology. Illinois Med J 90: 119-131
13. Cottle MH, Loring RM (1948) Surgery of the nasal septum. New operative procedures and indications. Ann Otol (St Louis) 57: 705-713
14. Cottle MH (1954) Nasal roof repair and hump removal. Arch Oto-laryngol 60: 408-414
15. Cottle MH, Loring RM, Fischer GG, Gaynon IE (1958) The «maxilla-premaxilla» approach to extensive nasal septum surgery. Arch Otolaryngol 60: 301-314
16. Cottle MH (1960) Concepts of nasal physiology as related to corrective nasal surgery. Arch Otolaryngol 72: 11-20
17. Cottle MH (1964) An introduction to conservative septum-pyramid surgery. Intern Rhino 2: 11-24
18. Cottle MH, John Orlando Roe (1964) pioneer in modern rhinoplasty. Arch Otolaryngol 80: 22-27
19. Daniel RK (1989) Rhinoplasty: The retractable roof. Plast Reconstr Sur 86: 976-983
20. Denecke HJ, Meyer R (1967) Plastic Surgery of Head and Neck. Vol 1 Corrective and Reconstructive Rhinoplasty Springer-Verlag New York 548 p
21. Dieffenbach JF (1845) Die Operative Chirurgie. Brockhaus Leipzig 1: 367
22. Drumheller GW (1993) The push down operation and septal surgery, in Daniel RK. Rhinoplasty Little Brown Boston 739-765
23. Eitner E (1934) Verletzungen der Nase und ihre kosmetische Behandlung. Wien. Med. Wochenschr 84: 307-309
24. Fomon S (1939) The Surgery of Injury and Plastic Repair: William and Wilkins. Baltimore 682
25. Fomon S, Bell JW, Berger EL, Goldman IB, Neivert H, Schattner A (1951) New approach to ventral deflections of the nasal septum. Arch Otolaryngol 54: 356-366
26. Gola R, Nerini A, Laurent-Fyon C, Waller PY (1989) Rhinoplastie conservatrice de l'auvent nasal. Ann Chir Plast Esthét 34: 465-475 et in Year Book of Plastic. Reconstructive and Aesthetic Surgery. Mosby. St Louis (1991) 160-163
27. Gola R, Waller PY, Semeria E (1990) Rhinoplastie conservatrice de l'auvent nasal. Rev Stomato Chir Maxillo-fac 91: 440-446
28. Gola R (1993) Rhinoplastie conservatrice. Ann Chir Plast Esthét 38: 239-252
29. Goodale JL (1901) The correction of old lateral displacement of the nasal bone. Boston M and SJ
30. Guillen G (1967) Essai de systématisation des septoplasties. Rev Laryngol 88: 119-128
31. Guillen G (1983) Chirurgie plastique et fonctionnelle du nez in Portmann M et Guerrier Y. Traité de Technique Chirurgicale RL. Masson Paris II: 287-335
32. Huizing EH (1975) Push-down of the external nasal pyramid by resection of wedges. Rhinology 13: 185-190
33. Jammet P, Souyris F, Klersy F, Payrot Cl (1989) Intérêt de la technique de Cottle pour les corrections esthétiques et fonctionnelles du nez. Ann Chir Plast Esthét 34: 38-41
34. Jeppesen F (1986) Septo- and Rhinoplasty. Munksgaard Copenhagen
35. Joseph J (1898) Ueber die operative Verkleinerung einer Nase (rhinomiosis). Berl Klin Wochenschrift 40: 882-885
36. Joseph J (1902) Ueber einige weitere operative Nasenverkleinerungen. Berl Klin Wochenschrift 36: 851-853
37. Joseph J (1904) Intranasale Nasenhöckerabtragung. Berl Klin Wochenschrift 24: 650-653
38. Joseph J (1905) Weiteres über Nasenverkleinerung. Muench Med Wochenschrift 1905; 31: 1489-1490

39. Joseph J (1907) Beiträge zur Rhinoplastik. Berl Klin Wochenschrift 16: 470-472
40. Joseph J (1931) Nasenplastik und sonstige Gesichtsplastik, nebst einem anhang über Mammaplastik. Kabitzsch Leipzig. Rhinoplasty and Facial Plastic Surgery with supplement on Mammaplasty, translation by Milstein S, Columella Press, Phoenix (1987)
41. Lothrop OA (1914) An operation for correcting the aquiline nasal deformity. The use of new instrument. Report of a case, Boston Med and Surg J 170: 835-837
42. Maurel G (1940) Chirurgie maxillo-faciale. Le François, Paris 1127-1133
43. McDowell F, Valone JA, Brown JB (1952) Bibliography and historical note on plastic surgery of the nose. Plast Reconstr Surg 10: 149-185
44. Orak F, Senyuva C, Bayramiçli M, Yücel A (1995) Reversed roof graft for the severely deviated nose. Aesth Plast Surg 19: 31-36
45. Passot R (1931) Chirurgie Esthétique pure. Doin, Paris 124
46. Pech A, Canonni M (1993) La Rhinoplastie Personnalisée. Springer, Paris 204-205
47. Pollet J, Baudelot S (1970) La rhinoplastie extra-muqueuse, ses indications. Ann Chir Plast 15: 61-63
48. Robin JL (1966) Technique de correction des arêtes nasales hautes ou convexes. Congrès Soc Fr d'ORL, Compte rendu de séance. Arnette, Paris 63: 295-297
49. Robin JL (1973) Rhinoplastie extra-muqueuse contrôlée avec mesure pré-opératoire de la modification du profil. Ann Chir Plast 18: 119-131
50. Robin JL (1979) Extramucosal method in rhinoplasty. Aesth Plast Surg 3: 171-178
51. Riu R (1974) La rhinorhéographie dans la morphologie du nez et les septorhinoplasties. Ann Chir Plast 19: 181-187
52. Roe JO (1887) Deformity termed «pug nose» and its correction by a simple operation. N Y Med Rec 31: 621-623
53. Roe JO (1891) The correction of angular deformities of the nose by a subcutaneous operation. N Y Med Rec 40: 57-59
54. Sebileau P, Dufourmentel L (1926) Correction chirurgicale des difformités congénitales et acquises de la pyramide nasale. Arnette, Paris 104-105
55. Sebileau P, Dufourmentel L (1927) Correction chirurgicale des difformités congénitales et acquises de la pyramide nasale. Ann Mal Oreille Larynx 46: 753-838 et 853-951 (p. 929)
56. Sercer A, Mündnich K (1962) Plastische Operationen an der Nase und an der Ohrmuschel. Thieme Verlag, Stuttgart
57. Skoog T (1966) A method of hump reduction in rhinoplasty. Arch Oto-laryngol 83: 283-287
58. Skoog T (1974) Plastic Surgery. Almquist and Wiksell International, Stockholm 224-249
59. Sulsenti G (1972) Chirurgia funzionale ed estetica del naso. Grafiche Ars Italia, Bologne 220 p
60. Sulsenti G (1994) Chirurgia funzionale ed estetica del naso. Ghedini, Milano 520 p
61. Trendelenburg F (1889) Verhandlungen der deutschen Gesellschaft für Chirurgie. Hirschwald, Berlin 18: 82
62. Wayoff M, Perrin C (1968) Mobilisation globale de la pyramide nasale selon Cottle: ses possibilités dans la chirurgie fonctionnelle du nez. Acta Otolaryngol Belg 22: 675-680
63. Wayoff M (1989) La septorhinoplastie fonctionnelle et modelante (selon Cottle) in Sénéchal G, et coll. Rhinoplastie esthétique fonctionnelle et reconstructrice. Arnette, Paris 157-205
64. Weir RF (1892) On restoring sunken nose. New York MJ 56: 443-453
65. Willemot J (1962) Histoire de la chirurgie plastique du nez. Acta Chir Belg 61: 204-209
66. Willemot J, Vrebos J, Pollet J, Lalardrie JP (1967) Chirurgie Plastique et Otolaryngologie. Acta Otolaryngol Belg 21: 231-460

III
Embryologie et croissance du nez

L'apparition du nez au cours du lent processus d'hominisation qui accompagne la bipédie est la conséquence :
– de la verticalisation du front du fait de l'expansion de la voûte crânienne,
– de la réduction du prognathisme facial.
L'embryologie du nez est particulièrement complexe en raison de sa double fonction (olfaction et ventilation), de sa double structure (interne fonctionnelle, les fosses nasales ; externe protectrice, l'auvent nasal) et de son double environnement neural (rhinencéphale) et branchial (bourgeons maxillaires).
L'embryologie et la croissance du nez sont indissociables de celles de l'ensemble de la face.

1 – Embryologie de la face et du nez

L'embryogenèse du nez se déroule schématiquement en deux étapes de durée inégale, l'une initiale, celle de l'édification de la forme globale de la face (étape pré-squelettique), l'autre secondaire, celle de l'organisation du mésenchyme en structures de soutien et d'animation (étape squelettique). Ces deux étapes se succèdent et s'intriquent dans le temps et l'espace.

Étape pré-squelettique

L'étape pré-squelettique de l'embryogenèse du nez et des fosses nasales, très courte, se confond avec celle des bourgeons de la face. Elle se réalise entre la 4e et la 8e semaine *in utero* (IU). Dans ces bourgeons mésenchymateux migrent des cellules issues des crêtes neurales céphaliques (ectomésenchyme) et apparaissent des ébauches vasculo-nerveuses et musculaires.

A la 4e semaine IU, la face de l'embryon se résume au stomodeum, ou bouche primitive, autour de laquelle se disposent cinq bourgeons :

- en haut, le bourgeon frontal correspondant au cerveau antérieur (rhinencéphale) responsable du développement en superficie de l'auvent nasal et en profondeur du septum ;
- latéralement, les bourgeons maxillaires issus du premier arc branchial. Le bourgeon maxillaire est séparé du bourgeon frontal par la fente orbito-nasale, siège de l'ébauche du canal lacrymo-nasal ;
- en bas, les bourgeons mandibulaires, également issus du premier arc branchial, unis l'un à l'autre et surplombant le champ mésobranchial.

Au fond du stomodeum, la membrane bucco-pharyngienne qui sépare la bouche primitive de l'intestin pharyngien (tube intestinal primitif), se résorbe (Fig. 1).

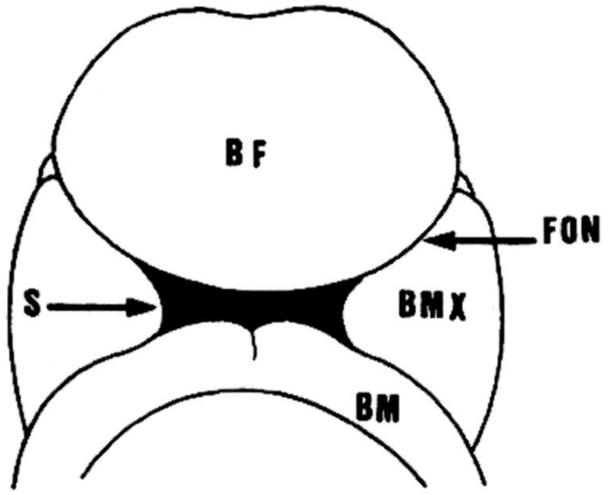

Fig. 1. Embryologie du nez. Développement des bourgeons faciaux. 4e semaine IU. BF : Bourgeon frontal, BMX : Bourgeon maxillaire, BM : Bourgeon mandibulaire, S : Stomodeum (en noir), FON : Fente orbito-nasale (vue de face)

A la 5e semaine IU, le bourgeon frontal présente latéralement les ébauches oculaires (vésicules optiques et placodes cristalliniennes) entre lesquelles se trouve délimité le front. À la partie ventrale et latérale de ce dernier, apparaissent des épaississements épiblastiques, les placodes olfactives. En même temps que ces placodes se dépriment en une fossette, se produit un soulèvement mésenchymateux périphérique, en fer à cheval, formé par les bourgeons nasaux médial et latéral. L'accroissement des bourgeons nasaux et l'invagination des fossettes aboutissent à la création de deux tunnels à direction antéro-postérieure, les gouttières olfactives.

L'épithélium placodial reporté à la partie haute de ces gouttières subit ensuite une différenciation nerveuse (Fig. 2).

A la 6e semaine IU, les différents bourgeons nasaux confluent et se soudent (par pénétration mésenchymateuse après destruction du mur épithélial) entre eux et avec les bourgeons faciaux voisins, amorçant la configuration de la face.

Les bourgeons nasaux médiaux confluent vers la ligne médiane et forment par leur réunion le bourgeon médian, amorce du prémaxillaire.

Parallèlement à l'accroissement de la gouttière olfactive, le bourgeon maxillaire prolifère, se dirigeant progressivement en dedans, pour dépasser le niveau du bourgeon nasal latéral et se souder rapidement au bourgeon nasal médial. L'accolement se produit sur toute sa longueur ainsi qu'en arrière, aboutissant en profondeur à la fermeture ventrale des gouttières olfactives qui deviennent les « fosses nasales primaires ». Ces dernières sont des culs-de-sac ouverts en avant par l'orifice narinaire, l'orifice postérieur ou « choanes primaires » étant obturé par la membrane bucco-nasale. Puis le bourgeon nasal latéral se soude à la partie homolatérale du bourgeon médian, délimitant ainsi l'orifice narinaire. Cette soudure conduit à la formation d'une cloison horizontale entre fosses nasales primaires et stomodeum, le palais primaire, qui n'occupe que la partie antérieure de la cavité bucco-nasale primitive. Avec l'effondrement de la membrane bucco-nasale, s'individualisent des conduits olfactifs extrêmement courts qui correspondent au prémaxillaire (Fig. 2 à 5).

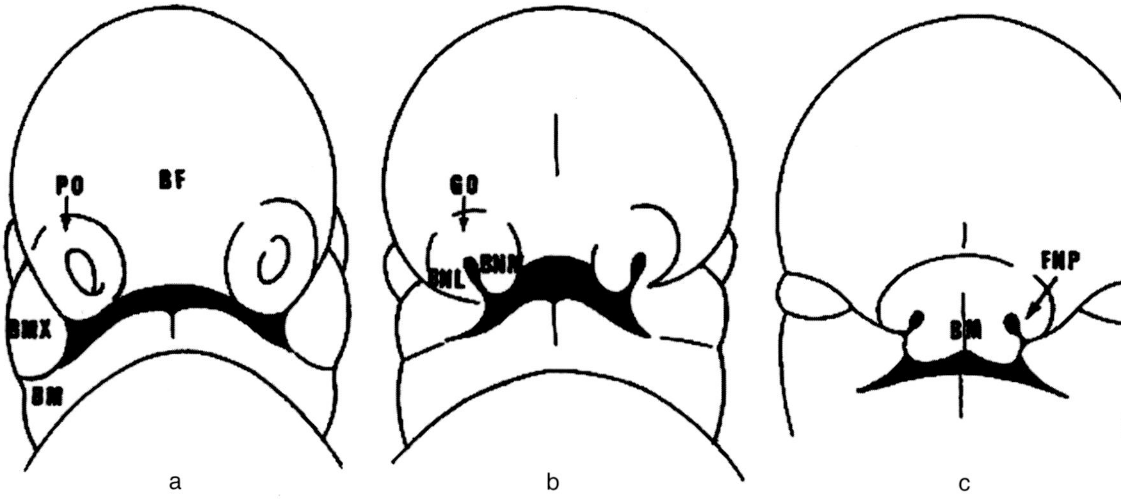

Fig. 2. Embryologie du nez. Développement des bourgeons faciaux. a) 5e semaine IU : apparition des placodes olfactives ; b) 6e semaine IU : formation des gouttières olfactives ; c) 7e semaine IU : formation des fosses nasales primaires ; BF : Bourgeon frontal, BMX : Bourgeon maxillaire, BM : Bourgeon mandibulaire, PO : Placodes olfactives, GO : Gouttières olfactives, BNL : Bourgeon nasal latéral, BNM : Bourgeon nasal médial, BM : Bourgeon médian, FNP : Fosse nasale primaire (vues de face)

A la fin de la 6e semaine IU, la morphogenèse superficielle de la face est achevée et l'on peut déjà individualiser :

- les orifices narinaires, les fosses nasales primaires, le palais primaire (antérieur) avec les plages odontogènes à l'origine des quatre incisives supérieures dont la sensibilité proprioceptive est, de ce fait, particulière ;
- la lèvre supérieure formée par le bourgeon nasal médian (philtrum) et les bourgeons maxillaires latéralement (Fig. 2 et 4).

Le bourgeon frontal est ainsi à l'origine du développement de l'auvent nasal, de la columelle et du philtrum de la lèvre supérieure (unité labio-columellaire).

C'est au cours de la 6e semaine de la vie fœtale que se produisent les ruptures ou fentes de l'enveloppe faciale. La migration musculaire qui se fait de la périphérie vers le centre et la migration des odontoblastes issus des crêtes neurales, sont plus tardives (7e semaine IU) (Fig. 3).

Les premiers points d'ossification sont postérieurs à l'activité musculaire.

Ce modelage en surface du revêtement s'accompagne de remaniements en profondeur.

À la 7e semaine IU, la morphogenèse faciale s'achève par le développement du palais secondaire (postérieur) qui isole la cavité buccale des fosses nasales secondaires ou définitives.

Les bourgeons maxillaires donnent naissance par accroissement du mésenchyme à deux petites lames, les processus palatins. Ces deux lames s'accroissent verticalement vers le bas, de part et d'autre de la langue qui occupe alors toute la cavité unique bucco-nasale. Cette notion est fondamentale et explique les rapports privilégiés entre fosses nasales et cavité buccale. Lors du redressement de la tête, la langue s'abaisse, les processus palatins à l'intérieur desquels le mésenchyme se différencie en tissu osseux se redressent et deviennent horizontaux. En même temps, le bourgeon frontal qui constitue la voûte de la cavité buccale donne naissance à une crête cartilagineuse verticale, le septum nasal, qui descend à la rencontre des processus palatins. La migration septale entraîne avec elle de chaque côté des cellules olfactives qui vont constituer une structure tubulaire basiseptale et symétrique, l'organe olfactif voméro-sep-

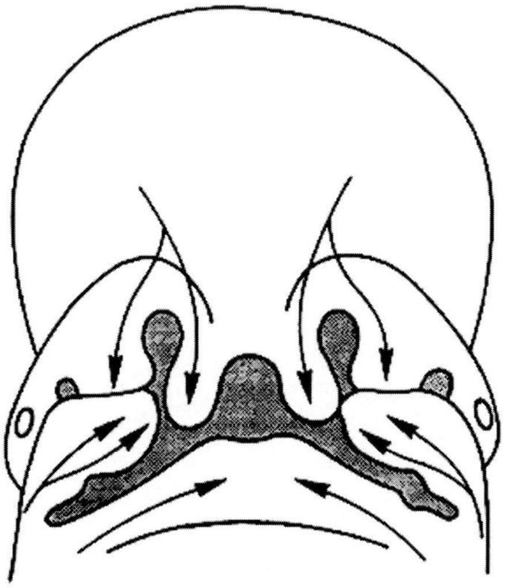

Fig. 3. Embryologie du nez. Migration des cellules odontoblastiques et des cellules musculaires (7e semaine IU) (vue de face)

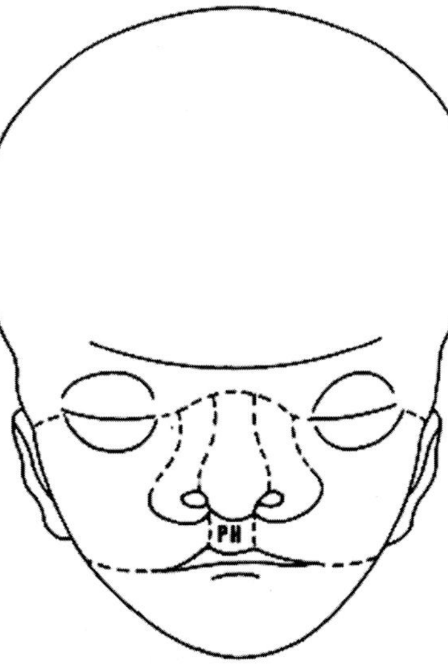

Fig. 4. Embryologie du nez. 10[e] semaine. Le philtrum labial est solidaire du nez. PH : Philtrum (vue de face)

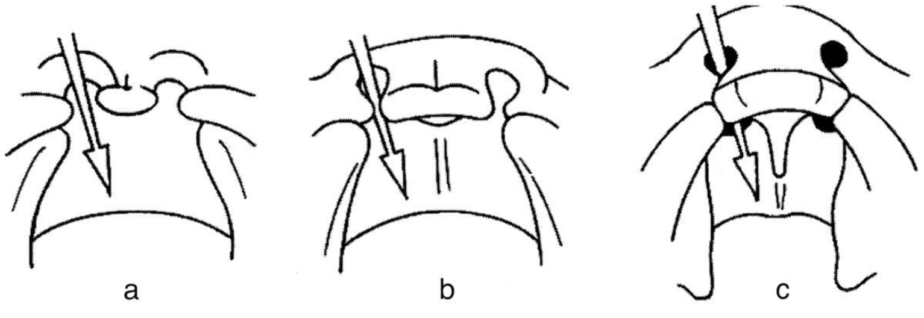

Fig. 5. Embryologie du nez. Formation du palais primaire et de la fosse nasale primaire. a) 5e semaine IU ; b) 6e semaine IU ; c) 7e semaine IU (vues inférieures)

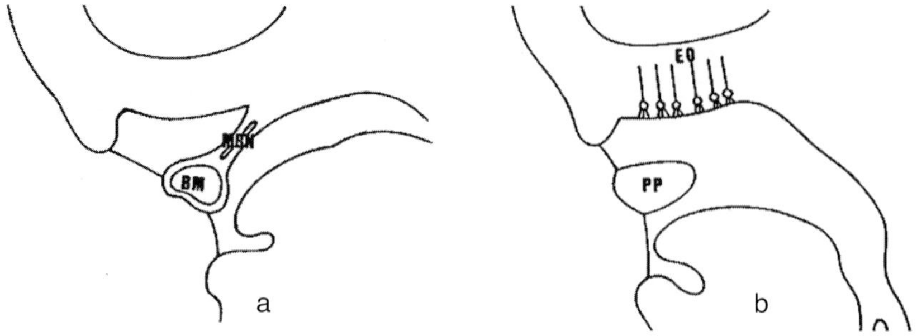

Fig. 6. Embryologie du nez. Formation du palais primaire et de la fosse nasale primaire. a) 6e semaine IU ; b) 7e semaine IU. BM : Bourgeon médian, MBN : Membrane bucco-nasale, PP : Palais primaire, EO : Epithélium olfactif (coupes parasagittales)

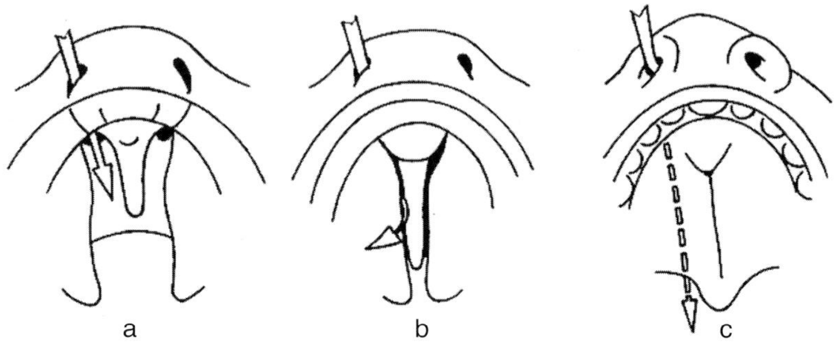

Fig. 7. Embryologie du nez. Formation du palais secondaire et de la fosse nasale définitive. a) 7e semaine IU ; b) 7/8e semaine IU ; c) 8e semaine IU (vues inférieures)

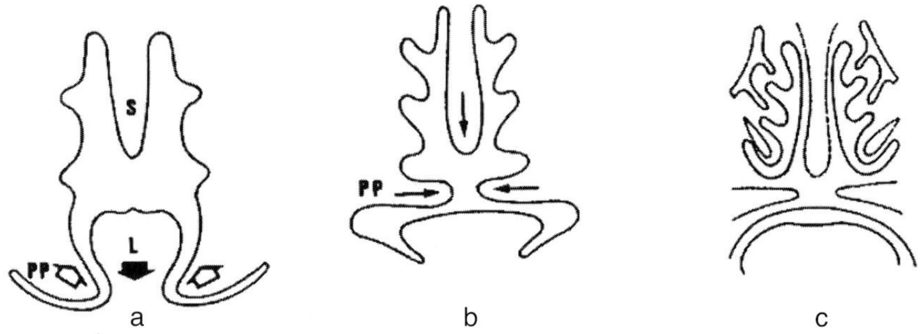

Fig. 8. Embryologie du nez. Formation du palais secondaire et de la fosse nasale définitive. a) 6e semaine IU ; b) 7e semaine IU ; c) 8e semaine IU (processus palatins fusionnés). S : Septum, L : Langue, PP : Processus palatins (coupes frontales)

tal de Jacobson. Ces structures disparaissent rapidement chez l'homme, alors qu'elles persistent chez l'animal (Slaby, 1960 [63]) (Fig. 7 et 8).

A la 8e semaine IU, les processus palatins se joignent sur la ligne médiane par affrontement de leur épithélium et forment ainsi le palais secondaire. Cette jonction se fait d'avant en arrière, du canal incisif à la luette. Le palais résulte ainsi de la fusion de trois ébauches palatines dont le point de jonction est le canal palatin antérieur. En même temps, le septum nasal progresse vers le bas et vient s'unir à la face supérieure du palais secondaire, délimitant ainsi les deux fosses nasales définitives qui s'ouvrent en arrière par les choanes définitifs (Fig. 7 à 9).

Parallèlement au développement de la face embryonnaire, l'ébauche cartilagineuse basicrânienne ou chondrocrâne, développe un prolongement antérieur en forme de groin, la capsule nasale. Cette capsule est formée des deux ectethmoïdes et du mésethmoïde médian. Les deux ectethmoïdes sont à l'origine des

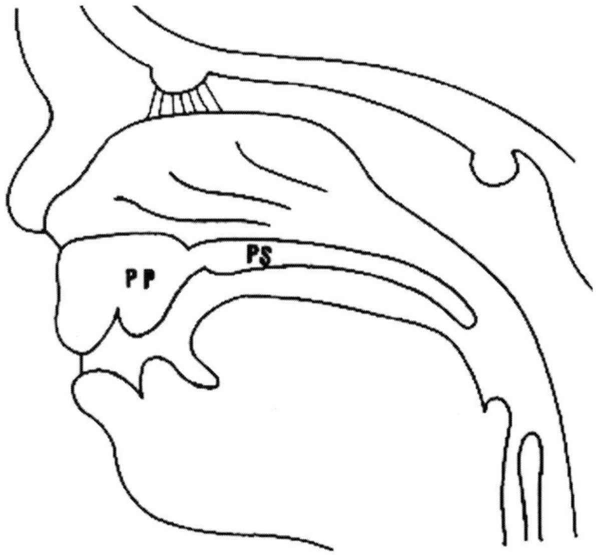

Fig. 9. Embryologie du nez. Formation du palais secondaire et de la fosse nasale définitive (8e semaine IU). PP : Palais primaire, PS : Palais secondaire (coupe parasagittale)

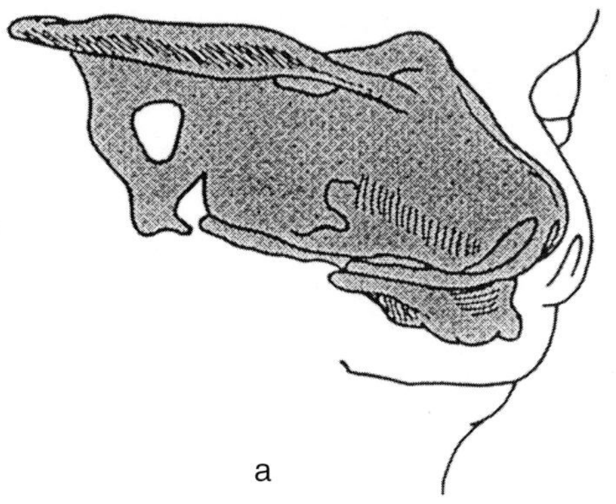

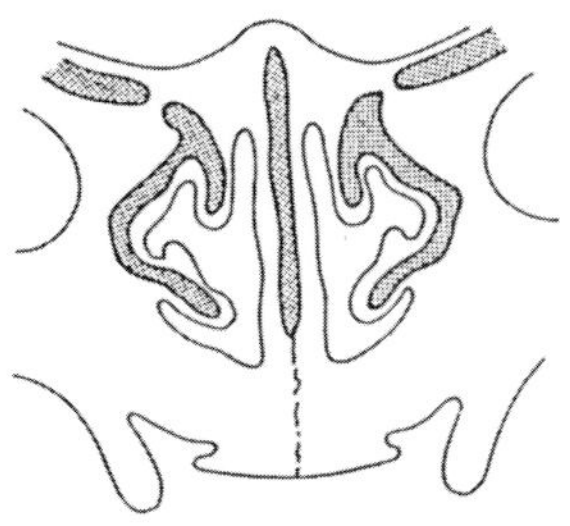

Fig. 10. Embryologie du nez. Capsule nasale (en grisé) (10e semaine IU). a) Vue latérale, b) Coupe frontale

masses latérales et des lames criblées. Le mésethmoïde médian est à l'origine du septum ethmoïdo-chondral surmonté de la crista galli, des cartilages supérieurs et inférieurs et du cornet inférieur. Le méat inférieur est extracapsulaire, les méats moyen et supérieur résultent de fissures au sein même de la capsule. Ainsi, l'ébauche cartilagineuse du crâne est-elle antérieure à l'ossification de la face, elle-même antérieure à celle du crâne (Fig. 10 et 11).

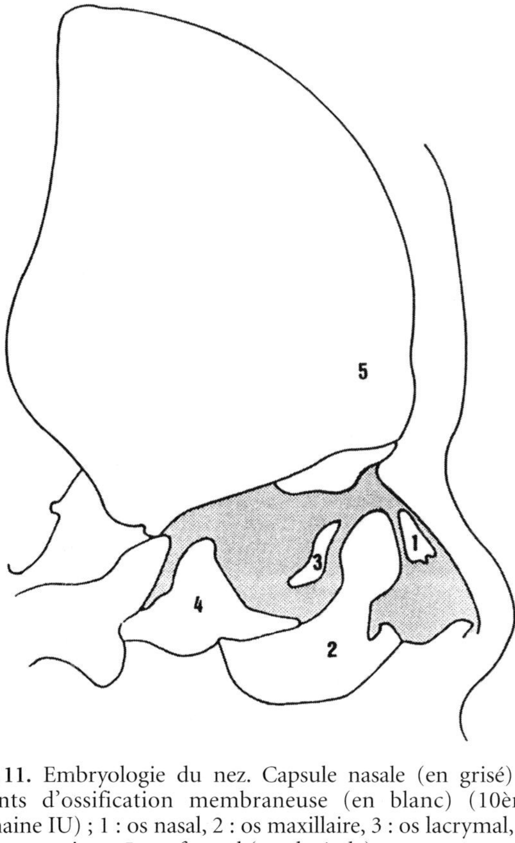

Fig. 11. Embryologie du nez. Capsule nasale (en grisé) et points d'ossification membraneuse (en blanc) (10ème semaine IU) ; 1 : os nasal, 2 : os maxillaire, 3 : os lacrymal, 4 : os zygomatique, 5 : os frontal (vue latérale)

Étape squelettique

L'étape squelettique de l'embryogenèse des fosses nasales se traduit par l'apparition entre le 2e et le 3e mois IU, de plusieurs foyers d'ostéogenèse en périphérie de la capsule nasale. Ces centres d'ossification membraneuse et périostée sont à l'origine des os nasaux, frontaux, lacrymaux, prémaxillaires, maxillaires, palatins et zygomatiques. Ces centres ou noyaux primaires d'ossification prolifèrent de façon radiaire et finissent par se rencontrer. La persistance entre ces pièces osseuses d'une mince bande de tissu conjonctif, doublée de part et d'autre d'une couche d'ostéoblastes (suture membraneuse), va assurer la croissance périphérique secondaire adaptative. Contrairement à une opinion répandue, ces sutures ne sont pas toutes orientées dans une même direction de l'espace, mais sont multidirectionnelles.

En même temps que les pièces osseuses s'individualisent, elles se recouvrent d'une membrane périostée dont la face profonde, riche en ostéoblastes, sécrète des couches d'os.

La dépose successive de ces couches d'os assure ainsi la croissance en épaisseur (Fig. 11).

Le processus d'ossification primaire une fois établi, d'autres processus vont participer à la morphogenèse des différentes pièces osseuses. Ces processus d'ossification secondaire apparaissent en réponse à des sollicitations fonctionnelles environnementales. Ils intéressent en profondeur la masse de l'os (ossification haversienne) et en superficie sa surface (phénomène d'apposition-résorption). L'apposition-résorption est un processus de modelage simultané et réversible capable de produire un déplacement des structures osseuses tout en assurant leur croissance.

Progressivement, l'auvent nasal (ostéo-cartilagineux) et l'auvent narinaire (cartilagineux), s'individualisent et se mettent en place.

Auvent nasal

Les développements des os nasaux, des processus frontaux des maxillaires et du septum sont successivement envisagés.

Os nasaux

Les os nasaux se développent dans le tissu conjonctif qui entoure la capsule nasale cartilagineuse. Pendant leur ossification, ils «incorporent» la capsule sous-jacente, sauf à sa partie inférieure qui reste cartilagineuse. Ceci explique les rapports particuliers entre os nasaux et cartilages supérieurs. Ces derniers s'accolent en effet à la face inférieure des os nasaux sur une hauteur variable.

La croissance des os nasaux se fait vers le bas et l'avant et s'accompagnent de phénomènes d'apposition sur leur face supérieure, et de résorption sur leur face inférieure. Ces os reposent sur l'épine nasale de l'os frontal, véritable noyau de résistance centrofacial dont l'obliquité déterminerait la direction de l'auvent nasal. Cette épine se développe à partir du centre d'ossification des processus nasaux de l'os frontal qui séparent la cavité nasale du sinus frontal. Elle s'insinue en bas et en avant dans la cloison nasale, entre os nasaux et lame perpendiculaire de l'ethmoïde, formant un point d'attache et d'appui très solide au nez.

Les os nasaux interviennent peu dans la projection de l'auvent nasal. Celle-ci est assurée essentiellement par le septum nasal et à un degré moindre par les processus frontaux des maxillaires.

Processus frontaux des maxillaires

Les processus frontaux des maxillaires se développent à partir du premier arc branchial. Après ossification, ces processus incorporent la partie latérale de la capsule nasale qu'ils recouvraient jusqu'à présent et se développent antéro-médialement. Leur croissance se traduit par une projection sagittale, d'abord rapide (21 mm) de la naissance à l'âge de 6 ans, puis lente (4 mm) de l'âge de 6 ans à 15 ans (Wayoff, 1989 [81]).

Les processus frontaux des maxillaires participent ainsi à la structure des parois latérales de la voûte osseuse et à la projection du nez. La distance intercanthale, reflet de l'écart entre les processus frontaux des maxillaires, est conditionnée par le développement de l'ethmoïde (distance fixée dès l'âge de 3 ans).

Les os lacrymaux «incorporent» la partie latérale de la capsule nasale, en arrière des processus frontaux des maxillaires.

Septum nasal

Compris entre la base du crâne et la voûte palatine, le septum nasal, structure sagittale et médiane, se compose de deux parties :

- le septum ethmoïdo-chondral, d'origine cartilagineuse (chondrocrâne), à large implantation basicrânienne, à vocation ventilatoire et olfactive. C'est un site de croissance primaire ;
- le vomer, d'origine membraneuse, solidaire du bloc palato-dentaire, à vocation ventilatoire et manducatrice (poutre septale). C'est un site de croissance secondaire adaptative.

Ainsi, aux deux parties constituantes du septum nasal correspondent deux fonctions différentes dont les actions se conjuguent plus qu'elles ne s'opposent. C'est la mauvaise compréhension de ces «deux cloisons» qui est à l'origine des multiples controverses sur le septum nasal.

Septum ethmoïdo-chondral

Le mésethmoïde à sa partie postéro-inférieure, se résorbe, progressivement remplacé par le vomer. À sa partie postéro-supérieure, dès la fin de la première année, il s'ossifie (ossification enchondrale) d'arrière en avant pour former la lame perpendiculaire de l'ethmoïde. Ce processus d'ossification se poursuit longtemps après la puberté jusqu'à la troisième ou quatrième décennie. Son union avec le vomer n'est réalisée que vers l'âge de 7 à 10 ans. Jusque-là, le septum demeure bipartite.

Le mésethmoïde reste cartilagineux dans sa portion antérieure, formant le complexe septo-latéral et les cartilages inférieurs de la pointe du nez.

Le cartilage septal garde longtemps les caractères d'un cartilage embryonnaire à forte activité chondrogénique. Les cellules cartilagineuses dérivent des faces superficielles de la lame septale embryonnaire mésenchymateuse. Ces cellules se différencient au fur et à mesure, par strates, dans la profondeur en sécrétant la substance fondamentale intermédiaire, riche en protéoglycanes, collagène et élastine. Le tissu ainsi créé est de nature cartilagineuse mais il est encore entouré par le reste de l'assise cellulaire dont il est issu. Cette assise périphérique forme constamment des nouvelles couches de cellules différenciées jusqu'à épuisement de son potentiel de croissance. La partie antérieure du septum moins soumise aux contraintes biomlécaniques reste plus mince (0,4 mm) que la partie postérieure (3 mm environ).

Rôle du septum ethmoïdo-chondral

Le septum ethmoïdo-chondral est à la fois un relais de la poussée basicrânienne et un site de croissance primaire. Sa forme et sa taille seraient en partie sous influence génétique conférant au nez son profil héréditaire. Si les avis sont partagés quant au retentissement de la croissance septale sur le développement du massif facial, la plupart des auteurs s'accordent pour reconnaître le rôle essentiel du septum dans la projection du nez.

– *Relais de la poussée basicrânienne*

Le septum ethmoïdo-chondral relaie la poussée de la base du crâne au cours de la croissance. Seule la synchondrose sphéno-occipitale est encore active après la naissance. Sa fusion précoce est à l'origine de certaines dysmorphoses nasales à type de nez ensellé.

Pour Scott, (1953 [55]) ; Baume, (1961 [2]) ; Burdi, (1965 [8]) ; Moss, (1968 [45]) ; Kvinnsland, (1970 [34]), le septum ethmoïdo-chondral interviendrait particulièrement dans les premiers mois de la vie postnatale, dans la croissance sagittale médiofaciale :

- en refoulant en bas et en avant les deux os membraneux prémaxillaires (directement) et les deux os maxillaires (indirectement, par le vomer qui prend appui sur le prémaxillaire et sur la crête maxillo-palatine), en refoulant en avant les os nasaux ;
- en stimulant la suture maxillo-prémaxillaire, site de croissance secondaire adaptative (Fick, 1858 [25] ; Baume, 1961 [2] ; Sarnat et Wexler, 1966 [53] ; Petrovic et coll., 1968 [47]),
- par l'intermédiaire du ligament septo-prémaxillaire (Latham, 1968 [36], 1970 [37]), trousseau conjonctif tendu du bord antéro-inférieur (caudal) du cartilage septal à l'épine nasale antérieure et à la suture interprémaxillaire. Mais la fonction de ce ligament qui tracterait le prémaxillaire plus qu'il ne le pousse, semble avoir été considérablement exagérée (Latham, 1968 [36], 1970 [37]) ; Delaire, 1977 [20]).

Si le prémaxillaire est sollicité sagittalement par le septum, son développement transversal est solidaire de celui des fosses nasales, du pouvoir expansif des germes dentaires, de l'expansion transversale des maxillaires auquel il est uni et, enfin, des stimulations transmises par le « septum celluleux médian » à la suture interincisive lors des mouvements de la lèvre supérieure (Delaire, 1977 [20]).

– *Site de croissance primaire*

Le cartilage septal possède un potentiel de croissance indépendant comme la synchondrose sphéno-occipitale, la synchondrose sphéno-ethmoïdale et les cartilages de conjugaison des os longs (Fick, 1858 [25] ; Baume, 1961 [2] ; Sarnat et Wexler, 1966 [53]) ; Petrovic et coll., 1968 [47] ; Searls et Kinser, 1972 [58]). Les centres de croissance primaire par division des chondroblastes différenciés sont situés à la partie antérieure (caudale) et inférieure du septum cartilagineux, au-dessus du socle prémaxillo-vomérien.

Pour Vetter et coll. (1984 [80]), le bord caudal, le centre et le bord céphalique (synchondrose ethmoïdo-chondrale) du cartilage septal seraient les zones de croissance les plus actives.

Ainsi, le cartilage septal connaît un développement qui lui est propre, résultant d'une croissance à la fois interstitielle et périchondrale sous l'influence des hormones sexuelles et de l'hormone de croissance (apparition des cyphoses nasales à la puberté, plus précoces chez la fille que chez le garçon).

Le nez projeté sous tension est lié à un excès de croissance septale, spontanée ou compensatrice d'une obstruction nasale.

À l'inverse, les sutures périnasales (internasale, fronto-nasale, maxillo-nasale), sont des sites de croissance adaptatifs comme les autres sutures crâniennes et faciales.

En résumé, le mésethmoïde est en grande partie responsable du développement et de la projection du nez (mais il n'est pas le seul). La voûte nasale osseuse ne joue qu'un rôle minime dans la projection de la voûte cartilagineuse, malgré la croissance rapide des processus frontaux des os maxillaires pendant les six premières années. Interviennent, en définitive, dans la projection du nez : le septum ethmoïdo-chondral (hérédité, hormones sexuelles et hormone de croissance), le vomer (poutre septale), les processus frontaux des maxillaires (piliers canins) et les os nasaux (solidaires de l'épine nasale antérieure). Cette hétérogénéité explique les résultats expérimentaux contradictoires observés par les différents auteurs selon le type d'animal, l'âge, le mode de résection utilisé.

Trois points essentiels sont constamment retrouvés :

- le périchondre est un élément essentiel à préserver : il permet la vascularisation et la croissance du cartilage et même des autogreffes,
- la cicatrisation du cartilage septal fracturé ou incisé peut être totale si les deux fragments sont au contact et bien axés. Elle peut être fibreuse, hypertrophique si les deux fragments sont écartés et désaxés,

– les ostéotomies médianes et latérales des os nasaux ne compromettent pas la croissance du nez chez l'enfant.

Vomer

Le vomer, situé entre la base du crâne et le massif facial, est tendu entre le prémaxillaire, la crête maxillo-palatine et le corps du sphénoïde avec lequel il s'articule par une « synchondrosuture » en V (Dambrain, 1993 [12]).

Il se développe à partir de deux centres d'ossification apparus dans le mésenchyme (2e mois IU) de part et d'autre de la partie postéro-inférieure du septum cartilagineux.

Ces deux lames formées d'os membraneux se soudent en même temps que le septum se résorbe. Il se forme ainsi deux lames osseuses disposées en V qui enserrent le bord inférieur du cartilage et dont l'ossification se fait d'arrière en avant. Le vomer va donc fixer de façon rigide la partie postérieure du cartilage septal, à la différence de la partie antérieure qui va rester longtemps lâchement sertie dans le rail vomérien : ce qui explique la fréquence des luxations chondro-vomériennes antérieures.

Progressivement et jusqu'à l'âge de la puberté (13-15 ans), le V se transforme en Y dont la racine s'élève en une lame verticale qui sert de socle à la cloison ostéo-cartilagineuse (Fig. 12).

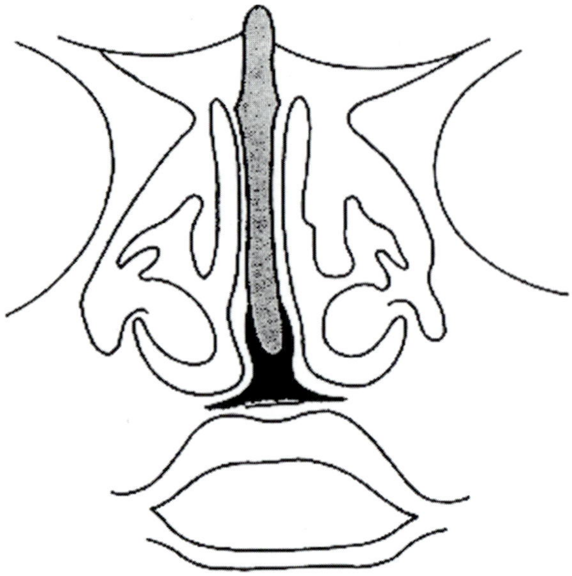

Fig. 12. Ossification du vomer (en noir)

Rôle du vomer

S'appuyant sur les crêtes prémaxillaire et maxillo-palatine, le vomer transmet les contraintes manducatrices médio-palatines à l'os sphénoïde et à la base du crâne (Fig. 13).

L'os spongieux trabéculaire de la voûte palatine enserre chaque alvéole. Il se continue sans transition avec le système haversien des piliers ou s'incurve transversalement en un système d'arceaux (Couly, 1976 [9]).

Ce système biomécanique d'amortissement profond retentit indirectement sur le septum ethmoïdo-chondral. « Le vomer ne semble jouer aucun rôle direct dans la croissance du cartilage de la cloison nasale » (Petrovic et coll., 1968 [47]).

Il complète le système superficiel des piliers (canins en particulier correspondant aux processus frontaux des maxillaires et supports des os nasaux) en relation avec les contraintes manducatrices. Cela expliquerait les poussées de croissance du nez à 3 ans (auparavant seules agissaient des contraintes de succion), 6-7 et 12 ans lors des mises en places des dentures temporaire et permanente (dent de 6 ans et dent de 12 ans).

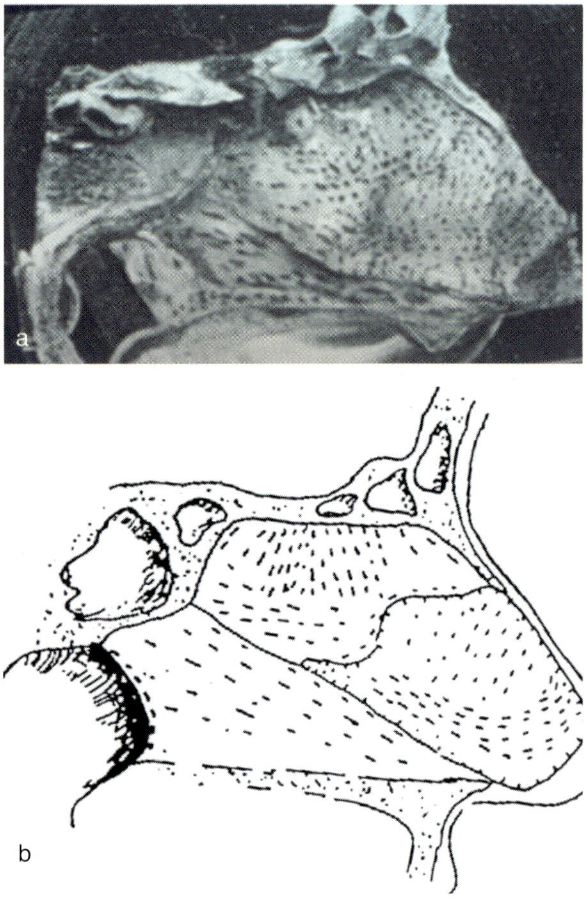

Fig. 13. Lignes de tension du septum (d'après Ilberg in Griesman). a) Aspect anatomique ; b) Aspect schématique

Dans la dysplasie ectodermique avec anodontie, cela permet de comprendre l'accentuation de l'ensellure nasale avec la croissance, à la fois par hypoplasie du vomer et des piliers canins. L'existence concomitante de grands sinus maxillaires semble liée à plusieurs facteurs : bonne ventilation nasale (nez retroussé, septum droit), absence congénitale des dents et des sollicitations osseuses biomécaniques. Un sinus se développe d'autant plus que l'os à l'intérieur duquel il apparaît est moins sollicité biomécaniquement.

Dans les fentes labio-alvéolo-palatines bilatérales, le vomer participe également à la projection du prémaxillaire, isolé des maxillaires et affranchi de la pression musculaire labiale. Mais cette projection du prémaxillaire est majorée par la retenue en arrière des maxillaires par les muscles du voile qui s'insèrent sur le bord postérieur des lames palatines, d'où l'intérêt d'associer à la fermeture labiale, la fermeture précoce du voile. Dans les fentes unilatérales totales, le vomer apparaît sur un septum s'insérant du côté sain et déjà dévié. Il se plicature et s'horizontalise davantage sous l'action de la poussée de croissance septale (cf. Chéilo-rhinoplastie fonctionnelle).

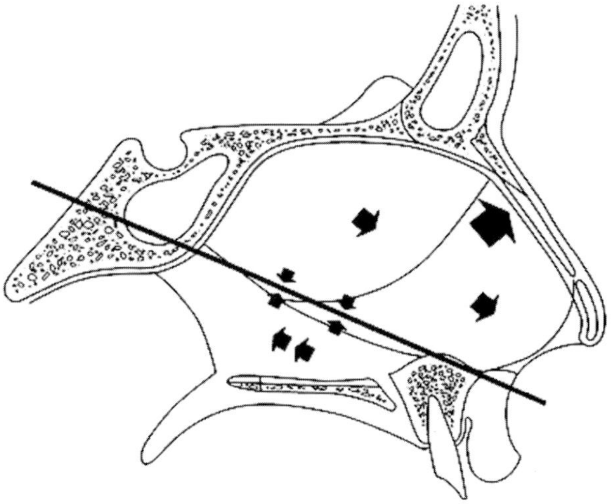

Fig. 14. Croissance du septum ethmoïdo-chondral et du vomer

Jonction ou suture ethmoïdo-chondro-prémaxillo-vomérienne

Le septum, au cours de la croissance, se trouve soumis aux pressions opposées de l'étage antérieur de la base du crâne et de la voûte palatine. La jonction ethmoïdo-chondro-prémaxillo-vomérienne correspond au « pied de cloison », point de rencontre des deux cloisons. Subissant les poussées de croissance de direction opposée, elle est le siège électif d'apparition et de concentration des déformations septales : c'est la ligne maîtresse des déviations (Potiquet, 1892 [49]) ; Takahashi, 1987 [69]) (Fig. 14).

* Le septum cartilagineux est souvent modifié dans sa conformation globale (courbure simple ou double en « S »). Il présente des inflexions souvent accentuées, au niveau de sa zone fertile, au contact du socle prémaxillo-vomérien (crête allongée).

* La lame perpendiculaire de l'ethmoïde peut subir aussi des déformations. Cette lame qui résulte d'une ossification enchondrale plus sensible aux influences hormonales qu'aux pressions mécaniques, reproduit essentiellement en les fixant les déformations de son modèle cartilagineux.

* L'os de membrane du socle prémaxillo-vomérien, est peu sensible aux pressions mécaniques, sauf à sa partie supérieure. Il peut à ce niveau participer aux crêtes septales allongées.

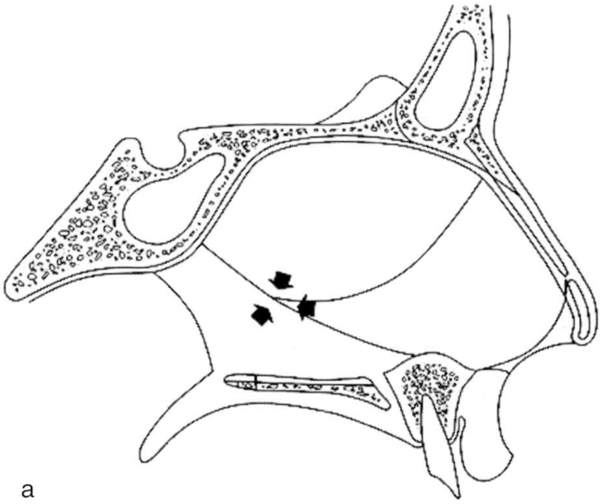

a

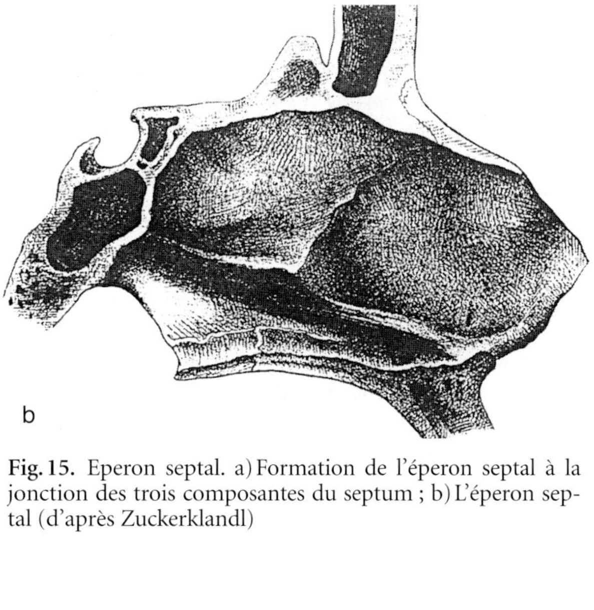

b

Fig. 15. Eperon septal. a) Formation de l'éperon septal à la jonction des trois composantes du septum ; b) L'éperon septal (d'après Zuckerklandl)

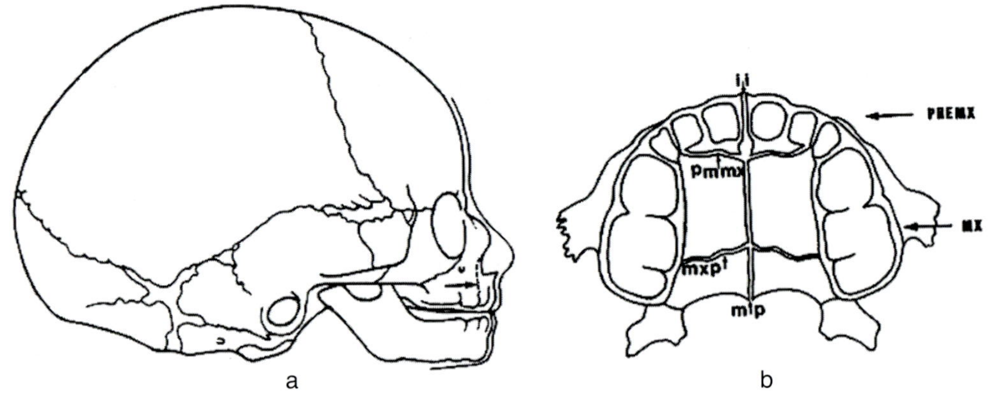

Fig. 16. Prémaxillaire et maxillaire. a) La séparation provisoire en pointillé entre prémaxillaire et maxillaire est indiquée par une flèche (vue latérale de la face) ; b) PRE MX : Prémaxillaire, MX : Maxillaire, ii : suture interincisive, Pmmx : suture prémaxillo-maxillaire (incisivo-canine), mxP : suture maxillo-palatine, mP : suture médio-palatine (intermaxillaire et interpalatine) (vue inférieure du palais)

L'affrontement, à la manière des plaques tectoniques, des trois constituants du septum, peut donner naissance à leur jonction (socle vomérien et suture ethmoïdo-chondrale), à une crête limitée ou éperon en forme de pyramide osseuse. Lorsque cet éperon qui siège en regard de l'espace septo-turbinal moyen est volumineux, il entraîne une gêne ventilatoire (Fig. 15).

Il y a une corrélation entre la forme du nez et celle du septum : les malformations septales sont plus fréquentes chez les sujets d'origine caucasienne que chez les sujets d'origine asiatique ou africaine. Elles sont plus fréquentes chez l'homme que chez la femme.

Jonction ou suture prémaxillo-maxillo-palatine

Située au niveau du plancher des fosses nasales et sagittale, elle est formée d'avant en arrière par la crête incisive (prémaxillaire), les crêtes maxillaire et palatine. Lors de la croissance, le plancher des fosses nasales de chaque côté de cette crête médiane, est le siège de phénomènes de résorption sur la face endonasale et d'apposition sur la face palatine.

Les deux os prémaxillaires accolés sur la ligne médiane forment :

- la partie antérieure du palais et l'os alvéolaire incisif,
- la partie inférieure et latérale de l'orifice piriforme et des processus frontaux des maxillaires,
- le plancher nasal dans sa partie antérieure, la crête incisive avec ses deux ailes et l'épine nasale antérieure (Fig. 16).

La crête incisive prémaxillaire dont le développement se fait de bas en haut apparaît très tôt (6e semaine IU) et se fusionne avec son homologue (10e semaine IU) pour former une rainure qui continue celle du vomer et qui reçoit le cartilage septal. Son extrémité antérieure fait saillie et forme l'épine nasale antérieure. Cette dernière se forme tardive-

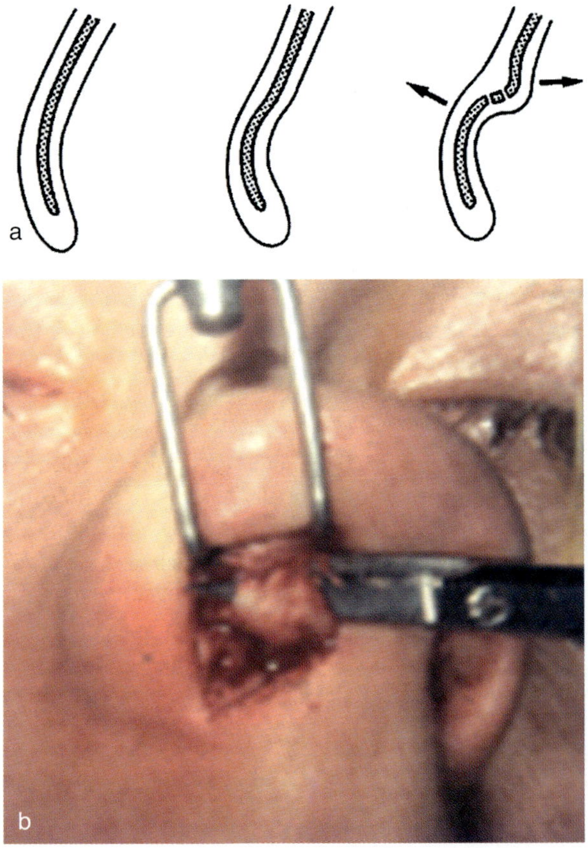

Fig. 17. Séparation du cartilage supérieur du cartilage inférieur a) Coupes frontales ; b) Absence de séparation cartilagineuse (vue opératoire)

ment par fusion des os prémaxillaires en avant du canal palatin antérieur. Elle contribue au soutien et à la projection de la pointe du nez.

Aplatie à la naissance, elle devient avec la croissance et avec les sollicitations des muscles labiaux et nasaux qui s'y insèrent, oblique en haut et en avant (surtout chez les sujets d'origine caucasienne). Elle est hypoplasique en partie ou en totalité en cas de paralysie faciale congénitale uni ou bilatérale. Elle est peu marquée chez les sujets d'origine africaine et absente dans le syndrome de Binder (1962, [6]). Elle est modifiée (par ascension et recul) dans certains syndromes d'insuffisance ventilatoire nasale, par rétrusion des structures maxillaires sous-jacentes et déviation des sollicitations musculaires. Dans ces cas, les muscles élévateurs de la lèvre supérieure rétractée l'emportent sur les muscles de l'auvent narinaire qui ne fonctionnent pas.

Auvent narinaire

À partir de la capsule nasale, la différenciation des éléments de la voûte cartilagineuse du nez (cartilages supérieurs) et de la pointe du nez (cartilages inférieurs) est tardive.

Entre le 6e et le 7e mois IU, apparaît un sillon puis une séparation entre cartilages supérieurs et inférieurs. Classiquement, cette séparation s'effectue par pénétration de la capsule nasale par du tissu conjonctif. En fait, il semble plus probable que cette séparation s'effectue par des mouvements de cisaillement, sous l'action opposée des muscles transverses et dilatateurs, muscles très développés chez le fœtus et le nouveau-né. Ce mouvement s'amplifie dès la naissance avec les cris et la ventilation nasale. L'incisure intersepto-cartilagineuse de la valve nasale apparaîtrait au même moment (Fig. 17).

Ainsi, dans les fentes labio-maxillo-palatines résultant d'un défaut de coalescence des bourgeons de la face, le cartilage inférieur apparaît dans une narine déjà déformée et ne présente pas toujours de séparation avec le cartilage supérieur (Stricker et coll., 1977 [63]).

Les cartilages supérieurs et inférieurs restent unis entre eux et à l'orifice piriforme par du tissu conjonctif contenant en son sein des cartilages sésamoïdes, témoins de l'involution et de la fragmentation de la capsule nasale primitive. Cette absence d'ossification de la partie basse du nez permet les mouvements ventilatoires des valves narinaire et nasale.

2 – Considérations sur la croissance de la face et du nez

La connaissance des mécanismes normaux de la croissance faciale, notamment au cours des premières années de la vie, est nécessaire pour comprendre les influences multiples de l'obstruction nasale et la « spirale dysmorpho-fonctionnelle » qu'elle met en jeu. L'ontogenèse de l'extrémité céphalique est guidée par de nombreuses matrices morpho-fonctionnelles qui agissent chacune sur une région particulière et interagissent toujours dans un équilibre mutuel plus ou moins stable. Le principe de la matrice fonctionnelle et périostée (Moss, 1968 [45], Moss et Salentijn, 1969 [46] ; Couly, 1977 [10] ; Mc Namara, 1979 [41]) s'applique aussi bien aux structures chondroïdes dotées d'un potentiel de croissance primaire comme le mésethmoïde, qu'aux matrices fonctionnelles reposant sur les forces biomécaniques développées par les grandes fonctions telles que la ventilation, la manducation ou la station érigée.

Croissance faciale

La croissance du nez est solidaire de la croissance du maxillaire, des sinus annexés aux fosses nasales, et de la croissance de la mandibule.

Avant la naissance, il existe une grande disproportion entre le crâne volumineux et la face qui présente une hauteur réduite et une rétromandibulie physiologique.

Après la naissance, à la différence de la base du crâne peu soumise aux influences fonctionnelles si ce n'est à la posture cranio-rachidienne, la partie naso-buccale de la face subit fortement l'influence des matrices fonctionnelles :

- fosses nasales et sinus par l'intermédiaire du flux aérien,
- cavité buccale par l'intermédiaire de la langue,
- architectonique faciale par l'intermédiaire des piliers manducateurs et de l'occlusion dentaire.

La mandibule se développe également sous l'influence de l'appareil manducateur et du cartilage de croissance condylien. Pour éviter un hypodéveloppement, toutes ces matrices doivent être sollicitées dès la naissance, au maximum de leurs possibilités.

La partie naso-buccale de la face se bâtit autour des deux fonctions vitales que sont la ventilation et la manducation. D'autres fonctions participent aussi à cette édification. Durant l'embryogenèse, fosses nasales et cavité buccale contractent des rapports privilégiés. Ces deux cavités se forment à partir d'une cavité unique naso-buccale. Après rapprochement et accolement des lames palatines, le plancher des fosses nasales devient le plafond de la cavité buccale. Ainsi se trouve réalisé un complexe naso-buccal dont les deux constituants s'influencent en permanence.

Croissance prémaxillaire

La partie antérieure des fosses nasales (partie basse de l'orifice piriforme) est solidaire du prémaxillaire. Ce dernier s'accroît grâce à son enveloppe périostée, sous l'influence de diverses forces qui sollicitent les sutures interincisive et incisivo-canines. Les forces sagittales sont représentées par le septum en haut et par la langue en bas. Seule l'épine nasale antérieure, zone d'insertion musculaire, ne subit pas la résorption périostée qui accompagne normalement la croissance sagittale de la face. Les forces transversales sont représentées par le flux aérien en haut, par l'appui lingual en bas et par les bourgeons dentaires. En effet, la largeur transversale du seuil de l'orifice piriforme est corrélée à la présence et à la croissance des quatre incisives supérieures, comme en témoigne le bosselage de la surface osseuse par les cryptes dentaires (rôle de l'expansion volumétrique des follicules incisifs dans l'élargissement de l'arc incisivo-canin (Delaire, 1974 [18]). «Un équipement incisif complet est donc nécessaire au développement optimal du prémaxillaire et de la partie basse du nez»(Talmant, 1995 [71]). Toute agénésie ou malformation dentaire (incisive latérale par exemple) retentira sur le développement transversal du seuil de l'orifice piriforme (Fig. 18).

La partie postérieure des fosses nasales qui donne naissance par évagination muqueuse aux cavités sinusiennes est solidaire du maxillaire (complexe naso-sinusien).

Croissance maxillaire

L'os maxillaire d'origine membraneuse, adossé aux processus ptérygoïdiens du sphénoïde grandit en largeur vers le bas et vers l'avant (Bjork, 1955 [7]). Au cours de cette descente, il effectue un mouvement de rotation autour de son point d'implantation antéro-supérieur basicrânien, la suture fronto-naso-maxillaire (Delaire, 1971, 1977 [15, 21]). Sa position et ses dimensions initiales sont donc largement conditionnées par la croissance cartilagineuse basicrânienne (dont l'activité se ralentit rapidement après 3 ans) et par les contraintes multidirectionnelles imposées au maxillaire et aux différents os qui l'entourent (Fig. 18 et 19).

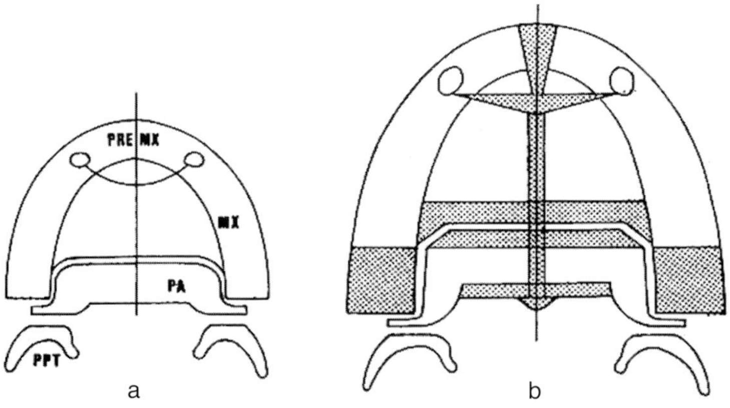

Fig. 18. Croissance sagittale et transversale du prémaxillaire et du maxillaire. a) Pièces osseuses. PRE MX : Prémaxillaire, MX : Maxillaire, PA : Palatin, PPT : Processus ptérygoïdien ; b) Sites de croissance (d'après Ross et Johnston modifié)

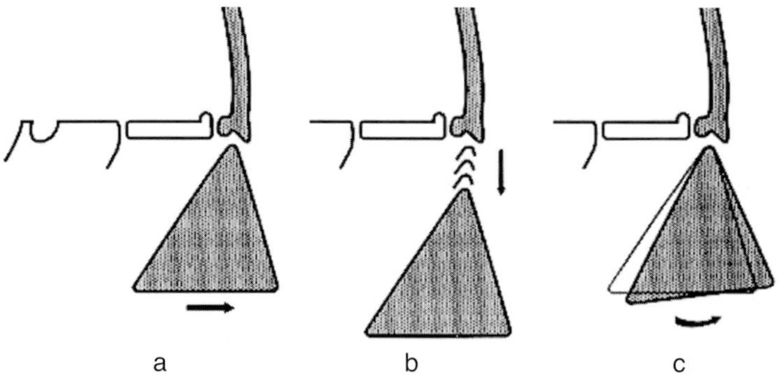

Fig. 19. Croissance maxillaire. Représentation schématique des mouvements des os maxillaires. a) Avancée ; b) Abaissement ; c) Bascule antérieure (d'après Delaire)

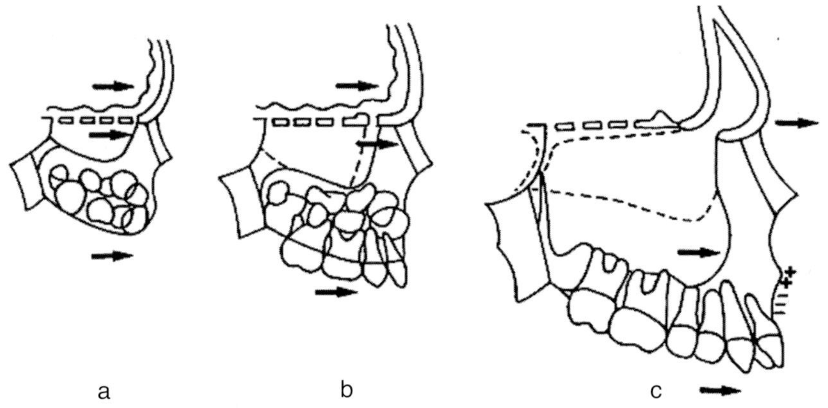

Fig. 20. Croissance maxillaire sagittale. a) À la naissance ; b) À 4 ans ; c) Après 12 ans (d'après Delaire)

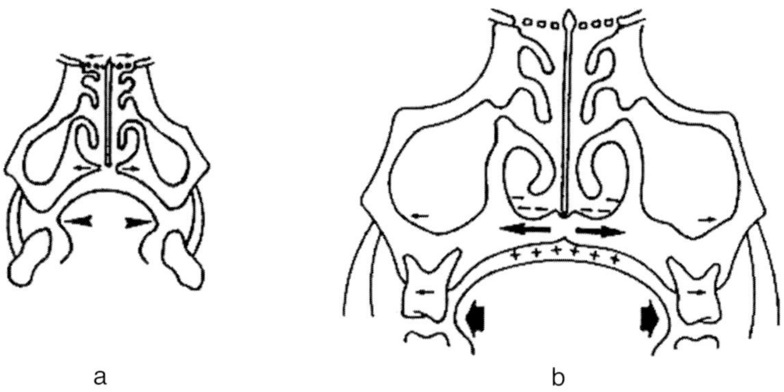

Fig. 21. Croissance maxillaire transversale. a) Avant 3 ans, la croissance transversale de la voûte palatine est liée essentiellement à l'activité suturale médiopalatine sollicitée par le déplacement en dehors des maxillaires ; b) Après 3 ans, la croissance transversale de la voûte palatine est en plus assurée par l'expansion sinuso-maxillaire (d'après Delaire)

– *Croissance sagittale*

En réponse à ces mises en tension, les sutures postérieures maxillo-palatine, ptérygo-palatine et palatine transverse vont assurer par l'arrière l'allongement sagittal du maxillaire. Dans la région antérieure, les sutures prémaxillo-maxillaires participent à cette croissance pendant les premières années de la vie (Fig. 18 et 20).

– *Croissance transversale*

La suture médio-palatine est mise en tension par différents processus expansifs : croissance transversale de l'ethmoïde, flux aérien, surtout appui lingual sur la voûte palatine et sur les remparts alvéolo-dentaires supérieurs. La fermeture de la suture sagittale médiane palatine se fait spontanément vers 14 à 15 ans chez les filles, 15 à 16 ans chez les garçons (Fig. 21).

– *Croissance verticale*

La croissance du septum participe à la descente progressive du plan palatin. La croissance du contenu orbitaire s'achève vers 3 ans. Elle entraîne une descente du plancher de l'orbite qui induit une croissance de rattrapage au niveau des sutures fronto-maxillaires et ainsi un allongement vertical des processus frontaux des maxillaires. Par la suite, la croissance de l'orbite s'exprime surtout transversalement par déplacement du processus frontal de l'os zygomatique vers l'extérieur.

Les éruptions successives de dents temporaires et permanentes s'accompagnent d'une apposition importante d'os alvéolaire, os qui vient s'apposer tant sur la base maxillaire que mandibulaire. Cet apport d'os qui naît et meurt avec la dent, contribue largement à l'augmentation en hauteur de l'étage inférieur de la face. Les dentures et la mastication participent à la croissance et au renforcement des os basilaires et des piliers de la face (Fig. 22).

Croissance des sinus para-nasaux

Parallèlement à tous ces mécanismes, la formation des sinus paranasaux contribue au développement de la face.

L'apparition de ces sinus fait vraisemblablement partie des adaptations de l'architectonique faciale au cours de l'acquisition de la position érigée. Le redres-

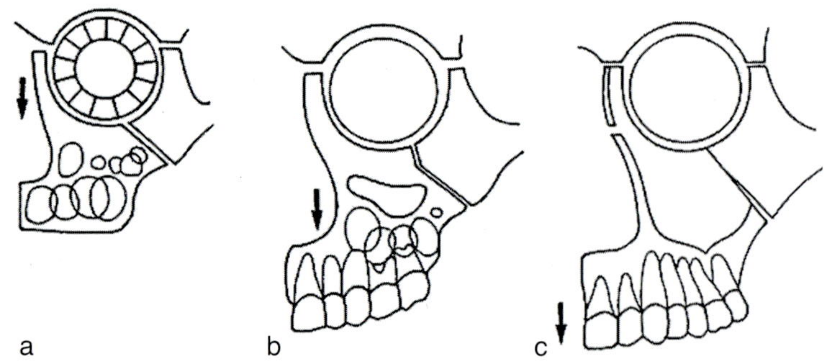

Fig. 22. Croissance maxillaire verticale. a) A la naissance ; b) A 4 ans ; c) Après 12 ans (d'après Delaire)

sement de l'extrémité céphalique s'accompagne d'une réduction du prognathisme facial et d'un recul du centre de gravité de la face par rapport à l'axe rachidien. L'apparition du sinus maxillaire allège le massif facial en permettant la descente de l'arcade dentaire et le maintien d'un plan d'occlusion fonctionnel (Limme, 1993 [40]). Quand au sinus ethmoïdal, il serait spécifique à l'homme (Terracol et Ardouin, 1968 [73]).

A la naissance, les trois structures turbinales (il existe un quatrième cornet qui va involuer ultérieurement) et les ébauches du sinus maxillaire et du labyrinthe ethmoïdal sont en place (Fig. 23). Les autres sinus apparaissent plus tardivement.

La pneumatisation proprement dite des sinus est un processus postnatal dont le mécanisme multifactoriel demeure sujet à discussion :

- phénomène actif par destruction ou refoulement du mésenchyme environnant, sous l'action du pouvoir ostéoclasique de la muqueuse pituitaire embryonnaire,
- phénomène passif par remodelage des os du crâne et de la face, sous l'action de facteurs mécaniques (flux aérien, lignes de force...).

Le rôle du flux aérien qui transite par les fosses nasales situées au sein et au milieu du massif facial est en fait déterminant dans le développement des fosses nasales et dans celui des cavités annexes (Prades et coll., 1993 [50]). Chez le nouveau-né et le nourrisson, ce flux emprunte la partie basse de l'espace septo-turbinal, puis plus tard au cours de l'enfance et l'adolescence la partie moyenne de cet espace et le méat moyen.

Sinus maxillaire

Le sinus maxillaire existe à la naissance mais il est peu profond. Il mesure 10 mm de long, 4 mm de haut et 3 mm de large (Wolf et coll., 1993 [82]). Sa communication avec la fosse nasale se fait en regard du méat moyen

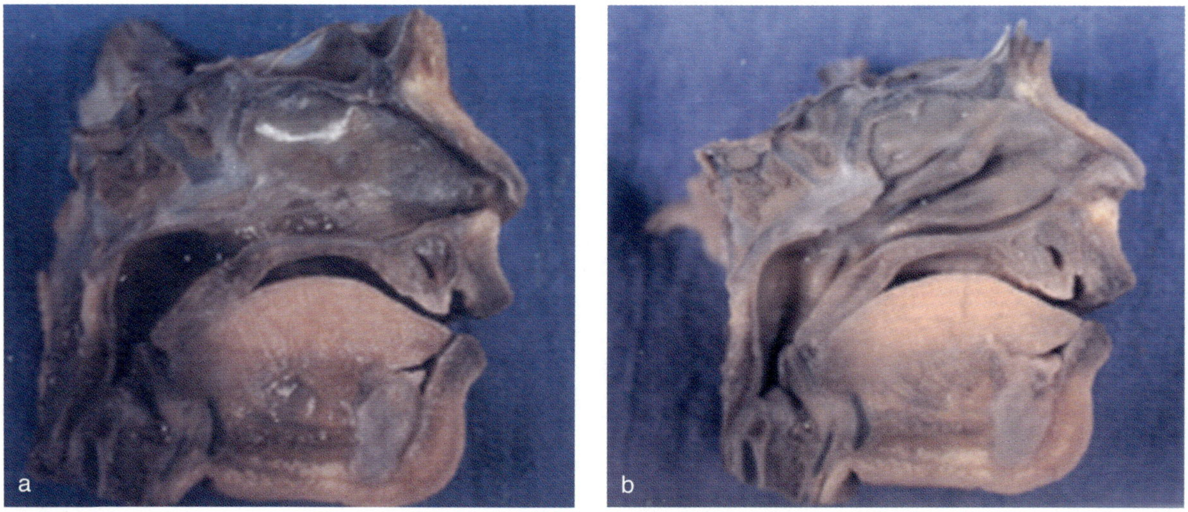

Fig. 23. Fosses nasales à 6 mois IU. a) Paroi médiale ou septale des fosses nasales (vue latérale) ; b) Paroi latérale ou turbinale des fosses nasales (vue médiale)

par un large orifice ostial, limité en bas par le processus unciforme. Cette grande perméabilité et l'absence de possibilité de rétention rendent la sinusite maxillaire peu probable avant 5 ans. Lors des rhinopharyngites, le sinus se comble de sécrétions visibles sur les coupes tomodensitométriques, mais le drainage est habituellement rapide et complet. Ce n'est que plus tard, vers 6-8 ans, que le rétrécissement et l'ascension de l'ostium méatal favorisent le développement des épisodes de rétention sinusienne et les sinusites vraies.

L'augmentation du volume du sinus maxillaire se fait progressivement par pénétration dans le corps du maxillaire et invasion de l'espace laissé vacant par l'éruption des dentures temporaire puis permanente.

A l'âge de 4 ans, la pneumatisation rejoint latéralement le nerf infra-orbitaire et vers le bas le niveau d'insertion du cornet inférieur. Vers 8 ans, le sinus dépasse latéralement le nerf infra-orbitaire et s'étend vers le bas au niveau de la moitié du méat inférieur. Aux environs de 12 ans, il atteint en bas, le plancher des fosses nasales et latéralement les dents molaires et le récessus de l'os zygomatique (Wolf et coll., 1993 [82]).

Le plancher du sinus est situé 4 mm au-dessus du plancher des fosses nasales à la naissance, à son niveau à 8 ans et 4 mm au-dessous à 12 ans (Jankowski et Wayoff, 1992 [31]) (Fig. 24).

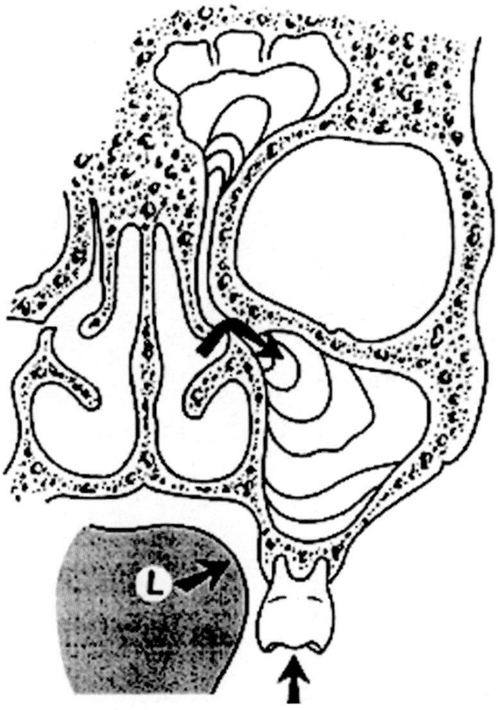

Fig. 24. Formation des sinus maxillaire et frontal. L : Langue (coupe frontale des fosses nasales et des sinus)

Sinus ethmoïdal

A la naissance, le couloir ethmoïdal mesure 8 à 12 mm de long, 1 à 5 mm de haut et 1 à 3 mm de large. Toutes les cellules antérieures et postérieures sont individualisées jusqu'à la lame criblée (Wolf et coll., 1993 [82]). L'ossification des cloisons intercellulaires et l'augmentation de volume des cellules se fait progressivement jusqu'à 12 ans.

La croissance cartilagineuse de la base du crâne est déterminante pour la croissance transversale de la face. La largeur de l'expansion transversale centrofaciale, mesurée par la dimension interorbitaire est fixée vers trois ans, lors de l'ossification de l'ethmoïde.

Sinus frontal

Le sinus frontal se développe au cours de la première année à partir du sinus ethmoïdal antérieur (Agrifoglio et coll., 1990 [1]). Jusque vers l'âge de 3-4 ans, le sinus est de petite taille et son orifice de drainage large. Il s'individualise vraiment dans l'os frontal vers 6 ans (Fig. 24).

Son apparition serait favorisée par le clivage entre les tables interne et externe de l'os frontal par une croissance différentielle entre crâne et massif facial. Lors de l'arrêt de la croissance cérébrale, vers l'âge de 6 ans, la table interne du frontal reste au contact de la dure-mère, la table externe s'en détache lors de la poussée de croissance du mésethmoïde, déterminant l'apparition du sinus frontal et de l'angle fronto-nasal. Les variations de volume et les asymétries du sinus frontal sont très fréquentes. Il se développe d'autant plus que l'os frontal est moins sollicité par la fonction manducatrice. Cela est particulièrement net chez les sujets qui ont une simple canine incluse, le recul du front se traduisant par ailleurs par une chute du sourcil (Fig. 25). En effet, si à la mandibule l'os alvéolaire repose sur l'os basal et s'il en est de même au niveau du prémaxillaire (orifice piriforme), au niveau du maxillaire l'os basal est séparé de l'os alvéolaire par le sinus maxillaire. Il est reporté plus haut et divisé par la cavité orbitaire en deux entretoises parallèles correspondant aux rebords infra et supra-orbitaires. Le rebord infra-orbitaire et la partie basse du front sont ainsi directement corrélés aux dents. Certains obstacles endonasaux (éperon, concha bullosa) en déviant l'air expiré, semblent également déterminants dans le développement hypertrophique de certains sinus frontaux (Fig. 26).

Dans 10 % des cas le sinus frontal est agénésique, notamment dans le syndrome de Binder et après certains traumatismes du nez néonataux.

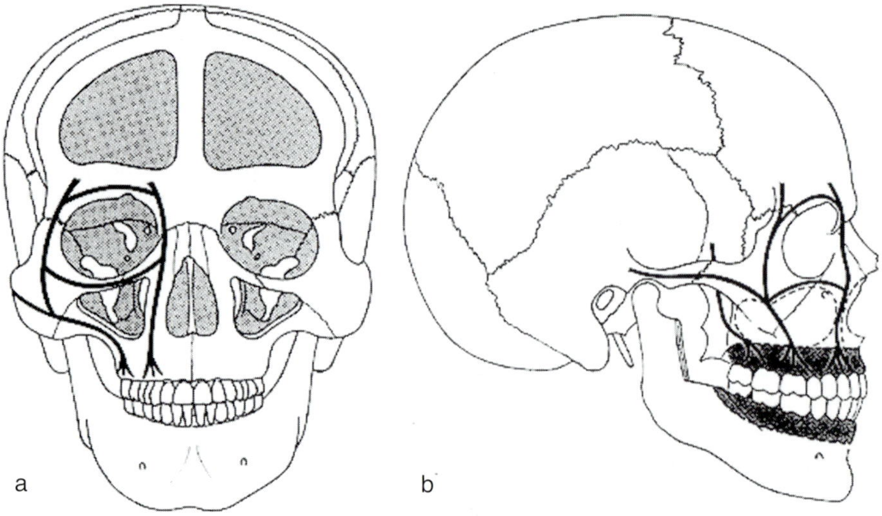

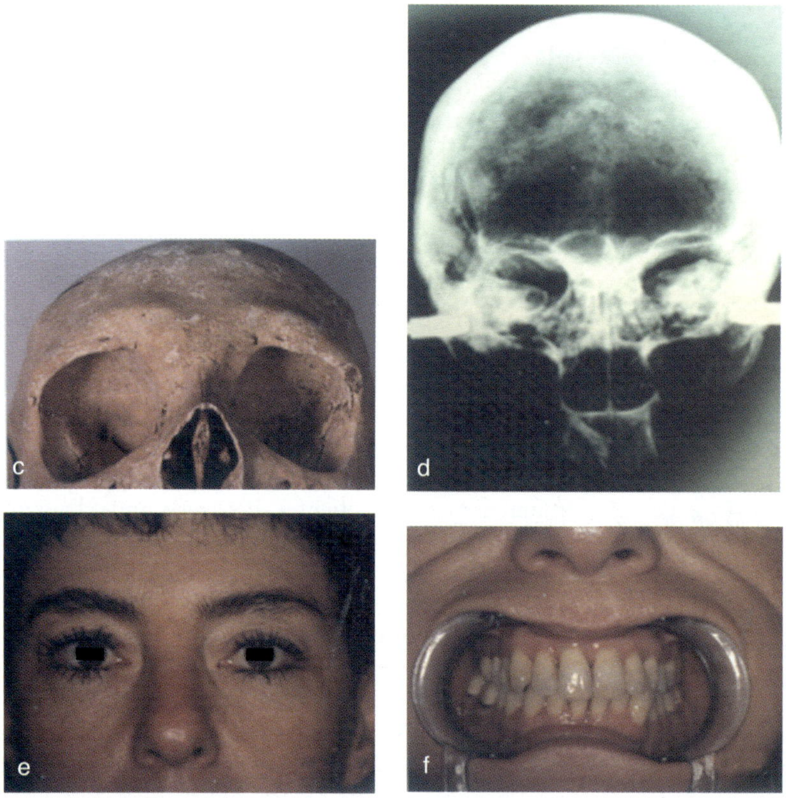

Fig. 25. Piliers de la face. a) Vue de face ; b) Vue de profil. c) Crâne d'un sujet avec canine droite incluse : la saillie supra-orbitaire droite est moins marquée, l'orifice du nerf supra-trochléaire est ouvert à droite ; d) Aspect radiographique : canine maxillaire droite incluse, sinus frontal plus développé à droite ; e et f) Aspect clinique : sourcil gauche plus bas, absence de canine maxillaire gauche ; g et h) Aspects radiographiques : canine gauche incluse, sinus frontal gauche plus grand

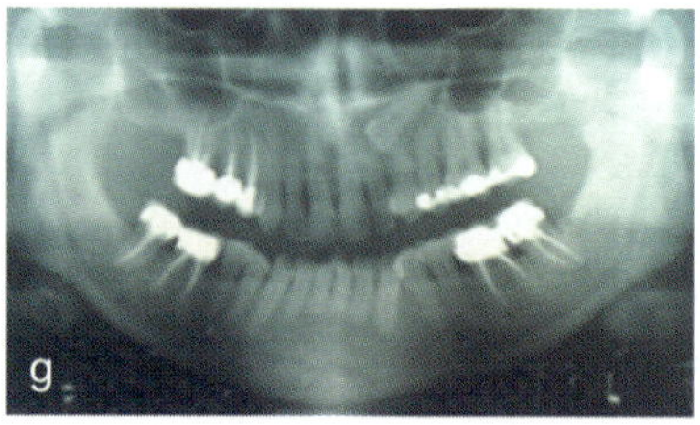

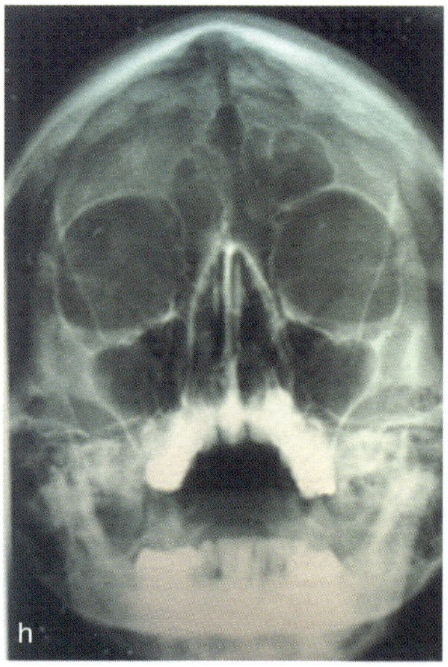

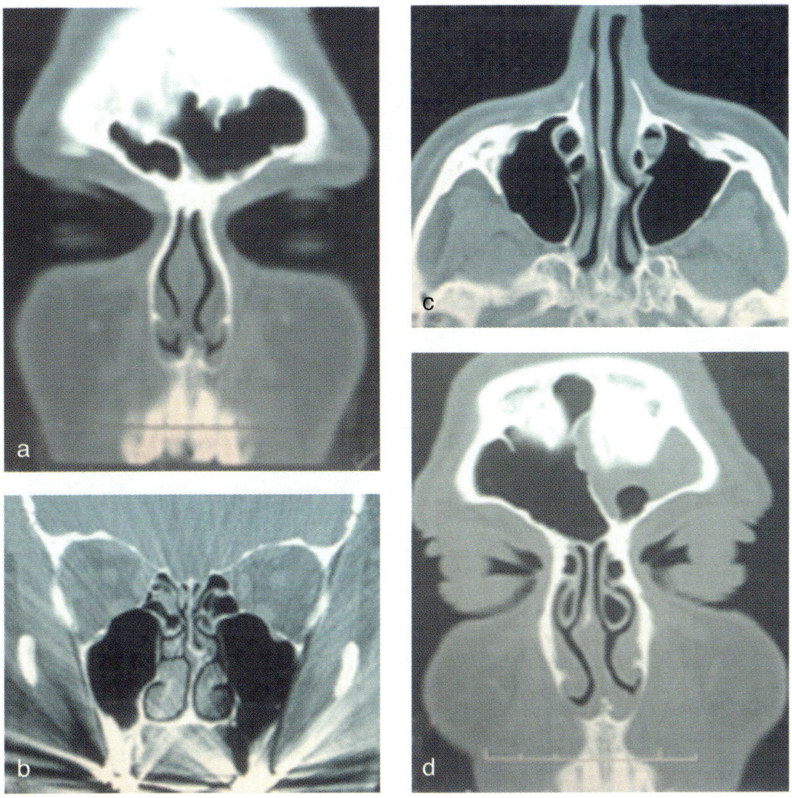

Fig. 26. Développement du sinus frontal et obstacle endonasal. a, b et c) Sinus frontal gauche plus développé que le droit, éperon septal gauche (coupes tomodensitométriques coronales et axiale des fosses nasales) ; d) Hyperdéveloppement des sinus frontaux : concha bullosa bilatérale (coupe tomodensitométrique frontale des fosses nasales)

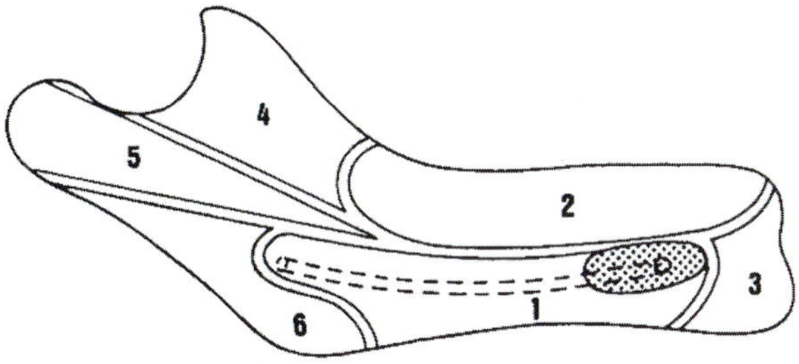

Fig. 27. Sous-unités squelettiques mandibulaires. 1) neurale, 2) alvéolo-dentaire, 3) 3, 4, 5, 6 : musculaires. En pointillé, le point d'ossification du corps (foramen mentonnier)

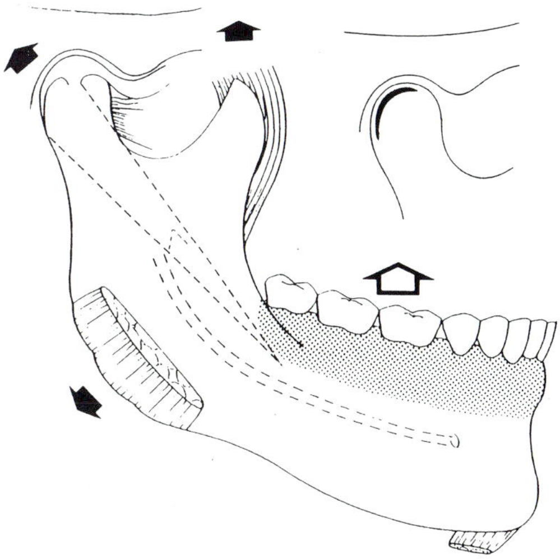

Fig. 28. Croissance mandibulaire. Elle dépend du centre de croissance condylien (représenté en cartouche), du périoste et des sous-unités musculaires et alvéolo-dentaire. La carotte condylo-ramique, représentée en pointillé, disparaît précocement in utero

Sinus sphénoïdal

Le sinus sphénoïdal se développe au cours de la première année à partir de l'ethmoïde postérieur. Son augmentation de volume est rapide (4 à 8 mm à 4 ans ; 10 mm à 8 ans). Comme pour le sinus frontal, les variations de volume sont fréquentes et certaines vraisemblablement liées à des anomalies de la manducation et de la ventilation.

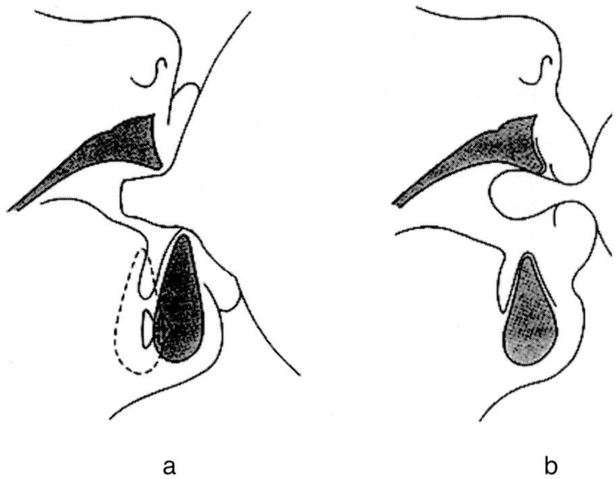

Fig. 29. Rôle de l'allaitement. a) Au sein : propulsion active mandibulaire, b) Au biberon : absence de propulsion mandibulaire

Croissance de la mandibule

La mandibule résulte de la fusion dès la première année de deux hémimandibules formées de plusieurs sous-unités soumises à des inductions propres (Gola et coll., 1996 [28]) (Fig. 27). C'est un os d'origine membraneuse dont la croissance est assurée par l'ossification périostée et les cartilages condyliens (Fig. 28).

L'ossification périostée, par ses phénomènes d'apposition et de résorption, joue un rôle prépondérant dans l'évolution de la taille et de la forme de la mandibule.

Les plages d'apposition osseuse prédominent au niveau du bord postérieur et de la face latérale du ramus ainsi qu'au niveau de la face latérale et du bord basilaire du corpus.

Les plages de résorption osseuse prédominent au niveau du bord antérieur du ramus, de la face médiale du ramus et de la moitié inférieure de la face médiale du corpus. Au niveau du menton, la résorption intéresse la moitié supérieure de sa face antérieure. Ces remodelages aboutissent à l'élargissement de l'arc mandibulaire, à l'allongement des corps dans la région molaire et à l'apparition de la saillie mentonnière.

Le cartilage condylien de croissance, à la fois primaire et secondaire adaptatif, contribue essentiellement à la croissance du ramus mandibulaire (Pétrovic, 1975 [48] ; Delaire, 1975 [19] ; Gola et coll., 1996 [27]) (Fig. 28).

L'allaitement au sein impose un contact bilabial et un mouvement de propulsion qui met en jeu l'appareil manducateur et sollicite, à travers l'appareil discal, les cartilages de croissance condyliens (Fig. 29). Ces cartilages de croissance sont principalement sollicités par les muscles ptérygoïdiens latéraux lors des mouvements de propulsion et de latéralité (et non pas lors des mouvements d'ouverture-fermeture). Ceci est logique compte tenu de l'axe oblique de ces muscles qui interviennent dans tous les mouvements mandibulaires. Ces mouvements de propulsion mandibulaire expliquent le plus faible taux de rétromandibulie chez les enfants allaités au sein pendant un an ou jusqu'à l'éruption des incisives (à condition que la fonction ventilatoire nasale et que le sommeil soient bons). En outre, ce type d'allaitement est éprouvant pour l'enfant qui s'endort épuisé, sur le sein de sa mère.

Le biberon, et a fortiori la sucette ou la cuillère, donnent l'habitude d'une succion exclusive qui pérennise la rétromandibulie et facilite l'installation d'une ventilation orale (Fig. 29). En outre, la stimulation des muscles jugaux lors de la prise du biberon, entrave la croissance transversale des maxillaires. Cette alimentation, à la fois non physiologique et moins éprouvante pour le nourrisson, crée un sentiment d'insatisfaction et favorise l'apparition de parafonctions comme la succion du pouce ou d'un autre doigt ou encore l'autosuccion de la langue ou des lèvres.

Les modalités modernes d'alimentation (biberon, alimentation molle) et le nombre accru d'insuffisances ventilatoires nasales par augmentation de la pollution expliquent la fréquence actuelle des rétromandibulies et des encombrements dentaires (cf. Conséquences de l'obstruction nasale chez l'enfant).

Grâce à ses multiples insertions musculaires, la mandibule est un puissant relais d'ancrage le long de la chaîne musculaire ventrale. Elle participe, grâce au tonus postural musculaire, au maintien optimal du calibre du conduit pharyngo-laryngé et permet d'éviter la bascule de la langue dans l'oropharynx.

Croissance du nez

Le développement du nez dépend non seulement de facteurs héréditaires, mais aussi de facteurs endocriniens ou biomécaniques qui peuvent agir sur le nez lui-même ou sur son cadre osseux.

Ce développement n'est pas progressif, mais se fait par plusieurs poussées, notamment aux âges de 3 ans, de 6-7 ans et à la puberté.

Chez le nouveau-né, les os nasaux sont petits et les deux tiers inférieurs du nez sont cartilagineux, la voûte ostéo-cartilagineuse est presque entièrement incluse dans le massif facial, reflétant l'asynchronisme du développement entre les squelettes crânien et facial.

Lors des six premières années, la projection nasale résulte surtout du développement des processus frontaux des maxillaires, le septum nasal restant à peu près quiescent. Le nez de l'enfant est petit, avec une projection de la pointe limitée parce que le cartilage septal n'est pas complètement développé.

A partir de 6-7 ans, le nez devient proéminent et cette projection se poursuit lentement jusqu'à la puberté du fait de la poussée conjuguée des « deux cloisons ».

A la puberté, se produit une véritable explosion de la croissance du cartilage septal faisant apparaître en les amplifiant les déformations résultant de troubles anciens du développement nasal, en particulier au niveau de la jonction chondro-vomérienne (Wayoff, 1989 [81]).

La forme du nez est fixée dès la fin de la période de croissance. Jusqu'à l'âge adulte, le nez reste stable ou se modifie lentement. Passée la cinquantaine, les modifications s'accélèrent. Le vieillissement du nez se manifeste à la fois au niveau du socle osseux maxillaire, du squelette ostéo-cartilagineux de l'auvent nasal, des plans cutanés, musculaires et muqueux (cf. Nez mature).

Conclusion

Les structures ostéo-cartilagineuses de l'auvent nasal et les structures cartilagineuses de l'auvent narinaire dérivent à la fois du mésenchyme du bourgeon fronto-nasal, des bourgeons faciaux et de la capsule nasale cartilagineuse émanée du chondrocrâne.

Le bourgeon fronto-nasal et les bourgeons faciaux maxillaires donnent naissance, par un processus d'ossification membraneuse, au processus fronto-nasal, aux os maxillaires et prémaxillaires, aux os palatins et au vomer.

La capsule nasale cartilagineuse aboutit, par un processus d'ossification enchondrale, à la formation de l'ethmoïde et du cornet inférieur. La partie antérieure de la capsule, restant mobile, ne s'ossifie pas et forme le septum cartilagineux, les cartilages supérieurs et inférieurs.

Le rôle de la croissance septale dans la projection nasale justifie, dans les rhinoplasties de réduction, la résection septale plutôt que l'amputation de la bosse.

Bibliographie

1. Agrifoglio A, Terrier G, Duvoisin B (1990) Étude anatomique et endoscopique de l'ethmoïde antérieur. Ann Otolaryngol 107: 249-258
2. Baume LJ (1961) The postnasal growth activity of the nasal cartilage septum. Helv Odont Acta 5: 9-13
3. Baume LJ (1965) Céphalogénèse, centres et zones de croissance. Rev Fr Odonto-stomatol 10: 894-907
4. Baume LJ (1968) Patterns of cephalofacial growth and developpment. Int Dent J 18: 489-513
5. Benoit R (1996) Génétique et développement craniofacial. Inf Dent 16: 1217-1225
6. Binder KH (1962) Dysostosis maxillo-nasalis, ein arhinencephaler Miszbildeingskomplex. Dtsch Zahnärzt Z 17: 438-444
7. Bjork A (1955) Facial growth in man, studied with the aid of metallic implants. Acta Odontol Scand 13: 9-34
8. Burdi AR (1965) Sagittal growth of the nasomaxillary complex during the second trimester of human prenatal development. J Dent Res 44: 112-115
9. Couly G (1976) La statique osseuse de la face. Rev Stomatol 77: 420-426
10. Couly G (1977) La dynamique de croissance céphalique. Le principe de conformation organo-fonctionnelle. Actualités Odonto-Stomatologiques 117: 63-96
11. Couly G (1980) Le mésethmoïde cartilagineux humain. Rev Stomatol Chir Maxillofac 81: 135-151
12. Dambrain R (1993) Microanatomie du squelette céphalique, in Stricker M, Raphael B, Croissance Cranio-faciale normale et pathologique. Morfos, Reims 191-233
13. Dankmeijer J (1968) Some remarks on the development and anatomy of the septum nasi. Int Rhinol 6: 27-33
14. Delaire J, Billet J (1970) Le syndrome de Binder. Rev Stomatol 71: 257-270
15. Delaire J (1971) Considératios sur la croissance faciale (en particulier du maxillaire supérieur). Déductions thérapeutiques. Rev Stomatol 72: 57-76
16. Delaire J (1971) L'articulation maxillaire: Déductions thérapeutiques. Trans Europ Orthod Soc 1-22
17. Delaire J, Le Diascorn H (1972) la croissance de la face. Rev Odonto Stomato 19: 363-391
18. Delaire J (1974) Considération sur l'accroissement du pré- maxillaire chez l'homme. Rev Stomatol 75: 951-970
19. Delaire J (1975) Les mécanismes de la croissance du squelette facial, in Chateau M: Orthopédie dento-faciale. Bases fondamentales. Prélat, Paris T I: 72-124
20. Delaire J, Chateau JP (1977) Comment le septum nasal influence-t-il la croissance prémaxillaire et maxillaire ? Déductions en chirurgie des fentes labio-maxillaires. Rev Stomatol 78: 241-254
21. Delaire J, Salagnac JM (1977) Anatomie et physiopathologie du pilier antérieur et architecture faciale. Rev Stomatol 78: 447-464
22. Delaire J, Precious D (1987) Interaction of the development of the nasal septum, the nasal pyramid and the face. Int J Ped ORL 12: 311-326
23. Enlow DH (1975) Handbook of facial growth. Saunders, Philadelphia 423 p
24. Ferre JC, Chevalier C, Barbin JY (1990) Réflexion sur la biomécanique de la base du crâne. Rev Stomatol Chir Maxillofac 91: 1-8
25. Fick L (1858) Ueber die Ursachen der Knochenformen: neue Untersuchungen. Wigand GH, Gottingen
26. Gilbert JG, Segal S (1985) Growth of the nose and the septorhinoplastic problem in youth. Arch Otolaryngol 68: 673-682
27. Gola R, Carreau JP, De Massiac G (1996) Hypercondylie mandibulaire, mise au point thérapeutique. Rev Stomatol Chir maxillofac 97: 145-160
28. Gola R, Cheynet F, Carreau JP, Amrouche M (1996) Proposition d'une nouvelle classification topographique des fractures de la mandibule. Rev Stomatol Chir maxillofac 97: 59-71

29. Griesman BL (1945) Structure of the external nose. Arch Otolaryngol 42: 117-122
30. Guerrier Y, Rouvier P Ostéologie du nez et des sinus. EMC, ORL, 20264, A10, 4.11.04
31. Jankowski R, Wayoff M, Physiopathologie des sinus. Encycl Med Chir Oto-Rhino-Laryngologie 20416 A10 1992; 6 p
32. Klaff DD (1956) The surgical anatomy of the anterocaudal portion of the nasal septum: a study of the area of the premaxilla. Laryngoscope 66: 995-1020
33. Kosaka K, Hama K, Eto K (1985) Light and electron microscopic study of fusion of facial prominences. Anat Embryol 173: 187-201
34. Kvinnsland S (1970) The relationship between the cartilaginous nasal septum and maxillary growth during human fetal life. Cleft Palate J 7: 523-532
35. Kvinnsland S, Breistein L (1973) Regeneration of the cartilaginous nasal septum in the rat, after resection. Its influence on facial growth. Plast Reconstr Surg 51: 190-195
36. Latham RA (1968) A new concept of the early maxillary growth mechanism. Trans Eur Orthod Soc 53-63
37. Latham RA (1970) Maxillary development and growth: the septo-premaxillary ligament. J Anat 107: 471-478
38. Lejoyeux E, Flageul F (1984) Le nez et l'évolution du profil cutané. Rev Orthop Dentofac 18: 425-441
39. Libersa C, Faber M (1958) La date d'apparition du sinus frontal chez l'enfant. J Fr. ORL 7: 501-506
40. Limme M (1993) Physiologie de la croissance craniofaciale. Acta Oto-rhino-laryngol Belg 47: 93-101
41. McNamara JA (1979) Naso-respiratory function and craniofacial growth. Ann Arbor, Michigan Vol 9
42. Morisson LE (1970) Some relationships between embryology and surgery of the nose. Inter Rhinol 8: 185-194
43. Moss ML (1964) Vertical growth of the human face. Am J Orthod 50: 354-376
44. Moss ML, Bromberg BE, Song IC, Eisenman G (1968) The passive role of nasal septal cartilage in midfacial growth. Plast Reconstr Surg 41: 536-542
45. Moss ML (1968) The primacy of functional matrices in orofacial growth. Dent Practit 19: 65-73
46. Moss ML, Salentijn L (1969) The primary role of functional matrices in facial growth. Am J Orthodont 55: 556-577
47. Pétrovic A, Charlier JP, Herrmann J (1968) Les mécanismes de croissance du crâne. Recherches sur le cartilage de la cloison nasale et sur les sutures crâniennes et faciales de jeunes rats en culture d'organes. Bull Ass Anat 143: 1376-1382
48. Pétrovic A (1975) Analyse biologique des processus de controle de la croissance postnatale de la mandibule et du maxillaire, in Chateau M, Orthopédie dento-faciale. Bases fondamentales, Prélat, Paris T I: 40-71
49. Potiquet (1892) Étude critique sur l'étiologie des déviations de la cloison nasale. Med Moderne 11: 153-159 et Med Moderne 12: 169-172
50. Prades JM, Martin CH, Balique JG (1993) De la pneumatisation cranio-faciale chez le fœtus humain. J Fr ORL 42: 11-20
51. Rhys Evans PH, Brain DJ (1981) The influence of nasal osteotomies and septum surgery on the growth of the rabbit snout. J Laryngol Otology 95: 1109-1119
52. Sarnat BG, Brodie AG, Kubacki WH (1953) A fourteen year report of facial growth in case of complete anodontia with ectodermal dysplasia. Am J Dis Child 86: 162-169
53. Sarnat BG, Wexler MR (1966) Growth of the face and jaws after resection of the septal cartilage in the rabbit. Am J Anat 118: 755-768
54. Sarnat BG, Wexler MR (1967) The snout after resection of nasal septum in adult rabbits. Arch Otolaryngol 86: 463-466
55. Scott JH (1953) The cartilage of the nasal septum. Brit Dent J 95: 37-43
56. Scott JH (1967) Dento-facial Development and Growth. Pergamon series on dentistry, vol 6, Pergamon Press, Oxford 205 p
57. Scuderi AJ, Harnsberger HR, Boyer RS (1993) Pneumatisation of the paranasal sinuses: normal features of importance to the accurate interpretation of CT scans and MR images. AJR 160: 1101-1104
58. Searls JC, Kinser DD (1972) Radioantographic study of chondrocytic proliferation in nasal septal cartilage of the 10-day-old rat. J dent Res 51: 812-818
59. Searls JC, Kinser DD (1975) Radioantographic study of chondrocytic proliferation in nasal septal cartilage of the 10-day-old rat. Cleft Palate J 12: 291-297
60. Siegel MI, Sadler D (1981) Nasal septum resection and craniofacial growth in a chimpanzee animal model: Implications for cleft palate surgery. Plast Reconstr Surg 68: 849-853
61. Siegel SC (1996) Diagnosis and medical management of recurrent and chronic sinusitis in children, in Gershwin ME, Incaudo GA, Diseases of the Sinuses. Humana Press, Totowa 197-213
62. Slaby O (1960) Die fühe Morphogenesis der Nasenkapsel beim menschen. Acta Anat 42: 105-175
63. Stricker M, Chassagne JF, Pabst A, Malka G, Flot F, Raphael B (1977) L'équilibre labial et sa rupture dans les fentes. Ann Chir Plast 22: 109-115
64. Stricker M, Raphael B (1993) Croissance Cranio-faciale normale et pathologique. Morfos, Reims 411 p
65. Takahashi R, Amano S, Nakajima H (1971) Studies on the mammalian cartilages, in A collection of Ear. Nose and Throat studies, Kyoya cy, Tokyo 129-139
66. Takahashi R (1971) Malformations of the nasal septum, A collection of Ear. Nose and Throat Studies, Takahashi, Tokyo 1-87
67. Takahashi R (1971) Mechanichal studies on the deviation of the nasal septum. A collection of Ear, Nose and Throat Studies, Takahashi, Tokyo 88-94
68. Takahashi R, Iida O (1971) Concerning two types of nasal septal deviation from the standpoint of their modes of formation. A collection of Ear, Nose and Throat Studies, Takahashi, Tokyo 95-103
69. Takahashi R (1987) The formation of the nasal septum and the etiology of septal deformity: Acta Otolaryngol suppl (Stockholm) 443: 1-160
70. Talmant J, Rouvre M, Thibult JL, Turpin P (1982) Contribution à l'étude des rapports de la ventilation avec la morphogénèse crânio-faciale. Déductions thérapeutiques concernant l'ODF, Orthod Fr 53: 7-181
71. Talmant J (1995) Ventilation et mécanique des tissus mous faciaux: en guise de préambule. Rev Orthop Dento Faciale 29: 175-188
72. Terk B, Fenart R (1978) Modifications crânio-faciales chez le rat après obstruction de la narine gauche. L'Orthodontie Française 49: 611-619
73. Terracol J, Ardouin P (1968) L'origine embryologique de l'ethmoïde et des cavités paranasales de l'homme. Rev Laryngol 89: 260-264

74. Thilander B, Ingervall B (1973) The human spheno-occipital synchondrosis. Acta Odontol Scand 31: 323-334
75. Tisserant J (1984) La valve nasale, Thèse Médecine. Nancy
76. Vacher C (1997) Os incisif ou prémaxillaire (os incisivum) chez l'homme ? Controverse anatomique (étude de morphologie évolutive). Thèse Doctorat d'Université, Clermont-Ferrand
77. Van Loosen J, Verwoerd-Verhoef HL, Verwoerd CDA (1988) The nasal cartilage in the newborn. Rhinology 26: 161-165
78. Verwoerd CDA, van Loosen J, Schütte HE, Verwoerd-Verhoef HL, van Velzen D (1989) Surgical aspect of the anatomy of the vomer in children and adults. Rhinol Suppl., 9 87-96
79. Verwoerd CDA, Verwoerd-Verhoef HL (1993) Rhinosurgery in children surgical and developmental aspects, in Trenité GJN, Rhinoplasty, Kugler, Amsterdam 149-156
80. Vetter U, Heit W, Helbing G, Heinze E, Pirsig W (1984) Growth of human septal cartilage. Laryngoscope 94: 1226-1229
81. Wayoff M, Virte M (1989) Embryologie in Senechal G, Pech A, et coll. Rhinoplastie esthétique fonctionnelle et reconstructrice, Arnette, Paris 7-21
82. Wolf G, Anderhuber W, Kuhn F (1993) Development of the paranasal sinuses in children: implications for paranasal sinus surgery. Ann Otol Rhinol Laryngol 102: 705-711
83. Zuckerklandl E (1895) Anatomie Normale et Pathologique des Fosses Nasales. T I et II, Masson, Paris

IV
Anatomie chirurgicale du nez

Les notions classiques d'anatomie chirurgicale du nez méritent d'être revues.
Le nez comprend l'auvent nasal et les fosses nasales (Fig. 1).
L'auvent nasal n'est pas une « pyramide » mais un toit situé en avant des fosses nasales qu'il protège (Fig. 1 et 2). Cet auvent ne se compose pas de trois parties, l'une osseuse, fixe, les deux autres cartilagineuses, semi-mobile et mobile (Fig. 3), ni de deux parties, l'une supérieure osseuse, l'autre inférieure cartilagineuse (Fig. 3).
L'auvent nasal proprement dit et l'auvent narinaire ont en commun des zones de jonction et un revêtement musculo-cutané qui présente des différences sensibles, suivant la partie du nez envisagée.
L'auvent nasal se compose en réalité de deux parties juxtaposées mais embryologiquement, anatomiquement et fonctionnellement différentes :
– l'auvent nasal proprement dit ou « nez muqueux »,
– l'auvent narinaire ou « nez cutané » (Fig. 4 et 5).
Auvents nasal et narinaire sont eux-mêmes divisés sagittalement en deux parties par le septum nasal médian prolongé de la columelle. À la dualité anatomique du nez s'oppose l'unité fonctionnelle de l'organe nasal.
L'auvent nasal et les fosses nasales sont successivement étudiés.

Auvent nasal

Les zones de jonction entre cartilages supérieurs et inférieurs et entre cartilage septal et septum membraneux représentent classiquement la limite entre nez fixe et nez mobile. En fait, la charnière entre ces deux parties du nez se situe plus haut, au-dessus de la jonction intercartilagineuse, c'est-à-dire à la partie supérieure de la valve nasale (Tisserant et Wayoff, 1986 [74]) (Fig. 6).

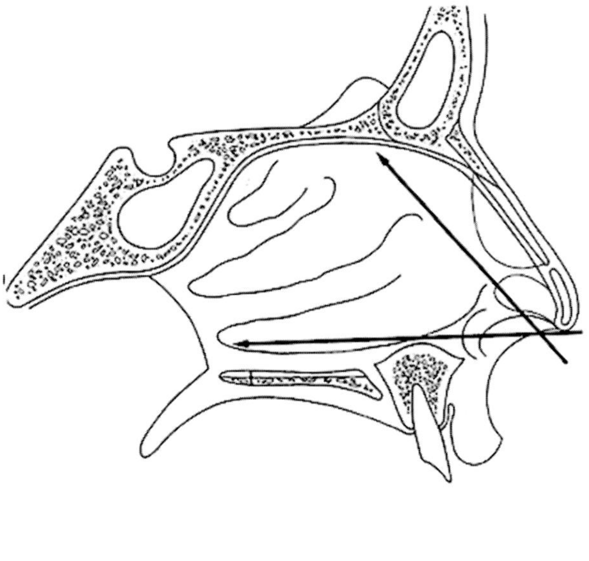

Fig. 1. Auvent nasal et fosses nasales. Axes anatomiques respectifs (coupe parasagittale et vue médiale des fosses nasales)

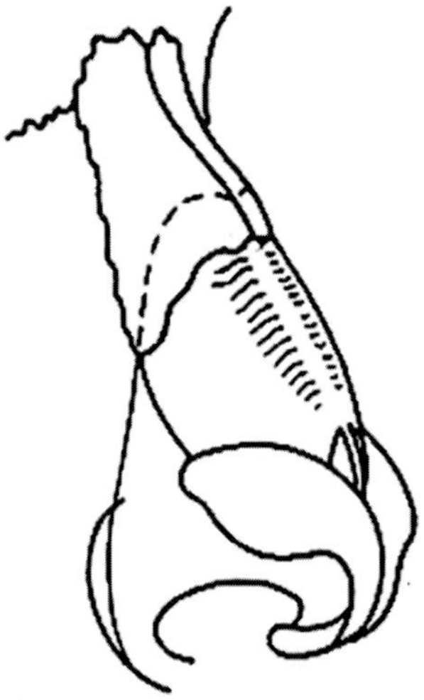

Fig. 2. Auvent nasal

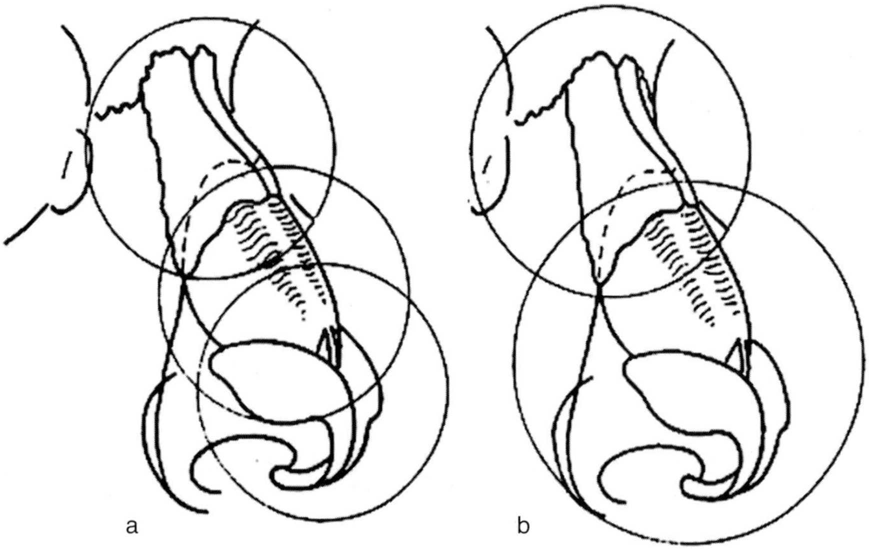

Fig. 3. Auvent nasal. a) L'auvent nasal ne se compose pas de trois parties, l'une osseuse, fixe, les deux autres cartilagineuses, semi-mobile et mobile ; b) L'auvent nasal ne se compose pas de deux parties, l'une supérieure osseuse, l'autre inférieure cartilagineuse

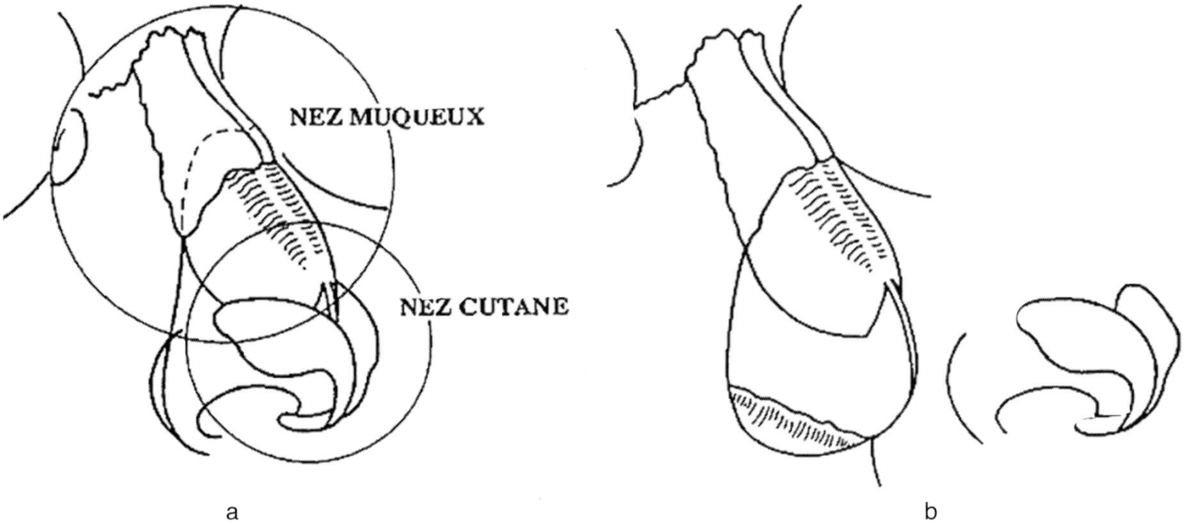

a b

Fig. 4. Auvent nasal. L'auvent nasal se compose de deux parties, l'auvent nasal proprement dit ou « nez muqueux », l'auvent narinaire ou « nez cutané ». a) Vue d'ensemble ; b) Vue éclatée

1 – Auvent nasal proprement dit ou « nez muqueux »

L'armature ostéo-cartilagineuse de l'auvent nasal proprement dit se compose de deux parties verticalement juxtaposées et indissociables, l'une céphalique, rigide : l'auvent osseux, l'autre caudale, souple : l'auvent cartilagineux.

Le septum, également osseux et cartilagineux, repose sur un socle osseux prémaxillo-vomérien.

L'étui périosté et périchondral est commun.

La face profonde est recouverte de muqueuse.

L'armature ostéo-cartilagineuse de l'auvent nasal doit être préservée car elle sépare la peau de la muqueuse pituitaire.

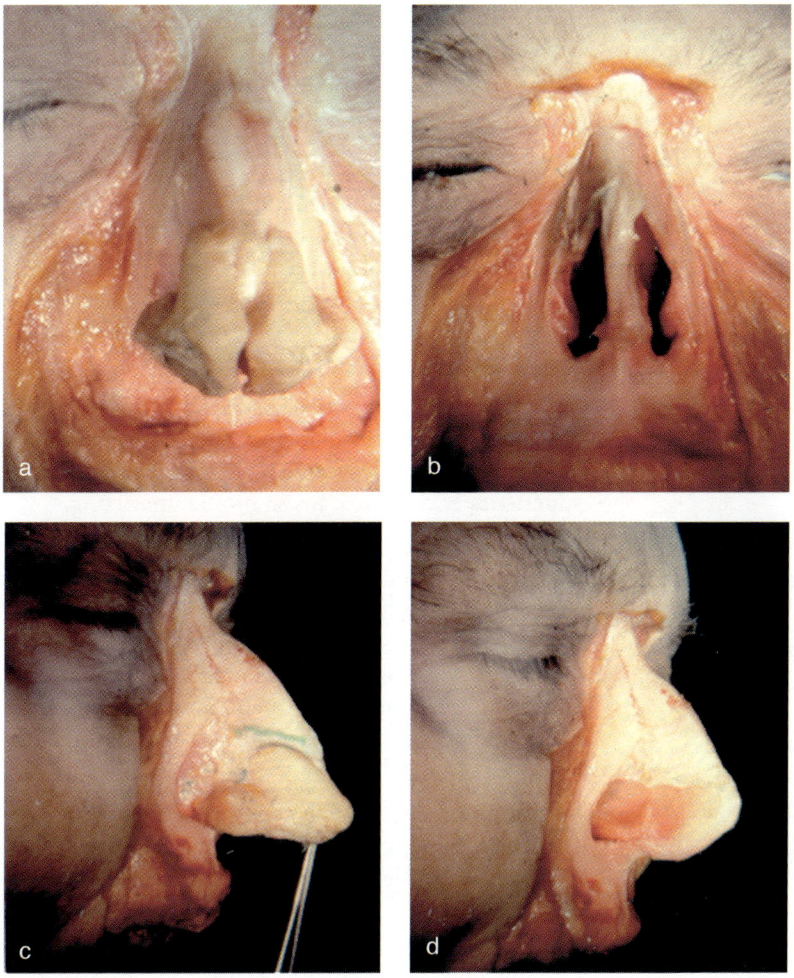

Fig. 5. Dissections anatomiques. La peau dorsonasale a été enlevée. a) Auvent nasal proprement dit et auvent narinaire (vue de face) ; b) Auvent nasal proprement dit (vue de face) ; c) Auvent nasal proprement dit et auvent narinaire (vue de profil) ; d) Auvent nasal proprement dit. Noter la saillie du septum (vue de profil)

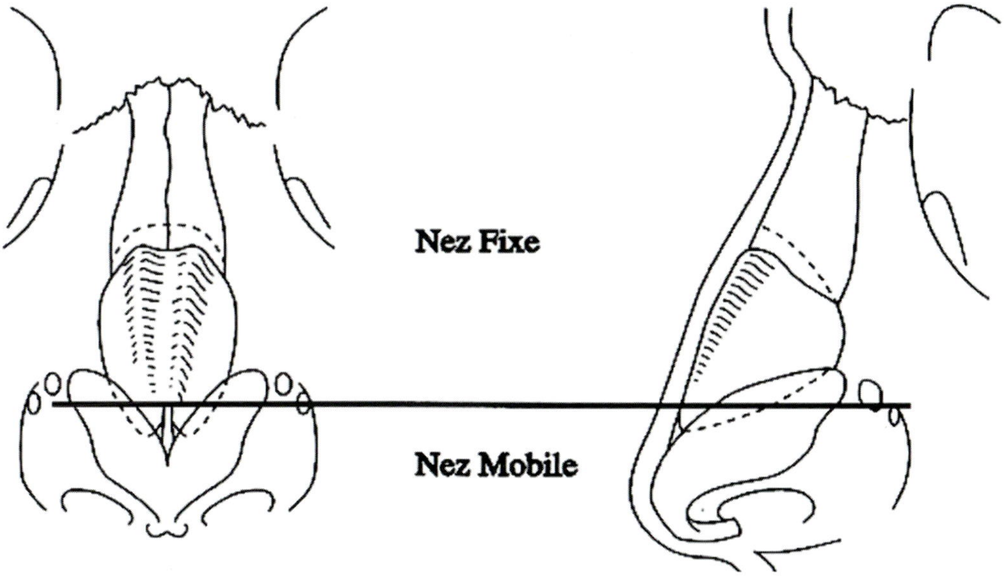

Fig. 6. La charnière entre nez fixe et nez mobile se situe au dessus de la jonction intercartilagineuse, à la partie supérieure de la valve nasale (d'après Tisserant et Wayoff)

Auvent nasal osseux

Il est formé par la réunion sur une ligne de faîte médiane des deux os nasaux. Ce faîtage est soutenu latéralement par les processus frontaux des os maxillaires, médialement par l'épine nasale de l'os frontal et le septum lui-même, représenté par la lame perpendiculaire de l'ethmoïde.

Os nasaux

Étroitement soudés entre eux, les os nasaux recouvrent l'espace médian compris entre l'échancrure nasale de l'os frontal (incisura nasalis) située au centre de la crête cranio-faciale, et les processus frontaux des os maxillaires.

Allongés verticalement et souvent asymétriques, ils sont de forme rectangulaire et présentent quatre bords et deux faces (Fig. 7 et 8).

– Le bord médial très épais, surtout à sa partie supérieure, s'articule, avec l'os nasal opposé. Cette union solide (au départ syndesmose unie par du tissu conjonctif puis synostose par soudure osseuse) permet la mobilisation en masse de l'auvent nasal. Elle est encore renforcée par l'encastrement des deux bords médiaux, en haut, avec l'épine nasale de l'os frontal, en bas, avec la lame perpendiculaire de l'ethmoïde.

– Le bord latéral, mince, s'articule avec le processus frontal correspondant de l'os maxillaire.

– Le bord supérieur, court et épais, s'unit solidement à la région médiale de l'échancrure nasale de l'os frontal. La suture fronto-nasale est située 10mm environ au-dessus de la ligne intercanthale médiale (Lessard et Daniel, 1985, [36])

– Le bord inférieur, large et mince, est presque tranchant. Il donne insertion, par sa face profonde, au cartilage supérieur qu'il recouvre en partie à la manière d'une tuile.

Sur l'os sec, les deux bords inférieurs délimitent la partie supérieure de l'orifice piriforme (apertura piriformis).

La différence considérable d'épaisseur d'os entre les parties supérieure et inférieure d'une part et les parties médiale et latérale d'autre part, explique la fréquence des fractures au niveau des parties inférieure et latérale de l'os nasal et la possibilité de traits de refend lors des ostéotomies périnasales.

– La face antérieure, superficielle, sous cutanée, lisse, est convexe transversalement ; dans le sens vertical par contre, elle est légèrement concave dans sa moitié supérieure et convexe dans sa moitié inférieure.

– La face postérieure, profonde, répond à l'épine nasale de l'os frontal dans son tiers supérieur ; dans le reste de son étendue, sous-muqueuse, elle est parcourue de haut en bas par un sillon dans lequel chemine le nerf et les vaisseaux ethmoïdaux antérieurs. Ce sillon plus ou moins accusé peut faire évoquer sur un cliché radiographique de profil, un trait de fracture (Fig. 9 et 10).

Les os nasaux subissent des variations ethniques (ils sont plus larges et plus saillants chez les sujets d'origine caucasienne que chez les sujets d'origine africaine ou asiatique) et des variations individuelles considérables, de forme, de courbure, d'inclinaison, de longueur, de largeur (Sénéchal, 1975 [63] ; Lang, 1989 [30]).

Ils mesurent 25 mm de long en moyenne. Leur longueur conditionne la hauteur du nez osseux. Normalement les os nasaux représentent le tiers ou la moitié de l'auvent nasal. La bosse est davantage cartilagineuse (57,4 %) qu'osseuse (42,6 %) (Lessard et Daniel, 1985 [36]).

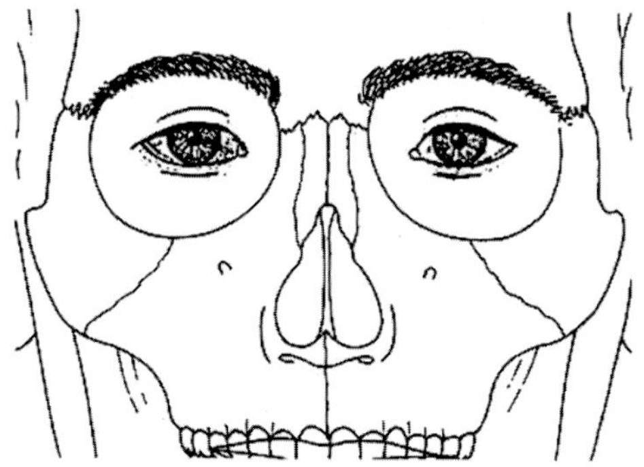

Fig. 7. Os nasaux (vue de face)

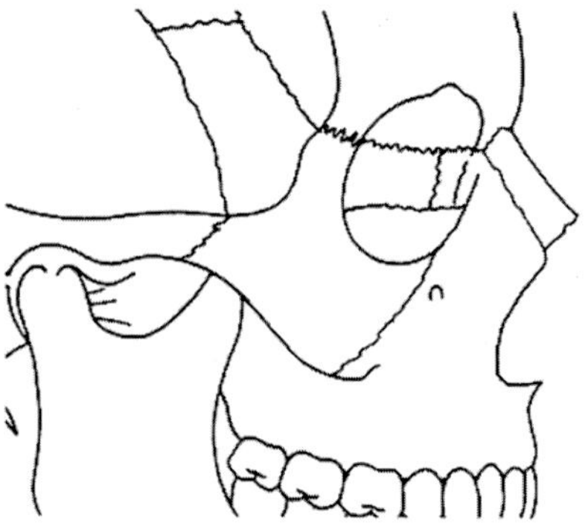

Fig. 8. Os nasaux (vue de profil)

Processus frontaux des os maxillaires

Ils correspondent à la partie supérieure du bord antérieur des os maxillaires (pilier canin). Situés en dehors des os nasaux, ils forment la partie latérale de l'auvent osseux dont ils constituent les piliers latéraux.

Allongés verticalement, ils sont également de forme rectangulaire et présentent quatre bords et deux faces (Fig. 7 et 8).

– Le bord médial, convexe, s'articule avec l'os nasal. C'est également un des points les plus faibles de l'auvent osseux (siège électif des fractures et des ostéotomies latérales).

– Le bord latéral, s'articule avec l'os lacrymal avec lequel il forme la gouttière lacrymale. En avant de la crête lacrymale antérieure qui prolonge en haut le rebord infra-orbitaire, s'insère le tendon palpébral médial, point de repère important. L'ostéotomie latérale de la rhinoplastie passe en avant de la crête et du tendon palpébral.

– Le bord supérieur s'unit solidement à l'apophyse orbitaire médiale de l'os frontal. À la racine du nez, les processus frontaux ont approximativement la même largeur que les os nasaux.

– Le bord inférieur, point d'attaque de l'ostéotomie latérale, répond à la partie moyenne de l'orifice piriforme (à ce niveau, les processus frontaux sont deux fois plus larges que les os nasaux).

– La face antérieure, superficielle, sous-cutanée, présente à la jonction du processus frontal et de l'os maxillaire une dépression pré-lacrymale siège du trait d'ostéotomie latérale idéal (Fig. 9).

– La face postérieure, profonde, sous-muqueuse, lisse et unie, est située en avant des insertions des cornets.

Épine nasale de l'os frontal

L'épine nasale de l'os frontal située en arrière de l'échancrure nasale, est constituée par une puissante apophyse osseuse prismatique triangulaire, longue de 8 à 12 mm, à base supérieure et à sommet antéro-inférieur. Sur sa partie médiane et antérieure s'encastrent les bords médiaux des os nasaux.

Sa face postérieure repose sur la lame perpendiculaire de l'ethmoïde. De part et d'autre de la crête ethmoïdale (articulée avec la lame perpendiculaire), l'épine nasale excavée en gouttière répond à la voûte des fosses nasales (Fig. 9).

Ainsi, au niveau de l'angle fronto-nasal, les os nasaux reposent sur un socle particulièrement résistant (zone la plus solide du nez), réalisant, lors de certains traumatismes centrofaciaux violents, un véritable coin osseux qui peut s'enfoncer dans le sinus frontal ou la base du crâne (Fig. 10).

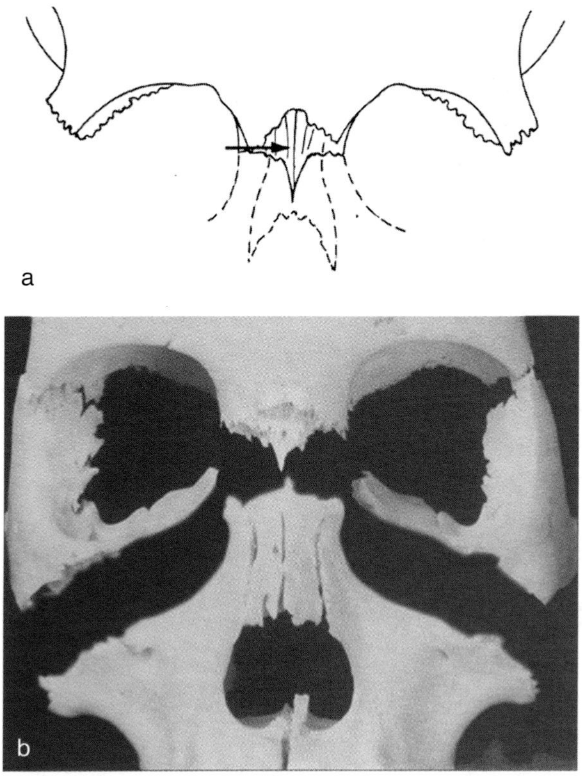

Fig. 9. Épine nasale de l'os frontal. a) Aspect schématique (vue de face) ; b) Après séparation des os nasaux et des os maxillaires (vue de face)

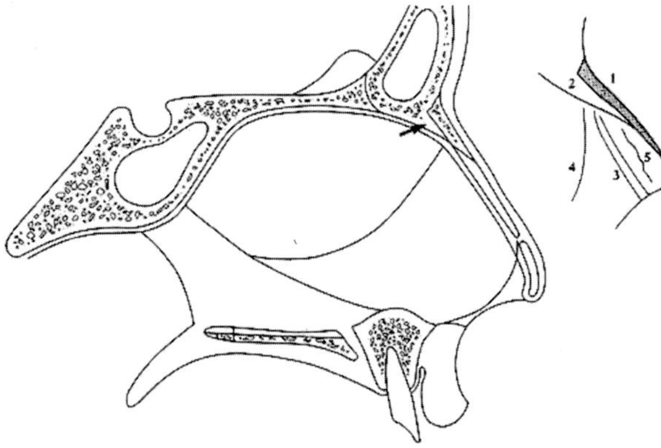

Fig. 10. Épine nasale de l'os frontal. Vue latérale des fosses nasales ; En cartouche, aspect radiographique de profil : 1) Os nasal, 2) Épine nasale de l'os frontal, 3) Suture entre le processus frontal du maxillaire et l'os nasal (ici dédoublé), 4) Suture entre le processus frontal du maxillaire et l'os lacrymal, 5) Sillon vasculo-nerveux

Un sinus frontal très développé peut se prolonger dans l'épine nasale de l'os frontal, d'où l'intérêt d'une téléradiographie cranio-faciale de profil préopératoire (Fig. 11).

Auvent nasal cartilagineux

Il prolonge le squelette osseux, en bas et en avant, sur toute l'étendue de l'orifice piriforme, et donne à l'auvent nasal sa forme caractéristique. Il est formé par la réunion sur la ligne médiane des deux cartilages supérieurs du nez, orientés sagittalement et soudés aux os nasaux en haut et au cartilage septal en dedans (cartilage septo-latéral) (Fig. 12). Ces cartilages supérieurs interviennent davantage dans le soutien du nez que le septum cartilagineux et suffisent à eux seuls à maintenir l'arête nasale. En cas d'ablation excessive de septum, c'est la rétraction cicatricielle muqueuse secondaire qui est responsable de l'effondrement du nez (Fomon in Aubry et coll. (1956 [2]).

Les cartilages supérieurs ne sont pas triangulaires (sauf chez les sujets d'origine africaine), mais plutôt quadrangulaires et présentent à décrire quatre bords et deux faces :

– Le bord supérieur s'accole à la face inférieure des os nasaux sur 2 à 11 mm de hauteur et sur 7 à 14 mm de largeur.

L'union des os nasaux et des cartilages supérieurs, assurée par un mince tissu conjonctif, correspond à la fusion du périoste et du périchondre. Cette union est solide. Dans les traumatismes du nez, le bord inférieur de l'os nasal se rompt mais l'adhérence ostéo-cartilagineuse résiste et le cartilage reste solidaire de l'os fracturé. Toutefois cette union peut être compromise par des manœuvres trop violentes : le cartilage latéral reste habituellement solidaire de l'os nasal lors des ostéotomies du nez, mais peut s'en séparer lors des coups de râpe.

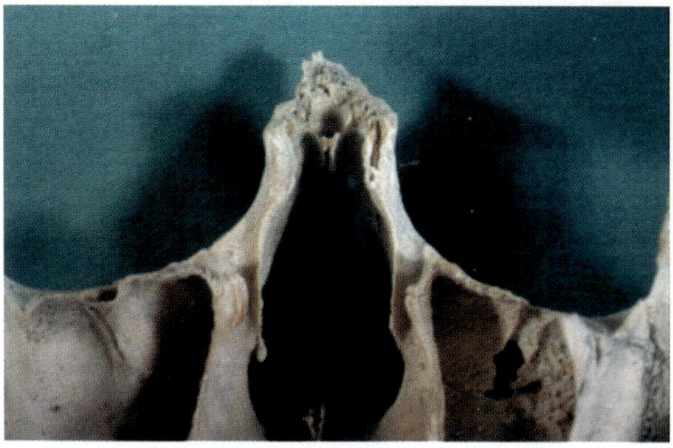

Fig. 11. Épine nasale de l'os frontal pneumatisée (coupe frontale des fosses nasales, vue d'arrière en avant)

Cette zone où convergent les différents éléments qui assurent le soutien de l'auvent nasal (zone K de Cottle : K signifiant « keystone » ou clé de voûte) joue un rôle primordial dans l'architecture et la fonction nasales et doit être préservée. En fait, la jonction ostéo-cartilagineuse dorsonasale considérée isolément est relativement souple : c'est la présence du pilier septal médian qui la renforce et la rigidifie (Fig. 12). Dans la rhinoplastie fonctionnelle et esthétique, la section de ce pilier sous l'auvent nasal s'accompagne de l'atténuation ou de la disparition de la bosse naturelle. Il faut remarquer enfin que cette zone présente toujours un certain degré de convexité, même dans les nez à arête rectiligne. En effet, le revêtement cutané, épais au niveau de la glabelle et de la pointe du nez est mince à ce niveau.

– Le bord médial s'articule avec le cartilage septal suivant des modalités qui varient en fonction de la hauteur envisagée.

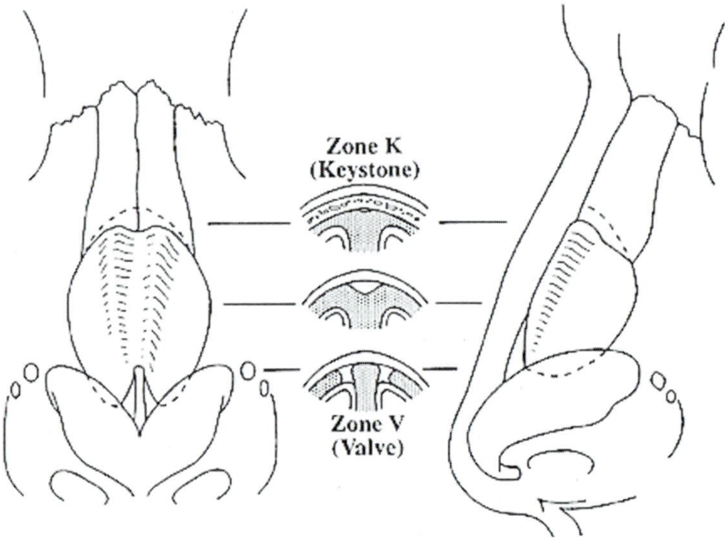

Fig. 12. Auvent nasal (vue de face et de profil) et coupes frontales passant par la jonction os nasaux - cartilages supérieurs (Zone K), par la partie moyenne des cartilages supérieurs, par la valve nasale (Zone V) et la jonction cartilages supérieurs - cartilages inférieurs

La solidarité entre cartilages supérieurs et septum est surtout assurée par le périchondre et le tissu conjonctif. L'angle dièdre formé par le cartilage septal et ses expansions latérales décroît de 90° à la partie céphalique, à 10°-15° au niveau de la valve nasale (zone V : V signifiant valve) (Fig. 12). Cette dernière est formée en dedans par le cartilage septal fixe et en dehors par les cartilages supérieurs mobiles. Entre les deux se trouve un étui périchondral souple. Cette valve est sous le contrôle de la musculature orificielle. Si anatomiquement elle appartient au nez muqueux, elle dépend fonctionnellement du nez cutané et joue un rôle fondamental dans la fonction ventilatoire (cf. Physiologie du nez) (Fig. 6 et 12).

– Le bord latéral tronqué (c'est l'amputation de la pointe du triangle qui donne au cartilage « triangulaire » sa forme quadrangulaire) répond à l'orifice piriforme :

* directement à sa partie supérieure, par des connexions étroites entre périchondre et périoste,

* indirectement à sa partie inférieure par l'intermédiaire d'un espace triangulaire conjonctif (triangle faible latéral) compris entre :

** le bord latéral du cartilage supérieur,

** le prolongement postérieur du cartilage inférieur,

** l'orifice piriforme.

Ce triangle est tantôt vide, tantôt plus ou moins comblé de sésamoïdes cartilagineux (Fig. 19).

– Le bord inférieur est très souvent (près de 90 % des cas), replié sur lui-même en haut et en dehors. Ce retournement, en forme de corne d'abondance à base médiale, de deux à trois mm, rigidifie la partie inférieure mobile du cartilage supérieur et s'oppose au collapsus de la valve nasale à l'inspiration (Gray, 1970 [22]). Ce bord répond à la crus latérale du cartilage inférieur (cf. zones de jonction).

– La face postérieure, sous-muqueuse, répond à la fosse nasale.

– La face antérieure, sous-musculo-cutanée, sur laquelle s'attache la pars transversa du muscle nasalis, répond à la face latérale de l'auvent nasal proprement dit dans sa partie moyenne.

Septum nasal

Le nez est un organe double. En effet, les fosses nasales sont séparées en deux parties par une cloison solide et fixe, le septum nasal ostéo-cartilagineux. Ce pilier septal médian repose sur le socle osseux prémaxillo-vomérien prolongé de l'épine nasale antérieure (Fig. 13).

Septum nasal ostéo-cartilagineux

Il comprend, de haut en bas, le septum osseux et le septum cartilagineux.

Septum osseux (lame perpendiculaire de l'ethmoïde)

Le septum nasal osseux est formé par la lame perpendiculaire de l'ethmoïde. Cette lame osseuse, mince et fragile mais abritée par l'auvent nasal osseux, appendue à la base du crâne, repose sur le vomer et est étroitement solidaire du septum cartilagineux. Cette lame présente à décrire cinq bords et deux faces.

– Le bord supérieur horizontal s'implante dans le prolongement de l'apophyse crista galli, sur la ligne médiane, entre les deux lames criblées de l'ethmoïde.

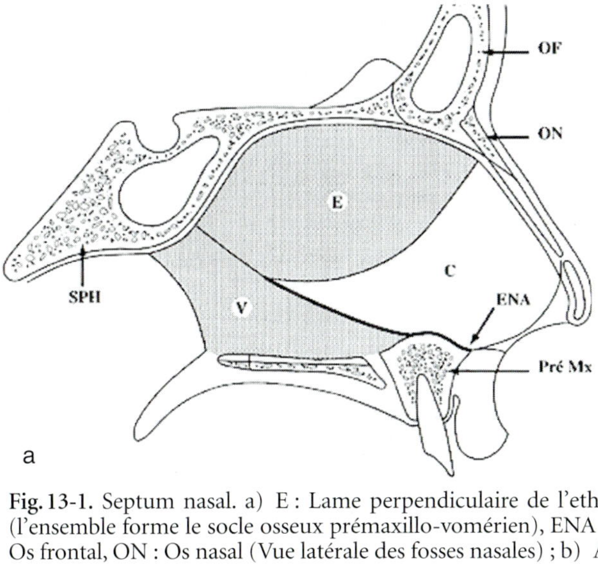

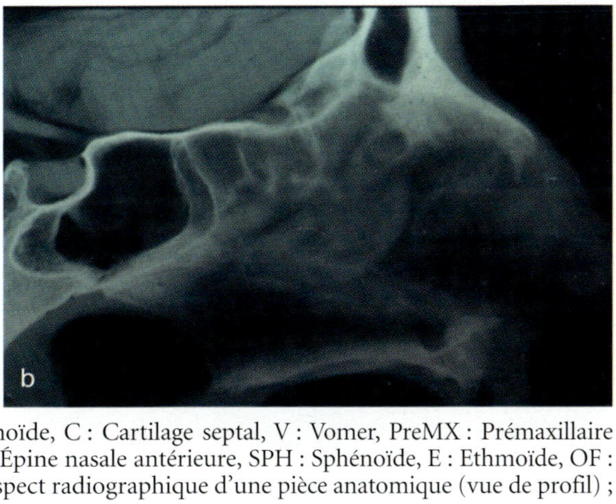

Fig. 13-1. Septum nasal. a) E : Lame perpendiculaire de l'ethmoïde, C : Cartilage septal, V : Vomer, PreMX : Prémaxillaire (l'ensemble forme le socle osseux prémaxillo-vomérien), ENA : Épine nasale antérieure, SPH : Sphénoïde, E : Ethmoïde, OF : Os frontal, ON : Os nasal (Vue latérale des fosses nasales) ; b) Aspect radiographique d'une pièce anatomique (vue de profil) ;

– Le bord postérieur vertical s'articule avec la crête sphénoïdale antérieure.

– Le bord antéro-supérieur oblique en bas et en avant s'articule :

* en haut, avec la crête ethmoïdale de l'épine nasale de l'os frontal,

* en bas, avec la suture médiane des os nasaux sans atteindre le bord inférieur de l'auvent nasal osseux,

– Le bord antéro-inférieur oblique en bas et en arrière, plus épais que la partie adjacente de la lame, s'imbrique avec le cartilage septal. Cette simple soudure ostéo-cartilagineuse, soulignée par un épaississement localisé est relativement plus solide et plus résistante que la partie adjacente osseuse. En effet, les fractures du nez s'accompagnent souvent d'une fracture du septum osseux en arrière de cette zone de jonction.

– Le bord postéro-inférieur, oblique en bas et en avant, s'unit au vomer sur lequel il repose par l'intermédiaire d'un rail. Le prolongement céphalique du cartilage septal vient souvent s'interposer.

– Les faces latérales sont rugueuses et présentent dans leurs tiers supérieurs de fines gouttières verticales pour les nerfs olfactifs.

La lame perpendiculaire n'intervient pas dans le soutien du nez. Les résections larges sont toutefois à déconseiller car elles peuvent s'accompagner de cloison flottante.

Elle peut être le siège de déformations régulières à grand rayon de courbure qui prolongent les déformations du cartilage septal ou de déformations plus limitées qui gênent la ventilation.

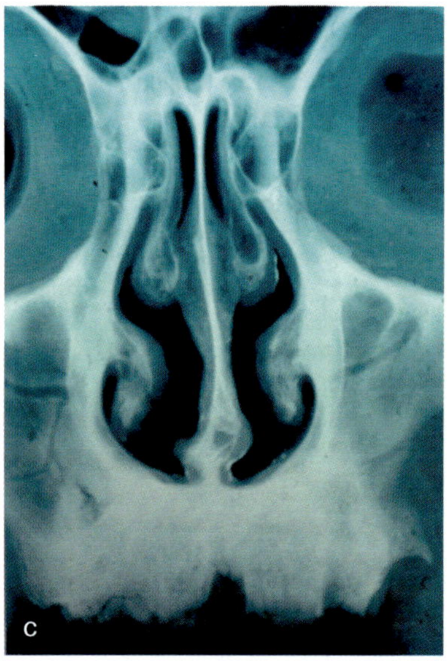

Fig. 13-2. Septum nasal. c) Aspect radiographique d'une pièce anatomique (coupe frontale des fosses nasales) ; d) et e) Architecture du septum nasal (d'après Unger)

Septum cartilagineux (cartilage septal)

Le cartilage septal, partie non ossifiée du septum embryonnaire est solidement fixé en arrière au septum osseux et repose en bas sur le socle prémaxillo-vomérien prolongé de l'épine nasale antérieure. Il saille en avant de l'orifice piriforme (Fig. 4 et 5).

Sur une coupe axiale, il apparaît mince (2 mm) à sa partie antérieure extrasquelettique et épais à sa partie postérieure intrasquelettique (4 mm : c'est le segment le plus épais du septum). Il est évasé au niveau de ses bords antéro-supérieur et postéro-inférieur. Le cartilage septal présente à décrire quatre bords (deux libres et deux fixés), tous obliques nécessitant un double qualificatif pour les désigner et deux faces (Fig. 13).

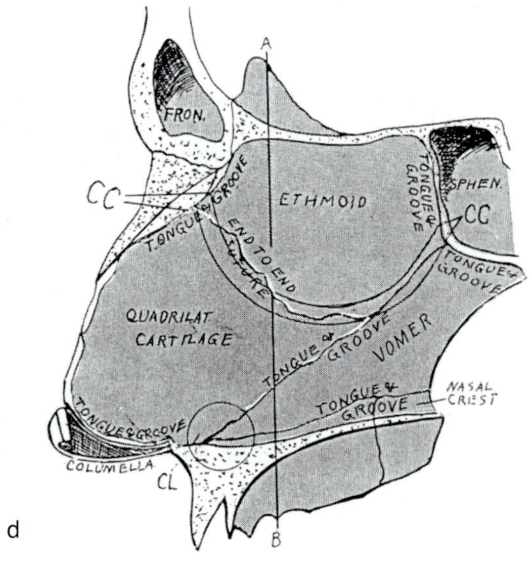

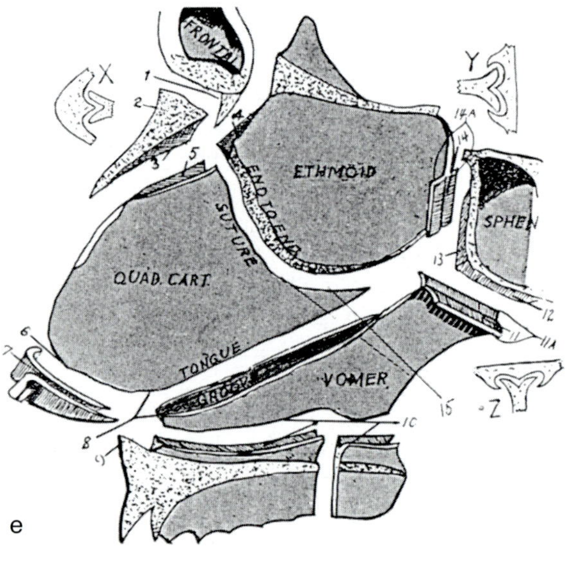

– Le bord antéro-supérieur (ou dorsal), oblique en bas et en avant, forme l'arête nasale cartilagineuse. Il joue un rôle fondamental dans le soutien de cette arête (risque d'ensellure en cas de défect) et dans son aspect (rectiligne, convexe, concave ou encore en S). Ce rôle explique les déviations résiduelles de l'auvent nasal après rhinoplastie, lorsque les déviations du septum, initialement responsables, ne sont pas conjointement traitées.

Il présente deux expansions dorsales, les processus latéraux (cartilage septo-latéral) qui se continuent par les cartilages supérieurs (il y a fusion et non juxtaposition, sauf à leur partie inférieure où ils sont séparés) et dont la taille diminue de haut en bas pour disparaître vers la pointe du nez.

Il comprend trois segments :

* supérieur (1/4 supérieur) : en forme de T, caché sous les os nasaux et articulé avec leurs faces postérieures. Habituellement, il s'unit sur une courte distance à la partie basse de la suture médiane des os nasaux. Cependant, dans 5 % des cas, il atteint toute la hauteur de cette suture, la lame perpendiculaire de l'ethmoïde n'ayant alors aucun rapport avec l'os nasal ;

* moyen (2/4 moyens) : en forme de Y. La limite entre processus latéro-dorsaux du septum et bord médial des cartilages supérieurs est marquée par une gouttière visible seulement après avoir enlevé la peau, l'aponévrose du muscle transverse et le périchondre. Ce périchondre passe en pont au-dessus du bord antéro-supérieur, sans continuité avec l'enveloppe du cartilage septal à laquelle il est simplement accolé.

La chondrification des lames latérales de la capsule nasale cartilagineuse se fait indépendamment de celle du septum (Friot 1973 [21]) ;

* inférieur (1/4 inférieur), en forme de I ou de lame, (libre de toute expansion latérale) séparé par une fente de l'extrémité inférieure des cartilages latéraux auxquels il demeure réuni par du périchondre (« valve membraneuse »). Cette disposition donne à la valve nasale sous-jacente (zone V) une plus grande souplesse et une plus grande sensibilité : un simple pincement à ce niveau entraîne une gêne considérable à la ventilation nasale. La zone V est ainsi plus importante sur le physiologique que la zone K : cela explique le nombre important de gène ventilatoire après rhinoplasties à « toit ouvert » (Fig. 12).

– Le bord antéro-supérieur se poursuit ensuite avec le bord antéro-inférieur en un angle arrondi, l'angle septal. Cet angle dépasse de 5 mm le bord médial des cartilages supérieurs et se projette 8 à 10 mm au-dessous du dôme des cartilages inférieurs. Entre cartilages supérieurs et inférieurs se trouve le triangle faible médian (« weak triangle » de Converse, 1955 [5]), responsable de la dépression supra-lobulaire (supratip) (Fig. 19). Ce triangle, dépourvu de structure cartilagineuse, est comblé par du tissu conjonctif épais. Ce tissu unit l'angle septal au bord caudal des cartilages supérieurs et aux dômes des cartilages inférieurs qui sont également unis entre eux (ligament interdômal (Pitanguy, 1965 [54]). Ces connexions conjonctives participent au maintien et indirectement à la projection de la pointe du nez, d'où l'intérêt de préserver l'angle septal. L'hypertrophie postopératoire réactionnelle de ce tissu conjonctif peut être à l'origine d'un « bec de corbin ». Cette complication, fréquente de la rhinoplastie à « toit ouvert », ne s'observe pas dans la rhinoplastie fonctionnelle et esthétique en raison de l'absence de tout décollement cutané.

– Le bord antéro-inférieur (ou caudal), oblique en bas et en arrière, rejoint l'épine nasale antérieure à laquelle il est uni par du tissu conjonctif et par le ligament septo-prémaxillaire (Latham, 1970 [31]). Il est séparé du bord postérieur des crus médiales des cartilages inférieurs par l'épaisseur du septum membraneux mobile.

Ce bord, légèrement convexe, intervient dans la morphologie de la columelle. Un excès de convexité entraîne une columelle pendante, une insuffisance de convexité, une columelle cachée. Il intervient aussi, dans certains cas, sur la morphologie de l'angle nasolabial (jonction columello-labiale).

A sa partie basse seulement, il s'intercale entre les crus médiales auxquelles il est uni par du tissu conjonctif. Il participe de ce fait à la projection de la pointe du nez.

Cette partie du cartilage septal est la plus exposée aux traumatismes et malgré sa relative élasticité elle est souvent le siège de déviation ou de lyse.

– Le bord postéro-inférieur (ventral) élargi, oblique en bas et en avant, repose sur le bord antéro-supérieur du vomer puis sur la crête incisive du prémaxillaire jusqu'à l'épine nasale antérieure par l'intermédiaire d'un rail et d'une « articulation » (dont la description est développée ultérieurement). De part et d'autre de ce bord et en arrière de l'épine nasale, se trouvent parfois deux lamelles cartilagineuses minces et étroites : les cartilages de Jacobson.

– Le bord postéro-supérieur (céphalique), oblique en bas et en arrière, est soudé à la lame perpendiculaire de l'ethmoïde.

En regard du vomer, le cartilage septal émet un prolongement qui s'insinue entre vomer et lame perpendiculaire de l'ethmoïde et qui peut atteindre, chez l'enfant, le corps du sphénoïde. La plus grande partie de ce prolongement est englobée dans un tunnel osseux vomérien. Parfois, ce prolongement se luxe ou fait saillie dans une fosse nasale, spontanément ou

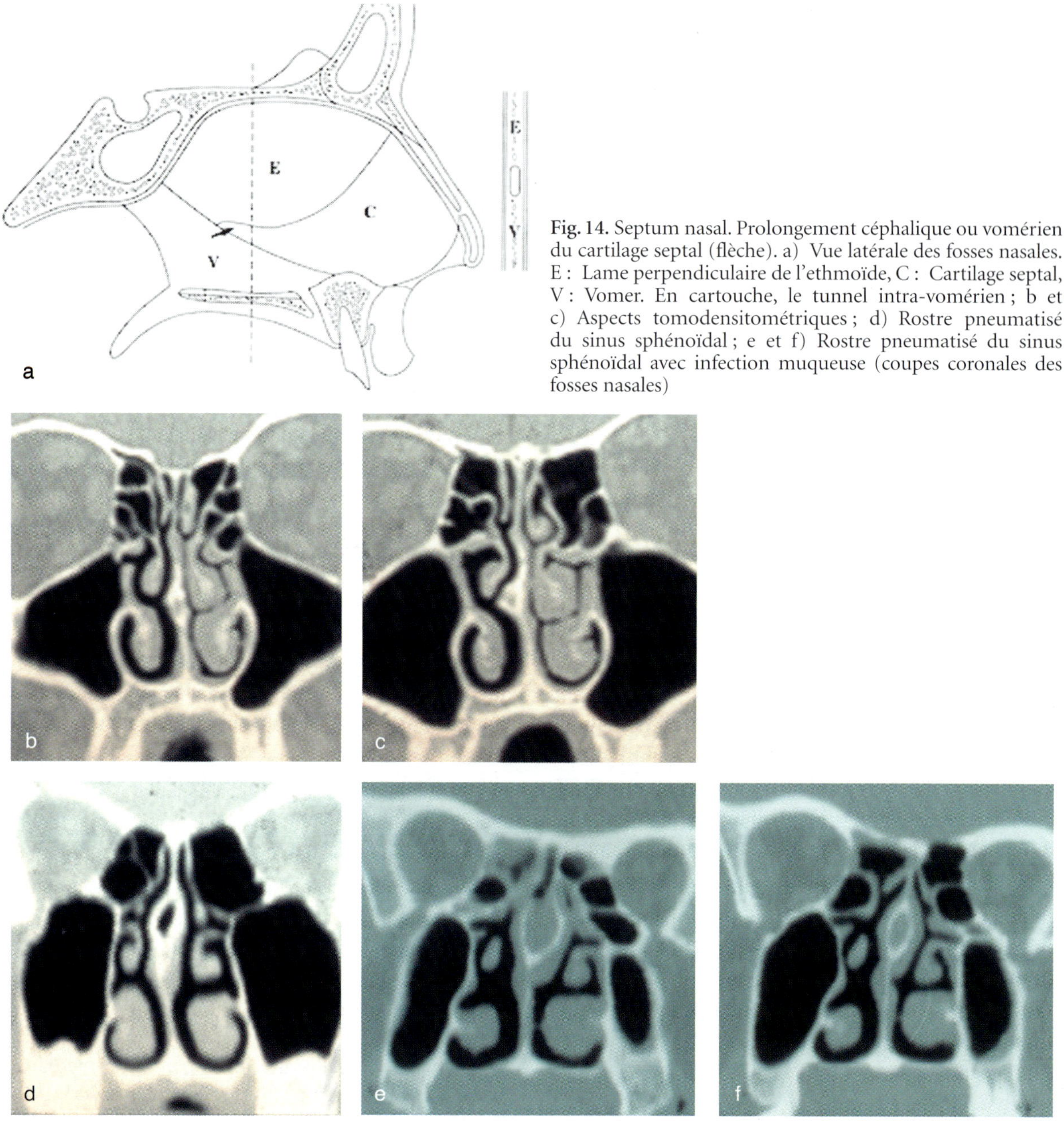

Fig. 14. Septum nasal. Prolongement céphalique ou vomérien du cartilage septal (flèche). a) Vue latérale des fosses nasales. E : Lame perpendiculaire de l'ethmoïde, C : Cartilage septal, V : Vomer. En cartouche, le tunnel intra-vomérien ; b et c) Aspects tomodensitométriques ; d) Rostre pneumatisé du sinus sphénoïdal ; e et f) Rostre pneumatisé du sinus sphénoïdal avec infection muqueuse (coupes coronales des fosses nasales)

sous l'effet d'un traumatisme. L'image tomodensitométrique observée sur les coupes frontales des fosses nasales ne doit pas être confondue avec l'image pneumatisée du rostre sphénoïdal, surtout lorsque cette dernière est modifiée par une sinusite (Fig. 14).

– Les faces latérales du cartilage septal sont lisses.

Du point de vue chirurgical, une ligne verticale tendue entre le bord inférieur des os nasaux et l'épine nasale antérieure, divise le septum cartilagineux en deux zones antérieure et postérieure. Seule la zone antérieure joue un rôle de soutien et doit être respectée sous peine de voir apparaître une ensellure et/ou une pointe nasale molle.

Socle prémaxillo-vomérien

La crête incisive maxillaire (correspondant au prémaxillaire) et le vomer sont décrits habituellement comme des éléments constitutifs du septum nasal. En fait, ils en représentent le socle. Ce socle osseux prémaxillo-vomérien est prolongé par l'épine nasale antérieure. La véritable articulation entre le septum nasal et son socle ne se fait pas au niveau du plancher des fosses nasales mais nettement au-dessus, suivant

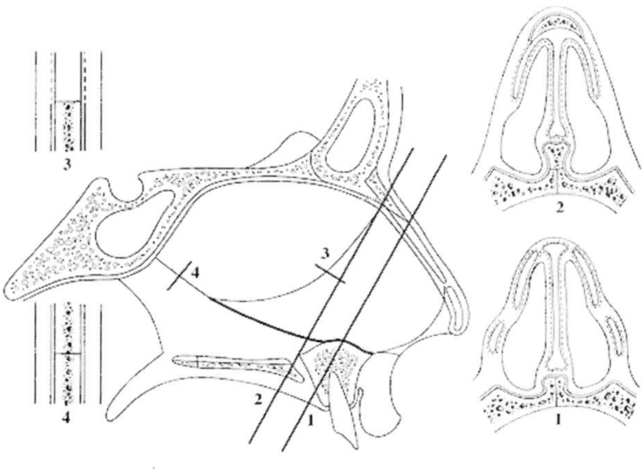

Fig. 15. Septum nasal. Étui périosté et périchondral (vue latérale des fosses nasales). 1) Coupe frontale passant par le prémaxillaire : jonction chondro-prémaxillaire, 2) Coupe frontale passant par le vomer : jonction chondro-vomérienne, 3) Coupe de la jonction ethmoïdo-chondrale, 4) Coupe de la jonction ethmoïdo-vomérienne

un rail oblique qui correspond au « pied de cloison » (Fig. 13, 14, 15).

Crête incisive maxillaire

La crête incisive maxillaire représente le 1/3 antérieur de la crête nasale, formée par l'adossement médian et supérieur des apophyses palatines. Cette crête est longue de 18 mm et haute de 3 mm. Son bord supérieur, oblique en bas et en avant, prolonge le bord antéro-supérieur du vomer et donne appui au cartilage septal suivant une véritable articulation (développée plus loin).

Épine nasale antérieure

Petite formation osseuse, triangulaire, située au bord inférieur de l'orifice piriforme, elle prolonge en avant la crête incisive et sert de support au septum. Elle est plus ou moins saillante suivant les individus (plus importante chez les sujet d'origine caucasienne) et intervient dans la forme de l'angle naso-labial (Fig. 7 et 13). La longueur de la columelle est 3 fois la longueur de l'épine nasale antérieure. Tout geste chirurgical sur l'épine nasale doit être limité et respecter les relations étroites de l'épine avec le septum (cf. Techniques complémentaires).

Dans les traumatismes, elle peut se fracturer de façon indépendante et entraîner la cloison dans sa déviation.

Elle donne insertion au muscle orbiculaire des lèvres, au muscle dépresseur du septum et au ligament septo-prémaxillaire de Latham (1970, [31]).

Vomer

En forme de soc de charrue, cet os épais et résistant, s'intercale en haut entre la lame perpendiculaire de l'ethmoïde et le cartilage septal et en bas la voûte palatine. Son extrémité antérieure vient buter sur la crête incisive maxillaire. Le vomer présente à décrire quatre bords et deux faces (Fig. 13 et 14).

– Le bord supérieur, oblique en bas et en arrière est divisé en deux lamelles, les ailes du vomer, qui s'appuient sur la face inférieure du corps du sphénoïde (« synchondrosuture » en V, Dambrain, 1993 [13]).

– Le bord postérieur, en forme d'arc, est tendu entre l'épine nasale postérieure et le sphénoïde. Rectiligne, il sépare les deux choanes et n'est jamais déformé quelle que soit le type de déviation septale.

– Le bord inférieur, horizontal, s'articule à la crête nasale formée par l'adossement médian et supérieur des apophyses palatines des os maxillaires et palatins.

– Le bord antéro-supérieur, oblique en bas et en avant, est creusé d'une gouttière ou rail, vestige de l'origine double du vomer. Il reçoit :

* en arrière et en haut, la lame perpendiculaire (simple juxtaposition),

* en avant et en bas, le cartilage septal avec lequel il forme une articulation chondro-vomérienne (développée plus loin).

– Les faces latérales sont rugueuses et présentent, en arrière de la suture ethmoïdo-vomérienne, le sillon du nerf naso-palatin qui peut être lésé lors des septoplasties.

Étui périosté et périchondral

Les structures ostéo-cartilagineuses de l'auvent nasal sont doublées par un périoste ou un périchondre dont l'épaisseur et l'adhérence sont très inégales.

Quand ils ne sont pas unis, les cartilages sont connectés entre eux par un tissu conjonctif issu de l'accolement et de la décussation des fibres périchondrales venant de leurs deux faces. Ils sont également étroitement solidarisés aux éléments osseux par un tissu conjonctif formé par la continuité du périoste et du périchondre dans lequel sont noyés des cartilages sésamoïdes.

Le septum ostéo-cartilagineux est logé dans un étui continu périosté et périchondral.

Entre le septum et les parois de la loge existe un plan de clivage « sous-périchondral » ou « sous-périosté ». Le plan de clivage sous-périchondral est en fait intra-périchondral, du fait de la structure lamellaire du périchondre (cf. Nez dévié et septoplastie fonctionnelle).

Théoriquement, l'étui périchondral recouvrant les faces latérales du cartilage septal se prolonge :

- à sa partie supérieure, sous la voûte cartilagineuse en recouvrant la face inférieure des cartilages supérieurs,
- à sa partie postérieure, par le périoste de la lame perpendiculaire de l'ethmoïde, en continuité et sans interposition conjonctive au niveau de la zone de jonction (même origine embryologique) : le décollement s'en trouve grandement facilité (Fig. 15),
- à sa partie inférieure, en se fusionnant à l'étui périosté qui recouvre les éléments osseux du « pied de cloison ». En fait, à la jonction épaissie chondro-prémaxillo-vomérienne, existe une véritable articulation (Cottle, 1958 [11]) entre les éminences latérales du bord inférieur du cartilage septal et les expansions latérales de la crête incisive et du rail vomérien. Cette articulation réalisée par un échange de fibres périchondrales et périostées, les unes passant en pont, les autres s'entrecroisant sur la ligne médiane, solidarise étroitement cartilage et crête prémaxillo-vomérienne, tout en permettant une certaine mobilité du septum et en augmentant sa flexibilité naturelle. La jonction ethmoïdo-vomérienne, à la différence de l'articulation chondro-prémaxillo-vomérienne, se fait par simple juxtaposition. L'adhérence particulière de la muqueuse septale au niveau de l'articulation chondro-prémaxillo-vomérienne rend le décollement muco-périchondral et muco-périosté extrêmement délicat (Fig. 15 et 16).

Cette région présente un intérêt fondamental sur le plan physiologique et pathologique. Elle est en effet souvent le siège d'anomalies cartilagineuses ou osseuses (luxation, crête, éperon) génératrices d'obstruction nasale (« ligne maîtresse des déviations » de Potiquet (1892 [56]).

Revêtement profond muqueux

La muqueuse pituitaire recouvre la face endonasale de l'auvent nasal (face inférieure des os nasaux et des cartilages supérieurs) et se continue par la muqueuse du septum.

La muqueuse qui tapisse le septum ostéo-cartilagineux présente en regard des zones de jonction entre cartilage et os des épaississements ou « arêtes septales » (Terrier, 1978 [70]).

L'arête septale oblique correspond à l'articulation ethmoïdo-chondro-prémaxillo-vomérienne. Dans sa partie antérieure, elle croise le cornet inférieur et peut même y marquer son empreinte quand elle est déviée ou hypertrophiée ou encore lorsque le cornet inférieur est hypertrophié. Dans sa partie postérieure, elle croise le cornet moyen (Fig. 16).

L'arête septale verticale correspond à la jonction chondro-ethmoïdale uniquement à sa partie supérieure. Elle se développe à la partie dorsale du septum antérieur en avant de la tête du cornet moyen. Cet épaississement muqueux, particulièrement riche en tissu spongieux érectile est peu visible à l'examen rhinoscopique. Son existence est clairement démontrée par les études anatomiques (Wustrow, 1951 [77] ; Takahashi et Uchida, 1971 [65]), tomodensitométriques et en IRM (Cole et coll., 1983 [7]) (Fig. 16).

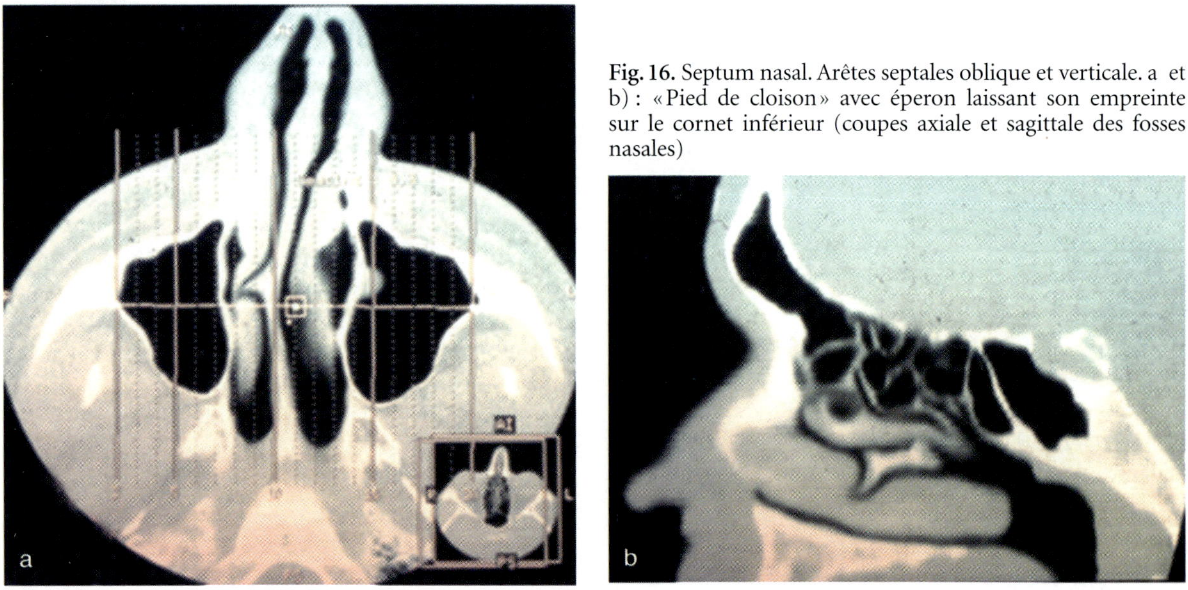

Fig. 16. Septum nasal. Arêtes septales oblique et verticale. a et b) : « Pied de cloison » avec éperon laissant son empreinte sur le cornet inférieur (coupes axiale et sagittale des fosses nasales)

2 – Auvent narinaire ou « nez cutané »

L'armature de l'auvent narinaire est chondro-cutanée. Souple et mobile, elle se compose de trois parties juxtaposées :

- une médiane, la pointe du nez, armée de cartilage. Elle est solidaire de l'auvent nasal, du septum et de l'épine nasale antérieure,
- deux latérales, les ailes du nez, simples replis cutanés, non armés. Elles sont assujetties à la pointe du nez et à l'orifice piriforme.

Les deux orifices narinaires sont situés à la base de nez, de part et d'autre de la columelle, sous-cloison mobile.

La face profonde de l'auvent narinaire ou vestibule nasal est recouverte de peau (Fig. 4).

Pointe du nez

La pointe du nez est armée par les cartilages inférieurs du nez. Le terme de cartilages alaires est impropre car les ailes du nez sont dépourvues de cartilage dans leur plus grande partie.

Chaque cartilage forme un anneau incomplet, plié deux fois. En effet, à la description classique de cartilage inférieur formé de deux crus, médiale et latérale, séparées par le dôme, tend à se substituer (Sheen, 1987 [64] ; Daniel, 1992 [14]) la notion de cartilage inférieur formé de trois crus : médiale, intermédiaire et latérale, séparées par deux zones de jonction columello-lobulaire et dômale. Cette nouvelle approche anatomique permet de mieux cerner l'aspect esthétique de la pointe du nez (Fig. 17 et 18).

Crus médiale

Les crus médiales sont en forme de rectangle très allongé, et sont incluses dans la columelle. À leur partie basse, les deux crus médiales sont séparées par le septum qui repose sur l'épine nasale antérieure. À leur partie haute, elles s'adossent l'une à l'autre et sont réunies par du tissu conjonctif. L'ensemble contribue au soutien de la pointe du nez. Chaque crus, orientée obliquement, correspond à la partie de la columelle située en regard de l'orifice narinaire. Sa longueur détermine les proportions entre narine et lobule (normalement : 1/2-1/2).

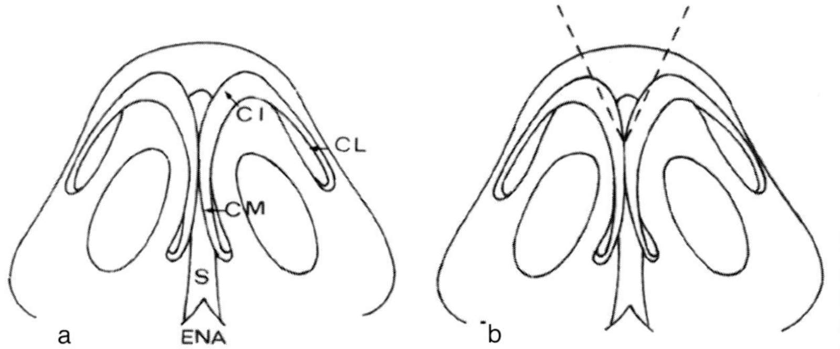

Fig. 17. Auvent narinaire. a) CM : Crus médiale, CI : Crus intermédiaire, CL : Crus latérale, S : Septum, ENA : Epine nasale antérieure ; b) Angle de divergence (vue inférieure du nez)

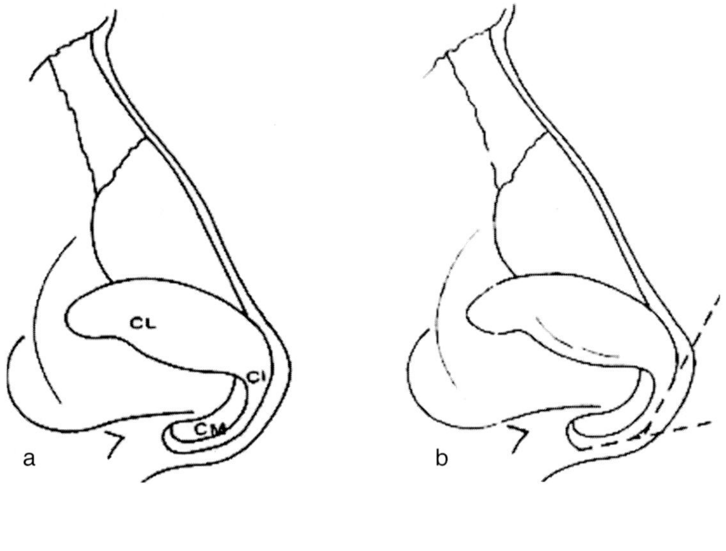

Fig. 18. Auvent narinaire. a) CM : Crus médiale, CI : Crus intermédiaire, CL : Crus latérale ; b) Angle de rotation céphalique (vue latérale du nez)

– Le bord antérieur, sous-cutané, est situé 1 mm en arrière du bord antéro-latéral de la columelle. Un excès de convexité de ce bord peut produire une columelle pendante.

– Le bord postérieur répond au tissu fibreux qui contribue à former le septum membraneux et qui le sépare du bord caudal (antéro-inférieur) du septum cartilagineux.

– La face latérale répond à la peau du vestibule. Cette face et le septum membraneux forment la paroi médiale du vestibule narinaire.

– La face médiale répond à la face médiale de son homologue par l'intermédiaire d'un tissu conjonctif d'union. Elle s'en détache à son extrémité postérieure, au niveau de son pied, contribuant à l'élargissement de la base de la columelle.

Cet élargissement est aussi le fait de la partie tout à fait postérieure du bord caudal du cartilage septal qui s'intercale entre les deux crus médiales (plutôt que d'une épine nasale proéminente, toujours plus basse). Un élargissement important est souvent associé à une lèvre supérieure courte.

Crus intermédiaire

Comprise entre jonction columello-lobulaire et dôme, elle correspond au lobule du nez. Au sommet de la narine, au niveau de la jonction columello-lobulaire, la columelle change de direction et se verticalise : l'angle de rotation céphalique détermine la pliure inférieure sous-lobulaire (infratip).

Le changement de direction se fait aussi latéralement : l'angle de divergence détermine la distance interdômale. Normalement, ces deux angles sont égaux entre eux et mesurent 50 à 60° (Sheen, 1987 [64]). Ces changements de direction sont très importants sur le plan esthétique car ils conditionnent la forme et les jeux de lumière de la pointe du nez (Fig. 17 et 18).

Le dôme correspond à la pliure supérieure du cartilage inférieur. Les deux dômes alaires, unis par du tissu conjonctif (ligament interdômal, Pitanguy, 1965 [54]) constituent l'armature du lobule du nez et représentent le point le plus élevé de la ligne de profil du nez (Tip Defining Point : TDP). La grande variabilité dans la forme du dôme, dans l'angle de la pliure supérieure (fermé ou ouvert, mais toujours inférieur à 90°), dans leurs rapports entre eux (angle de divergence), jointifs ou écartés, expliquent les multiples variations de formes du lobule : pointu, large, globuleux, bifide.

La situation plus basse de l'angle septal par rapport aux dômes se traduit par la dépression supralobulaire (supratip) correspondant au triangle faible («weak triangle» de Converse 1955 [8]). Dômes et angle septal sont également unis par du tissu conjonctif épais.

L'épaisseur de la peau et du tissu sous-cutané conditionne en partie la perception des reliefs de l'infrastructure cartilagineuse sous-jacente. Une peau fine les souligne, une peau épaisse les efface et donne une pointe ronde et mal définie.

Entre dôme et bord narinaire existe une fossette ombreuse, dépourvue de cartilage et constituée de deux couches de peau séparées par du tissu conjonctif (triangle «mou» ou «soft triangle» de Converse (1955 [8]). Cette fossette narinaire se laisse facilement déformer par un point trop serré ou par une incision strictement marginale (Fig. 19).

Crus latérale

De forme ovale allongée, orientée obliquement (et non transversalement), elle s'oppose à la direction de la crus médiale à laquelle elle succède, au niveau du dôme, par un léger mouvement de torsion. Ce mouvement augmenterait la rigidité du support cartilagineux en créant des forces de tension qui s'opposent au collapsus des ailes du nez lors de l'inspiration (Masing, 1977 [47]).

La crus latérale est située dans la paroi latérale de la pointe du nez et non dans l'aile. Le cartilage, étroit au niveau du dôme, s'élargit progressivement. Le plus souvent, la crus latérale est légèrement convexe, mais

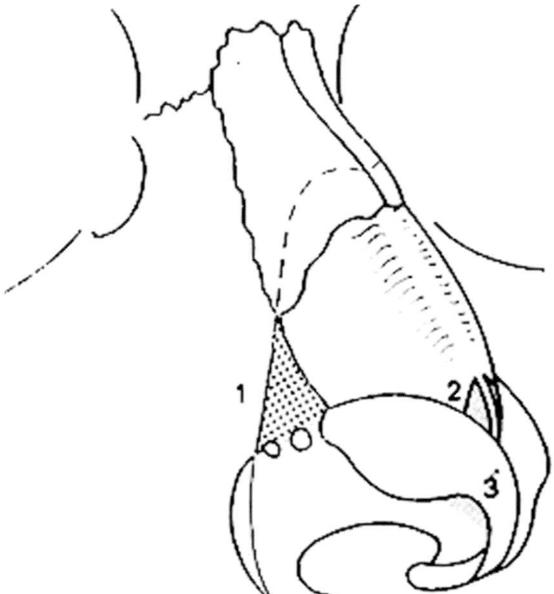

Fig. 19. Auvent nasal. 1) Triangle faible latéral, 2) Triangle faible médian (dépression supra-lobulaire), 3) Fossette narinaire (triangle mou)

elle peut être plate ou concave ou combiner ces différents aspects (Fig. 18 et 19).

– Le bord inférieur de la crus latérale suit le rebord narinaire sur la moitié de sa longueur approximativement, puis s'en détache pour se diriger obliquement en haut et en arrière vers le cartilage supérieur. Il est possible de voir la saillie de ce bord chez les sujets à peau fine et lorsque les cartilages sont rigides. L'examen endonarinaire permet de repérer le bord inférieur de la crus latérale en relevant le rebord narinaire.

– Le bord supérieur, arciforme à convexité supérieure est uni au bord inférieur du cartilage supérieur qu'il recouvre plus ou moins (cf. zone de jonction intercartilagineuse).

– L'extrémité postérieure envoie une expansion latérale qui s'arrime, par l'intermédiaire de tissu conjonctif, à l'orifice piriforme dont il épouse la forme, réalisant ainsi une ébauche d'anneau cartilagineux. Ce prolongement est constant mais d'importance variable. Il est parfois volumineux, plicaturé mais sans solution de continuité. Ailleurs, il est grêle ou fragmenté en cartilages accessoires noyés dans du tissu conjonctif dense.

– La face antérieure, convexe dans sa partie antérieure, s'aplatit progressivement vers son extrémité postérieure ; cet aspect s'accentue avec l'âge.

– La face postérieure, concave, revêtue de peau, répond au vestibule nasal (cf. revêtement cutané).

Soutien de la pointe du nez

Le succès d'une rhinoplastie sur les plans fonctionnel et esthétique dépend en grande partie du soutien de la pointe du nez et éventuellement de sa projection. L'absence de soutien et de projection de la pointe du nez se traduit de profil par une pointe ronde sans définition, et de face par un élargissement des ailes du nez (traité souvent de façon abusive par résection du pied de l'aile). Il est important tout au long de la chirurgie de la pointe du nez d'en contrôler le soutien en appuyant avec un doigt sur l'auvent narinaire (Fig. 20).

Ce soutien est assuré essentiellement par la tonicité des cartilages inférieurs et par leurs connexions conjonctives avec les cartilages supérieurs, le septum cartilagineux et l'orifice piriforme (Fig. 20).

* La tonicité des cartilages inférieurs est très variable : un cartilage faible congénitalement ou de façon acquise, s'accompagne d'une pointe ronde et molle. Le tonus des muscles dilatateurs est également très important, comme en témoigne le collapsus de l'aile du nez d'origine paralytique ou post-mortem.

* Les crus latérales s'articulent avec les cartilages supérieurs et s'appuient sur l'orifice piriforme par leur expansion latérale. La simple incision intercartilagineuse et intersepto-membraneuse s'accompagne d'un léger affaissement de la pointe. La section des expansions latérales lors de la chirurgie des crus latérales s'accompagne d'une bascule de la pointe. Il est donc très important de respecter ces attaches latérales lors de la chirurgie de la pointe du nez (Fig. 20).

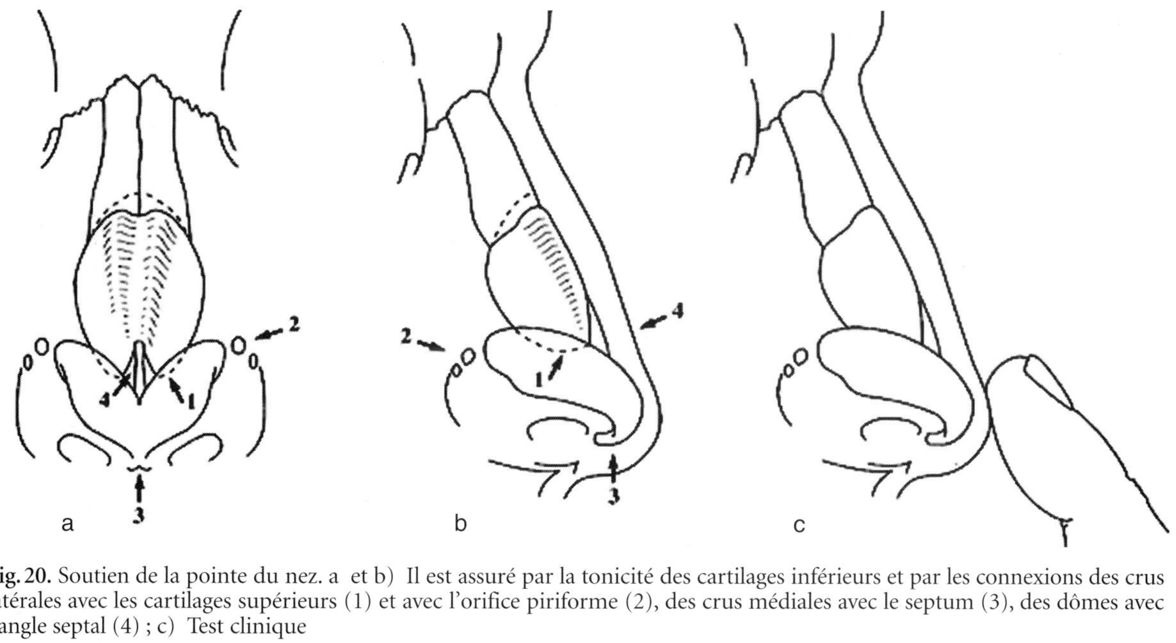

Fig. 20. Soutien de la pointe du nez. a et b) Il est assuré par la tonicité des cartilages inférieurs et par les connexions des crus latérales avec les cartilages supérieurs (1) et avec l'orifice piriforme (2), des crus médiales avec le septum (3), des dômes avec l'angle septal (4) ; c) Test clinique

* Les crus médiales s'appuient sur le bord caudal du cartilage septal qui repose lui-même sur l'épine nasale antérieure. Les déviations septales et le raccourcissement abusif du bord caudal du cartilage septal entraînent une diminution de la projection de la pointe du nez et parfois une pointe molle.

La résection de l'épine nasale s'accompagne d'un recul de la pointe du nez et d'une fermeture de l'angle naso-labial, précipitant le vieillissement du nez (Fig. 20).

* Le dôme est solidaire de l'angle septal auquel il est relié par du tissu conjonctif. Malgré sa position en retrait par rapport au dôme, l'angle septal joue un rôle très important dans le soutien de la pointe du nez. La désunion de ces éléments, la résection de la bosse ou de l'angle septal s'accompagnent d'une chute de la pointe (Mc Kinney et Cunningham, 1989 [43]) (Fig. 20).

Ailes du nez

Les orifices narinaires sont armés de cartilage au niveau de leur bord médial et sur la moitié médiale de leur bord supérieur. Situées de chaque côté de la pointe armée de cartilage, les ailes du nez sont constituées d'un simple repli cutané contenant du tissu conjonctif et les muscles dilatateurs. Il n'y a pas de cartilage sauf à la partie tout à fait supérieure (expansion latérale de l'extrémité postérieure de la crus latérale). Les ailes du nez sont solidaires en dedans de la pointe du nez, en dehors de l'orifice piriforme, en haut de l'auvent nasal.

Animées par les muscles narinaires, les ailes du nez s'élargissent et s'évasent à l'inspiration profonde et se relâchent à l'expiration. La moitié latérale du bord supérieur et le bord latéral lui-même de l'aile du nez étant dépourvus de cartilage, ceci permet une plus grande amplitude de l'action musculaire.

La diminution de projection de la pointe du nez s'accompagne d'un élargissement des ailes, les résections trop importantes des crus latérales entraînent un collapsus des ailes.

Avec l'âge, les modifications de l'orifice piriforme et des parties molles entraînent une ptose des ailes du nez.

Le seuil narinaire repose sur la partie basse de l'orifice piriforme dont il est séparé par des fibres musculaires (muscle nasalis).

Le plancher des fosses nasales est situé en contrebas (5 à 8 mm) de l'orifice piriforme chez les sujets d'origine caucasienne, il est de niveau chez les sujets d'origine africaine (Cottle, 1955 [10]).

Étui périchondral et périosté

Les cartilages inférieurs et leurs sésamoïdes sont solidarisés entre eux et aux structures voisines cartilagineuses (cartilages supérieurs, angle septal et osseuses (orifice piriforme) par un étui périchondral. Ce dernier se poursuit par le tissu conjonctif formé par la continuité du périchondre et du périoste de l'orifice piriforme.

Revêtement cutané profond

La face profonde de l'auvent narinaire ou vestibule nasal est recouverte de peau. Cette peau contient des poils ou vibrisses et des annexes pilo-sébacées. Elle se transforme à proximité de l'orifice narinaire interne en muqueuse pituitaire.

Le vestibule nasal, de forme ovalaire, à grand axe oblique en haut, en dedans et en arrière, est long de 2,5 cm, large et haut de 1,5 cm. Il présente :

– deux parois : médiale, septo-columellaire et latérale, alaire,

– deux extrémités : antérieure, logée dans la concavité du dôme (ventricule nasal) et postérieure correspondant au seuil narinaire,

– deux orifices : inférieur, narinaire externe, supérieur, narinaire interne. Ce dernier, situé dans un plan très oblique en avant et en dedans, a une surface plus importante (rapport de 1,4 à 1,6) que celle de l'orifice narinaire externe (1) qu'il surplombe. Il crée de ce fait une résistance moindre au flux aérien, mais modifie sa direction. La valve nasale, plus étroite et plus postérieure dans la fosse nasale proprement dite, détermine une résistance notable au flux aérien (cf. Physiologie du nez).

3 – Zones de jonction entre auvents nasal et narinaire

Les zones de jonction se situent entre zones fixes et mobiles du nez. Auvents nasal et narinaire, septum nasal et columelle, s'articulent au niveau de zones de jonction intercartilagineuse et intersepto-membraneuse.

La charpente ostéo-cartilagineuse du nez est complétée dans sa partie basse par une charpente conjonctive.

Zone de jonction intercartilagineuse

La mobilité de la jonction intercartilagineuse répond à la nécessité du mouvement de dilatation des narines lors de l'inspiration, dilatation qui se propage jusqu'au seuil de la valve nasale.

A leur jonction, les cartilages supérieurs et inférieurs contractent des rapports très étroits mais variables (Dion et coll., 1978 [17]). Dans la plupart des cas, le cartilage inférieur recouvre le supérieur avec accrochage des deux cartilages. Mais il peut y avoir simple recouvrement ou pas de recouvrement (les cartilages sont bout à bout). Enfin, leurs rapports peuvent être inversés (le cartilage supérieur recouvre l'inférieur). Plus rarement, et c'est une conséquence de l'embryologie commune, il peut y avoir continuité entre les cartilages (Le Pesteur et Firmin, 1977 [35]).

Dans tous les cas, les connexions entre les cartilages sont assurées par une gaine périchondrale commune enserrant en son sein des pièces cartilagineuses sous forme de lamelles allongées, parallèles aux bords des crus latérales et de sésamoïdes arrondis, l'ensemble réalisant une véritable articulation en « accordéon » (Jost et coll., 1973 [26]). Ces lamelles cartilagineuses sont plus nombreuses chez les sujets âgés que chez les sujets jeunes. Ce plus grand nombre serait lié à la désintégration cartilagineuse consécutive au vieillissement nasal (Krmpotic Nemanic et coll., 1972 [28]).

Cette articulation a une traduction endonarinaire, la plica nasi, correspondant classiquement au bord inférieur du cartilage supérieur retourné (« scroll area »). En fait, cette définition n'est pas toujours exacte et doit être révisée :

– le plus souvent, la traction exercée sur le bord libre narinaire pour éverser la narine provoque un enroulement en dehors du bord inférieur (caudal) du cartilage supérieur. Cet enroulement est plus ou moins important suivant la force de traction et la souplesse cartilagineuse. Le relief muqueux correspond alors à la face profonde et non au bord libre du cartilage supérieur ;

– plus rarement, c'est le bord supérieur (céphalique) de la crus latérale qui s'enroule ou se plicature et qui provoque ainsi le relief vestibulaire.

Il en résulte que dans la plupart des cas l'incision au niveau de la plica nasi n'est pas intercartilagineuse mais plutôt trans-cartilagineuse. Ceci rend compte de la présence au niveau de l'incision de fragments de cartilage (Jost et coll., 1973 [26] ; Le Pesteur et Firmin, 1977 [35]).

Zone de jonction intersepto-membraneuse

Le septum membraneux, compris entre cartilage septal fixe et columelle mobile, est un plan de glissement formé de deux lambeaux cutanés, recouverts de vibrisses et séparés par un tissu conjonctif lâche. Pour préserver la mobilité du nez et éviter toute rétraction cicatricielle, l'incision intersepto-cartilagineuse doit se faire sur le bord caudal du cartilage septal. La sous-cloison pendante est le fait d'un excès de convexité du bord caudal du septum, d'un relâchement du septum membraneux ou d'un excès de convexité du bord antérieur des crus médiales.

Charpente conjonctive

Les cartilages du nez sont solidarisés à l'auvent nasal et au pourtour de l'orifice piriforme par un tissu conjonctif formé par la continuité du périchondre et du périoste. Cette charpente conjonctive, très solide dans laquelle sont parfois noyés des cartilages sésamoïdes, contribue à la mobilité de la partie basse du nez.

La charpente conjonctive résulte de la transformation partielle de la capsule nasale embryonnaire en tissu conjonctif, les cartilages sésamoïdes résultent de la segmentation de cette même capsule.

4 – Revêtement musculo-cutané

Le système musculaire et le revêtement cutané, communs aux deux auvents, assurent la mobilité et la forme définitive du nez.

Système musculaire nasal

La structure ostéo-cartilagineuse du nez n'est pas une structure figée, Si le cartilage assure l'armature de la partie mobile du nez, c'est le système musculaire qui l'anime. Ce système, entièrement sous la dépendance du nerf facial, joue un rôle essentiel, à la fois dans la fonction ventilatoire (en réglant le mécanisme orificiel d'admission du flux aérien), dans les jeux de l'expression et de la mimique ainsi que dans la vie émotionnelle et la sensualité. Ce système très important est intégralement préservé dans la rhinoplastie fonctionnelle et esthétique grâce à l'absence de décollement du dos de l'auvent nasal et au respect de l'auvent narinaire.

Ces muscles étant davantage des muscles à fonction orificielle (même si cette dernière est limitée) que des muscles peauciers, ce système musculaire ne peut être assimilé au système musculo-aponévrotique superficiel (SMAS) (Aiach et Levignac, 1986 [1] ; Letourneau et Daniel, 1988 [37] ; Tardy, 1990 [68]), lequel se termine d'ailleurs en dehors du sillon nasojugal, approximativement en regard des muscles zygomatiques.

Ces muscles du nez, entourés de leur fascia et de leurs prolongements aponévrotiques, sont compris entre deux fines couches cellulo-graisseuses : l'une superficielle, vascularisée et cloisonnée par de fins tractus, l'autre profonde, non cloisonnée, facilement clivable des plans sous-jacents.

La musculature du nez est une musculature d'emprunt à la région orbito-palpébrale pour la partie supérieure, à la région labiale pour la partie inférieure. Le muscle procerus, satellite de l'auvent nasal osseux mis à part, tous les autres muscles, issus de la région orbito-palpébrale ou de la région labiale, sont concentrés sur la partie basse cartilagineuse de l'auvent nasal et sur l'auvent narinaire. Seuls les muscles dilatateurs sont des muscles respiratoires accessoires, les autres interviennent davantage comme muscles de la mimique faciale que comme muscles du nez.

Muscles issus de la région orbito-palpébrale

Ils sont deux, le muscle procerus et le muscle levator labii superioris alaeque nasi (muscle releveur commun superficiel de la lèvre supérieure et de l'aile du nez).

Muscle procerus

Le muscle procerus se différencie à partir du muscle corrugator ou du muscle levator labii superioris alaeque nasi. Rectangulaire, il s'étend des cartilages supérieurs et de la partie inférieure des os nasaux à la peau de la région intersourcilière ; antagoniste du muscle frontal, synergique du muscle orbiculaire des paupières et du muscle corrugator (blépharospasme), sa contraction est responsable des rides horizontales du dos du nez, abaisse la tête du sourcil et la peau du front. C'est le muscle de l'agression (Duchenne de Boulogne, 1862 [18]).

Le muscle procerus se présente ainsi davantage comme un muscle protecteur de l'œil que comme un muscle du nez.

Latéralement au muscle procerus existe parfois un petit muscle longitudinal, le musculus anomalus nasi (Fig. 21 et 22).

Muscle levator labii superioris alaeque nasi

Le Muscle levator labii superioris alaeque nasi naît de la partie supérieure de la face antérieure des processus frontaux des os maxillaires et de la partie adjacente du rebord infra-orbitaire (où il jouxte le muscle orbiculaire des paupières). Il s'étend longitudinalement dans le pli naso-jugal, superficiel au muscle transverse, et se termine au niveau l'aile du nez en dedans, au niveau de la lèvre supérieure en dehors, superficiellement par rapport au muscle orbiculaire. Latéralement, il est doublé par le muscle quadratus labii superioris (muscle releveur propre de la lèvre supérieure) et par le muscle zygomatique minor.

Sa contraction (lors de l'occlusion forcée des paupières) attire en haut et en dehors l'aile du nez en même temps qu'elle élève la lèvre et le pli naso-jugal. Sa résection partielle proposée pour atténuer le pli naso-jugal (Pessa, 1992 [53]) se complique inéluctablement d'une gêne ventilatoire par affaissement de l'aile du nez. Le Muscle levator labii superioris alaeque nasi est responsable des rides obliques du nez. Il s'agit à la fois de rides d'expression et souvent de rides liées à des contractions musculaires exagérées chez les insuffisants ventilatoires du nez par collapsus valvaire. Pour Duchenne de Boulogne (1862, [18]) c'est le muscle « du sanglot et du pleurer à chaudes larmes » (Fig. 21 et 22).

Muscles issus de la région labiale

Ils forment le muscle nasal (musculus nasalis) qui se décompose en deux faisceaux antagonistes, la pars transversa constrictrice formée du muscle transverse et la pars alaris dilatatrice, formée du muscle dilatateur des narines et du muscle myrtiforme. Ces muscles, émanés du muscle orbiculaire des lèvres (musculus orbicularis oris) puis différenciés en muscles indépendants, ont conservé avec le muscle orbiculaire des rapports privilégiés.

Pars transversa musculi nasalis

Triangulaire, aplati et mince, ce muscle part du bord inférieur de l'orifice piriforme en regard de l'aile du nez et du sillon alo-jugal. A ce niveau, ses fibres s'intriquent avec celles du muscle myrtiforme en dedans et celles du muscle levator labii superioris alaeque nasi en dehors. Le muscle se termine sur l'auvent cartilagineux, où il s'unit avec son homologue par une aponévrose qui correspond à un reliquat musculaire. En effet, chez le nouveau-né, il est entièrement charnu et se contracte lors des cris.

Sa contraction ferme la valve nasale, en particulier au sein d'une atmosphère nauséabonde. C'est aussi le muscle de l'anxiété. Sa contraction durable est nettement perceptible lorsque la nervosité est permanente. « Si au cours de la conversation ou d'une émotion, le nez se pince dans sa partie moyenne, une certaine nervosité doit être soupçonnée » (Lejoyeux, 1991 [34]) (Fig. 21 et 22).

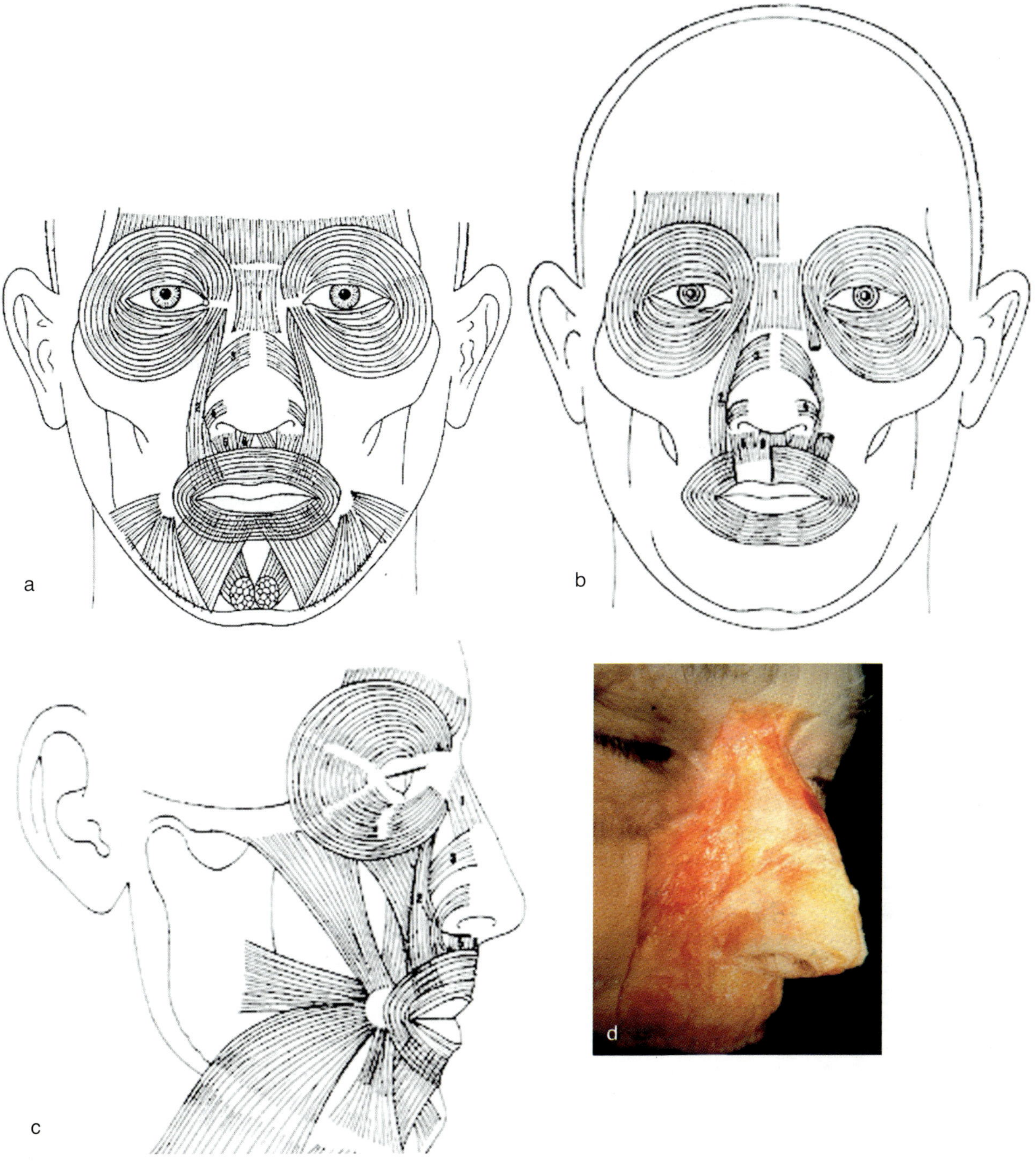

Fig. 21. Musculature nasale. a) Vue de face, b) Vue de face après ablation partielle du muscle orbiculaire et du muscle levator labii superioris alaeque nasi gauche, c) Vue de profil. 1) Muscle procerus, 2) Muscle levator labii superioris alaeque nasi, 3) Muscle nasalis : pars transversa, 4) Muscle nasalis : pars alaris, 5) Muscle nasalis : muscle myrtiforme, 6) Muscle nasalis : musculus depressor septi nasi ; d) Dissection anatomique (vue de 3/4)

Muscles dilatateurs des ailes du nez (pars alaris musculi nasalis)

Les muscles dilatateurs des narines, très développés chez le fœtus et le nouveau-né, s'atrophient progressivement avec l'âge et deviennent même atones chez l'insuffisant ventilatoire nasal.

Ces muscles, minces et plats, s'étalent entre le bord inférieur de l'orifice piriforme en regard de l'aile du nez et du sillon alo-jugal et la face profonde de la peau

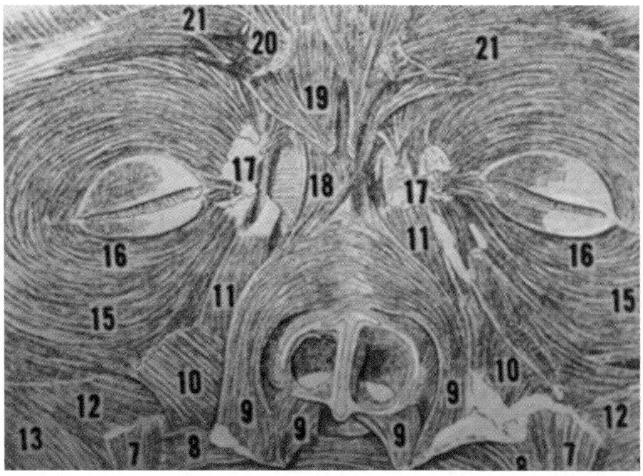

Fig. 22. Musculature nasale : masque facial obtenu par dissection postérieure (d'après Eisler)

du bord latéral de la narine. A ce niveau, les fibres des muscles dilatateurs s'intriquent avec celles des muscles levator labii superioris alaeque nasi, des muscles transverse et myrtiforme. Un muscle vestigial (musculus apicis nasi) situé sur la pointe du nez est parfois associé.

Malgré leur petite taille et leur atrophie souvent aggravée par défaut d'utilisation, les muscles dilatateurs jouent un rôle très important dans la fonction ventilatoire en régulant automatiquement l'entrée de l'air dans le nez :

– par leur tonus permanent, ils empêchent le collapsus des ailes du nez (flaccidité des ailes du nez après la mort) ;

– par leur contraction autonome et synchrone des mouvements thoraciques, ils écartent et soulèvent l'aile du nez et modifient la forme et le volume du vestibule nasal.

Leur contraction a lieu uniquement pendant l'inspiration et leur activité est proportionnelle à la résistance ventilatoire.

Les muscles dilatateurs sont également les muscles de la volupté (Duchenne de Boulogne, 1862 [18]) et de l'émotivité (frémissement des ailes du nez). L'élargissement fréquent des narines doit faire penser à un sujet émotif, extraverti, affectif et sensible (Lejoyeux, 1991 [34]) (Fig. 21 et 22).

Muscle myrtiforme et musculus depressor septi nasi

Situé à la face profonde du muscle orbiculaire, quadrilatère et aplati, le muscle myrtiforme s'étend de la fossette myrtiforme (comprise entre les saillies alvéolaires des incisives centrale et latérale) à la face profonde du seuil narinaire et, par l'intermédiaire du musculus depressor septi nasi, à la face latérale des crus médiales des cartilages inférieurs. Latéralement, il échange des fibres avec le muscle dilatateur des narines, le muscle canin (musculus levator anguli oris). Sa contraction abaisse le seuil narinaire et attire légèrement la pointe du nez en bas et en arrière (muscle abaisseur de la pointe). Celle-ci dépend en fait surtout de la contraction du faisceau nasal du muscle orbiculaire comme en témoigne l'abaissement de la pointe du nez lors du sourire.

Au total, la musculature nasale joue un rôle fondamental dans la physiologie et la morphologie du nez. Il faut éviter de la léser tant au niveau de l'auvent nasal qu'à celui de la pointe du nez.

* Au niveau de l'auvent nasal, la voie d'abord intercartilagineuse est la plus physiologique. En effet, elle permet une dissection profonde sous-périchondrale au contact des cartilages supérieurs (muscle transverse), puis sous-périostée au contact des os nasaux (muscle procerus). Une telle dissection doit cependant être prudente car elle risque de conduire à une fausse route sous les os nasaux (Le Pesteur et Firmin, 1977 [35]). L'incision transcartilagineuse aboutit à une dissection plus superficielle au travers des muscles de l'auvent narinaire qui de ce fait sont inéluctablement lésés. Les modalités de dissection, profonde dans les nez à peau mince, plus ou moins superficielle dans les nez à peau épaisse relèvent des mêmes critiques. La lésion de ces muscles entraîne une diminution de la mobilité du nez et un aspect figé (Griesman, 1944 [23]). L'un des avantages de la rhinoplastie fonctionnelle et esthétique est précisément l'absence de décollement du revêtement musculo-cutané au niveau de l'auvent nasal.

* Au niveau de la pointe du nez, les dissections par voie rétrograde à partir d'incisions intercartilagineuses, comme les incisions transcartilagineuses, les incisions infra-cartilagineuses ou encore les voies d'abord externe exposent aux lésions des muscles de l'auvent narinaire.

Revêtement cutané superficiel

La peau du nez se moule sur la charpente ostéo-cartilagineuse et joue de ce fait un rôle important dans l'aspect final du nez après chirurgie. Elle présente des caractères très différents suivant sa topographie sur le nez :

– à la racine du nez, elle est épaisse, doublée des muscles procerus et corrugator ;

– sur l'auvent nasal, la peau est fine, laissant apparaître les irrégularités de l'arête. Mobile car peu adhérente, elle est séparée du plan osseux sous-jacent par une couche de tissu cellulaire lâche (mais sans tissu graisseux). Cela explique l'importance de l'oedème et des

hématomes post-traumatiques et postopératoires. Elle est plus épaisse (en même temps que le tissu graisseux sous-cutané apparaît) en regard de la dépression supra-lobulaire. Cette épaisseur ajoutée à la possibilité d'hypertrophie réactionnelle conjonctive, impose pour certains auteurs, la nécessité d'exagérer la réduction septale lors d'une rhinoplastie de réduction à «toit ouvert» (Lipsett, 1959 [40] ; Converse, 1970 [9]) ;
– sur l'auvent narinaire, la peau est épaisse, immobile, adhérente aux structures cartilagineuses sous-jacentes. L'adhérence explique la tension douloureuse des furoncles. À l'épaisseur cutanée s'associe une richesse particulière en glandes sébacées, surtout au niveau du lobule et des ailes et dont l'hypertrophie est à l'origine du rhinophyma (qui épargne toujours la columelle, exempte de glandes sébacées). L'importance de la vascularisation explique la couperose.

Avec l'âge, la peau devient plus mince et des poils peuvent apparaître sur la pointe du nez.

5 – Vascularisation et innervation de l'auvent nasal

Elles témoignent de la double origine embryologique de l'auvent nasal et de l'auvent narinaire.

Vascularisation

La région nasale est richement vascularisée. La richesse en vaisseaux rend compte des possibilités d'hémorragies, d'hématomes, mais aussi de sa résistance remarquable aux infections.

Artères

L'auvent nasal est vascularisé par l'artère angulaire issue de l'artère ophtalmique (branche de l'artère carotide interne). Cette artère, anastomosée avec l'artère controlatérale, forme à la racine du nez, l'arcade dorsonasale supérieure (Fig. 23).

L'auvent narinaire est sous la dépendance de l'artère faciale (branche de l'artère carotide externe) : «8 fois sur 10, l'artère faciale se termine par l'artère de l'aile du nez et non par l'artère angulaire qui n'est qu'une simple collatérale» (Mitz et coll., 1973 [49]) (Fig. 23).

L'artère de l'aile du nez représente en effet la véritable terminaison de l'artère faciale (pédicule principal du nez ou hile nasal) : elle naît au bord supérieur de l'aile (2 à 3 mm au dessus) et s'anastomose dans un réseau sous-dermique avec l'artère controlatérale pour former la volumineuse arcade dorsonasale inférieure. Cette arcade s'anastomose elle-même sur le dos du nez avec les artères ethmoïdales antérieures (sortant sous les os nasaux) et l'arcade dorsonasale supérieure par un réseau vasculaire parallèle à l'arête nasale.

Au bord inférieur de l'aile, l'artère faciale détache les artères périnarinaire et sous-narinaire, réalisant un cercle artériel péri-orificiel.

L'artère coronaire labiale, issue de l'artère faciale, détache une ou plus souvent deux artères columellaires.

Ce sont toutes ces artères qui alimentent les angiomes de la pointe du nez.

Les voies d'abord transcolumellaires ne menacent pas la vascularisation de la pointe du nez. Cependant, le dégraissage de la pointe du nez ainsi que les incisions des ailes du nez au-delà du sillon alaire sont à éviter (Rohrich, 1995 [60]).

Veines

L'auvent nasal se draine vers la veine ophtalmique. L'auvent narinaire se draine vers la veine faciale.

Les deux réseaux sont largement anastomosés et peuvent jouer un rôle important dans la propagation des infections (thrombophlébite).

Lymphatiques

L'auvent nasal se draine vers les ganglions de la région parotidienne. L'auvent narinaire se draine vers les ganglions de la région submandibulaire.

Innervation

1) L'innervation motrice, sous la dépendance du nerf facial (VII), est satellite de la musculature d'emprunt à la région orbito-palpébrale et à la région labiale :

Le muscle procerus a la même innervation que le muscle corrugator (branche frontale du nerf facial)

Le muscle levator labii superioris alaeque nasi est sous la dépendance de la branche infra-orbitaire du nerf facial qui envoie également un rameau au muscle procerus.

Le muscle nasalis est sous la dépendance de la branche buccale supérieure du nerf facial qui se divise en deux rameaux physiologiquement antagonistes, l'un pour la pars transversa constrictrice, l'autre pour la pars alaris dilatatrice.

La paralysie faciale s'accompagne de gêne ventilatoire par collapsus de l'aile narinaire et de la valve nasale (Fig. 24).

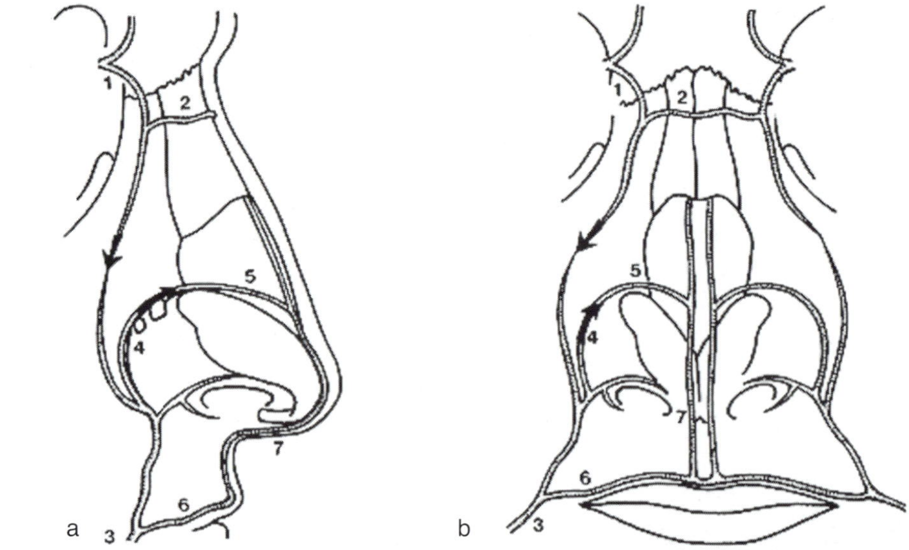

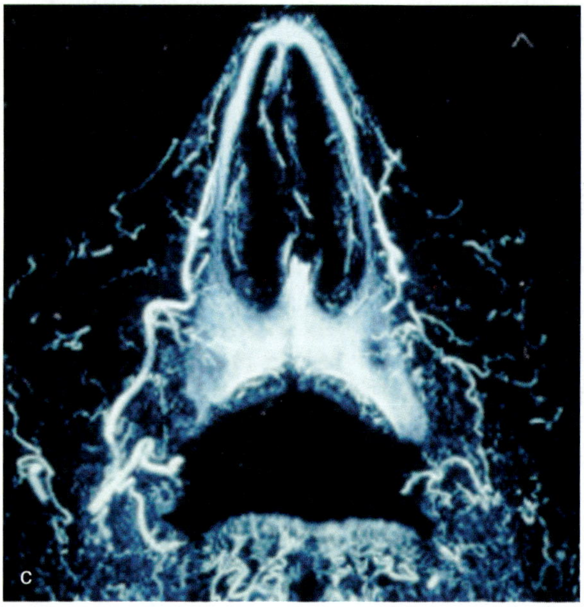

Fig. 23. Vascularisation de l'auvent nasal. a) Vue de profil ; b) Vue de face. 1) Artère angulaire, 2) Arcade dorsonasale supérieure, 3) Artère faciale, 4) Artère de l'aile du nez, 5) Arcade dorsonasale inférieure, 6) Artère coronaire labiale, 7) Artère columellaire ; c) Artère faciale et artère de l'aile du nez (radiographie d'une coupe frontale des fosses nasales)

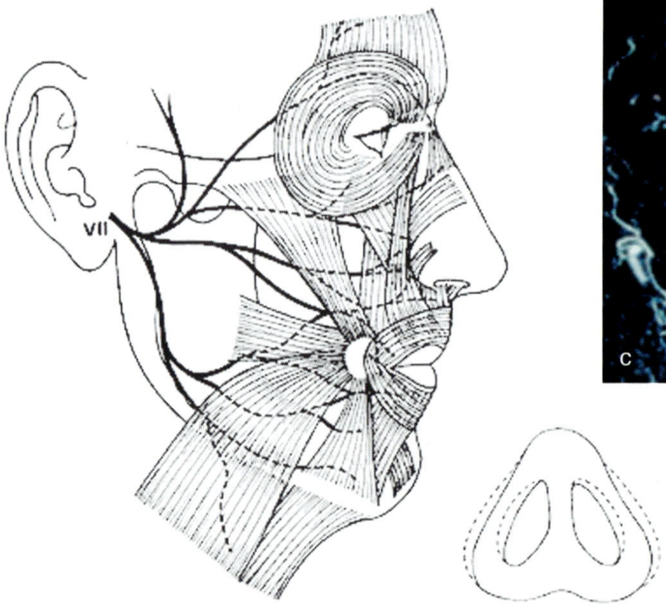

Fig. 24. Innervation motrice de l'auvent nasal. Nerf facial (VII)

2) L'innervation sensitive est sous la dépendance du nerf trijumeau (V) :

L'auvent nasal est innervé par les branches du nerf ophtalmique (V1) :

- dans sa partie supérieure par le nerf infra-trochléaire,
- dans sa partie inférieure par la branche nasale externe du nerf ethmoïdal antérieur. Ce dernier qui innerve le dos et la pointe du nez, chemine en arrière des os nasaux puis atteint le revêtement cutané en passant entre os nasaux et cartilages supérieurs. Il est sectionné lors de l'abord dorsonasal (Fig. 24).

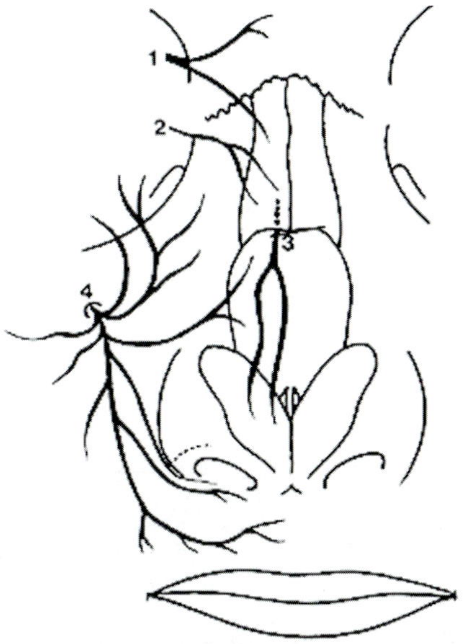

Fig. 25. Innervation sensitive de l'auvent nasal. Nerf Trijumeau (V). 1) Nerf supra-trochléaire, 2) Nerf infra-trochléaire, 3) Nerf ethmoïdal antérieur, 4) Nerf infra-orbitaire

L'auvent narinaire est innervé par le nerf infra-orbitaire, branche du nerf maxillaire (V2), au niveau de l'aile du nez et la base des murs latéraux (Fig. 24).

6 - Fosses nasales

Les fosses nasales sont placées au centre du massif facial. Elles constituent des cavités allongées sagittalement de part d'autre du septum, au-dessus de la cavité buccale, au-dessous de la base du crâne, en dedans des cavités orbitaires.
Les cavités sinusiennes leur sont annexées.
Elles présentent quatre parois et deux orifices.

Paroi supérieure ou toit

La paroi supérieure a l'aspect d'une gouttière à trajet irrégulier et brisé. Longue et étroite (3 à 4 mm), elle est formée d'avant en arrière par les os nasaux et l'épine nasale de l'os frontal, la lame criblée et le processus ethmoïdal du corps du sphénoïde, la face antérieure du corps du sphénoïde (sur laquelle se trouve l'orifice du sinus sphénoïdal), enfin par la face inférieure du corps du sphénoïde. La zone olfactive occupe la partie moyenne (10 mm en arrière de l'extrémité antérieure et 5 mm en avant de l'extrémité postérieure) de cette paroi, débordant médialement sur le septum, latéralement sur le cornet supérieur.

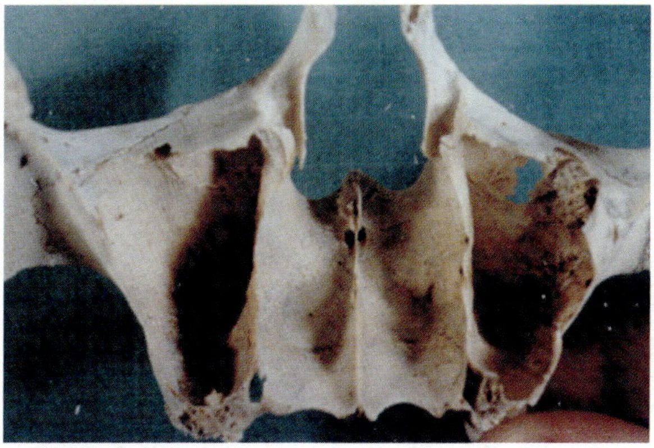

Fig. 26. Plancher des fosses nasales (vue de haut en bas et d'arrière en avant)

Paroi inférieure ou plancher

La paroi inférieure correspondant au palais osseux, est la paroi la plus épaisse et la plus solide des fosses nasales. En forme de gouttière à direction antéro-postérieure concave transversalement, elle est plus large que la gouttière supérieure mais moins longue. Lisse et unie, elle est formée d'avant en arrière par les processus palatins des os maxillaires (2/3) et des os palatins (1/3). Ces quatre os sont réunis entre eux par la suture cruciale, variable dans sa disposition et sa forme. La paroi inférieure présente, à sa partie antérieure, l'orifice supérieur du canal naso-palatin recouvert par la muqueuse. En avant de cet orifice la paroi est oblique, car en contrebas de l'orifice piriforme. En arrière de cet orifice, elle est horizontale (Fig. 26).

Paroi médiale ou septale

Le septum partage en son milieu les fosses nasales en deux parties. Cette paroi a déjà été traitée.

Paroi latérale ou turbinale

La paroi latérale des fosses nasales ou paroi turbinale est structurée autour des cornets qui la doublent et dont le rôle dans la physiologie du nez est fondamental. Cependant, la description anatomique de cette paroi, particulièrement complexe, est ici à peine ébauchée car elle sort du cadre de cet ouvrage.

Les cornets, au nombre de trois, sont des lames osseuses allongées, enroulées sur elles-mêmes, et recouvertes de muqueuse érectile (surtout le cornet inférieur). Chaque cornet circonscrit un méat et comporte trois parties : une tête plus ou moins renflée, un corps fusiforme et une queue. Alors que les têtes sont décalées en arrière au fur et à mesure que l'on s'élève,

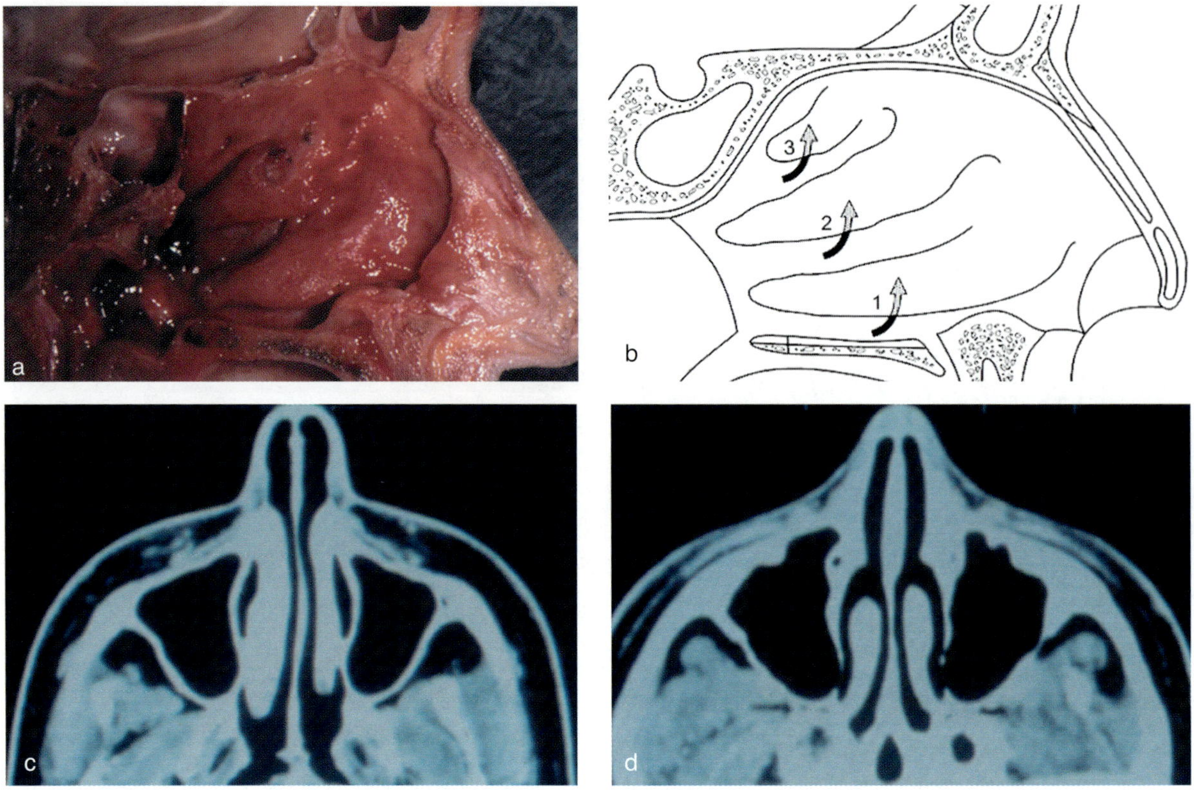

Fig. 27. Paroi latérale des fosses nasales. a) Aspect des cornets (coupe anatomique parasagittale, vue médiale des fosses nasales) (avec l'autorisation du Dr Y Saban) ; b) Cornets et leur méat respectif : 1) Inférieur, 2) Moyen, 3) Supérieur ; c et d) Aspects tomodensitométriques : cornets inférieurs et moyens (coupes axiales des fosses nasales)

les queues des cornets sont pratiquement alignées sur les choanes (Fig. 27).

Le cornet inférieur est une formation osseuse embryologiquement indépendante. Placé à la partie inférieure de la paroi latérale des fosses nasales, il est solidaire des os maxillaire et palatin. Sa tête est plaquée contre l'os maxillaire. Son corps volumineux a une convexité marquée sauf en cas de fosses nasales étroites où il prend volontiers un aspect aplati en vue frontale. Le bord inférieur est libre ainsi que la queue qui se termine à un centimètre en avant de l'orifice tubaire.

Les cornets moyen et supérieur sont d'origine ethmoïdale.

Le cornet moyen prolonge la paroi médiale de la masse latérale de l'ethmoïde (lame des cornets) qu'il déborde à ses deux extrémités. Il est solidaire des os maxillaire, ethmoïdal et palatin. Sa tête, parfois précédée de l'ager nasi correspondant au relief de la cellule ethmoïdale la plus antérieure, est libre dans la fosse nasale, clivant le flux aérien ventilatoire. La pneumatisation de la tête aboutit à la concha bullosa qui se draine dans le méat moyen. Le corps, également libre, développe parfois une courbure inversée ou paradoxale. Sa queue accolée jouxte le foramen sphénopalatin situé en arrière et au-dessus. Le cornet supé-

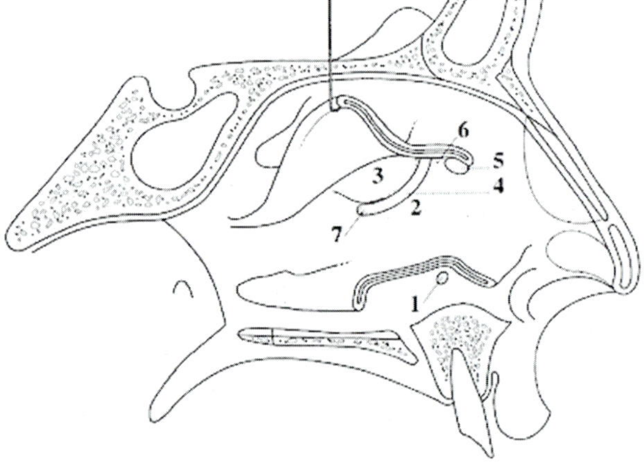

Fig. 28. Le cornet inférieur a été en partie réséqué, le cornet moyen est relevé et sa tête a été amputée. 1) Orifice du canal lacrymo-nasal, 2) Processus unciforme, 3) Bulle ethmoïdale, 4) Gouttière unci-bullaire, 5) Ager nasi, 6) Canal fronto-nasal, 7) Ostium maxillaire

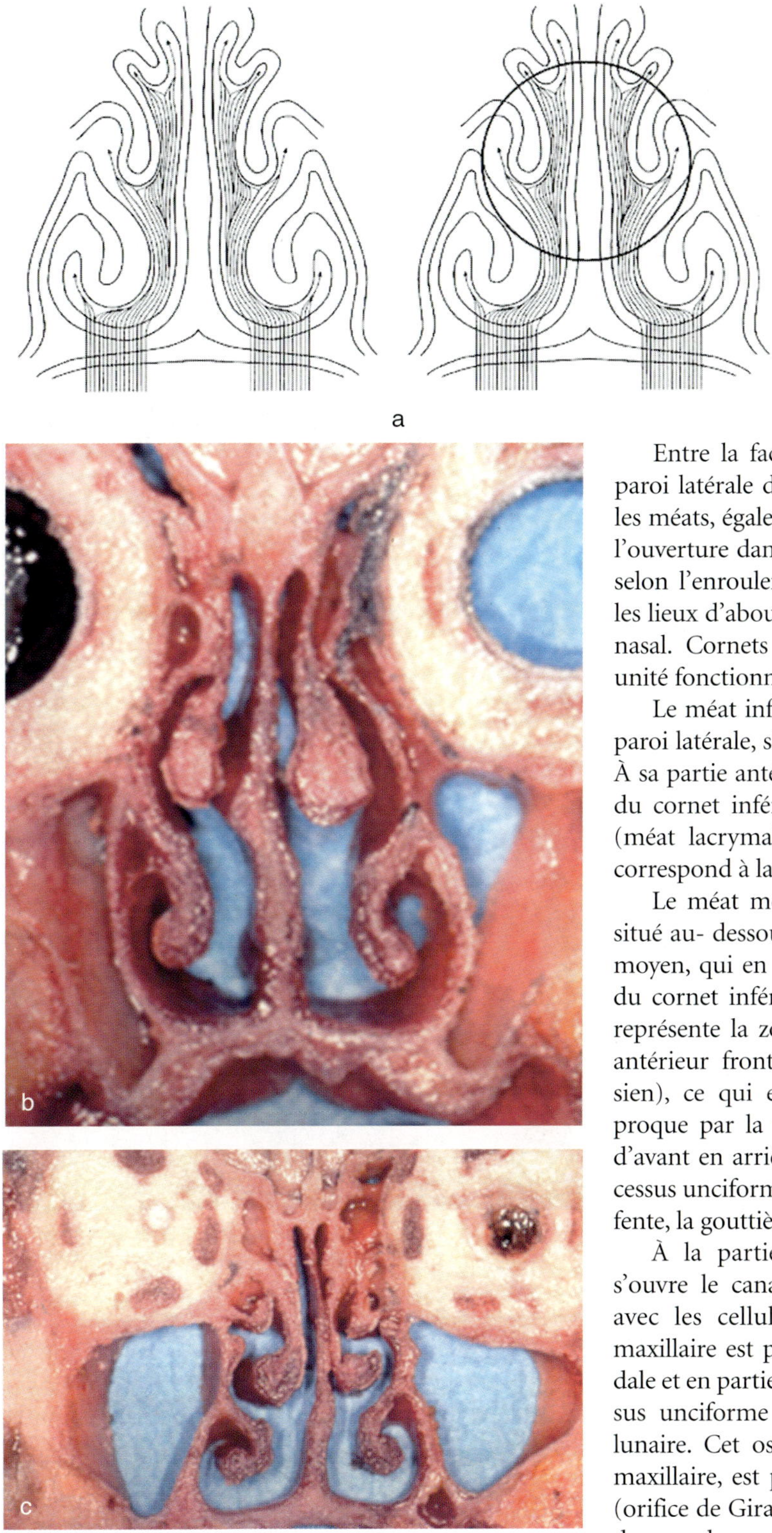

Fig. 29. Espace septo-turbinal et méats. a) Le flux aérien emprunte principalement l'espace septo-turbinal à sa partie moyenne et le méat moyen (coupe frontale des fosses nasales) ; b) Coupe frontale au 1/3 antérieur des fosses nasales ; c) Coupe frontale au 1/3 postérieur des fosses nasales (avec l'autorisation du Dr Y Saban)

rieur, rudimentaire, est solidaire uniquement de l'ethmoïde. Sa tête et son corps sont libres, sa queue est accolée.

Entre la face concave des cornets en dedans et la paroi latérale des fosses nasales en dehors, se trouvent les méats, également allongés d'avant en arrière et dont l'ouverture dans la fosse nasale est plus ou moins large selon l'enroulement du cornet. Ces méats constituent les lieux d'abouchement des sinus et du canal lacrymo-nasal. Cornets et méats forment ainsi une véritable unité fonctionnelle.

Le méat inférieur, compris entre cornet inférieur et paroi latérale, s'ouvre sur le plancher des fosses nasales. À sa partie antéro-supérieure, 1 cm en arrière de la tête du cornet inférieur, s'abouche le canal lacrymo-nasal (méat lacrymal). Sa partie postéro-supérieure mince correspond à la zone de ponction sinusienne maxillaire.

Le méat moyen, moins long que le précédent, est situé au- dessous et latéralement par rapport au cornet moyen, qui en commande l'accès et s'ouvre sur le dos du cornet inférieur. Ce méat est très important car il représente la zone de drainage de l'ensemble sinusien antérieur fronto-ethmoïdal et maxillaire (méat sinusien), ce qui explique la possibilité d'infection réciproque par la voie des ostiums. Il présente à décrire d'avant en arrière deux formations principales, le processus unciforme et la bulle ethmoïdale, séparés par une fente, la gouttière unci-bullaire.

À la partie antéro-supérieure du méat moyen, s'ouvre le canal fronto-nasal, conjointement ou non avec les cellules ethmoïdales antérieures. L'ostium maxillaire est plus bas, au dessous de la bulle ethmoïdale et en partie caché par la partie inférieure du processus unciforme et son repli muqueux, le repli semi-lunaire. Cet ostium, haut situé par rapport au sinus maxillaire, est parfois doublé par un orifice accessoire (orifice de Giraldes) situé en arrière du précédent et en dessous du processus unciforme.

Le méat supérieur, beaucoup moins long que le méat moyen, ne surmonte que la moitié postérieure du cornet moyen. Dans ce méat se drainent les cellules ethmoïdales postérieures. Le sinus sphénoïdal s'ouvre

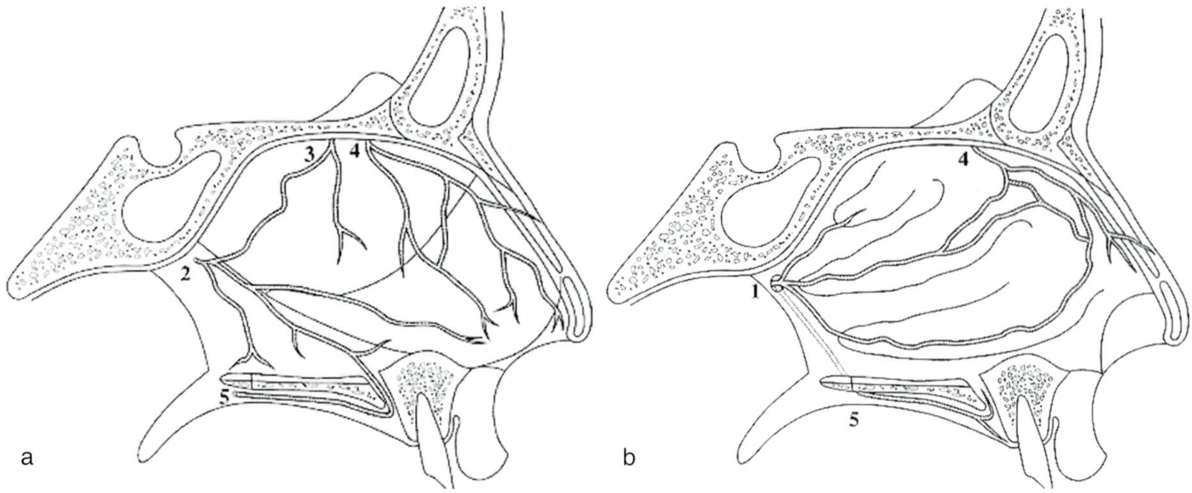

Fig. 30. Vascularisation des fosses nasales. a) Septum ou paroi médiale ; b) Paroi latérale. 1) Artère sphéno-palatine, 2) Artère naso-palatine, 3) Artère ethmoïdale postérieure, 4) Artère ethmoïdale antérieure, 5) Artère palatine descendante

plus en arrière dans le récessus sphéno-ethmoïdal (Fig. 28).

En résumé, le septum divise les fosses nasales en deux parties. Chaque partie est elle-même subdivisée en deux espaces par la portion sagittale des cornets : un espace médial septo-turbinal et un espace latéral sinuso-turbinal. Ces espaces sont étroits et ne dépassent pas 1 à 3 mm de large (Proctor et Andersen, 1982 [57]) (Fig. 29). La partie la plus étroite des fosses nasales est située entre le septum et le cornet moyen.

De même que l'auvent nasal protège les fosses nasales, les cornets peuvent être considérés comme des éléments protecteurs des ostium sinusiens et lacrymal et de la perméabilité des méats dépend en grande partie le bon fonctionnement des sinus paranasaux.

Orifice antérieur

Il correspond à l'orifice piriforme (apertura piriformis). Ce dernier, situé dans un plan oblique en bas et en arrière, est circonscrit en haut par le bord inférieur des os nasaux, en bas et latéralement par les processus frontaux des maxillaires (prémaxillaire). Sur la ligne médiane se trouve l'épine nasale antérieure. Cet orifice présente grossièrement une forme piriforme et de nombreuses variations suivant les individus et les ethnies.

Orifice postérieur

Il correspond aux choanes. Ces derniers, situés dans un plan oblique en bas et en avant, sont compris entre le bord postérieur du vomer en dedans, l'aile médiale du processus ptérygoïde en dehors, le corps du sphénoïde en haut, le bord postérieur des lames horizontales des os palatins en bas.

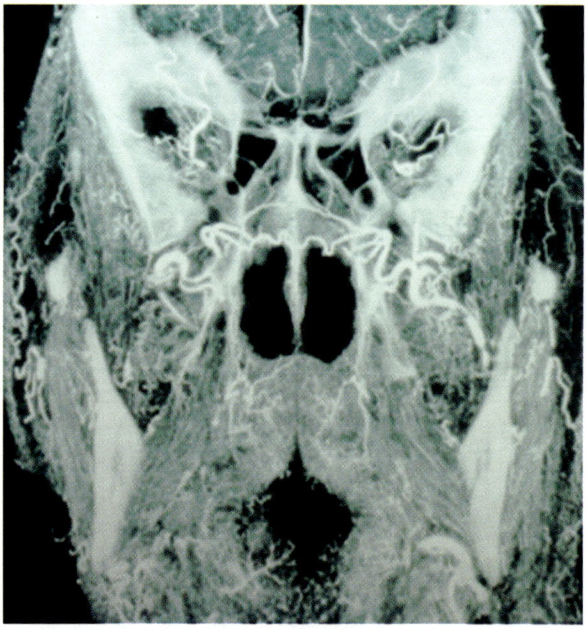

Fig. 31. Vascularisation des fosses nasales. Artère maxillaire et artère sphéno-palatine (coupe frontale des fosses nasales)

Ils présentent une forme de quadrilatères allongés verticalement et à angles arrondis. À l'extrémité postérieure des processus palatins des os palatins, et sur la ligne médiane, se trouve l'épine nasale postérieure.

Vascularisation et innervation des fosses nasales

Vascularisation

Situées aux confins cranio-faciaux, les fosses nasales dépendent à la fois des circulations intra et extracrâniennes.

Artères

Elles proviennent :

– de l'artère carotide interne (artères ethmoïdales antérieure et postérieure, branches de l'artère ophtalmique) pour la partie supérieure et antérieure des fosses nasales ;

– de l'artère carotide externe (artère sphéno-palatine, branche terminale de l'artère maxillaire) pour la partie postérieure des fosses nasales. La branche médiale de l'artère sphéno-palatine (artère naso-palatine) longe le bord antéro-supérieur du vomer et s'anastomose avec les artères ethmoïdale antérieure, palatine descendante et l'artère de la columelle, pour former la tache vasculaire du septum, source fréquente d'épistaxis.

L'artère de la sous-cloison, branche collatérale de l'artère faciale, vascularise la partie antérieure du septum. Cette particularité anatomique autorise la réalisation de lambeaux septaux muco-périchondraux, à pédicule antérieur (Burget et Menick, 1994 [5]) (Fig. 30 et 31).

Veines

Les veines (corps caverneux) jouent un rôle fondamental dans la vasomotricité et le cycle nasal. Le drainage veineux se fait par trois voies :

– les veines sphéno-palatines vers les plexus veineux ptérygoïdiens, puis vers les sinus caverneux,

– les veines ethmoïdales vers les veines ophtalmiques puis vers les sinus caverneux,

– les veines narinaires vers les veines faciales.

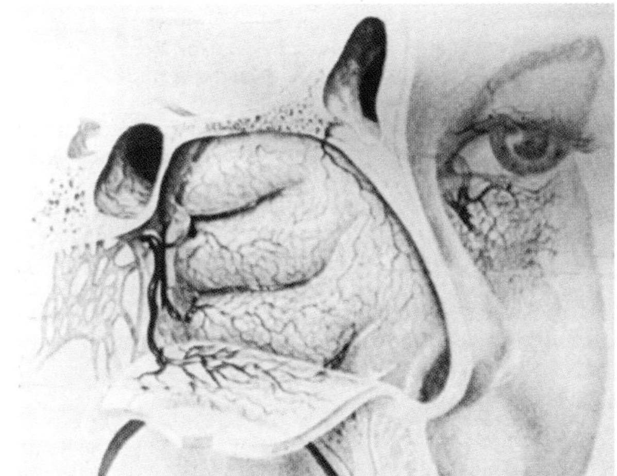

Fig. 32. Rapports veineux entre l'orbite et les fosses nasales (d'après King et Mabry)

Le conditionnement de l'air inspiré (humidification et réchauffement) se fait essentiellement aux dépens du sang veineux qui, « refroidi », se draine dans le sinus caverneux. Dans le sinus caverneux, qui reçoit également le sang veineux facial (refroidi par la transpiration), transite l'artère carotide interne qui dessine un siphon. L'absence de tunique élastique à ce niveau (Rouvière, 1954 [61]) favoriserait les échanges thermiques (et les fistules carotido-caverneuses). Le sang artériel du système cérébral antérieur se refroidirait à son tour avant d'être distribué au cerveau. La ventilation nasale participerait ainsi à la thermorégulation cérébrale (Talmant, 1992 [66]).

Sur le plan veineux, la paroi latérale des fosses nasales est solidaire de la cavité orbitaire. Les veines de l'orbite, à travers les veines ethmoïdales, le plexus du

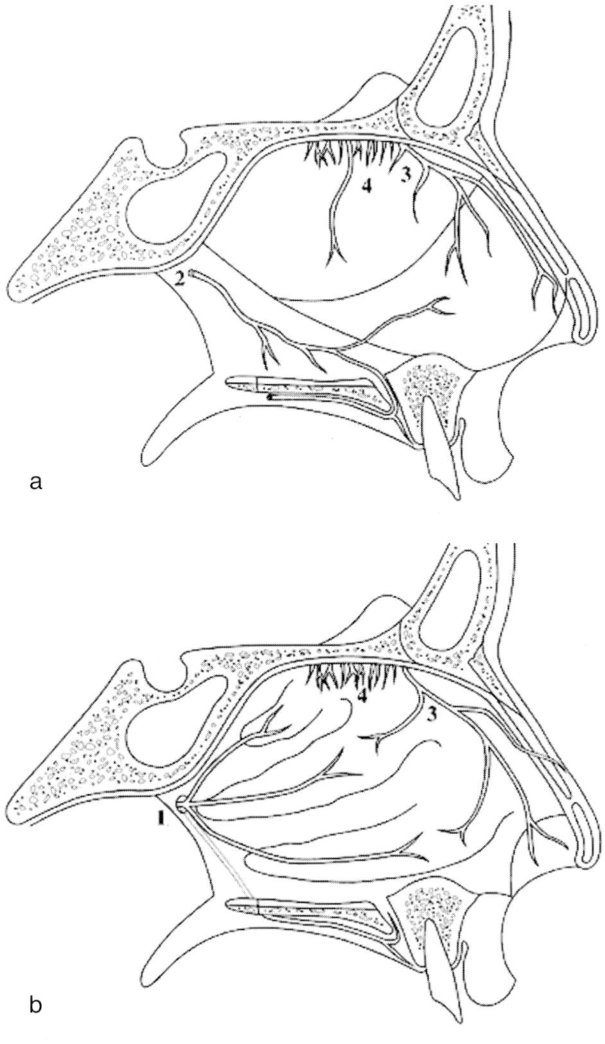

Fig. 33. Innervation des fosses nasales. a) Septum ou paroi médiale ; b) Paroi latérale. 1) Nerf sphéno-palatin, 2) Nerf naso-palatin, 3) Nerf ethmoïdal antérieur, 4) Filets du nerf olfactif (tache jaune)

canal lacrymo-nasal, les veines palpébrales et angulaires (qui se caractérisent par la réversibilité du courant sanguin), se drainent également dans les plexus veineux sphéno-palatins des fosses nasales. Toute congestion endonasale d'origine dysmorphique ou dysfonctionnelle entraînera une stase veineuse de l'orbite avec cernes (King et Mabry, 1993 [27]) et/ou avec protrusions graisseuses. La participation des cornets inférieurs au drainage orbitaire est une justification supplémentaire de l'intérêt de turbinoplasties fonctionnelles limitées à la tête ou au bord inférieur du cornet.

Lymphatiques

Les lymphatiques des fosses nasales se drainent essentiellement vers le nasopharynx, ceux des narines vers les ganglions sous-mandibulaires.

Innervation

L'innervation des fosses nasales est sensitive et sensorielle.

L'innervation sensitive est satellite du système artériel :

– le nerf sphéno-palatin, branche du nerf maxillaire (V2) innerve la partie postérieure des fosses nasales : paroi latérale des fosses nasales et septum (nerf naso-palatin) ;

– le nerf ethmoïdal antérieur, branche du nerf ophtalmique (V1), avec ses rameaux médial (septum) et latéral (paroi latérale), innerve la partie supérieure et antérieure des fosses nasales. Cela explique les anesthésies de la pointe du nez après septoplastie (Fig. 32) ;

– L'innervation sensorielle est assurée par les cellules olfactives regroupées en une zone (tache jaune) localisée à la partie supérieure des fosses nasales et du septum au-dessus d'une ligne horizontale passant par le bord libre du cornet supérieur.

L'innervation parasympathique est assurée par les nerfs grands pétreux superficiel et profond.

L'innervation sympathique est assurée à travers le ganglion sphéno-palatin par les plexus carotidiens et caverneux.

Conclusion

Le nez comprend l'auvent nasal et les fosses nasales. L'auvent nasal se compose de l'auvent nasal proprement dit, fixe (nez muqueux), et de l'auvent narinaire mobile (nez cutané). La séparation entre ces deux auvents n'est pas située au niveau des zones de jonction intercartilagineuses et intersepto-membraneuses, mais passe légèrement au dessus, par la partie supérieure de la valve nasale. Cette valve appartient anatomiquement au nez muqueux, mais dépend fonctionnellement du nez cutané. Les fosses nasales situées de chaque côté du septum sont allongées sagittalement. Leurs parois latérales ou turbinales structurées autour des cornets jouent un rôle essentiel dans la physiologie du nez.

Bibliographie

1. Aiach G, Levignac J (1986) La Rhinoplastie esthétique. Masson edit, Paris
2. Aubry M, Giraud JCH, et coll (1956) Chirurgie fonctionnelle correctrice et restauratrice du nez. Arnette, Paris
3. Bachmann W, Legler U (1972) Studies on the structure and function of the anterior section of the nose by means of luminal impressions, Acta Otolaryngol 73: 433-442
4. Beekhuis GJ, Colton JJ (1986) Nasal tip support. Arch otolaryngol 112: 726-728
5. Burget GC, Menick FJ (1994) Aesthetic Reconstruction of the nose, 1994. Mosby 615 p
6. Cannoni M (1968) La chirurgie correctrice de la pointe du nez. Thèse médecine, Marseille
7. Cole P, Haight JSJ, Cooper PW, and all (1983) A computed tomographic study of nasal mucosa: effects of vasoactive substances. J Otolaryngol 12: 58-60
8. Converse JM (1955) The cartilaginous structures of the nose. Ann Otol 64: 220-229
9. Converse JM (1970) Reconstructive Plastic Surgery. Vol II, Saunders Cy, Philadelphia 962 p
10. Cottle MH (1955) The structure and function of the nasal vestibule. Arch Otolaryngol 62: 173-181
11. Cottle MH, Loring RM, Fischer GG, Gaynon IE (1958) The « maxilla-premaxilla » approach to extensive nasal septum surgery. Arch Otolaryngol 60: 301-314
12. Cottle MH (1964) An introduction to conservative septum-pyramid surgery. Int Rhinology 2: 11-24
13. Dambrain R (1993) Microanatomie du squelette céphalique, in Stricker M, Raphael B Croissance Craniofaciale normale et pathologique. Morfos, Reims 191-233
14. Daniel RK (1992) The nasal tip, anatomy and aesthetics. Plast Reconstr Surg 89: 216-224
15. Delaire J, Chateau JP (1977) Comment le septum nasal influence-t-il la croissance pré-maxillaire et maxillaire. Rev Stomato 78: 241-254
16. Denecke HJ, Meyer R (1967) Plastic surgery of head and neck. Vol 1: Corrective and reconstructive rhinoplasty, Springer-Verlag, New York
17. Dion MC, Jafek BW, Tobin CE (1978) The anatomy of the nose. Arch Otolaryngol 104: 145-150
18. Duchenne de Boulogne (1862) GBA: Mécanisme de la physionomie humaine. Asselin edit, Paris
19. Eisler P (1912) Die Muskeln Des Stammes. Verlag Von Gustav Fischer, Jena
20. Fred GB (1955) Role of depressor septi nasi muscle in rhinoplasty. Arch Otolaryngol 62: 37-41
21. Friot JM (1973) Correction des nez hypertrophiques ou déviés par mobilisation conservatrice de l'auvent nasal. Thèse médecine, Nancy
22. Gray VD (1970) Physiologic returning of the upper lateral cartilage. Rhinology 8: 56-59

23. Griesman BL (1944) Muscles and cartilages of the nose from the standpoint of a typical rhinoplasty. Arch Otolaryngol 43: 334-341
24. Gunter JP (1969) Anatomical observations of the lower lateral cartilages. Arch Otolaryngol 89: 599-601
25. Janeke JB, Wrigth WK (1971) Studies on the support of the nose tip. Arch Otolayngol 93: 458-464
26. Jost G, Meresse B, Torossian F (1973) Étude de la jonction entre les cartilages latéraux du nez. Ann Chir Plast 18: 175-182
27. King HC, Mabry RL (1993) A practical guide to the management of nasal and sinus disorders. Thieme, New York
28. Krmpotic-Nemanic J, Kostovic I, Rudan P (1972) Aging changes of the form and infrastructure of the external nose and its importance in rhinoplasty, in Conley J, Dickinson J T: Plastic and Reconstructive Surgery of the face and neck, Georg Thieme Verlag, Stuttgart, vol1: Aesthetic Surgery 84-91
29. Krogman WM, McGregor J, Frost B (1948) A problem in human skeletal remains. F B I Law Enforcement Bull 17: 7-12
30. Lang JL (1989) Clinical Anatomy of the Nose. Nasal cavities and Paranasal Sinuses. Thieme, New York
31. Latham RA (1970) Maxillary development and growth: the septo-premaxillary ligament. J Anat 107: 471-478
32. Laude M, Boudin G, Libersa JC (1978) Anatomie mésoscopique des muscles péri-buccaux: L'Orthodontie Fr 49: 863-869
33. Lejoyeux J (1985) Nez et personnalité. Rev Orthop Dento Faciale 19: 65-82
34. Lejoyeux J (1991) Les 9 clefs du visage. Solar, Paris 105
35. Le Pesteur J, Firmin F (1977) Réflexions sur l'auvent cartilagineux nasal. Ann Chir Plast 22: 1-9
36. Lessard ML, Daniel RK (1985) Surgical anatomy of septorhinoplasty. Arch Otolaryngol 111: 25-29
37. Letourneau A, Daniel RK (1988) The superficial musculoaponévrotic system of the nose. Plast and Reconst Surg 82: 48-57
38. Levet Y (1987) Comparative anatomy of cutaneous muscles of the face. Aesth Plast Surg 11: 177-179
39. Lightoller GHS (1925) Facial muscles, Journal of Anatomy 60, 1-85
40. Lipsett EM (1959) A new approach to the surgery of the lower cartilaginous vault. Arch of otolaryngol 70: 52-57
41. McCollough EG, Mangat D (1981) Systematic approach to correction of the nasal tip in rhinoplasty. Arch Otolaryngol 107: 12-16
42. Mc Kinney P, Johnson P, Walloch J (1986) Anatomy of the nasal hump. Plast Reconstr Surg 77: 404-405
43. Mc Kinney P, Cunningham BL (1989) Rhinoplasty. Churchill Livingstone, New York
44. Mann DG, Sasaki CT, Suzuki M, Fukuda H, Hernandez JR (1877) Dilator naris muscle. Ann Otol 86: 362-370
45. Mahe E, Camblin J (1974) Le muscle dépresseur de la pointe. Ann Chir Plast 19: 257-264
46. Masing H (1970) The air space in the nose. Rhinology 8: 17-26
47. Masing H (1977) Functional aspects in septal plasty. Rhinology 15: 167-172
48. Mink PJ (1933) Le jeu des ailes du nez. Ann Otolaryngol 3: 1203-1210
49. Mitz V, Ricbourg B, Lassau JP (1973) Les branches faciales de l'artère faciale chez l'adulte. Ann Chir Plast 18: 339-350
50. Mouret J (1922) Le schéma des masses latérales de l'ethmoïde. Rev Laryngol Otol Rhinol 1, 6-22
51. Natvig P, Setter LA, Gingrass RP, Gardner WD (1971) Anatomical details of the osseous-cartilaginous framework of the nose. Plast Reconstr Surg 48: 528-532
52. Parkes ML, Brennan HG (1970) High septal transfixion to shorten the nose. Plast and Reconst Surg 45: 487-492
53. Pessa JE (1992) Improving the acute nasolabial angle and medial nasolabial fold by levator alae muscle resection. Ann Plast Surg 29: 23-30
54. Pitanguy I (1965) Surgical importance of a dermocartilaginous ligament in bulbous noses. Plast Reconstr Surg 36: 247-253
55. Poirier P, Charpy A, Nicolas A (1912) Traité d'anatomie humaine. Masson édit, Paris
56. Potiquet (1892) Étude critique sur les déviations de la cloison nasale. La Medecine Moderne 11: 153-159 et 12: 169-172
57. Proctor DF Andersen IB (1982) The Nose. Elsevier Biomedical Press, Amsterdam 30-31
58. Rees TD, Wood-Smith D (1973) Cosmetic Facial Surgery. Saunders, Philadelphia
59. Rees TD (1980) Aesthetic Plastic Surgery. Vol1, Saunders, Philadelphia
60. Rohrich RJ, Gunter JP, Friedman RM (1995) Nasal blood supply: An anatomic study validating the safety of the transcolumellar incision in rhinoplasty, Plast and Reconst Surg, 95: 795-799
61. Rouviere H (1954) Anatomie humaine, Masson edit, Paris
62. Unger M (1965) Architecture of the nasal septum: how deviations are formed. Laryngoscope 75, 322-332
63. Sénéchal G (1975) La rhinoplastie. Arnette, Paris p8
64. Sheen J H, Sheen A: Aesthetic Rhinoplasty, Vol 1 et 2, Mosby cy, St Louis, 1987.
65. Takahashi R, Uchida A (1971) A collection of Ear, Nose and Throat Studies. Department of Otorhinolaryngology. Jikei University School of Medicine, Tokyo 104-114
66. Talmant J (1992) Du rôle des fosses nasales dans la thermorégulation cérébrale. Déductions thérapeutiques. Rev. Orthop. Dento fac. 26: 51-59
67. Tarabichi M, Fanous N (1993) Finite element analysis of airflow in the nasal valve. Arch. Otolaryngol Head neck Surg. 119, 638-642
68. Tardy ME, Brown RJ (1990) Surgical Anatomy of the Nose. Raven Press, New York 106p
69. Terracol J, Ardouin P, et coll (1965) Anatomie des fosses nasales et des cavités annexes. Maloine, Paris
70. Terrier G (1978) L'endoscopie rhinosinusale moderne. Inpharzam, Suisse
71. Terrier G (1987) Les repères anatomiques de l'ethmoïde. J Fr Oto-rhino-laryngol 36: 125-132
72. Testut L (1921) Traité d'anatomie humaine. Doin édit, Paris
73. Tisserant J (1984) La valve nasale. Thèse médecine, Nancy
74. Tisserant J, Wayoff M (1986) la valve nasale. Cahiers d'ORL 21: 241-282
75. Toriumi DM, Mueller RA, Grosh T, Bhattacharyya TK, Larrabee WF (1996) Vascular anatomy of the nose and the external rhinoplasty approach. Arch Otolaryngol Head and neck Surg 122: 24-34
76. Wayoff M (1969) Quelques vérités premières sur l'anatomie et la physiologie de la pyramide nasale. J F ORL 18: 273-275
77. Wustrow F (1951) Schwellkörper am Septum nasi. Ztschr Anat 116: 139-142
78. Zelnick J, Gringrass PR (1979) Anatomy of the alar cartilage. Plast Reconstr Surg 64: 650-653
79. Zuckerkandl E (1895) Anatomie normale et pathologique des fosses nasales. T I et II, Masson, Paris

V
Anatomie artistique

Situé au milieu du visage et propre à l'homme, le nez, organe de l'olfaction et de la respiration, contribue également à l'expression, à la physionomie et à l'harmonie du visage.
Sa représentation mentale intervient pour une part importante dans le schéma corporel de l'individu et la perception de sa propre esthétique.
Les formes et les dimensions du nez sont très variables suivant les origines ethniques et les individus.
Chaque époque et chaque société ont leurs propres canons de beauté. Dans la société contemporaine occidentale, esthétique et beauté sont indissociables des notions d'harmonie, d'équilibre et de symétrie. A l'étude déjà ancienne des lignes, des angles et des proportions de la face, s'est ajoutée plus récemment l'étude des courbes, des volumes ainsi que celle des jeux d'ombre et de lumière. L'étude de la beauté figée s'est enrichie de l'étude de la beauté en mouvement.
La société médiatique privilégie les yeux et la bouche et gomme la valeur esthétique, expressive et symbolique du nez. Les critères de beauté du nez sont devenus sa petitesse, sa discrétion, en dernier lieu son inapparence et son inexistence (Clair, 1992 [8]). L'obtention de ces critères de beauté se fait souvent aux dépens de la fonction nasale.
Le nez ne peut être considéré et traité indépendamment des autres structures de la face, notamment celles de la région médiofaciale. Les critères morphologiques de normalité de la face doivent ainsi être envisagés conjointement à ceux du nez.

1 – Critères morphologiques de normalité de la face

La face est idéalement symétrique et bien proportionnée, mais l'esthétique faciale peut s'accommoder de faibles degrés d'asymétrie, sauf au niveau du nez.

* Les proportions verticales idéales se caractérisent par une égalité de hauteur des trois étages de la face, mesurés sur la ligne médiane (Léonard de Vinci) :

– l'étage supérieur (frontal) correspond au front, de la ligne d'implantation des cheveux (Trichion) à la glabelle (Ophryon : point d'intersection de la ligne passant par le bord supérieur des sourcils avec le plan sagittal médian). Quand la ligne d'implantation des cheveux est absente, la hauteur de cet étage est déterminée par rapport aux deux autres pris comme référence ;
– l'étage moyen (naso-orbito-maxillaire) correspond au nez et aux orbites, de la glabelle au

point Sous-Nasal (point le plus haut et le plus reculé de l'angle naso-labial entre columelle et lèvre supérieure). Le nez est compris entre deux horizontales passant par les extrémités des pavillons des oreilles. Sa hauteur idéale est égale à la distance interpupillaire, soit environ à 45 % de la largeur de la face ;
- l'étage inférieur (maxillo-mandibulaire) est compris entre le point sous-nasal et la projection cutanée du point Menton osseux (point le plus inférieur de la symphyse mentonnière).

Cet étage est lui-même divisé par une ligne passant par les commissures labiales et le Stomion en deux parties inégales :
- lèvre supérieure : 1/3 supérieur,
- lèvre inférieure et menton : 2/3 inférieurs. Le sillon labio-mentonnier divise lui-même cet étage en deux parties égales.

L'étage inférieur peut également être divisé en deux parties égales par une ligne passant par le bord inférieur du vermillon inférieur (Fig. 1).

* Les proportions transversales normales se caractérisent par une égalité de longueur de la distance intercanthale médiale, de l'écart des ailes du nez et des fentes palpébrales.

Esthétiquement, une face ronde peut « supporter » un nez légèrement plus large et plus court, une face ovale ou triangulaire peut supporter un nez plus étroit et plus long.

* Les proportions sagittales normales sont caractérisées chez le sujet orthofrontal par un profil labio-mentonnier tel que la lèvre supérieure est un peu en avant de la lèvre inférieure, laquelle est elle-même un peu en avant du versant antérieur du menton. L'ensemble des éléments labio-mentonniers s'inscrit entre les plans frontal antérieur (perpendiculaire au plan de Francfort passant par la glabelle) et frontal postérieur (perpendiculaire au plan de Francfort passant par le point infra-orbitaire) (Fig. 2). Chez les sujets transfrontaux et cisfrontaux, les rapports entre lèvres et menton sont les mêmes mais ces éléments anatomiques sont globalement plus en avant ou plus en arrière que chez le sujet orthofrontal (Fig. 2).

Les relations entre nez, lèvre et menton peuvent aussi être appréciées par rapport aux lignes de Ricketts et/ou de Steinert entre autres :

Ricketts (1960, [27]) : pointe du nez-Pogonion cutané (projection cutanée du point le plus antérieur de la symphyse mentonnière) : les lèvres supérieure et inférieure se situent respectivement à 3 et 2 mm en arrière de cette ligne (la lèvre supérieure, normalement procidente par rapport à l'inférieure, est légèrement en retrait par rapport à cette ligne) (Fig. 3).

Steiner (1959, [30]) : bord inférieur du nez (milieu du S italique)-Pogonion cutané : normalement les lèvres sont tangentes ou peu éloignées et à égale distance de cette ligne (Fig. 3).

Esthétiquement un nez retroussé est plus harmonieux avec un petit menton, un grand nez avec un grand menton.

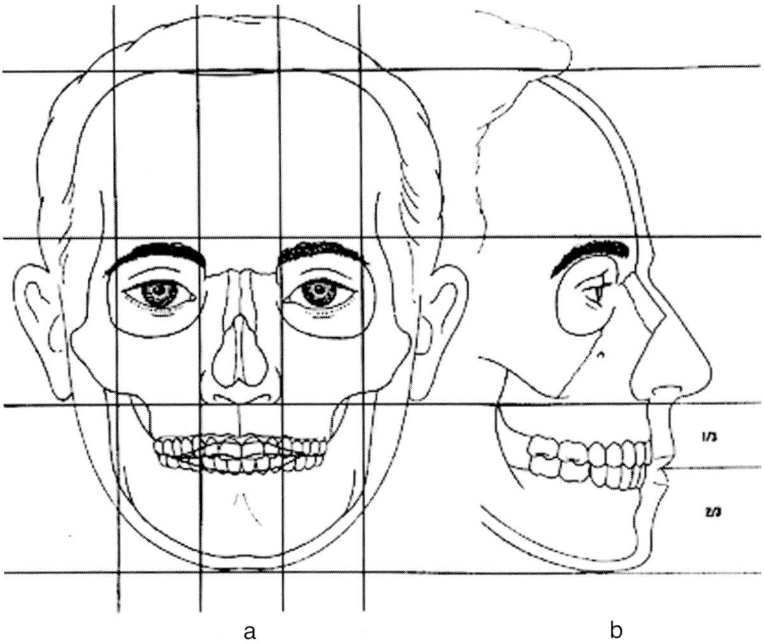

Fig. 1. Critères morphologiques de normalité de la face. a) Vue de face ; b) Vue de profil

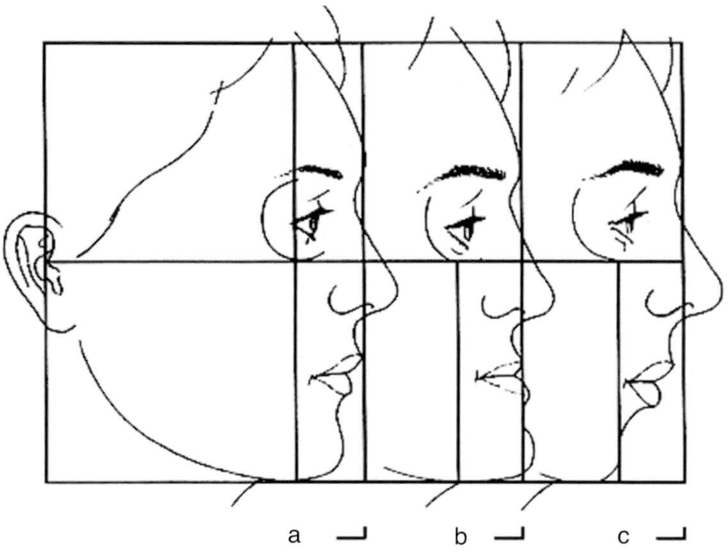

Fig. 2. Critères morphologiques de normalité de la face. Plans frontal antérieur (perpendiculaire au plan de Francfort passant par la glabelle) et frontal postérieur (perpendiculaire au plan de Francfort passant par le point infra-orbitaire). a) Sujet orthofrontal ; b) Sujet transfrontal ; c) Sujet cisfrontal

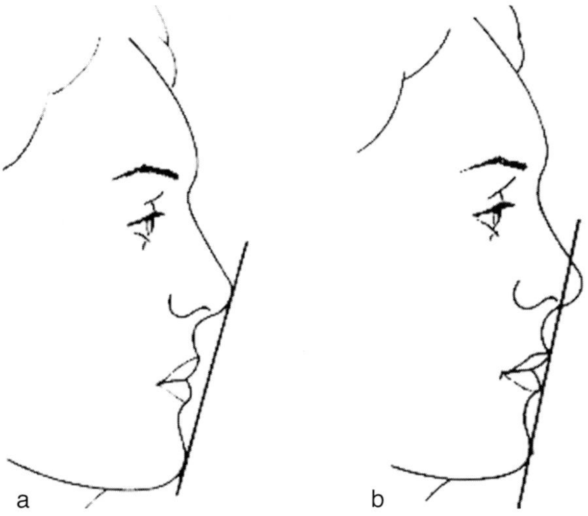

Fig. 3. Critères morphologiques de normalité du nez. a) Ligne de Ricketts ; b) Ligne de Steinert

2 – Critères morphologiques de normalité du nez

Le nez présenté par Gonzalez-Ulloa et coll. (1954, [15]) comme une unité esthétique de la face, se décompose lui-même en plusieurs sous-unités topographiques, qui sont la traduction au niveau de la peau de l'infrastructure ostéo-cartilagineuse sous-jacente. Ces sous-unités correspondent, au niveau de l'auvent nasal, au dorsum et aux faces latérales du nez, au niveau de l'auvent narinaire à la pointe et aux ailes du nez. Leur connaissance est importante aussi bien dans la chirurgie nasale à visée réparatrice (Burget et Menick, 1985 [5] et 1994 [6]) que dans la chirurgie à visée esthétique (Fig. 4).

Dorsum

Le dorsum n'est pas une arête mais une surface rectangulaire allongée de la racine à la pointe du nez. En effet, le nez a davantage la forme d'un M que d'un A (Fig. 5).

Racine du nez

Située entre les orbites, sous la glabelle, la racine du nez est marquée par le creux fronto-nasal. Soulignée parfois par une ride horizontale liée à la contraction des muscles procerus, elle se projette habituellement à hauteur du pli palpébral supérieur.

Sa situation verticale conditionne la forme du creux fronto-nasal et la longueur apparente du nez. La racine haut située s'accompagne d'un comblement du creux fronto-nasal et le nez paraît long (nez grec dans le prolongement du front).

La racine bas située s'accompagne d'un creux fronto-nasal marqué et le nez paraît court.

Le creux fronto-nasal correspond approximativement au point Nasion (situé au milieu de la suture fronto-nasale) à une profondeur d'environ 4 mm par rapport au plan frontal antérieur.

La largeur de la racine du nez, inscrite entre les lignes courbes qui unissent les rebords supra-orbitaires (bords inférieurs du sourcil) aux faces latérales du nez, détermine l'aspect de la région intercanthale et indirectement, celui du regard (Fig. 5).

Dorsum proprement dit

– De face, le dorsum est limité par deux lignes courbes régulières qui s'étendent des rebords supra-orbitaires à la pointe du nez où elles divergent légèrement pour se terminer sur chaque dôme des cartilages

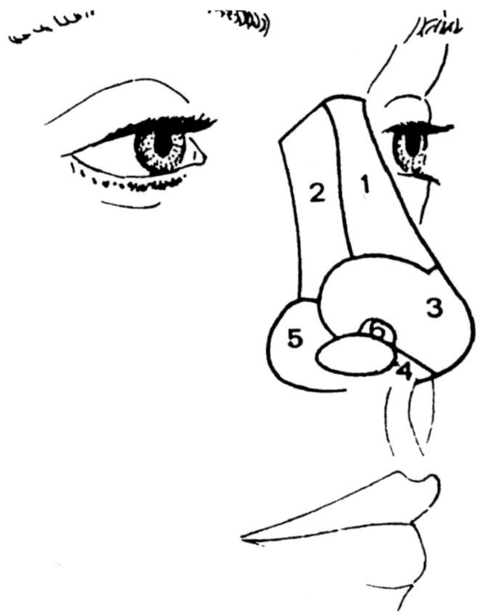

Fig. 4. Critères morphologiques de normalité du nez. Sous-unités topographiques. 1) Dorsum, 2) Face latérale du nez, 3) Pointe du nez (lobule), 4) Pointe du nez (columelle), 5) Aile du nez, 6) Fossette narinaire (triangle mou) (vue de 3/4 d'après Burget et Menick)

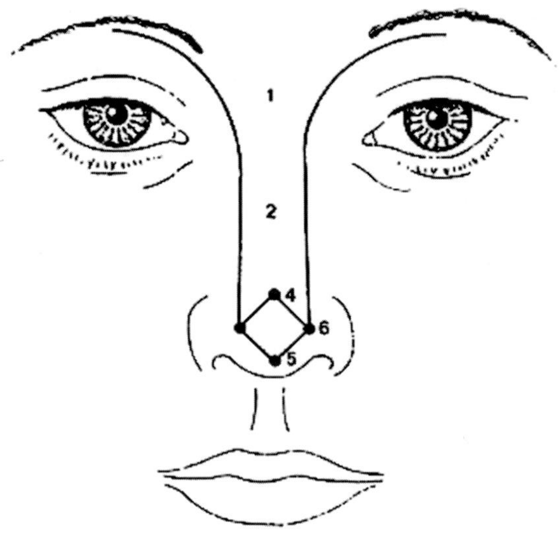

Fig. 5. Critères morphologiques de normalité du nez. 1) Racine ou creux fronto-nasal, 2) Dorsum du nez, 3) Pointe du nez, 4) Jonction dorsolobulaire (supratip), 5) Jonction columello-lobulaire (infratip), 6) Dôme (vue de face)

inférieurs (Fig. 5). Il doit être en parfaite rectitude et suffisamment projeté pour donner l'apparence d'un nez étroit et d'une distance intercanthale normale : l'abaissement excessif du dorsum entraîne une perte de continuité des lignes courbes latérales et l'apparence d'un nez large modifiant l'aspect du regard (impression de téléorbitisme).

– De profil, le dorsum du nez forme avec une ligne joignant front (Ophryon) et menton (Pogonion, variable avec la position du menton) l'angle naso-facial (30° environ) (Fig. 1, 6 et 7). Souvent, ce qui apparaît être un nez proéminent, est en réalité dû à un défaut de projection du menton qui doit être corrigé par une mentoplastie d'augmentation.

Chez l'adulte, une bosse naturelle siège souvent à la jonction ostéo-cartilagineuse (point Rhinion : partie la plus basse des os nasaux). Un nez légèrement convexe paraît toujours plus long qu'un nez légèrement concave (Fig. 8). La bosse accentue l'angle fronto-nasal.

– De 3/4, il existe une ligne courbe continue s'étendant du rebord supra-orbitaire au dôme du cartilage inférieur. Cette incidence permet d'apprécier les rapports et les proportions très variables entre nez osseux et nez cartilagineux (Fig. 5).

Esthétiquement, il existe une grande variété de nez normaux en hauteur, longueur et largeur, sachant que le nez est naturellement plus proéminent et plus long chez l'homme.

Un sujet de grande taille peut supporter davantage un grand nez, un sujet de petite taille peut supporter davantage un petit nez. La longueur du nez doit être proportionnée à sa hauteur. Ainsi, une diminution de hauteur doit souvent être associée à un raccourcissement par ouverture de l'angle naso-labial.

Faces latérales du nez

Situées de chaque coté du dorsum, de forme trapézoïdale, les faces latérales se continuent en pente douce avec les joues dont elles sont séparées par les plis naso-jugaux, davantage soulignés par les jeux d'ombre et de lumière que par un pli proprement dit. Leur pente détermine la largeur de l'auvent nasal.

Pointe du nez

Elle correspond aux cartilages inférieurs qui définissent le lobule et la columelle. Le soutien et la projection de la pointe du nez sont essentiels pour obtenir un bon résultat esthétique et fonctionnel.

Lobule

Le lobule s'inscrit dans un losange dont les sommets sont situés sur la dépression supra-lobulaire, les dômes et le haut de la columelle (Fig. 5).

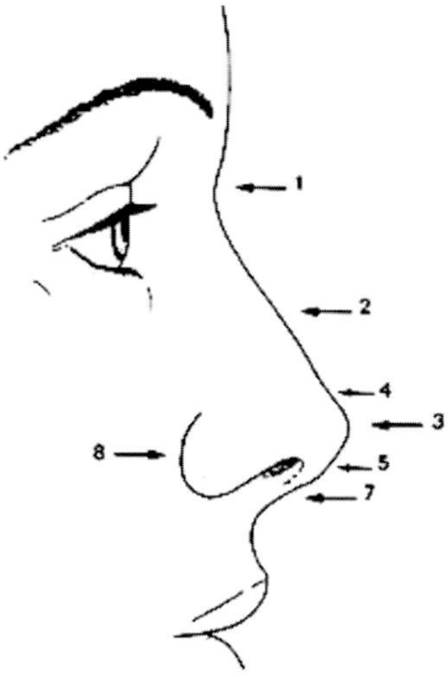

Fig. 6. Critères morphologiques de normalité du nez. 1) Racine ou creux fronto-nasal, 2) Dorsum du nez, 3) Pointe du nez (tip defining point : TDP), 4) Jonction dorsolobulaire (supratip), 5) Jonction columello-lobulaire (infratip), 6) Columelle, 7) Aile du nez (vue de profil)

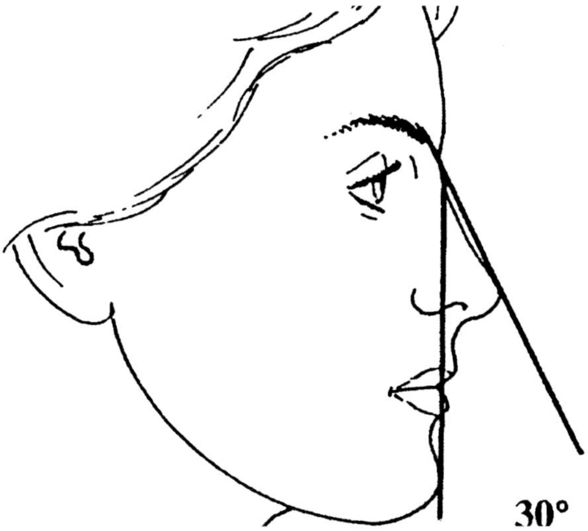

Fig. 7. Critères morphologiques de normalité du nez. Angle naso-facial (30° environ)

– De face, la pointe du nez apparaît comme le prolongement du dorsum dont elle est séparée par une dépression supra-lobulaire.
– De profil, la pointe du nez est le point le plus projeté du profil nasal (Tip Defining Point : TDP). Elle se détache du dorsum dont elle est séparée par une légère dépression de 1 à 2 mm qui correspond au triangle faible médian. Cette dépression supra-lobulaire (supratip) est plus marquée chez la femme que chez l'homme.

La pointe du nez se détache également de la columelle au niveau de la pliure infra-obulaire des crus médiale (infratip). Cet angle columello-lobulaire réalise avec le dos de la pointe du nez le « double break » des auteurs anglo-saxons. Si la pointe du nez prolonge directement le dorsum ou la columelle, le nez apparaît inesthétique et sans caractère (Fig. 6).
– De 3/4, les quatre points qui limitent le lobule réalisent deux triangles équilatéraux opposés par leur base. Le sommet du triangle supérieur est la jonction dorso-lobulaire (supratip), le sommet du triangle inférieur est la jonction columello-lobulaire (infratip). Le dôme du cartilage controlatéral apparaît comme la partie la plus projetée de la silhouette nasale.

Le lobule est séparé des ailes du nez par un sillon peu marqué.

De chaque coté du lobule, le bord inférieur du dôme et le bord narinaire délimitent une facette, le triangle mou, qui doit être soigneusement préservé lors de la chirurgie de la pointe du nez.

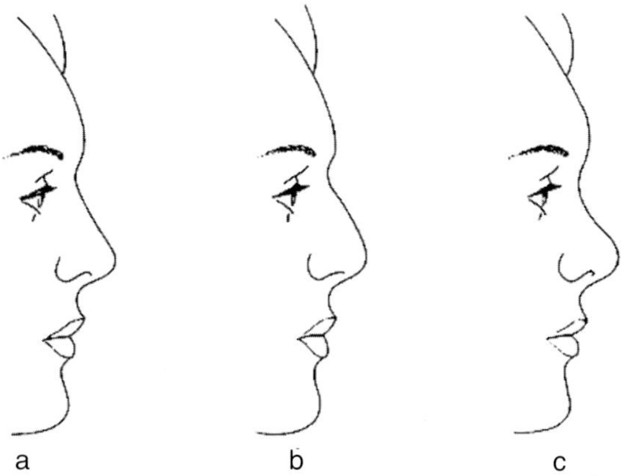

Fig. 8. Critères morphologiques de normalité du nez. Par rapport à un nez normal (a), un nez légèrement convexe (b) paraît toujours plus long qu'un nez légèrement concave (c)

Columelle (sous-cloison)

Partie médiane de la base du nez, elle est comprise entre lobule et lèvre supérieure (philtrum) avec laquelle elle constitue le complexe columello-labial.
– En vue inférieure, la base du nez s'inscrit dans un triangle isocèle dont la base égale la hauteur et dont l'angle supérieur mesure approximativement 30°. Chez les sujets d'origine caucasienne, la largeur de l'orifice piriforme correspond aux 3/5 de la largeur de la base du nez.

La columelle est trois fois plus longue que l'épine nasale antérieure. Elle présente trois parties sensiblement égales : une lobulaire, au dessus d'une ligne passant par le sommet des narines, une intermédiaire étroite et une basale plus large (Fig. 9).

– De face, la base du nez a l'aspect d'une « mouette en vol », la columelle formant le corps, le bord caudal des cartilages inférieurs, les ailes. Les orifices narinaires sont visibles.

– De profil, la columelle légèrement convexe vers le bas est parallèle au rebord narinaire qu'elle dépasse de 2 à 3 mm. Elle rejoint la lèvre supérieure en un point (point Sous-Nasal), situé 2 à 3 mm en avant de la jonction alo-labiale. La longueur de la columelle est supérieure de 2 à 3 mm à celle de la lèvre supérieure (Fig. 6).

La columelle forme avec la lèvre l'angle naso-labial ouvert en avant (90° à 100° chez l'homme, 105 à 110° chez la femme) (Fig. 9). Cet angle est important sur le plan esthétique mais aussi fonctionnel (Sheen, 1978 [29]) : un angle naso-labial normal permet à l'air de pénétrer dans le vestibule narinaire dans les meilleures conditions. Un angle trop fermé (cas de certains nez matures) entraînera une gêne à la pénétration de l'air.

Esthétiquement, une lèvre courte appelle un nez court ou retroussé ; une lèvre longue appelle un nez long.

Au sourire, les muscles peauciers labiaux et périnasaux peuvent modifier légèrement la morphologie et les proportions des volumes du nez. On peut noter, au sourire franc, le creusement et l'incurvation du pli naso-jugal (musculus zygomaticus major), un léger écartement (musculus zygomaticus major) et une ascension des ailes du nez (musculus levator labii superioris alaeque nasi, musculus levator labii superioris) ainsi qu'une ascension relative de la base de la columelle par rapport à la pointe du nez (par compression du muscle dépresseur du septum par le muscle orbiculaire qui le recouvre). Ainsi, l'impression de pointe plongeante peut s'accentuer au sourire (Fig. 11).

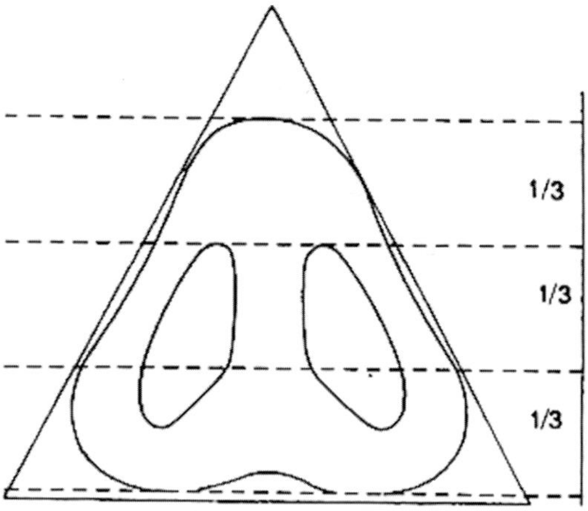

Fig. 9. Critères morphologiques de normalité du nez. Base du nez. La columelle présente trois parties sensiblement égales.

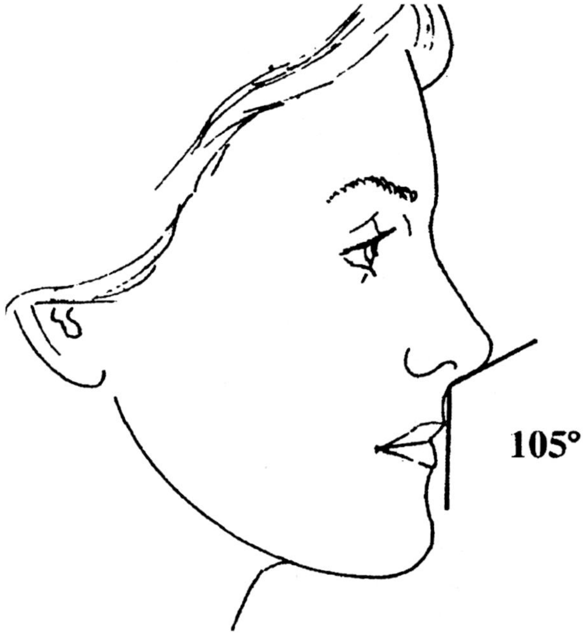

Fig. 10. Critères morphologiques de normalité du nez. Angle naso-labial (90° à 100° chez l'homme, 105 à 110° chez la femme).

Ailes narinaires

Elles limitent en dehors les orifices narinaires. La jonction entre auvent narinaire et joue est marquée par un pli (pli alo-jugal) en continuité avec le pli naso-jugal et le pli labio-jugal (Fig. 6).

L'orifice narinaire a une forme allongée à grosse extrémité postérieure avec un axe oblique en avant et en dedans. Son plus grand diamètre est un peu plus long que la hauteur du lobule. Le rapport entre aile narinaire et lobule est égal à un (Fig. 10).

3 – Ombres et lumières

Le nez harmonieux est fait de proportions idéales et symétriques, d'ombres et de lumières. La surface nasale présente des reliefs qui accrochent la lumière et des dépressions qui cernent l'ombre.

Les reflets lumineux sont liés autant à l'infrastructure ostéo-cartilagineuse sous-jacente qu'à l'épaisseur et à la tension cutanée. En effet, si la peau est trop

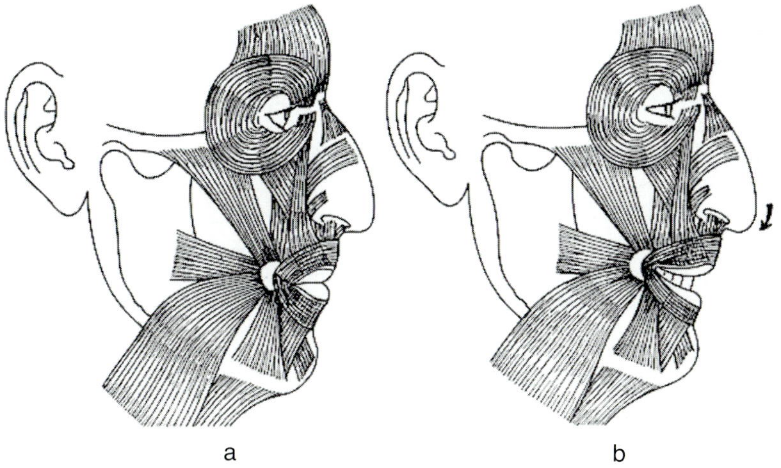

Fig. 11. Modification du nez au sourire. a) Au repos ; b) Au sourire : la pointe du nez plonge.

épaisse ou ne s'applique pas suffisamment, les reliefs s'estompent, ce qui souligne l'intérêt d'employer alors des greffes d'apposition pour redéfinir le dorsum ou la pointe. Les reflets lumineux sont particulièrement nets au niveau des bords latéraux du dorsum depuis la racine jusqu'aux dômes. Ils sont également visibles sous forme de points lumineux au niveau des dômes et de l'aile du nez.

Les zones d'ombre existent sur les faces latérales et sur la pointe, au dessus et en dehors des dômes. Elles séparent la pointe des faces latérales et des ailes. L'ombre de la dépression supra-lobulaire marque la limite entre pointe et dorsum. Le triangle mou constitue une petite dépression ombreuse entre le bord caudal du cartilage inférieur, au niveau du dôme, et le bord narinaire.

Toute rupture des lignes naturelles entraîne une modification des reflets lumineux qui souligne l'anomalie.

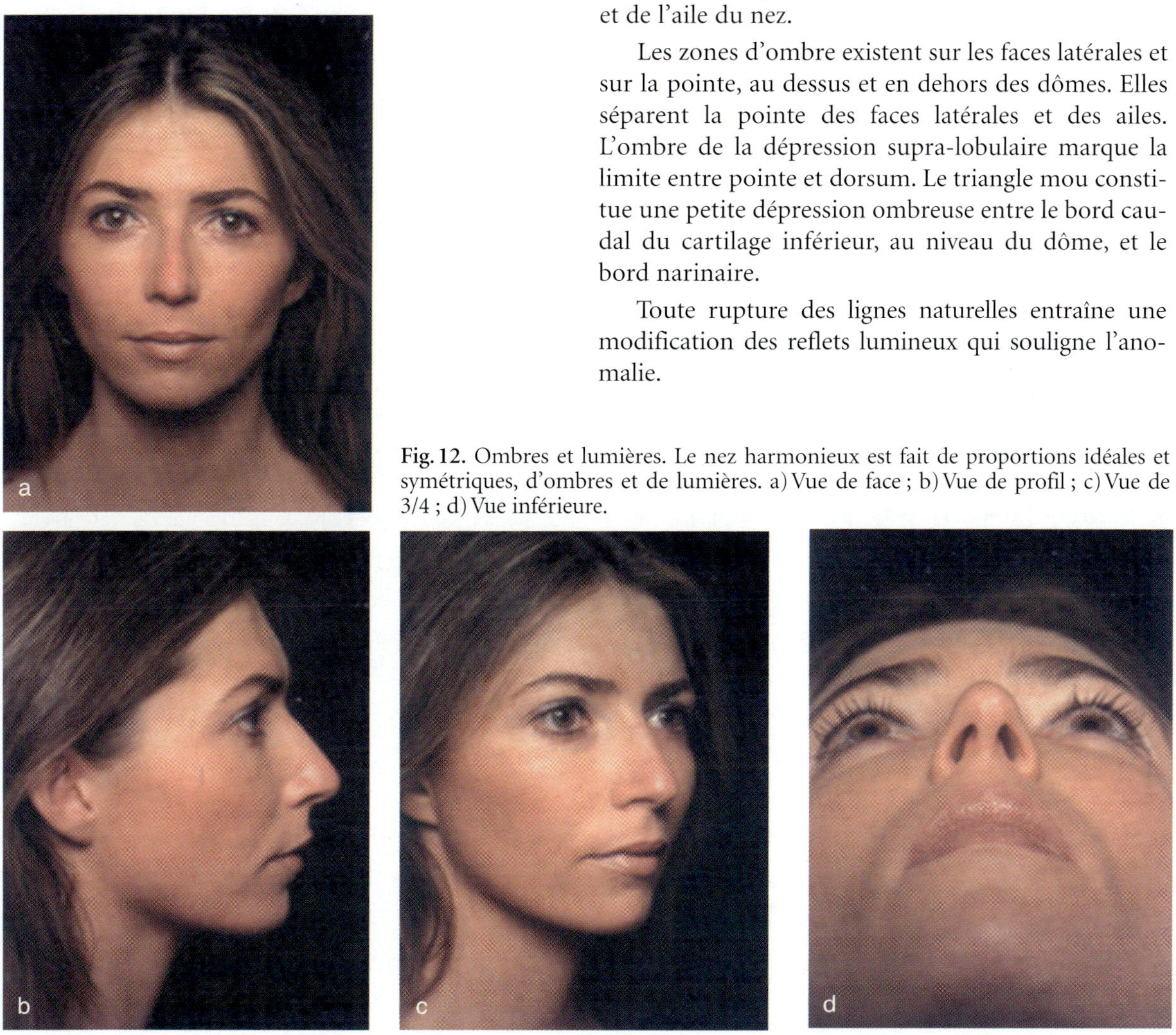

Fig. 12. Ombres et lumières. Le nez harmonieux est fait de proportions idéales et symétriques, d'ombres et de lumières. a) Vue de face ; b) Vue de profil ; c) Vue de 3/4 ; d) Vue inférieure.

Le relâchement cutané consécutif à l'impaction nasale, peut dans certains cas compromettre le résultat de face en faisant disparaître les points lumineux, alors que le profil du nez est satisfaisant et harmonieux.

Conclusion

Le concept de normalité de la face et du nez peut très bien s'accommoder d'une certaine liberté par rapport aux règles d'harmonie, d'équilibre et de symétrie, à condition toutefois que les variations restent acceptables et tendent vers la normalité ou le plus grand nombre. Esthétique et fonction sont souvent étroitement liées. Harmoniser la face ne se résume pas à une simple question d'esthétique : cela équivaut aussi rétablir l'équilibre et la fonction. Dans la rhinoplastie fonctionnelle et esthétique, la conservation du support ostéo-cartilagineux et le respect du revêtement musculo-cutané sont essentiels à la redéfinition du nez. La réapparition des reflets lumineux à leur place, soulignant les jeux d'ombres et de lumière, est un des critères essentiels du résultat esthétique.

Bibliographie

1. Bartlett SP, Wornom I, Whitaker LA (1991) Evaluation of facial skeletal aesthetics and surgical planning. Clinics In plastic Surgery. Saunders, Philadelphia vol 18, n° I: 1-9
2. Baud CA (1978) Harmonie du visage. Clinique de la tour La Chaux–de-fonds
3. Bernstein L (1975) Esthetics in rhinoplasty, Otolaryngologic Clinics of North America 8: 705-715
4. Broadbent TR, Mathews VL (1957) Artistic relationships in surface anatomy of the face: Application to reconstructive surgery. Plast Reconstr Surg 20: 1-17
5. Burget GC, Menick FJ (1985) The subunit principle in nasal reconstruction. Plast Reconstr Surg 76: 239-247
6. Burget GC, Menick FJ (1994) Aesthetic Reconstruction of the nose. Mosby, St Louis 615 p
7. Byrd HS, Hobar PC (1993) Rhinoplasty: A practical guide for surgical planning. Plast Reconstr Surg 91: 642-656
8. Clair J (1992) Le nez de Giacometti. Gallimard, Paris
9. Constantian MB (1984) Toward refinement in rhinoplasty. Plast Reconstr Surg 74: 19-31
10. Fanous N (1981) The «ligth reflex» tip plasty, a new theory in tip esthetics and tip correction. J Otolaryngol 10: 162-168
11. Fanous N (1982) The ligth reflex tip plasty: surgical application of a new theory in tip esthetics. Laryngoscope 92: 310-313
12. Farkas LG (1985) Vertical and horizontal proportions of the face in young adult North American caucasian. Revision of neoclassical canons. Plast Reconstr Surg 75: 328-337
13. Farkas LG (1994) Antropometry of the Head and Face. Raven Press. Second Edit, New York 405 p
14. Fomon S, Bell JW (1967) Reconstructive rhinoplasty: a fine art. Arch Otolaryngol 85: 685-687
15. Gonzalez-Ulloa M, Castillo A, Stevens E, Fuertes GA, Leonelli F, Ubaldo F (1954) Preliminary study of the total restoration of the facial skin. Plast Reconstr Surg 13: 151-161
16. Gonzalez-Ulloa M (1962) Quantitative principles in cosmetic surgery of the face (profileplasty). Plast Reconstr Surg 29: 186-198
17. Guyuron B (1991) Dynamics of rhinoplasty. Plast Reconstr Surg 88: 970-978
18. Izard G (1930) Orthodontie. Masson, Paris 763 p
19. Ktistaki M (1987) L'esthétique et l'orthodontie. Orthod Fr 58: 747-758
20. Lejoyeux E (1985) Nez et personnalité. Rev Orthop Dento-Fac 19: 65-82
21. Lejoyeux E, Flageul F (1984) Le nez et l'évolution du profil cutané. Rev Orthop Dento-Fac 18: 425-441
22. Levignac J (1962) Harmonie dento-maxillo-faciale et chirurgie esthétique du nez. Rev Fr Odonto-Stomatol 8: 785-788
23. Levignac J (1983) Esthétique dento-maxillo-faciale. Eurythmie. AOS 143: 397-422
24. Michel FB (1993) Du Nez. Grasset, Paris
25. Muzj E (1956) Biometric correlations among organe of the facial profile. Am J Orthod 42: 827-857
26. Peck H, Peck S (1970) A concept of facial aesthetics. Angle Orthod 40: 284-318
27. Ricketts RM (1960) Cephalometric synthesis. Am J Orthodont 46: 647-673
28. Ricketts RM (1982) Divine proportions in facial esthetics. Clin Plast Surg 9: 401-422
29. Sheen JH (1978) Aesthetics. in Aesthetic Rhinoplasty. Mosby, St Louis
30. Steiner C (1959) Cephalometrics in clinical practice. Angle Orthodont 29: 8-29
31. Stoksted P, Gutierrez C (1981) Facial morphology applied to rhinologic surgery. The J of Laryngology and Otology 95: 693-699
32. Swanepoel PF, Eisenberg I (1981) Current concepts in cosmetic rhinoplasty. S Afr Med J 60: 536-544

VI
Physiologie du nez

Morphologie et physiologie nasale sont étroitement liées. La rhinoseptoplastie bien conduite se doit de corriger les éventuelles anomalies morphologiques et fonctionnelles sans en créer de nouvelles. Dans les conditions normales, la voie nasale est la seule voie ventilatoire physiologique. La voie ventilatoire orale n'est qu'une voie complémentaire ou de substitution en cas de besoins accrus de la ventilation (efforts,...) ou d'obstruction nasale.
Premier maillon des voies respiratoires, l'organe nasal n'est pas un conduit inerte : il change constamment pour adapter les caractéristiques aérodynamiques et physico-chimiques de l'air inspiré. Ceci explique la supériorité physiologique de la ventilation nasale sur la ventilation orale.
Si l'on exclue la fonction morphogénétique du nez qui est traitée à part à cause de son importance (cf. Conséquences de l'obstruction nasale chez l'enfant), le nez a trois fonctions : olfactive, ventilatoire et immunitaire, auxquelles il faut ajouter ses relations avec les sinus.

1 – Fonction olfactive

Le nez intervient dans la protection de l'individu et joue un rôle, variable selon l'espèce, dans le comportement social, alimentaire et sexuel.

La muqueuse olfactive est située au sommet des fosses nasales sur une surface de 2 à 3 cm^2 et sur la partie supérieure du septum (tache jaune). Les molécules odorantes, après s'être dissoutes dans le mucus qui recouvre la muqueuse, parviennent par diffusion au contact des cils qui tapissent la surface de la muqueuse olfactive. Ces cils sont au nombre de 5 à 20 par cellule sensorielle neuro-réceptrice. La molécule odorante vient se fixer sur une protéine réceptrice qui se trouve à la surface des cils olfactifs. La perception de cette fixation et la production de courants ioniques, relayées par le bulbe et les centres olfactifs, déclenche la perception de l'odeur.

En ventilation normale, du fait de l'étroitesse des fosses nasales et du développement important des cornets, moins de 10 % des molécules odorantes aspirées par les narines atteignent le neuro-épithélium olfactif. Le humage est indispensable pour forcer le courant inspiratoire à balayer la fente olfactive.

Inversement, l'olfaction rétronasale participe grandement à la finesse du goût (« on goûte surtout par le nez »), les choanes étant largement ouverts sur le nasopharynx et les cornets s'interposant moins entre le courant odorant et la fente olfactive (Fig. 1). A la différence des papilles gustatives linguales qui ne perçoivent que cinq saveurs principales (sucrée, salée,

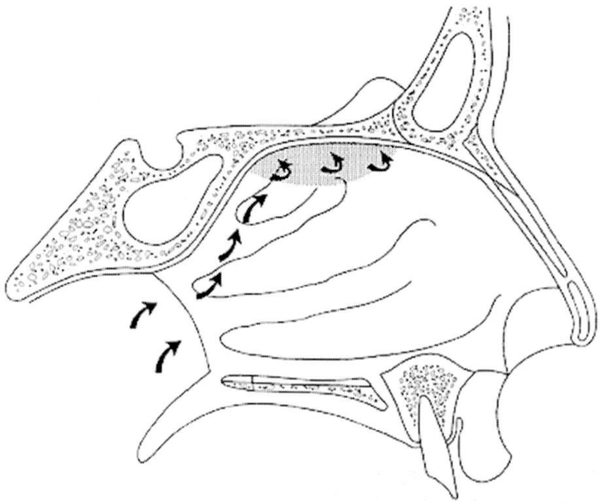

Fig. 1. Fonction olfactive rétronasale

amère, acide, poivrée), le nez peut percevoir une multitude d'odeurs. Étonnamment en latin, avoir du goût pris dans le sens être raffiné, sensible, se dit « habere nasum » c'est à dire avoir du nez. Dans l'espace, les astronautes ont remarqué que si le goût reste pratiquement inchangé, certains aliments épicés provoquent moins d'irritation nasale du fait de l'apesanteur.

2 – Fonction ventilatoire

La fonction ventilatoire du nez (10 000 litres d'air par jour) regroupe, elle même, un certain nombre de fonctions et de réflexes qui participent au conditionnement de l'air inspiré : régulation des débits aériens (rhéostat), filtration, humidification (hygrostat) et réchauffement (thermostat).

Régulation des débits aériens

L'écoulement de l'air dans les fosses nasales obéit aux lois physiques de la dynamique des fluides. Lorsqu'un fluide progresse à l'intérieur d'un conduit, sa pression diminue au fur et à mesure de l'écoulement. Entre les narines et les choanes, il existe donc une différence de pression (ou gradient de pression) d'autant plus élevé que la résistance nasale est plus grande. Cette résistance nasale est importante puisque elle représente la moitié de la résistance totale des voies aériennes supérieures.

Selon l'équivalent hydrodynamique de la loi d'Ohm, le flux est directement proportionnel à la différence de pression (pression atmosphérique positive et nasopharyngée négative) et inversement proportionnel à la résistance rencontrée.

A faible débit, le flux aérien est laminaire (nombre de Reynolds inférieur à 2 400) : l'air s'écoule en couches de même vitesse glissant les unes sur les autres sans se mélanger. A proximité des parois nasales, du fait de sa viscosité, il est presque sans mouvement. À l'inverse, au centre de la fosse nasale, dans l'espace septo-turbinal, il se déplace très rapidement (Fig. 2).

A fort débit, le flux devient turbulent : il se produit un brassage continu de la masse d'air, ce qui favorise son conditionnement. Le régime turbulent s'observe également, si en dépit d'une vitesse d'écoulement faible, les parois sont irrégulières, ce qui est le cas des fosses nasales.

Si l'on applique la loi de Bernouilli à l'écoulement d'un fluide progressant dans un tube se rétrécissant, le débit dans la zone rétrécie augmente et inversement (Fig. 2). Parallèlement, la pression change : dans les zones étroites où le débit augmente la pression diminue et inversement dans les zones larges où le débit ralentit, la pression augmente (expérience du tube de Venturi) (Fig. 2).

Selon l'application de la loi de Poiseuille, quand le tube est trop étroit, l'écoulement devient capillaire et les phénomènes induits par la viscosité deviennent prépondérants et la loi de l'écoulement ne peut plus être régie par la seule loi de Bernouilli. Le diamètre du tube devient alors un facteur déterminant.

Au cours de la traversée des fosses nasales, l'air inspiré va rencontrer un certain nombre d'obstacles constituant la résistance nasale, d'abord au niveau du nez cutané (valve narinaire), puis et surtout, au niveau du nez muqueux (valves nasale et septo-turbinale). La valve narinaire représente un tiers de la résistance nasale, les valves nasale et septo-turbinale représentent deux tiers de la résistance (Haight et Cole, 1983 [20]). C'est à la partie antérieure des fosses nasales que la résistance est la plus nette. La résistance nasale opposée par les valves narinaire et nasale est relativement constante, celle opposée par la valve septo-turbinale est extrêmement variable.

Valve narinaire

La valve narinaire, située à l'entrée de l'auvent narinaire ou nez cutané correspond aux orifices narinaires externes. Ces derniers, d'une surface de 1 cm^2 environ, constituent le premier obstacle à l'air inspiré.

La forme et les dimensions de l'orifice narinaire varient en fonction de l'âge des individus et de leur

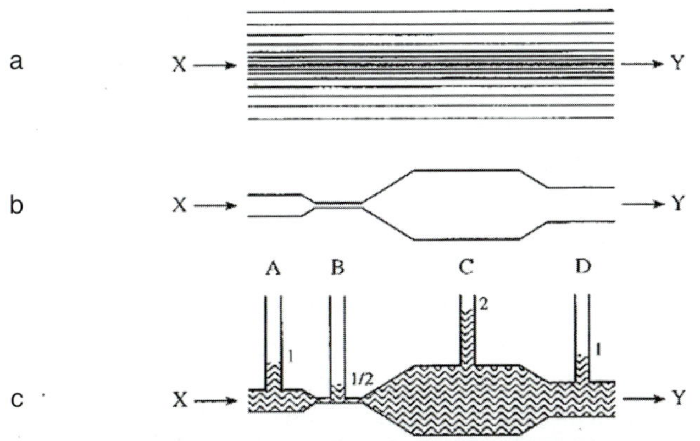

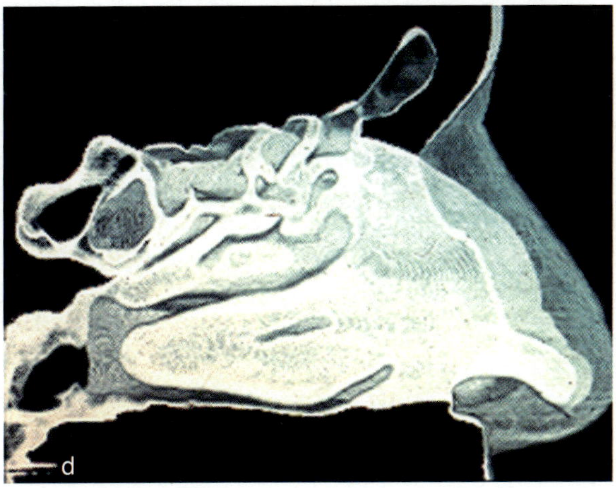

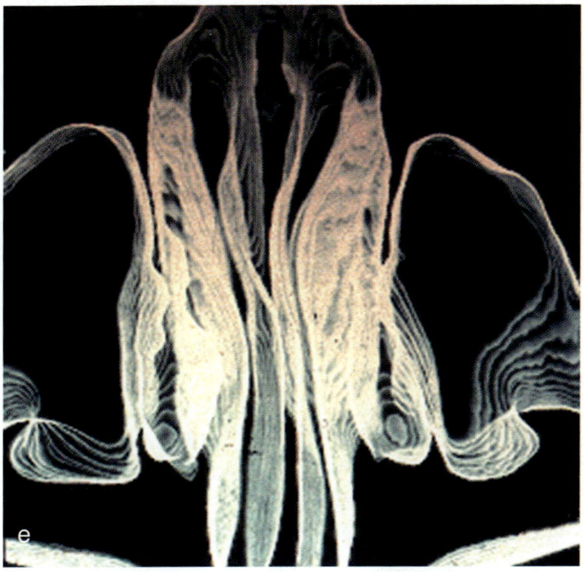

Fig. 2. Fonction ventilatoire. a) Flux laminaire : La vitesse d'un fluide ou d'un gaz est plus rapide au centre qu'à la périphérie du tube ; b) Principe de Bernouilli : La vitesse d'un fluide ou d'un gaz varie en fonction du calibre du tube. Elle est égale en A et D. Elle est plus rapide en B, plus lente en C ; c) Expérience de Venturi : la pression du fluide ou du gaz varie avec la taille du tube. Dans les zones étroites où le débit augmente la pression diminue et inversement dans les zones larges où le débit ralentit, la pression augmente ; d et e) Reconstruction tomodensitométrique tridimensionnelle : aspect aérodynamique des cornets (coupes sagittale et axiale des fosses nasales)

origine ethnique. Chez le sujet d'origine caucasienne, l'orifice narinaire est ovalaire, à grosse extrémité postérieure et son grand axe est oblique en avant et en dedans (leptorhinien). Chez le sujet d'origine asiatique au nez épaté, l'axe narinaire peut prendre une direction très oblique (mésorhinien) et chez le sujet d'origine africaine au nez négroïde, l'axe peut prendre une direction presque horizontale (platyrhinien) (Fig. 3).

L'orifice narinaire externe varie également en fonction des positions relatives de la columelle et de l'aile du nez. En effet, il ne se situe pas dans un plan horizontal mais regarde légèrement en bas, en avant et en dehors de sorte que de profil, l'aile narinaire découvre la columelle et que de face les deux orifices, vus en fuite, se remarquent à peine.

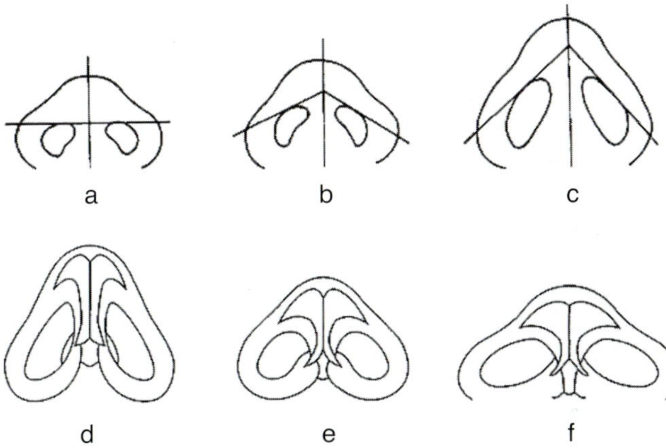

Fig. 3. Orifice narinaire externe. Variations en fonction de l'âge des individus. a) Nouveau-né ; b) Enfant ; c) Adulte. Variations en fonction de l'origine ethnique des individus. d) Sujet d'origine caucasienne (leptorhinien) ; e) Sujet d'origine asiatique (mésorhinien) ; f) Sujet d'origine africaine (platyrhinien)

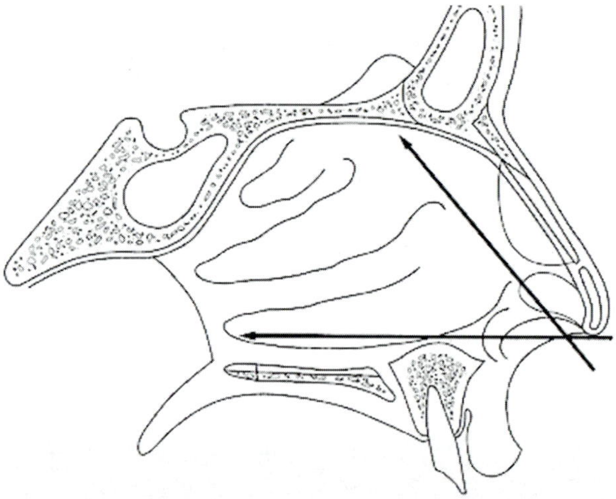

Fig. 4. Axes anatomiques de l'auvent nasal et des fosses nasales (coupe parasagittale et vue médiale des fosses nasales)

La morphologie et l'inclinaison des orifices narinaires externes influencent la direction du courant aérien. Ainsi pour un angle naso-labial fermé (nez busqué, pointe tombante du nez mature), le courant aérien prend une direction verticale et inversement pour un angle naso-labial ouvert (nez retroussé), le courant prend une direction horizontale. Ces courants sont à distinguer des axes anatomiques de l'auvent nasal et des fosses nasales (Fig. 4).

La valve narinaire est animée par la pars alaris du muscle nasal (muscle dilatateur des narines, muscles myrtiforme et depressor septi) (Fig. 5).

Si l'on n'y prend garde, les interventions de diminution de l'orifice narinaire peuvent s'accompagner d'une double gêne par rétrécissement de l'ouverture et par lésion des muscles narinaires.

Dès son admission dans le vestibule narinaire, l'air inspiré est confronté à un certain nombre de résistances dont la plus importante est constituée par le « cul de sac » entre cartilages supérieurs et inférieurs. À l'inverse, le « ventricule », à la face interne du lobule, oppose une résistance à l'air expiré (Cottle, 1955 [14]).

L'air inspiré quitte ensuite le vestibule par l'orifice narinaire interne. Cet orifice, situé à la jonction nez cutané-nez muqueux, précède le deuxième et principal obstacle, la valve nasale.

L'orifice narinaire interne (narine interne de Zuckerkandl, 1882 [66]), plus grand (surface de 1,5 cm^2 environ) que l'orifice externe, ne crée pas ou peu de résistance à l'écoulement aérien nasal (Bachmann et Legler, 1972 [1]). La superficie de l'orifice narinaire interne est estimée à 55 mm^2 par Bridger (1970 [6]), à 64 mm^2 par Masing (1967 [32]).

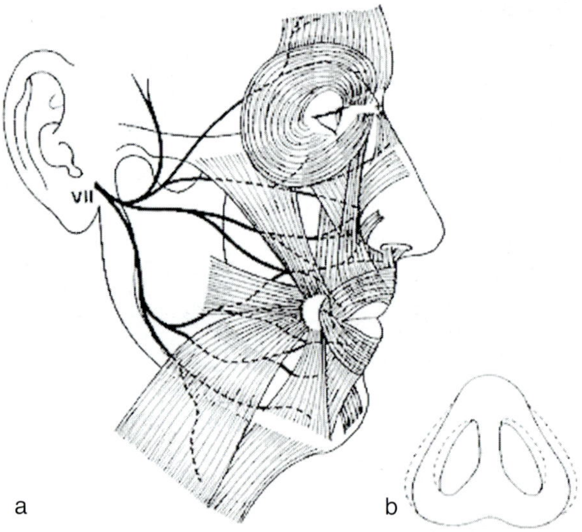

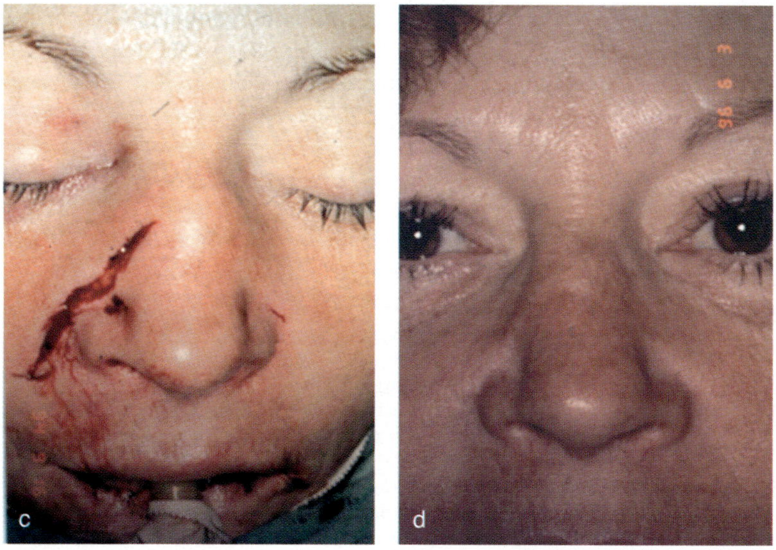

Fig. 5. Orifice narinaire externe. a) Innervation motrice du nez : la valve narinaire est animée par le muscle levator labii superioris alaeque nasi et par la pars alaris du muscle nasal (muscle dilatateur des narines, muscles myrtiforme et depressor septi) (vue latérale du nez) ; b) Mouvement des ailes du nez (vue inférieure du nez) ; c et d) Plaie distale du nerf facial : gêne ventilatoire par collapsus valvaire

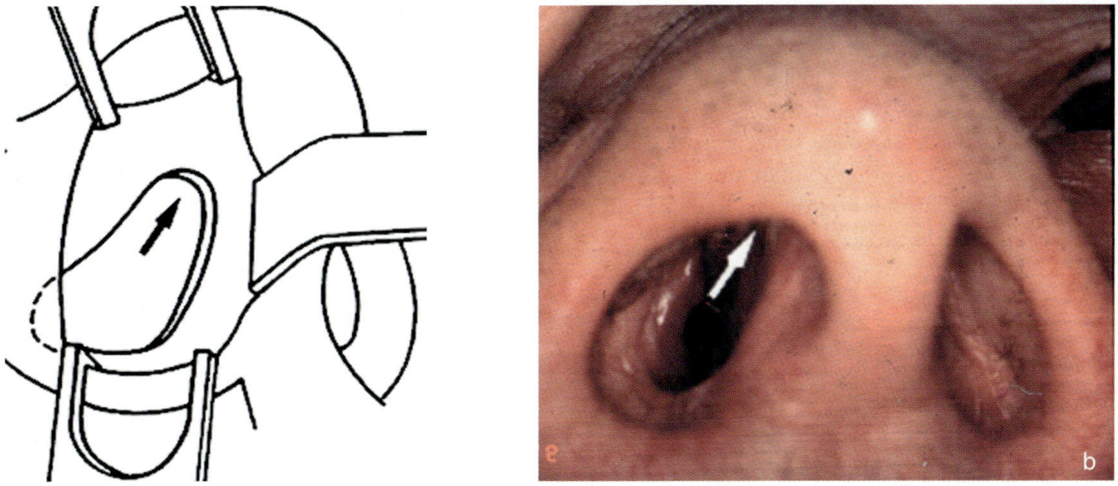

Fig. 6. Orifice narinaire interne. a) La flèche indique la porte d'entrée de la valve nasale (vue inférieure du nez) ; b) Aspect clinique (vue inférieure du nez)

Cet orifice oblique par rapport au septum est limité :

- en dehors, par le limen nasi formé par la plica nasi correspondant au bord inférieur retourné du cartilage supérieur, prolongé de tissus mous jusqu'à l'orifice piriforme,
- en dedans, par la crête septale située à la jonction cutanéo-muqueuse et correspondant approximativement au bord caudal du cartilage septal,
- en bas, par le bord inférieur de l'orifice piriforme, plus émoussé chez le sujet d'origine africaine que chez celui d'origine caucasienne (Cottle, 1955 [14]).

Cet orifice narinaire interne est particulièrement visible lorsque l'on soulève l'aile du nez. Il faut le ménager lors des incisions intercartilagineuse et interseptomembraneuse ainsi que lors des résections cartilagineuses et muqueuses (Fig. 6 et 7).

Valve nasale

La valve nasale (Mink, 1903 [35]) n'est pas un angle plat mais un angle dièdre qui correspond à un volume

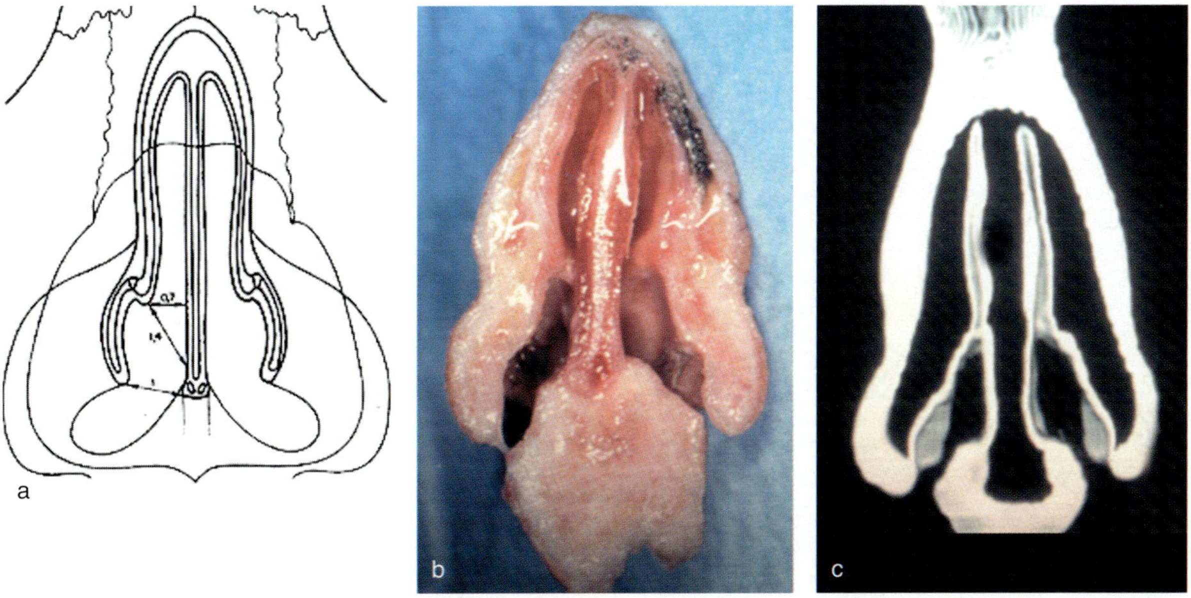

Fig. 7. Orifices narinaires et valve nasale. a) Aspect schématique : orifice narinaire externe (1), orifice narinaire interne (1,4) et valve nasale (0,7) (coupe frontale du nez) ; b) Aspect anatomique (coupe frontale du nez) ; c) Aspect tomodensitométrique (coupe coronale du nez)

compris entre l'orifice narinaire interne en avant et l'orifice piriforme en arrière. Ce volume, situé dans l'auvent nasal ou nez muqueux et orienté dans un plan oblique en bas et en arrière, est délimité par :

- en dehors, le cartilage supérieur dans son tiers inférieur (mobile), prolongé des tissus mous du triangle faible latéral jusqu'à l'orifice piriforme ;
- en dedans, le cartilage septal (fixe) ;
- en avant, les deux éléments précédents, séparés sur leur bord antéro-médial par l'incisure inter-septo-cartilagineuse et réunis par un étui périchondral souple, la « valve membraneuse » correspondant au triangle faible médian (Converse, 1955 [12]) ;
- en bas et en arrière, l'orifice piriforme et le plancher des fosses nasales, au dessus duquel s'avance plus ou moins, suivant son degré de turgescence, la tête du cornet inférieur, indissociable fonctionnellement de la valve nasale (Fig. 8).

La valve nasale est, de ce fait, plus longue dorsalement que ventralement (Fig. 9).

La limite entre nez fixe et nez mobile passe, non pas, par la jonction entre cartilages supérieurs et inférieurs mais par l'extrémité supérieure de la valve nasale (Fig. 10). Une légère pression exercée à ce niveau obstrue facilement le nez alors que l'auvent narinaire et les fosses nasales sont libres (Fig. 10).

La valve nasale correspond à un passage étroit de quelques millimètres entre deux zones dilatées (avec un ratio de 0,7 par rapport à l'orifice narinaire externe selon Bachmann et Legler, 1972 [1]). Ce segment de limitation de flux (« flow limiting segment » (Bridger, 1970 [6]) où se trouve la zone de résistance maximale au flux aérien s'étend sur toute la longueur de la « valve membraneuse » (Fig. 8).

La valve nasale proprement dite (de valva : battant de porte) correspond à la partie supérieure du volume et forme un angle de 10 à 15° qui a tendance augmenter d'avant en arrière. La partie basse, large, de la valve est seule fonctionnelle (Fig. 9).

Si, anatomiquement, la valve nasale appartient au nez muqueux, physiologiquement elle dépend du nez cutané (Fig. 10). Auvent narinaire et valve nasale sont

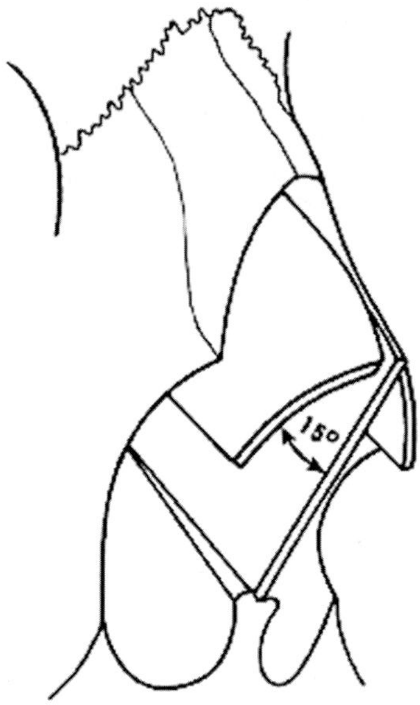

Fig. 8. Valve nasale. Elle correspond à un angle dièdre entre cartilage supérieur et septum (10 à 15°)

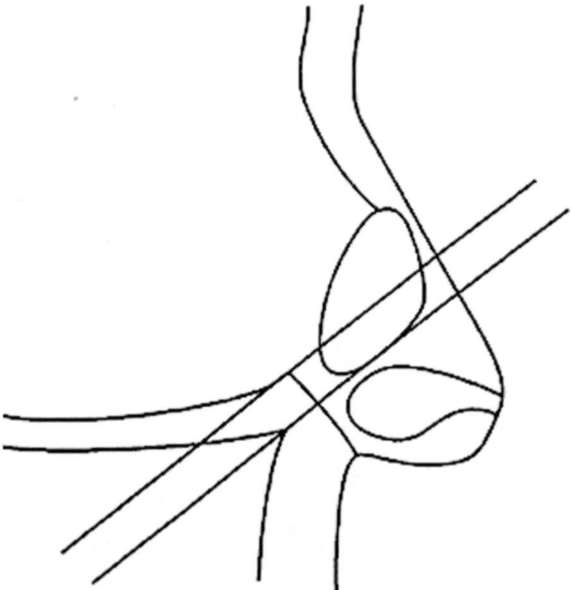

Fig. 9. Valve nasale. Elle est située sur les radiographies de profil du nez dans un plan oblique (d'après Haight et Cole)

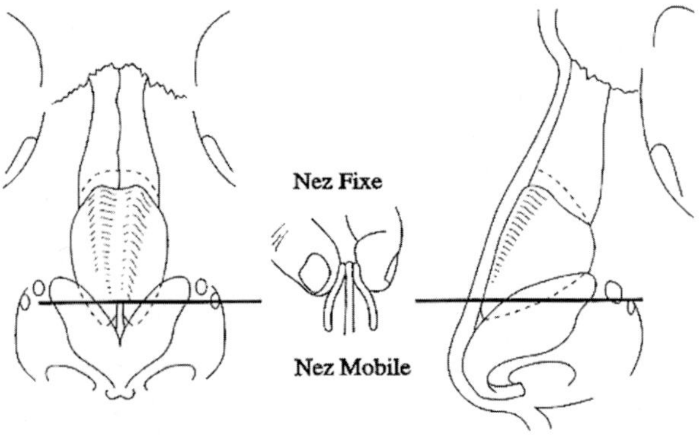

Fig. 10. La limite entre nez fixe et nez mobile passe par le bord supérieur de la valve nasale. En cartouche : une légère pression exercée au niveau de la valve nasale obstrue facilement le nez alors que l'auvent narinaire et les fosses nasales sont libres

étroitement liés sur le plan anatomo-physiologique (lamelles cartilagineuses incluses dans une gaine périchondrale, « accrochage » fréquent entre les bords caudal et céphalique retournés des cartilages supérieurs et inférieurs). Cette notion d'unité fonctionnelle valve nasale-auvent narinaire est fondamentale.

L'incision intercartilagineuse inévitable, dans la rhinoplastie classique à « toit ouvert », ne perturbe la valve nasale que le temps de la cicatrisation. De même, il n'existe pas de différence fonctionnelle entre les incisions inter et intracartilagineuses car les résections cartilagineuses aboutissent à la même consolidation cicatricielle. Par contre, l'affaiblissement excessif des structures cartilagineuses supérieures et/ou inférieures conduit à un collapsus valvaire avec limitation du flux aérien qui s'aggrave avec l'âge. Dans la rhinoplastie fonctionnelle et esthétique, sauf nécessité rare d'intervention sur la pointe du nez, l'incision endonasale se limite à l'incision intersepto-membraneuse, préservant ainsi intégralement la valve.

La valve nasale est sous la dépendance du muscle levator labii superioris alaeque nasi (muscle releveur commun de l'aile du nez et de la lèvre supérieure) et du muscle nasalis avec ses deux composantes, la pars transversa qui la ferme (mouvement volontaire) et la pars alaris (mouvement volontaire et involontaire) qui l'ouvre. Cette valve a été assimilée à une résistance dite de Starling (Bridger, 1970 [6]), c'est à dire qu'elle peut se collaber une fois atteinte la pression transmurale critique (différence entre pression atmosphérique positive et pression nasopharyngée inspiratoire négative).

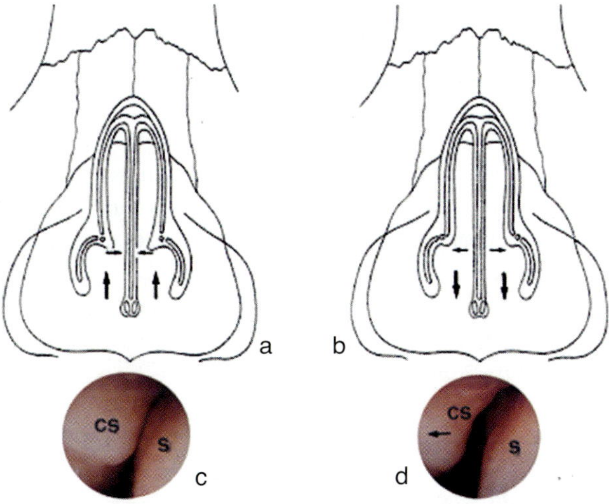

Fig. 11. Valve nasale. a) Fermeture à l'inspiration ; b) Ouverture à l'expiration (coupes frontales du nez) ; c) Fermeture à l'inspiration ; d) Ouverture à l'expiration (vues endoscopiques d'une valve nasale droite). CS : cartilage supérieur, S : septum

La partie supérieure de la valve nasale se ferme à l'inspiration et s'ouvre à l'expiration (Fig. 11). La tendance naturelle au collapsus de la valve nasale du fait de sa nature cartilagineuse souple et du faible degré de l'angle septum-cartilage supérieur est compensée par trois éléments :

- le retournement du bord caudal du cartilage supérieur (Gray, 1970 [18]) qu'il faut respecter ou diminuer de façon prudente s'il est hypertrophique. Son ablation et, a fortiori, le raccourcissement du bord caudal du cartilage supérieur, doit s'accompagner de la réalisation d'une nouvelle valve nasale (cf. Gestes complémentaires associés : translation de la valve nasale) ;
- la résistance élastique du cartilage inférieur et de la jonction intercartilagineuse. Cette dernière ne joue pas le rôle d'articulation, qui lui est classiquement attribué ;
- le couple cartilage inférieur-muscles dilatateurs. Les incisions et les décollements doivent ménager les muscles narinaires.

En assurant un débit constant, la valve nasale est essentielle dans la régulation permanente du flux aérien. Mink (1933 [36]) l'avait déjà souligné : « c'est toujours la même quantité d'air qui entre par seconde dans le nez, quelque soit la variation de l'inspiration », ceci afin de permettre à l'organe nasal de jouer pleinement son rôle. L'augmentation du flux nasal est liée davantage à l'augmentation des fréquences inspiratoires qu'à celle de la quantité d'air qui passe au niveau de la valve.

La valve fonctionne passivement ou activement selon le degré de l'activité respiratoire.

- passivement :

au repos et en activité respiratoire calme, la valve nasale change la direction du flux aérien et détermine une résistance statique à l'écoulement de l'air dont la vitesse augmente permettant un passage une fois et demi plus important (principe de l'ajutage conver-

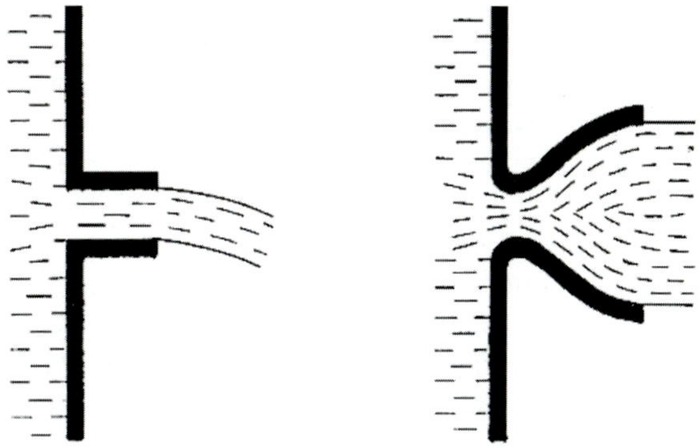

Fig. 12. Ajutage convergent-divergent (d'après Taptas)

gent-divergent de Taptas (1946, [51]) (Fig. 12). C'est cet effet qui donne la sensation subjective de perméabilité nasale à condition que la sensibilité soit préservée. Cette notion de sensibilité et de proprioception tant muqueuse que cutanée (au niveau du vestibule narinaire) est très importante ; le nez pour être « confortable » doit posséder une sensibilité de type discriminatif, notion trop souvent ignorée en clinique. Il suffit pour s'en convaincre de constater la sensation de gêne ventilatoire et la perte de la « satisfaction nasale » après anesthésie locale.

La rhinoplastie fonctionnelle et esthétique, en respectant l'auvent nasal et la valve nasale, ne compromet ni cette discrimination, ni la ventilation nasale. Elle l'améliore, même parfois car l'impaction s'accompagne d'un élargissement de la valve nasale.

– activement :

à l'effort et en activité respiratoire accrue, la tendance au collapsus de la valve est compensée par l'intervention des muscles dilatateurs du nez, véritables muscles respiratoires accessoires. Leur mise en jeu, autonome, étudiée par électromyographie, se fait durant la phase inspiratoire (synergie respiratoire). Elle est proportionnelle à la résistance ventilatoire et à la pression négative intra-thoracique.

Cette mise en jeu dépend d'un système régulateur complexe comprenant :

- des récepteurs pressionnels pulmonaires,
- une voie efférente constituée par le nerf pneumogastrique (X^{e} paire crânienne),
- un centre de commande, le centre respiratoire bulbaire,
- une voie afférente constituée par le nerf facial (VIIème paire crânienne). La mise en jeu des muscles peut être également volontaire (humage, reniflement, mimique).

Lorsque l'activité des muscles dilatateurs est dépassée, la ventilation orale apparaît.

A l'expiration, la pression intra-nasale devient positive écartant légèrement la valve.

Toute atteinte statique (angle inférieur à 10°, diminution de 1 mm de la lumière de la partie antérieure du nez muqueux, Cole et coll., 1988 [8]) ou dynamique (collapsus de la valve quand le débit ventilatoire augmente) au niveau de la valve nasale entraîne une gêne ventilatoire. Les principales atteintes statiques sont d'origine cartilagineuse (« nez sous-tension », déviation septale, déviation ou ballonnement du cartilage supérieur) ou muqueuse (épaississement, synéchie). Les atteintes dynamiques sont la conséquence d'une atteinte musculaire (paralysie faciale décompensant une déviation septale jusque là bien tolérée) ou cartilagineuse (flaccidité ou rigidité par ballonnement excessif du cartilage supérieur) (Fig. 13).

La valve nasale est très importante chez les sujets d'origine caucasienne. Elle l'est beaucoup moins chez les sujets d'origine asiatique ou africaine (l'angle est ici plus ouvert) où la fonction de valve est dévolue davantage au cornet inférieur hypertrophié (Fig. 3). Il existe ainsi une unité fonctionnelle entre les valves nasale et septo-turbinale.

Différents procédés d'expansion narinaire ou valvaire ont été proposés en particulier en faisant appel à une lame élastique de plastique qui adhère à la peau en regard de la valve ou en plaçant un ressort intranarinaire.

Valve septo-turbinale

La valve septo-turbinale est comprise entre le septum et les cornets moyen et inférieur. Elle est soumise aux variations vasomotrices de la muqueuse érectile qui recouvre ces structures (surtout le bord inférieur des cornets inférieur et moyen), modifiant ainsi le calibre des fosses nasales (Fig. 14 et 15).

La muqueuse pituitaire qui recouvre le septum présente en regard des zones de jonction entre cartilage et os des épaississements ou « arêtes septales » oblique et verticale (Terrier, 1978 [53]) (cf. Anatomie chirurgicale du nez). L'épaississement muqueux, situé à la partie dorsale du septum antérieur, particulièrement riche en tissu spongieux érectile et comparable à celui des cornets, réaliserait une valve septale, régulatrice du flux aérien (Wustrow, 1951 [64], Takahashi et Uchida, 1971 [49], Cole et coll. 1988 [9]) (Fig. 14 et 15).

Le septum contribue à la régulation du flux aérien mais sa rigidité en fait un élément statique. Il est rarement droit chez le sujet caucasien, mais toutes les déviations n'affectent pas de façon significative le débit aérien. Elles ne nécessitent aucun traitement sauf si elles sont responsables conjointement d'une anomalie morphologique du nez ou d'une gêne fonctionnelle.

Les épaississements allongés en forme de crête, les luxations et déviations du septum, de direction parallèle au flux sont classiquement moins gênants que les déviations perpendiculaires au flux. En fait, les déviations septales hautes ou les épaississements limités en forme d'éperon, lorsqu'ils siègent en regard de l'espace septo-turbinal dans sa partie moyenne, et qu'ils sont suffisamment volumineux, sont une cause d'obstruction nasale et de conflit méato-sinusien.

Il est également souvent rapporté qu'un contact entre septum et cornet hypertrophié peut constituer

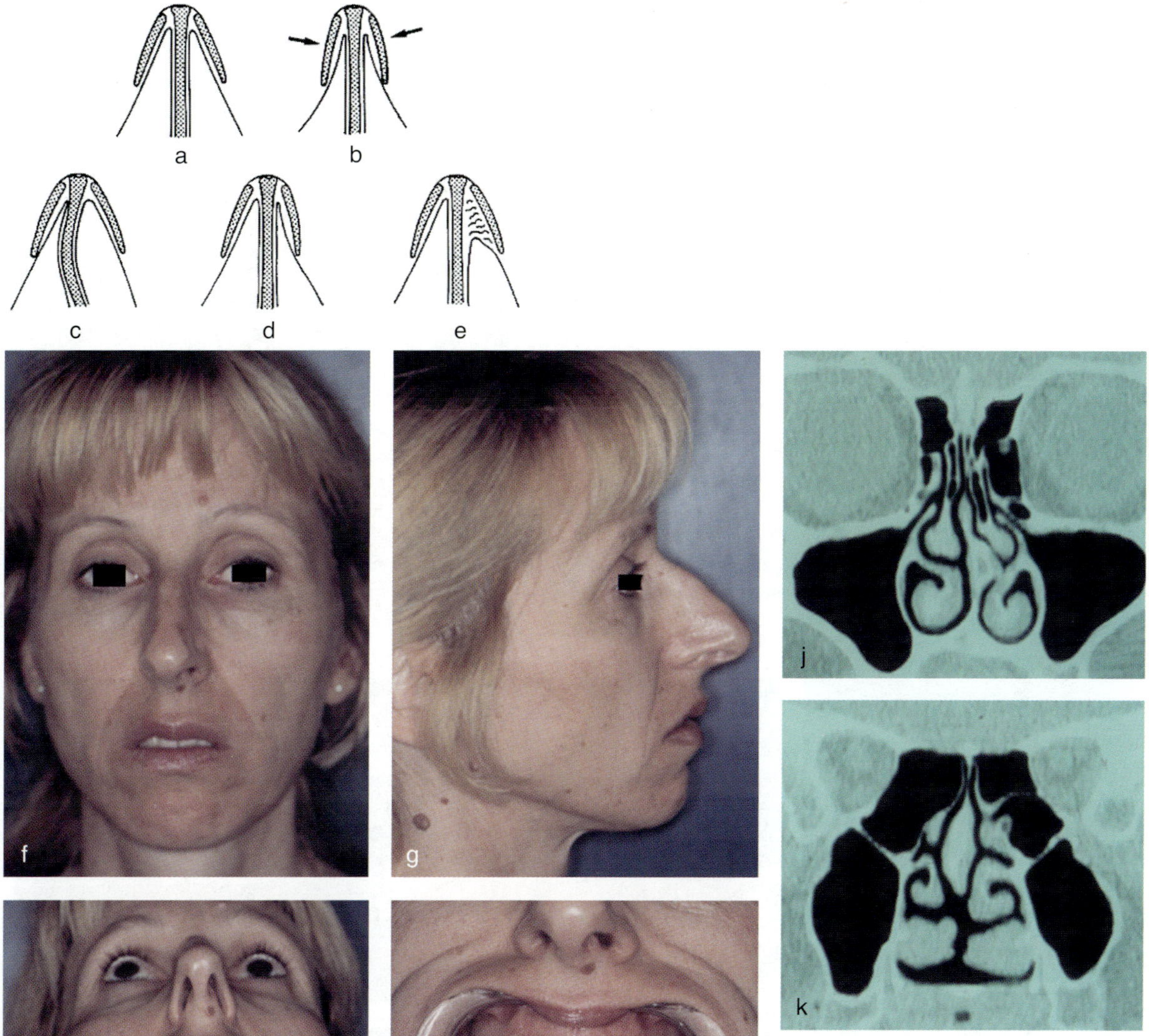

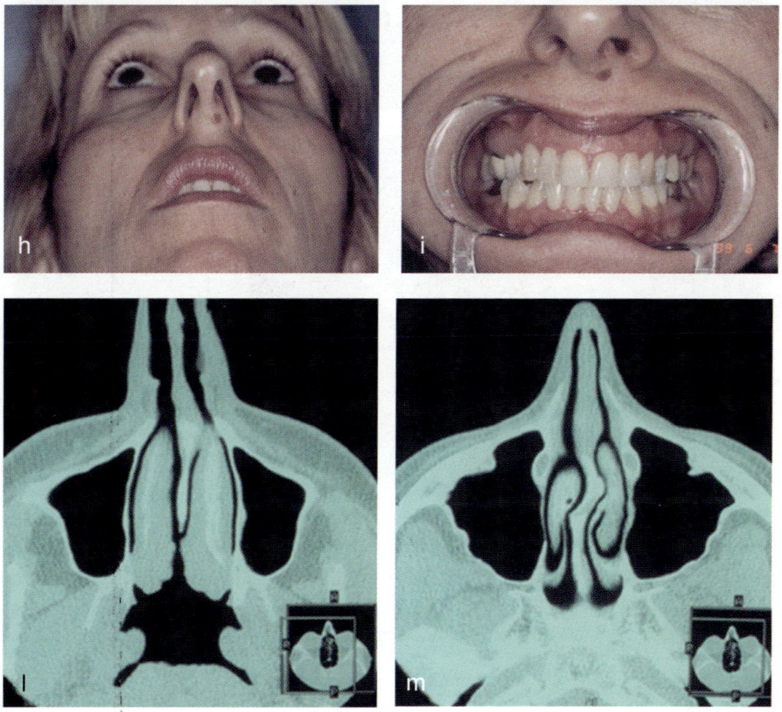

Fig. 13. Pathologie valvaire. a) Aspect normal ; b) Collapsus de la valve (« nez sous-tension ») ; c) Déviation septale ; d) Déviation du cartilage supérieur ; e) Synéchie muqueuse (coupes frontales du nez). f et g) Nez sous-tension : déviation nasale, ventilation orale (vue de face et de profil) ; h et i) Vue inférieure du nez et occlusion dentaire ; j, k, l et m) Aspects tomodensitométriques : hypertrophie des cornets inférieurs, éperon septal gauche, septum postérieur absent, déviation septale haute (coupes coronales et axiales des fosses nasales)

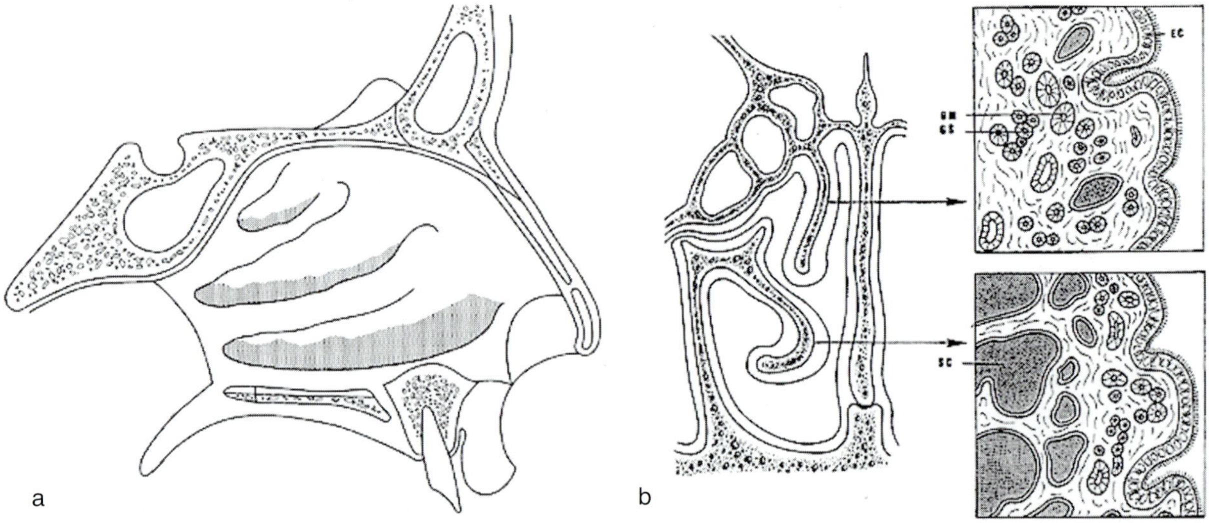

Fig. 14. Valve septo-turbinale. a) Siège électif de la zone érectile turbinale : bord inférieur des cornets inférieur et moyen (coupe parasagittale et vue médiale des fosses nasales) ; b) Coupe frontale des fosses nasales : Aspects histologiques de la muqueuse du cornet inférieur et de la muqueuse du cornet moyen. E C : Épithélium cilié, G M : Glande muqueuse, G S : Glande séreuse, S C : Sinus caverneux

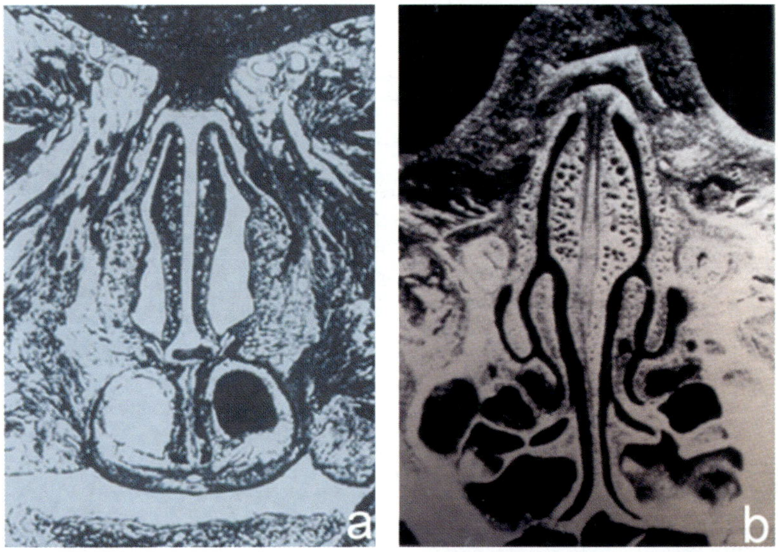

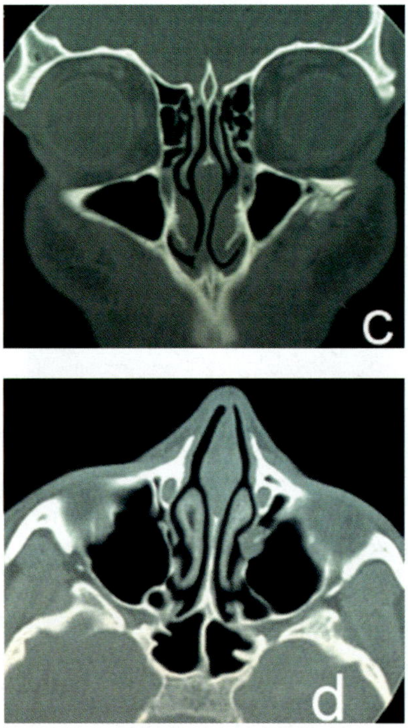

Fig. 15. Valve septo-turbinale. a et b) Siège électif de la zone érectile septale : partie antérieure du septum (coupes anatomiques frontale et axiale des fosses nasales d'après Wustrow) ; c et d) Aspects tomodensitométriques (coupes coronale et axiale des fosses nasales)

une épine irritative à l'origine d'algies ou de phénomènes vasomoteurs. Il semble que ce soit davantage l'obstruction nasale qui en résulte qui soit responsable de ces phénomènes que le simple contact septo-turbinal.

Une relation anatomique et physiologique existe entre septum et cornet. Quand le septum est droit, les cornets sont souvent symétriques. Quand le septum est dévié, les cornets inférieur et moyen, du côté concave, occupent la place laissée libre, et sont souvent hypertrophiés. Mais l'hypertrophie des cornets moyens ou inférieurs peut se voir en dehors de toute déviation septale (cf. Turbinoplastie fonctionnelle).

La trajectoire du flux aérien dans les fosses nasales est sujette à controverse. Elle est fonction de leur forme allongée et de leur architecture tourmentée, liée

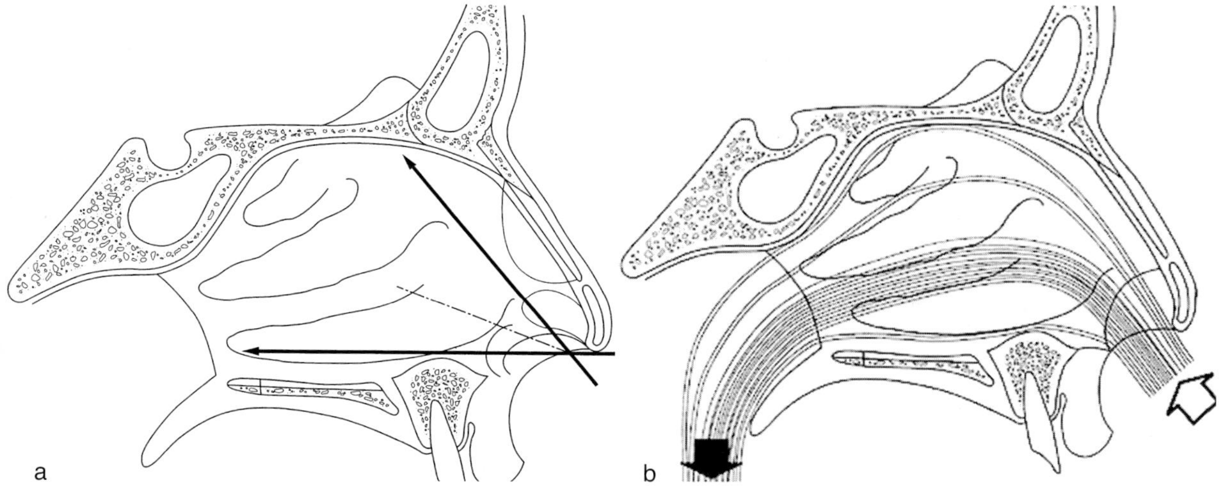

Fig. 16. a) Axes anatomiques de l'auvent nasal et des fosses nasales ; b) Trajet du flux aérien inspiratoire dans les fosses nasales (coupes parasagittales, vue médiale des fosses nasales)

en particulier aux cornets qui créent un courant turbulent (ce qu'expriment parfaitement les termes « turbinate » en anglais, « turbinato » en italien pour cornet). La trajectoire dépend aussi de la forme et de l'orientation des orifices narinaires, des valves nasales et de la morphologie du septum et du « pied de cloison ». Grossièrement, le trajet du flux aérien suit la bissectrice de l'angle formé par les axes anatomiques de l'auvent nasal et des fosses nasales (Fig. 16).

Lorsque l'air pénètre dans la fosse nasale, il butte sur la tête du cornet inférieur. Théoriquement, il peut contourner l'obstacle selon trois voies, inférieure, médiale et supérieure :

- voie inférieure : l'air emprunte peu le méat inférieur et l'espace compris entre le cornet et le plancher nasal, car la tête du cornet est soudée à la paroi latérale des fosses nasales ;
- voies médiale et supérieure : la plus grande partie du flux aérien emprunte les espaces médial septo-turbinal et latéral sinuso-turbinal correspondant au méat moyen. La tête du cornet moyen, libre dans les fosses nasales clive, en effet, le flux aérien.

L'air empruntant l'espace septo-turbinal rencontre plus haut la tête du cornet supérieur, libre, qui clive à son tour le flux aérien. Ainsi, en s'élevant dans la fosse nasale et en rencontrant un nombre grandissant d'obstacles, le flux aérien devient faible et turbulent, ce qui favorise l'olfaction. Le flux ventilatoire est nécessaire à l'analyse olfactive (Fig. 16 et 17).

Chez l'enfant, le flux aérien passe surtout par l'espace septo-turbinal dans sa partie basse, les méats étant de volume réduit.

Chez l'adulte, le flux aérien passe surtout par les espaces septo-turbinal et sinuso-turbinal en regard du cornet moyen (méat moyen). Ces espaces, et davantage l'espace septo-turbinal (1-3 mm) que l'espace sinuso-turbinal, naturellement étroit (0,5-1 mm),

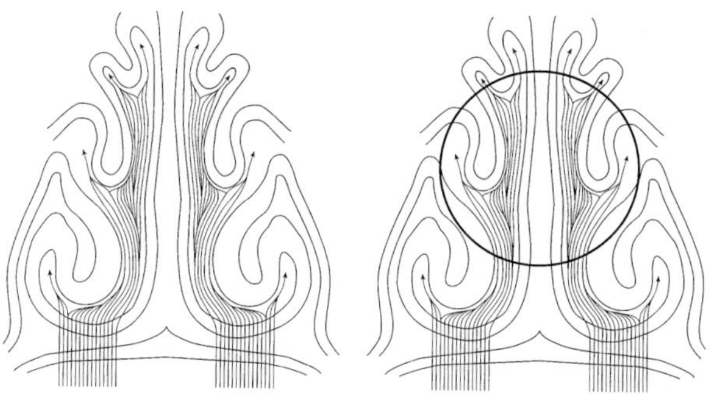

Fig. 17. Trajet du flux aérien inspiratoire dans les fosses nasales. La zone physiologique la plus importante, représentée ici par un cercle, est l'espace septo-turbinal moyen et l'espace sinuso-turbinal moyen (coupes frontales des fosses nasales)

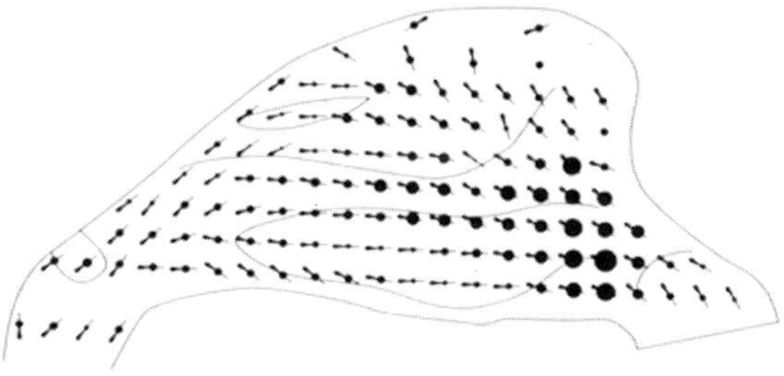

Fig. 18. Trajet du flux aérien inspiratoire dans les fosses nasales. C'est dans la partie antérieure des fosses nasales que le flux est le plus rapide (coupe parasagittale, vue médiale des fosses nasales, d'après Swift et Proctor)

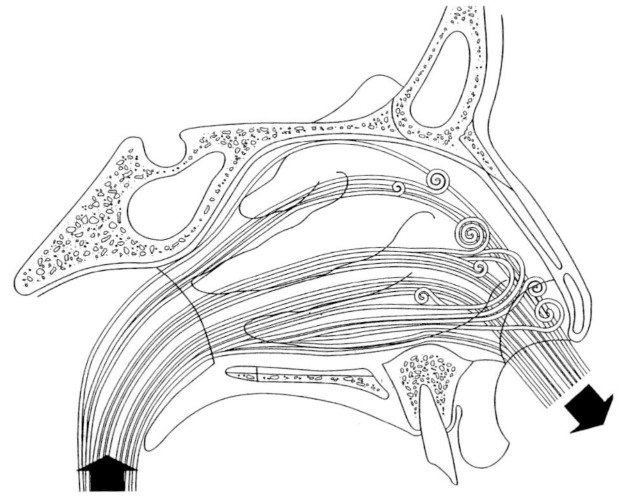

Fig. 19. Trajet du flux aérien expiratoire dans les fosses nasales (coupe parasagittale, vue médiale des fosses nasales)

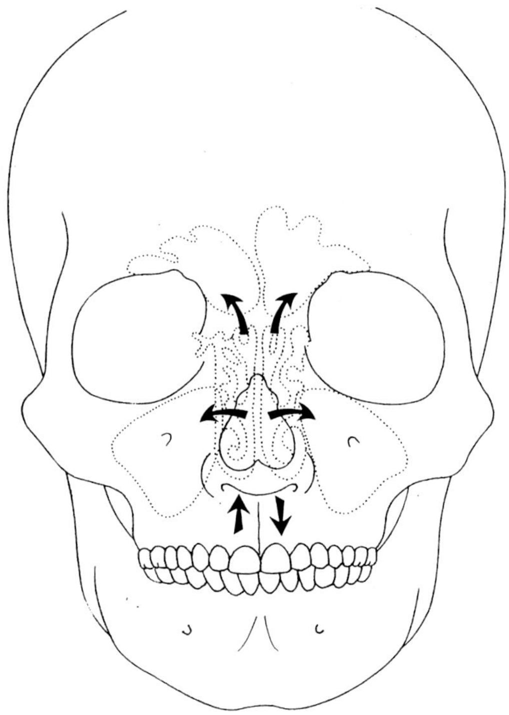

Fig. 20. Le flux aérien pénètre dans les sinus davantage à l'expiration qu'à l'inspiration

constituent la zone ventilatoire principale (Flottes et coll., 1960 [15] ; Proctor et Andersen, 1982 [41]) mais tout le nez est intéressé par le passage du flux aérien inspiratoire (Fig. 16 et 17).

Par ailleurs, c'est dans la partie antérieure des fosses nasales que le flux aérien est le plus rapide (Swift et Proctor, 1977 [47]) ainsi que dans l'espace septo-turbinal (Fig. 18).

A l'expiration, la résistance est fournie presque exclusivement par les cornets. Mais le phénomène n'est pas inverse, car le flux aérien à l'entrée des choanes va rencontrer une formation turbinale totalement différente. Le nez est symétrique dans le plan frontal, mais ne l'est pas dans le plan sagittal (Fig. 19).

L'air pénètre dans les sinus davantage à l'expiration qu'à l'inspiration du fait de la différence de diamètre entre choanes et narines (Fig. 20). Cela explique que certaines odeurs d'origine sinusienne soient perçues davantage à l'expiration qu'à l'inspiration. Cela explique également certaines expansions sinusiennes par obstacle antérieur aux ostiums sinusiens (cf. Embryologie et croissance du nez).

L'action expansive du flux aérien s'exerce essentiellement sur la valve narinaire, sur la partie basse (ostéomembraneuse) des fosses nasales, sur le développement des os maxillaires, des sinus maxillaires et du nasopharynx.

La muqueuse pituitaire et la muqueuse des cornets inférieurs en particulier possèdent une vasomotricité très active dont les variations sont à l'origine du cycle nasal (Kayser, 1895 [28]). Ce dernier, présent chez 80 % des sujets normaux adultes (Hasegawa et coll., 1979 [22]), correspond à des variations vasomotrices régulées par le système nerveux végétatif. Elles alternent de façon cyclique d'une cavité nasale à l'autre. Lorsque la muqueuse dans une fosse nasale est en turgescence, par vasodilatation, (prédominance du système parasympathique), la muqueuse de l'autre fosse nasale est en état de rétraction par vasoconstriction (prédominance du système orthosympathique). La situation s'inverse au cours de la période suivante. Ce cycle vasomoteur est d'une périodicité moyenne de 3-4 heures (extrêmes 2 à 5 heures) (Fig. 21).

Les modifications de perméabilité qui en découlent dans chaque fosse nasale ne sont pas ressenties par le sujet car la perméabilité nasale totale (ou résistance nasale totale) ne varie pas. Lors de la phase congestive du cycle nasal, la valve turbinale prédomine sur la valve nasale et inversement. Le passage de l'air se fait de façon privilégiée du côté le plus perméable, c'est dire l'importance de la valve nasale. L'hypertrophie des cornets, cause éventuelle d'obstruction nasale, peut justifier leur coagulation ou leur résection partielle.

La durée et l'amplitude du cycle nasal sont variables d'un individu à l'autre, et varient aussi en fonction de l'âge.

Chez l'enfant, la durée des cycles est plus courte. La régulation s'établit à partir de la période pubertaire.

Ce cycle vasomoteur se double d'un cycle sécrétoire : la phase de rétraction s'accompagne d'une libé-

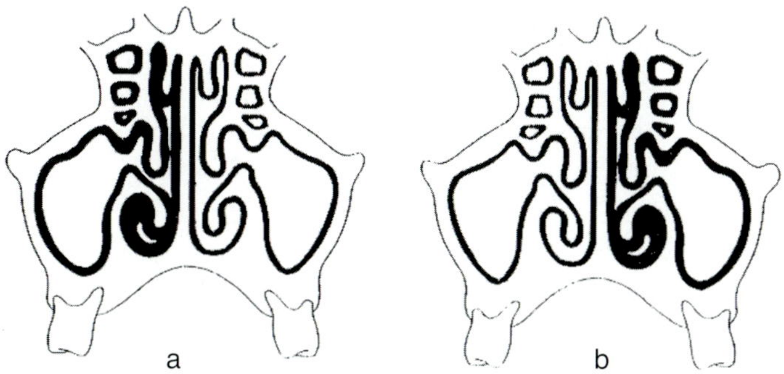

Fig. 21. Cycle nasal. a et b) Aspect schématique (coupes frontales des fosses nasales) ; c) Aspect tomodensitométrique (coupe coronale des fosses nasales) ; d et e) Aspect en IRM (coupes coronale et axiale des fosses nasales)

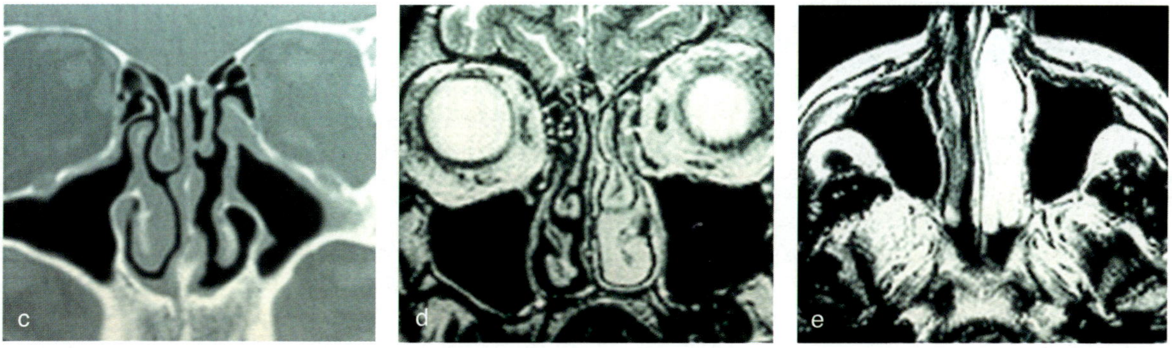

ration des sécrétions nasales, la phase de congestion, d'une diminution des sécrétions.

Le déterminisme du cycle nasal reste obscur. Il serait régulé par la pression nasopharyngée, ce qui suppose l'existence d'un mécanisme proprioceptif comme en témoigne la disparition du cycle chez le laryngectomisé.

De nombreux facteurs peuvent modifier le cycle nasal de base : activité physique, température ambiante, position du corps, obstruction nasale chronique. En décubitus latéral : le cycle nasal expliquerait le changement fréquent de côté lors du sommeil. Un certain nombre de médicaments et le stress peuvent être responsables d'obstruction nasale (cf. Causes et conséquences de l'obstruction nasale chez l'adulte).

Rappelons que la sensation de bien être et de fraîcheur apportée par le menthol ne n'accompagne pas de modifications de la résistance nasale. La sensation de meilleure ventilation serait liée à la stimulation de récepteurs sensibles au passage de l'air.

Les turbulences créées par la valve septo-turbinale favorisent le contact entre flux aérien et muqueuse nasale facilitant ainsi les autres fonctions de filtration, humidification et réchauffement.

Filtration

Un certain nombre de grosses particules sont arrêtées au niveau du vestibule, grâce aux vibrisses. Un maximum de particules en suspension restent prisonnières du mucus tapissant toute la muqueuse où elles sont retenues grâce aux propriétés d'adhésivité du mucus. Ce dernier est disposé en deux couches, une profonde, fluide et une superficielle, visqueuse (Fig. 22). Le mouvement muco-ciliaire et la pente du plancher des fosses nasales et des méats permettent ensuite l'évacuation (4 à 8 mm par minute) du mucus contaminé vers l'arrière, où il est dégluti (Robert et coll., 1979 [45]) (Fig. 23).

Humidification

L'humidification de l'air inspiré, qui nécessite un litre d'eau environ par jour, se fait par simple contact avec la couche de mucus composée d'eau pour 95 % qui tapisse la muqueuse, accessoirement par les glandes nasales antérieures. La valve nasale intervient dans la

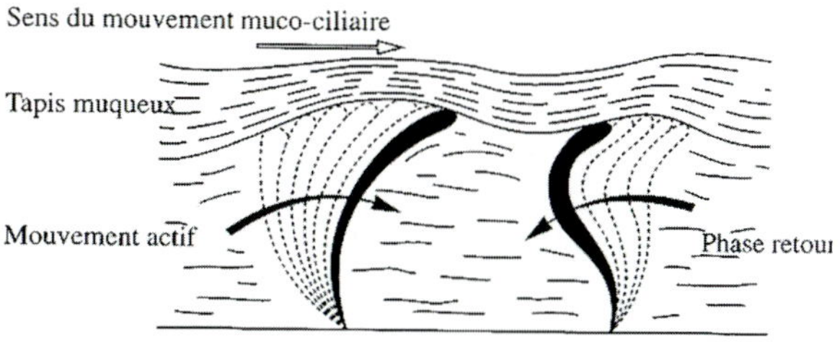

Fig. 22. Mouvement muco-cilaire

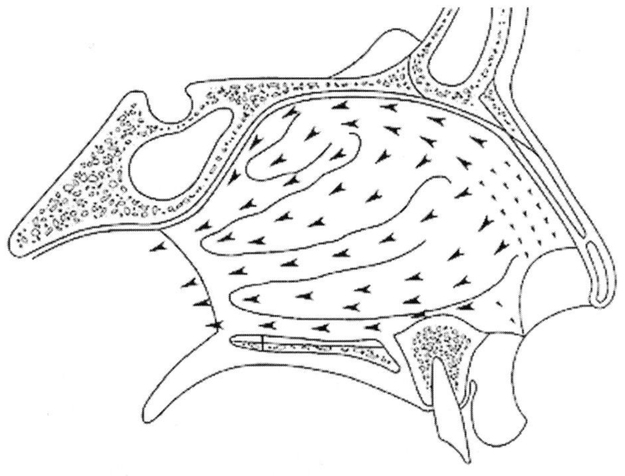

Fig. 23. Mouvement muco-ciliaire et évacuation du mucus dans les fosses nasales (coupe parasagittale, vue médiale des fosses nasales)

fonction d'humidification par son rôle de nébulisation (Böjsen Möller, 1967 [4]).

Réchauffement

Le conditionnement de l'air inspiré est assuré à 70 % dans les fosses nasales au contact des cornets turgescents. Le rétrécissement nasal entraîne un ralentissement du débit et augmente la chaleur locale qui est, normalement, de 30 à 32°, c'est-à-dire inférieure à celle du corps. Cette fonction essentielle de la muqueuse nasale est sous la dépendance de la différentiation morphologique et fonctionnelle du réseau vasculaire (shunt artério-veineux du chorion profond). Ce mécanisme de conditionnement est ensuite complété au niveau de l'arbre trachéo-bronchique (30 %).

Inversement, le courant inspiratoire en s'échauffant produit un refroidissement du sang veineux turbinal qui contribue, à son tour, à la régulation de la température du cerveau, comme en témoigne l'alternance de l'activité électrique du cortex, synchrone du cycle nasal. Chaque fois qu'est enregistrée la dominance d'un hémisphère cérébral, le flux aérien prédomine dans une fosse nasale et inversement (Werntz et coll., 1983 [63] ; Talmant, 1992 [50]). L'échange thermique se réaliserait au niveau du sinus caverneux qui draine le sang veineux endonasal et une partie du sang veineux facial. Dans ce sinus transite l'artère carotide interne, dessinant un siphon et privée à ce niveau de sa tunique élastique.

La protection de l'auvent nasal ostéo-cartilagineux est indispensable à l'efficience de la muqueuse nasale. L'ablation de la bosse nasale perturbe, non seulement, le fonctionnement de la valve nasale mais aussi celui de la physiologie de la muqueuse (Wayoff, 1989 [60]). « Le dos du nez figure comme un instrument fonctionnel de premier ordre : c'est ce que les spécialistes qui l'attaquent pour la correction de sa forme n'ont pas le droit d'oublier » (Mink, 1933 [36]).

3 – Fonction immunitaire

Cette dernière fonction, pourtant primordiale de l'organe nasal, a été longtemps négligée. Porte d'entrée de l'appareil respiratoire, richement vascularisé et innervé, le nez constitue une interface avec l'environnement aérien, assurant la protection des muqueuses et des organes situés en aval (sinus, oreille moyenne, arbre trachéo-broncho-alvéolaire).

Malgré son importance fondamentale, cette fonction ne sera qu'évoquée, car elle est très complexe et en pleine évolution.

Trois lignes de défense s'articulent pour assurer la fonction immunitaire nasale :

– la première ligne de défense épithéliale comprend deux éléments qui se renforcent mutuellement, l'un statique, la barrière épithéliale, l'autre dynamique, le système muco-ciliaire ;

* la barrière épithéliale est formée des membranes cytoplasmiques des cellules épithéliales, de la cohésion intercellulaire et de la membrane basale ;

* le système muco-ciliaire réalise une barrière mécano-chimique de première importance dans la défense de la muqueuse respiratoire. Son bon fonctionnement est étroitement lié aux mécanismes de régulation de la production quantitative et qualitative du mucus et à la pleine efficacité des systèmes de conditionnement de l'air inspiré ;

– la deuxième ligne de défense spécifique comprend le système immunitaire annexé à la muqueuse nasale.

La muqueuse nasale possède un système immunologique autonome grâce à la production d'IgA sécrétoires. Le nez est à ce titre indissociable du nasopharynx et des autres mécanismes de l'immunité systémique, qu'elle soit humorale ou cellulaire ;

– la troisième ligne de défense est caractérisée par l'inflammation non spécifique, réaction physiologique de défense et d'adaptation de l'organisme à l'environnement.

C'est la rupture des équilibres physiologiques, cellulaires et/ou moléculaires qui conditionne le déclenchement d'une réaction inflammatoire, qu'elle soit immune ou non.

Les modèles expérimentaux ont démontré que les mécanismes de base des rhinites saisonnières et, par extension des rhinites perannuelles, sont des réactions allergiques de type IgE, se développant dans les fosses nasales. Le mastocyte de surface en est le véritable starter, en conduisant à la libération d'histamine et de médiateurs vaso-actifs et chimiotactiques. L'intervention de médiateurs chimiques autres que l'histamine, rend compte de l'effet, parfois incomplet, des antihistaminiques prescrits à titre symptomatique (Wayoff, Freche et coll., 1986 [59] ; Wayoff et coll., 1991 [61] ; Freche, Fontanel et coll., 1996 [16]).

4 – Fosses nasales et sinus

Les fosses nasales et les sinus ont la même origine embryologique. Ils forment, ensemble, le complexe naso-sinusien. La muqueuse sinusienne, extension de la muqueuse nasale, partage avec elle un certain nombre de propriétés physiologiques et d'implications pathologiques. L'ostium sinusien joue un rôle important en concourant à l'homéostasie intracavitaire. Il permet la ventilation qui assure le renouvellement de l'air à l'intérieur du sinus et le drainage sinusien grâce aux mouvements muco-ciliaires, toujours polarisés vers lui (Fig. 24). Certains ostiums sont de simples orifices circulaires ou ovalaires (cellules ethmoïdales, sinus sphénoïdal), d'autres sont de véritables canaux (canal fronto-nasal, canal maxillo-nasal), expliquant le siège électif des barotraumatismes sinusiens et le caractère plus douloureux des sinusites frontales et maxillaires. Au niveau du sinus maxillaire, il existe parfois un ostium accessoire (orifice de Giraldes). Dans le sinus maxillaire, les corps étrangers inférieurs à 2,5 mm, peuvent être évacués par les voies naturelles (Wayoff, 1993 [62]) (Fig. 25). Tout dysfonctionnement ostial modifie les constantes intracavitaires et perturbe la physiologie muqueuse. Cette dernière réagit d'autant plus vivement aux dérèglements vasomoteurs et immunitaires qu'elle est confinée par une aération insuffisante. Un cercle vicieux peut s'établir entre pathologie ostiale et pathologie muqueuse.

Mais, en l'absence de phénomènes de surinfection, l'existence d'échanges gazeux transmuqueux, en maintenant un équilibre paraphysiologique, explique la possibilité d'obstruction ostiale prolongée asymptomatique (Jankowski et Wayoff, 1992 [25]).

Par ailleurs, les relations privilégiées entre dents et sinus maxillaire enrichissent la pathologie sinusienne d'origine rhinologique d'une pathologie d'origine dentaire (polypes du bas fond sinusien, kystes, corps étrangers, infections...).

Conclusion

La fonction morphogénétique mise à part, le nez a une triple fonction olfactive, ventilatoire et immunitaire. Dans la fonction ventilatoire, le conditionnement de l'air inspiré, c'est-à-dire la régulation des débits aériens, la filtration, l'humidification et le réchauffement de l'air se font grâce à un triple mécanisme valvaire, narinaire, nasal et septo-turbinal. Cette fine mécanique, variable d'un individu à l'autre et chez le même individu d'une fosse nasale à l'autre

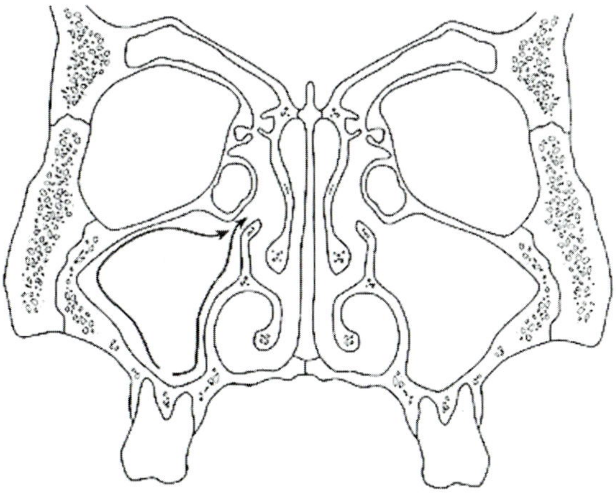

Fig. 24. Voies de drainage de la muqueuse du sinus maxillaire (coupe frontale des fosses nasales et des sinus)

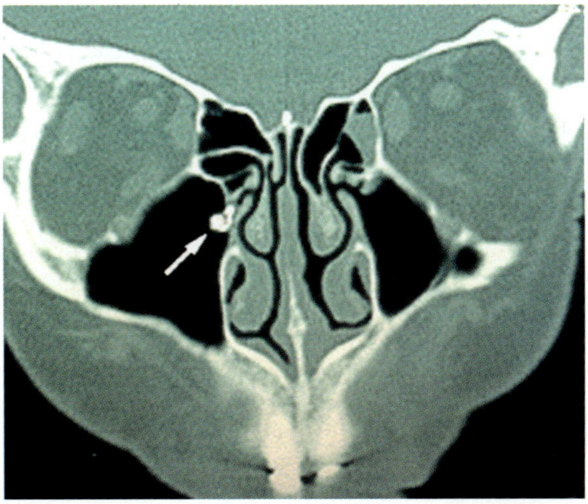

Fig. 25. Corps étrangers intra-sinusien maxillaire gauche bloqué au niveau du méat (coupe tomodensitométrique coronale des fosses nasales)

et d'un moment à l'autre, passe inaperçue dans les conditions normales habituelles. En raison des modifications de la perméabilité nasale, liées à la congestion veineuse de décubitus, la ventilation nasale optimale est la ventilation exclusivement nasale, bouche fermée, pendant le sommeil (Talmant, 1992 [50]).

Toutes ces fonctions essentielles peuvent être perturbées par diverses pathologies. Elles sont menacées dans la chirurgie non fonctionnelle du nez et le chirurgien doit impérativement les connaître pour les préserver ou les réparer.

Bibliographie

1. Bachmann W, Legler U (1972) Studies on the structure and function of the anterior section of the nose by means of luminal impressions. Acta Otolaryngol 73: 433-442
2. Bernouilli (1700-1782)
3. Bertrand B, Eloy Ph (1995) Bases physiopathologiques des méatotomies. Cahiers d'ORL 30: 141-145
4. Böjsen Möller F (1967) The anterior nasal glands. Rev Laryngol Otol Rhinol 88: 71-75
5. Boyd JH, Yaffee K, Holds J (1998) Maxillary sinus atelectasis with enophthalmos. Ann Otol Rhinol Laryngol 107: 34-39
6. Bridger GP (1970) Physiology of the nasal valve. Arch Otolaryngol 92: 543-553
7. Bull TR (1983) Rhinoplasty, aesthetics, ethics and airway. J Laryngol Otology 07: 901-916
8. Chaban R, Cole P, Naito K (1988) Simulated septal deviations. Arch Otolaryngol Head Neck Surg 114: 413-415
9. Cole P, Chaban R, Naito K, Oprysk D (1988) The obstructive nasal septum. Arch Otolaryngol Head Neck Surg 114: 410-412
10. Cole P (1993) The respiratory role of the upper airways, Mosby, St Louis, 1-59
11. Cole P (1996) Physiology of the nose and paranasal sinuses, in Gershwin ME, Incaudo GA: Diseases of the sinuses. Humana Press, Totowa: 33-51
12. Converse JM (1955) The cartilaginous structures of the nose. Ann Otol 64: 220-229
13. Courtiss EH, Goldwyn RM (1983) The effects of nasal surgery on airflow. Plast Reconstruct Surg 72: 9-21
14. Cottle MH (1955) The structure and function of the nasal vestibule. Arch Otolaryngol 62: 173-181
15. Flottes L, Clerc P, Riu R, Devilla F, et coll. (1960) La physiologie des sinus. Arnette, Paris 591 p
16. Freche Ch, Fontanel JP, et coll. (1996) L'obstruction nasale. Arnette, Paris: 31-43
17. Friot JM (1973) Correction des nez hypertrophiques ou déviés par mobilisation conservatrice de l'auvent nasal. Thèse Medecine, Nancy
18. Gray VD (1970) Physiologic returning of the upper lateral cartilage. Rhinology 8: 56-59
19. Guerrier Y (1988) Nez et sexualité. Cahiers d'ORL 23: 399-425
20. Haight JSJ, Cole P (1983) The site and function of the nasal valve. Laryngoscope 93: 49-55
21. Haight JSJ, Cole P (1989) Is the nasal cycle an artefact? The role of asymmetrical posture. Laryngoscope 99: 538-541
22. Hasegawa M, Kern EB, O'Brien PC (1979) Dynamic changes of the nasal resistance. Ann otol 88: 66-71
23. Hinderer KH (1970) Surgery of the valve. Int Rhinol 8: 60-67
24. Jacques P (1912) Fosses nasales, in Poirier P. Charpy A: Traité d'Anatomie Humaine. Masson, Paris Tome V, p 935
25. Jankowski R, Wayoff M (1992) Physiopathologie des sinus. EMC, ORL, 20416 A10: 6 p
26. Jones AS, Wight RG, Stevens JC, Beckinghame E (1988) The nasal valve: a physiological and clinical study. J Laryngol Otol 102: 1089-1094
27. Jost G, Meresse B, Torossian F (1973) Étude de la jonction entre les cartilages latéraux du nez. Ann Chir Plast 18: 175-182
28. Kayser R (1895) Uber den Weg der Atmungsluft in der Nase. Z Ohrenhk 20, 96
29. Kern EB (1978) Surgical approaches to abnormalities of the nasal valve. Rhinology 16: 165-189
30. Levignac J, Chalaye JC, Chalaye JM, Mahe E, Riu R (1877) Morphologie du nez. Importance du mécanisme orificiel. Ann Chir Plast Esthét 31: 309-318
31. Mann DG, Sasaki CT, Suzuki M, Fukuda H, Hernandez JR (1877) Dilator naris muscle. Ann Otol 86: 362-370
32. Masing H (1967) Experimentelle Untersuchungen über die Stromung im Nasenmodell. Arch Klin Exp Ohren Nasen Kehlkopfheilkd 189: 59-70
33. Masing H (1967) Pathophysiology of the nasal airflow. Int Rhinology 5: 63-67
34. Meredith GM (1993) Diagnosis and treatment of nasal obstruction in Daniel RK: Rhinoplasty. Little Brown, Boston: 39-58
35. Mink PJ (1903) Le nez comme voie respiratoire. Presse Otolaryngol (Belg) 2: 481-496
36. Mink PJ (1933) Le jeu des ailes du nez. Ann Otolaryngol 3: 1203-1210
37. Monteil JP (1985) Physiologie nasale. Ann Chir Plast Esthét 30: 181-184
38. Monteil JP (1989) Physiologie nasale: in Senechal G, Pech A et coll.: Rhinoplastie esthétique fonctionnelle et reconstructrice. Arnette édit, Paris
39. Ohm (1789-1854)
40. Poiseuille (1799-1869)
41. Proctor DF, Andersen IB (1982) The Nose. Elsevier Biomedical Press, Amsterdam: 30-31
42. Proetz AW (1951) Air currents in the upper airway respiratory tract and their clinical importance. Ann Otolaryngol 60: 439-467
43. Reynolds (1842-1912)
44. Riu R (1974) La rhinorhéographie dans la morphologie du nez et les septorhinoplasties. Ann Chir Plast 19: 181-187
45. Robert J, Storme X, Mariel Ph, Laurens MH, Wayoff M (1979) Le mouvement muco-cilaire nasal. Méthodes d'étude et leurs résultats chez le sujet sain et pathologique, in Wayoff M, Grilliat JP: Immunité et Allergie. Symposium, Nancy, 4-5 Mai: 17-26
46. Sulsenti G, Palma P (1989) L'area valvolare nasale: strutura, funzione, clinica e terapia. La tecnica di correzione delle deformita valvolari secundo Sulsenti. Acta Otorhinolaryngologica Italica [Suppl. 22]: 9, 3-25
47. Swift DL, Proctor DF (1977) Access of air to the respiratory tract, in Brain D, Proctor DF, Reid LM: Respiratory defense mechanisms. Dekker, New York: 63-93
48. Swift DL (1982) Physical principles of airflow and transport phenomena influencing air modification in, Proctor DF, Andersen IB: The nose: upper airway physiology and

the atmospheric environment. Elsevier Biomedical Press, Amsterdam: 337-348
49. Takahashi R, Uchida A (1971) A collection of Ear, Nose and Throat Studies. Department of Otorhinolaryngology. Jikei University School of Medicine, Tokyo 104-114
50. Talmant J (1992) Du rôle des fosses nasales dans la régulation cérébrale. Rev Orthop Dento Faciale 26: 51-59
51. Taptas N (1946) Fonctions physiologiques du vestibule nasal. Congrès Français d'ORL 53: 235-237
52. Tarabichi M, Fanous N (1993) Finite element analysis of airflow in the nasal valve. Arch Otolaryngol Head Neck Surg 119: 638-642
53. Terrier G (1978) L'endoscopie rhinosinusale moderne. Inpharzam, Suisse, 1978
54. Tisserant J (1984) La valve nasale. Thèse Médecine, Nancy
55. Tisserant J, Wayoff M (1986) La valve nasale. Cahiers d'ORL: 21, 241-282
56. Uddströmer M (1940) Nasal respiration. Acta Otolaryngol [Suppl 42]: 11-146
57. Van Dishoeck HAE (1965) The part of the valve and the turbinates in total nasal resistance. Int Rhinol 3: 19-26
58. Venturi (1746-1822)
59. Wayoff M, Freche C, et coll (1986) Immunologie et allergie en ORL, Soc. Fr. ORL et de Pathologie Cervico-Faciale. Arnette, Paris: 450 p
60. Wayoff M (1989) La septorhinoplastie fonctionnelle et modelante (selon Cottle) in Sénéchal G et coll: Rhinoplastie esthétique fonctionnelle et reconstructrice. Arnette, Paris: 157-205
61. Wayoff M, Jankowski R, Haas F (1991) Physiologie de la muqueuse respiratoire nasale et troubles fonctionnels. EMC ORL,20290 A10: 14 p
62. Wayoff Y (1993) Entretien, Cahiers d'ORL et de Chirurgie Cervico-faciale et d'Audiophonologie 28: 267-279
63. Werntz DA, Bickford RG, Bloom FE, and all (1983) Alternating cerebral hemispheric activity and the lateralization of anatomic nervous function. Hum Neurobiol 2: 39-43
64. Wustrow F (1951) Schwellkörper am Septum nasi. Ztschr Anat 116: 139-142
65. Zide BM (1985) Nasal anatomy: The muscles and tip sensation. Aesth Plast Surg 9: 193-196
66. Zuckerkandl E (1882) Normale und pathologische Anatomie der Nasehöhle und ihrer Pneumatischen. Anhänge, Wien

VII
Étiopathogénie de l'obstruction nasale chez l'enfant

L'obstruction nasale chez l'enfant ne se limite pas à l'hypertrophie des végétations adénoïdes comme tendent à le faire croire de nombreuses publications. En effet, une obstruction nasale peut en cacher une autre et de multiples étiologies intéressent non seulement le nez dans son ensemble, c'est-à-dire l'auvent nasal et les fosses nasales, mais aussi le nasopharynx et l'oropharynx.

Ces étiologies, toutes causes confondues, sont aussi fréquentes sinon plus fréquentes que l'hypertrophie des végétations adénoïdes, sachant que plusieurs causes sont souvent associées et que la symptomatologie est univoque.

Cette obstruction nasale passe souvent inaperçue du fait qu'elle survient précocement dans les premières années de la vie et que la gêne est souvent transitoire. Ce sont les conséquences morphogénétiques, parfois irréversibles, qui permettent de faire le diagnostic rétrospectif d'insuffisance ventilatoire nasale.

Il est habituel de classer les causes d'obstruction nasale en causes mécaniques et causes fonctionnelles. D'autres terminologies équivalentes ont été proposées pour opposer les causes anatomiques, architecturales ou structurales aux causes muqueuses ou vasomotrices. En pratique, il paraît plus exact de distinguer les causes dysmorphiques des causes dysfonctionnelles. Ces deux causes sont souvent associées.

1 – Causes dysmorphiques de l'obstruction nasale

Les causes dysmorphiques d'obstruction nasale liées à une anomalies des structures du nez, sont envisagées selon le siège de l'obstruction, au niveau de l'auvent narinaire, de l'auvent nasal ou des fosses nasales.

On y associe celles qui siègent au niveau du nasopharynx et de l'oropharynx.

Auvent narinaire

Chez le nourrisson et le petit enfant, le nez est court large et concave. L'orifice narinaire est arrondi, presque circulaire. Largement ouvert et laissant voir la plica nasi, il est animé de battements incessants pendant les mouvements respiratoires (Fig. 1). Les obstructions de l'auvent narinaire se résument à deux causes très fréquentes, les sténoses narinaires et le collapsus narinaire.

Sténoses narinaires

Les sténoses narinaires congénitales, rares, s'intègrent généralement dans un syndrome polymalformatif maxillo-facial.

Ces sténoses sont le plus souvent acquises : complications d'intubation naso-trachéale, traumatismes, brûlures, affections dermatologiques (bulloses). Le nouveau-né prématuré et ventilé par intubation endonasale est particulièrement exposé. A la sténose narinaire se greffent des lésions septales (déviations), des lésions muqueuses valvaires (sténoses), enfin des lésions muqueuses septo-turbinales (synéchies) (Montoya, 1999 [63]). Ces enfants développent ultérieurement un faciès particulier par hypoplasie de l'étage moyen de la face (cf. chapitre Conséquences de l'obstruction nasale chez l'enfant).

L'étendue postérieure de la sténose dans la fosse nasale est parfois difficile à préciser par l'endoscopie d'où l'intérêt de compléter cet examen par une étude tomodensitométrique.

Ces sténoses sont aggravées par la stagnation permanente des sécrétions nasales.

Certaines s'accompagnent d'une dilatation exagérée du sinus maxillaire homolatéral par augmentation du gradient de pression expiratoire (Delaire, 1982 [20]).

Les sténoses narinaires peuvent se voir également dans les séquelles de fentes labio-alvéolo-palatines (cf. Chéilo-rhinoplastie fonctionnelle).

Collapsus narinaire

Le collapsus narinaire peut être statique : petit nez pincé ou dynamique : les ailes du nez se collabent à l'inspiration, au reniflement brutal (syndrome d'aspiration des ailes du nez). Il peut alors être mis en évidence par le défaut d'expansion narinaire après pincement des ailes du nez contre le septum (Gudin, 1953 [33]).

Ce collapsus est lié à différents causes :
- une anatomie particulière des orifices narinaires congénitalement étroits, parfois associée à une sténose de l'orifice piriforme ;
- une faiblesse constitutionnelle du cartilage inférieur, par hypotonie ou inversion de la courbure physiologique des crus latérales ;
- une obstruction nasale unilatérale entraînant une ventilation controlatérale exclusive et un collapsus de ce même côté ;
- une hypofonction caractérisée par la perte de la contraction automatique des muscles dilatateurs des narines pendant l'inspiration (absence de synergie respiratoire). La cause en est généralement une obstruction plus postérieure, actuelle ou passée. La motricité volontaire restant longtemps possible, après correction d'une éventuelle obstruction de cause dysmorphique, une rééducation est indispensable pour récupérer la synergie respiratoire ;
- plus rarement une afonction des muscles narinaires (paralysie faciale uni ou bilatérale : syndrome de Moebius ou une simple plaie des branches distales du nerf facial (VIIe paire crânienne).

Le collapsus narinaire qu'il soit uni ou bilatéral est généralement associé à un collapsus de la valve nasale (Fig. 2).

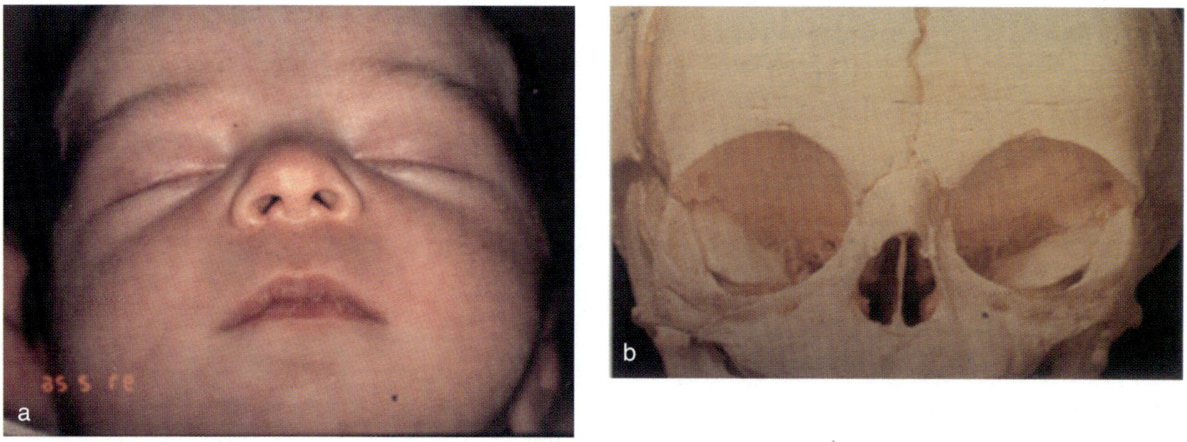

Fig. 1. Nouveau-né normal. a) Aspect clinique ; b) Squelette cranio-facial (vue de face)

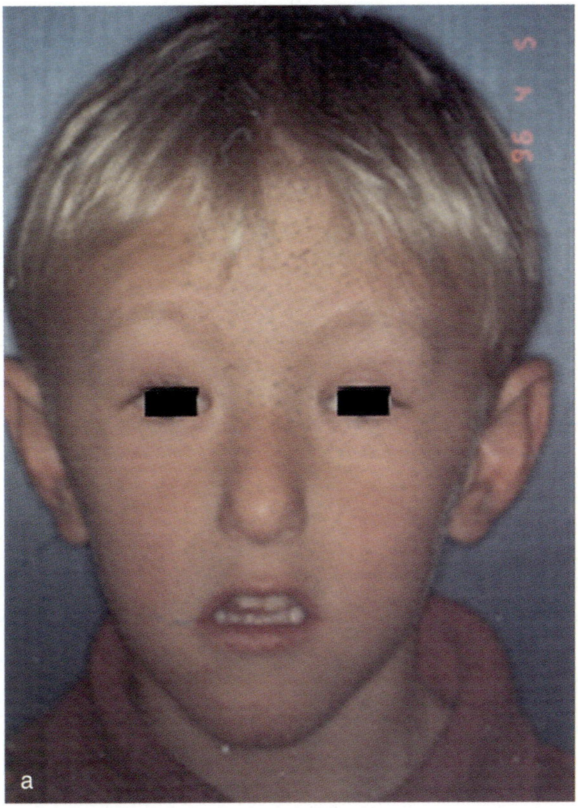

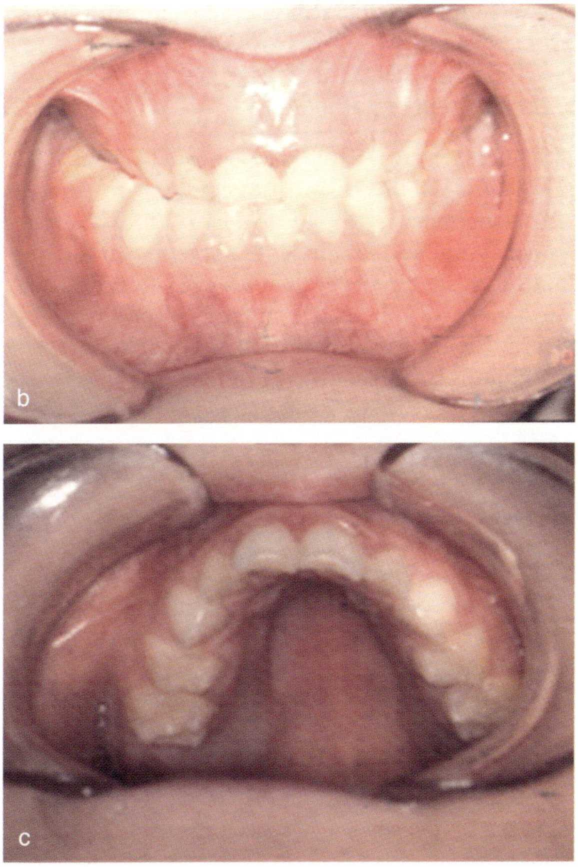

Fig. 2. Obstruction nasale, rhonchopathie. a) Aspects cliniques : yeux tristes (noter le ptosis gauche), collapsus narinaire, ventilation orale, excès vertical antérieur avec menton pointu, hypertrophie des amygdales et des végétations adénoïdes ; b et c) Occlusion dentaire : endomaxillie avec latérodéviation mandibulaire droite, palais ogival et blanc

Auvent nasal

Les obstructions situées au niveau de l'auvent nasal se résument à deux grandes causes, également très fréquentes, le collapsus valvaire et les déviations ou lyses septales antérieures. Ces deux dernières étiologies ont pour conséquence une pointe nasale molle.

Collapsus valvaire

La valve nasale appartient anatomiquement à l'auvent nasal (nez muqueux) mais dépend physiologiquement de l'auvent narinaire (nez cutané). Elle constitue une des régions les plus critiques du flux aérien où une simple anomalie peut entraîner une augmentation majeure de la résistance nasale. Si l'on admet que chez l'adulte, une diminution de 1 mm de la lumière de la partie antérieure du nez muqueux, suffit à provoquer cette augmentation (Cole et coll., 1988 [12]), une diminution moindre est suffisante chez l'enfant. Inversement l'expansion maxillaire améliore la ventilation nasale en augmentant le calibre des fosses nasales et l'ouverture de la valve nasale (Timms, 1986 [89]).

Toute atteinte de la valve nasale, statique (angle inférieur à 10°) ou dynamique (collapsus de la valve quand le débit inspiratoire augmente), entraîne une gêne ventilatoire. Le collapsus valvaire se manifeste par une dépression à la jonction auvent nasal-auvent narinaire.

Les principales atteintes statiques sont d'origine cartilagineuse (« nez projeté sous-tension » où la largeur de la base est particulièrement réduite par rapport à la hauteur, déviation septale, anomalies du cartilage supérieur) ou muqueuse (épaississement, synéchie).

Les atteintes dynamiques sont la conséquence d'une atteinte cartilagineuse (faiblesse constitutionnelle ou acquise par résection excessive du cartilage supérieur) ou musculaire (paralysie faciale décompensant une déviation septale jusque là bien tolérée) (Kern, 1978 [46]).

Déviations septales antérieures

Elles succèdent à un traumatisme sur l'auvent nasal qui peut survenir schématiquement soit dans la période périnatale, soit dans l'enfance. Tous ces traumatismes ont en commun de survenir sur un nez dont les os sont petits et dont les deux tiers du squelette sont cartilagineux. De surcroît, en pratique obstétricale, le nez n'est pas pris en compte. Il est considéré comme une « partie molle élastique » (Fig. 3).

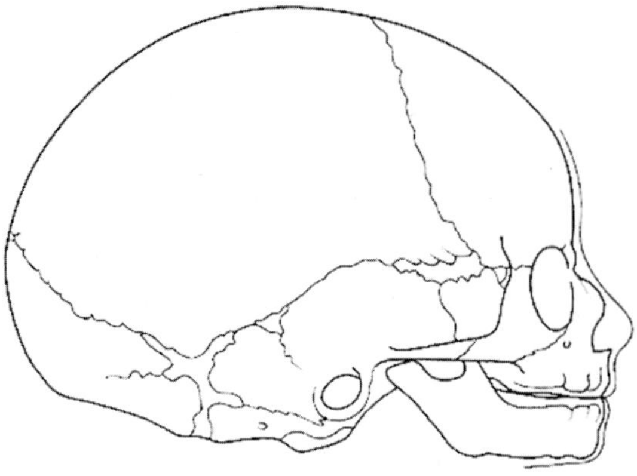

Fig. 3. Crâne de nouveau-né. Le nez, en pratique obstétricale, n'est pas pris en compte. Il est considéré comme une « partie molle élastique »

Déviations septales consécutives aux traumatismes nasaux périnataux

Malgré leur extrême fréquence et leur dépistage aisé, les déviations septales qui surviennent pendant la période périnatale sont souvent méconnues et leur conséquences fonctionnelles négligées. Les causes traumatiques sont anténatales ou néonatales.

Les traumatismes nasaux anténataux sont assez fréquents puisqu'un enfant sur quatre né par césarienne, présente une déviation septale (Ruano-gil et coll., 1980 [76]). Ils sont consécutifs à une compression de la face du fœtus in utero (Takahashi, 1987 [85]).

Les facteurs augmentant la probabilité de compression du nez peuvent être d'origine maternelle ou fœtale. Ils peuvent agir seuls ou en combinaison :

- facteurs maternels : primiparité, petite taille maternelle, utérus hypoplasique, malformation utérine, fibrome utérin et bassin rétréci ;
- facteurs fœtaux : engagement prématuré de la tête, présentation céphalique défléchie, oligoamnios, macrosomie et grossesse multiple (Graham, 1995 [28]).

Les traumatismes nasaux néonataux, rapportés d'abord par Metzenbaum (1936 [61]) puis par Cottle (1951 [14]), intéressent entre 3 % (Jeppesen et coll., 1972 [44]), 6 % (Alpini et coll., 1986 [1]), 17 % (Takahashi, 1987 [85]) et 57 % (Gray, 1978 [33]) des nouveau-nés accouchés par voie naturelle. Ces traumatismes se voient plus souvent :

- chez la femme primipare, surtout si elle est âgée. Dans ce cas, les tissus utérins sont encore plus résistants. C'est l'occasion de souligner que l'âge moyen de la première grossesse est de plus en plus tardif : actuellement, 28 ans en France ;
- lorsqu'il existe une dystocie mécanique ou dynamique :

* dystocie mécanique : une disproportion fœto-pelvienne entraîne une descente difficile de la présentation fœtale dans l'excavation pelvienne ;

* dystocie dynamique : il peut s'agir soit d'une hypercontractilité de l'utérus aggravant la compression au niveau de la face, soit d'une hypocontractilité allongeant la durée du travail, et par conséquent, la compression de la face.

Les présentations céphaliques se différencient suivant le degré de flexion ou de déflexion de la tête fœtale. Dans la présentation du sommet, la plus fréquente (95 % des cas), la tête fœtale se présente fléchie, le menton s'appuie sur la face antérieure du thorax et le nez est protégé. Au cours de l'accouchement, les traumatismes du nez peuvent se produire dans trois circonstances :

- lors de la descente de la présentation fœtale dans l'excavation pelvienne, du détroit supérieur au détroit inférieur,
- au cours de la rotation de la tête du fœtus qui accompagne cette descente et va amener l'occiput en avant sous la symphyse pubienne. Le traumatisme nasal ne se produit que si la tête fœtale est mal fléchie. Les variétés postérieures sont les plus traumatisantes pour le nez puisqu'elles nécessitent pour passer en occipito-pubien (OP) une rotation de 135° en cas d'occipito-iliaque droite postérieure (OIDP) ou d'occipito-iliaque gauche postérieure (OIGP).

Les variétés antérieures ne nécessitent qu'une rotation de 45°. Les occipito-iliaques gauches antérieures (OIGA, 57 % des présentations) sont presque deux fois plus fréquentes que les occipito-iliaques droites postérieures (OIDP, 33 % des présentations). Ainsi, les luxations septales à gauche sont les plus nombreuses, la pointe du nez étant déviée vers la droite au cours de

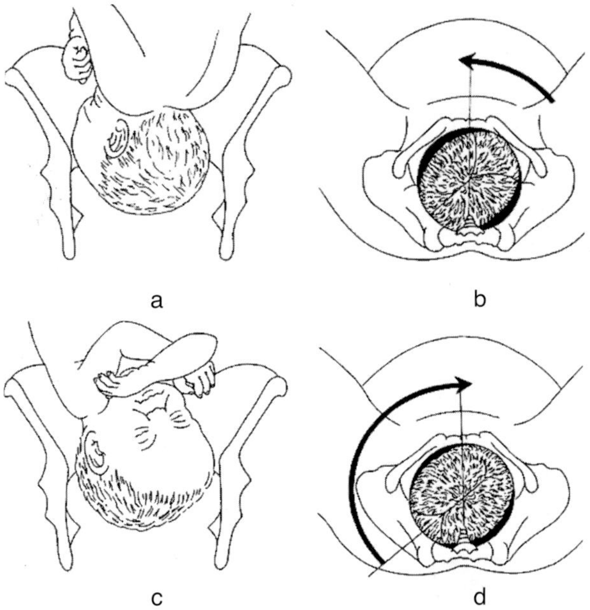

Fig. 4. Présentation du sommet. Lorsque la tête est normalement fléchie, le nez est protégé. a et b) Position et rotation de la tête en OIGA ; c et d) Position et rotation de la tête en OIDP

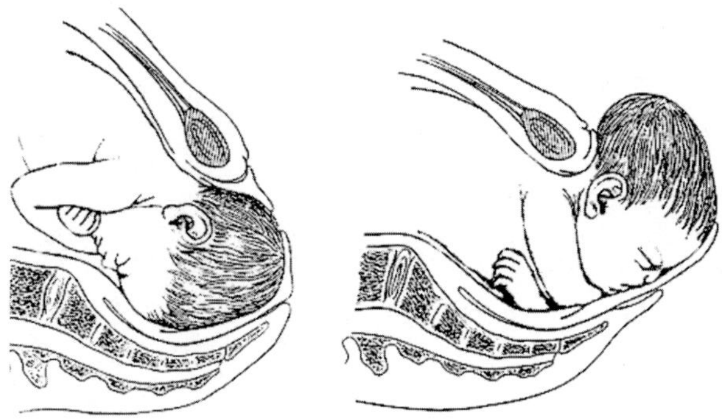

Fig. 5. Présentation du sommet. Dégagement de la tête. a) Arrivée et calage de la nuque sous la symphyse pubienne ; b) Déflexion de la tête et frottement du nez contre le périnée postérieur

la rotation dans les occipito-iliaques gauches antérieures (Fig. 4).

- au cours du dégagement de la tête fœtale en présentation du sommet, lors du dégagement par déflexion de la tête, le massif facial avec le nez est laminé par le périnée postérieur (Fig. 5). Ce temps est plus long chez la primipare que chez la multipare, ce qui augmente le risque de traumatisme du nez. Il faut noter l'intérêt de l'anesthésie péridurale qui relâche les tissus et de l'épisiotomie qui raccourcit la période d'expulsion.

Deux circonstances particulières peuvent également être cause d'un traumatisme direct du nez :

- un accouchement par voie basse ou même une tentative, en cas de présentation défléchie (front, face, bregma) exposant le nez à un maximum de risques. Mais ces présentation sont très rares (2/1 000) et sont, dans la majorité des cas, une indication de césarienne d'emblée (Fig. 6) ;
- une application malaisée ou malhabile de forceps ou de spatules s'appuyant sur le massif facial (Fig. 7).

L'articulation entre septum et vomer se soude progressivement d'arrière en avant. Le socle vomérien du nouveau-né n'a pas la qualité rétentive du socle adulte, surtout en avant. Il en résulte une luxation antérieure du septum cartilagineux de son socle prémaxillo-vomérien.

Un autre mécanisme jamais rapporté mais tout aussi fréquent et grave par ses conséquences est celui d'un hématome septal localisé, responsable de lyse septale antérieure (cf. infra). Les déformations de l'auvent nasal et les déviations septales postérieures, plus rares, sont le fait de traumatismes nasaux appuyés spontanément ou par manœuvres manuelles ou instrumentales (forceps). Le mécanisme de déviation septale par compression latérale symétrique ou asymétrique des maxillaires est également possible (Gray, 1978 [33]) (Fig. 8).

Le dépistage des déviations septales antérieures se fait à l'œil nu (asymétrie narinaire avec pointe nasale déviée du côté sain, obliquité de la columelle avec pied dévié du côté luxé). A la palpation, la pointe est molle par perte de son support naturel (Fig. 9). L'examen du nez est difficile en raison de sa petitesse. En s'aidant d'un otoscope, on peut voir le cartilage septal faire saillie dans la fosse nasale correspondant à la plus petite narine.

Les déviations postérieures sont repérées en introduisant des bâtonnets dans les fosses nasales : la pénétration est limitée du côté dévié.

Les déviations nasales néonatales sont souvent confondues avec l'aplatissement nasal habituel où la symétrie narinaire est conservée et qui se corrige spontanément dans les jours suivant la naissance.

La luxation septale néonatale ne se réduit pas spontanément (Gray, 1965 [31]) et ne s'améliore qu'en apparence. En effet, en l'absence de réduction précoce dans les tous premiers jours qui suivent la naissance, le septum luxé du socle prémaxillo-vomérien grandit obliquement. Le développement du nez peut se faire de deux façons : soit en rectitude, soit en déviation qui s'aggrave avec la croissance (Fig. 10). Cela semble confirmé par les l'étude de Pentz (1994,

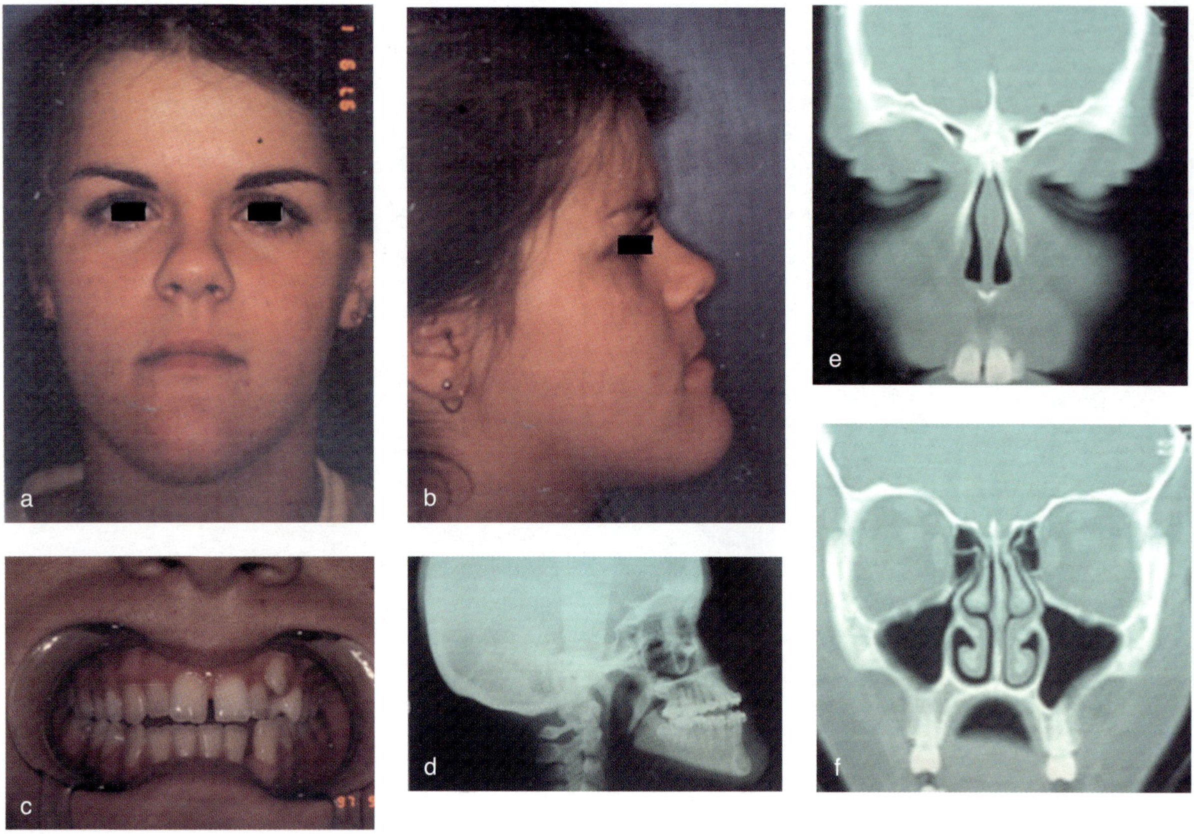

Fig. 6. Traumatisme nasal néonatal (présentation du front). a et b) Aspects cliniques : nez petit et enfoncé au niveau de la racine, excès vertical antérieur (vues de face et de profil) ; c) Occlusion dentaire : rétromaxillie, béance, encombrement dentaire maxillaire ; d) Téléradiographie de profil : rétromaxillie et béance ; e et f) Aspects tomodensitométriques : absence de sinus frontal, fosses nasales étroites (coupes coronales des fosses nasales)

[68]) sur le devenir à long terme de 14 déviations néonatales : 1/3 des enfants conserve une déviation nasale du même côté que celle notée lors de la naissance et la quasi totalité des enfants (13/14) présente des troubles de l'occlusion dentaire (mais la déviation septale n'est pas toujours seule en cause).

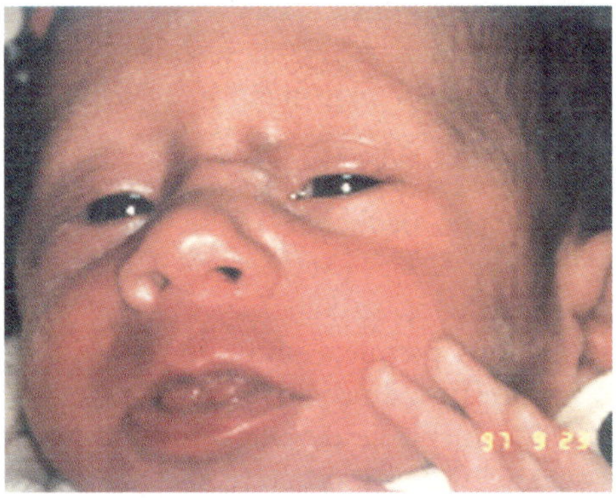

Fig. 7. Traumatisme nasal néonatal (forceps). Enfoncement de la racine du nez

A la différence des déviations septales spontanées, la partie supérieure du socle a tendance à suivre l'inflexion du septum et ses bords deviennent progressivement asymétriques. La luxation du bord postéro-inférieur du cartilage septal par rapport à son socle et la luxation du bord caudal par rapport aux crus médiales se font du même côté.

La réduction des luxations septales périnatales se fait à l'aide d'un instrument mousse (décolleur, manche de bistouri long, « resetter » de Jazbi (1977 [43]) et sans anesthésie ni méchage, le nouveau-né ne respirant que par le nez. Deux méthodes de réduction sont possibles :

- soit en soulevant la pointe du nez et la fosse nasale du côté luxé,
- soit en enfonçant le plancher de la fosse nasale du même côté (Lisbonis, 1997 [54]).

La réduction de la luxation chondro-vomérienne se traduit par un claquement et par la symétrisation des narines en même temps que la pointe du nez retrouve sa fermeté.

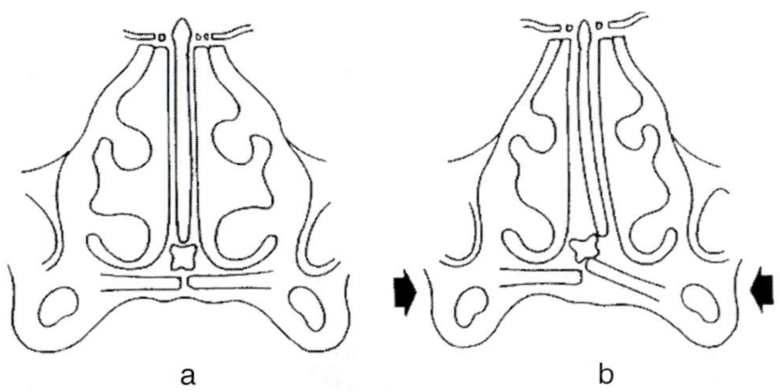

Fig. 8. Luxation septale par compression latérale maxillaire. a et b) Coupes frontales des fosses nasales (d'après Gray) ; c et d) Aspects cliniques : obstruction nasale chronique et ventilation orale nocturne (vues de face et de profil) ; e et f) Occlusion dentaire : ablation des 4 prémolaires, décalage au niveau du point interincisif médian supérieur, palais blanc ; g et h) Aspects tomodensitométriques : décalage au niveau du plancher des fosses nasales et déviation du « pied de cloison » (coupes coronales des fosses nasales)

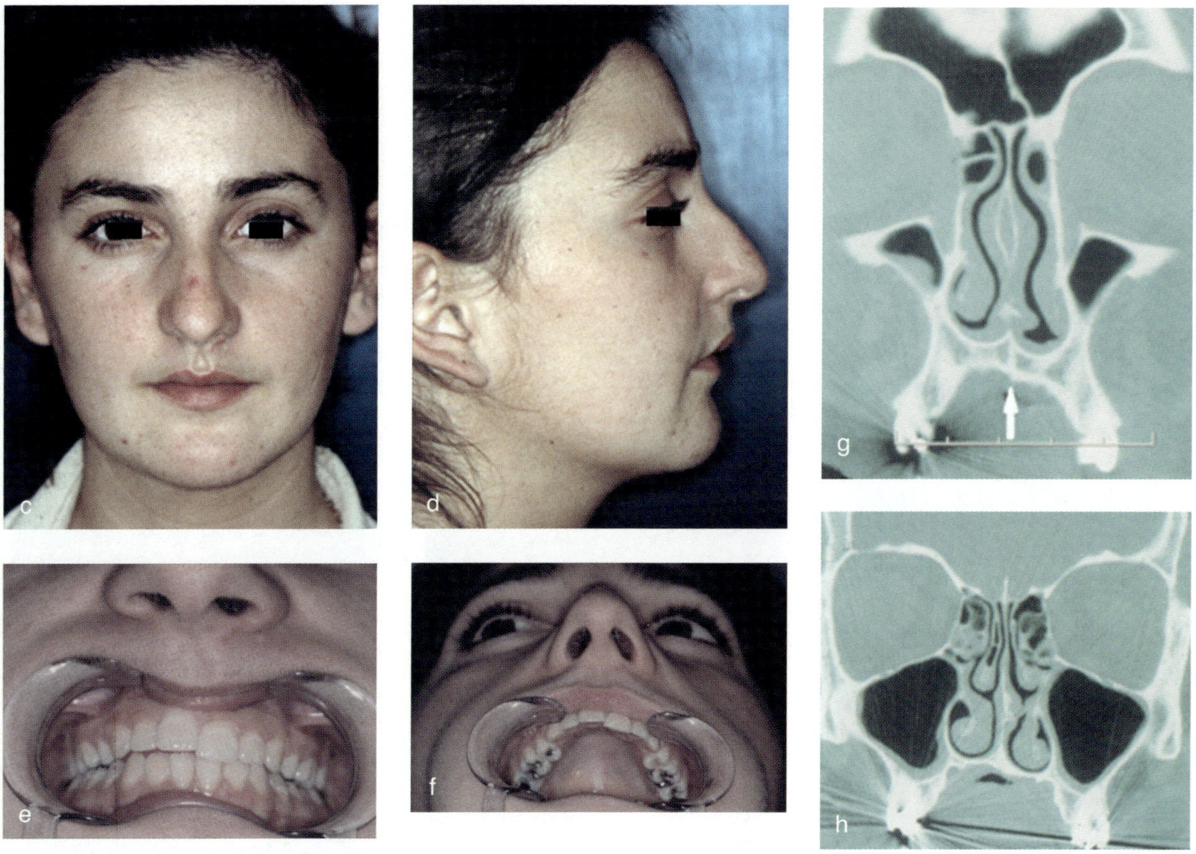

Certaines déviations septales congénitales, survenues in utero et déjà fixées à la naissance, sont de réduction plus difficiles ou impossible. Enfin, la déviation septale opérée peut récidiver.

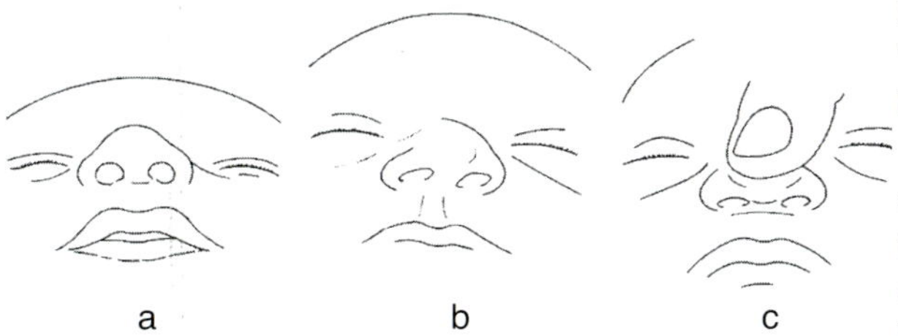

Fig. 9. Nez de nouveau-né. a) Aspect normal, pointe nasale ferme ; b) Luxation septale antérieure, asymétrie narinaire ; c) Pointe nasale molle

Déviations septales consécutives aux traumatismes nasaux de l'enfant

La petite enfance et les premiers pas sont un âge propice pour les traumatismes nasaux qui passent souvent inaperçus du fait de la petitesse du nez et de l'importance de l'œdème post-traumatique.

Les traumatismes nasaux survenant dans l'enfance et au-delà, sont souvent soit non traités, soit mal traités par insuffisance de bilan préopératoire, par retard ou défaut de réduction ou par contention inefficace. Les bons résultats immédiats se dégradent souvent dans le temps (Murray, 1984 [67]) ; Dommerby et Tos, 1985 [22]). Ces imperfections sont également le

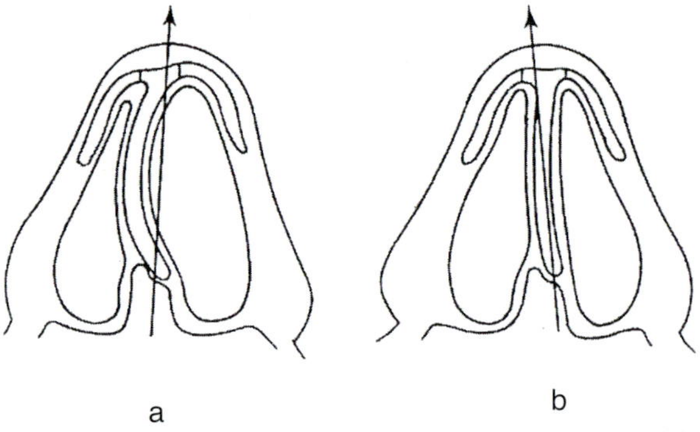

Fig. 10. Développement du nez en cas de luxation septale. a) Le développement du nez se fait en rectitude, le septum dévié se recentrant au prix d'une courbure ; b) Le développement du nez se fait en déviation, le septum ne se redressant pas ; c et d) Obstruction nasale chronique, rhinopathe, dort à gauche, pointe nasale tombante et molle (vues de face et de profil) ; e et f) Occlusion dentaire : béance, palais blanc ; g, h et i : Aspects tomodensitométriques : déviation septale antérieure gauche, le socle prémaxillaire est émoussé à gauche, témoin d'une déviation septale néonatale ou de la petite enfance, hypertrophie des cornets inférieurs prédominant à gauche (frange muqueuse)(coupes coronale, axiale et sagittale des fosses nasales)

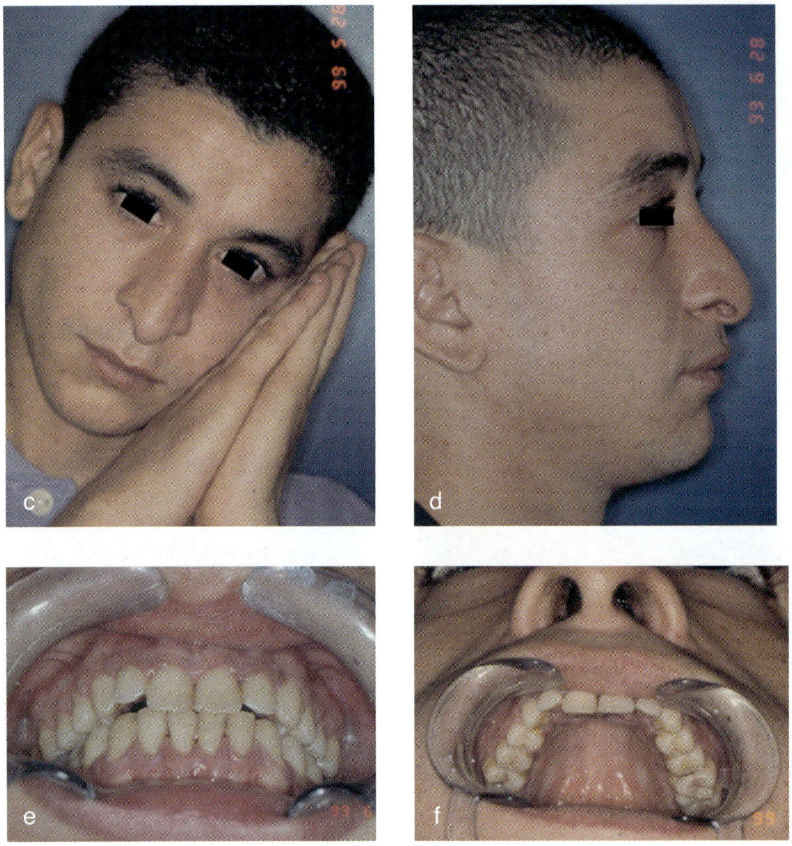

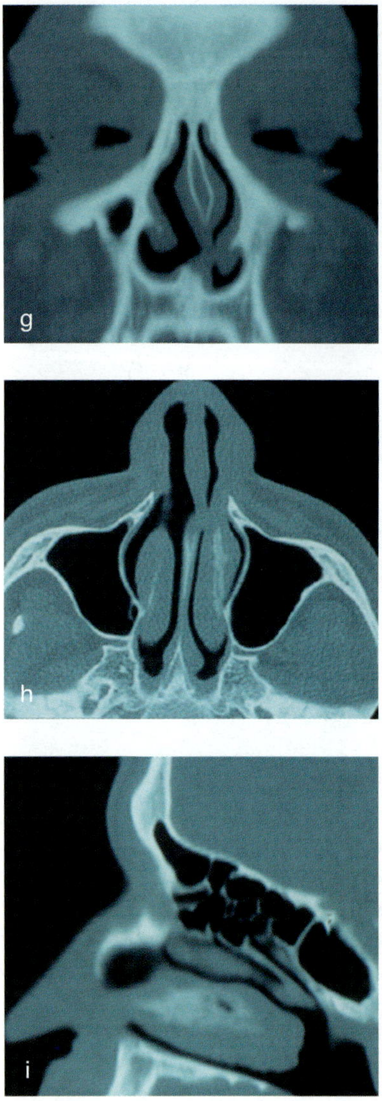

fait d'hématomes du septum petits et non obstructifs souvent négligés qui entraînent des troubles trophiques du cartilage septal, responsables de lyses ou déviations secondaires.

L'enfant présente des fractures nasales particulières :

– dans les traumatismes latéraux, on peut observer une fracture unilatérale par enfoncement d'un seul os nasal (disjonction unilatérale de l'os nasal) (Fig. 11) ;
– dans les traumatismes frontaux, les os nasaux peuvent se séparer du fait de l'absence de fusion avant l'adolescence (fracture en « livre ouvert » avec élargissement du dos du nez). Les cartilages supérieurs de l'enfant, peu adhérents aux os nasaux, peuvent également s'en détacher facilement (Fig. 11).

Les traumatismes du septum, fréquents, sont associés aux traumatismes nasaux ou isolés. Le cartilage

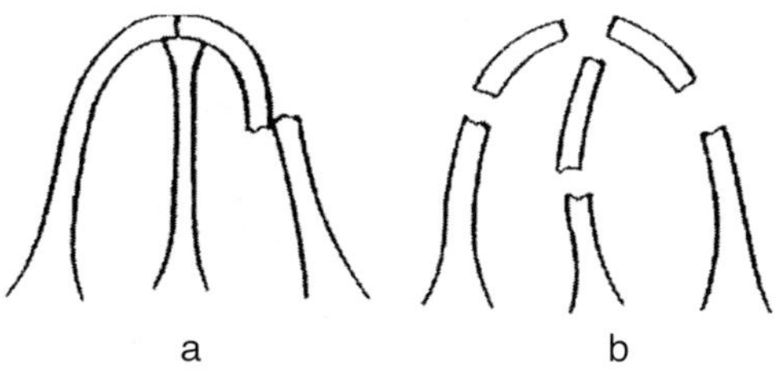

Fig. 11. Traumatismes nasaux de l'enfant. a) Traumatisme latéral ; b) Traumatisme frontal

septal, élastique, peut réagir de plusieurs façons au traumatisme :

- se courber sans se rompre. Le cartilage septal peut reprendre sa forme sans dommage apparent. Lors de cette flexion, il peut aussi se produire des fractures incomplètes en bois vert sur la face devenue convexe ; ces microfractures relâchent les forces de tension de ce côté-là, ce qui aggrave et pérennise la flexion septale ;
- se fracturer. Lorsque sa capacité à se courber est dépassée, le cartilage septal se fracture, soit horizontalement, soit verticalement. Paradoxalement, les zones de sutures ethmoïdo-chondrale ou ethmoïdo-chondro-prémaxillo-vomérienne sont plus solides que l'os ethmoïdal ou le cartilage septal adjacent ;
- se luxer de son socle, du fait de la laxité de l'articulation chondro-prémaxillo-vomérienne (Fig. 12).

Un autre mécanisme particulier à l'enfant est l'hématome du septum. Chez l'enfant, le muco-périchondre est très peu adhérent et des traumatismes mineurs peuvent s'accompagner d'un hématome sous-périchondral.

Lorsque l'hématome est unilatéral, les couches superficielles du cartilage septal sont détruites à son contact, ce qui lèse la croissance des chondrocytes et déséquilibre les forces de tension et de compression du septum. Deux évolutions sont possibles, aboutissant à une flexion septale homo ou controlatérale :

- en cas d'atteinte des chondrocytes sur un cartilage en croissance, le côté opposé à la lésion va continuer sa croissance et une flexion septale homolatérale à la lésion se produit ;
- en cas d'atteinte des couches superficielles du septum, le déséquilibre des forces superficielles de tension se traduit par une flexion septale controlatérale au côté lésé.

Lorsque l'hématome est bilatéral, le risque d'ischémie et de surinfection est important et peut aboutir à la nécrose et à la perforation septale, cause d'ensellure nasale.

La déviation septale antérieure obstrue une fosse nasale et induit très souvent une ventilation orale. Elle augmente d'autant plus la résistance nasale qu'elle est antérieure, qu'elle s'accompagne d'une pointe nasale molle et que s'y associe une rhinopathie. Parfois la déviation septale antérieure se poursuit en arrière dans la fosse nasale controlatérale, obstruant les deux fosses nasales.

Le septum nasal, au niveau du cintre choanal est toujours droit (Moran, 1977 [64]). Les déviations septales postérieures gênent la ventilation nasale lorsqu'elles sont septales hautes ethmoïdale (Fig. 13) ou qu'elles affectent le « pied de cloison » sous forme d'une crête allongée ou d'un éperon limité (Fig. 14).

Le rétablissement précoce d'une ventilation nasale est essentiel à une bonne croissance faciale et générale de l'enfant. S'il n'existe pas d'âge limite pour pratiquer une septoplastie chez l'enfant, pour des raisons de technicité chirurgicale, l'âge raisonnable se situe vers 6-7 ans.

La chirurgie septale doit répondre à des conditions de réalisation précise afin d'éviter toutes complications (hématome post-opératoire localisé, source de nécrose cartilagineuse et de déformation secondaire) :

- abord limité et unilatéral,
- décollement limité mais suffisant pour corriger la rétraction muqueuse (Fig. 15),
- absence de résection cartilagineuse : les résections septales sont contre-indiquées chez l'enfant car le septum ethmoïdo-chondral est à la fois un relais de la poussée basicrânienne et un site de croissance primaire,
- alignement des fragments cartilagineux, réinclusion des fragments mobilisés : la cicatrisation du cartilage septal fracturé ou incisé peut être totale si les deux fragments sont au contact et

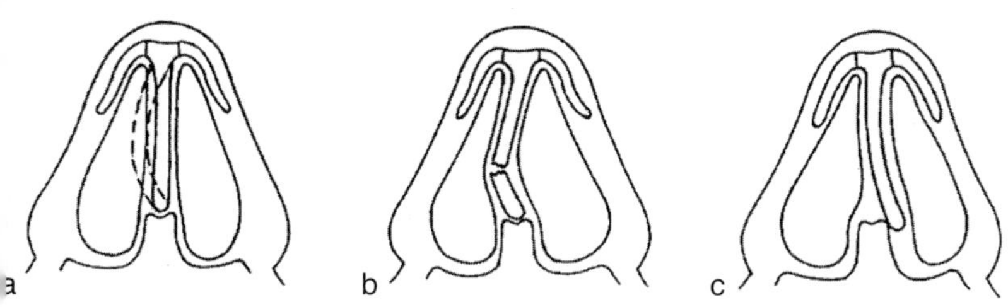

Fig. 12. Traumatismes nasaux de l'enfant. a) Le septum se courbe sans se rompre ; b) Le septum se fracture ; c) Le septum se luxe de son socle prémaxillo-vomérien

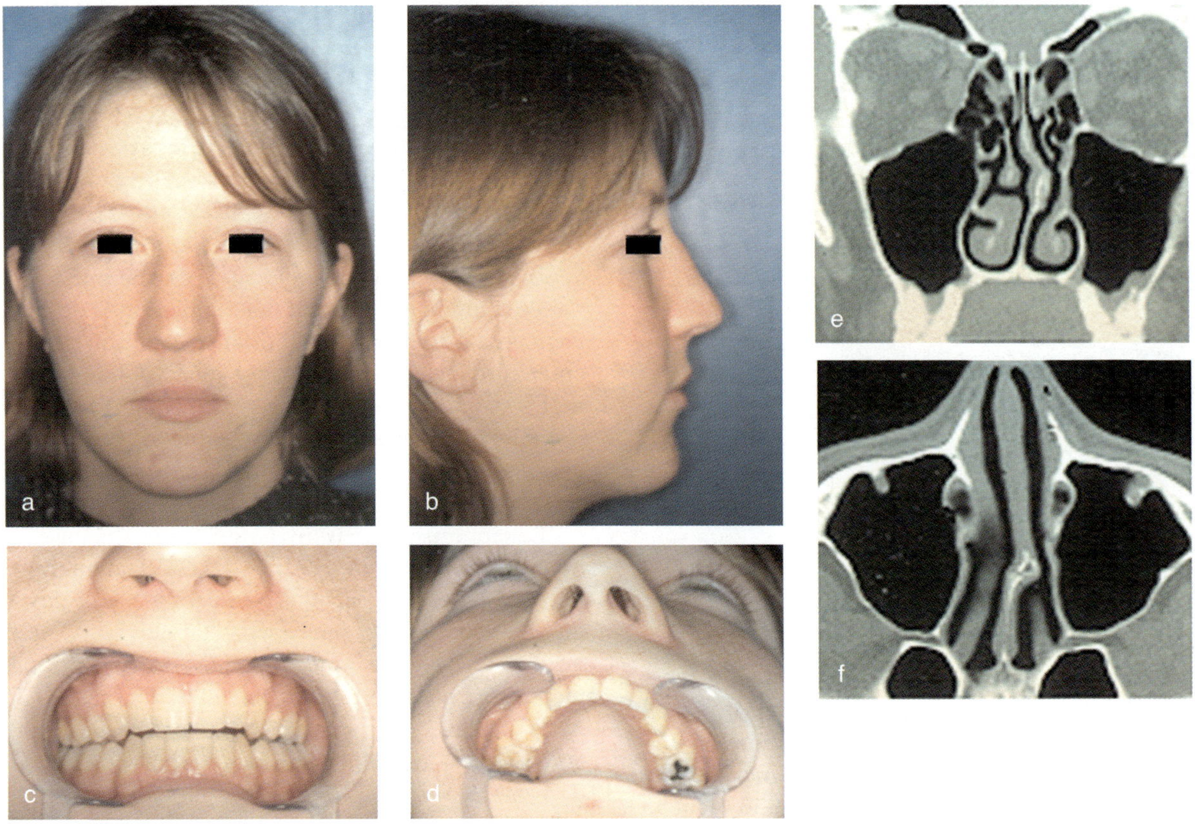

Fig. 13. Nez traumatique de la petite enfance. Obstruction nasale. a et b) Aspects cliniques : yeux tristes, cyphose nasale haute, excès vertical antérieur (vues de face et de profil) ; c et d) Occlusion dentaire : béance, palais blanc, a eu ablation de 4 prémolaires ; e et f) Aspects tomodensitométriques : déviation septale haute (coupes coronale et axiale des fosses nasales). Dans ce cas, la rhinomanométrie était normale (cf. Examen du nez. Fig. 24)

bien axés, elle est fibreuse, hypertrophique si les deux fragments sont écartés et désaxés,
- respect du périoste préspinal et du fourreau muco-périchondral. Le périchondre est un élément essentiel à préserver : il permet la vascularisation et la croissance du cartilage et même des autogreffes.

En cas de déviation de l'auvent nasal, les ostéotomies médianes et latérales des os nasaux ne compromettent pas la croissance du nez.

Le syndrome des enfants battus ou « battered child syndrome » (syndrome de Silverman, 1973 [78]) déjà évoqué par Ambroise Tardieu, 1860 [86]) avec son corollaire, la pointe du nez molle et la rétraction columellaire, sort du cadre de cette étude (Fig. 16).

Lyses septales antérieures

Ce mécanisme est d'autant plus vraisemblable que la partie antérieure du septum, située en avant du cadre osseux, est beaucoup plus mince (0,4 mm) que la partie postérieure (3 mm environ) (van Loosen et coll., 1989 [54] ; Verwoerd et Verwoerd-Verhoef, 1993 [96]) (Fig. 17). Les lyses septales antérieures sont aussi redoutables que les déviations septales antérieures. Le cartilage lysé du fait d'un hématome ou d'un abcès localisé est remplacé par du tissu fibreux. Il en résulte un manque de soutien de la pointe du nez qui devient molle et afonctionnelle. Lorsque la flaccidité septale atteint la zone de la valve nasale, celle-ci perd une partie de son efficience du fait du flottement du septum (Bridger, 1970 [6]).

A la rhinoscopie antérieure, la loge septale est déshabitée dans sa partie antéro-inférieure ou caudale, donnant un excès de septum membraneux.

Le traitement est fonction de l'importance de la lyse septale :

- perte de substance limitée : le septum est réintroduit entre les crus médiales ce qui entraîne un léger raccourcissement du nez (Fig. 18). La qualité du résultat peut être préjugée sur le simple test qui consiste à soulever la pointe du nez avec le doigt ;
- perte de substance étendue : la partie septale manquante est remplacée par un greffon carti-

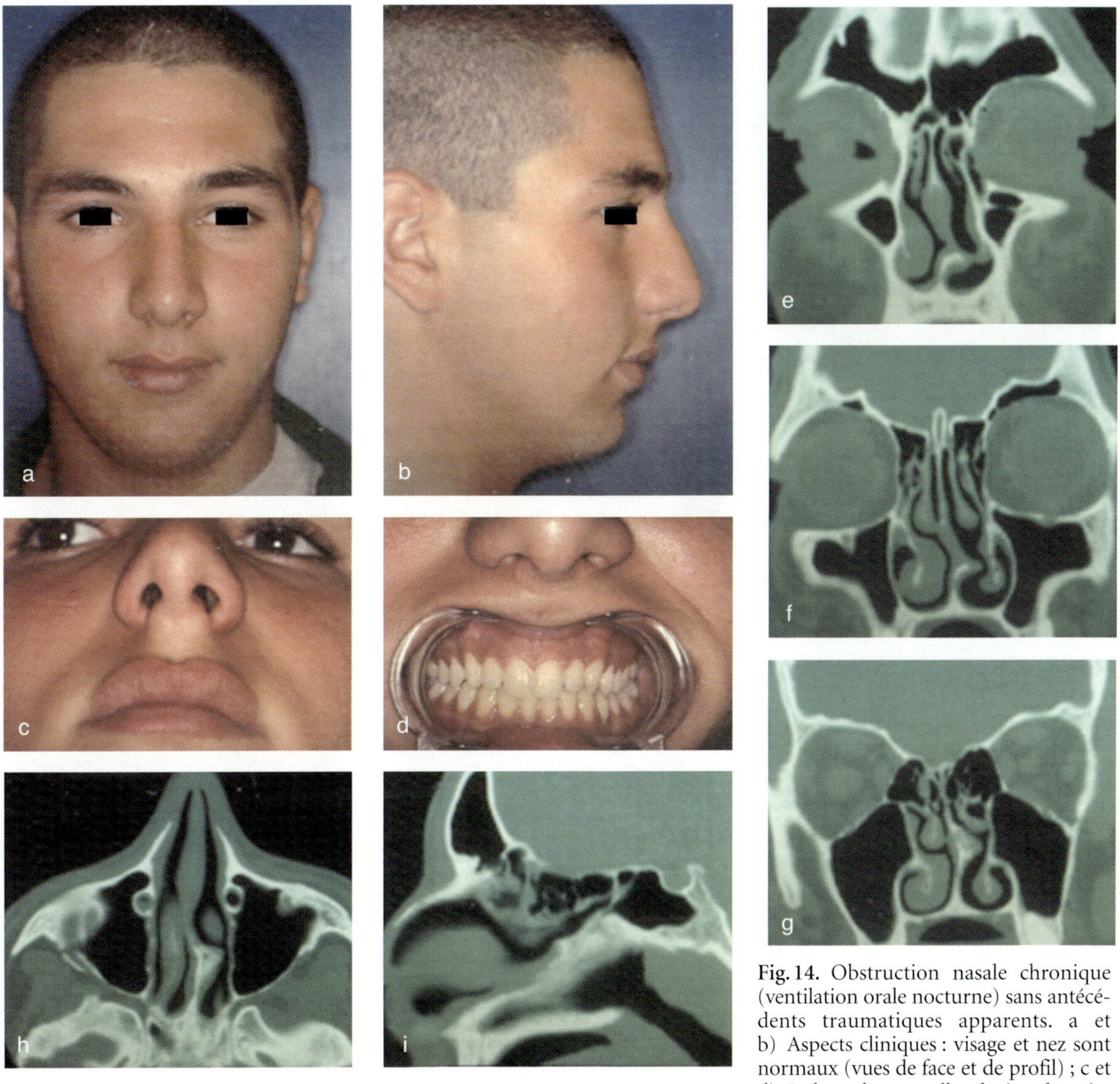

Fig. 14. Obstruction nasale chronique (ventilation orale nocturne) sans antécédents traumatiques apparents. a et b) Aspects cliniques : visage et nez sont normaux (vues de face et de profil) ; c et d) La base du nez et l'occlusion dentaire paraissent normales. En fait, il existe une tendance à l'endognathie et à l'encombrement dentaire maxillaire ainsi qu'un léger décalage du point interincisif médian inférieur vers la gauche (vue de face) ; e, f, g, h et i) Aspects tomodensitométriques : déviation du « pied de cloison » et éperon septal gauche (coupes coronales, axiale et sagittale des fosses nasales)

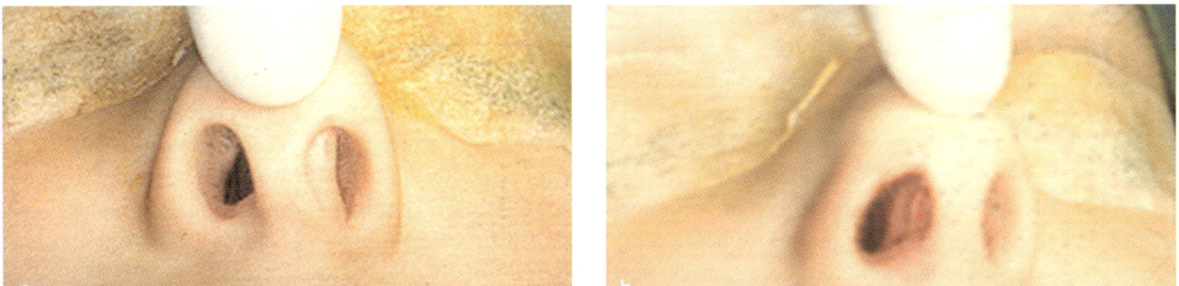

Fig. 15. Déviation septale antérieure. Traitement septoplastie antérieure. a) Aspect préopératoire : déviation septale antérieure, pointe nasale molle ; b) Aspect postopératoire : septum droit, pointe nasale ferme

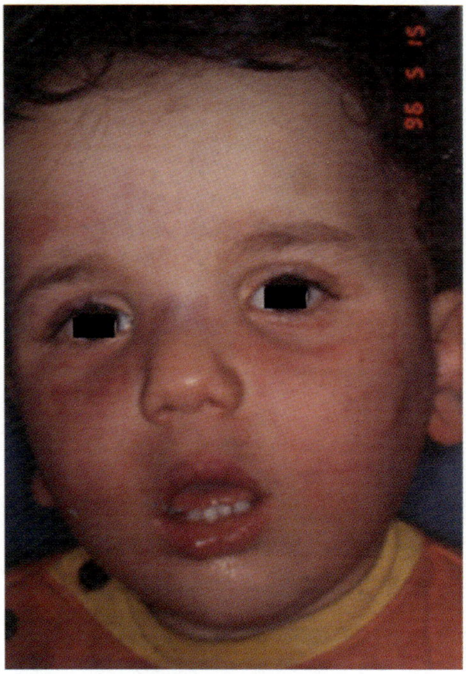

Fig. 16. Syndrome des enfants battus

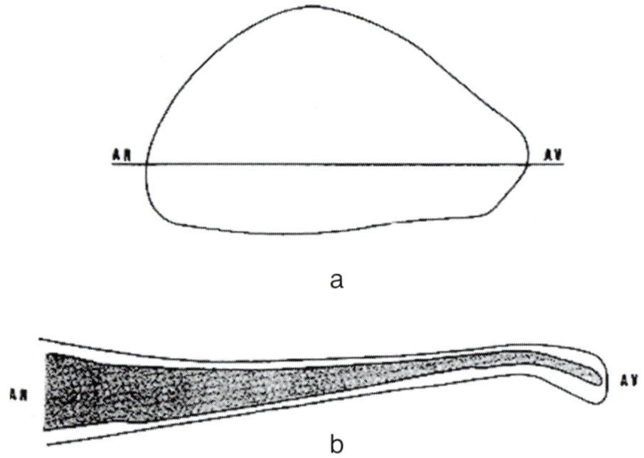

Fig. 17. Septum de nouveau-né. La partie antérieure du septum est très amincie. a) Vue latérale du septum ; b) Coupe horizontale du septum (d'après van Loosen et coll.)

lagineux (septal ou mieux conchal de manière à ne pas toucher au septum). Le greffon est placé, lorsqu'il n'excède pas 5-6 mm par voie marginale unilatérale (Fig. 20).

Au-delà et exceptionnellement, le greffon est placé entre les crus médiales par voie intersepto-membraneuse unilatérale, ce qui implique de multiple points de fixation au lobule narinaire, à l'épine nasale antérieure et au septum.

Dans tous les cas, la rigidification de la pointe nasale s'accompagne d'une amélioration fonctionnelle.

Pointe nasale molle

Excessivement fréquente, elle résulte d'un défaut de soutien septal (déviation ou lyse septale antérieure) ou d'un ramollissement global de l'infrastructure cartilagineuse (cartilages inférieurs) par trituration de la pointe du nez (sujet allergique). Ces pointes nasales molles, rondes par manque de définition de l'infrastructure sous-jacente et souvent lisses par frottements répétés, sont souvent « afonctionnelles » : « les nez mous ne respirent pas toujours bien ». Une inspiration forcée sur ordre peut donner un résultat faussement rassurant.

La réarmature de la pointe nasale ne peut guère être tentée avant l'âge de 7 ans. Ce laps de temps doit être utilisé pour entreprendre un traitement antiallergique et une gymnastique respiratoire. Ultérieurement, cette réarmature se fait par remise en place du bord caudal du septum entre les crus médiales ou par l'introduction d'un greffon cartilagineux auriculaire entre les crus médiales par voie marginale unilatérale, limité à la columelle ou étendu au septum en cas de lyse antérieure (Fig. 18, 19 et 20).

Fosses nasales

Dans les fosses nasales, les causes d'obstruction nasale peuvent siéger au niveau de l'orifice piriforme (sténose), des fosses nasales proprement dites (anomalies septo-turbinales, fosses nasales étroites) et enfin des choanes (imperforation, sténose). L'obstruction nasale peut être due également à un corps étranger négligé.

Sténose congénitale et sténose acquise de l'orifice piriforme

La sténose congénitale de l'orifice piriforme est rarissime. Elle est due à un épaississement osseux bilatéral développé aux dépens des bords latéraux de l'orifice piriforme (prémaxillaire). Les formes sévères se traduisent par une symptomatologie de détresse respiratoire néonatale qui évoque l'imperforation choanale bilatérale : épisodes d'apnée et de cyanose cyclique qui cèdent aux cris (Brown et coll., 1989 [7]) ; Triglia, 1996 [92]).

L'examen clinique montre de petites narines et au fond du vestibule narinaire, un rétrécissement d'origine osseuse qui limite la filière respiratoire à une fente de 1 à 2 mm, interdisant tout sondage ou geste endoscopique.

L'examen tomodensitométrique en coupes axiales confirme le diagnostic de sténose osseuse antérieure en éliminant toute autre anomalie des fosses nasales, choanales en particulier.

Le traitement chirurgical, réservé uniquement aux formes sévères, doit être d'autant plus précoce que

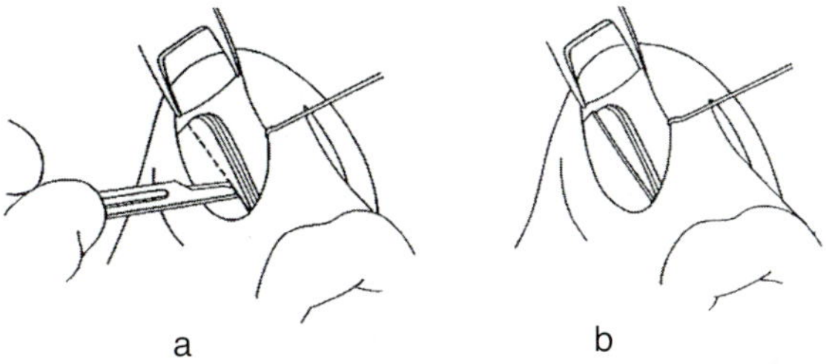

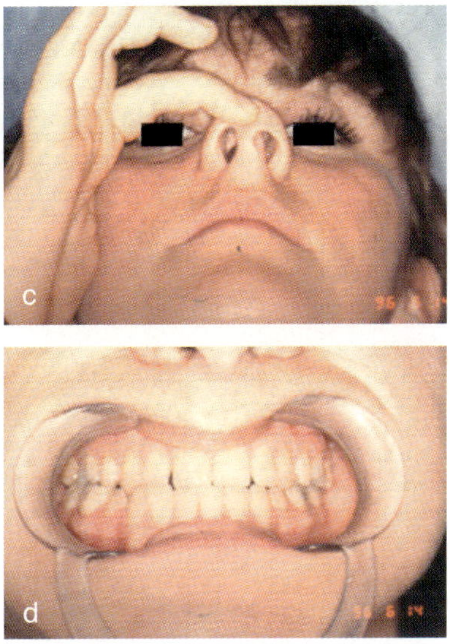

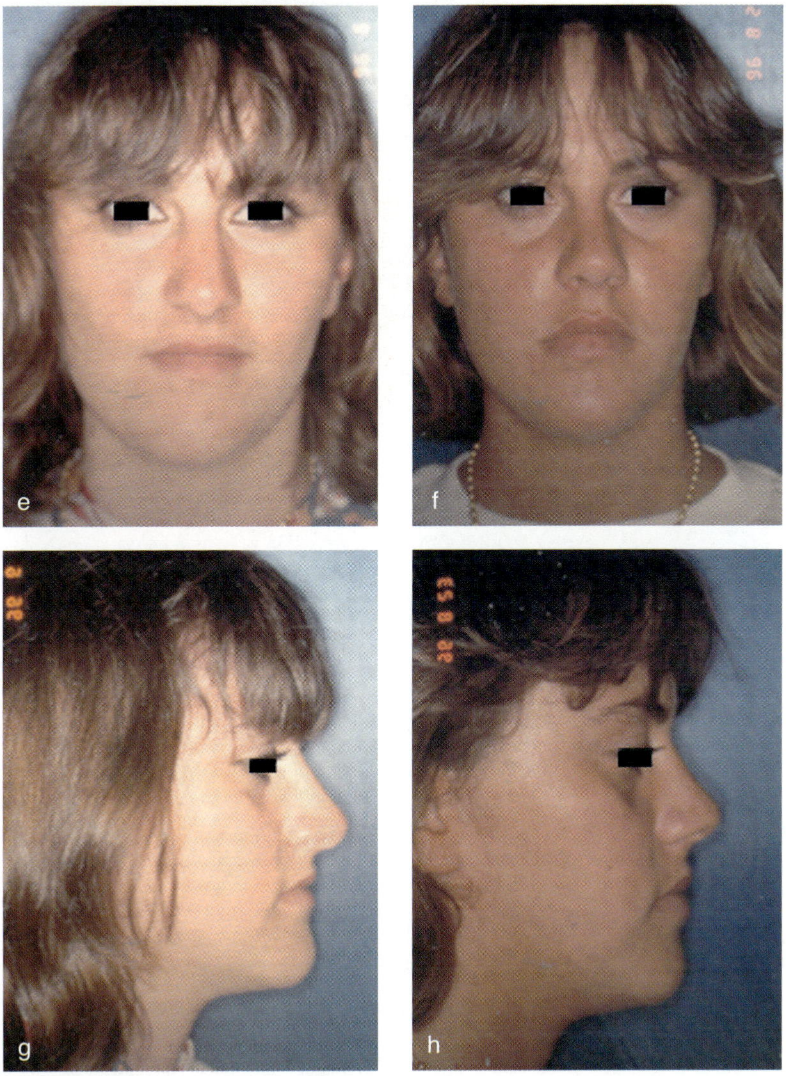

Fig. 18. Lyse septale antérieure. Remise en place du septum raccourci entre les crus médiales. a) Ablation de la muqueuse septale, b) Bord caudal du septum dégagé, avant sa mise en place entre les crus médiales, c) Aspect clinique : pointe nasale molle par lyse septale antérieure ; d) Occlusion dentaire : rétromaxillie, latéromandibulie droite, a eu ablation de 4 prémolaires ; e et f) Aspects pré et postopératoires (vues de face) ; g et h) Aspects pré et postopératoires (vues de profil)

l'obstruction est mal tolérée. La disjonction intermaxillaire orthopédique rapide par vérin fixé sur deux plaques palatines vissées sur le palais (Goga et coll., 1998 [26]) paraît préférable à l'élargissement latéral de l'orifice piriforme (Brown et coll., 1989 [7]). Ce dernier, pratiqué par voie vestibulaire, menace le canal lacrymo-nasal, les germes dentaires et ne règle pas le problème de la rétraction muqueuse endonasale. Compte tenu du très jeune âge de l'enfant, la disjonction intermaxillaire chirurgicale (Goga et coll., 1998 [26]) doit pouvoir être évitée ou être remplacée par un décollement de la fibromuqueuse palatine en regard de la suture médiopalatine (Fig. 21).

La sténose congénitale de l'orifice piriforme est isolée ou associée à d'autres anomalies médiofaciales faisant évoquer une forme mineure d'holoprosencéphalie (incisive centrale unique et volumineuse, hypoplasie de l'auvent narinaire, hypotélorbitisme).

Le kyste du canal lacrymo-nasal peut être également une cause d'obstruction nasale néonatale.

Le diagnostic est cliniquement suspecté sur l'association d'une difficulté respiratoire et d'une dacryocys-

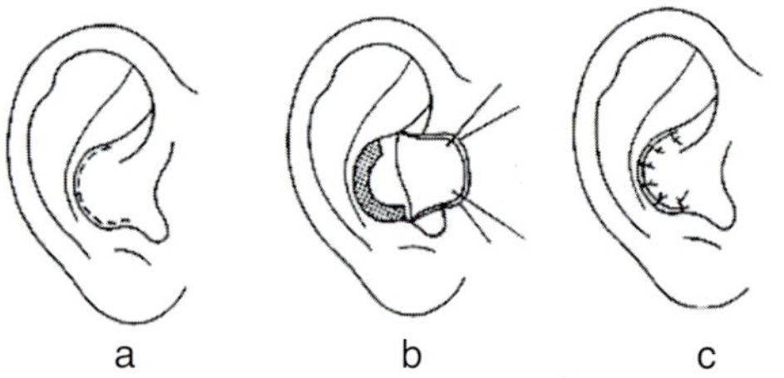

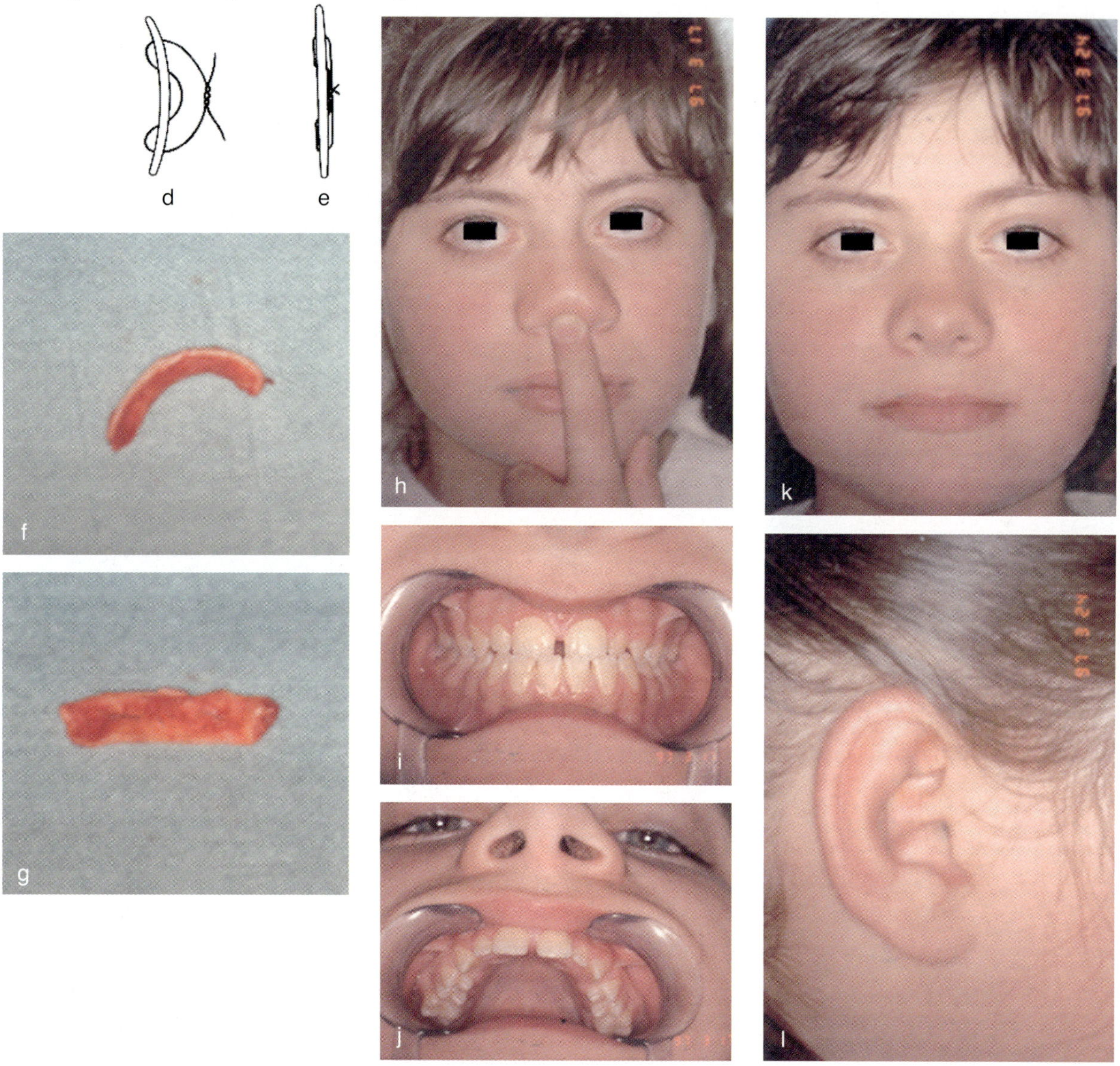

Fig. 19. Prélèvement du greffon de conque auriculaire. a) Incision ; b) Décollement cutané et dessin du greffon ; c) Suture cutanée ; d et e) Point de redressement du cartilage ; f et g) Vue opératoire. h) Aspects cliniques : yeux ronds, pointe nasale molle par lyse septale antérieure ; i et j) Occlusion dentaire : endo-maxillie et rétromaxillie, palais blanc, k et l) Aspects postopératoires du nez (pointe nasale ferme) et de l'oreille

tite ou d'une masse canthale médiale homolatérale. L'endoscopie nasale retrouve sous le cornet inférieur, une masse d'allure kystique, rénitente, de couleur blanc nacrée ou bleutée. L'examen tomodensitométrique confirme la dilatation du sac lacrymal en même temps qu'il élimine d'autres pathologies congénitales.

La reperméabilisation de la voie lacrymale par exérèse-marsupialisation de la poche kystique amène la guérison (Triglia, 1996 [93]) (Fig. 22).

Tout autre est la sténose acquise de l'orifice piriforme qui est consécutive soit à un défaut d'expansion des fosses nasales par obstacle uni ou bilatéral à la ventilation nasale (quelqu'en soit la cause), soit à un défaut d'expansion du prémaxillaire par agénésie des incisives (Talmant, 1996 [88]). Les inclusions dentaires incisivo-canines sont presque toujours accompagnées de gêne ventilatoire. Cette sténose acquise de l'orifice piriforme est évoquée sur l'aspect clinique (collapsus narinaire,

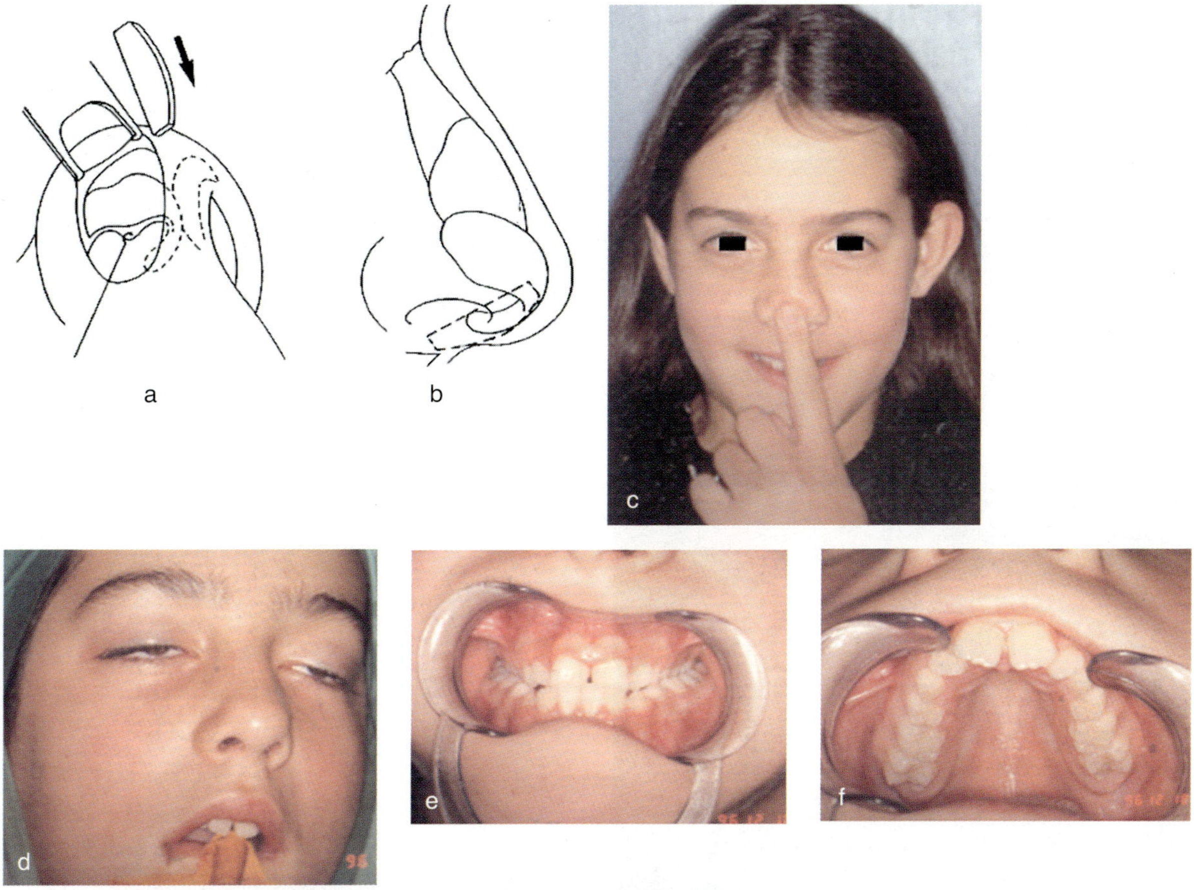

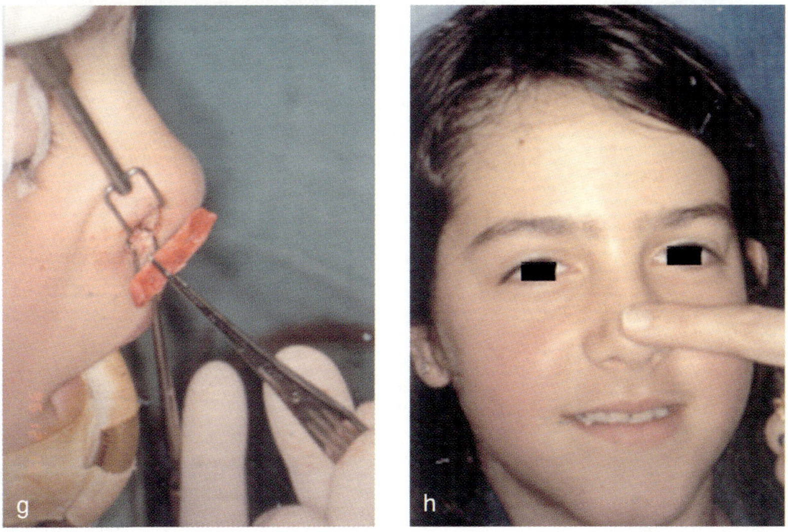

Fig. 20. Lyse septale antérieure. a) Mise en place d'un greffon cartilagineux par voie marginale antérieure ; b) Greffon en place ; c et d) Aspects cliniques : yeux tristes, pointe nasale molle, dort les yeux ouverts ; e et f) Occlusion dentaire : rétromaxillie, endomaxillie avec encombrement incisif maxillaire et déviation du point interincisif médian inférieur vers la droite, palais blanc et ogival ; g et h) Vues peropératoire et postopératoire (pointe nasale ferme)

dysharmonie dento-maxillaire, endomaxillie...). Elle est confirmée par la téléradiographie de face et par les coupes coronales et axiales tomodensitométriques des fosses nasales et des sinus. L'expansion orthopédique maxillaire transversale est la solution de choix dès qu'elle est possible. Elle corrige l'endognathie maxillaire en même temps qu'elle élargit le plancher des fosses nasales et indirectement la valve nasale et l'espace inter-septo-turbinal (Fig. 23). En cas d'impossibilité, l'agrandissement prudent de l'orifice piriforme peut être pratiqué mais le résultat est souvent décevant, les fosses nasales demeurant étroites.

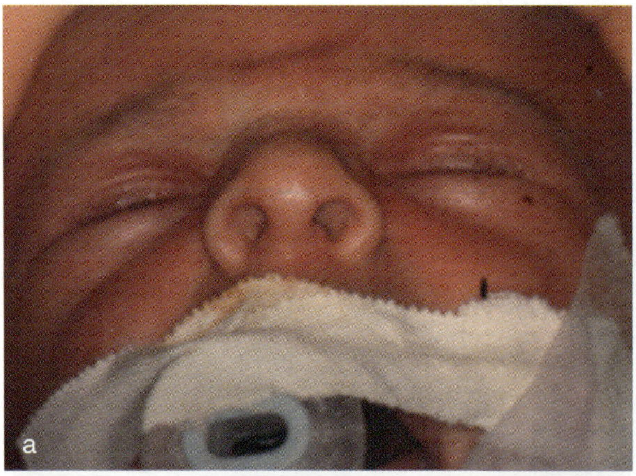

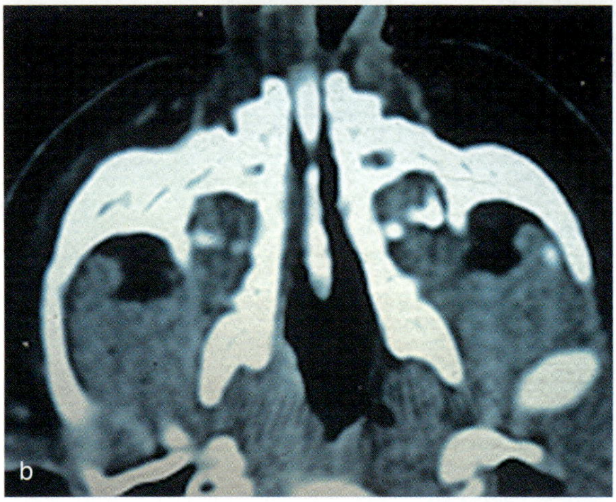

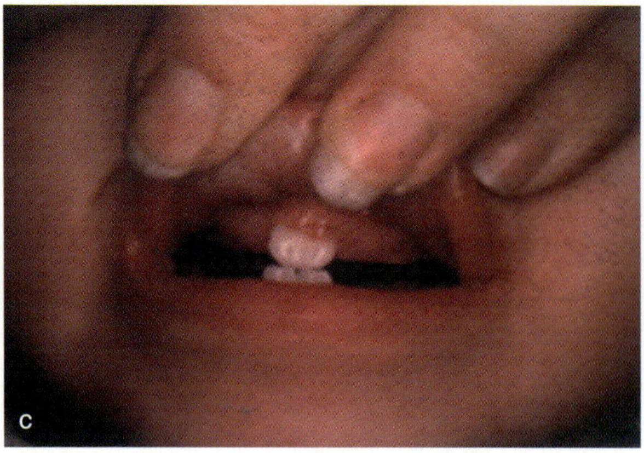

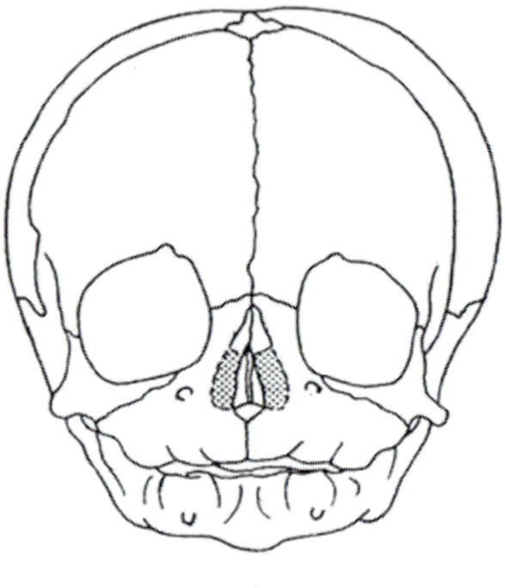

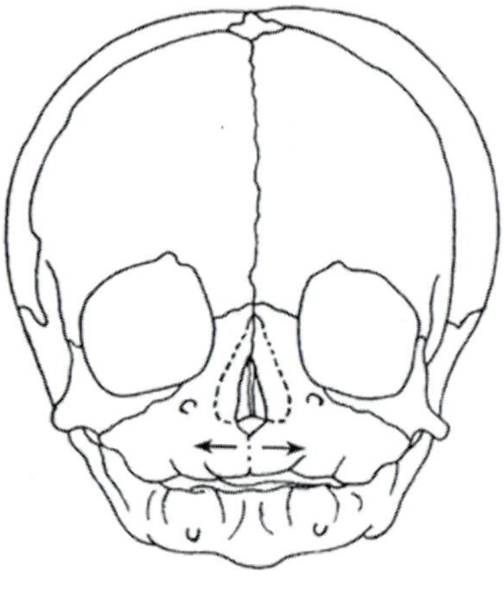

Fig. 21. Sténose congénitale de l'orifice piriforme. a) Aspect clinique : obstruction narinaire ; b) Aspect tomodensitométrique : sténose de l'orifice piriforme ; c) Mégaincisive centrale (avec l'autorisation du Pr. JM Triglia) ; d et e) Traitement par agrandissement de l'orifice piriforme (en grisé, la zone à réséquer) ou mieux par disjonction intermaxillaire

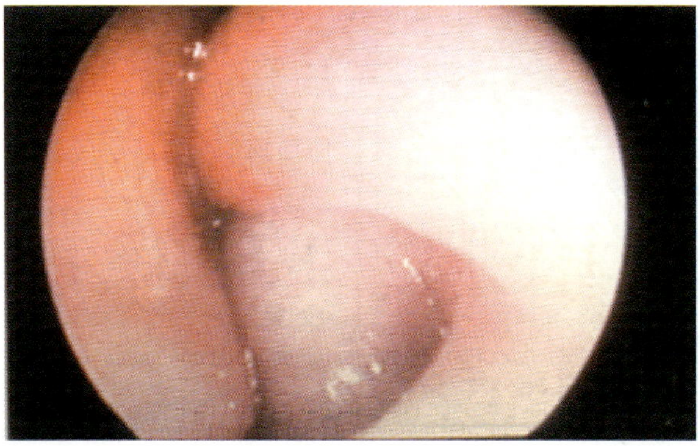

Fig. 22. Kyste du canal lacrymo-nasal. Aspect endoscopique (avec l'autorisation du Pr. JM Triglia)

Anomalies septo-turbinales et fosses nasales étroites

Les anomalies septales (déviations en regard de la valve nasale ou plus postérieures) ont déjà été évoquées, de même que la formation des crêtes et des éperons.

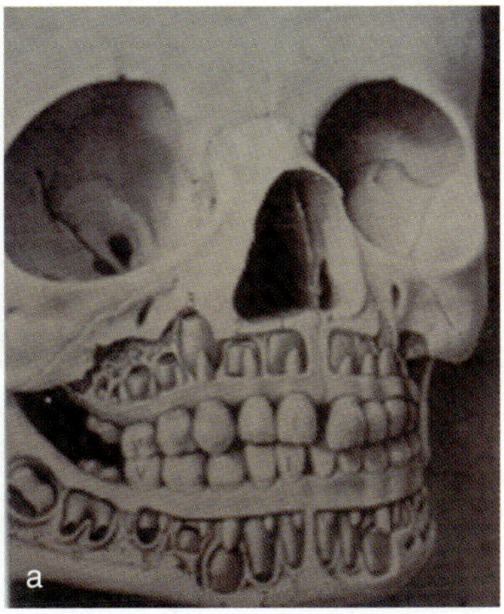

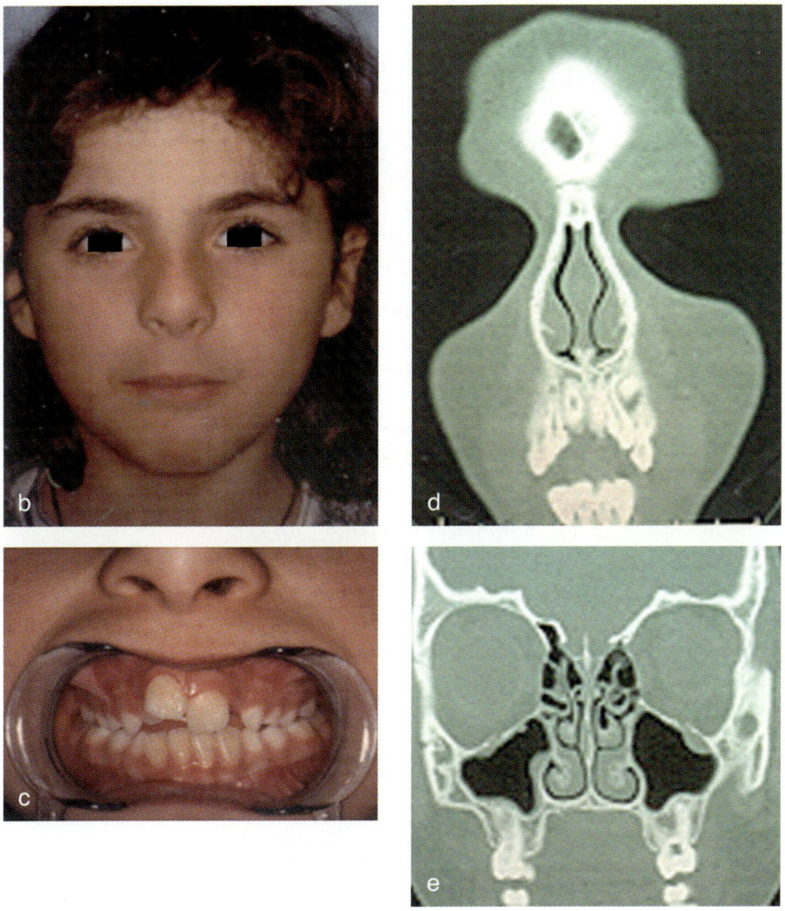

Fig. 23. Sténose acquise de l'orifice piriforme. a) Normalement l'orifice piriforme est large et les dents sont alignées ; b) Aspect clinique : yeux tristes, excès vertical antérieur (crispation légère du menton) ; c) Occlusion dentaire : encombrement dentaire, endomaxillie, béance latérale ; d et e) Aspects tomodensitométriques : sténose de l'orifice piriforme, fosses nasales étroites, amorce de concha bullosa gauche, hypertrophie des cornets inférieurs (coupes coronales des fosses nasales)

Une anomalie turbinale obstructive comme la concha bullosa peut se voir dès 10 ans. Ces anomalies endonasales gênent considérablement la ventilation, d'autant plus que l'œdème chronique de la muqueuse nasale par hypoventilation aggrave l'obstruction nasale. La présence simultanée d'une rhinopathie ou de l'hypertrophie de végétations adénoïdes est encore un facteur aggravant. En l'absence de traitement, se développent des fosses nasales étroites non fonctionnelles où les espaces septo-turbinaux et sinuso-turbinaux sont quasi inexistants et où les cornets inférieurs sont aplatis et allongés verticalement par défaut d'enroulement. Ces cornets touchent parfois le plancher des fosses nasales surélevé par manque de résorption osseuse.

Cette étroitesse nasale excessive est liée à l'absence de stimulation de la suture médiopalatine par défaut de ventilation nasale et d'expansion alvéolo-dentaire consécutive à la position basse de la langue (ventilation orale) (Fig. 24).

Le même tableau clinique de fosses nasales étroites peut s'observer en dehors de toute déformations nasales ou septo-turbinales majeures, il s'agit alors presque toujours en dehors d'anomalies congénitales comme les cranio-facio-sténoses, de sujets rhinopathes (cf. Conséquences de l'obstruction nasale chez l'enfant).

Imperforation choanale

L'imperforation choanale uni ou bilatérale est rare : 1 pour 6 à 8 000 naissances. L'obstacle responsable de l'imperforation n'est pas un simple mur osseux, membraneux ou mixte, mais une malformation étendue à la moitié postérieure des fosses nasales et représentée par un épaississement ou un dédoublement du vomer et une médialisation de la partie postérieure de la cloison intersinuso-nasale et du processus ptérygoïdien homolatéral. Dans la plupart des cas, la participation osseuse à l'obstruction nasale est très importante et les formes membraneuses de la partie latérale des choanes ne représentent que 10 % des cas.

Les formes bilatérales se révèlent précocement par un syndrome de détresse respiratoire néonatale. Le diagnostic est suspecté par le cathétérisme des fosses nasales, la sonde molle butant à 3 cm de profondeur. Mais seule la fibroscopie permet de distinguer l'im-

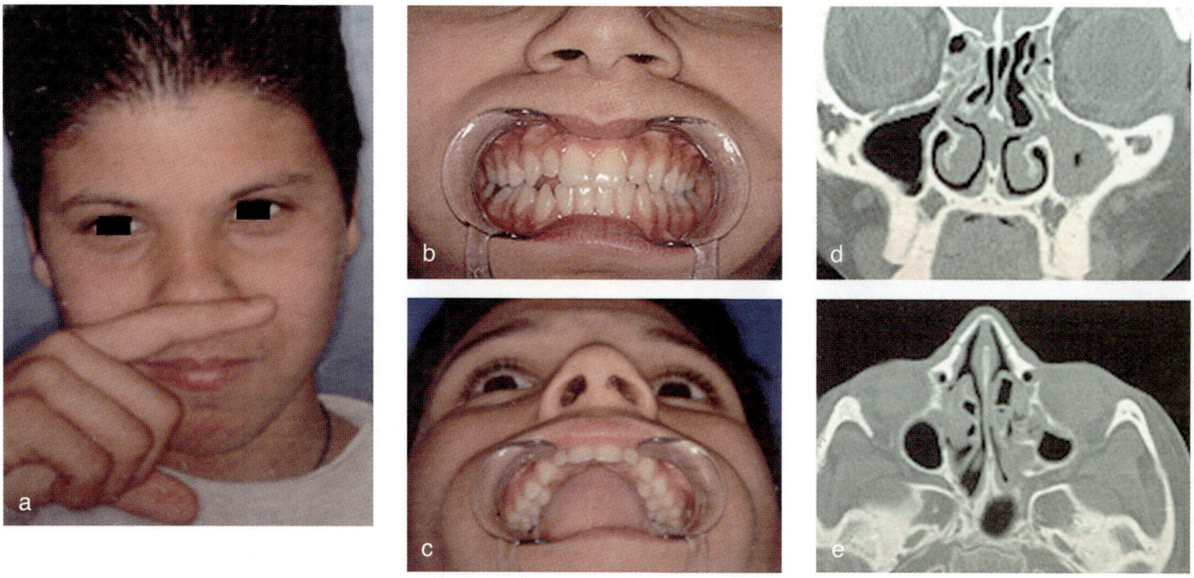

Fig. 24. Anomalies septo-turbinales et fosses nasales étroites. a) Aspects cliniques : rhinopathie allergique, cernes, barre nasale ; b et c) Occlusion dentaire : rétro et endomaxillie, béance latérale droite (dysfonction linguale), palais blanc ; d et e) Aspects tomodensitométriques : rhinosinusite prédominant à gauche (sinusite maxillaire), concha bullosa gauche

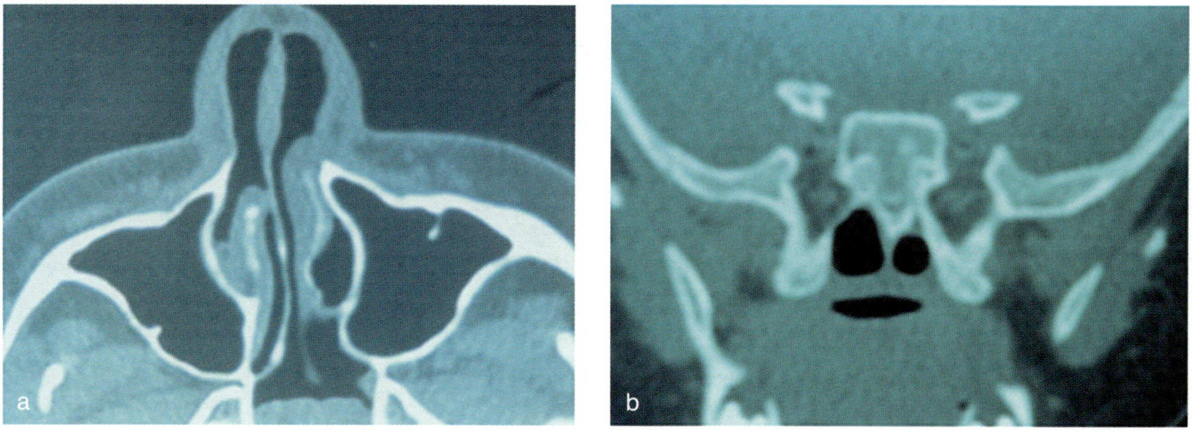

Fig. 25. Imperforation et sténose choanales. a) Imperforation choanale droite (coupe tomodensitométrique axiale des fosses nasales) ; b) Sténose choanale (coupe tomodensitométrique coronale des fosses nasales) (avec l'autorisation du Pr JM Triglia)

perforation choanale d'une déviation septale postérieure. L'examen tomodensitométrique précise le type anatomique de l'imperforation (Fig. 25).

Les formes unilatérales quelquefois bien tolérées peuvent échapper au dépistage systématique et se révéler par une asphyxie à l'occasion d'une simple rhinopharyngite, ou encore n'être diagnostiquées que plus tard dans l'enfance ou l'âge adulte. Elles se manifestent par une dysperméabilité nasale unilatérale et surtout par une rhinorrhée muco-purulente unilatérale. Le diagnostic de certitude repose sur l'endoscopie et sur l'examen tomodensitométrique en coupes axiales.

Ce dernier confirme le diagnostic d'imperforation choanale : la fosse nasale est rétrécie dans sa moitié postérieure en raison d'un bloc osseux faisant corps avec le vomer et s'épaississant d'avant en arrière.

Près de 40 % des imperforations choanales s'accompagnent de malformations. Le syndrome de CHARGE associe : Colobome, anomalie cardiaque (Heart), Atrésie choanale, Retard mental et trouble de croissance, hypoplasie Génitale et pathologie auriculaire (Ear).

Le traitement de l'imperforation est assuré par voie endonasale directe (laser) ou par voie transpalatine (après décollement de la fibromuqueuse palatine et fraisage de la zone atrésique). La voie endonasale directe s'adresse aux cas favorables telles les formes membraneuses (ou mixte à composante membraneuse dominante), la voie transpalatine aux autres cas (formes osseuses ou mixtes à composante osseuse dominante). Un calibrage prolongé en cas de dégât muqueux, diminue le risque de récidive.

Dans l'étude du retentissement maxillo-facial de l'imperforation choanale, il faut distinguer l'évolution des formes non traitées de celle des formes traitées. Les séquelles sont liées davantage à la persistance de la sténose des fosses nasales qu'à la morbidité propre des voies d'abord ou de certains gestes chirurgicaux. La voie d'abord transpalatine laisse en effet peu de séquelles parce qu'elle ne crée pas de zones de dénudation juxta-alvéolaires, sources de rétraction et d'endomaxillie. De même, la résection partielle du vomer indispensable au succès de l'intervention, n'a pas de retentissement sur la croissance faciale (Freng et Kvam, 1979 [25]).

Dans une étude portant sur 11 cas (8 unilatéraux, 3 bilatéraux) opérés tardivement (3 à 37 ans), Hofmann et coll. 1985 [41]) ont constaté un certain nombre de modifications maxillo-faciales, plus particulièrement nettes dans les formes unilatérales :

* rétrécissement de la fosse nasale du côté atrésique par élévation du plancher, déviation du septum nasal du coté atrésique, médialisation de la cloison intersinuso-nasale. Ces anomalies siègent à la partie postérieure des fosses nasales. La médialisation de la cloison intersinuso-nasale est responsable d'un agrandissement du sinus maxillaire homolatéral ;

* endomaxillie et rétromaxillie par défaut de ventilation nasale, pouvant induire une asymétrie mandibulaire voire cranio-faciale ;

* excès vertical antérieur par ventilation orale associée.

Sténose choanale

A la naissance, les choanes sont normalement circulaires et mesurent environ 6 mm de diamètre. Il peut exister une sténose de l'orifice postérieur des fosses nasales de symptomatologie comparable à celle de l'imperforation choanale. Le diagnostic est fait par l'examen tomodensitométrique qui montre un rétrécissement de la partie postérieure des fosses nasales. Le traitement est conservateur dans l'attente de la croissance spontanée des fosses nasales (Derkay et Grundfast, 1990 [21] ; Coates, 1992 [11]). Le développement des choanes est terminé vers 12 ans sous une forme rectangulaire (Fig. 12).

Corps étranger

Le diagnostic de corps étranger intra-nasal doit être évoqué devant toute rhinite purulente unilatérale de l'enfant.

L'introduction d'objets inertes ou de végétaux se fait surtout entre 9 mois et 4 ans. La rhinoscopie antérieure permet de voir seulement les corps étrangers antérieurs. Elle est complétée par l'endoscopie nasale qui permet de voir les corps étrangers postérieurs. L'examen tomodensitométrique précise le siège et éventuellement le nombre des corps étrangers ainsi que le retentissement naso-sinusien. L'endoscopie est nécessaire pour l'extraction, le contrôle des lésions anatomiques et pour avoir la certitude qu'un corps étranger plus profond n'a pas été oublié. Un examen endonasal à distance est utile quand il existe des lésions anatomiques ou lorsque le corps étranger est une micropile (possibilité de lésions muqueuses retardées par le courant électrique qui s'établit autour de la pile) (Freche, Fontanel et coll., 1996 [24]).

2 – Causes dysfonctionnelles de l'obstruction nasale

Elles comprennent les rhinites et rhinopathies, la polypose naso-sinusienne et les polypes.

Rhinites et rhinopathies

Les rhinites et les rhinopathies de l'enfant sont généralement synonymes de rhinopharyngites. Schématiquement on peut les classer en rhinites infectieuses, les plus fréquentes, et en rhinopathies inflammatoires qui traduisent un syndrome d'hyperréactivité vasomotrice nasale (rhinites allergique ou idiopathique).

Les rhinites infectieuses, principalement virales, sont très fréquentes chez l'enfant. Elles représenteraient des étapes successives de l'acquisition de la compétence immunitaire. L'immunodéficience congénitale ou acquise est certainement un facteur sous-estimé de rhinites ou de rhino-sinusites infectieuses récidivantes. Elles posent un problème notamment par leur répétition, par les surinfections bactériennes et par les complications infectieuses à distance (otites, angines, bronchites). Chez le nourrisson, du fait de l'étroitesse des fosses nasales, la moindre inflammation de la muqueuse pituitaire, suffit à les obstruer et l'impossibilité de ventilation orale compensatrice peut rendre cette obstruction nasale passagère dramatique.

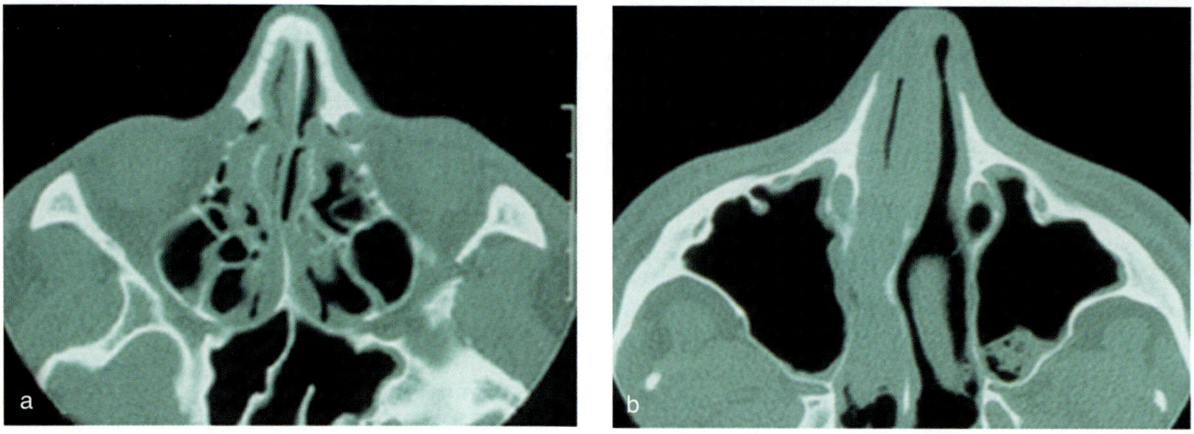

Fig. 26. Aggravation d'une poussée de rhinite allergique par une déformation septale. a) Ethmoïdite bilatérale ; b) Obstruction nasale droite complète (déviation septale avec éperon) (coupes tomodensitométriques axiales des fosses nasales)

Les rhinites allergiques sont une cause fréquente d'obstruction nasale chez l'enfant avant la puberté (10 % des enfants). Elles se révèlent sur un terrain atopique familial et sont favorisées par le tabagisme passif et la pollution atmosphérique qui en irritant la muqueuse ventilatoire facilite la sensibilisation et l'expression clinique de l'atopie (Moneret-Vautrin et coll., 1994 [62]).

Les symptômes à caractères saisonnier ou perannuel, sont caractérisés par une obstruction nasale à prédominance matinale, une rhinorrhée séreuse abondante et paroxystique, des éternuements en salves et un prurit nasal. Ce dernier se traduit par des grimaces ou un « salut allergique » (frottement du dos de la main sur la pointe du nez) et son corollaire, la ride transversale entre auvent nasal et auvent narinaire. Cette trituration répétée du nez est responsable à la longue, d'une pointe nasale arrondie, polie et molle. Le prurit nasal est parfois associé à un prurit palatin et auriculaire.

Ces manifestations nasales sont souvent associés à un eczéma, un asthme ou équivalent (toux spasmodique) ou encore à un contexte orbito-palpébral évocateur du terrain allergique : conjonctivite, cernes, lignes palpébrales inférieures concentriques et parallèles au bord libre, longs cils (Fig. 27).

L'allergie a longtemps été considérée comme un dysfonctionnement immunitaire caractérisée par la production excessive d'anticorps particuliers de type IgE. En fait, l'intervention d'autres facteurs (médiateurs, cytokines, molécules d'adhésion...) rend le mécanisme des phénomènes allergiques autrement plus complexe et leur étude sort du cadre de ce travail. La suspicion d'allergie est à confirmer par bilan allergologique (tests cutanés complétés si nécessaire par la mesure des IgE spécifiques sériques). Le diagnostic d'allergie confirmé, une éviction soigneuse des allergènes est entreprise ainsi qu'un traitement symptomatique par antihistaminiques et corticothérapie ou antidégranulants locaux. La nécessité d'une désensibilisation est ensuite discutée.

La rhinite éosinophilique est exceptionnelle chez l'enfant.

La rhinite idiopathique ne débute qu'après la puberté. Il n'y a pas de terrain atopique familial. Les symptômes totalement apériodiques sont dominés par les éternuements suivis de rhinorrhée séreuse. Ils sont favorisés par le stress, la dystonie neurovégétative. Cette rhinite est caractérisée par l'absence d'IgE spécifiques sériques et d'éosinophiles locaux. Le traitement relève des anticholinergiques et des antihistaminiques locaux.

Toutes ces rhinites et rhinopathies se manifestent d'autant plus intensément qu'il existe des anomalies morphologiques préexistantes. Elles sont, en effet, aggravées par les obstructions nasales d'origine dysmorphique qui augmentent la congestion veineuse et contribuent à la pérennisation du processus inflammatoire d'origine fonctionnelle (cercle vicieux) (Fig. 26). Inversement, elles sont améliorées par le rétablissement de la ventilation nasale.

Ainsi, le traitement chirurgical de la dysmorphie, sans action sur l'allergie elle-même, améliore les manifestations allergiques et les résultats de la désensibilisation. Elle améliore également les manifestations asthmatiques en supprimant la ventilation orale. Ce traitement chirurgical sera utilement complété par des cures thermales de préférence soufrées.

Polypose naso-sinusienne et polypes

La polypose naso-sinusienne est rare chez l'enfant. Elle est définie comme une dégénérescence œdémateuse bénigne plurifocale de la muqueuse naso-sinusienne, consécutive à une inflammation chronique. Son étiopathogénie demeure mal connue. Chez l'enfant, elle doit faire rechercher une mucoviscidose, un dysfonctionnement muco-ciliaire, une rhinopathie (allergique ou non).

La mucoviscidose, maladie héréditaire récessive autosomique (1/2 500), associe un trouble fonctionnel des glandes séreuses (sudoripares) et de toutes les glandes muqueuses de l'organisme (d'où la sémiologie protéiforme de l'affection). Le mucus épais et adhérent induit la destruction des parenchymes par le biais de la rétention, de la surinfection et de la fibrose. Les polypes occupent la totalité des sinus, puis des fosses nasales. Ils peuvent déformer le complexe naso-ethmoïdal et provoquer un télécanthus. Le test de la sueur est positif (normalement, le taux de sodium et de chlorures dans la sueur est inférieur à 40 mmol/l). Il existe des anomalies génétiques, tel le gène F508. L'atteinte pulmonaire ou digestive n'est pas constante.

Des syndromes de dysfonctionnement muco-ciliaire primitif peuvent également être évoqués :

- syndrome de Kartagener : bronchectasies, situs inversus,
- syndrome de Young : stérilité par azoospermie obstructive.

La polypose naso-sinusienne non syndromique est le plus souvent idiopathique mais les troubles de la ventilation jouent certainement un rôle majeur dans son déclenchement ou son entretien. La forme allergique (moins de 10 % des cas), survient le plus souvent, dans le contexte d'une allergie personnelle et familiale importante. L'asthme y est très souvent associé, mais le syndrome de Widal et Lermoyez (polypose naso-sinusienne, asthme, intolérance à l'aspirine) est exceptionnel chez l'enfant.

Le syndrome de Woakes (polypose naso-sinusienne déformant l'auvent nasal avec élargissement des os nasaux) n'est pas un syndrome particulier mais un éponyme.

L'approche thérapeutique de la polypose naso-sinusienne chez l'enfant, reste délicate car il n'existe pas de protocole bien déterminé. L'aération des fosses nasales permettrait la récupération d'un drainage muco-ciliaire correct et assurerait la réversibilité des lésions dans certains cas.

Un polype unilatéral, en dehors du polype antro-choanal de Killian (Fig. 28), d'origine maxillaire ou du polype sphéno-choanal, d'origine sphénoïdale doit faire éliminer le polype sentinelle d'une pathologie sous-jacente quelle soit congénitale (pseudo tumeurs d'origine nerveuse) ou tumorale (bénigne ou maligne). En ce qui concerne les pseudotumeurs (méningocèles, méningo-encéphalocèles, gliomes), la localisation du polype par rapport aux éléments constitutifs de la cavité nasale revêt un caractère fondamental. La tuméfaction polypoïde signant son rapport avec la lame criblée est située en dedans du cornet moyen qui est refoulé en dehors. Toute ponction ou biopsie est à rejeter formellement sous peine d'infection méningée.

3 – Nasopharynx

L'anneau de Waldeyer, formé de tissu lymphoïde, comprend les végétations adénoïdes ou amygdale pharyngée (nasopharynx), les amygdales palatines et basilinguale (oropharynx). Il représente le premier site stratégique d'interaction entre le tissu lymphoïde et les antigènes inhalés ou ingérés et complète l'action immunitaire de la muqueuse pituitaire.

Une obstruction nasale peut être la conséquence de l'accroissement physiologique des végétations adénoïdes pendant la période pré-pubertaire. Si le rôle immunitaire de ce cercle est important (Revillard, 1979 [73]) et relativement autonome par rapport au reste du tissu lymphoïde (Housset et Diebold, 1979 [42]), le sacrifice des végétations adénoïdes et/ou des amygdales palatines se justifie chaque fois que les ventilations nasale et/ou orale sont entravées du fait de leur hypertrophie.

La méconnaissance de la fréquence et de la gravité des répercussions de l'obstruction nasale sur la croissance maxillo-faciale, la crainte non justifiée ou erronée de perturber les défenses immunitaires ou encore de précipiter ou d'aggraver l'asthme ont fait limiter ces interventions aux seules complications infectieuses récidivantes (notamment otitiques). Tout au contraire, la suppression de l'obstacle naso-pharyngé en restituant une ventilation nasale est d'autant plus précieuse et bénéfique qu'il existe en plus une composante allergique ou une pathologie pulmonaire sous-jacente. Dans la pathologie ORL récidivante de l'enfant, l'existence d'un reflux gastro-œsophagien doit être évoquée et la Phmétrie de longue durée dans le nasopharynx et l'œsophage contrôlée. Du fait de la position allongée, le reflux gastro-œsophagien peut atteindre la muqueuse nasopharyngée, voire nasale et constituer un facteur d'obstruction nasale (Contencin et coll., 1995 [13]).

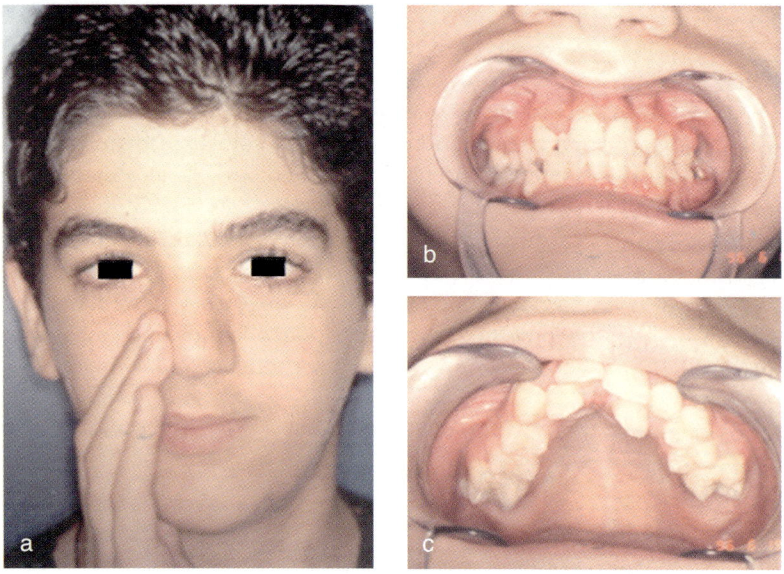

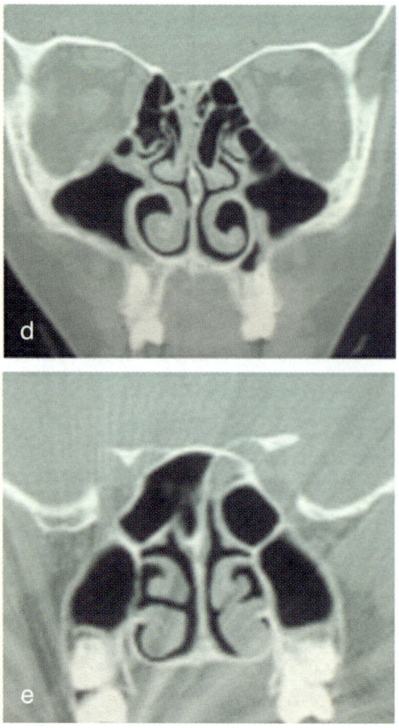

Fig. 27. Rhinopathie. a) Aspects cliniques : prurit nasal, yeux tristes, longs cils ; b et c) Occlusion dentaire : encombrement avec malposition dentaire, endomaxillie à prédominance antérieure, palais blanc ; d et e) Aspects tomodensitométriques : absence d'anomalies septo-turbinales majeures (coupes coronales des fosses nasales)

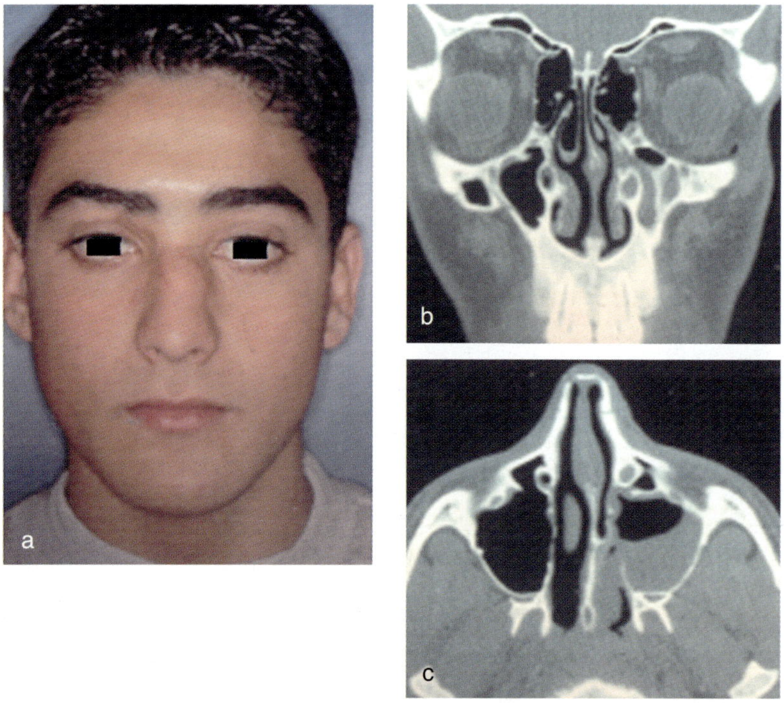

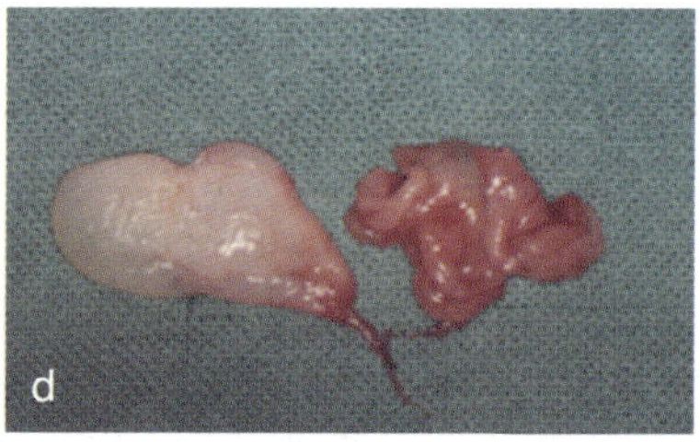

Fig. 28. Polype solitaire de Killian. a) Aspects cliniques : yeux ronds, traumatisme nasal ; b et c) Aspects tomodensitométriques : concha bullosa droite, polype solitaire de Killian gauche. (coupes coronale et axiale des fosses nasales) ; d) Pièce d'exérèse

Végétations adénoïdes

Dans sa fonction immunitaire, le nez est indissociable du nasopharynx. L'apprentissage immunitaire nasopharyngé débute dans les six premiers mois, au fur et à mesure de la diminution des défenses passives transmises par la mère. A partir de la deuxième année, les végétations adénoïdes se développent rapidement jusqu'à 7-8 ans. Elles s'accroissent encore lentement jusqu'à 9-12 ans, compensant ainsi l'appro-

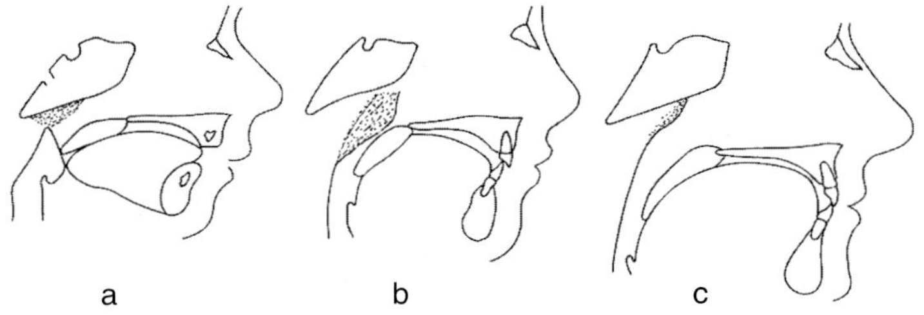

Fig. 29. Végétations adénoïdes : a) Six mois ; b) Six ans ; c) Adulte ; d) Téléradiographie de profil : les végétations se projettent en avant de la paroi postérieure du nasopharynx au-dessous du corps du sphénoïde. Les amygdales palatines se projettent en arrière et en dessous de l'extrémité inférieure du voile du palais

fondissement du cavum puis elles involuent à la puberté pour disparaître totalement chez l'adulte (Fig. 29).

Leur hypertrophie, lorsqu'elle est exagérée, détermine des troubles ventilatoires qui retentissent sur la tétée du nourrisson en rendant la succion difficile : l'enfant étant obligé d'interrompre son alimentation pour reprendre son souffle. Ces bébés sont des candidats à des déformations maxillo-dentaires sévères (Gwynn-Evans et Ballard, 1959 [37]).

L'hypertrophie « physiologique » des végétations adénoïdes, aggravée par les infections rhino-pharyngées récidivantes, peut avoir des conséquences néfastes sur la ventilation nasale. Ces conséquences sont d'autant plus graves que l'obstruction est plus précoce, plus sévère et plus durable. Une pointe molle (par déviation ou lyse septale), une rhinopathie à type d'hyperréactivité nasale et une hypertrophie des végétations adénoïdes associée (cas très fréquent) entraînent rapidement une obstruction nasale complète dont la durée est imprévisible.

A toutes ces causes, s'ajoute souvent chez l'enfant, un défaut de mouchage. La plupart des enfants reniflent au lieu de se moucher et présentent souvent un état croûteux permanent. Il faut apprendre à l'enfant à se moucher d'un côté puis de l'autre, sans forcer pour éviter les hyperpressions préjudiciables pour l'oreille moyenne et les sinus. Les lavages du nez facilitent l'apprentissage du mouchage.

Par ailleurs, la perméabilité et l'expansion du nasopharynx sont interdépendantes de celle du nez et de l'involution des végétations adénoïdes : une obstruction nasale peut favoriser le développement de végétations adénoïdes et, inversement, une hypertrophie adénoïdienne peut entraver la perméabilité nasale. Une période critique qui peut faire perdurer l'obstruction nasale existe entre 7 et 9 ans par dysharmonie temporaire des volumes adénoïdo-nasopharyngés.

Le développement du nasopharynx joue, de ce fait, un grand rôle dans l'apparition des troubles fonctionnels des végétations adénoïdes (retard d'expansion du nasopharynx par rapport à l'involution adénoïdienne). L'involution des végétations peut être observée dès 10-12 ans avant la puberté.

Le nasopharynx, situé sous la base du crâne, représenté ici par le sphénoïde, en arrière des fosses nasales et en avant des plans prévertébraux (C1, C2), est étroitement dépendant de la croissance de la base du crâne et de celle des fosses nasales (Moss et Salentijn, 1969 [66]).

La profondeur du nasopharynx s'accroît jusqu'à 2 ans et reste stationnaire jusqu'à 12 ans. Elle augmente ensuite jusqu'à 16 ans chez la fille et jusqu'à 20 ans chez le garçon (Linder-Aronson et Woodside, 1979 [53]).

La hauteur du nasopharynx (liée à la croissance axiale des vertèbres cervicales) augmente par abaissement du plan palatin par rapport à la base du crâne. L'axe du nasopharynx, parallèle à la base du crâne chez l'enfant, devient chez l'adulte presque vertical par inflexion basicrânienne (fermeture de l'angle sphénoïdal au niveau de la synchondrose sphéno-occipitale).

La largeur du nasopharynx, difficile à étudier, augmente comme la base du crâne jusqu'à 3 ans. La dimension transversale des choanes augmenterait encore après 6 ans et lors de l'adolescence.

La perméabilité des trompes d'Eustache et l'aération des oreilles moyennes dépendent des perméabilités nasale et nasopharyngée (implication dans la genèse des otites moyennes).

L'hypertrophie isolée des végétations adénoïdes est ainsi une cause fréquente d'obstruction nasale. Lorsque cette hypertrophie est associée à celle des amygdales, une rhonchopathie isolée ou associée à un syndrome d'apnées obstructives du sommeil (SAOS) peut s'observer (Guilleminault et coll., 1976 [35]; Guilleminault et Stoohs, 1990 [36]).

Les végétations adénoïdes se voient bien en fibroscopie et chez les enfants grands et calmes en rhinoscopie postérieure. Elles sont circonscrites sur la ligne médiane de la voûte du nasopharynx ou diffuses aux parois latérales (fossette de Rosenmuller) et sur la paroi postérieure, sous forme de grosses granulations. Elles sont disposées en bandes antéro-postérieures parallèles ou légèrement convergentes en arrière et accolées les unes contre les autres.

Sur la téléradiographie de profil, les végétations se projettent en avant de la paroi postérieure du nasopharynx au-dessous du corps du sphénoïde et obstruent plus ou moins la filière ventilatoire nasopharyngée. L'espace libre résiduel est le seul élément objectif à retenir car le volume des végétations est sujet à caution dans la mesure où il dépend des dimensions du nasopharynx. Au-dessous de 4 mm de filière, la ventilation nasale devient critique (Subtelny et Nieto, 1978 [81]).

L'adénoïdectomie à l'aide d'une curette, s'impose quelque soit l'âge pour rétablir la filière ventilatoire, sachant que les végétations peuvent récidiver (surtout avant 18 mois et en cas de dysimmunité) et qu'il peut exister d'autres causes d'obstruction nasale (narinaire par exemple). L'utilisation de l'endoscopie nasale permet de s'assurer de l'efficacité du geste chirurgical (Fig. 30).

Tumeurs nasopharyngées

Parmi les tumeurs bénignes, on regroupe les tumeurs dysembryoplasiques (kyste dermoïde, tératome) et les tumeurs kystiques d'origine rétentionnelle ou congénitale.

L'angiofibrome nasopharyngien, histologiquement bénin, se caractérise par sa survenue chez les sujets mâles au stade pubertaire, par sa structure vasculaire et sa tendance évolutive loco-régionale habituellement à partir du trou sphénopalatin. L'obstruction nasale, d'évolution d'abord unilatérale, puis progressivement bilatérale et les épistaxis récidivantes doivent faire évoquer ce diagnostic. L'examen tomodensitométrique et l'IRM permettent de le confirmer et de réaliser le bilan d'extension loco-régionale dont dépend la voie d'abord. Le traitement chirurgical est précédé d'une embolisation vasculaire généralement limitée au territoire carotidien externe pour diminuer les risques hémorragiques, faciliter le geste d'exérèse et par la même diminuer les risques de récidives (Zanaret et Moulin, 1996 [104]).

Les tumeurs malignes sont essentiellement représentées par les carcinomes de type nasopharyngien (UCNT) (60 à 80 % des cas).

4 – Oropharynx

En arrière des fosses nasales et du nasopharynx, l'hypertrophie des amygdales palatines et les anomalies vélaires peuvent interférer sur la ventilation.

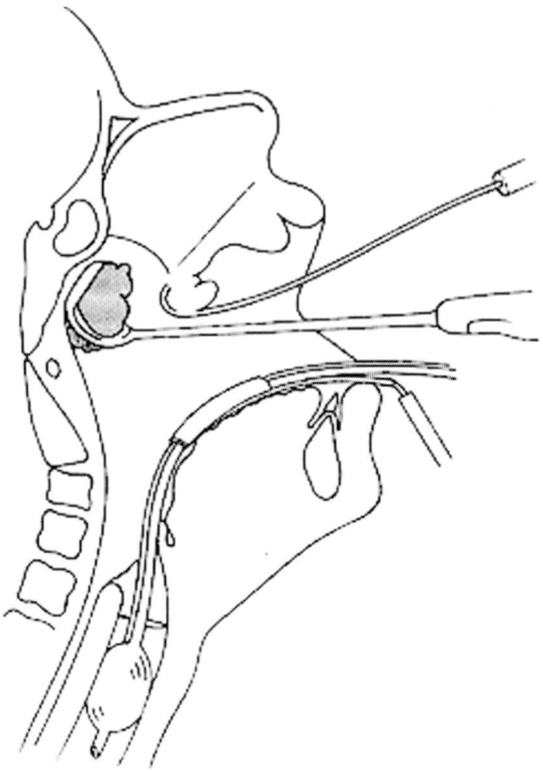

Fig. 30. Ablation des végétations adénoïdes à la curette

Amygdales palatines

Les amygdales palatines, lorsqu'elles sont augmentées de volume, gênent la ventilation nasale et surtout la ventilation orale en position de décubitus dorsal. En refoulant la langue vers l'avant, elles favorisent et aggravent le développement des dysmorphoses maxillo-mandibulaires (promandibulie, béance). Elles rendent insupportables certaines rétromandibulies et peuvent être responsables de rhonchopathie et de syndrome d'apnées obstructives du sommeil (SAOS) (Guilleminault et coll., 1976 [35] ; Guilleminault et Stoohs, 1990 [36] ; Dejean, Chouard et coll., 1993 [17]).

Le volume exact des amygdales est parfois difficile à juger car la contracture des muscles pharyngés est variable selon la docilité de l'enfant. Elles peuvent être volumineuses, allant jusqu'à se toucher sur la ligne médiane ou au contraire enchatonnées ou encore intravéliques ou plongeantes.

Sur la téléradiographie de profil, les amygdales palatines se projettent en arrière et en dessous de l'extrémité inférieure du voile du palais.

Le traitement est l'amygdalectomie (Fig. 31). L'innocuité immunologique de l'amygdalectomie comme celle de l'adénoïdectomie est admise actuellement (Wayoff, Freche et coll., 1986 [98]).

Voile

La longueur du voile croit rapidement jusqu'à 18 mois puis plus lentement jusqu'à 5 ans pour atteindre sa longueur maximum entre 14 et 16 ans en même temps qu'il change d'orientation et se verticalise.

Si l'insuffisance vélaire ne paraît pas modifier le mode nasal ou oral de la ventilation, elle agit directement sur la phonation (rhinolalie ouverte) et sur la physiologie tubaire (dysperméabilité tubaire responsable d'otites moyennes).

Le traitement de l'insuffisance vélaire par pharyngoplastie peut par contre entraver la ventilation nasale et déclencher une ventilation orale, voire être responsable d'un syndrome d'apnées obstructives du sommeil (SAOS). Dans certains cas, les symptômes sont suffisamment sévères pour nécessiter la révision, voire la suppression du lambeau pharyngien.

Après véloplastie pour fente vélaire ou vélo-palatine, l'existence d'un voile court, plus ou moins tendu et rétracté et surtout lorsqu'il est associé à une hypertrophie amygdalienne, modifie la statique mandibulo-linguale et favorise ou aggrave la promandibulie. Une pharyngoplastie en complément des autres thérapeutiques chirurgicales (reperméabilisations des voies aériennes, amygdalectomie) et orthodontique a été proposée (Delaire et coll., 1976 [18]).

Conclusion

L'obstruction nasale reconnaît des causes multiples et doit être dépistée le plus tôt possible dans l'enfance. Toute obstruction nasale a pour conséquence une augmentation des résistances nasales et le passage rapide à la ventilation orale, avec son lot de complications propres.

La grande fréquence de l'obstruction nasale chez l'enfant a pu faire croire que les enfants « respirateurs buccaux », sans obstacle anatomique apparent ou persistant, constituaient un groupe physiologique. Spontanément, la proportion de « respirateurs buccaux » diminue de façon sensible au moment de la puberté et de l'adolescence du fait de la croissance verticale du nasopharynx et de la croissance axiale des vertèbres cervicales, concomitante de l'involution des végétations adénoïdes.

Il a été prouvé qu'une dysfonction nasale temporaire peut provoquer une dysmorphose maxillo-mandibulaire définitive. Le retentissement morphogénétique se fait non seulement sur les fosses nasales et les sinus, mais touche l'ensemble du squelette maxillo-facial. La gravité de ce retentissement sur la croissance est fonction de la durée, de l'ampleur et de la date de survenue de l'obstruction.

C'est dire l'importance de la connaissance de toutes les causes d'obstruction nasale et de leur traitement pour rétablir le plus précocement possible une ventilation nasale la plus proche de la normale. Ainsi, le traitement qui rétablit la filière ventilatoire nasale doit être entrepris le plus tôt possible car les déformations difficilement réversibles se produisent dès les premières années de la vie.

Mais l'enfant ayant perdu l'usage de son nez, ne sait pas toujours le réutiliser spontanément. « Ces malades sont devenus de vrais ataxiques du nez (...). Aussi, l'impotent s'asphyxie-t-il la bouche fermée, comme le tabétique tombe les yeux fermés » (Foy, 1908 [23]). La rééducation ventilatoire nasale postopératoire est à ce titre fondamentale.

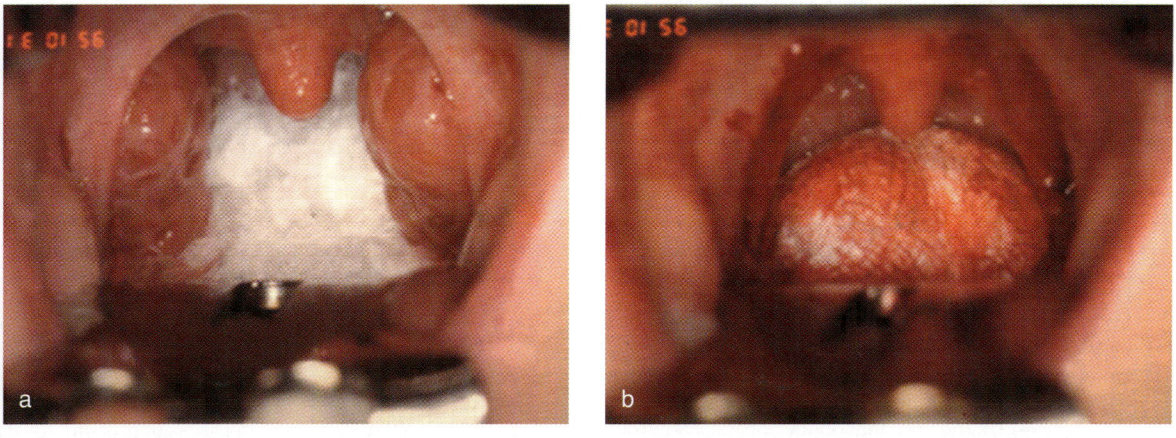

Fig. 31. Hypertrophie des amygdales palatines (même cas que la figure 2). a) Vue préopératoire ; b) Après ablation des amygdales. L'amygdalectomie est complétée par l'ablation des végétations avant expansion maxillaire

Bibliographie

1. Alpini D, Corti A, Brusa E, Bini A (1986) Septal deviation in newborn infants. Intern J Ped Otorhinolaryngol 11: 103-107
2. Andrieu-Guitrancourt J, Obstoy MF, Dehesdin D (1979) Les luxations septales néo-natales. J Fr Oto-Rhino-Laryngol 28: 695-703
3. Arlis H, Ward RF (1992) Congenital nasal piriform aperture stenosis: isolated abnormality vs developmental field defect. Arch Otolaryngol Head and Neck Surg 118: 989-991
4. Brain DJ, Rock WP (1983) The influence of nasal trauma during childhood on growth of the facial skeleton. J Laryngol Otol 97: 917-923
5. Brain D (1992) The etiology of néonatal septal deviations. J Plast Surg 8: 191-193
6. Bridger GP (1970) Physiology of the nasal valve. Arch Otolaryngol 92: 543-553
7. Brown OE, Myer CM, Manning SC (1989) Congenital nasal pyriform aperture stenosis. Laryngoscope 99: 86-91
8. Bull TR (1983) Rhinoplasty, aesthetics, ethics and airway. The J of Laryngol and Otology 07: 901-916
9. Chaban R, Cole P, Naito K (1988) Simulated septal deviations. Arch Otolaryngol Head Neck Surg 114: 413-415
10. Chateau M, Heskia JE, Chassignol J (1959) Contribution à l'étude des relations entre les voies respiratoires et l'orthopédie dento-faciale. Orthod Fr 30: 5-120
11. Coates H (1992) Nasal obstruction in the neonate and infant. Clinic Pediatr 31: 25-29
12. Cole P, Chaban R, Naito K, Oprysk D (1988) The obstructive nasal septum. Arch Otolaryngol Head Neck Surg 114: 410-412
13. Contencin Ph, Maurage C, Ployet MJ, Seid AB, Sinaasappel M (1995) Gastroesophageal reflux and ENT disorders in childhood. Inter J pediatric ORL. 32 (Suppl.) : 135-144
14. Cottle MH (1951) Nasal surgery in children. Eye Ear Nose Throat Monthly 30: 32-38
15. Cottle MH (1955) The structure and function of the nasal vestibule. Arch Otolaryngol 62: 173-181
16. Courtiss EH, Goldwyn RM (1983) The effects of nasal surgery on airflow. Plast Reconstr Surg 72: 9-21
17. Dejean Y, Chouard CH, et coll (1993) La rhonchopathie chronique ronflement et syndrome d'apnée du sommeil. Arnette, Paris: 184-232
18. Delaire J, Verdon P, Tulasne JF (1976) État du voile du palais et statique mandibulo-linguale. Incidences thérapeutiques. Orthod Fr 47: 130-137
19. Delaire J (1977) Récidives de prognathies mandibulaires par troubles de la statique cervicale. Rev Stomatol 78: 173-185
20. Delaire J (1982) Les dysmorphoses faciales par trouble de la croissance du sinus maxillaire (quelques exemples cliniques). Orthod Fr 53: 417-430
21. Derkay CS, Grundfast KM (1990) Airway compromise from nasal obstruction in neonates and infants. Int J Ped Otorhinolaryngol 19: 242-249
22. Dommerby H, Tos M (1985) Nasal fracture in children. Long term result. Otorhinolaryngol 47: 272-277
23. Foy R (1908) L'impotence fonctionnelle nasale. Son traitement par la rééducation. Ann Maladies de l'oreille et du larynx 34: 417-436
24. Freche Ch, Fontanel JP, et coll (1996) L'obstruction nasale. Arnette, Paris: 247-282
25. Freng A, Kvam E (1979) Facial sagittal growth following partial, basal resection of the nasal septum: a retrospective study in man. Europ J Orthodont 1: 89-96
26. Goga D, Fassio E, Bonin B, Durand JL, Sirinelli D (1998) Sténose congénitale de l'orifice piriforme: Une cause de détresse respiratoire du nouveau-né. Rev Stomatol Chir Maxillofac 99: 203-206
27. Goldman IB (1952) The maxillofacial triad and its correction, with special reference to the nasal septum. J International college of surgeons 17: 167-180
28. Graham JM (1995) Quel est le meilleur moment pour naître ? Le point de vue du dysmorphologiste sur les déformations cranio-faciales in utero in Amiel-Tison C, Stewwart A: L'enfant nouveau né. Un cerveau pour la vie. Inserm, Paris: 27-43
29. Gras R, Triglia JM (1996) Tumeurs bénignes des cavités nasosinusiennes et du cavum in Garabédian EN, Bobin S, Monteil JP, Triglia JM, et coll. ORL de l'enfant, Flammarion, Paris: 115-120
30. Gras R, Triglia JM (1996) Tumeurs malignes des cavités nasosinusiennes et du cavum in Garabédian EN, Bobin S, Monteil JP, Triglia JM, et coll. ORL de l'enfant, Flammarion, Paris: 120-124
31. Gray LP (1965) The deviated nasal septum. J Laryngol Otol 79: 567-575 et 1965, 79: 806-816
32. Gray LP, Brogan WF (1972) Septal deformity malocclusion and rapid maxillary expansion. Orthodontist 4: 1-13
33. Gray LP (1978) Deviated nasal septum. Incidence and Etiology. Otol Rhinol Laryngol 87 [Suppl50]: 3-20
34. Gudin RG (1953) Les possibilités réflexogènes de la thérapeutique fonctionnelle maxillo-facialle. Orthod Fr 24: 127-132
35. Guilleminault C, Eldridge FL, Simmons FB, Dement WC (1976) Sleep apnea in eight children. Pediatrics 58: 23-30
36. Guilleminault C, Stoohs R (1990) Chronic snoring and obstruction sleep apnea syndrome in children. Lung 168: 912-919
37. Gwynn-Evans E, Ballard CF (1959) Discussion on the mouth-breather. Proc R Soc Med 51: 279-285
38. Harvold EP, Chierici G, Vargervik K (1972) Experiments on the development of dental malocclusions. Am J Orthod 61: 38-44
39. Harvold EP, Tomer B, Vargervik K, et coll (1972) Primate experiments in oral respiration. Am J Orthod 61: 359-372
40. Harvold EP (1979) Neuromuscular and morphological adaptations in experimentally induced oral respiration in MacNamara JA: Naso-respiratory function and craniofacial growth. Ann Arbor, Michigan, Vol 9: 149-164
41. Hofmann B, Beauvillain de Montreuil C, Delaire J (1985) Répercussion maxillo-faciale de l'atrésie choanale. A propos de onze cas. Rev Stomatol Chir Maxillofac 86: 327-333
42. Housset MF, Diebold N (1979) Les immunoglobulines locales du tissu amygdalien chez 60 patients présentant des infections récidivantes des voies aériennes supérieures in Wayoff M, Grillat JP: Immunité et allergie en ORL, SPEI, Paris: 232-235
43. Jazbi B (1977) Subluxation of the nasal septum in the newborn: etiology, diagnosis and treatment. Otolaryngol Clin North Am 10: 125-138
44. Jeppesen F, Windfield I (1972) Dislocation of the nasal septal cartilage in the newborn. Acta Obstet Gynecol Scand 52: 5-15

45. Johnson PJ, Rydlund K, Hollins RR (1999) Congenital nasal pyriform aperture stenosis. Plast Recostruct Surg 103: 1696-1699
46. Kern EB (1978) Surgical approaches to abnormalities of the nasal valve. Rhinology 16: 165-189
47. Klaff DD (1956) The surgical anatomy of the antero-caudal portion of the nasal septum, a study of the premaxilla. Laryngoscope 66: 995-1020
48. Klaff DD (1965) Surgical correction of septal deformation in newborn infants and children. Sth Med J 58: 1276-1279
49. Limme M (1993) Étiologies non obstructives de la respiration buccale. Acta Oto-Rhino-Laryngologica Belg 47: 141-144
50. Limme M (1993) Conséquences orthognatiques et orthodontiques de la respiration buccale. Acta Oto-Rhino-Laryngologica Belg 47: 145-155
51. Linder-Aronson S, Backstrom D (1960) A comparison between mouth and nose breathers with respect to occlusion and facial dimensions. Odont Rev 2: 343-76
52. Linder-Aronson S (1970) Adenoïds. Their effects on mode of breathing and nasal airflow and their relationship to characteristics of the facial skeleton and the dentition. Acta Otolaryngol [Suppl 265]: 1-132
53. Linder-Aronson S, Woodside DG (1979) The growth in the sagittal depth of the bony nasopharynx in relation to some facial variables, in MacNamara JA: Naso-respiratory function and craniofacial growth. Ann Arbor, Michigan, Vol 9: 27-40
54. Lisbonis (1997) Communication personnelle
55. Van Loosen J, Verwoerd-Verhoef HL, Verwoerd CDA (1988) The nasal cartilage in the newborn. Rhinology 26: 161-165
56. McNamara JA (1979) Naso-respiratory function and craniofacial growth. Ann Arbor, Michigan, 1979, Vol 9
57. Mc Namara (1981) Influence of respiratory pattern on craniofacial growth. Angle Orthod 51: 269-300
58. Masing H (1967) Experimentelle untersuchungen uber die stromung im nasenmodell. Arch Klin Exp Ohren Nasen Kehlkopfheilkd 189: 59-70
59. Masing H (1967) Pathophysiology of the nasal airflow. Int Rhinology 5: 63-67
60. Meredith GM (1993) Diagnosis and treatment of nasal obstruction in Daniel RK. Rhinoplasty, Little Brown, Boston: 39-58
61. Metzenbaum M (1936) Dislocation of the lower end of the nasal septal cartilage. Arch Otolaryngol 24: 78-88
62. Moneret-Vautrin DA, Wayoff M (1986) Amygdalectomie et allergie. Concours Med 108: 33-38
63. Montoya P (1999) Communication personnelle
64. Moran WB (1977) Nasal trauma in children. Otolaryngol Clin North Am 10: 95-101
65. Moss ML (1968) Primary of functional matrices in orofacial growth. Dent Pract 19: 63-73
66. Moss ML, Salentijn L (1969) The primary role of functional matrices in facial growth. Am J Orthodont 55: 566-577
67. Murray JAM, Maran AGD, MacKenzie IJ (1984) Open vs closed reduction of the fractured nose. Arch Otolaryngol 110: 797-802
68. Pentz S, Pirsig W, Lenders H (1994) Long-term results of neonates with nasal deviation: a prospective study over 12 years. Intern J Pediatric Oto Rhino Laryngol 28: 183-191
69. Petit HP, Chateau ME (1995) Orthognathie Principes, Raisonnements Pratique, Masson, Paris, 231 p
70. Piette E, Sapanet M, Mercier J, Delaire J (1985) Les manifestations maxillo-faciales séquellaires du syndrome de Silverman. Rev Stomatol Chir Maxillofac 6: 425-428
71. Quinn GW (1983) Airway interference syndrome. Clinical identification and evaluation of nose breathing capabilities. Angle Orthod 53: 311-319
72. Recamier M (1985) Obstruction nasale et ventilation orale. Le point de vue de l'ORL. Rev Orthop Dentofac 19: 11-22
73. Revillard JP (1979) Étude immunologique des cellules de l'amygdale palatine et des végétations adénoïdes, in Wayoff M, Grillat JP: Immunité et allergie en ORL, SPEI, Paris: 30-36
74. Ricketts RM (1968) Respiratory obstruction syndrome. Am J Orthod 54: 495-514
75. Rivière F, Garabédian EN, Cottin G (1988) Les déformations de la cloison et de la pyramide nasale chez l'enfant. Indications et techniques de septoplastie et septo-rhinoplastie. Ann Pédiatr (Paris) 35: 11-17
76. Ruano-Gil D, Montserrat-Viladin JM, Vilanovas-Treas J, et coll (1980) Deformities of the nasal septum in human foetuses. Rhinology 18: 105-109
77. Rupp GH, Friedman RA (1982) Eosinophilic nonallergic rhinitis in children. Pediatrics 70: 437-439
78. Siegel SC, Wahn H, et coll (1985) Rhinitis in children in Mygind N, Weeke B: Allergic and vasomotor rhinitis: clinical aspects. Hüntesguard, Copenhagen: 49-64
79. Silverman FN (1972) Unrecognised trauma in infants, the battered child syndrom, and the syndrom of Ambroise Tardieu. Radiology 104: 337-353
80. Stoksted P, Schonsted-Madsen U (1979) Traumatology of the newborn's nose. Rhinology 17: 77-82
81. Subtelny JD, Nieto RP (1978) A longitudinal study of maxillary growth following pharyngeal-flap surgery. Cleft Palate J 15: 118-123
82. Takahashi R (1971) Malformations of the nasal septum. A collection of Ear. Nose and Throat Studies, Takahashi, Tokyo: 1-87
83. Takahashi R (1971) Mechanichal studies on the deviation of the nasal septum. A collection of Ear. Nose and Throat Studies, Takahashi, Tokyo: 88-94
84. Takahashi R, Iida O (1971) Concerning two types of nasal septal deviation from the standpoint of their modes of formation. A collection of Ear. Nose and Throat Studies, Takahashi, Tokyo: 95-103
85. Takahashi R (1987) The formation of the nasal septum and the etiology of septal deformity. Acta Otolaryngol [suppl] (Stockholm) 443: 1-160
86. Tardieu A (1860) Étude médico-légale sur les sévices et mauvais traitements exercés sur les enfants. Ann Hyg Pub Med leg 13: 361-398
87. Talmant J, Rouvre M, Thibult JL, Turpin P (1982) Contribution à l'étude des rapports de la ventilation avec la morphogenèse cranio-faciale, déductions thérapeutiques concernant l'ODF. Orthod Fr 53: 7-181
88. Talmant J (1992) Du rôle des fosses nasales dans la régulation cérébrale. Rev Orthop Dento Faciale 26: 51-59
89. Talmant J (1995) Ventilation et mécanique des tissus mous faciaux: en guise de préambule. Rev Orthop Dento Faciale 29: 175-188
90. Timms DJ (1986) The effect of rapid maxillary expansion on nasal airway resistance. Brit J Orthod 13: 221-228
91. Tisserant J (1984) La valve nasale. Thèse Médecine, Nancy

92. Triglia JM (1996) Hypoplasie des orifices piriformes in Garabédian EN, Bobin S, Monteil JP, Triglia JM, et coll ORL de l'enfant, Flammarion, Paris: 131-132
93. Triglia JM (1996) Imperforation des voies lacrymonasales in Garabédian EN, Bobin S, Monteil JP, Triglia JM, et coll ORL de l'enfant, Flammarion, Paris: 132-134
94. Triglia JM, Castro F (1996) Pseudotumeurs d'origine nerveuse in Garabédian EN, Bobin S, Monteil JP, Triglia JM, et coll ORL de l'enfant, Flammarion, Paris: 124-126
95. Unger M (1965) Architecture of the nasal septum. How deviations are formed. Laryngoscope 75: 322-332
96. Verwoerd CDA, Verwoerd-Verhoef HL (1993) Rhinosurgery in children surgical and developmental aspects, in Trenité GJN. Rhinoplasty, Kugler, Amsterdam: 149-156
97. Vetter V, Pirsig W, Heinze E (1983) Growth activity in human septal cartilage, age dependant incorporation of labeled sulfate in different anatomic location. Plast Reconstr Surg 71: 167-170
98. Wayoff M, Freche Ch, et coll (1986) Immunologie et Allergie en ORL. Arnette, Paris: 223-231 et 251-290
99. Werntz DA, Bickford RG, Bloom FE, and al (1983) Alternating cerebral hemispheric activity and the lateralization of anatomic nervous function. Hum Neurobiol 2: 39-43
100. Wolf G, Anderhuber W, Kuhn F (1993) Development of the paranasal sinuses in children: implications for paranasal sinus surgery. Ann Otol Rhinol Laryngol 102: 705-711
101. Woodside DG, Linder-Aronson S (1979) The channelization of upper and lower anterior face heights compared to population standards in males between ages 6 to 20 years. Eur J Orthod 1: 25-40
102. Woodside DG, Linder-Aronson S, Stubbs DO (1991) Relationship between mandibular incisor crowding and nasal mucosal swelling. Proc Finn Dent Soc 87: 127-138
103. Worms G (1927) L'insuffisance respiratoire nasale. Soc Fr d'Oto-rhino-laryngologie, Congrès 40: 97-272
104. Zanaret M, Moulin G (1996) Fibrome nasopharyngien in Garabédian EN, Bobin S, Monteil JP, Triglia JM, et coll ORL de l'enfant, Flammarion, Paris: 109-115

VIII Conséquences de l'obstruction nasale chez l'enfant

Le retentissement de l'obstruction nasale sur la morphogenèse cranio-maxillo-faciale a fait, et fait encore l'objet de polémiques. Ceci s'explique par la complexité des phénomènes et des mécanismes en jeu et par les approches méthodologiques utilisées. Souvent réductrices, les études se limitent à la période orthodontique de 8 à 12 ans et évaluent, pour la plupart, la seule influence des végétations adénoïdes. Les mesures des analyses céphalométriques à partir des téléradiographies de profil ne concernent, le plus souvent, que les angles SNA-SNB. Les premières années de vie pendant lesquelles apparaissent les encombrements dentaires et les dysmorphoses maxillo-mandibulaires sont ainsi occultées.

Dans la pathogénie des dysmorphoses, l'importance du facteur héréditaire par rapport aux autres facteurs, a longtemps prévalu. Aujourd'hui, dans de très nombreux cas, l'origine ventilatoire des dysmorphoses dento-maxillo-mandibulaires n'est plus à mettre en doute. Cependant, l'importance du facteur ventilatoire nasal par rapport aux autres facteurs reste difficile à déterminer du fait des interactions entre prédispositions héréditaires et adaptations fonctionnelles. Les anomalies morpho-fonctionnelles consécutives à l'obstruction nasale font souvent passer au second plan les troubles ventilatoires initiaux qui, de ce fait, peuvent paraître accessoires ou secondaires.

Aux conséquences squelettiques morphogénétiques de l'obstruction nasale et de la ventilation orale s'associent des conséquences fonctionnelles (manducatrices, musculaires et muqueuses) et des conséquences générales.

1 – Conséquences squelettiques morphogénétiques

A la naissance, le nouveau-né normal présente une ventilation exclusivement ou préférentiellement nasale jusqu'à l'âge de 2 à 5 mois. Cette ventilation nasale physiologique est assez précaire car les résistances nasales du nouveau-né sont plus élevées que celles de l'adulte. Les cornets volumineux obstruent les méats et limitent la filière ventilatoire à l'espace paramédian septo-turbinal. Une inflammation muqueuse est rapidement responsable d'une obstruction nasale sévère (Worms, 1927 [92] ; Wolf et coll,

1993 [89]). Les résistances nasales décroissent progressivement avec l'augmentation de volume des cavités naso-sinusiennes, pour atteindre les valeurs adultes entre 8 et 12 ans.

Les fonctions ventilatoires physiologiques du nez (conditionnement de l'air inspiré par régulation des débits aériens, filtration, humidification et réchauffement) se doublent chez l'enfant d'une fonction morphogénétique mettant en jeu l'expansion volumétrique par le flux aérien. Le passage de l'air dans les fosses nasales est en partie responsable du développement tridimensionnel des cavités narinaires, naso-sinusiennes et nasopharyngée pendant la croissance.

La ventilation nasale est également indispensable à l'eutrophie de la muqueuse pituitaire et de son chorion. Cette bonne santé muqueuse est nécessaire à sa capacité d'expansion. Tout trouble de la ventilation nasale ou toute pathologie de la muqueuse s'accompagnera d'une anomalie de la croissance naso-sinusienne.

La ventilation nasale est aussi indispensable à la mise en route de l'olfaction, qui régit en partie la reconnaissance de la mère et des odeurs familières. L'olfaction est ainsi avec l'audition l'un des premiers repères du nouveau-né.

Enfin, la ventilation nasale néonatale est fondamentale pour le reste de la croissance, maxillo-faciale et générale. Ce mode ventilatoire optimal va, en effet, s'inscrire dans les schémas moteurs cérébraux (praxies) assurant le contrôle et l'amplitude des mouvements respiratoires. Si cette praxie n'est pas acquise dans les premiers mois de la vie, la suppléance ventilatoire orale risque de se pérenniser, même après disparition de l'obstruction nasale.

Pendant les premières années et plus particulièrement entre l'âge de 1 et 2 ans, la face, peu développée par rapport au crâne, grandit très rapidement. Cette notion est absolument fondamentale. La face est de ce fait très sensible à la moindre gêne ventilatoire nasale (Planas, 1992 [65]). Lorsque l'obstruction nasale s'installe plus tard, vers 5-6 ans, les déformations sont moins importantes. Un simple retard de croissance de l'étage moyen de la face peut devenir un véritable déficit si la ventilation orale concomitante perdure avec ses conséquences propres sur la morphogenèse de l'étage inférieur de la face (Fig. 1, 2 et 3).

Les conséquences morphogénétiques varient selon que l'obstruction est uni ou bilatérale, symétrique ou asymétrique, partielle ou totale, précoce ou tardive, temporaire ou permanente, qu'elle survient chez un sujet normal ou porteur d'anomalies congénitales.

La remarquable plasticité des os membraneux de la face durant la croissance justifie le dépistage précoce de toute obstruction nasale persistante et la reconnaissance de ses conséquences sur la morphogenèse de l'extrémité céphalique.

La perte de la force expansive du flux aérien nasal limite le développement des structures ostéomembraneuses de l'étage moyen de la face. L'hypoplasie naso-sinusienne retentit sur le complexe palato-dentaire et, par différents mécanismes (engrènement occlusal, ventilation orale, postures linguale, mandibulaire et

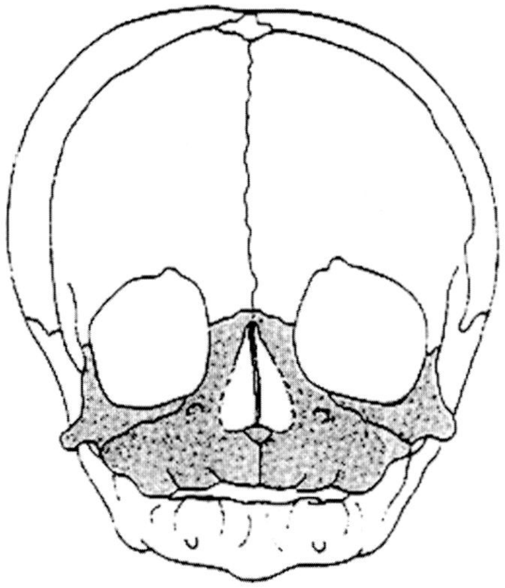

a

Fig. 1. Croissance de la face. A la naissance la face est réduite par rapport au crâne. Dans les premières années de la vie, elle grandit rapidement (vue de face)

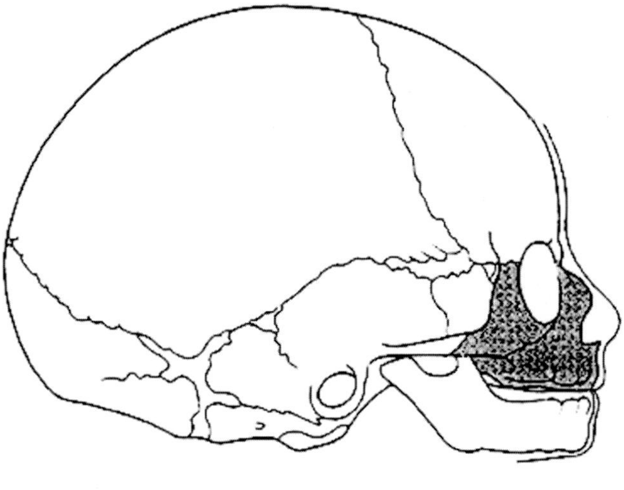

b

Fig. 2. Croissance de la face. A la naissance la face est réduite par rapport au crâne. Dans les premières années de la vie, elle grandit rapidement (vue de profil)

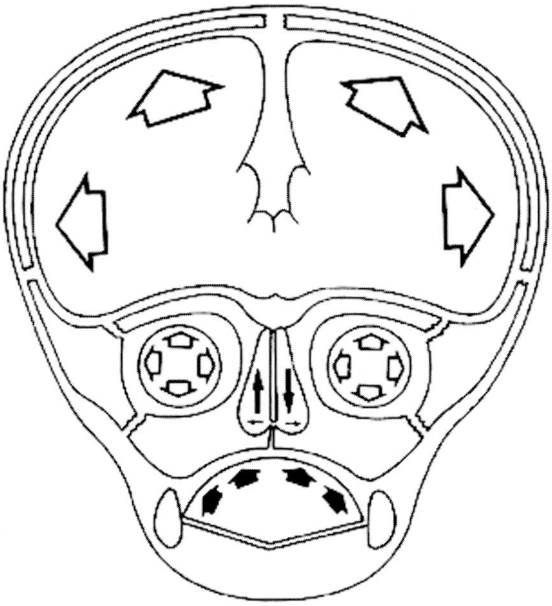

Fig. 3. Croissance de la face. Rôle expansif et eutrophique de la ventilation nasale

cranio-rachidienne), sur l'étage inférieur mandibulaire de la face.

Conséquences morphogénétiques sur l'étage moyen de la face

Ces conséquences intéressent simultanément le complexe naso-sinusien et le complexe palato-dentaire, mais elles sont artificiellement séparées pour la clarté de l'exposé.

Conséquences sur le complexe naso-sinusien

Les répercussions squelettiques de l'obstruction nasale touchent les fosses nasales, les sinus et les reliefs de l'étage moyen de la face.

Dans la partie antérieure des fosses nasales, l'insuffisance ventilatoire nasale entraîne :

- une discrète surélévation du plancher nasal par défaut de résorption osseuse,
- une étroitesse transversale de la partie basse de l'orifice piriforme, retentissant sur le prémaxillaire.

La malposition des incisives supérieures secondaire à l'étroitesse nasale entretient le défaut de développement du prémaxillaire et, indirectement, des fosses nasales. A ce cercle vicieux s'ajoute, de par l'endoalvéolie prémaxillaire, une dysfonction de la canine temporaire (bout à bout, voire inversion d'articulé transversal) et secondairement une inclusion ou une malposition des canines permanentes. L'absence de sollicitation qui en résulte sur les piliers osseux canins, qui jouxtent le prémaxillaire et l'orifice piriforme, se traduit par une hypoplasie secondaire des rebords infra et supra-orbitaires (cf. Embryologie et croissance du nez).

Dans la partie postérieure des fosses nasales, l'insuffisance ventilatoire nasale se traduit par :

- un défaut d'abaissement de la paroi inférieure des fosses nasales, lié à la fois à un manque de résorption périostée endonasale et à une apposition périostée palatine,
- une étroitesse transversale des fosses nasales (médialisation des cloisons intersinuso-nasales et des cornets assujettis),
- un défaut de croissance sagittale du maxillaire qui favorise par la suite l'inclusion des dents de sagesse (cf. infra),
- un défaut inconstant de pneumatisation et d'expansion des sinus maxillaires (car les sinus maxillaires, frontaux et même sphénoïdaux se développent d'autant plus que l'os est biomécaniquement moins sollicité).

Les fosses nasales étroites constituent une entité mal connue de l'enfant qui, faute d'une correction précoce, se pérennise chez l'adulte et devient très difficile à corriger, tant par expansion du «contenant» (disjonction intermaxillaire chirurgicale) que par réduction du «contenu» (turbinoplastie fonctionnelle) (Fig. 4).

Conséquences sur le complexe palato-dentaire

Chez l'insuffisant ventilatoire nasal, le palais et l'arcade dentaire maxillaire indissociables (complexe palato-dentaire) sont directement intéressés par l'hypodéveloppement de l'infrastructure maxillaire. La ventilation orale permanente apporte son lot de conséquences morphogénétiques. Celles-ci se surajoutent ou s'intriquent aux dysmorphoses induites par l'insuffisance ventilatoire nasale. L'abaissement lingual nécessaire au passage de l'air va aggraver l'étroitesse du palais et la rétrusion maxillaire, la langue ne jouant plus son rôle physiologique d'expansion de l'arcade maxillaire et de sollicitation de la suture médio-palatine.

Conséquences sur le palais

Le palais est modifié dans ses trois dimensions verticale, transversale et sagittale.

Modifications verticales

Le palais paraît haut, profond et de forme ogivale (en arche gothique) (Fig. 5). Ceci est principalement dû à l'hyperdéveloppement vertical alvéolaire qui accompagne la ventilation orale habituelle. En effet, chez le nouveau-né, comme chez l'insuffisant ventilatoire nasal ancien édenté, le palais est plat (cf. infra).

Modifications transversales

Le palais est étroit, en forme de V ou en lyre. L'étroitesse touche à la fois la partie de la voûte en regard de la fosse nasale et la partie alvéolaire sous-jacente au sinus. Lorsque l'obstruction nasale prédomine d'un côté, cela se traduit par une asymétrie de la voûte palatine consécutive à la déviation du sommet de l'ogive déporté du coté de la fosse nasale hypoplasique et à l'orientation des dents et de leur tissu de soutien alvéolaire. Du côté le moins atteint, les dents ont une orientation oblique ; du côté le plus atteint, les dents ont une orientation verticale (Fig. 6).

Cette asymétrie de la déformation maxillaire transversale déjà signalée par Doumenge (1923 [23]) est à l'origine de latérodéviation mandibulaire. C'est le syndrome de Cauhépé et Fieux (1953 [10]) interprété à tort comme uniquement un trouble de la déglutition ou de la position linguale. Cette asymétrie peut se voir également dans certaines latérocolies congénitales (torticolis, asymétrie basicrânienne) ou acquises (torticolis oculaires par troubles de l'oculomotricité (Rousié-Baudry et coll., 1994 [72]).

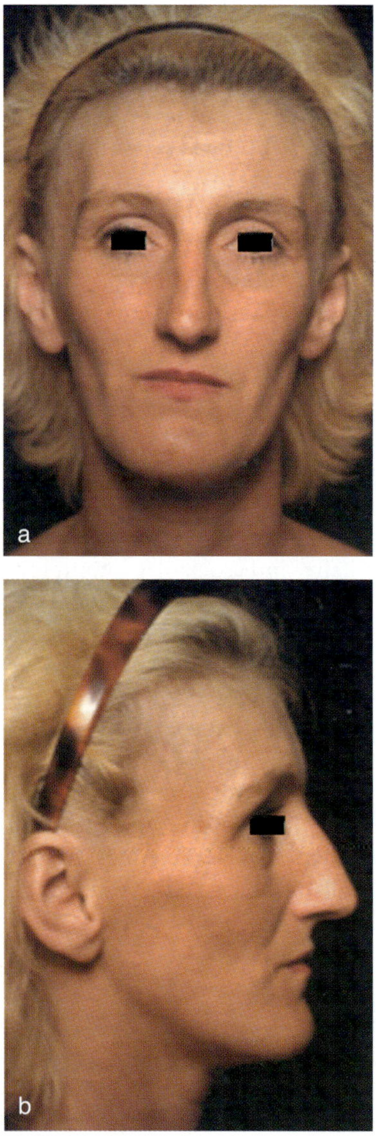

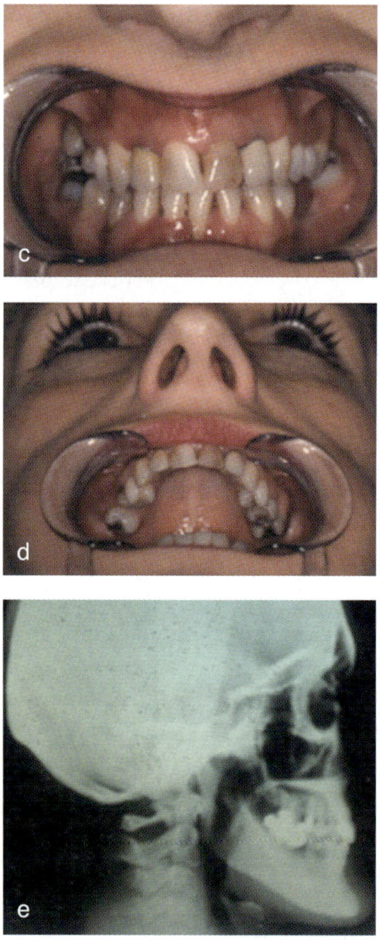

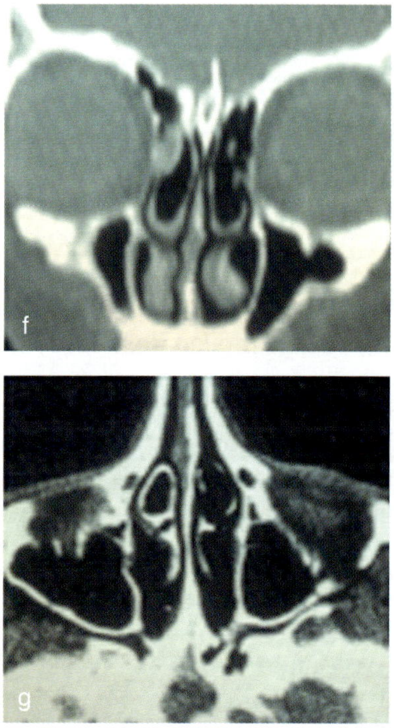

Fig. 4. Conséquences d'une mauvaise ventilation nasale sur le complexe naso-sinusien. Obstruction nasale et dysfonctionnement de l'appareil manducateur. a et b) Aspects cliniques : yeux tristes, collapsus valvaire, excès vertical antérieur, menton pointu dévié à droite ; c et d) Occlusion dentaire : léger encombrement dentaire, décalage du point interincisif médian inférieur vers la droite, palais blanc ; e) Téléradiographie de profil ; f et g) Aspects tomodensitométriques : fosses nasales étroites, concha bullosa bilatérale (coupes coronale et axiale des fosses nasales)

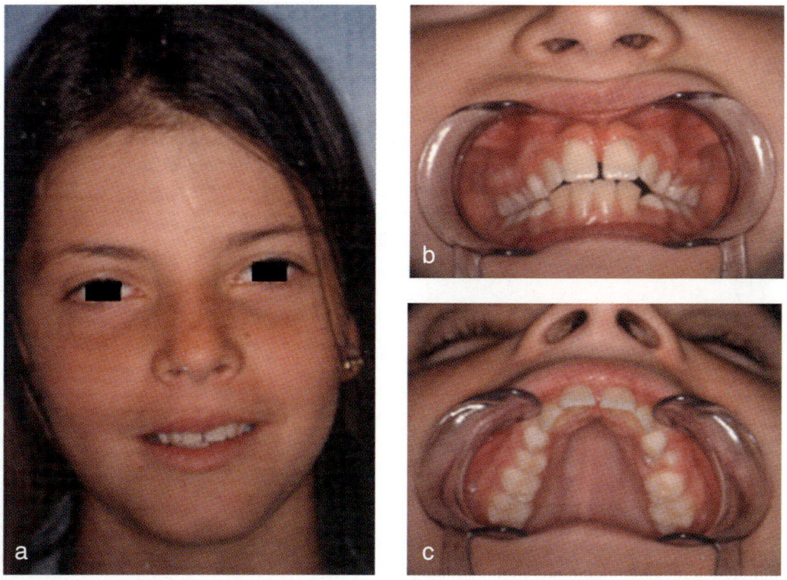

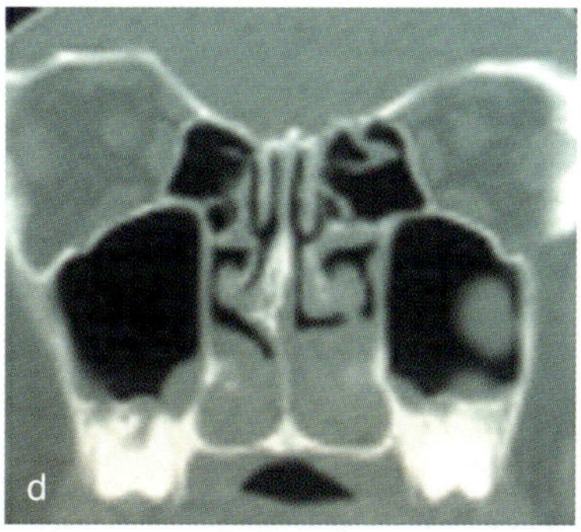

Fig. 5. Conséquences sur le complexe palato-dentaire. Palais ogival. a) Aspects cliniques : cernes, ventilation orale ; b et c) Occlusion dentaire : endomaxillie, palais ogival et blanc ; d) Aspects tomodensitométriques : éperon septal droit, hypertrophie des cornets inférieurs (coupe coronale des fosses nasales)

Modifications sagittales

L'insuffisance prémaxillaire et maxillaire aboutit à une brachymaxillie.

Conséquences sur l'arcade dentaire maxillaire

L'arcade dentaire maxillaire et l'arcade dentaire mandibulaire (indirectement) subissent des déformations caractéristiques visibles en denture temporaire et qui, en l'absence de traitement ou d'amélioration spontanée, se retrouvent aggravées en denture permanente.

Les modifications de l'arcade dentaire maxillaire sont schématiquement décrites dans les secteurs dentaires incisivo-canin et prémolo-molaires.

Modifications du secteur dentaire incisivo-canin

Normalement, lors de leur éruption, les dents temporaires sont bien alignées et jointives. Secondairement, vers 3 ou 4 ans, du fait de la croissance maxillaire, apparaissent des diastèmes interincisifs (diastèmes de Bogue). L'existence de ces diastèmes est capitale. Elle permet le supplément d'espace nécessaire à la mise en place des incisives permanentes (Izard, 1950 [45]) (Fig. 7).

En denture temporaire, en cas d'insuffisance ventilatoire nasale, les espaces interincisifs normaux disparaissent dans certains cas, et dans les formes graves, les dents peuvent même se chevaucher. Selon Moorrees (1963 [59]) l'absence de diastèmes conduit à une malocclusion par encombrement dans la plupart des cas (Fig. 8).

En denture permanente, les incisives centrales s'adossent en carène (ou en position inverse), l'incisive latérale et la canine (dernière dent à apparaître le plus fréquemment) parviennent difficilement à faire leur éruption (simple retard ou rétention) ou présentent des anomalies de position (vestibulaire, palatine, rotation) (Fig. 9 et 10).

Paradoxalement, mais pour les mêmes raisons, l'agénésie ou la dysplasie en « grain de riz » de l'incisive latérale peut également favoriser l'inclusion de la canine en position palatine non pas uniquement par défaut de guidage d'occlusion en libérant dans la base maxillaire un espace où plonge celle-ci mais également parce que l'hypoplasie du prémaxillaire induit un rétrécissement de l'orifice piriforme, le quel entraîne un trouble ventilatoire qui aggrave le manque de place sur l'arcade supérieure (Fig. 10).

Outre le manque de place, les incisives maxillaires présentent souvent des versions anormales :

- la verticalisation alvéolo-dentaire et la linguoversion incisive supérieure sont probablement liées au déséquilibre linguo-labial. Ceci contribue à la constitution d'une malocclusion de classe d'Angle II division 2. Ces malpositions incisives bloquent la propulsion de la mandibule et la maintiennent en position rétruse. Toutes les conditions pour un dysfonctionnement de l'appareil manducateur (DAM) et plus tard pour une rhonchopathie sont ainsi réalisées ;
- la vestibuloversion des incisives supérieures, plus rarement rencontrée, est liée à :

* l'excès vertical alvéolaire maxillaire, responsable de la pseudo-brièveté labiale supérieure et du sourire

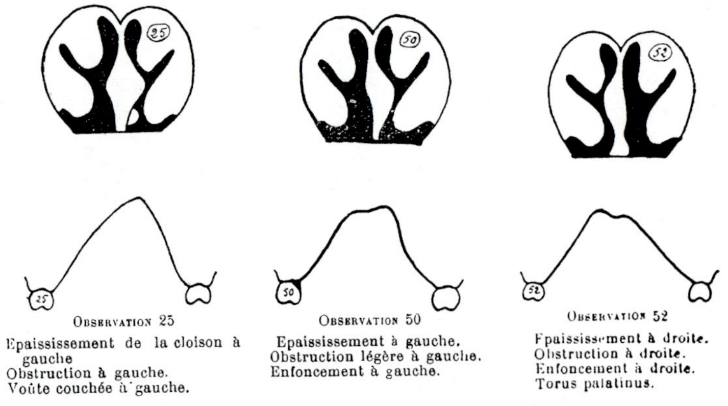

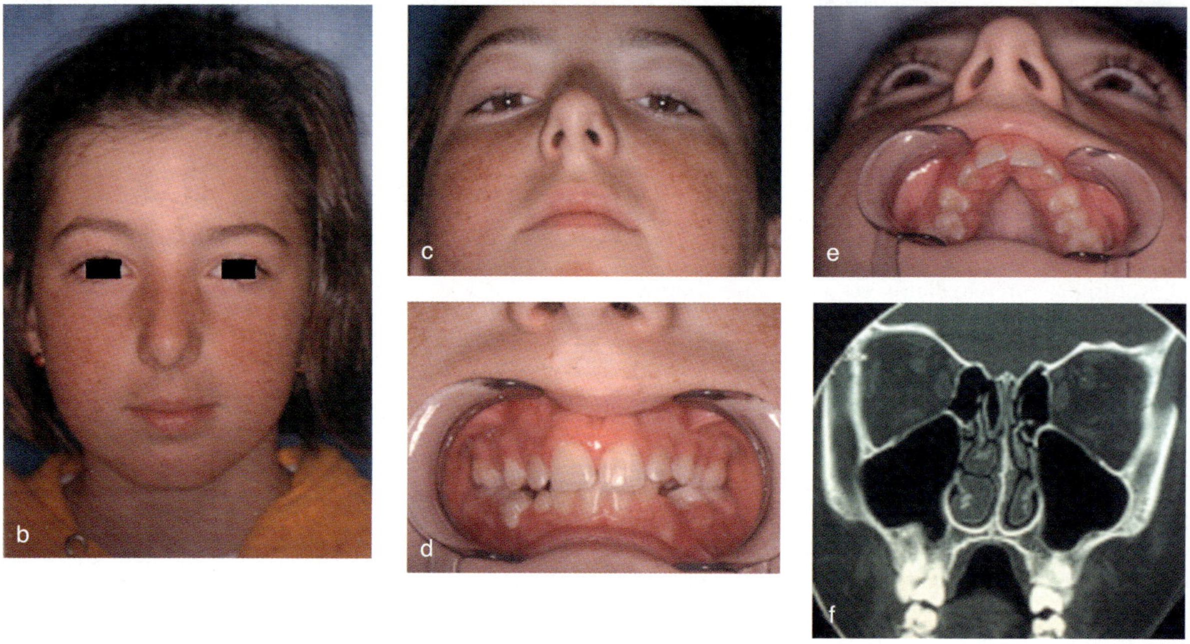

Fig. 6. Conséquences sur le complexe palato-dentaire (secteur prémolo-molaire). a) Extrait du travail de Doumenge ; b et c) Aspects cliniques : yeux tristes, collapsus narinaire ; d et e) Occlusion dentaire : endomaxillie, légère déviation mandibulaire gauche, palais ogival et blanc ; f) Aspect tomodensitométrique : étroitesse des fosses nasales plus marquée à gauche, arcade dentaire verticale à gauche, oblique à droite (coupe coronale des fosses nasales)

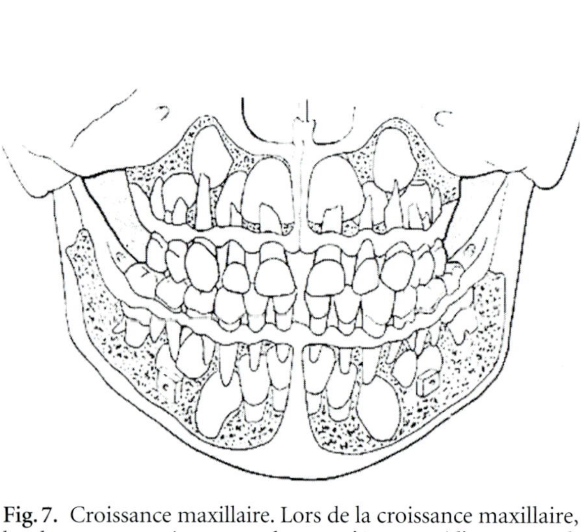

Fig. 7. Croissance maxillaire. Lors de la croissance maxillaire, les dents temporaires normalement s'écartent (d'après Izard, avec la permission de Masson)

gingival (absent en cas d'interposition linguale antérieure),

* la pression excessive de la lèvre inférieure intercalée derrière les incisives supérieure. Le pouce ou encore la langue peuvent aussi exercer une telle pression.

Dans ce cas de classe d'Angle II division 1, le guide incisivo-canin « afonctionnel » peut également favoriser l'apparition d'un DAM, par absence de proprioception antérieure.

Modifications des secteurs dentaires prémolo-molaires

En denture temporaire, en cas d'insuffisance ventilatoire, on constate souvent une distocclusion molaire. Verticalement, le palais profond et ogival témoigne d'une obstruction grave et persistante avec ventilation orale. Transversalement, il existe différents types d'en-

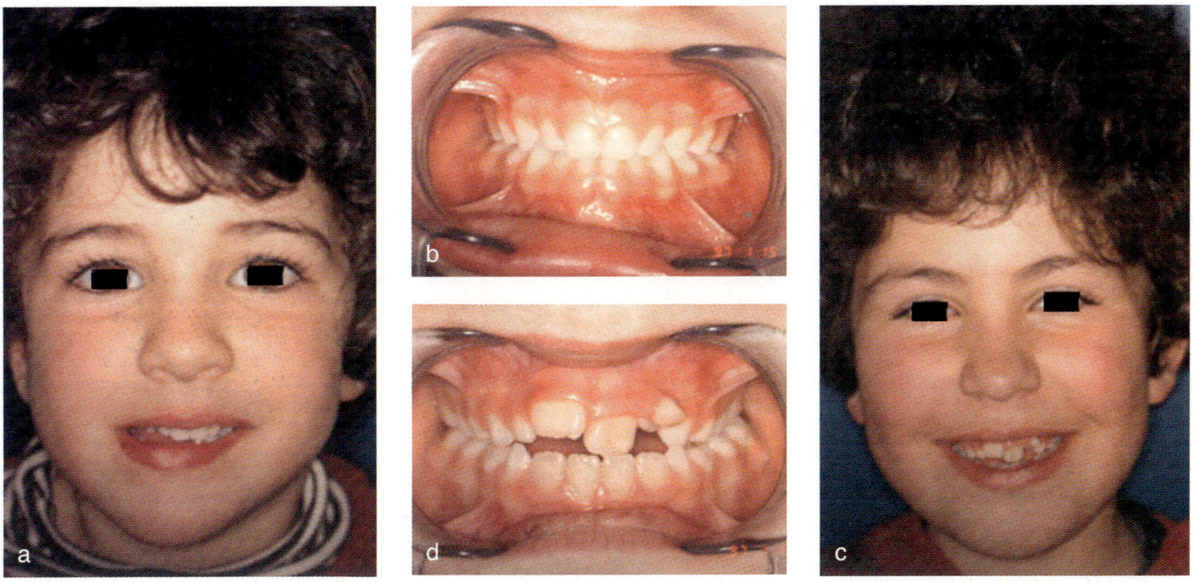

Fig. 8. Modifications du secteur incisivo-canin en denture temporaire. a et b) Rhinopathe (terrain allergique), ventilation orale, absence d'espaces interdentaires ; c et d) Sœur aînée, rhinopathe, ventilation orale, encombrement dentaire, endomaxillie

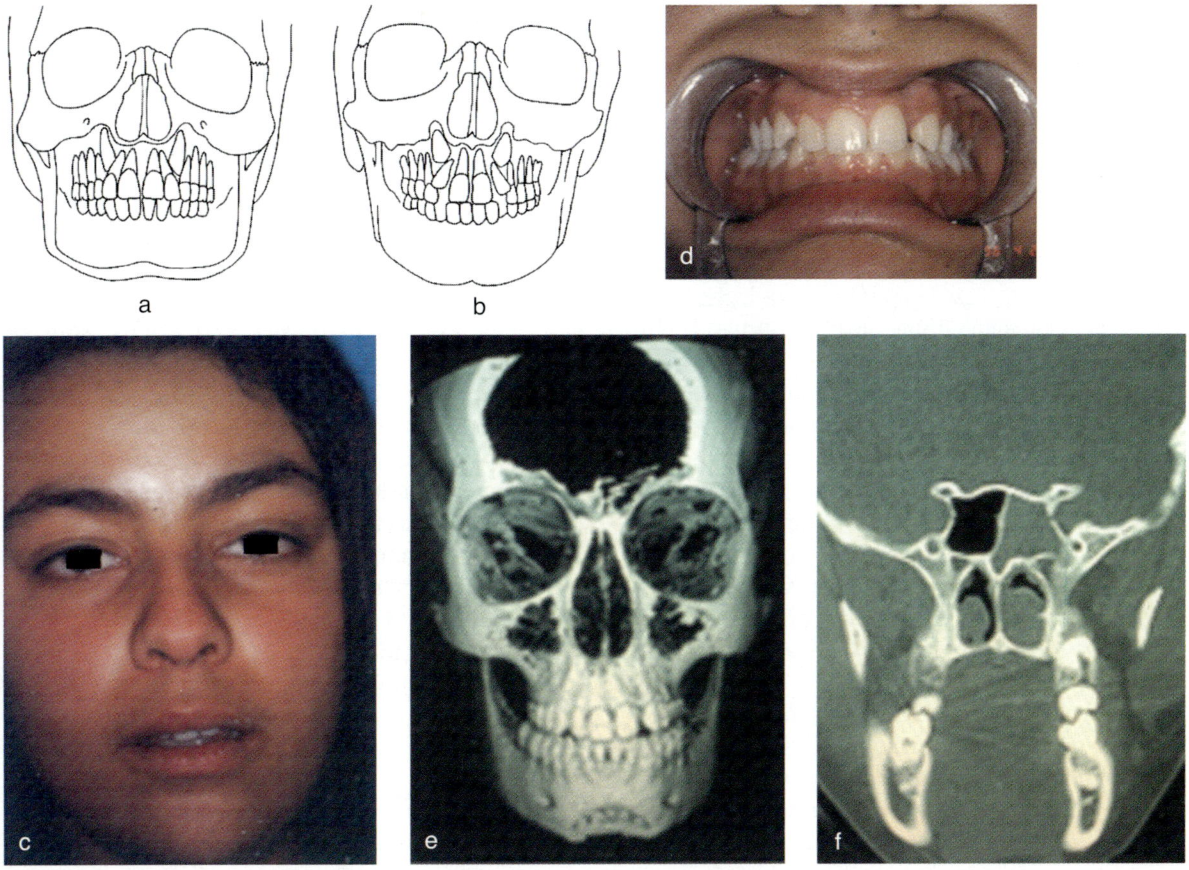

Fig. 9. Modifications du secteur incisivo-canin en denture permanente. a et b) L'alignement dentaire est corrélé à la qualité de la ventilation nasale ; c) Aspects cliniques : rhinopathe, ventilation orale, pointe nasale molle ; d) Occlusion dentaire : malposition de l'incisive latérale gauche (palato-clusion), endomaxillie ; e et f) Aspects tomodensitométriques : endomaxillie, fosse nasale gauche plus étroite, sinusite sphénoïdale gauche (reconstruction tridimensionnelle et coupe coronale des fosses nasales)

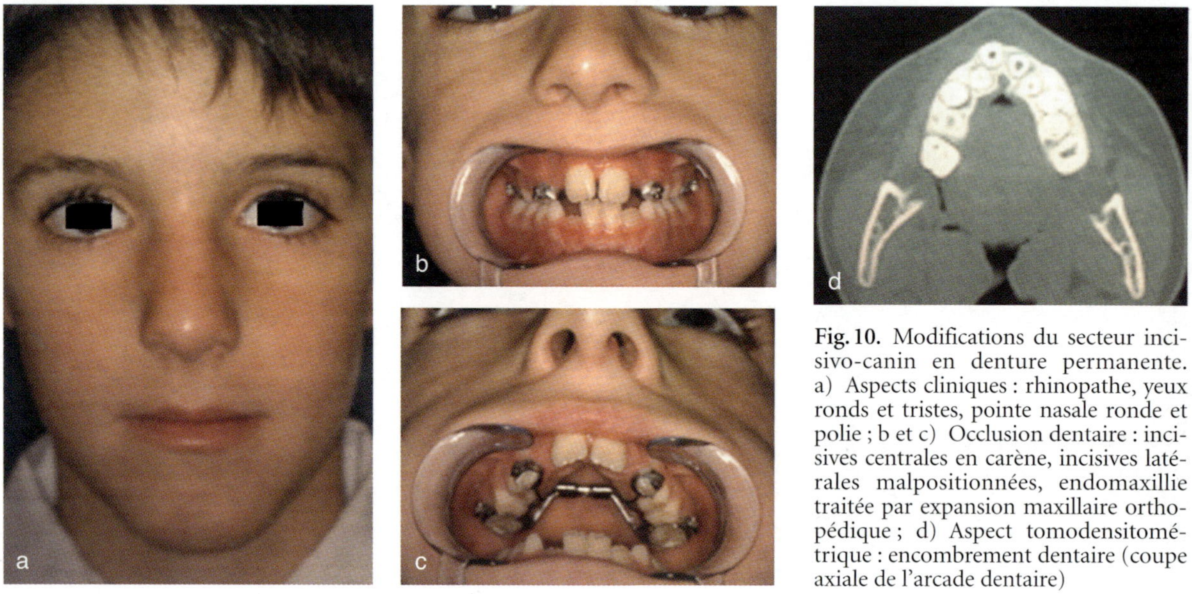

Fig. 10. Modifications du secteur incisivo-canin en denture permanente. a) Aspects cliniques : rhinopathe, yeux ronds et tristes, pointe nasale ronde et polie ; b et c) Occlusion dentaire : incisives centrales en carène, incisives latérales malpositionnées, endomaxillie traitée par expansion maxillaire orthopédique ; d) Aspect tomodensitométrique : encombrement dentaire (coupe axiale de l'arcade dentaire)

domaxillie et d'endoalvéolie, responsables d'occlusions croisées (cf. infra).

En denture permanente, la diminution sagittale et transversale de l'arcade alvéolaire maxillaire se complique d'un encombrement dentaire. La verticalisation des secteurs prémolo-molaires, voire leur palatoversion, témoigne de l'élongation du masque facial, de la position basse de la langue, de la tension des muscles buccinateurs et de l'inversion des rapports occlusaux. En arrière, les dents de sagesse ne trouvant plus assez de place sortent en vestibuloversion ou restent en inclusion. Les dents de sagesse incluses sont très souvent un signe d'une obstruction nasale chronique qu'il faut rechercher.

Devant tout encombrement dentaire, quelque soit le secteur intéressé, il faut également évoquer d'autres grandes causes :

– Les anomalies dentaires (mésiodens, gémination des incisives, macrodontie vraie). La dysharmonie dento-maxillaire vraie, d'origine héréditaire, secondaire à la survenue de grosses dents sur un petit maxillaire ou sur une petite mandibule, existe (Cauhépé, 1948, [9]). Mais la plupart du temps, les encombrements dentaires par manque de place maxillaire, sont d'origine ventilatoire contrairement aux conceptions classiques qui ignoraient habituellement cette cause. Si les sujets d'origine africaine ont généralement les dents bien alignées, c'est non seulement pour des raisons constitutionnelles mais aussi parce qu'ils ventilent bien. Et s'ils ventilent bien c'est parce qu'ils ont des narines élargies et un septum droit. Mais si ces sujets ont des problèmes de ventilation (rhinopathie allergique par exemple), ils développent les mêmes anomalies que les sujets d'origine caucasienne (Fig. 11). De plus, l'hérédité peut se manifester autrement que par des anomalies osseuses, en particulier par la transmission de la mère ou du père à l'enfant d'un terrain allergique qui donnera une obstruction nasale chronique, laquelle induira une hypomaxillie dans les deux cas (Fig. 12).
– L'encombrement dentaire peut aussi être consécutif à la perte de place secondaire aux extractions précoces de dents temporaires, notamment des canines. Ces extractions, souvent préconisées en denture mixte (Fraudet, 1989 [34]), pour favoriser la mise en place des incisives latérales permanentes, entravent l'éruption et le mise en place des canines permanentes, imposant pour certains l'extraction quasi systématique des premières prémolaires.
– Les programmes d'extractions sériées aboutissant aux extractions de premières prémolaires définitives réduisent, de manière sensible et définitive, le volume de l'arcade alvéolo-dentaire ainsi que le volume buccal fonctionnel. En définitive, ces extractions aggravent et concrétisent le défaut de développement maxillaire sans régler le problème nasal. Le prémaxillaire est fixé définitivement en position rétruse. Et comme souvent la mandibule est alignée sur le maxillaire, cela donne des faciès avec rétrusion maxillo-mandibulaire. Des récidives avec béance antérieure ont pu être observées (Fig. 13).

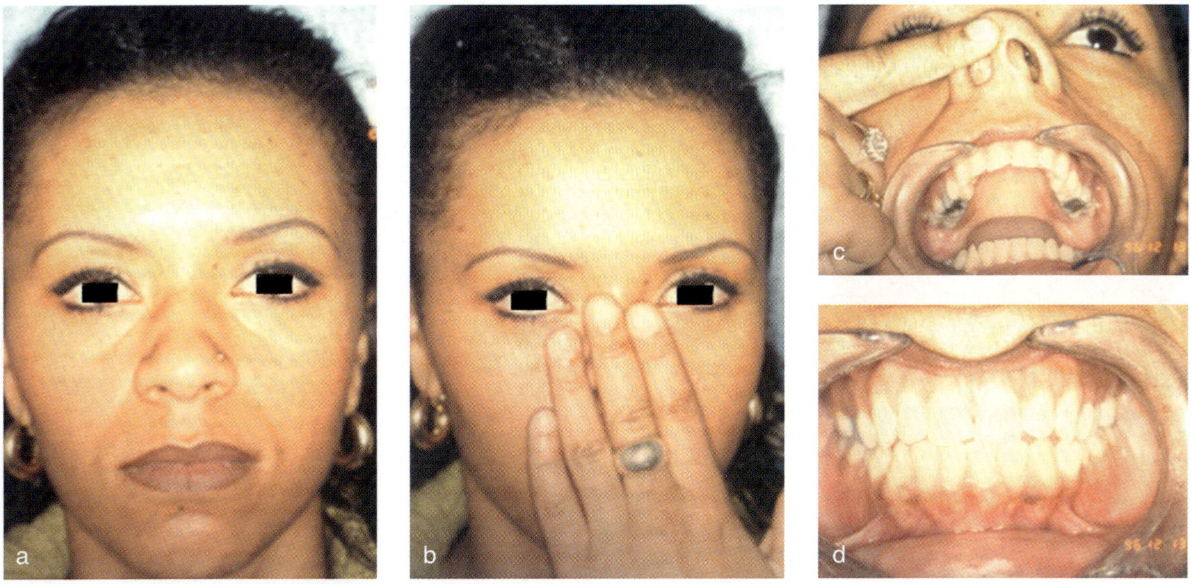

Fig. 11. a et b) Rhinopathe, cernes, barre nasale, salut allergique ; c) Déviation septale antérieure et palais blanc ; d) Occlusion dentaire : rétromaxillie, béance. Le piercing, par la gêne qu'il entraîne au mouchage, est un facteur aggravant

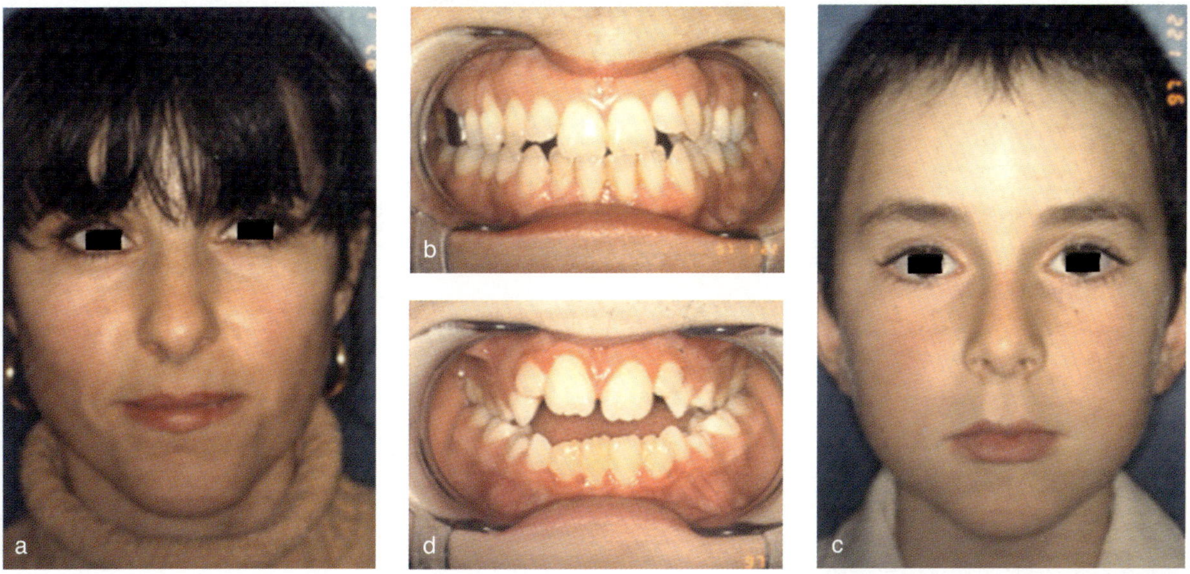

Fig. 12. Hérédité allergique. a et b) Mère allergique : endomaxillie, béance ; c et d) Fils allergique : endomaxillie, béance

En pratique, devant toute malposition des dents maxillaires, il faut penser à rechercher une obstruction nasale. Le simple soulèvement de la pointe du nez permet souvent de dépister une déviation du septum nasal, homolatérale au côté où l'encombrement est le plus important. Cependant, ce simple geste diagnostique ne suffit pas. Il doit être complété par l'exploration endoscopique de l'ensemble des fosses nasales et par un examen tomodensitométrique (Fig. 14 et 15).

« La correction orthodontique de l'encombrement incisivo-canin maxillaire est indissociable de la correction orthopédique du rétrécissement transversal de l'orifice piriforme » (Talmant, 1995 [81]). En effet, dans les cas d'étroitesse maxillaire avec étroitesse des fosses nasales et diminution du périmètre d'arcade dentaire, l'expansion maxillaire orthopédique transversale est le traitement de choix en créant à la fois l'espace nécessaire aux dents et en agrandissant le plancher des fosses nasales et le seuil narinaire (Izard,

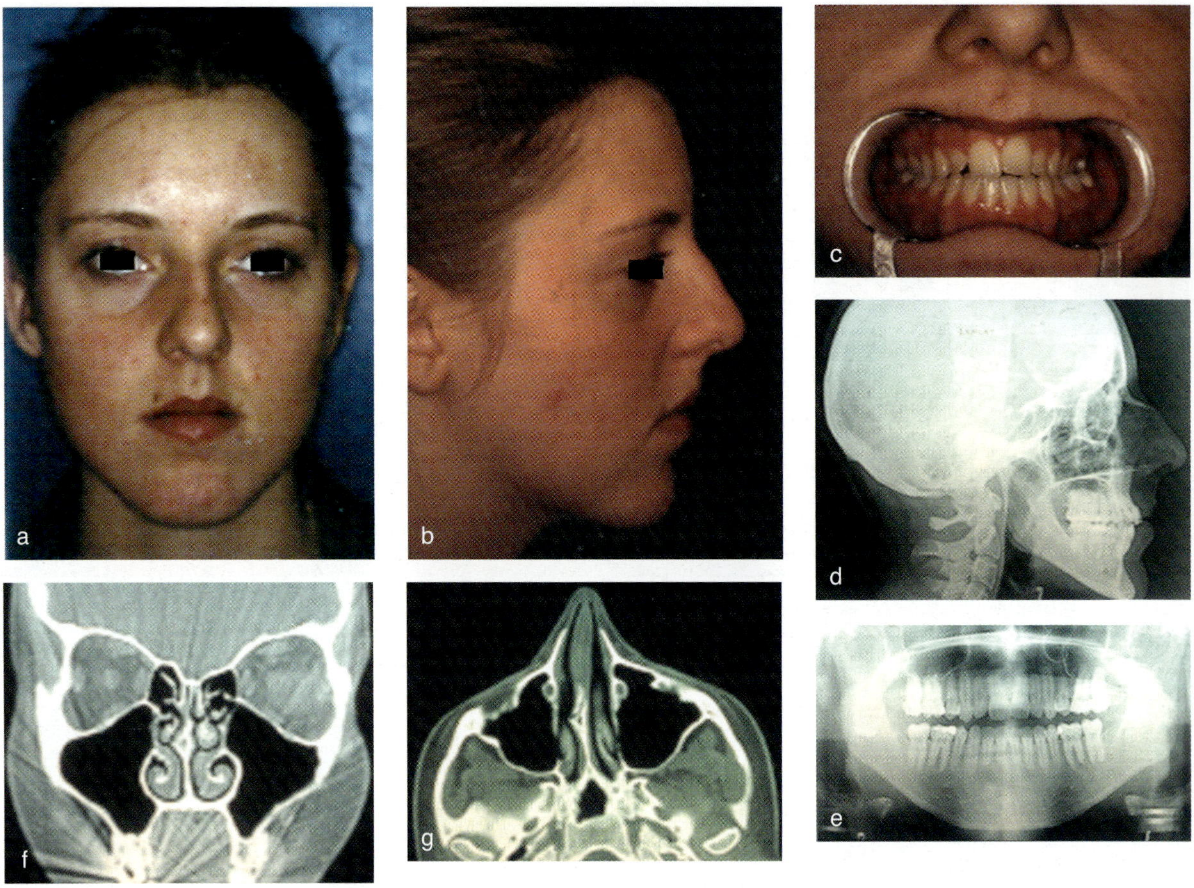

Fig. 13. a et b) Aspects cliniques : Nez sous-tension, excès vertical antérieur, légère rétrusion faciale inférieure ; c) Occlusion dentaire : ablation de quatre prémolaires, endomaxillie, légère béance ; d et e) Aspects radiographiques : panoramique, téléradiographie de profil ; f et g) Aspects tomodensitométriques : fosses nasales étroites, éperon septal droit (coupes coronale et axiale des fosses nasales)

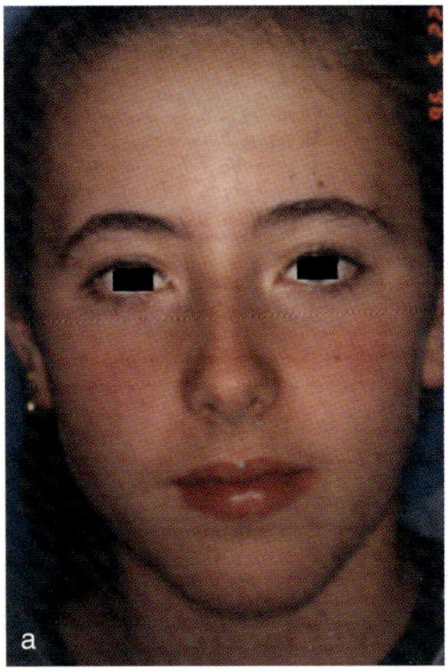

Fig. 14. Obstruction nasale chronique a) Aspects cliniques : yeux ronds et tristes, léger excès vertical antérieur, latérodéviation gauche du menton ; b et c) Occlusion dentaire : incisive latérale droite malpositionnée, décalage du point interincisif médian inférieur vers la gauche, déviation septale antérieure du même côté que l'incisive latérale droite malpositionnée, endomaxillie, palais ogival et blanc

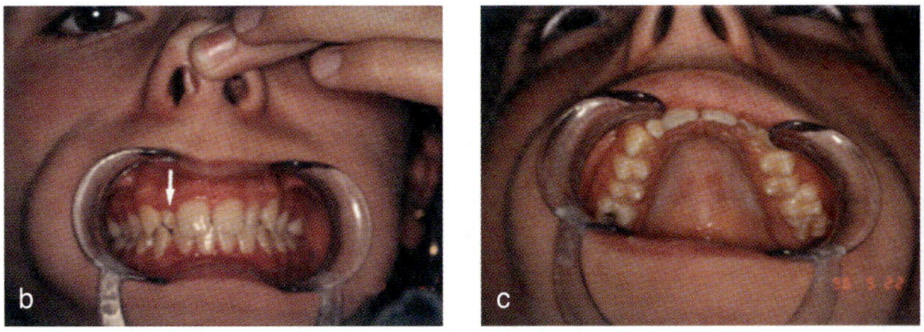

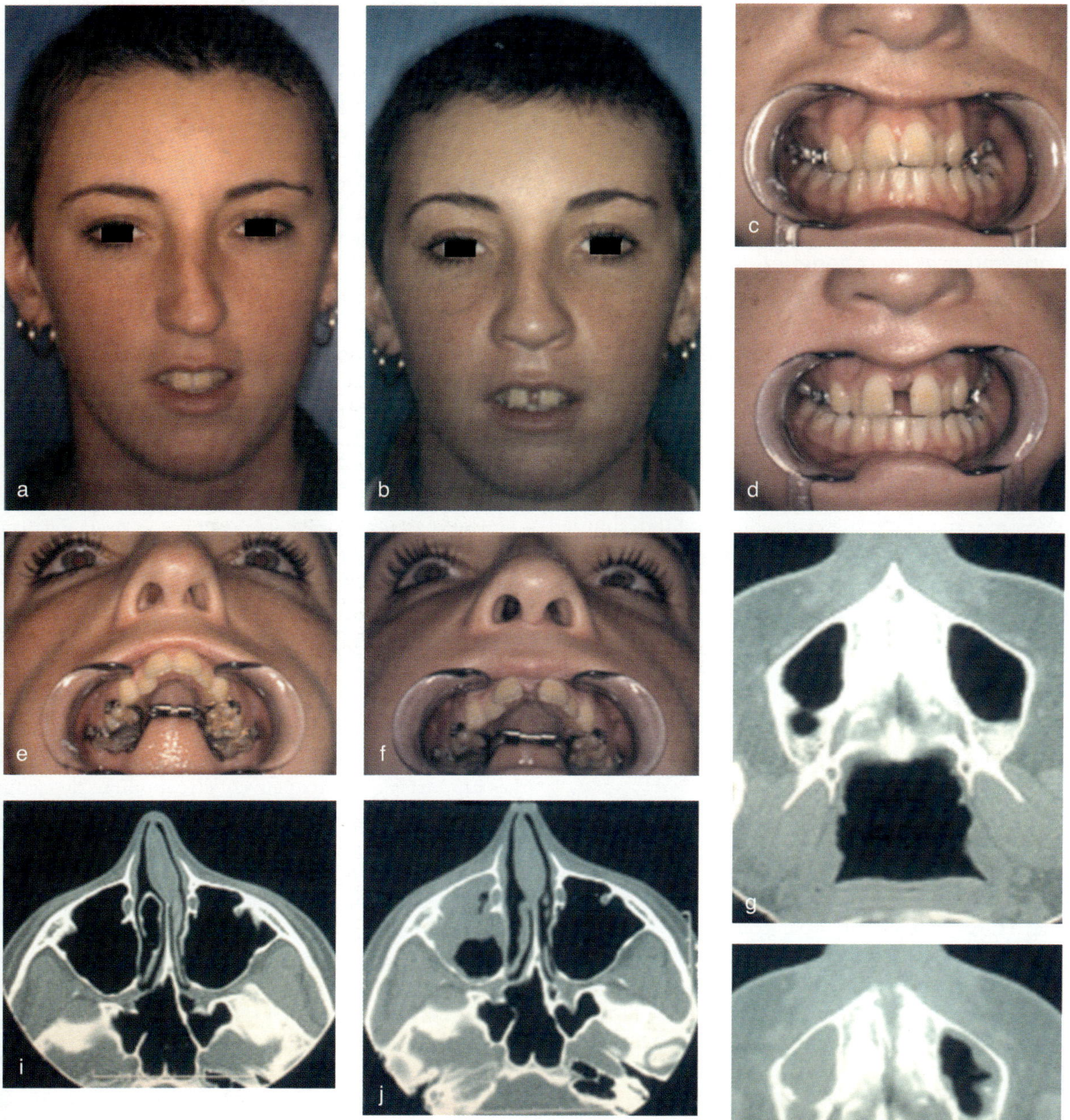

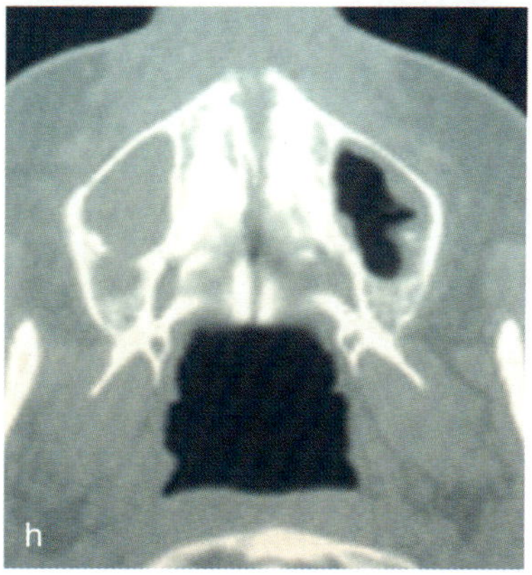

Fig. 15. Déviation nasale avec obstruction nasale et endomaxillie sévère. A déjà eu l'ablation de 4 prémolaires. Traitement : disjonction intermaxillaire chirurgicale, septoplastie et ablation d'une concha bullosa droite. Amélioration franche de la ventilation nasale. a et b) Aspects pré et postopératoires ; c et d) Occlusion dentaire : avant et pendant l'expansion ; e et f) Arcade dentaire maxillaire : avant et pendant l'expansion ; g et h) Palais osseux : avant et pendant l'expansion (coupes axiales des fosses nasales) ; i et j) Aspects tomodensitométriques : déviation septale gauche, concha bullosa droite : septoplastie et turbinoplastie moyenne. L'opacité sinusienne maxillaire est due à un hémosinus consécutif à la disjonction intermaxillaire (coupes axiales des fosses nasales)

1924 [45] ; Gray et Brogan, 1972 [37] ; Talmant, 1995, [81]). Mais cette expansion ne suffit pas toujours s'il existe un obstacle (éperon, concha bullosa...) au niveau de l'espace septo-turbinal, qu'il faut alors traiter conjointement (Fig. 15).

Une fois la malocclusion ou la dysmorphose installée, le rétablissement d'une ventilation nasale normale reste la condition indispensable du succès thérapeutique de l'ODF. Pour les mêmes raisons, le rétablissement de la ventilation nasale pratiqué avant la chirurgie orthognathique, contribue à éviter les récidives (Fig. 15).

Conséquences morphogénétiques sur l'étage inférieur mandibulaire de la face

L'abaissement mandibulaire, consécutif à la ventilation orale quasi permanente ne s'oppose plus et ne guide plus l'éruption des dents maxillaires, en particulier dans les secteurs latéraux qui s'accroissent verticalement de façon excessive. Cette hyperplasie verticale maxillaire (ou supraalvéolie prémolo-molaire) s'accompagne d'une descente du bas-fond sinusien au-dessous du plan palatin, visible sur la téléradiographie de profil. Un approfondissement relatif de la voûte palatine en résulte.

En cas d'interposition antérieure (succion du pouce et/ou interposition linguale), une « pseudo-hyperdivergence » peut apparaître. Elle est due à la bascule, en bas et en arrière, du plan d'occlusion maxillaire avec conservation d'une mandibule de morphologie normale (Salvadori, 1987 [74]).

Du fait de la nouvelle posture mandibulaire et des modifications du tonus et d'activité des muscles élévateurs et abaisseurs, l'angle mandibulaire tend à s'ouvrir. Le menton s'allonge verticalement (hypsogénie) et, souvent s'aplatit (par contraction répétée du muscle mentalis lors des efforts d'occlusion labiale).

La croissance mandibulaire est de type rotation postérieure de Björk avec augmentation de l'inclinaison du plan mandibulaire et de la hauteur faciale antérieure.

L'axe des incisives se modifie habituellement en linguoversion, parfois en vestibuloversion du fait d'un problème fonctionnel associé (Brulin-Sauvage, 1981 [6]). Les prémolaires et les molaires s'inclinent lingualement pour rattraper l'arcade dentaire maxillaire ou, au contraire, se vestibulisent en cas de langue basse ou d'occlusion croisée (Fig. 20).

2 – Conséquences fonctionnelles manducatrices

Les deux fonctions de ventilation et de manducation sont étroitement liées pour assurer la croissance optimale de la partie naso-buccale de la face. L'anatomie particulière du nourrisson lui permet un fonctionnement original avec une ventilation nasale et une alimentation orale simultanées. En effet, en l'absence de véritable oropharynx chez le nouveau-né, le larynx est très haut situé de sorte que l'épiglotte vient s'interposer entre la pointe de la luette et la base de langue. Cette continuité entre le voile du palais et l'épiglotte refoule latéralement le bol alimentaire lors de la déglutition. Le passage de l'air des cavités nasales vers le larynx et la trachée se fait dans la partie médiane du pharynx rétro-basi-lingual. Il en résulte que le nouveau-né peut boire et respirer simultanément sans fausses routes. Pendant l'allaitement, il y a maintien et renforcement de la ventilation nasale. Cette aptitude compense l'immaturité neuro-musculaire du futur carrefour aéro-digestif au cours de la première année.

L'obstruction nasale et la ventilation orale perturbent d'autres fonctions comme l'occlusion, la déglutition, la mastication et la phonation. L'intrication étroite entre ces différentes fonctions explique la complexité des conséquences de l'obstruction nasale.

Modifications de l'occlusion

Les rapports occlusaux peuvent être modifiés de façon très variable, selon les prédispositions cranio-faciales, les praxies d'adaptation linguale et le type d'occlusion antérieure (guide incisivo-canin). Il n'existe pas de malocclusion type de l'insuffisance ventilatoire nasale. Des relations occlusales sagittales de classe I, II ou III et de nombreux types de dissymétries sagittales ou transversales sont rencontrées chez les « respirateurs buccaux », mais toute malocclusion doit faire rechercher un trouble ventilatoire. L'occlusion peut être modifiée dans ses trois dimensions verticale, transversale et sagittale. Ces modifications peuvent également survenir dans un contexte d'anomalies squelettiques.

Influences des prédispositions constitutionnelles et de certains syndromes malformatifs

Les prédispositions architecturales constitutionnelles déterminent le type de croissance faciale sur lequel va se greffer l'insuffisance ventilatoire nasale. L'étude des facteurs crâniens, grâce, notamment, à l'analyse de Delaire, permet de reconnaître les typologies squelettiques (cisfrontale, orthofrontale, transfrontale).

Les sujets de typologie cisfrontale (par défaut de bascule antérieure et de croissance sagittale de la face sous la base du crâne) présentent, sur la téléradiogra-

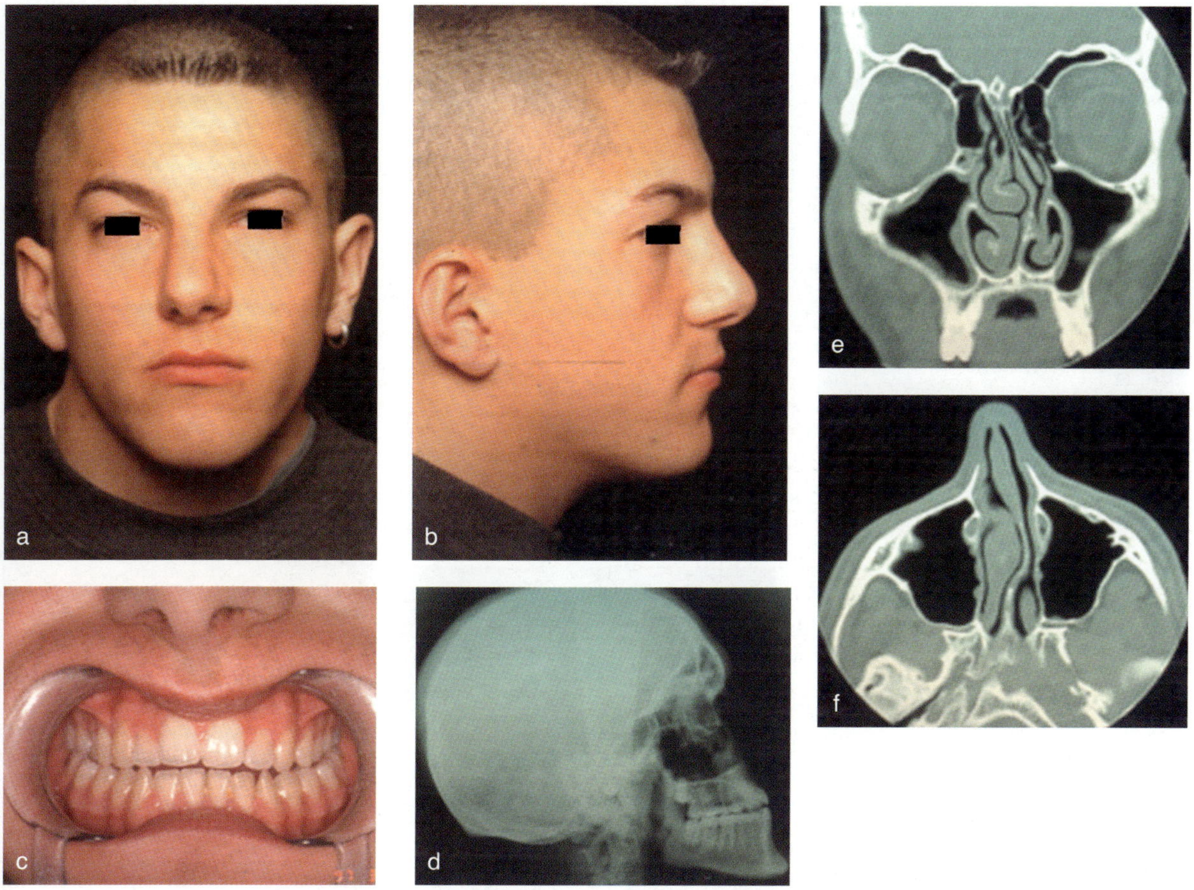

Fig. 16. Influences des prédispositions constitutionnelles et de certains syndromes malformatifs sur la ventilation nasale (spirale dysmorpho-fonctionnelle). Syndrome de Klippel-Feil. a et b) Aspects cliniques : légère déviation septale, promandibulie, cou court et raide ; c) Occlusion dentaire : endomaxillie avec béance ; d) Téléradiographie : rétromaxillie avec béance, anomalie du rachis cervical ; e et f) Aspects tomodensitométriques : déviation septale à gauche, fosse nasale gauche étroite, hypertrophie compensatrice des cornets inférieur et moyen droits. Le cornet moyen volumineux présente en outre une inversion (coupes coronale et axiale des fosses nasales)

phie de profil, un chevauchement du bord postérieur du ramus sur l'arc antérieur de l'atlas. Ils ont un risque de développer une gêne ventilatoire oropharyngée. Les sujets brachycéphales et euryprosopes (face large) sont naturellement moins sensibles à l'hyperplasie verticale que les sujets dolichocéphales et leptoprosopes (face étroite).

Plusieurs syndromes malformatifs favorisent la gêne ventilatoire nasale qui aggrave les troubles initiaux de croissance.

Certains agissent primitivement sur la croissance osseuse du maxillaire comme l'achondroplasie, le syndrome de Binder (dysostose maxillo-nasale), le syndrome de Bimler (micro-rhino-dysplasie), les cranio-facio-sténoses (syndromes de Crouzon et d'Apert) et les fentes labio-alvéolo-palatines (par sténose narinaire, déviation septale), le syndrome de Klippel-Feil (Fig. 16). L'obstruction nasale aggrave les déformations squelettiques initiales (spirale dysmorpho-fonctionnelle) (Fig. 16).

Les cranio-facio-sténoses se compliquent également d'une infiltration des muqueuses par des muco-polysaccharides qui aggrave l'obstruction nasale.

Enfin, d'autres malformations diminuent la dimension verticale postérieure de la mandibule (microramie) et donc le développement oropharyngé : les hypocondylies, les agénésies condyliennes, les syndromes du premier arc et les ankyloses temporo-mandibulaires précoces.

Toutes ces malformations cranio-maxillo-mandibulaires qui s'accompagnent d'hypoplasie mandibulaire, de rétrécissement du rhinopharynx par hypoplasie et rétrusion maxillaire, de limitation de

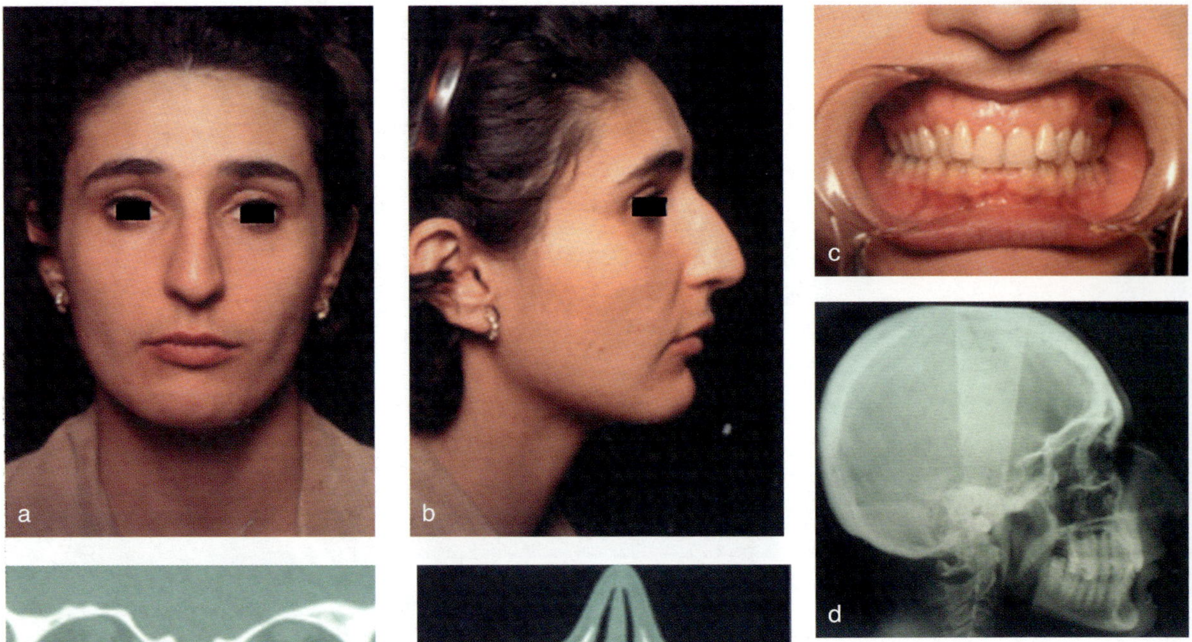

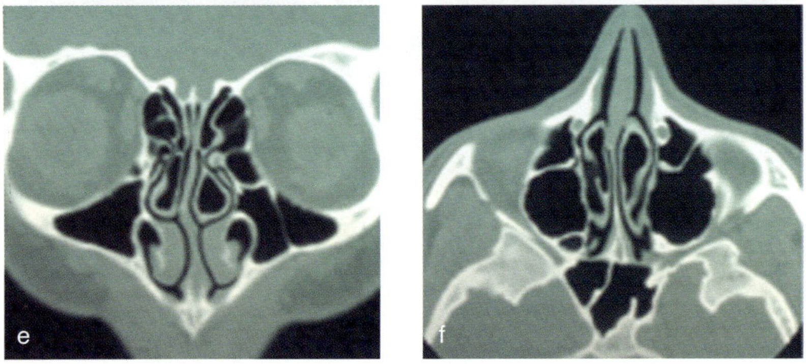

Fig. 17. Modifications occlusales sagittales. Rétromandibulie. a et b) Yeux tristes, nez sous-tension ; c) Occlusion dentaire : Rétromandibulie avec supraclusie ; d) Téléradiographie : Rétromandibulie avec supraclusie ; e et f) Aspects tomodensitométriques : fosses nasales étroites, concha bullosa bilatérale (coupes coronale et axiale des fosses nasales)

l'ouverture buccale et de troubles de l'appareil musculaire propulseur mandibulaire, peuvent se compliquer d'apnées obstructives du sommeil.

Modifications occlusales sagittales

La malocclusion la plus fréquemment associée à la ventilation orale est la classe II d'Angle. Il y a à cela plusieurs raisons.

La rétromandibulie physiologique néonatale qui doit se corriger spontanément entre 12 et 18 mois, persiste du fait de l'hypomaxillie et de la linguoversion des incisives maxillaires, qui bloque la mandibule en position rétruse. Ce phénomène est parfois accentué par la position avancée de la tête qui s'accompagne d'une ouverture de l'angle sphénoïdal favorisant le recul des articulations temporo-mandibulaires. Les mouvements mandibulaires et la mastication se limitant à des mouvements d'ouverture-fermeture, l'absence de mouvements de latéralité entraîne un défaut de stimulation du cartilage de croissance condylien (Fig. 17).

La croissance mandibulaire se fait habituellement en rotation postérieure. Parfois, elle se fait en rotation antérieure si le sujet présente une parafonction par crispation des mâchoires.

Le rôle de la langue dans la pathogénie des classes II (Gudin et Le Petit, 1970 [38]), (Woodside et Linder-Aronson, 1979 [90]) a été mal compris, car la bascule de la langue est au début physiologique. Si elle perdure, elle est davantage la conséquence que la cause de la rétromandibulie qu'elle aggrave.

La classe I d'Angle, molaire et non canine, est fréquente chez le « respirateur buccal » qui affecte alors un faciès birétrusif par rétroalvéolie incisive supérieure et inférieure. Ce type de faciès est souvent retrouvé plus tard chez le rhonchopathe apnéique.

La pseudo-classe I est une malocclusion d'identification récente associant rotation mésio-palatine des premières molaires supérieures et encombrement incisif inférieur. C'est une classe II dentaire masquée (De Baets, 1996 [18]).

Enfin il existe très souvent une classe I d'un côté et classe II de l'autre, l'asymétrie pouvant être d'origine squelettique ou dentaire.

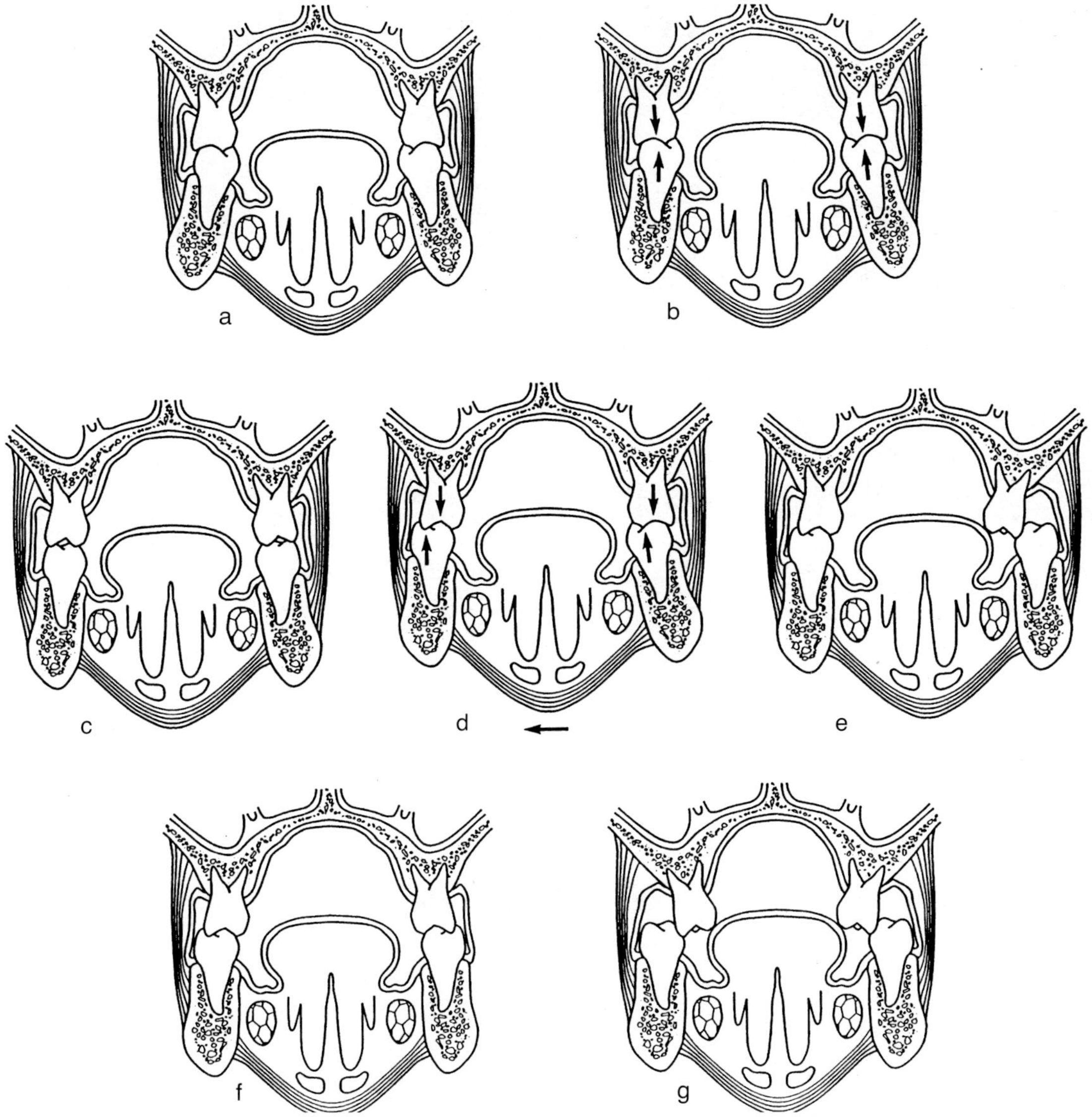

Fig. 20. Modifications occlusales transversales. a) Occlusion dentaire normale ; b) Modifications de l'inclinaison des procès alvéolo-dentaires (cf. Fig. 6) ; c) Occlusion dentaire instable en bout à bout ; d) Occlusion dentaire croisée unilatérale modérée entraînant une latéromandibulie ; e) Occlusion dentaire croisée unilatérale sévère ; f) Occlusion croisée bilatérale modérée ; g) Occlusion croisée bilatérale sévère

La classe III d'Angle peut reconnaître plusieurs mécanismes, souvent intriqués :

- une langue basse, hypertrophique et propulsive généralement associée à une hypertrophie amygdalienne,
- une brachymaxillie ou une hypoprémaxillie, souvent responsable d'une occlusion croisée antérieure (Fig. 18 et 19).

Modifications occlusales transversales

Plusieurs formes anatomiques, plus ou moins sévères, se rencontrent en fonction de l'unilatéralité ou de la bilatéralité de l'étroitesse nasale et de l'adaptation occlusale mandibulaire (rappelons que la relation occlusale transversale est considérée comme normale lorsque les cuspides vestibulaires maxillaires sont en dehors des cuspides vestibulaires mandibulaires) (Fig. 20a) :

- une étroitesse minime unilatérale entraîne une simple différence d'inclinaison des procès alvéolaires, verticalisée du côté mal ventilé, inclinée en vestibuloversion du côté bien ventilé (Fig. 20b) ;
- une étroitesse modérée unilatérale aboutit souvent à un bout à bout dentaire transversal (cus-

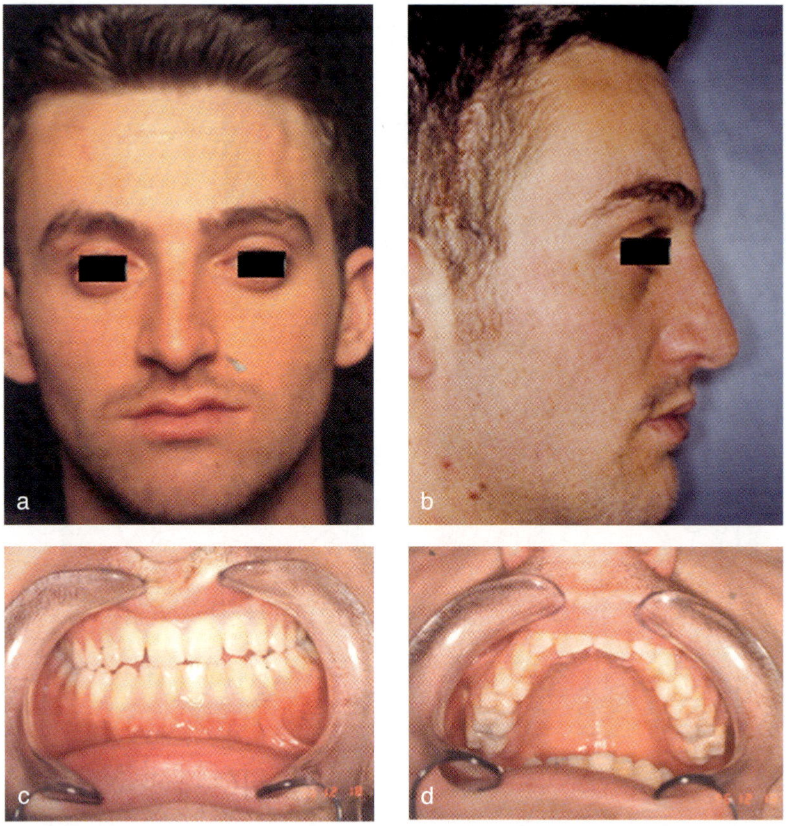

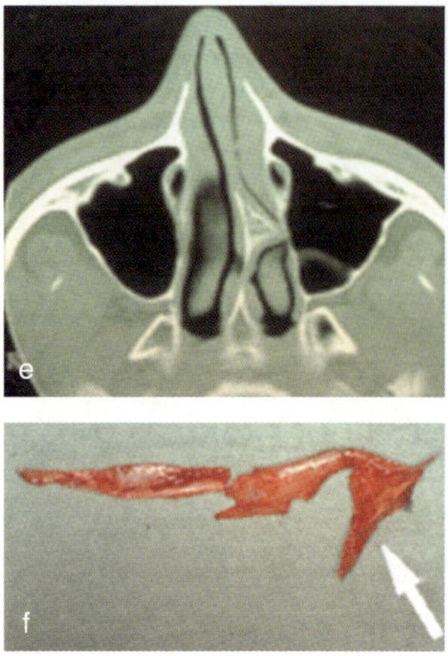

Fig. 18. Modifications occlusales sagittales. Rétromaxillie. a et b) Aspects cliniques : yeux tristes, nez légèrement dévié, rétrusion faciale ; c et d) Occlusion dentaire : incisives centrales légèrement en carène, rétromaxillie et palais blanc ; e) Aspect tomodensitométrique : éperon septal gauche (coupe axiale des fosses nasales) ; f) Pièce de résection du « pied de cloison » et de l'éperon

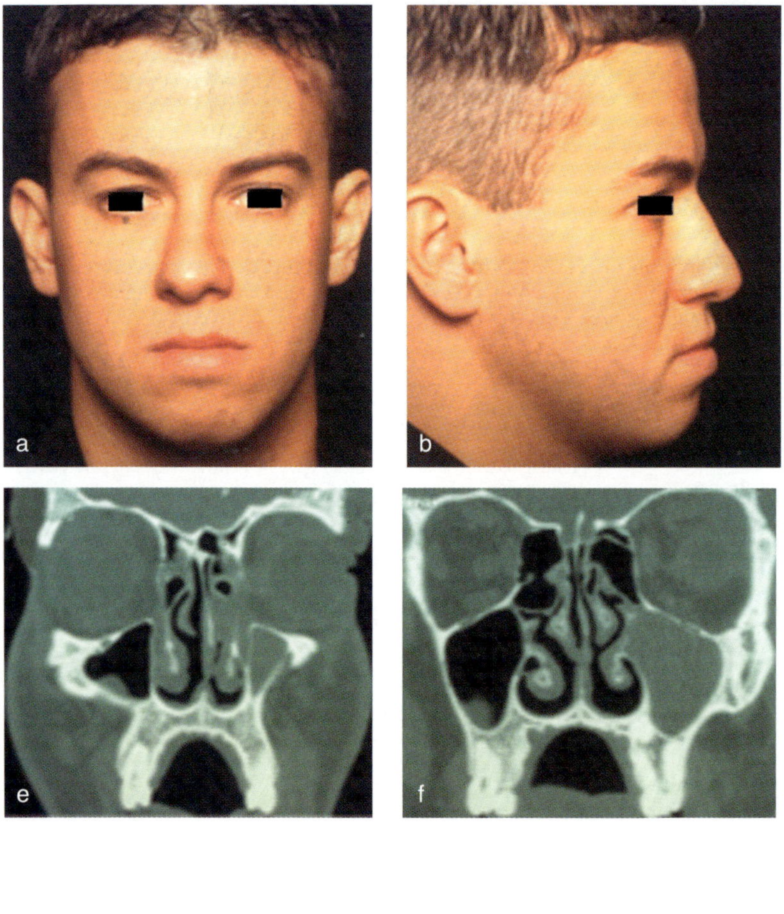

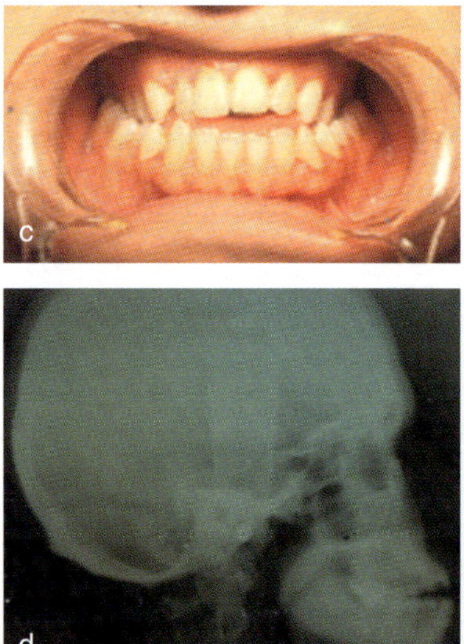

Fig. 19. Modifications occlusales sagittales et verticale. a et b) Aspects cliniques : déviation nasale, excès vertical, promandibulie ; c) Occlusion dentaire : Endo-rétromaxillie, promandibulie et béance ; d) Téléradiographie de profil ; e et f) Aspects tomodensitométriques : fosses nasales étroites, sinusite maxillaire gauche (coupes coronales des fosses nasales)

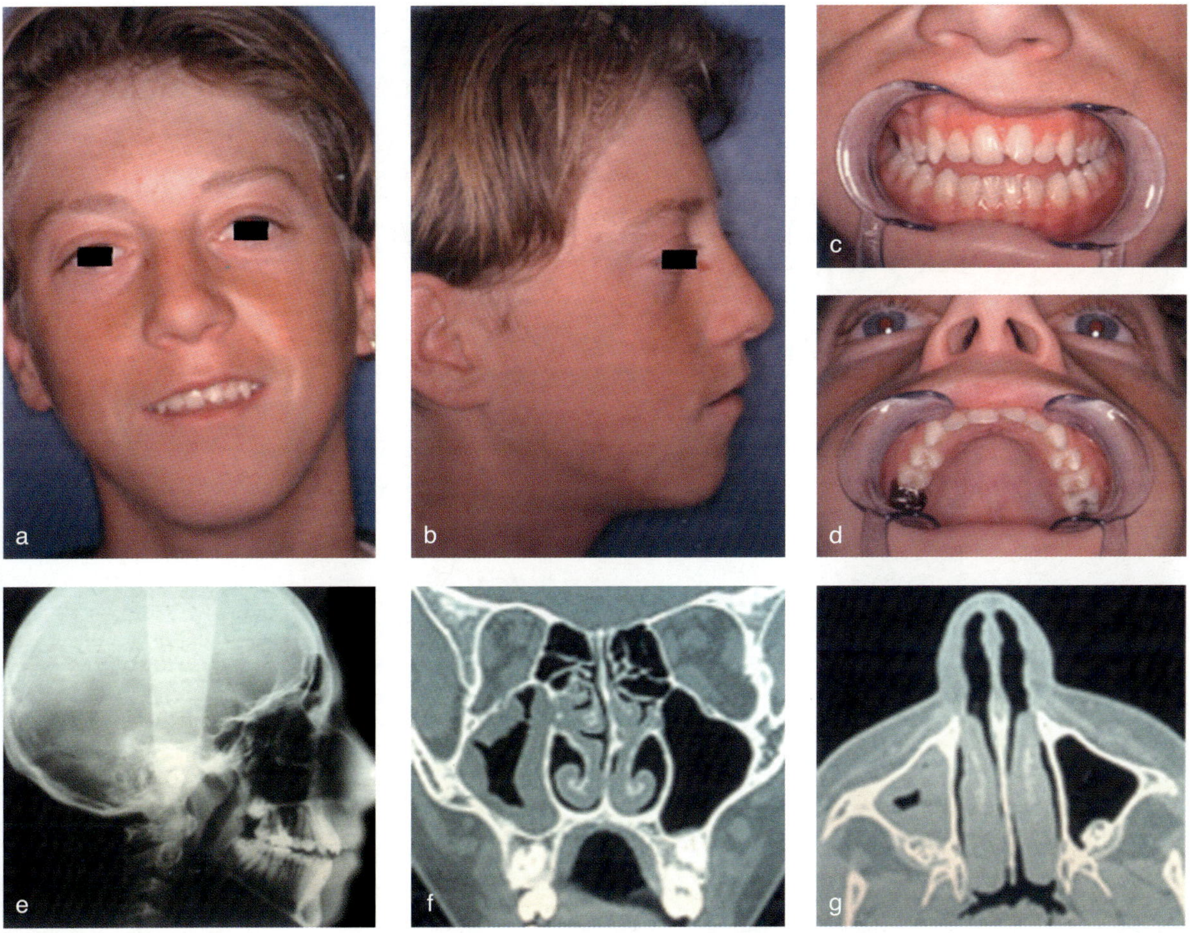

Fig. 21. Modifications occlusales verticales. Béance antérieure. a et b) Ventilation orale, excès vertical antérieur ; c et d) Occlusion dentaire : endomaxillie avec béance, palais blanc ; e) Téléradiographie de profil : béance antérieure ; f et g) Aspects tomodensitométriques : rhinosinusite (coupes coronale et axiale des fosses nasales)

pides antagonistes entrant en contact par leur sommet) (Fig. 20c). Cette situation instable et inconfortable induit une latérodéviation fonctionnelle mandibulaire de manière à obtenir une occlusion d'intercuspidation maximale plus stable, aboutissant à une latéromandibulie fonctionnelle (c'est le syndrome de Cauhépé et Fieux), puis à une véritable asymétrie mandibulaire par croissance adaptative condylienne (hypercondylie secondaire adaptative (Gola et coll., 1995 [36]) (Fig. 20d) ;

- une étroitesse unilatérale sévère provoque une occlusion croisée homolatérale des secteurs latéraux avec latéromandibulie (Fig. 20e) ;
- une étroitesse bilatérale modérée est souvent masquée par la linguoversion alvéolo-dentaire compensatrice des secteurs latéraux mandibulaires. Elle peut aussi aboutir à une occlusion transversale inversée, symétrique et stable (Fig. 20f) ;
- une étroitesse bilatérale sévère s'accompagne habituellement d'une occlusion croisée transversale bilatérale et souvent d'une classe III dentaire d'Angle symétrique (Fig. 20g).

Modifications occlusales verticales

L'hyperplasie alvéolaire maxillaire verticale est la traduction la plus fréquente de la ventilation orale. Elle se traduit par un excès vertical antérieur (Muller, 1970 [63]), isolé (« face longue ») ou associé à une béance par interposition antérieure (linguale ou digitale..), latérale ou totale (Fig. 21).

Il est à noter qu'un certain nombre d'enfants qui sucent leur pouce ont une respiration mixte intermittente en appuyant leur index replié sur l'auvent nari-

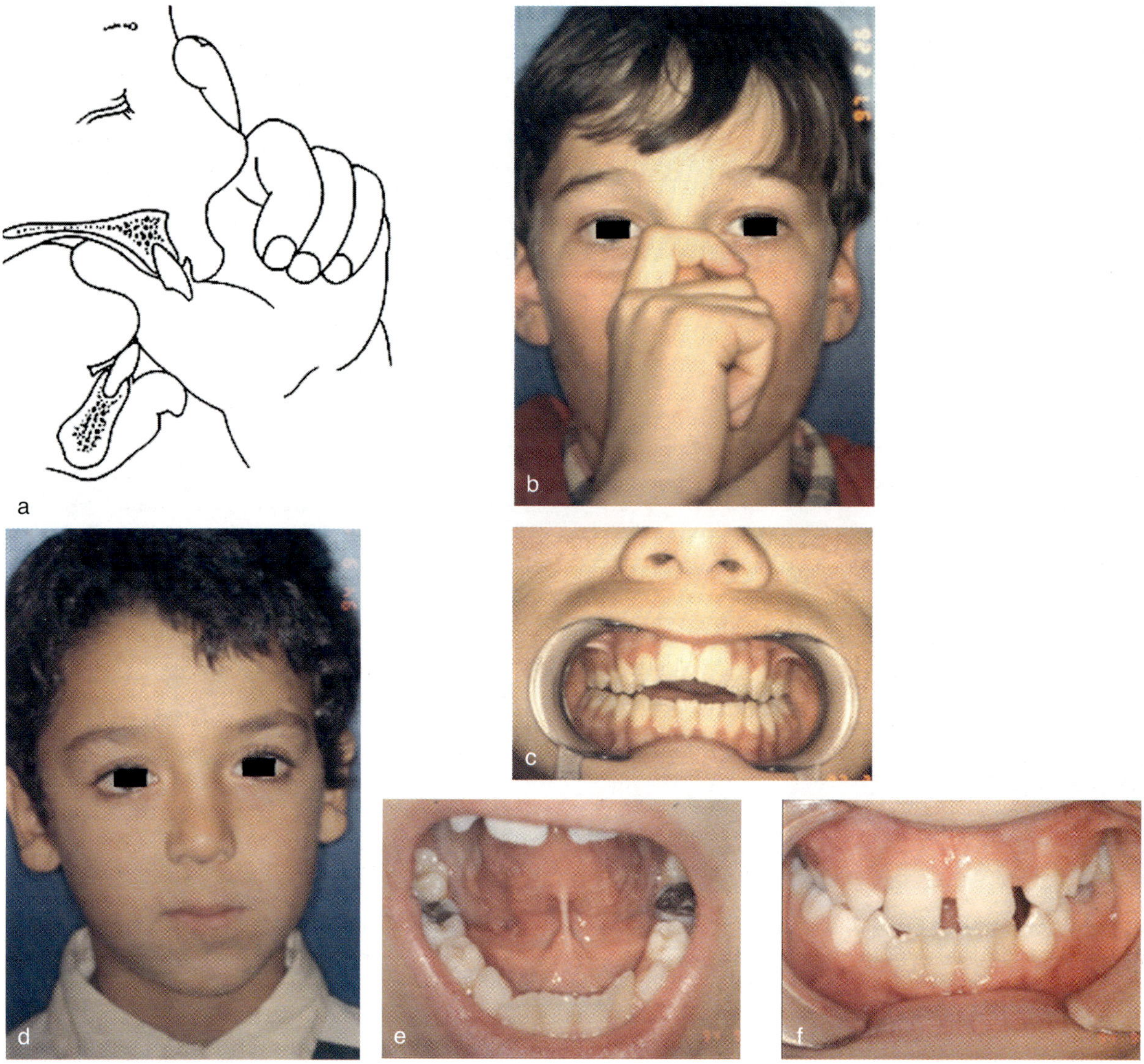

Fig. 22. Parafonctions. Cas 1 : a, b, c) Obstruction nasale et succion du pouce. Conséquence sur l'occlusion dentaire : endomaxillie et béance ; Cas 2 : d, e, f) Obstruction nasale par rhinopathie et brièveté du frein lingual. Conséquence sur l'occlusion dentaire : endomaxillie

naire, ce qui obstrue, plus ou moins complètement, leurs narines (Fig. 22). De même, une brièveté du frein lingual ne doit pas faire ignorer une obstruction nasale associée (Fig. 22).

A l'opposé, chez les patients présentant une parafonction par crispation des mâchoires, une diminution de l'étage inférieur de la face avec supraclusie incisive peut s'observer par défaut de croissance ou ingression molaire.

Seuls les patients dont la posture mandibulaire est altérée en permanence (« mandibule pendante ») courent le risque de développer une face longue. En cas d'hypotonie musculaire constitutionnelle, toutes les conditions sont réunies pour créer une croissance verticale excessive. Quelques sujets abaissant la mandibule de façon rythmique à l'inspiration et la relevant à l'expiration ne développent pas d'excès vertical antérieur (Harvold et coll., 1972 [42, 43]). De même, si les enfants continuent à utiliser les muscles élévateurs énergiquement malgré l'obstruction nasale, ils peuvent ne pas développer un excès vertical antérieur (Rubin, 1985 [73]).

Sur le plan thérapeutique, il faut insister chez l'enfant sur la réversibilité au moins partielle des adaptations morpho-fonctionnelles, après suppression de l'obstacle responsable de l'obstruction nasale. Les expériences d'obstruction nasale par corps étranger chez le singe ont démontré ce fait (Harvold et coll, 1972 [43]). Les constatations cliniques aboutissent aux mêmes conclusions. Cette réversibilité justifie un diagnostic et un traitement le plus précoce possible chez l'enfant, de manière à créer les conditions d'une meilleure ventilation nasale.

Modifications de la déglutition

Pendant la période fœtale et avant l'apparition de la première dentition, la langue occupe la totalité de la cavité buccale, interposée entre les arcades, en contact avec les joues et les lèvres. Si l'on exclue la succion du pouce, la déglutition est la seule fonction manducatrice active avant la naissance. Après la naissance, la déglutition de type primaire (mandibule stabilisée par les lèvres et les joues, langue interposée entre les arcades) doit disparaître entre 3 et 6 ans au fur et à mesure de la mise en place de la denture temporaire pour faire place à la déglutition de type secondaire (mandibule stabilisée par les dents au contact, appui de la pointe de la langue sur le palais antérieur).

Tout sujet qui « respire » par la bouche a des problèmes de déglutition. Le passage physiologique de la déglutition primaire à la déglutition secondaire ne peut se faire en cas de ventilation orale. Même si la ventilation est mixte, l'enfant présente des mouvements anormaux des lèvres, des joues et de la langue. Une rééducation des fonctions oro-faciales, et notamment de la déglutition, qui vise à normaliser le comportement lingual, ne peut réussir qu'à condition de rétablir la ventilation nasale.

« En pratique, il n'est pas exagéré de dire que la plupart des déglutitions primaires (en particulier celles qui ne s'améliorent pas spontanément ou avec une rééducation orthophonique) sont dues à une mauvaise ventilation nasale » (Delaire, communication personnelle).

Modifications de la mastication

Lors de la mastication normale, l'enfant « respire » uniquement par le nez, ferme bien ses lèvres, insalive ses aliments puis les triture et les écrase alternativement d'un côté et de l'autre, ceci avec sa langue et ses dents.

Chez le respirateur buccal, le bol alimentaire est habituellement trituré seulement par la langue, ce qui favorise l'hypertrophie musculaire linguale. Il est conservé longtemps en bouche ou très rapidement avalé (possibilité d'aérophagie).

Toutes les fonctions manducatrices (préhension des aliments, insalivation, mastication et déglutition) sont de type primaire chez le respirateur buccal.

Le meilleur moyen de coordonner mastication, déglutition et ventilation est de commencer par normaliser la ventilation.

Modifications de la phonation

L'obstruction nasale s'accompagne aussi de troubles de la phonation en réduisant le rôle de résonateur que constituent les fosses nasales, le nasopharynx et les sinus. Il y a modification du timbre de la voix qui est assourdie et de l'émission des consonnes et des diphtongues dites « nasales » : M et N sont prononcées B et D, ON et AN sont déformés (rhinolalie fermée). Dans les formes mineures, c'est la voix chantée qui est perturbée, en raison de la nécessité de recourir à des inspirations brèves et répétées. Les troubles de la posture linguale modifient également la phonation.

L'inhalation de sécrétions mucopurulentes à partir du nasopharynx et la ventilation orale, sont à l'origine de laryngites qui se manifestent par l'aphonie du réveil ou une raucité permanente de la voix.

3 – Conséquences fonctionnelles musculaires

L'hypofonction nasale et la nécessité de maintenir la bouche entrouverte lors de la ventilation orale entraînent un cortège d'adaptations musculaires modifiant, à leur tour, les musculatures du nez, des lèvres, de la langue, du voile, de la mandibule, de l'enveloppe peaucière de la face et enfin du cou.

Musculature nasale

L'obstruction nasale sévère et précoce ne permet pas aux valves narinaires et nasales de devenir fonctionnelles.

La valve narinaire non stimulée par le flux aérien peut rester ou devenir « afonctionnelle », particulièrement en cas de pointes molles des nez allergiques ou traumatiques, ou de nez projetés sous tension.

L'inactivité des muscles nasaux aboutit à leur atrophie, au collapsus de la valve nasale et contribue à l'aspect figé de l'auvent narinaire.

Musculature labiale

L'hypotrophie musculaire de la lèvre supérieure (mince, pâle, rétractée) contraste avec la relative hypertrophie de la lèvre inférieure (épaisse, rouge, éversée).

Un écart minime entre les lèvres, inférieur ou égal à 1 mm, suffit à une ventilation orale habituelle. Par contre, une incompétence ou inocclusion labiale n'est pas toujours synonyme de ventilation orale.

Les modifications de tonus labial contribuent à perturber l'équilibre du couloir alvéolo-dentaire et participent aux malpositions incisivo-canines.

Musculature linguale

La langue joue un rôle fondamental dans la morphogenèse alvéolo-dentaire par son action centrifuge, équilibrée normalement par la sangle labio-jugale. Elle joue également un rôle essentiel sur la croissance maxillo-mandibulaire. Cette action modelante et stimulante est due à la croissance propre de la musculature linguale et aux pressions exercées lors de la tétée, de la succion, de la mastication et de la déglutition et dans la posture de repos.

Les dysfonctions linguales sont très souvent secondaires à une obstruction nasale chronique.

L'établissement d'un passage aérien oral entre la voûte palatine et la langue s'accompagne d'un abaissement lingual (parfois minime), la base de la langue pouvant prendre une forme typique en tuile inversée.

La langue basse est responsable d'une part d'un hypodéveloppement transversal des rebords alvéolaires maxillaires et de la voûte palatine par absence d'appui lingual en position de repos, d'autre part d'un élargissement relatif de l'arcade mandibulaire. Le rétrécissement du palais exagère en retour la position basse de la langue en aggravant ainsi les déformations du maxillaire et/ou de la mandibule et en créant d'autres.

L'adaptation linguale peut varier en fonction du tonus musculaire, de la longueur du frein de langue, de l'état du voile, des schémas moteurs de phonation et de déglutition, des prédispositions squelettiques :

- une langue basse, volumineuse et antérieure, favorise la croissance en bas et en avant de la mandibule (classe III d'Angle, béance). Après rétablissement de la perméabilité nasale et éventuelle amygdalectomie, une glossoplastie réductrice peut être discutée en cas de macroglossie vraie (glossectomie médiane préservant les zones sensibles de la pointe et des bords) ;
- une langue rétruse, ptosique, favorise la classe II d'Angle. Le recul mandibulaire (primitif et/ou secondaire) qui aggrave la glossoptose (cercle vicieux dysmorphogénétique) est responsable d'une obstruction oropharyngée durable.

Chez le nouveau-né, la glossoptose se traduit sur les téléradiographies de profil par l'abaissement du sillon glosso-épiglottique au dessous de l'angle mandibulaire.

Chacune de ces modifications positionnelles perturbe les praxies linguales et modifie les schémas de déglutition (fréquente persistance de la déglutition primaire) et de phonation.

Musculature vélo-palatine

L'hypertrophie des végétations adénoïdes, proches du voile, peut entraîner une hypofonction et une hypotrophie des muscles vélaires. Cette « véloptose » pérennise les végétations adénoïdes et aggrave la glossoptose. En effet, un voile normalement tonique masse les végétations et contribue à leur involution. En s'aidant de l'endoscopie, et en demandant à l'enfant de prononcer le son « é » ou le mot « maman », on peut voir la face supérieure du voile venir buter sur les végétations adénoïdes.

En cas de voile hypotonique, parétique ou court, la régression des végétations ou leur ablation chirurgicale peut aboutir à un grand cavum relatif et à une insuffisance vélaire.

En cas de fente palatine congénitale, la base de la langue s'effondre en arrière, pouvant provoquer dans les cas graves avec immaturité neuro-musculaire l'asphyxie du nouveau-né (syndrome de Pierre Robin). Après reconstitution du voile qui doit être la plus précoce possible, la position de la langue se normalise.

Musculature mandibulaire

La mandibule s'abaisse pour accompagner le passage aérien oral. Elle adopte une nouvelle posture de repos par diminution du tonus des muscles élévateurs et augmentation du tonus des muscles abaisseurs. Ces modifications toniques favorisent l'ouverture des angles mandibulaires et l'allongement du menton.

L'hypotonie des muscles élévateurs est aggravée par l'hypotonie générale induite par l'hypoventilation. Des changements similaires sont rencontrés en cas d'hypotonie primaire par paralysie musculaire ou myopathie.

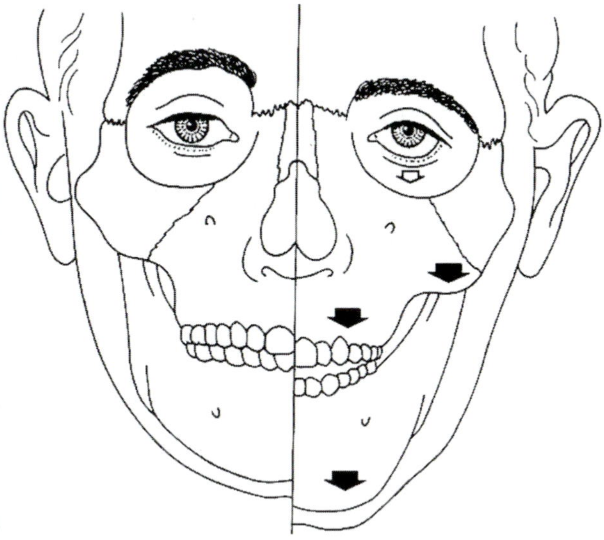

Fig. 23. Modifications du masque peaucier facial et du squelette maxillofacial en cas de ventilation orale nocturne. L'étirement du masque facial est responsable de « l'œil rond », l'abaissement de l'orbite latérale est responsable de « l'œil triste »

Musculature peaucière faciale

Dans l'obstruction nasale avec ventilation orale, l'étirement du masque peaucier facial contribue à l'aplatissement des reliefs faciaux et à la réduction des dimensions transversales (Izard, 1924 [46]) ; Solow et Kreiborg, 1977 [76]) ; Talmant et coll., 1982 [79]). Il est également accompagné par :

- un pincement des ailes narinaires et un aspect figé centrofacial,
- des modifications du regard et des paupières :

* paupières inférieures « tractées » vers le bas avec regard scléral (« œil rond »). Cette attraction palpébrale inférieure s'accompagne d'une inocclusion palpébrale nocturne : le « respirateur buccal » dort non seulement la bouche ouverte, mais aussi les yeux ouverts (c'est surtout vrai chez l'enfant et l'adolescent). Exceptionnellement, elle s'accompagne d'un diastasis oculo-palpébral avec désamorçage de la pompe lacrymale. Plus tard, cette inocclusion palpébrale nocturne peut aggraver une sécheresse oculaire ou une kératite inférieure, fréquente chez l'allergique ;

* obliquité antimongoloïde des fentes palpébrales (« œil triste »). Cet aspect est la conséquence de la position plus basse de l'orbite, elle-même consécutive à la position plus basse de l'os zygomatique qui soutient la pommette (Ferrier, 1914 [30]) ;

- une hypoplasie maxillo-malaire avec pommettes effacées. L'étage moyen de la face est hypodéveloppé (défaut d'expansion maxillaire)

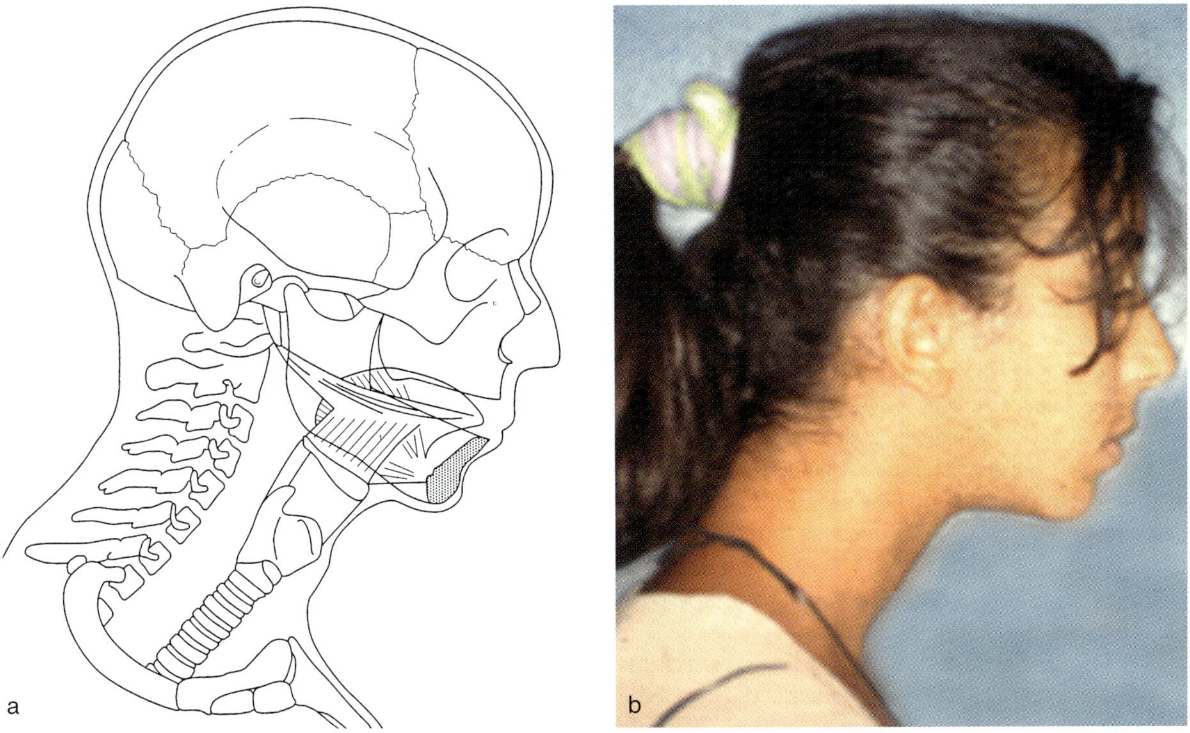

Fig. 24. Modification de la posture cranio-rachidienne. a et b) Hyperextension cervicale avec position avancée de la tête

et hyposollicité (atrophie des piliers canins et malaires). La pression de la sangle labio-jugale étirée (buccinateur surtout) n'est plus compensée par l'étalement de la masse linguale. Elle contribue au défaut de développement transversal du maxillaire.

Ce faciès particulier présente, en outre, un aspect anxieux et crispé du visage lorsqu'un contexte d'algie (Dysfonction de l'appareil manducateur, DAM), d'insomnie (SAOS) ou d'allergie soulignée par des cernes et plus tard par des poches palpébrales est associé, ce qui est souvent le cas (Fig. 23).

Musculature cervicale

Le rachis cervical sert de support à l'ensemble craniofacial ainsi qu'à l'axe aéro-digestif du cou. Sa croissance et sa morphogenèse dépendent de la musculature cervicale profonde et des muscles latéraux comme les muscles trapèzes et sterno-cléido-mastoïdiens. Pour compenser la désaxation de la tête par rapport au rachis, les muscles postérieurs l'emportent sur les fléchisseurs.

Chez le nourrisson, le développement harmonieux des fonctions respiratoire et alimentaire est fonction de la croissance axiale progressive du rachis cervical. La liberté du pharynx nécessite une adaptation permanente de la posture cranio-rachidienne depuis le berceau jusqu'à la station érigée en passant par la marche à quatre pattes. Le redressement progressif de la tête doit aboutir à une lordose cervicale modérée sans hyperextension et sans cyphose dorsale (Bosma, 1963 [2,3]).

Les muscles cervicaux postérieurs et latéraux, qui redressent et maintiennent la tête lors de la station érigée, contribuent indirectement à modeler la morphologie du squelette cranio-facial (inflexion de la base du crâne, rotation occipito-temporale, orientation générale et hauteur de la face).

La posture cranio-rachidienne se modifie dans le sens d'une hyperextension cervicale à la fois diurne et nocturne avec position avancée de la tête pour dégager le pharynx de l'obstruction basilinguale (Fig. 24). Mais en même temps, l'accentuation de la lordose cervicale s'accompagne d'une diminution de la lumière pharyngée (Chateau et coll., 1959 [11]). Au cours de cette modification posturale, la position de l'os hyoïde reste stable en regard de C3-C4.

Les troubles de la statique cervicale ont été rendus responsables de récidives de traitements d'orthopédie dento-faciale ou de chirurgie orthognathique (Delaire, 1977 [23]). En fait, les anomalies rachidiennes mises à part, la plupart des récidives rapportées sont liées à la persistance de la ventilation orale consécutive à l'ignorance de l'obstruction nasale.

La diminution de la lumière pharyngée, aggravée lors du sommeil par la glossoptose et par les hypertrophies amygdalienne et linguale secondaires, participe au mécanisme de la rhonchopathie et des apnées obstructives du sommeil.

4 – Conséquences fonctionnelles muqueuses nasales et orales

Il faut considérer les conséquences nasales et nasopharyngées d'une part, orales et oropharyngées d'autre part.

Conséquences muqueuses nasales et naso-pharyngées

La réduction ou la disparition du flux aérien nasal entraîne une inflammation chronique de la muqueuse pituitaire avec vasodilatation congestive (des épistaxis sont souvent retrouvées), augmentation des exsudats, hypertrophie muqueuse, stase des sécrétions. Cet état inflammatoire de rhinite chronique, aggravé par l'absence de mouchage fréquent chez l'enfant, pérennise l'obstruction nasale.

Il favorise la pullulation microbienne et les infections aiguës, surtout en cas de terrain préexistant avec fragilité immunitaire ou hyperréactivité nasale vasomotrice ou allergique. L'inflammation muqueuse nasale, encore trop souvent négligée chez l'enfant, s'accompagne fréquemment de complications de voisinage, lacrymale, sinusienne, nasopharyngée, auriculaire.

1) Les voies lacrymales voient leur calibre réduit par l'hyperplasie de la muqueuse du canal lacrymonasal. Elles présentent des dacryocystites par infection rétrograde. Il est important de toujours contrôler les fosses nasales avant de pratiquer une dacryocystorhinostomie (Stricker et Gola, 1992 [77]).

2) Les sinus maxillaires et/ou ethmoïdo-frontaux ou sphénoïdaux, en cours de formation, participent à l'inflammation de la muqueuse pituitaire sous forme de rhinosinusites (lorsque le sinus est petit et l'ostium volumineux), puis plus tard de sinusites vraies (lorsque l'ostium s'est rétréci).

3) Le nasopharynx est obstrué par l'hypertrophie des végétations adénoïdes secondaire à l'inflamma-

tion répétée du tissu lymphoïde (processus d'acquisition immunitaire). Cette hypertrophie, souvent associée à celle des amygdales palatines, est responsable à son tour d'obstruction nasale. Dans les cas d'hypertrophie extrême, le voile est refoulé en bas et en avant (cf. Étiopathogénie de l'obstruction nasale chez l'enfant).

4) L'oreille moyenne subit des otites aiguës par infection rétrograde dans la trompe d'Eustache et des otites séro-muqueuses par défaut d'aération de la caisse du tympan. Ce défaut est consécutif à la fois à l'obstruction tubaire (végétations adénoïdes) et à la parésie du voile qui se contracte mal du fait de ces mêmes végétations. Chez l'enfant, cette contamination infectieuse et cette obstruction tubaire sont facilitées par les conditions anatomiques : la trompe est plus courte et plus horizontale, ce qui peut expliquer, en partie, l'amélioration des signes avec la croissance. A côté de ce dysfonctionnement tubo-tympanique, lié à l'obstruction par le tissu adénoïde et à l'œdème tubaire, des phénomènes d'hypersensibilité d'origine atopique ou allergique ont été évoqués dans l'oreille moyenne. Ces otites peuvent être source d'hypoacousie de transmission et de retard scolaire.

Des cercles vicieux auto-entretiennent l'ensemble de ces phénomènes : l'inflammation et l'infection nasale aggravent l'obstruction nasale qui se complique de sinusite et d'hypertrophie adénoïdienne, majorant à leur tour l'obstruction nasale.

Conséquences muqueuses orales et oropharyngées

La ventilation orale a ses conséquences muqueuses propres, principalement infectieuses, liées à l'assèchement salivaire.

1) La gencive est atteinte de gingivite marginale maxillaire antérieure, souvent associée à une parodontite dont l'origine est habituellement multifactorielle. Cette parodontopathie est responsable de mauvaise haleine ou halitose. La sécheresse buccale ou xérostomie favorise l'apparition de caries, prédominantes sur le secteur incisif ou diffuses, sources d'édentation précoce.

2) La muqueuse du palais dur est blanche par augmentation de la couche de parakératose physiolo-

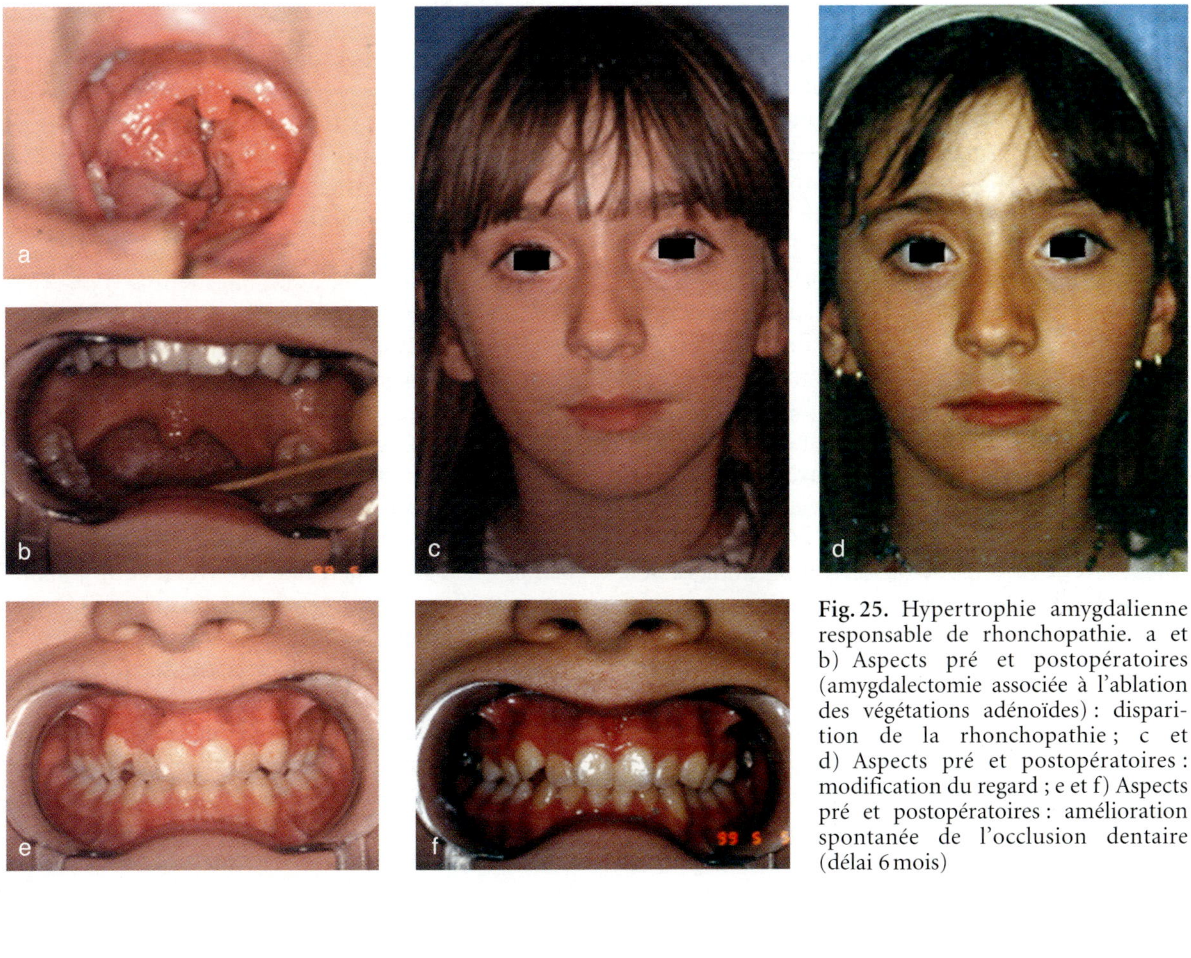

Fig. 25. Hypertrophie amygdalienne responsable de rhonchopathie. a et b) Aspects pré et postopératoires (amygdalectomie associée à l'ablation des végétations adénoïdes) : disparition de la rhonchopathie ; c et d) Aspects pré et postopératoires : modification du regard ; e et f) Aspects pré et postopératoires : amélioration spontanée de l'occlusion dentaire (délai 6 mois)

gique (signe du palais blanc), contrairement à la muqueuse du palais mou, qui reste rose.

3) La langue, du fait de la ventilation orale, présente une augmentation de volume progressive. Lors du relâchement musculaire nocturne, la ventilation orale empêche l'appui palatin de la langue et provoque une glossoptose, surtout en décubitus dorsal. Pour éviter l'asphyxie, il se produit des mouvements répétés de protraction linguale avec interposition entre les arcades. Il en résulte le plus souvent, une macroglossie relative d'aspect œdémateux qui se traduit par l'empreinte des dents sur les bords de la langue. Une macroglossie vraie ethnique ou secondaire à l'hypertrophie musculaire peut également être rencontrée.

4) Les glandes salivaires présentent parfois des signes de sialite, notamment sous forme de parotidite récidivante, favorisée par la sécheresse buccale et la gingivite. Lithiase et kyste mucoïde sont également favorisés par la ventilation orale. Le bavage nocturne (salive sur l'oreiller) signe la bouche ouverte pendant le sommeil. Il s'accompagne parfois d'une perlèche du côté où l'enfant dort préférentiellement.

5) L'oropharynx s'assèche, notamment durant la nuit, obligeant l'enfant à se lever pour boire. Pharyngite, amygdalite, hypertrophie des amygdales palatines et linguales sont plus fréquentes.

L'hypertrophie amygdalienne, résultante de l'inflammation répétée des amygdales palatines, est consécutive soit à la rhinopharyngite chronique (elle est d'ailleurs souvent associée à une hypertrophie des végétations adénoïdes), soit à la ventilation orale, soit aux deux. Elle peut être également auto-entretenue par l'inflammation des cryptes amygdaliennes (amygdalite cryptique). Lorsque l'hypertrophie est obstruante, elle gêne à son tour la ventilation orale, essentiellement la nuit et est responsable de rhonchopathie. Chez l'enfant, il s'agit davantage d'un raclement à la fois inspiratoire et expiratoire par obstacle mécanique que du ronflement inspiratoire par allongement du voile qui n'apparaît qu'à l'adolescence (Fig. 25).

Plus rarement s'associe un syndrome d'apnées obstructives du sommeil (SAOS) (Guilleminault et coll., 1976 [39]), responsable de complications essentiellement staturo-pondérales et comportementales, mais également cardio-pulmonaires. Si l'hypertrophie amygdalienne est la cause principale des rhonchopathies et des apnées du sommeil chez l'enfant, il faut penser aux syndromes malformatifs et aux infiltrations tissulaires des affections générales. Le traitement dominé par l'ablation des végétations adénoïdes et surtout des amygdales, entraîne dans la majorité des cas, la disparition des symptômes.

Les amygdales hypertrophiées participent à l'aggravation de certaines dysmorphoses dento-faciales (classe III d'Angle, excès vertical antérieur avec béance), en s'interposant entre le pharynx et la base de langue et en déplaçant le massif lingual plus en avant et plus bas que normalement. Lorsque le voile est court et fibreux, comme après véloplastie pour fente, ce processus dysmorphique est encore aggravé.

Les enfants amygdalectomisés ou ceux dont les amygdales ont involué spontanément présentent moins de troubles dysmorphiques que les autres (Fig. 25).

5 – Conséquences générales de l'obstruction nasale

Plusieurs grandes fonctions, pulmonaire, cardiaque, digestive, ainsi que le développement psychomoteur et la croissance générale sont perturbées par l'obstruction nasale.

Fonction pulmonaire

Plusieurs mécanismes de régulation physiologique réflexe et immunitaire ayant leur point de départ au niveau de la muqueuse nasale sont perturbés et deviennent inefficients.

La perte progressive des rôles régulateurs de la muqueuse nasale pérennise la ventilation orale qui a tendance à devenir permanente. La levée de l'obstacle nasal n'est pas toujours suivie de la reprise d'une ventilation nasale, du fait de cette perte des réflexes. C'est une des raisons pour laquelle, la ventilation orale peut persister en l'absence de toute insuffisance ventilatoire nasale. Une rééducation respiratoire prenant en compte, de façon privilégiée, le temps nasal, est de ce fait, souvent nécessaire.

La disparition des réflexes d'origine nasale et la réduction de la vitesse de l'air qui accompagne la ventilation orale entraînent une hypoventilation pulmonaire avec hypofonction musculaire (muscles intercostaux, diaphragme intervenant pour réaliser la pression négative nécessaire à la conduction du flux aérien dans les poumons). Cette hypofonction favorise les déformations thoraciques et rachidiennes cervico-dorsales chez l'enfant (attitude cyphotique et cyphose vraie). Elle favorise également les complications de nature infectieuse (trachéo-bronchite, pneumopathie) ou de nature allergique (fréquente aggravation d'un asthme). La cage thoracique peut montrer une déformation en entonnoir (pectum excavatum) du fait de sa grande déformabilité chez le nourrisson et de la respiration paradoxale (diminution inspiratoire du diamètre thoracique).

Fonction cardiaque

L'enfant porteur d'une malformation cranio-maxillo-faciale avec insuffisance ventilatoire peut présenter un syndrome d'apnées obstructives du sommeil, lui même responsable d'un syndrome de cœur-pulmonaire droit. La cardiomégalie cède à la levée de l'obstacle. Des signes électriques de blocs atrio-ventriculaires du second degré ou une hypertension artérielle ont été également rapportés (Guilleminault et coll., 1976 [39]).

Fonction digestive

Les conséquences inflammatoires sur les muqueuses nasales et buccales sont sources de troubles digestifs (dyspepsie, malabsorption...) par ingestion répétée de sécrétions muco-purulentes. La ventilation orale et l'insuffisance de mastication des aliments favoriserait l'aérophagie.

Développement psychomoteur

Quand vous dormez, « fermez votre bouche et vous sauvez votre cerveau » (Guye, 1889 [40]). L'enfant insuffisant ventilatoire nasal peut présenter un retard ou un déficit psychomoteur lié à l'hypoxie cérébrale par hypoventilation, aux troubles du sommeil par trouble de la thermorégulation cérébrale et par micro-éveils répétés et aux troubles de l'audition par otite séro-muqueuse. Ceci se traduit par une fatigue matinale et une somnolence diurne, des troubles du comportement et du caractère, un défaut de mémoire et d'attention (aprosexie : Guye, 1889 [40]) des difficultés scolaires réalisant au maximum le « cancre d'origine nasale » de Raulin (1890 [69] ; Lavie, 1983 [48]). Les cauchemars, les sueurs abondantes, les réveils en sursaut, le somnambulisme et l'énurésie (ou la nychturie) sont souvent liés à une obstruction nasale passagère. La perturbation de la thermorégulation cérébrale expliquerait l'activité bénéfique des traitements antipyrétiques sur la qualité du sommeil de ces enfants.

A l'opposé, les sujets retardés mentaux, les insuffisants moteurs cérébraux, les maladies chromosomiques (trisomie 21) et beaucoup de syndromes génétiques présentent un tableau d'insuffisance ventilatoire nasale, souvent aggravée par une macroglossie.

Croissance générale

Les « respirateurs buccaux » exclusifs présentent des troubles de croissance, sources d'hypotrophie staturo-pondérale du fait de l'augmentation des besoins en oxygène de l'organisme pendant la croissance. La fragmentation et la désorganisation du sommeil contribuent également au retard staturo-pondéral, la sécrétion maximale de l'hormone de croissance ayant lieu préférentiellement durant le sommeil.

Conclusion

La ventilation a une influence essentielle sur la morphogenèse dento-maxillo-faciale. Les anomalies surviennent la plupart du temps très précocement, dans les premières années de la vie, et même si elles sont transitoires, l'adulte garde toute sa vie les stigmates de cette obstruction nasale passagère. En outre, une obstruction nasale passagère précoce peut induire une ventilation orale définitive.

La remarquable plasticité des os membraneux de la face durant la croissance justifie le dépistage et le traitement précoce de toute obstruction nasale persistante. Cette attitude thérapeutique préventive conduit à réduire les besoins de correction ultérieure par ODF ou par chirurgie orthognathique. En pratique, pour éviter les conséquences de l'obstruction nasale chez l'enfant, il ne faut pas hésiter à corriger précocement les déviations antérieures du septum, les hypertrophies des végétations adénoïdes et/ou des amygdales palatines, plus rarement les hypertrophies des cornets.

En cas d'endomaxillie, l'expansion maxillaire est le traitement de choix en agissant simultanément sur les fosses nasales et les maxillaires.

Si la cause de l'obstruction nasale est supprimée, la ventilation orale peut persister par « habitude » ou plutôt par non-apprentissage des praxies neuromotrices de la ventilation normale. C'est dire l'importance de la précocité de la levée des obstacles et la nécessité de la rééducation ventilatoire.

Bibliographie

1. Angle EH (1907) Treatment of malocclusion of the teeth. Angle's system. White Dental Manufactoring, Philadelphia (seventh edition). 628 p

2. Bosma JF (1963) Oral and pharyngeal development and function. J Dent Res 42: 375-380
3. Bosma JF (1963) Maturation of function of the oral and pharyngeal region. Am J Orthodont 49: 94-100
4. Bosma JF (1975) Form and function in the mouth and pharynx of the human infant, in McNamara JA: Control Mechanisms in Craniofacial Growth, N°3. Ann Arbor Michigan: 9-23
5. Brown OE, Myer CM, Manning SC (1989) Congenital nasal pyriform aperture stenosis. Laryngoscope 99: 86-91
6. Brulin-Sauvage F (1981) Insuffisance respiratoire nasale. Répercussions sur les structures maxillo-faciales. EMC Stomatologie II: 23476C105
7. Bull TR (1983) Rhinoplasty, aesthetics, ethics and airway. The J of Laryngol and Otology 07: 901-916
8. Castex A (1920) Les faux adénoïdiens. Acad Med 30/11: 278-281
9. Cauhépé J (1948) Indépendance des dents et des maxillaires. Orthod Fr 19: 36-45
10. Cauhépé J, Fieux J, Bouvet JM (1953) Déglutition et troubles d'occlusion. Rev Stomatol 54: 905-912
11. Chateau M, Heskia JE, Chassignol J (1959) Contribution à l'étude des relations entre les voies respiratoires et l'orthopédie dento-faciale. Orthod Fr 30: 5-120
12. Cole P, Chaban R, Naito K, Oprysk D (1988) The obstructive nasal septum. Arch Otolaryngol Head Neck Surg 114: 410-412
13. Cooper BC (1989) Nasorespiratory function and orofacial development. Otolaryngol Clin North Am 22: 413-441
14. Courtiss EH, Goldwyn RM (1983) The effects of nasal surgery on airflow. Plast Recostruct Surg 72: 9-21
15. De Coster L (1926) L'insuffisance maxillo-nasale. Son traitement par expansion squelettique. Rev Odontol 47: 316-329
16. Cottle MH (1955) The structure and function of the nasal vestibule. Arch Otolaryngol 62: 173-181
17. Couly G (1977) La dynamique de croissance céphalique. Le principe de conformation organo-fonctionnnelle. Actual Odontostomatol 117: 63-96
18. De Baets J (1996) La pseudo-classe I: une classe I apparente au détriment de l'alignement des incisives inférieures. Rev Orthop Dento Faciale 30: 485-511
19. Dejean Y, Chouard CH, et coll (1993) La rhonchopathie chronique ronflement et syndrome d'apnée du sommeil. Arnette, Paris: 184-232
20. Delaire J (1972) Considérations sur la croissance faciale (en particulier du maxillaire supérieur). Déductions thérapeutiques. Rev Stomatol Chir Maxillofac 72: 57-76
21. Delaire J (1974) Considérations sur l'accroissement du prémaxillaire chez l'homme. Rev Stomatol 75: 951-970
22. Delaire J, Verdon P, Tulasne JF (1976) État du voile du palais et statique mandibulo-linguale. Incidences thérapeutiques. Orthod Fr 47: 130-137
23. Delaire J (1977) Récidives de prognathies mandibulaires par troubles de la statique cervicale. Rev Stomatol 78: 173-185
24. Delaire J (1982) Les dysmorphoses faciales par troubles de la croissance du sinus maxillaire (quelques exemples cliniques). Orthod Fr 53: 417-430
25. Delaire J (1991) Pathologie du développement céphalique et syndromes malformatifs cranio-faciaux, in Piette E, Reychler H: Traité de Pathologies Buccale et Maxillofaciale, De Boeck Université, Bruxelles: 68-172
26. Delaire J (1996) Langue et dysmorphie, In Devauchelle, et coll: Langue et dysmorphie, Masson Paris, 1996: 81-130
27. Derkay CS, Grundfast KM (1990) Airway compromise from nasal obstruction in neonates and infants. Int J Ped Otorhinolaryngol 19: 242-249
28. Deshayes MJ (1986) Croissance cranio-faciale et orthodontie, Masson, Paris, 87 p
29. Doumenge R (1923) Configuration de la voûte palatine dans ses rapports avec les déformations de la cloison nasale. Ann Mal Oreille Larynx Nez Pharynx 42: 1057-1168
30. Ferrier J (1914) De l'influence de l'obstruction nasale sur les déformations des maxillaires et les déviations des dents. Rev Stomatol 21: 277-339
31. Fieux J (1952) Étiologie et pathogénie d'un syndrome morphologique. Orthod Fr 23: 245-251
32. Fieux J (1953) Béances incisives et troubles de la déglutition, XXVIe Congrès Soc Fr ODF
33. Fourestier J, Ribault JY, Maria J, Servantie B (1985) Les béances chez l'enfant. Rev Stomatol Chir maxillofac 86: 147-152
34. Fraudet JR (1989) Orthopédie Dento-Maxillo-Faciale du jeune enfant. Approche physiologique, Arnette, Paris
35. Freche Ch, Fontanel JP, et coll (1996) L'obstruction nasale, Arnette, Paris: 247-282
36. Gola R, Carreau JP, De Massiac G (1996) Hypercondylie mandibulaire. Rev Stomatol Chir maxillofac 97: 145-160
37. Gray LP, Brogan WF (1972) Septal deformity malocclusion and rapid maxillary expansion. Orthodontist 4: 1-13
38. Gudin RG, Le Petit A (1970) La retroposition mandibulaire ou retrognathisme à caractère fonctionnel. ECM 23472E10, 8 p
39. Guilleminault C, Eldridge FL, Simmons FB, Dement WC (1976) Sleep apnea in eight children. Pediatrics 58: 23-30
40. Guye D (1889) On aprosexia, being the inability to fix the attention and other allied troubles in the cerebral functions caused by nasal disorders. Br Med J 2: 709-711
41. Gwynn-Evans E, Ballard CF (1959) Discussion on the mouth-breather. Proc R Soc Med 51: 279-285
42. Harvold EP, Chierici G, Vargervik K (1972) Experiments on the development of dental malocclusions. Am J Orthod 61: 38-44
43. Harvold EP, Tomer B, Vargervik K, et coll (1972) Primate experiments in oral respiration. Am J Orthod 61: 359-372
44. Harvold EP (1974) The activator in interceptive orthodontics. Mosby, St Louis, 229 p
45. Izard G (1924) L'expansion maxillaire transversale en orthopédie dento-faciale. IIIe Congrès Fr Stomatologie: 41-231
46. Izard G (1950) Orthodontie, Masson, Paris: 74-99
47. Klein JC (1986) Nasal respiratory function and craniofacial growth. Arch Otolaryngol Head Neck Surg 112: 843-849
48. Lavie P (1983) Nasal obstructions, sleep, and mental function. Sleep 6: 244-246
49. Limme M (1993) Étiologies non obstructives de la respiration buccale. Acta Oto-Rhino-Laryngologica Belg 47: 141-144
50. Limme M (1993) Conséquences orthognatiques et orthodontiques de la respiration buccale. Acta Oto-Rhino-Laryngologica Belg 47: 145-155
51. Linder-Aronson S, Backstrom D (1960) A comparison between mouth and nose breathers with respect to occlusion and facial dimensions. Odont Rev 2: 343-76
52. Linder-Aronson S (1970) Adenoïds. Their effects on mode of breathing and nasal airflow and their relationship to characteristics of the facial skeleton and the dentition. Acta Otolaryngol [Suppl 265]: 1-132

53. Linder-Aronson S, Woodside DG (1979) The growth in the sagittal depth of the bony nasopharynx in relation to some facial variables, in McNamara JA: Naso-respiratory function and craniofacial growth. Ann Arbor, Michigan, Vol9, 27-40
54. McNamara JA (1979) Naso-respiratory function and craniofacial growth. Ann Arbor, Michigan, Vol 9
55. Mc Namara (1981) Influence of respiratory pattern on craniofacial growth. Angle Orthod 51: 269-300
56. Masing H (1967) Experimentelle untersuchungen uber die stromung im nasenmodell. Arch Klin Exp Ohren Nasen Kehlkopfheilkd 189: 59-70
57. Masing H (1967) Pathophysiology of the nasal airflow. Int Rhinology 5: 63-67
58. Meredith GM (1993) Diagnosis and treatment of nasal obstruction in Daniel RK. Rhinoplasty, Little Brown, Boston: 39-58
59. Moorrees CFA (1963) The consideration of dental development in serial extraction. Angle Orthond 33: 44-59
60. Moran WB (1977) Nasal trauma in children. Otolaryngol Clin North Am 10: 95-101
61. Moss ML (1968) Primary of functional matrices in orofacial growth. Dent Pract 19: 63-73
62. Moss ML, Salentijn L (1969) The primary role of functional matrices in facial growth. Am J Orthodont 55: 566-577
63. Muller L (1970) Le syndrome d'excès vertical antérieur. Thèse Médecine, Paris
64. Petit HP, Chateau ME (1995) Orthognathie Principes. Raisonnements Pratique, Masson, Paris, 231 p
65. Planas P (1992) La réhabilitation neuro-occlusale. Masson, Paris, 290p
66. Principato JJ (1990) Crossbite and increased anterior vertical face height secondary to oral respiration, in Bergamini M, Galletti SP: Pathophysiology of head and neck musculoskeletal disorders, Karger, Basel: 116-121
67. Quinn GW (1979) Airway interference and its effect upon the growth and development of the face, jaws, dentition, and associated parts. «The portal of life». North Carolina Dent J 60: 28-31
68. Quinn GW (1983) Airway interference syndrome. Clinical identification and evaluation of nose breathing capabilities. Angle Orthod 53: 311-319
69. Raulin V (1890) Le cancre d'origine nasale. Rev Laryngol Otolog Rhinolog 22: 713-719
70. Recamier M (1985) Obstruction nasale et ventilation orale. Le point de vue de l'ORL. Rev Orthop Dentofac 19: 11-22
71. Ricketts RM (1968) Respiratory obstruction syndrome. Am J Orthod 54: 495-514
72. Rousié-Baudry D, Baudrillard JC, Foucart H, Van Tichelen P (1994) Syndrome cranio-mandibulaire et asymétrie cranio-faciale. AOS 186: 275-287
73. Rubin RM (1985) Les effets de l'obstruction des voies aériennes nasales. Rev Orthop Dento Faciale 19: 85-100
74. Salvadori A (1987) Interception des malocclusions de classeII d'Angle. Rev Orthop Dento Faciale 21: 217-233
75. Shapiro P (1988) Effects of nasal obstruction on facial development. J Allergy Clinic Immunol 81: 697-710
76. Solow B, Kreiborg S (1977) Soft tissue stretching: a possible control factor in craniofacial morphogenesis. Scand J Dent Res 85: 505-507
77. Stricker M, Gola R (1990) Chirurgie Plastique et Réparatrice des paupières, Masson, Paris, 275p
78. Subtelny JD, Nieto RP (1978) A longitudinal study of maxillary growth following pharyngeal-flap surgery. Cleft Palate J 15: 118-131
79. Talmant J, Rouvre M, Thibult JL, Turpin P (1982) Contribution à l'étude des rapports de la ventilation avec la morphogénèse crânio-faciale, déductions thérapeutiques concernant l'ODF. Orthod Fr 53: 7-181
80. Talmant J (1992) Du rôle des fosses nasales dans la régulation cérébrale. Rev Orthop Dento Faciale 26: 51-59
81. Talmant J (1995) Ventilation et mécanique des tissus mous faciaux: en guise de préambule. Rev Orthop Dento Faciale 29: 175-188
82. Talmant J, Renaudin S, Renaud P (1996) Ventilation et mécanique des tissus mous faciaux: 4. Développement de l'oropharynx: conséquences pour la physiologie de la paroi pharyngée. Rev Orthop Dento Faciale 30: 557-570
83. Van Der Klaauw CJ (1945) Cerebral skull and facial skull. Arch Neerl Zool 7: 16-37
84. Van Der Linden FP (1975) Control mechanisms regulating the development of the dentition, in McNamara JA: Control Mechanisms in Craniofacial Growth, N°3. Ann Arbor Michigan: 101-114
85. Warren DW, Hairfield WM, Seaton D, Morr KE, Smith LR (1988) The relationship between nasal airway size and nasal-oral breathing. Am J Orthod Dentofac Orthop 93: 289-293
86. Warren DW, Hairfield WM, Dalston ET (1990) Effect of age on nasal cross-sectional area and respiratoty mode in children. Laryngoscope 100: 89-93
87. Warren DW, Spalding PM (1991) Dentofacial morphology and breathing: a century of controversy, in Melsen B: Current Controversies in Orthodontics. Quintessence, Chicago: 45-76
88. Werntz DA, Bickford RG, Bloom FE and al (1983) Alternating cerebral hemispheric activity and the lateralization of anatomic nervous function. Hum Neurobiol 2: 39-43
89. Wolf G, Anderhuber W, Kuhn F (1993) Development of the paranasal sinuses in children: implications for paranasal sinus surgery. Ann Otol Rhinol Laryngol 102: 705-711
90. Woodside DG, Linder-Aronson S (1979) The chanelization of upper and lower anterior face heights compared to population standards in males between ages 6 to 20years. Eur J Orthod 1: 25-40
91. Woodside DG, Linder-Aronson S, Stubbs DO (1991) Relationship between mandibular incisor crowding and nasal mucosal swelling. Proc Finn Dent Soc 87: 127-138
92. Worms G (1927) L'insuffisance respiratoire nasale. Soc Fr d'Oto-rhino-laryngologie, Congrès 40: 97-272

IX
Causes et conséquences de l'obstruction nasale chez l'adulte

La plupart des causes d'obstruction nasale de l'adulte trouvent leur origine dans l'enfance. N'ayant jamais correctement «respiré» par le nez et s'étant progressivement adapté à ces troubles anciens, le patient a rarement conscience de la gêne fonctionnelle. Si certaines causes d'obstruction nasale de l'enfant, comme l'hypertrophie adénoïdienne, disparaissent à la puberté, d'autres causes apparaissent après. C'est le cas de certaines rhinopathies allergiques, des rhinopathies éosinophiliques ou d'anomalies morphologiques globales (fosses nasales étroites) ou localisées septo-turbinales (éperon septal, concha bullosa qui apparaissent à la période pubertaire ou post-pubertaire).

Parmi les multiples conséquences de l'obstruction nasale chez l'adulte, certaines, telle l'apparition d'une rhonchopathie chronique avec ou sans syndrome d'apnées obstructives du sommeil sont connues, d'autres, comme l'aggravation des dysfonctionnements de l'appareil manducateur, l'apparition ou l'aggravation de manifestations orbito-palpébrales, le sont moins.

A – Causes de l'obstruction nasale chez l'adulte

Les différentes causes d'obstruction nasale peuvent être classées selon leurs origines dysmorphique ou dysfonctionnelle. Deux causes particulières après rhinoseptoplastie et après chirurgie orthognathique, méritent d'être individualisées.

1 – Causes dysmorphiques de l'obstruction nasale

Les principales causes d'obstruction nasale d'origine dysmorphique sont envisagées selon le siège de l'obstruction au niveau de l'auvent narinaire, de l'auvent nasal et des fosses nasales, auxquelles s'ajoutent celles qui siègent au niveau du nasopharynx et de l'oropharynx. La plupart de ces causes déjà décrites dans le chapitre consacré à l'enfant ne sont développées ici que dans leurs aspects propres à l'adulte.

Auvent narinaire

Les obstructions de l'auvent narinaire se résument aux sténoses narinaires et au collapsus narinaire. Ce collapsus est mis en évidence par le test du pincement des ailes du nez.

Auvent nasal

Les obstructions de l'auvent nasal se résument également à deux grandes causes très fréquentes : le collapsus valvaire (Fig. 1) et les déviations ou lyses septales antérieures (Fig. 2). Ces deux dernières étiologies ont pour conséquence une pointe nasale molle.

Fosses nasales

En dehors des formes mineures des sténoses congénitales de l'orifice piriforme avec méga-incisive centrale (Arlis et Ward, 1992 [2]) (Fig. 3), les principales causes d'obstruction nasale d'origine dysmorphique sont les déviations septales (cf. Septoplastie fonctionnelle), l'éperon septal sur septum droit ou dévié, les hypertrophies obstructives des cornets ainsi que les fosses nasales étroites (Fig. 4 et 5).

Éperon septal

Il apparaît pendant la période prépubertaire et pubertaire, entre sept et quinze ans, comme une conséquence du conflit qui siège entre cartilage septal et vomer au niveau du « pied de cloison » (Potiquet, 1892 [29]). Ce conflit « tectonique » trouve son apogée à la jonction des trois sutures du septum : suture ethmoïdo-vomérienne, suture ethmoïdo-chondrale et suture chondro-vomérienne, sous forme d'un éperon osseux (et parfois cartilagineux) plus ou moins volumineux en regard du cornet moyen. Cet éperon, lorsqu'il est important, constitue un obstacle en bloquant l'espace septo-turbinal à sa partie moyenne. Bien visible en endoscopie, c'est sur les coupes tomodensitométriques que l'on peut le mieux apprécier son siège, sa forme, son volume et son retentissement sur les fosses nasales, généralement plus étroites, ainsi que sur les sinus (Fig. 4 et 5).

Hypertrophie obstructive des cornets

L'hypertrophie obstructive des cornets moyen et inférieur peut être spontanée ou acquise, d'origine compensatrice, inflammatoire ou postchirurgicale. Elle peut concerner les différents tissus constitutifs des cornets osseux et/ou muqueux. Elle se développe souvent dans les fosses nasales étroites. Ce sujet est largement traité dans « Turbinoplastie fonctionnelle et disjonction intermaxillaire » (Fig. 4 et 5).

Fosses nasales étroites

Les fosses nasales étroites, conséquence fréquente d'anomalies septo-turbinales, peuvent se voir chez les rhinopathes (obstruction dysfonctionnelle) qui n'ont jamais ventilé normalement, en particulier la nuit. L'œdème chronique de la muqueuse nasale hypoventilée aggrave l'obstruction nasale. Dans ces nez étroits, il faut distinguer deux grands tableaux :

- ceux avec endomaxillie qui relèvent quand cela est possible d'un agrandissement du cadre osseux par disjonction intermaxillaire (Fig. 6),
- ceux sans trouble occlusal où l'expansion est impossible et qui peuvent relever de la turbinoplastie fonctionnelle.

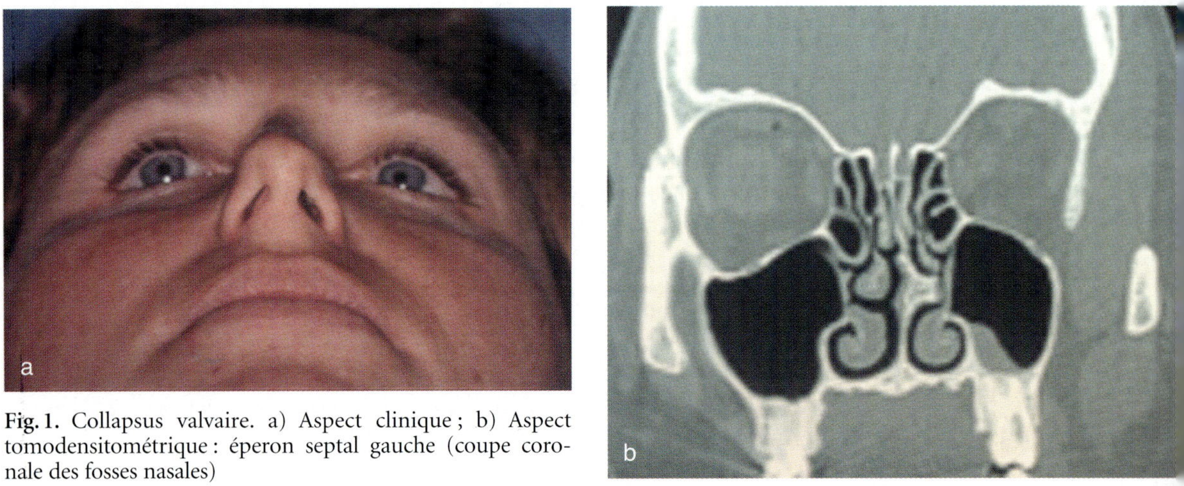

Fig. 1. Collapsus valvaire. a) Aspect clinique ; b) Aspect tomodensitométrique : éperon septal gauche (coupe coronale des fosses nasales)

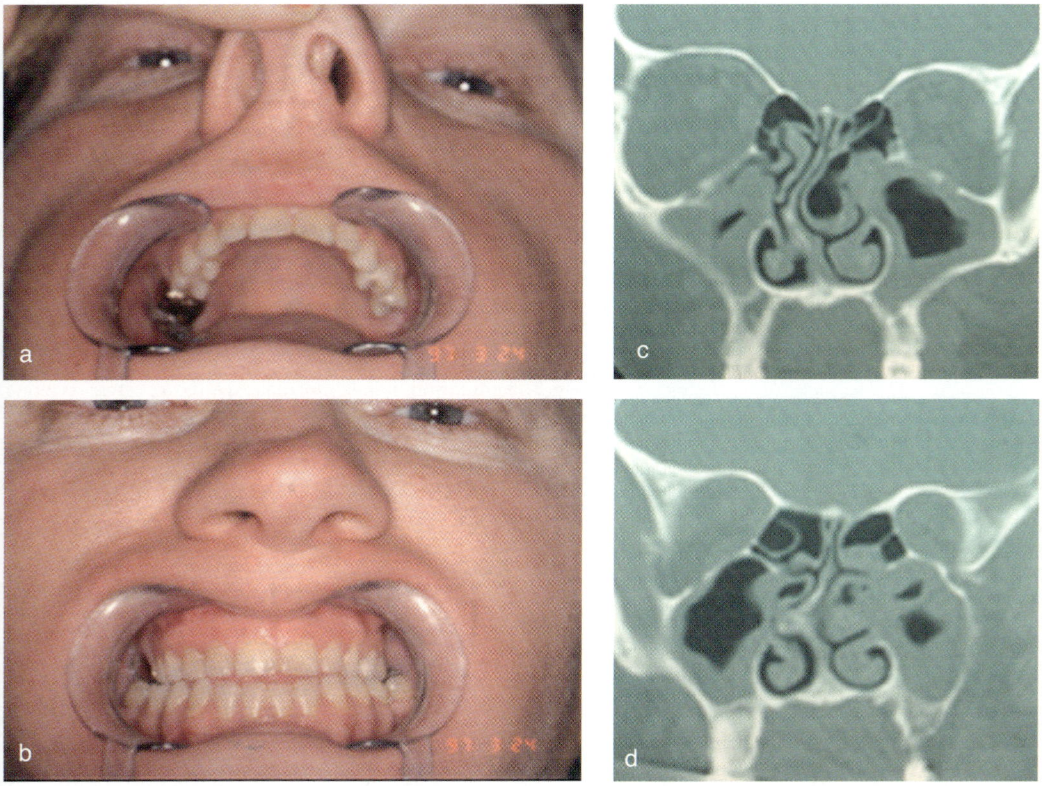

Fig. 2. Déviation septale. a) Aspect clinique : déviation septale antérieure gauche, pointe nasale molle ; b) Occlusion dentaire : endomaxillie ; c et d) Aspects tomodensitométriques : concha bullosa gauche, déviation septale postérieure et éperon droit, sinusite maxillaire bilatérale

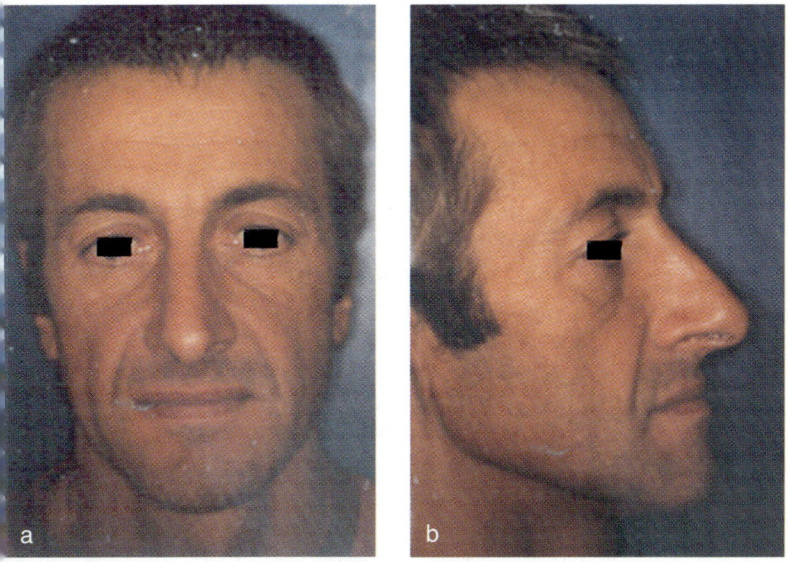

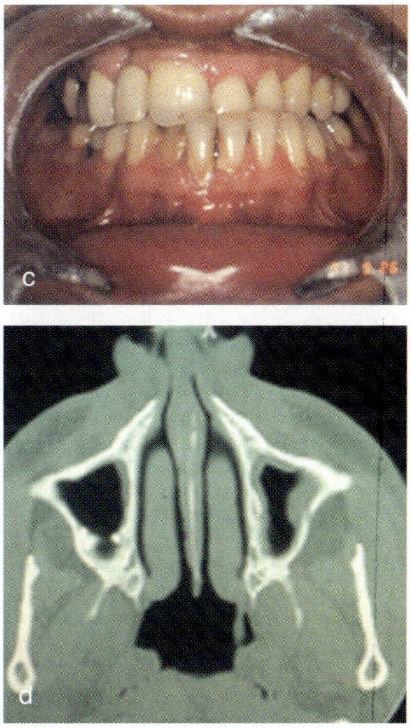

Fig. 3. Sténose congénitale de l'orifice piriforme. a et b) Aspects cliniques : yeux tristes, nez sous-tension, rétrusion du 1/3 moyen de la face (vue de face et de profil) ; c) Occlusion dentaire : inversion de l'hémi-arcade supérieure gauche avec mégaincisive centrale supérieure ; d) Aspect tomodensitométrique : sténose de l'orifice piriforme (coupe axiale des fosses nasales)

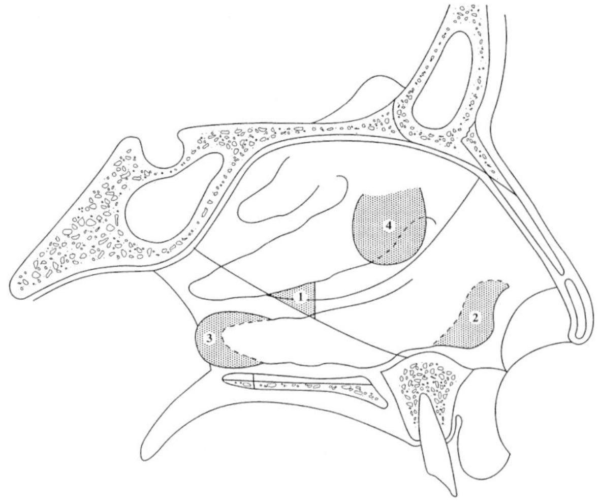

Fig. 4. Causes dysmorphiques de l'obstruction nasale. 1) Éperon septal ; 2) Hypertrophie de la tête du cornet inférieur ; 3) Hypertrophie de la queue du cornet inférieur ; 4) Pneumatisation du cornet moyen (concha bullosa) (superposition des parois latérale et septale des fosses nasales)

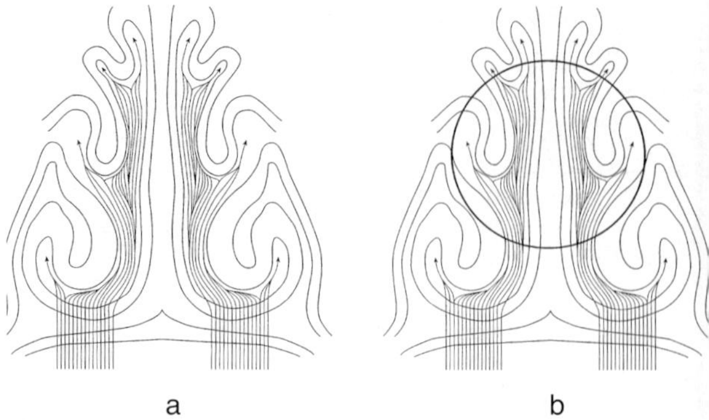

Fig. 5. Ventilation nasale normale. Dans le cercle la zone physiologique la plus importante (coupes frontales des fosses nasales)

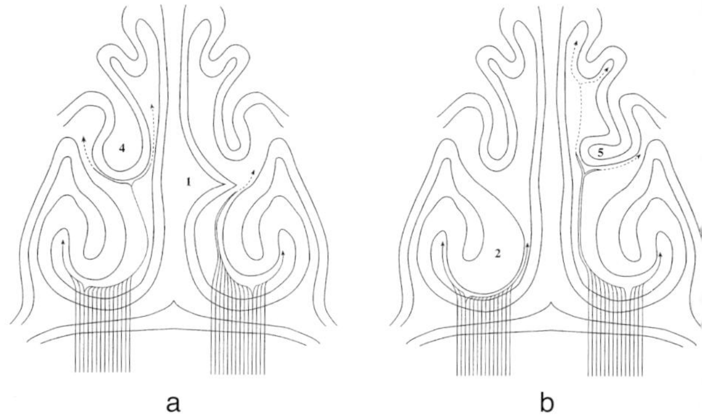

Fig. 6. Causes dysmorphiques de l'obstruction nasale. 1) Éperon septal ; 2) Hypertrophie de la tête du cornet inférieur ; 3) Hypertrophie de la queue du cornet inférieur ; 4) Pneumatisation du cornet moyen (concha bullosa), 5) Inversion du cornet moyen (coupes frontales des fosses nasales)

Le rétablissement de la ventilation, par expansion maxillaire ou par turbinoplastie, induit la rétraction de la muqueuse par décongestion veineuse. Cependant, il est fréquent que les patients à fosses nasales étroites se plaignent d'une gêne persistante, surtout après turbinectomie (cf. Turbinoplastie fonctionnelle et disjonction intermaxillaire).

Nasopharynx

L'obstacle lié aux végétations adénoïdes régresse habituellement après la puberté. Chez l'adulte, un obstacle du nasopharynx doit faire évoquer un processus tumoral.

Oropharynx

Les amygdales linguales et palatines peuvent rester volumineuses et être à l'origine des mêmes complications que chez l'enfant.

2 – Causes dysfonctionnelles de l'obstruction nasale

Elles regroupent les rhinites (allergique, éosinophilique, idiopathique, iatrogène et atrophique), les rhinosinusites ainsi que la polypose naso-sinusienne et les polypes.

Rhinite allergique

Aux cas de rhinite allergique, apparus généralement sur un terrain atopique familial avant la puberté, s'ajoutent ceux qui se révèlent après la puberté. Les atteintes saisonnières mises à part, prés de 25 % des sujets ont des problèmes intermittents de dysfonctionnement nasal (Wayoff et coll., 1991 [38]). Ce chiffre semble croître du fait de l'augmentation de la pollution atmosphérique. Les symptômes à caractère saisonnier et/ou perannuel, sont souvent associés à d'autres manifestations allergiques (asthme, toux spasmodique). Chez ces patients, il existe souvent un contexte orbito-palpébral, évocateur du terrain allergique : conjonctivite, protrusions graisseuses, cernes. Le caractère perannuel de la rhinite lié à la polysensibilisation et la modification des symptômes trompent le clinicien et retardent la diagnostic (Fig. 7).

La suspicion d'allergie est à confirmer par bilan allergologique (tests cutanés, dosage des IgE spécifiques sériques). Quand le diagnostic d'allergie est confirmé, une éviction soigneuse des allergènes est entreprise. Un traitement symptomatique à l'aide d'antihistaminique per os et/ou de corticothérapie nasale est proposé 4 à 6 semaines avant l'acte chirurgical. Une désensibilisation spécifique peut éventuellement être proposée à distance.

Rhinite éosinophilique

La rhinite éosinophilique ou Non Allergic Rhinitis with Eosinophilia ou NARES, (Mullarkey et coll., 1980 [26] ; Jacobs et coll., 1981 [21]) a des caractères sémiologiques proches de ceux de la rhinite allergique mais se manifeste après 30 ans. Le score PAREO (cf. Examen du nez) est plus élevé que dans les rhinites allergiques, les tests cutanés et les mesures d'IgE spécifiques sériques sont négatifs. L'hyposmie ou l'anosmie, les opacités ethmoïdales, souvent retrouvées à l'examen tomodensitométrique, sont très évocatrices. Cette rhinopathie particulière est identifiée par la présence d'un grand nombre d'éosinophiles à la cytologie du mucus nasal, en dehors de tout traitement corticoïde local ou général. Le NARES répond bien en effet aux corticoïdes administrés localement et per os en cures courtes.

Rhinite idiopathique

La rhinite idiopathique survient après la puberté sur un terrain spasmophile (« dystonie neurovégétative »), anxieux, surmené, stressé, parfois associée à un acrosyndrome, sans antécédent personnel ou familial d'allergie. L'acrosyndrome, caractérisé par des troubles vasomoteurs des extrémités, s'accompagne très souvent d'une hyperréactivité muqueuse de "l'appendice nasal". Les symptômes apériodiques sont dominés par les éternuements suivis de rhinorrhée séreuse. Cette rhinite est caractérisée par l'absence d'IgE spécifiques sériques. Le mécanisme intime de cette rhinite en cours de démembrement demeure inconnu. L'hypersécrétion muqueuse nasale procédant à la fois d'un processus de stimulation cholinergique et d'un processus d'histamino-libération non spécifique, le traitement symptomatique relève d'un traitement local à base d'anticholinergiques et d'antihistaminiques (Fig. 8).

Rhinite iatrogène

La rhinite iatrogène d'origine médicamenteuse est surtout représentée par la rhinite hypertrophique consécutive à l'usage prolongé (souvent par automédication) de médicaments vasoconstricteurs dans les obstructions nasales d'origine dysfonctionnelle, dysmorphique ou mixte. Les produits les plus souvent impliqués sont :

- les sympathicomimétiques : phényléphrine (Dérinox®, Polydexa phényléphrine®), épinéphrine (Biphédrine®, Argyrophédrine®),
- les dérivés imidazolés : naphtazoline (Soframycine naphtazoline®, Frazoline®, Dérinox®), fénoxazoline (Déturgylone®, Aturgyl®), oxymétazoline (Iliadine®), tymazoline (Pernazène®).

Ces médicaments provoquent à la longue une atrophie muqueuse avec perte du sol ciliaire et un rhinœdème par hypersympathicotonie. A la vasoconstriction initiale des artérioles et des capillaires fait suite une vasodilatation plus intense et plus longue, localisée surtout au niveau des plexus caverneux (effet inverse ou rebond). En quelques mois ou années, la muqueuse devient de moins en moins sensible aux vasoconstricteurs. Un cercle vicieux conduit alors le patient à augmenter progressivement les doses et la fréquence des instillations ou pulvérisations pour obtenir un soulagement. Cette pharmacodépendance caractérise la rhinite hypertrophique iatrogène. La suspicion d'une rhinite médicamenteuse est confirmée par l'évolution dans les mois suivant l'arrêt du traitement suspecté et dans certains cas par l'évolution sous reprise, valant test de provocation. Les lésions muqueuses sont le plus souvent réversibles à l'arrêt de l'agent causal. Lorsqu'elles sont irréversibles malgré le traitement médical (corticoïdes et antihistaminiques), un traitement chirurgical est indiqué (rhinoseptoplastie à visée fonctionnelle ou turbinoplastie).

D'autres médicaments peuvent être incriminés dans l'obstruction nasale (Meredith, 1993 [24]) :

- les antihypertenseurs : dihydralazine (Nepressol®), methyldopa (Aldomet®), alpha-bloquants prazosine (Minipress®),
- les bêtabloquants : propranolol (Avlocardyl®), nadolol (Corgard®), atenolol (Tenormine®). Ces médicaments favorisent le syndrome de Raynaud. Collyre contenant des bêtabloquants,
- les antidépresseurs et tranquillisants : thioridazine (Melleril®), chlordiazopoxide (Librax®), perphenazine (Trilifan retard®), alprazolam (Xanax®),
- les œstrogènes, la progestérone et les contraceptifs oraux augmentent la congestion nasale et peuvent être responsables d'obstruction nasale. L'effet congestif des œstrogènes s'observe surtout pendant les deux premiers jours de la période cataméniale, très souvent au cours de la grossesse, à la ménopause et après hystérectomie.

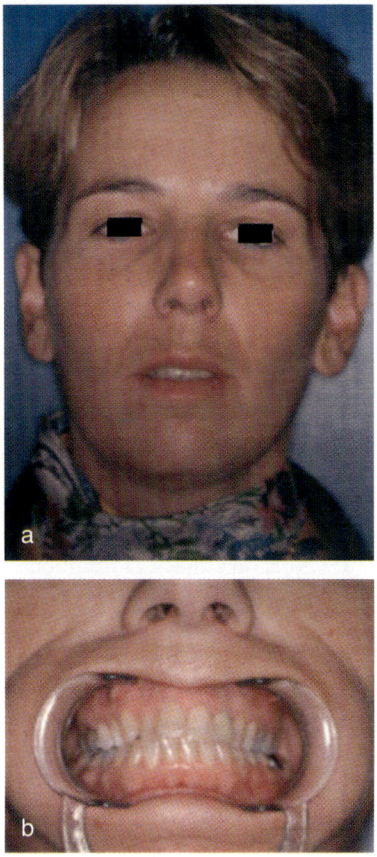

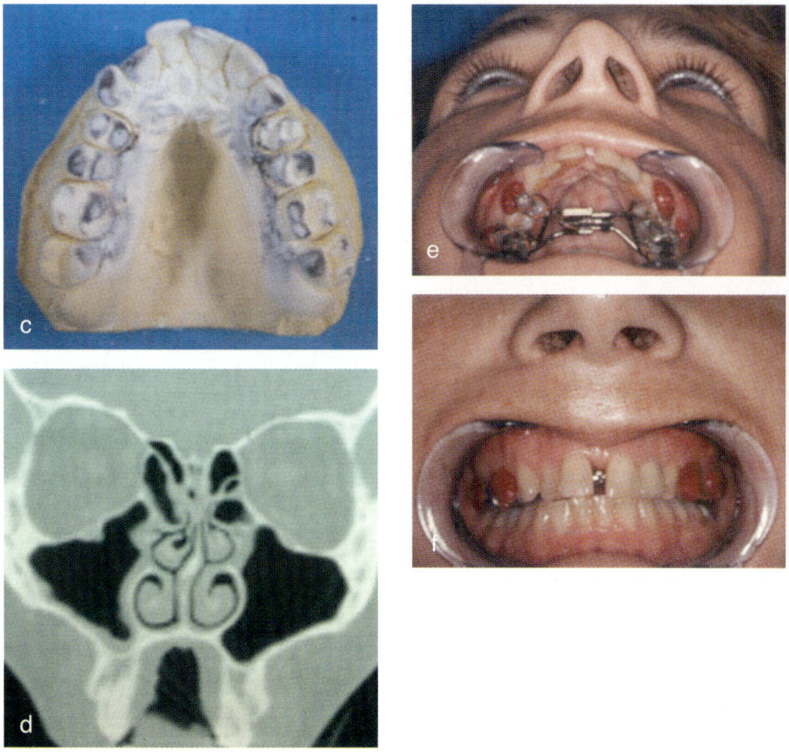

Fig. 7. Obstruction nasale chronique par rhinopathie. Dysfonction de l'appareil manducateur. a) Aspect clinique (vue de face) ; b) Occlusion dentaire : endo-maxillie ; c) Aspect du moulage maxillaire : palais creux ; d) Aspect tomodensitométrique : fosses nasales étroites (coupe coronale des fosses nasales) ; e et f) Traitement : agrandissement du cadre osseux par disjonction intermaxillaire

Rhinite atrophique

La rhinite atrophique, spontanée ou acquise, se caractérise par une rhinite croûteuse nauséabonde avec obstruction nasale et anosmie. Le traitement repose sur la désinfection nasale et sur le rétrécissement des fosses nasales. Des sécheresses nasopharyngées peuvent s'observer après turbinectomie inférieure totale.

Rhinosinusite

L'obstruction nasale est responsable de sinusite. Inversement, la sinusite, quelque soit sa cause, est une facteur d'obstruction nasale en provoquant un œdème inflammatoire de la muqueuse nasale. Obstruction nasale et sinusite doivent donc être traitées conjointement.

Le « malade du sinus » est à distinguer du « malade des sinus ». Chez le premier, il faut rechercher une cause locale dont le traitement simple est souvent chirurgical. Le « malade des sinus » pose un problème médico-chirurgical infiniment plus complexe où la chirurgie n'est entreprise qu'en deuxième intention après échec ou insuffisance des traitements à visée physiopathologique. Cette chirurgie a bénéficié du développement de la chirurgie endonasale sous guidage endoscopique ou sous microscope.

Si la « nasalisation » des sinus avec ses conséquences ventilatoires, est acceptable pour le sinus ethmoïdal (évidement ethmoïdal pour polypose nasosinusienne obstructive et invalidante), elle l'est beaucoup moins en ce qui concerne le sinus maxillaire. Les méatotomies inférieures, et à un degré moindre, les méatotomies moyennes, bouleversent la physiologie des fosses nasales et des sinus. L'abord et les interventions sur le sinus maxillaire doivent de ce fait être repensés.

La trépanation de la fosse canine et l'intervention modifiée de Caldwell-Luc (Caldwell, 1893 [8] ; Luc, 1897 [22]) qui respectent l'intégrité des fosses nasales, gardent encore des indications tout à fait valables.

La ponction du sinus maxillaire par le méat inférieur est indiquée pour faire des prélèvements bacté-

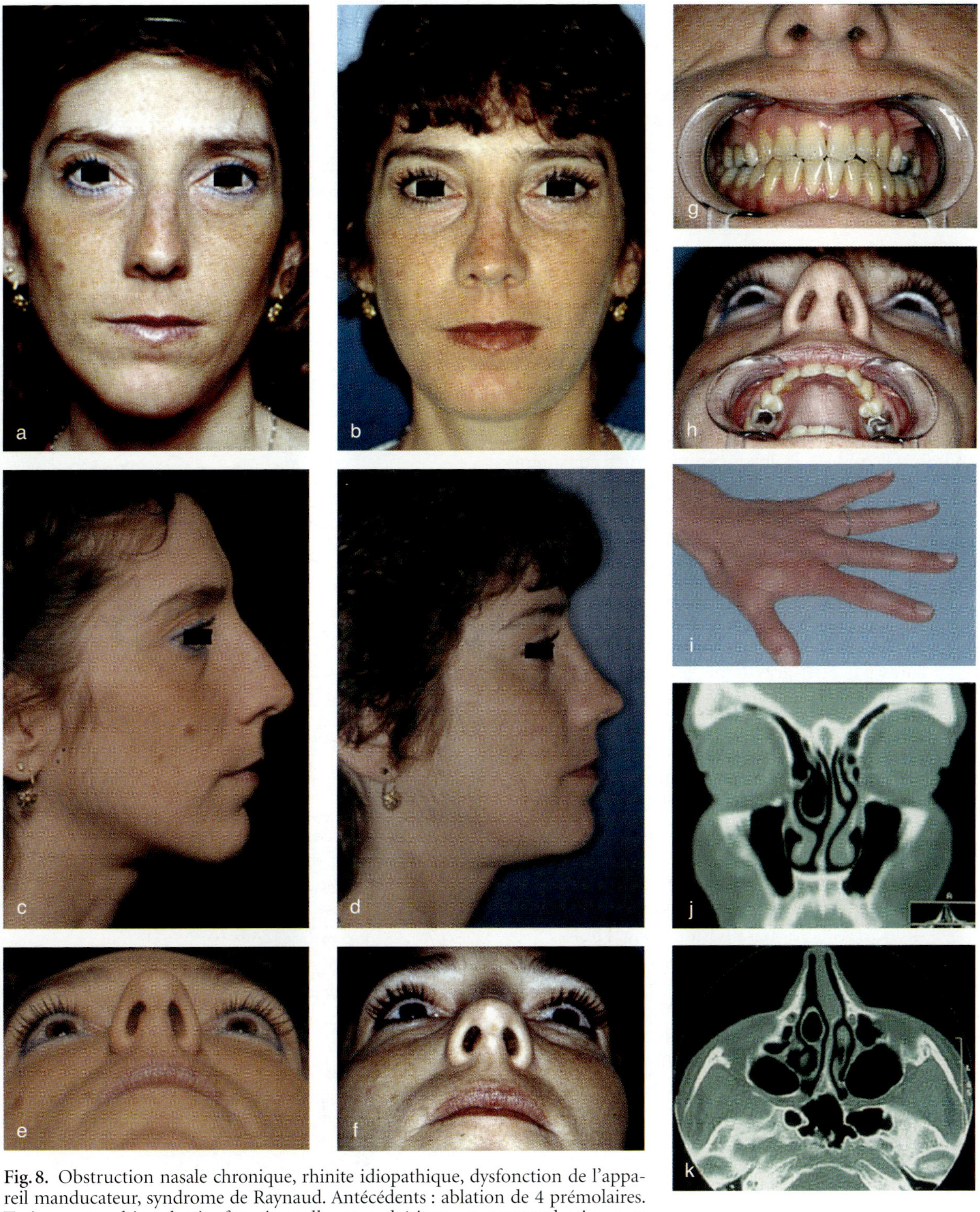

Fig. 8. Obstruction nasale chronique, rhinite idiopathique, dysfonction de l'appareil manducateur, syndrome de Raynaud. Antécédents : ablation de 4 prémolaires. Traitement : rhinoplastie fonctionnelle et esthétique et mentoplastie. a et b) Aspects pré et postopératoires (vues de face) ; c et d) Aspects pré et postopératoires (vues de profil) ; e et f) Aspects pré et postopératoires (vue inférieure) ; g et h) aspects endobuccaux : bout à bout incisif, palais blanc ; i) syndrome de Raynaud ; j et k) Aspects tomodensitométriques : déviation septale gauche, concha bullosa droite (coupes coronale et axiale des fosses nasales)

riologiques ou fongiques, diminuer la pression intrasinusienne et permettre les lavages de la cavité après la pose d'un drain à demeure.

Si l'ablation du polype antro-choanal de Killian, qui s'insère le plus souvent à proximité de l'ostium maxillaire, relève dans la plupart des cas d'une chirurgie endonasale, à l'inverse les corps étrangers intrasinusiens (pâte dentaire, aspergillome), les autres polypes développés aux dépens du bas-fond sinusien et uniquement lorsqu'ils sont volumineux et/ou plus ou moins obstructifs, sont préférentiellement enlevés par voie directe à travers la paroi antérieure maxillaire.

Des deux parois chirurgicales du sinus maxillaire, la paroi antéro-latérale à faible valeur fonctionnelle est préférable à la paroi médiale intersinuso-nasale à grande valeur fonctionnelle. En effet, la trépanation a minima (1 cm^2) de la fosse canine limite considérablement les séquelles sensitives par atteinte des rameaux dentaires, issus du nerf infra-orbitaire (Fig. 9).

La méatotomie inférieure, proposée pour rétablir l'aération du sinus maxillaire, n'est pas logique :
- la position déclive de la méatotomie n'autorise qu'une simple vidange des sécrétions maxillaires par effet gravifique, les voies de drainage muco-ciliaire continuant à se diriger vers l'ostium naturel. De plus, la coexistence d'une méatotomie inférieure et d'un ostium perméable rend possible la réintroduction dans le sinus maxillaire de sécrétions purulentes préalablement expulsées par l'ostium naturel (Bertrand et Eloy, 1995 [5]) (Fig. 10) ;
- elle laisse une ouverture plus ou moins grande dans la paroi médiale intersinuso-nasale du sinus maxillaire (nasalisation) (Fig. 11).

La méatotomie moyenne a été proposée pour rétablir le drainage et la ventilation du sinus maxillaire et rompre le cercle vicieux entre pathologie ostiale et pathologie muqueuse. Cette méatotomie qui inclut l'ostium maxillaire devrait être uniquement « fonctionnelle », basée sur la réversibilité des atteintes de la muqueuse, et se réduire aux rares conflits ostio-méataux persistants à un rétablissement préalable de la ventilation nasale (septoplastie, éperon, concha bullosa...). Ces obstacles doivent impérativement être enlevés non seulement parce qu'ils gênent la réalisation de la méatotomie mais surtout parce qu'ils constituent un obstacle majeur à la ventilation nasale. Cette méatotomie moyenne n'est pas sans risques (lésions du canal lacrymo-nasal, voire du plancher orbitaire ou de l'artère palatine descendante), surtout lorsqu'elle est à visée « interventionnelle », nécessitant alors d'être agrandie et imposant des gestes complémentaires (ablation partielle du cornet inférieur, méatotomie inférieure associée...).

Les altérations irréversibles de la muqueuse sinusienne maxillaire (critères histologiques encore mal définis) imposent de pratiquer un curetage muqueux radical. Les fenestrations parfois multiples de la paroi intersinuso-nasale par association des méatotomies moyenne et inférieure aboutissent à une vaste cavité naso-sinusienne uni ou bilatérale.

L'opération de Caldwell-Luc modifiée (souvent confondue avec la simple trépanation de la fosse canine) garde encore de nombreuses indications, en particulier dans les sinusites maxillaires chroniques d'origine dentaire, dans les sinusites chroniques

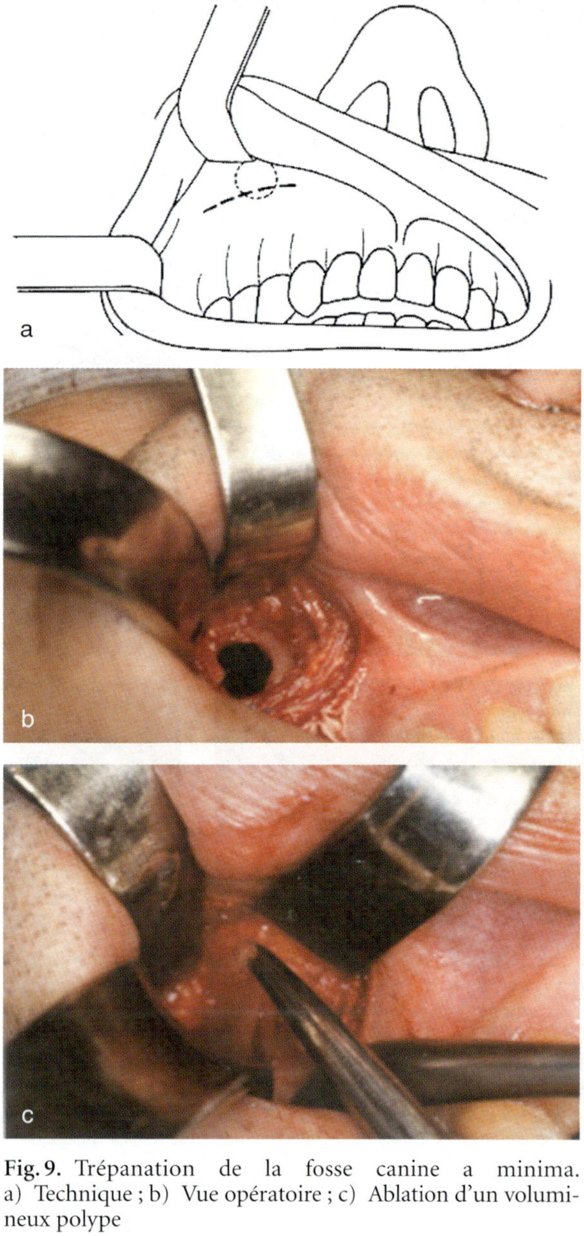

Fig. 9. Trépanation de la fosse canine a minima. a) Technique ; b) Vue opératoire ; c) Ablation d'un volumineux polype

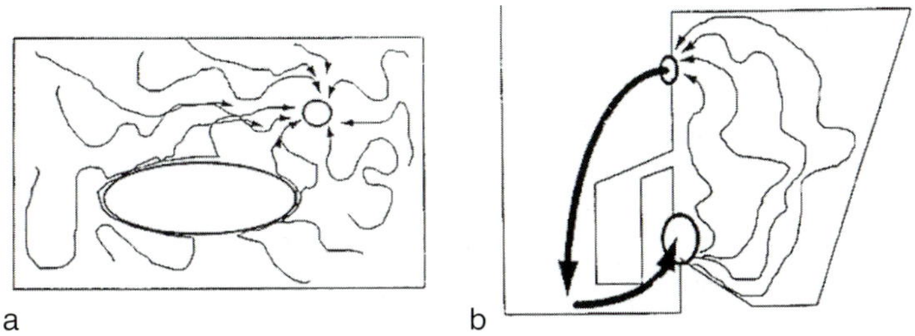

Fig. 10. Méatotomie inférieure. a) Le drainage muco-ciliaire contourne les berges de la méatotomie et persiste à se diriger vers l'ostium naturel ; b) Les sécrétions purulentes excrétées par l'ostium naturel réintègrent la cavité antrale par la méatotomie inférieure (d'après Bertrand et Eloy, avec la permission des Cahiers d'ORL)

récurrentes multi-opérées et dans les sinusites atélectasiques. Ces dernières, liées à un défaut de ventilation nasale chronique, se caractérisent par une rétraction des parois sinusiennes, pouvant aboutir à une enophtalmie et par la présence dans le sinus bloqué, d'un épanchement évoquant de la glu (« glue sinus »). L'abaissement du plancher de l'orbite rend les gestes endoscopiques plus dangereux (Fig. 12).

L'opération de Caldwell-Luc modifiée doit respecter un certain nombre de principes :

- l'incision vestibulaire est horizontale ou trapézoïdale, centrée sur la dent extraite ou à extraire, ceci afin de pouvoir traiter une éventuelle communication bucco-sinusienne par un lambeau muco-périosté.
- La simple trépanation de la fosse canine est remplacée par la dépose-repose d'un volet osseux réalisé aux dépens de la paroi antérieure du sinus et respectant en bas les apex dentaires, en haut le nerf infra-orbitaire. L'obturation du sinus est utile non seulement pour éviter la pénétration des parties molles de la joue dans le sinus, mais aussi pour isoler le sinus de la joue.
- L'ablation de la muqueuse sinusienne doit être complète. Le toit du sinus et le bas-fond sinusien doivent être curetés avec attention, le premier à cause de son extrême finesse, le deuxième à cause de la présence des apex dentaires procidents.
- La contre-ouverture nasale est inutile et peut être responsable de nasalisation du sinus (Fig. 13).

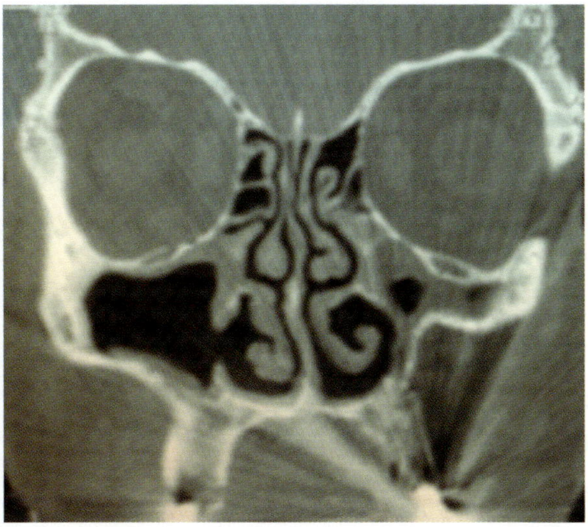

Fig. 11. Méatotomie inférieure droite, sinus maxillaire gauche atélectasique. Conflit ostio-méatal bilatéral

Le sinus maxillaire, débarrassé de sa muqueuse pathologique et parfaitement clos, se comble de sang puis de tissu fibreux qui garantit la guérison en l'excluant définitivement tout en respectant les parois et le calibre des fosses nasales.

Les autres sinusites antérieures, frontale et ethmoïdale, parfois associées, guérissent le plus souvent spontanément, surtout si les problèmes ventilatoires sont réglés conjointement.

Les avantages de ce procédé trop souvent décrié l'emportent largement sur les séquelles sensitives dentaires inéluctables. Notons toutefois qu'après la cure de certaines sinusites particulièrement inflammatoires, une rétraction des parois sinusiennes avec enophtalmie peut s'observer.

Polypose naso-sinusienne et polypes

La polypose naso-sinusienne, dégénérescence œdémateuse de la muqueuse, favorisée par la structure du labyrinthe ethmoïdal, ne semble pas corrélée à une allergie (il n'y a pas plus de sujets allergiques dans une population de sujets porteurs d'une polypose nasale que dans une population témoin). L'asthme, par contre, y est très souvent associé (25 % des cas). Le syndrome de Widal et Lermoyez associe polypose naso-sinusienne, asthme et intolérance à l'aspirine et aux anti-inflammatoires non stéroïdiens. Le tableau clinique est celui d'une obstruction nasale progressive et constante, bilatérale, ne réagissant pas aux vasoconstricteurs, associée à une hypo ou à une anosmie et sans rhinorrhée. Le diagnostic de polype se fait sur les examens rhinoscopique et endoscopique. Le bilan d'extension (stade 1 : polypes dans le méat moyen ; stade 2 : polypes débordant le bord inférieur du cornet moyen ; stade 3 : polypes occupant toute la fosse nasale) est complété par l'examen tomodensitométrique.

Il faut souligner la versatilité évolutive de la polypose naso-sinusienne. Sur le plan thérapeutique, il

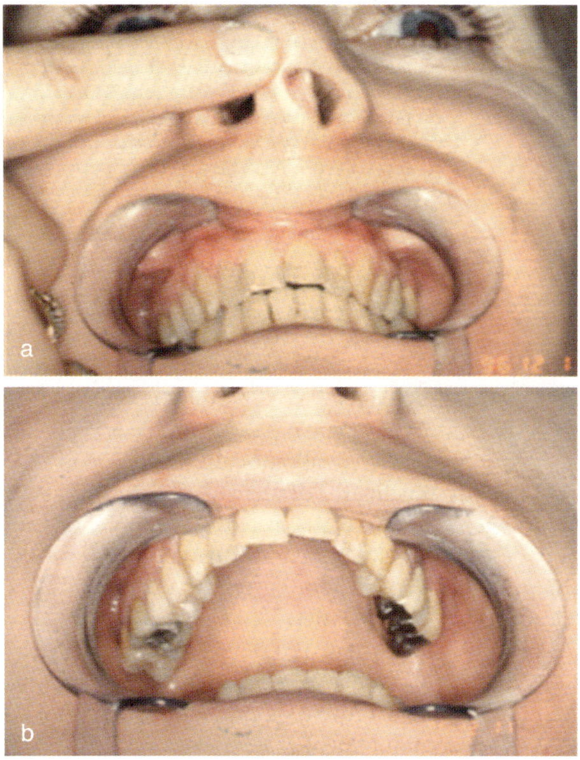

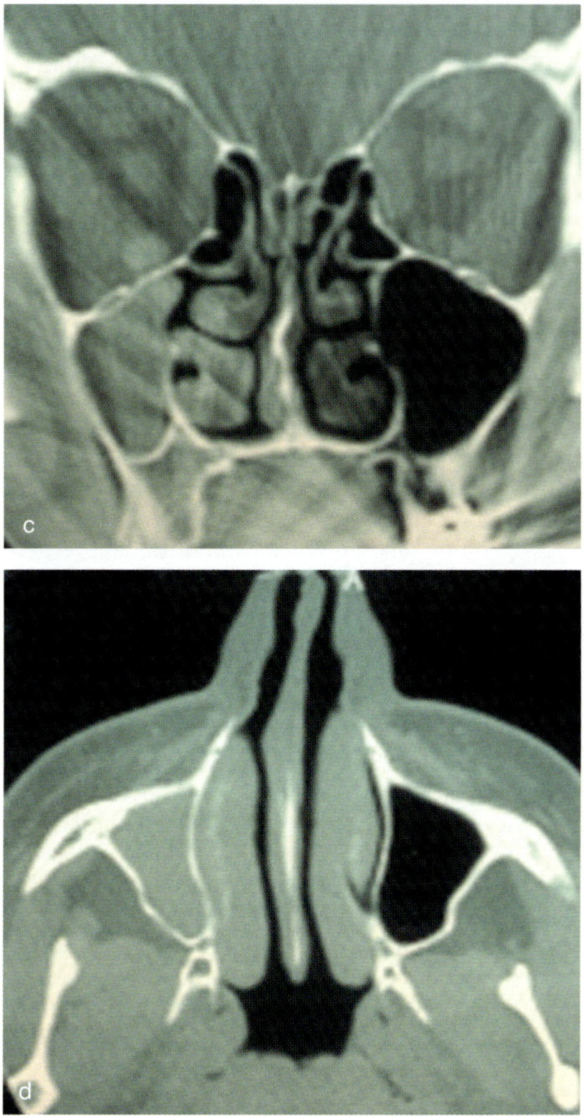

Fig. 12. Sinus maxillaire atélectasique. a) Déviation septale antérieure et pointe nasale molle ; b) Aspect endobuccal : palais blanc (a déjà été opérée d'une latérognathie mandibulaire) ; c et d) Aspects tomodensitométriques : sinus maxillaire droit atélectasique (coupes coronale et axiale des fosses nasales)

faut distinguer les polyposes nasales hautes et discrètes, peu obstructives et fonctionnellement peu gênantes (en dehors de l'anosmie) où les polypes sont à respecter, des polyposes nasales bilatérales diffuses avec obstruction invalidante où le rétablissement de la perméabilité des fosses nasales s'impose. Si la polypose persiste malgré une corticothérapie bien conduite (association d'une corticothérapie locale et générale, en cure courte), la chirurgie d'exérèse basée sur l'évidement ethmoïdal par voie endonasale est indiquée. Le risque élevé de récidives (30 %) après ethmoïdectomie reste nettement inférieur à celui après polypectomie simple par évidement des méats moyen et supérieur (70 à 90 %). Les indications respectives de ces deux techniques sont affaires de conditions locales et générales, en sachant que le traitement chirurgical ne dispense pas du traitement médical.

Une rhinoplastie classique à toit ouvert sur une polypose naso-sinusienne ignorée peut conduire à une aggravation de la polypose ainsi qu'à une déformation de l'auvent nasal.

Un polype unilatéral, en dehors du polype antrochoanal de Killian d'origine maxillaire ou du polype sphéno-choanal d'origine sphénoïdale, doit faire éliminer le polype « sentinelle » d'une pathologie sous-jacente, quelle soit congénitale (déjà envisagée) ou tumorale (bénigne ou maligne).

3 – Cas particuliers

Obstruction après rhinoplastie

La constatation d'une obstruction nasale est loin d'être rare après rhinoplastie classique à « toit ouvert ».

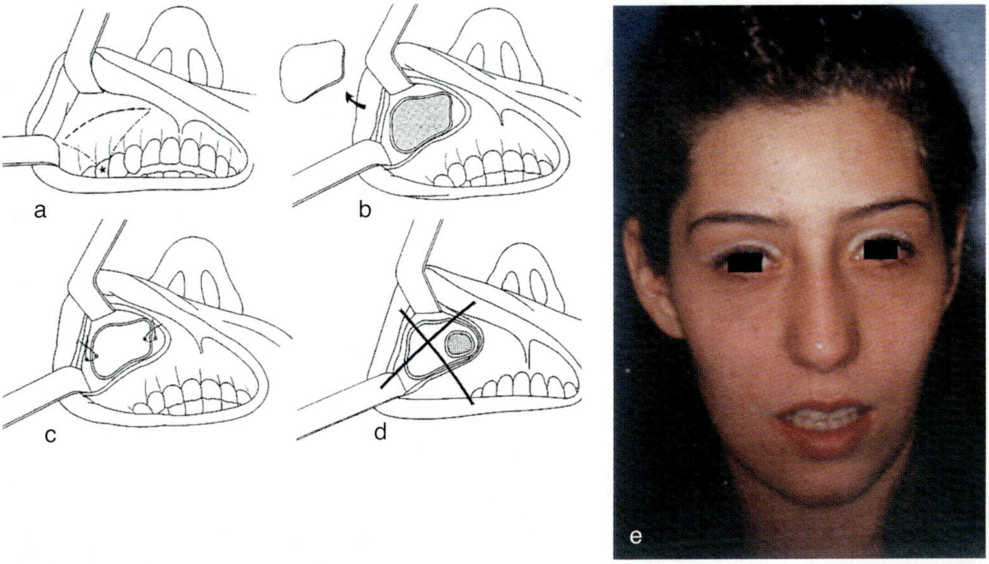

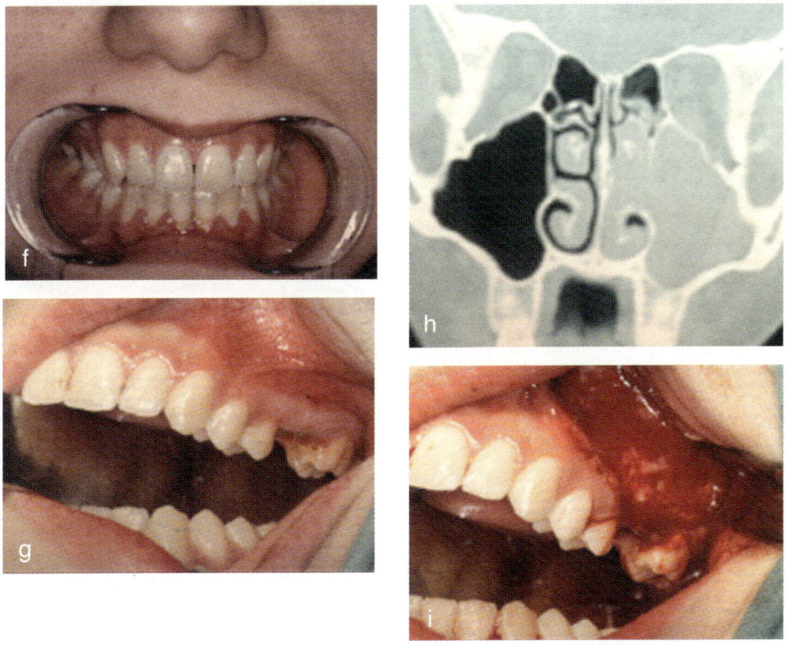

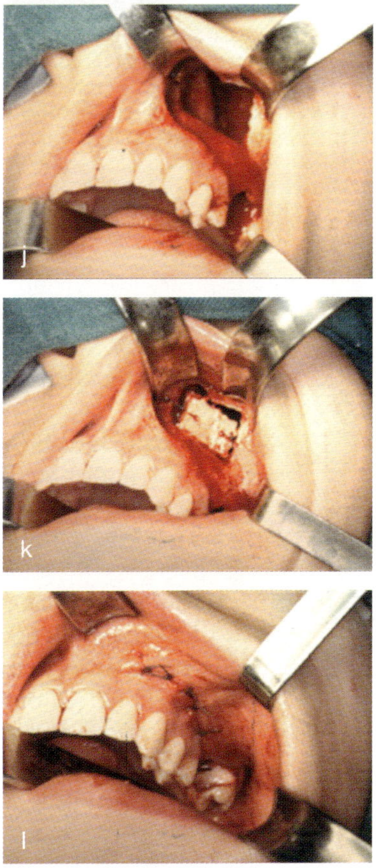

Fig. 13. Opération de Caldwell-Luc modifiée. a) Incision vestibulaire horizontale ou trapézoïdale centrée sur la dent extraite ou à extraire (étoile) ; b et c) Dépose-repose du volet osseux réalisée aux dépens de la fosse canine ; d) La contre-ouverture nasale est inutile. e et f) Sinusite maxillaire dentaire et obstruction nasale chronique (patiente vue de face et occlusion dentaire : rétro et endomaxillie) ; g et h) Aspect endobuccal et aspect tomodensitométrique : sinusite maxillaire gauche d'origine dentaire, fosses nasales étroites (coupe coronale des fosses nasales) ; i et j) Incision muqueuse et dépose du volet osseux ; k et l) Repose du volet osseux et suture muqueuse

Il convient de distinguer les causes d'obstruction nasale indépendantes de la rhinoplastie, mais passées inaperçues ou sous-estimées, des causes en lien direct avec la chirurgie.

Les obstructions dysmorphiques les plus souvent méconnues sont l'éperon septal, la déviation septale (haute qui devient obstructive après rhinoplastie de réduction), l'hypertrophie turbinale inférieure ou moyenne (concha bullosa), les fosses nasales étroites et l'excès de largeur de la base columellaire qui rétrécit les orifices narinaires (Fig. 14).

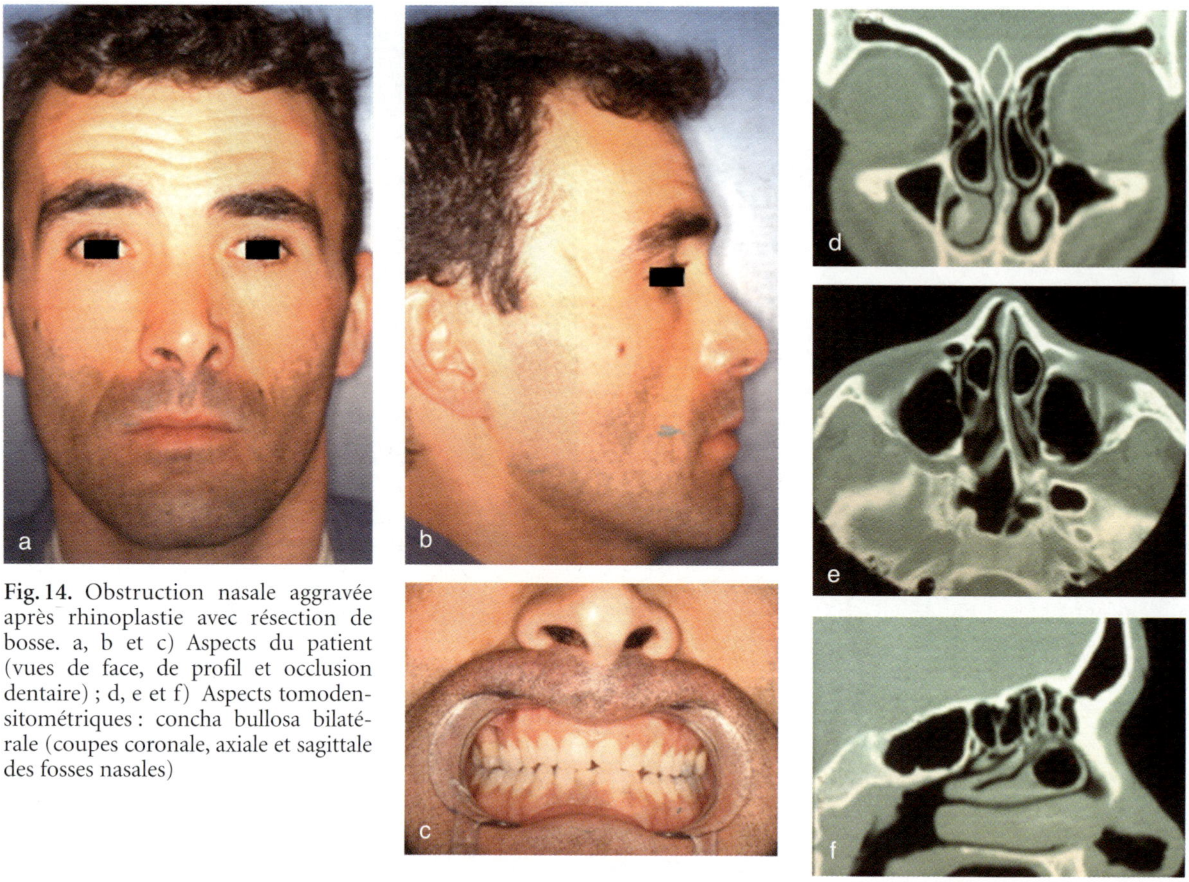

Fig. 14. Obstruction nasale aggravée après rhinoplastie avec résection de bosse. a, b et c) Aspects du patient (vues de face, de profil et occlusion dentaire) ; d, e et f) Aspects tomodensitométriques : concha bullosa bilatérale (coupes coronale, axiale et sagittale des fosses nasales)

Les causes évidentes d'obstruction post-opératoires sont :

- la résection excessive de bosse,
- l'ablation ou la mutilation de la valve nasale,
- le collapsus valvaire par raccourcissement des cartilages supérieurs ou ablation excessive des cartilages inférieurs,
- la perte du support narinaire par raccourcissement excessif du septum ou par affaiblissement des cartilages inférieurs avec sa conséquence, la pointe nasale effondrée, ronde et molle,
- la résection du pied des ailes narinaires,
- les synéchies entre cornet inférieur et septum par déchirures muqueuses en regard.

Outre ces causes dysmorphiques et postopératoires, une cause dysfonctionnelle doit être évoquée : la rhinite hypertrophique par dysfonctionnement muqueux. Si celle-ci peut apparaître à la suite d'une rhinoplastie, elle est le plus souvent préexistante à l'intervention et est passée inaperçue.

Toute intervention chirurgicale portant sur l'auvent nasal entraîne un déséquilibre temporaire de la régulation vasomotrice de la muqueuse pituitaire déjà naturellement sensible. Il peut être difficile de faire la

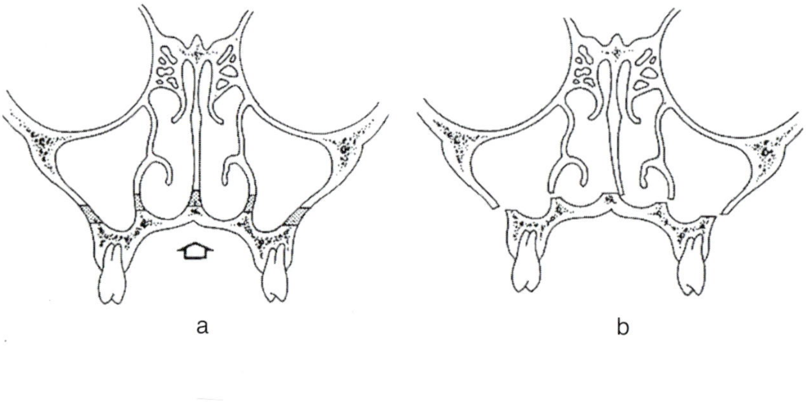

Fig. 15. Obstruction après chirurgie orthognathique. a) Avant Le Fort I d'impaction, b) Après Le Fort I d'impaction

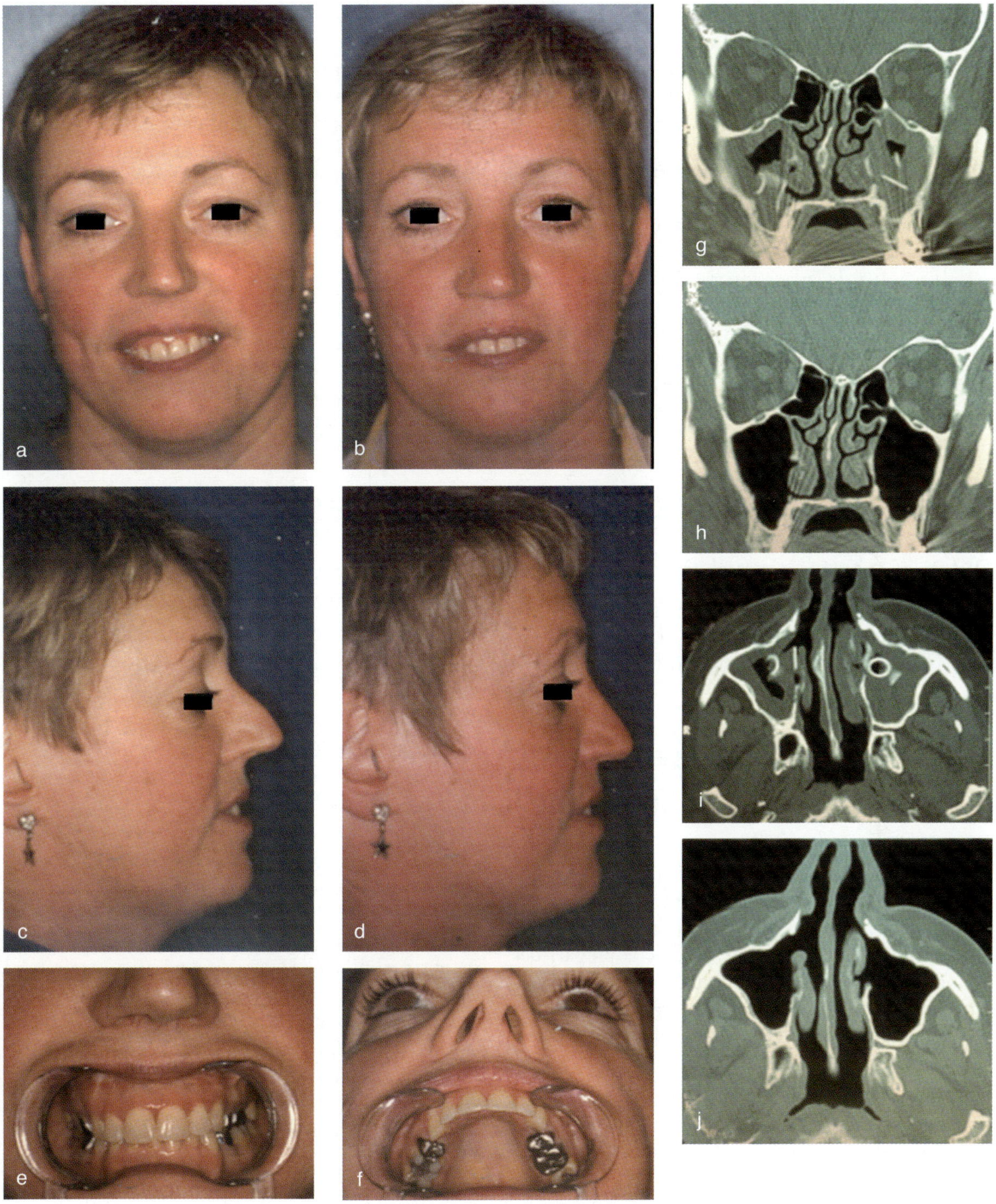

Fig. 16. Obstruction nasale chronique aggravée après chirurgie orthognathique par Le Fort I d'impaction. Antécédents : extraction de 4 prémolaires, dysfonction de l'appareil manducateur, septoplastie antérieure responsable d'une rétraction labiale supérieure, drains intrasinusiens. Traitement : rhinoplastie fonctionnelle et esthétique. Ablation d'un éperon septal résiduel, greffe cartilagineuse intra-columellaire. a et b) Aspects pré et postopératoires (vues de face) ; c et d) Aspects pré et postopératoires (vues de profil) ; e et f) Aspects endobuccaux : supraclusie incisive, palais blanc ; g, h, i et j) Aspects tomodensitométriques pré et postopératoires : éperon septal gauche, drains intra-sinusiens, sinusite maxillaire bilatérale (coupes coronales et axiales des fosses nasales)

part entre les imperfections techniques et un facteur vasomoteur préalable, sachant que toute gêne ventilatoire spontanée ou acquise entraîne une congestion veineuse.

Obstruction après chirurgie orthognathique

L'apparition d'une obstruction nasale peut s'observer également dans la chirurgie orthognathique des excès verticaux de la face lors de l'ostéotomie maxillaire type Le Fort I d'impaction. Il s'agit d'une déviation septale (par défaut de résection de la crête nasale) ou d'une diminution du calibre des fosses nasales consécutive à l'impaction maxillaire (Fig. 15). La distance entre cornet inférieur osseux et plancher des fosses nasales, habituellement comprise entre 5 et 9 mm, augmente d'avant en arrière. Toute impaction comprise entre 5 et 8 mm peut justifier une turbinectomie inférieure pour faciliter l'impaction des maxillaires et surtout pour ne pas réduire le calibre des fosses nasales (Bell et Proffit, 1980 [4] ; Turvey et coll., 1984 [36] ; Guenthener et coll., 1984 [18]).

En fait, et paradoxalement, l'ostéotomie de Le Fort I d'impaction s'accompagne généralement d'une amélioration de la ventilation par agrandissement des orifices narinaires, des valves nasales et modification du flux aérien. La persistance d'une gêne ventilatoire est souvent liée à un obstacle au niveau de l'espace septo-turbinal, cause de la dysmorphose maxillo-mandibulaire et passé inaperçu (Fig. 16).

B – Conséquences de l'obstruction nasale chez l'adulte

Outre les conséquences déjà rapportées chez l'enfant, on peut individualiser trois conséquences particulières chez l'adulte : la rhonchopathie avec ou sans syndrome d'apnées obstructives du sommeil (SAOS), l'aggravation des dysfonctionnements de l'appareil manducateur (DAM) et l'apparition ou l'aggravation de manifestations orbito-palpébrales.

1 – Rhonchopathie et syndrome d'apnées obstructives du sommeil

L'obstruction nasale chronique joue un rôle déterminant dans l'apparition du ronflement pendant le sommeil : directement en créant la gêne inspiratoire et indirectement en étant responsable de la plupart des dysmorphoses maxillo-mandibulaires qui prédisposent aux rhonchopathies graves par création des conditions d'un rétrécissement du pharynx et d'une bascule linguale.

Contrairement à une idée reçue, le ronflement n'est pas le symbole d'un sommeil profond et réparateur, mais le témoin d'efforts respiratoires accrus dont les conséquences sont de sévérité variable : elles peuvent rester modérées, mais aussi s'aggraver progressivement (syndrome de résistance des voies aériennes supérieures de Guilleminault et coll., 1993 [19]).

La structure particulière des voies aériennes supérieures fait intervenir une alternance de segments rigides allongés, les fosses nasales (de section rectangulaire) et le larynx (de section arrondie avec méplat postérieur) et d'un segment déformable, l'oropharynx (aplati d'avant en arrière). C'est ce dernier segment qui est le point faible de cette structure. L'oropharynx, véritable carrefour aéro-digestif, doit en effet être suffisamment rigide pour le passage de l'air et suffisamment souple pour le passage du bol alimentaire.

Le collapsus inspiratoire partiel ou total des parois oropharyngées au cours du sommeil caractérise essentiellement le syndrome d'apnées obstructives du sommeil (SAOS). Ce collapsus se produit en aval d'un site obstructif lorsque la pression négative inspiratoire dans la lumière pharyngée l'emporte sur le tonus musculaire pharyngé. L'accélération de la vitesse de l'air inspiratoire met en mouvement (« en vibration ») les parois les plus compliantes de l'oropharynx, le voile du palais et la base de la langue (ces deux sites rhonchogènes peuvent être isolés ou associés). L'intensité du ronflement reflète l'effort inspiratoire qui lui donne naissance (Fig. 17).

Le ronflement est le plus souvent lié, non au flottement du voile, mais à sa projection passive et rythmée contre la paroi postérieure du pharynx. Ces vibrations, par traumatismes répétés, entraînent des phénomènes inflammatoires, un œdème et des lésions microscopiques du voile et de la luette, et sans doute une détérioration des propriétés élastiques des parois pharyngées. Dans d'autres formes où prédominent les modifications de la base de langue, les vibrations se produisent plutôt au niveau du pharynx (parois latérales) ou entre base de langue et paroi pharyngée postérieure (Fig. 18).

Les sites obstructifs potentiels des voies aériennes supérieures sont situés au niveau des fosses nasales, du nasopharynx et de l'oropharynx :

- orifices narinaires (cartilages inférieurs...),
- rétrécissement de l'orifice piriforme,
- valve nasale (cartilages supérieurs, septum, tête du cornet inférieur...),
- espace septo-turbinal (septum, éperon, concha bullosa, cornet moyen inversé...),
- choanes (queue du cornet inférieur, rétrécissement...),
- nasopharynx (végétations adénoïdes et espace rétro-vélaire),
- oropharynx (amygdales palatines et espace rétro-basilingual).

A ces sites obstructifs ponctuels doivent être ajoutées les fosses nasales étroites et les rhinopathies qui intéressent l'ensemble de l'organe nasal.

Le rôle direct de l'obstruction nasale dans le ronflement est lié à l'obligation de déclencher une dépression inspiratoire supérieure à la normale, ou bien de court-circuiter l'obstacle nasal en adoptant une ventilation orale nocturne.

* En cas de ventilation nasale persistante, l'importance de la dépression pharyngée inspiratoire peut collaber partiellement les parois du pharynx. L'ensemble des voies aériennes supérieures se retrouve donc rétréci, ce qui explique l'accélération de la vitesse de l'air inspiratoire, facteur causal du ronflement (le patient « respire fort » en dormant).

* En cas de ventilation orale prédominante, ce qui est le cas habituel (Gleeson et coll., 1986 [17]), le voile est soulevé par le flux inspiratoire et se met en vibration contre la paroi pharyngée postérieure. De plus, l'ouverture buccale de grande amplitude modifie la position de la base de langue qui en basculant, rétrécit le pharynx, entraînant fréquemment une vibration basilinguale. L'obstruction plus ou moins complète du larynx qui en résulte, concourt à accentuer les résistances inspiratoires (Morikawa et coll., 1961 [25]).

* En cas d'obstruction nasale complète, il se produit davantage un raclement expiratoire qu'un ronflement inspiratoire, mais raclement et ronflement peuvent être associés.

Le rôle indirect de l'obstruction nasale dans le ronflement est lié à son action dysmorphogénétique sur la croissance maxillo-mandibulaire (Fig. 19). Les dysmorphoses maxillo-mandibulaires induites et d'autres anomalies congénitales ou acquises peuvent être responsables d'un rétrécissement des voies aériennes supérieures :

- rétromaxillie qui s'accompagne d'un recul des insertions antérieures du voile,

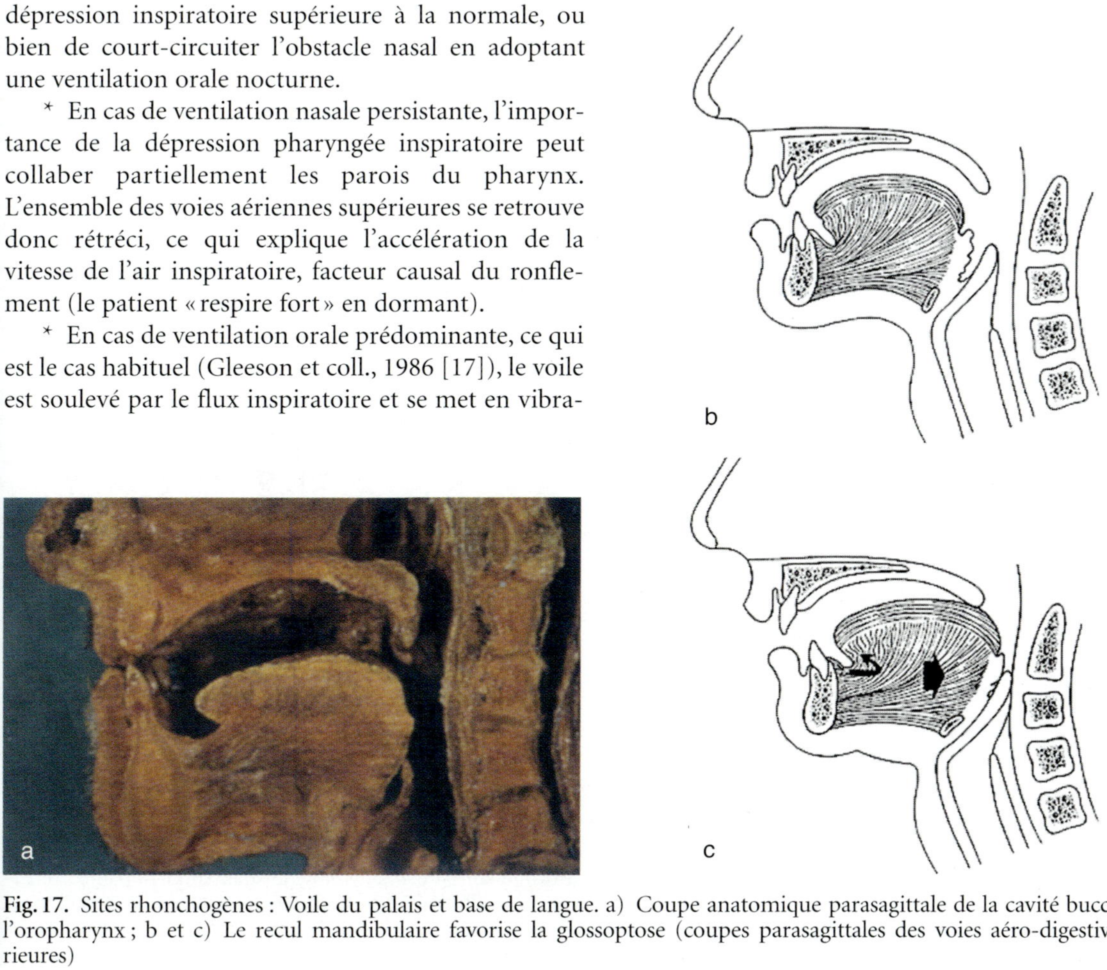

Fig. 17. Sites rhonchogènes : Voile du palais et base de langue. a) Coupe anatomique parasagittale de la cavité buccale et de l'oropharynx ; b et c) Le recul mandibulaire favorise la glossoptose (coupes parasagittales des voies aéro-digestives supérieures)

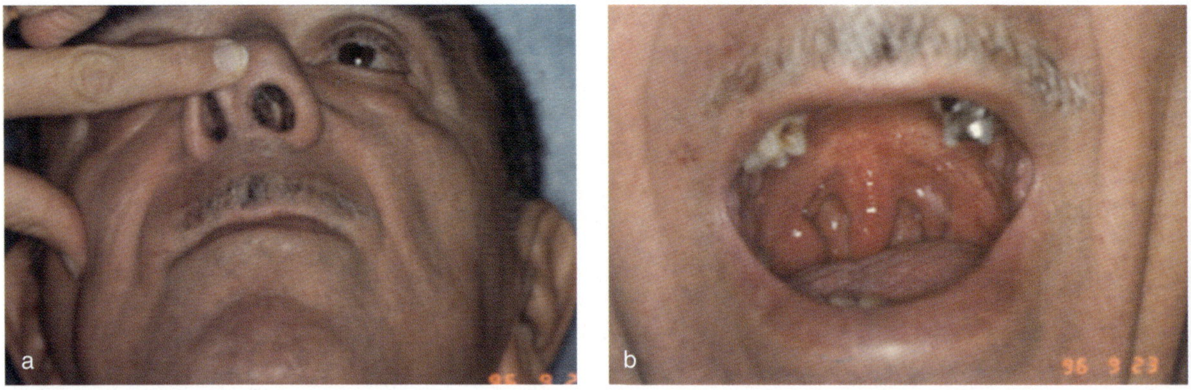

Fig. 18. Rhonchopathie. a) La cause : l'obstruction nasale, b) Les conséquences : édentement, modifications de la luette

- rétromandibulie qui s'accompagne d'un recul des insertions antérieures de la langue et favorise la glossoptose, comme dans le syndrome de Pierre Robin,
- microramie congénitale (syndrome du premier arc) ou acquise (ankylose temporo-mandibulaire, insuffisance verticale postérieure par condylolyse) qui rétrécissent l'oropharynx et favorisent la glossoptose.

Le diagnostic de rhonchopathie se fait sur un faisceau d'indices fonctionnels et organiques, mais sa confirmation impose un enregistrement polysomnographique.

La plainte vient rarement du patient lui-même, par pudeur ou par ignorance de son infirmité, mais sous la pression de l'entourage (conjugal, relationnel, socioprofessionnel).

L'interrogatoire doit systématiquement soulever la question du ronflement, des sensations d'étouffement nocturne et des maux de gorge ou de sécheresse buccale au réveil. Il recherche le signes de somnolence diurne à distinguer de l'asthénie chronique, de la somnolence postprandiale ou de la dette de sommeil (questionnaire d'Epworth). Il recherche également les troubles de caractère souvent rapportés à un désordre psychologique, mais en réalité d'origine organique. L'obstruction nasale peut être en effet à l'origine d'un état anxio-dépressif avec asthénie chronique. Ces patients dépressifs sont traités par des molécules psychotropes qui augmentent la dépression respiratoire nocturne, perturbent le sommeil et aggravent l'hypotonie des muscles oropharyngés.

Le rhonchopathe qui est par définition un respirateur buccal est souvent trahi par son regard (œil rond, œil triste), par sa macroglossie relative, soulignée par l'empreinte des dents sur la langue, parfois par sa pointe du nez arrondie et son embonpoint (Fig. 20).

L'examen de l'oropharynx est évocateur. La luette est œdémateuse, en battant de cloche, surtout le matin. Cet aspect tend à disparaître dans la journée. Progressivement se produit un allongement du voile du palais (aspect palmé) et de la luette (aspect fripé) par distension passive œdémateuse et par aspiration pharyngée. Parfois la luette très allongée vient au

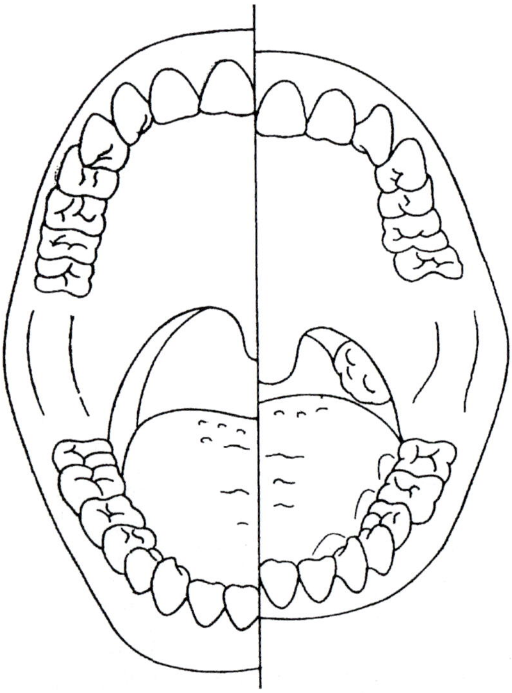

Fig. 19. Rhonchopathie. L'obstruction nasale joue un rôle prépondérant dans le ronflement directement en augmentant les résistances nasales et indirectement par son action dysmorphogénétique sur la croissance maxillo-mandibulaire. A droite sujet normal, à gauche sujet rhonchopathe : rétrusion maxillo-mandibulaire, hypertrophie amygdalienne, allongement de la luette, macroglossie relative avec l'empreinte des dents (vue antérieure de la cavité buccale)

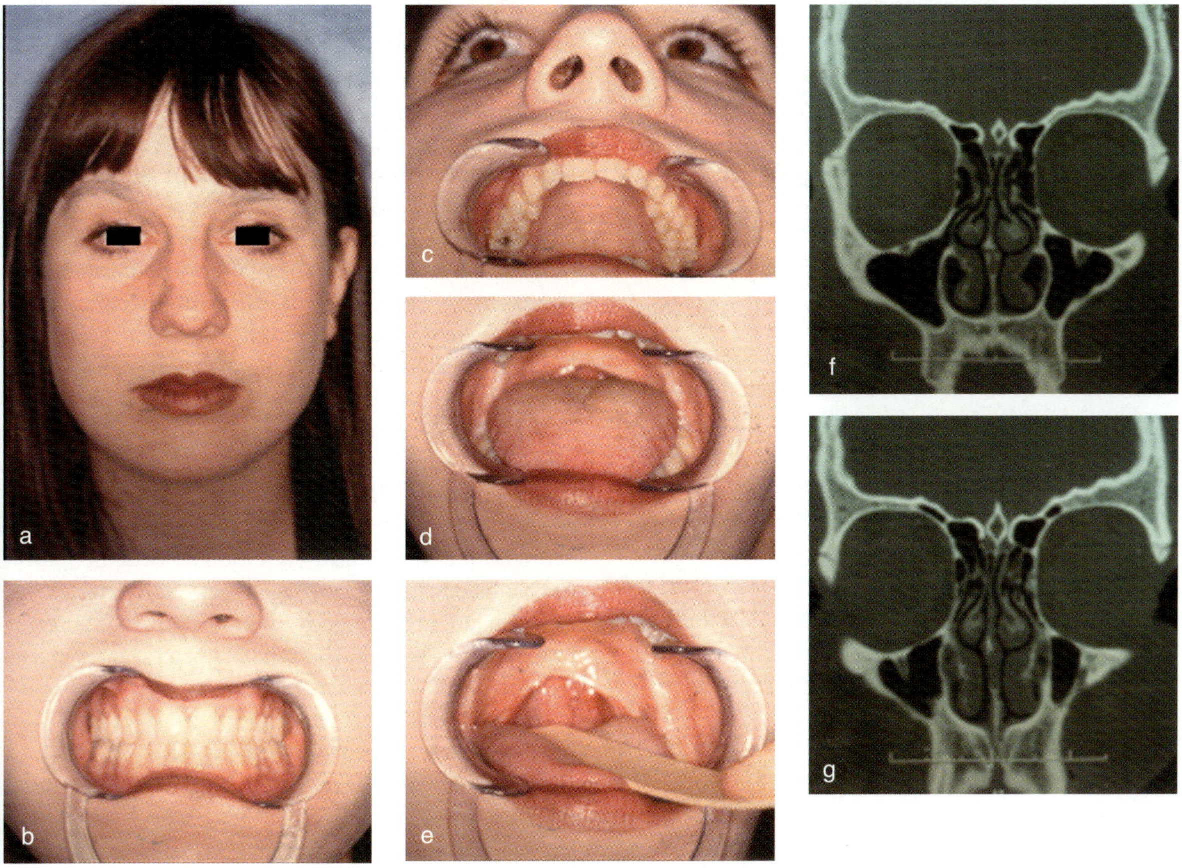

Fig. 20. Rhonchopathie. a) Aspect clinique : yeux tristes, pointe nasale ronde, rhinopathe ; b et c) Occlusion dentaire : palais blanc ; d) Macroglossie relative (empreinte des dents) ; e) A eu UPPP : ne ronfle plus mais « dort toujours la bouche ouverte » ; f et g) Aspects tomodensitométriques : fosses nasales étroites, cornets moyens hypertrophiés

contact de l'épiglotte, déclenchant ainsi des quintes de toux incoercibles ou des spasmes glottiques dès le premier sommeil.

De nombreux facteurs déclenchent ou modulent le ronflement.

– *L'âge et le sexe*

La fréquence du ronflement augmente avec l'âge, sur un mode d'abord intermittent puis permanent. Le ronflement apparaît habituellement à partir de quarante ans chez l'homme, soixante ans chez la femme. Cette différence d'âge et la prédominance chez l'homme du ronflement s'expliquent vraisemblablement par des raisons anatomiques (déviations plus fréquentes du septum chez l'homme que chez la femme, voile plus long chez l'homme que chez la femme (McKerns et Bzoch, 1970 [23]), par une intoxication tabagique plus fréquente chez l'homme et par des raisons hormonales (insuffisance lutéale post-ménopausique, répartition androïde des graisses).

– *Les phases de sommeil*

Le sommeil influe sur la respiration en diminuant le tonus des voies aériennes supérieures, ce qui favorise le collapsus inspiratoire des parois musculaires du pharynx. L'instabilité respiratoire prédomine pendant les phases de sommeil lent léger et de sommeil paradoxal. Pendant ces phases, le ronflement irrégulier peut être entrecoupé d'apnées ou d'hypopnées qui vont perturber la continuité du sommeil.

– *La position de sommeil*

* En décubitus dorsal, le voile repose sur la paroi postérieure du pharynx et c'est le passage de l'air inspiratoire nasal qui le soulève et le fait vibrer. Cette position favorise aussi la glossoptose.

* En décubitus ventral, la tête tournée sur un côté, le ronflement est quasi impossible, mais cette position est souvent inconfortable (risque de dysfonction temporo-mandibulaire) ou impossible (obésité, cervicar-

throse). Seul le ronfleur maigre peut bénéficier de cette méthode thérapeutique posturale.

* En décubitus latéral, le voile hypertrophique peut se plaquer en partie sur le pharynx surtout si ce dernier est rétréci. Le ronflement dans cette position est un signe de gravité. Il traduit habituellement une obstruction nasale unilatérale du côté opposé au décubitus.

– *L'obésité*

L'obésité est un des facteurs principaux de la rhonchopathie chronique. Elle est responsable d'un pharynx congestif et pléthorique, plus particulièrement dans les cous courts. L'indice de masse corporelle (IMC = poids en kg/(taille en m)^2) est le meilleur critère d'obésité. Il dépasse 30 chez 70 % des patients souffrant de SAOS. L'augmentation du tour de cou témoigne de la répartition particulière des graisses chez ces sujets (obésité androïde, facio-tronculaire). La perte de poids, lorsqu'elle est possible, entraîne souvent une atténuation ou une disparition du ronflement par diminution de la graisse infiltrant les parois pharyngées. Mais tous les rhonchopathes ne présentent pas de surcharge pondérale.

– *Autres facteurs*

* Les repas abondants et « arrosés » qui approfondissent le sommeil.

* L'alcool qui congestionne les muqueuses nasopharyngées et modifie les fibres élastiques des tissus pharyngés.

* La fatigue, les somnifères, les anxiolytiques (benzodiazépines) qui diminuent le tonus des muscles des voies aériennes supérieures.

* Le tabac augmente l'obstruction nasale. Il induit également une inflammation diffuse de la muqueuse pharyngée et modifie les fibres élastiques des tissus pharyngés.

* L'acromégalie qui déforme les bases osseuses et génère une macroglossie.

* L'hypothyroïdie qui provoque une infiltration des tissus et une obstruction nasale.

Obstruction nasale chronique, dysmorphose maxillo-mandibulaire, voile trop long, pharynx rétréci et glossoptose constituent autant d'obstacles inspiratoires qui peuvent se conjuguer et se compliquer d'un SAOS. Ces apnées entraînent la fragmentation du sommeil, d'où la fatigue matinale et les troubles de la vigilance avec somnolence diurne invincible (Dejean, Chouard et coll., 1993 [10] ; Chouard, 1993 [9]).

Dans un cas sur dix, le ronflement est révélateur d'un SAOS. Ce syndrome est défini sur les enregistrements polysomnograhiques par la présence d'apnées ou d'hypopnées de plus de dix secondes, survenant plus de 10 fois par heure de sommeil (index apnée-hypopnée supérieur ou égal à 10). Le SAOS peut être suspecté devant des accès de somnolence diurne, un sommeil agité, des céphalées matinales au réveil (douleurs frontales ou en casque), des troubles du caractère ou du comportement, des troubles cognitifs, des complications cardio-vasculaires (hypertension artérielle, accidents vasculaires cérébraux ou cardiaques).

Les céphalées matinales seraient liées à l'hypercapnie ou à l'hypertension artérielle. Il pourrait s'agir également d'un défaut de thermorégulation cérébrale consécutif à l'obstruction nasale et responsable d'une ventilation orale, comme en témoigne l'augmentation des céphalées par le chauffage excessif hivernal.

Le bilan polysomnographique permet d'analyser précisément les perturbations respiratoires, le retentissement sur le sommeil et divers paramètres physiologiques (tension, pouls...). Le pharynx et la région rétro-basilinguale peuvent être explorés par TDM ou IRM en coupes axiales et sagittales en décubitus dorsal. Une fibroscopie nasopharyngée sous hypnotiques permet de préciser les zones de sténose sous le contrôle de la vue. La téléradiographie de profil montre globalement les modifications des tissus mous et du squelette :

- extension posturale cervico-céphalique,
- augmentation de la longueur et de l'épaisseur du voile,
- diminution de la profondeur et augmentation de la hauteur de l'oropharynx par étirement vertical,
- position basse de l'os hyoïde avec recul lingual et verticalisation de la base de langue.

2 – Aggravation des dysfonctionnements de l'appareil manducateur

L'appareil manducateur se compose d'éléments passifs articulaires (temporo-mandibulaires et occlusaux) et d'éléments musculaires actifs dont la dynamique est coordonnée par le système neurosensoriel (nerf trijumeau et système nerveux central) (Gola et coll., 1992, 1993 et 1995 [13, 14, 15]) (Fig. 21). L'efficacité de cet appareil dépend du fonctionne-

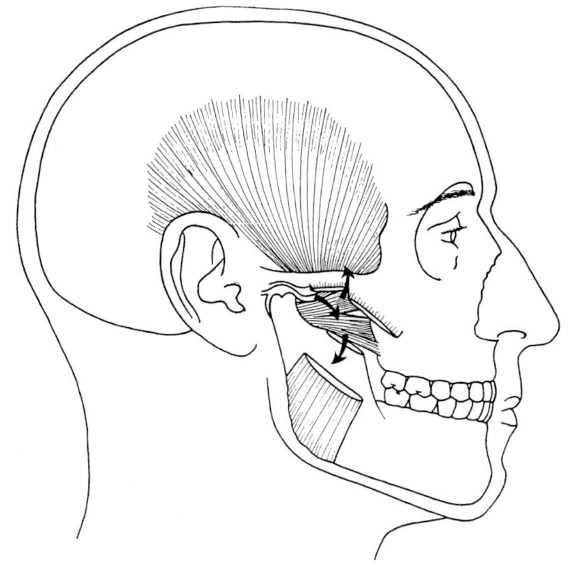

Fig. 21. Appareil manducateur. le spasme généré au sein de l'appareil tenseur du disque s'étend aux muscles manducateurs

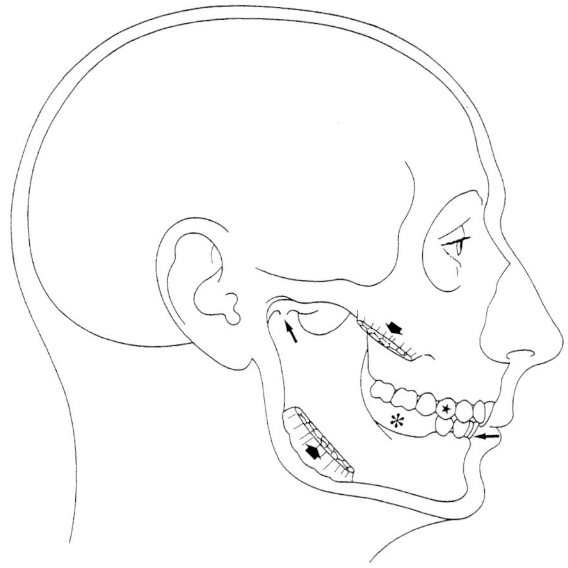

Fig. 22. Candidat (e) au dysfonctionnement de l'appareil manducateur.
- hyperlaxité articulaire, compression des tissus rétro-discaux,
- crispation des mâchoires,
- édentement postérieur,
- trouble du guide antérieur par afonction (béance avec interférence postérieure) ou dysfonction (classe III compensée ou classe II 2 avec interférence antérieure),
- perte de la première prémolaire maxillaire (perte de la cale anti-rétrusion)

ment harmonieux et équilibré de ses différents composants mais aussi de sa capacité d'adaptation à de multiples contraintes manducatrices et à diverses fonctions (ventilation, phonation, gestion du stress, mimique...). L'appareil manducateur est également lié à la posture cranio-cervicale.

Les dysfonctionnements de l'appareil manducateur (DAM) correspondent à des défauts d'adaptation de celui-ci. Ils peuvent être secondaires à un trouble de l'occlusion dentaire ou à une parafonction manducatrice et sont souvent majorés par un désordre d'ordre psychique ou général. Cependant, du fait de l'adaptation permanente de l'appareil manducateur à la fonction même pathologique, et du fait des variations d'intégration psychique, il n'y a pas de parallélisme anatomo-clinique net. Les DAM n'apparaissent pas toujours immédiatement. Les altérations structurelles articulaires ne sont pas toujours associées à des symptômes fonctionnels. Des symptômes prononcés existent parfois sans altération évidente des structures articulaires. Des modifications brutales, structurelles ou comportementales dépassant les capacités d'adaptation, sont souvent nécessaires pour que ces dysfonctionnements longtemps peu symptomatiques s'expriment.

Étiopathogénie

Les DAM se rencontrent dans les deux sexes et à tout âge, mais de préférence chez la femme jeune (20 à 40 ans) (Fig. 22). L'étiopathogénie des DAM est caractérisée par la multiplicité des facteurs souvent intriqués que l'on peut classer en facteurs prédisposants, en facteurs déclenchants et en facteurs d'entretien.

Facteurs prédisposants

Les prédispositions concernent l'état occlusal, la laxité articulaire, les parafonctions et le terrain neuro-psychique :

- Troubles de l'occlusion dentaire : ce sont les dysmorphoses dento-maxillaires et maxillo-mandibulaires (rétromandibulie, rétromaxillie, promandibulie, béance dentaire avec excès vertical antérieur...). Elles sont pour la plupart consécutives à des troubles de la ventilation nasale. A ces troubles « constitutionnels » s'ajoutent des troubles acquis, notamment à la suite d'un traitement prothétique ou orthodontique mal conduit.
- Laxité articulaire : elle peut être congénitale ou plus souvent acquise (promandibulie fonctionnelle, rétromandibulie, supraclusie incisive où l'excès de recouvrement limitant la propulsion est compensé par une exagération des mouvements de latéralité mandibulaire).

- Parafonctions : elles sont dominées par la bruxomanie (grincement des dents), la crispation des mâchoires (serrement des dents), les dysfonctions linguales (persistance de la déglutition primaire souvent liée à la persistance d'une obstruction nasale) et la mastication unilatérale exclusive.

Les autres parafonctions sont plus rares (abus de chewing-gum...) :

- Terrain anxieux, dépressif ou algique chronique : les facteurs psychiques jouent un rôle considérable en exagérant la symptomatologie et en provoquant ou aggravant les spasmes musculaires, les parafonctions ou la sensibilité à la douleur.

Facteurs déclenchants

Ces facteurs occlusaux, comportementaux, traumatiques ou émotionnels expliquent l'émergence clinique d'un dysfonctionnement jusque là asymptomatique.

- Modifications brutales de l'occlusion, souvent iatrogénes (prothèse, orthodontie, chirurgie orthognathique...).
- Modifications comportementales (abus de chewing-gum, changement du côté de mastication habituel, changement de la posture de sommeil...).
- Traumatismes : contusion de l'articulation temporo-mandibulaire, fracture du condyle, ouverture buccale forcée lors d'une anesthésie générale ou d'un soin dentaire prolongé. Le « coup du lapin » est souvent impliqué dans cette pathologie comme facteur déclenchant ou aggravant. Il s'agit la plupart du temps de candidats au DAM (trouble occlusal antérieur à l'accident) qui se décompensent du fait du stress post-traumatique et de la modification de la posture mandibulaire consécutive à la modification de la posture rachidienne. Le DAM lui-même aggrave à son tour les douleurs nucales (cercle vicieux).
- Chocs émotionnels majorant les parafonctions et l'hyperactivité musculaire.

Facteurs d'entretien

Ils se surajoutent ou se substituent à la pathologie initiale, compliquant le traitement et aggravant le pronostic : modifications dento-alvéolaires et articulaires secondaires adaptatives au déplacement discal, syndrome douloureux chronique secondaire à une hyperalgésie locorégionale ou à un syndrome dépressif.

Symptomatologie

Les dysfonctionnements de l'appareil manducateur se caractérisent par un grand polymorphisme clinique, souvent trompeur. Les manifestations cliniques peuvent être classées en manifestations musculaires et articulaires.

Manifestations musculaires

Les manifestations musculaires sont plus fréquentes que les manifestations articulaires et les précèdent dans la majorité des cas. Elles se traduisent par des douleurs (myalgies manducatrices), une limitation de l'ouverture buccale (trismus avec propulsion et diduction conservées), une hypertrophie musculaire. Elles sont consécutives au spasme généré par la compression des tissus rétro-discaux richement innervés ou par l'hyperactivité musculaire. Ce spasme augmente avec la tension émotionnelle ou stress. Les muscles manducateurs canalisent et « évacuent » la résultante des conflits psychiques. Ce spasme peut rester localisé à l'appareil tenseur du disque (faisceau supérieur du muscle ptérygoïdien latéral, fibres postérieures du muscle temporal, fibres profondes du muscle masséter) donnant une otalgie, ou s'étendre par recrutement à l'ensemble du muscle ptérygoïdien latéral (douleur orbitaire et sinusienne maxillaire) puis à d'autres muscles manducateurs : muscle masséter (douleur massétérine), muscle ptérygoïdien médial, muscle temporal (céphalée temporale), voire aux muscles de la nuque (céphalée nucale) ou des épaules. La douleur peut être située en regard du muscle

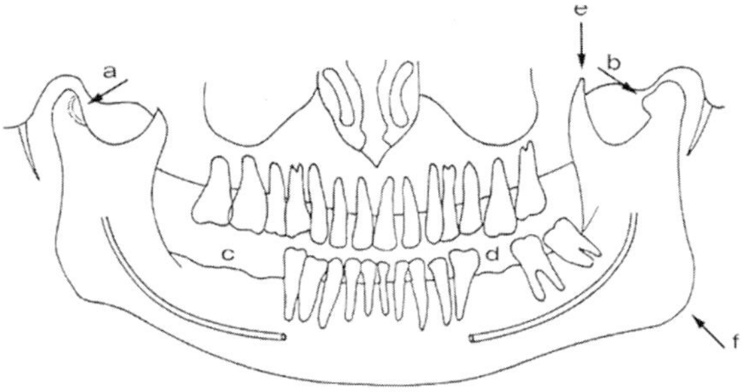

Fig. 23. Aspects radiographiques des dysfonctionnements de l'appareil manducateur (cliché panoramique). a) Tête condylienne déformée (déplacement discal ancien), ostéolyse de la fovea (spasme du muscle ptérygoïdien latéral) ; b) Tête condylienne ronde (disque en place ou déplacement discal récent), pseudoexostose de la fovea (spasme du muscle ptérygoïdien latéral) ; c) Édentement molaire ; d) Trouble de l'occlusion après avulsion de la dent de 6 ans ; e) Allongement du coroné (spasme du muscle temporal) ; f) hypertrophie de l'angle mandibulaire (spasme de la sangle ptérygo-massétérine)

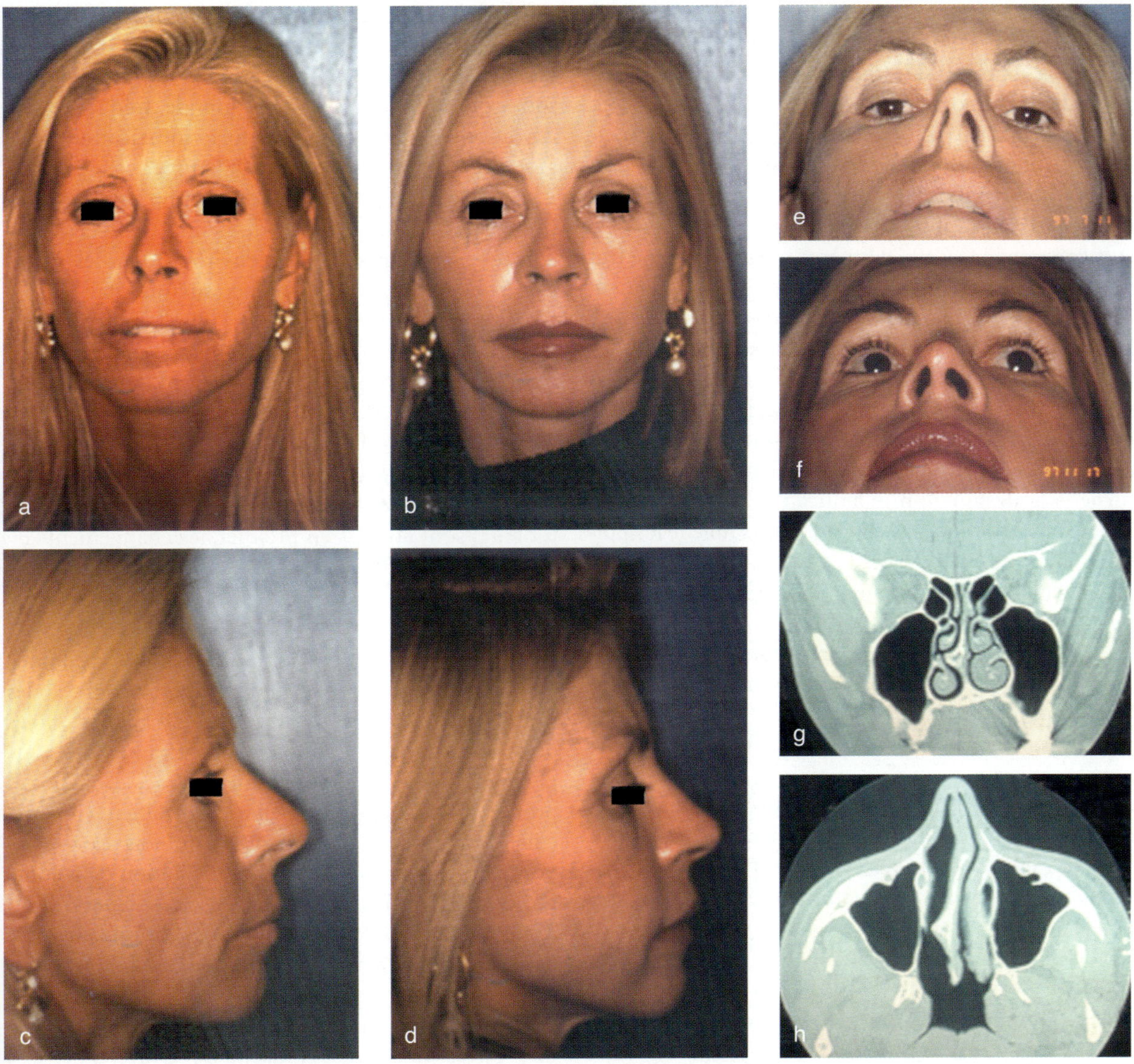

Fig. 24. Dysfonctionnement de l'appareil manducateur majoré par une obstruction nasale. Traitement : Rééquilibration occlusale et rhinoplastie fonctionnelle et esthétique. a et b) Aspects pré et postopératoires (vues de face) ; c et d) Aspects pré et postopératoires (vues de profil) ; e et f) Aspects pré et postopératoires (vues inférieures) ; g et h) Aspects tomodensitométriques : déviation septale antérieure gauche, éperon septal droit (coupes coronale et axiale des fosses nasales)

(douleur localisée et irradiée) ou à distance (douleur projetée ou référée) (Fig. 23).

Manifestations articulaires

Les manifestations articulaires se traduisent par des douleurs, des bruits et le plus souvent une limitation de l'ouverture buccale (avec propulsion et diduction limitées). Elles sont essentiellement consécutives à des anomalies de position de l'appareil discal par rapport au condyle mandibulaire (désunion condylo-discale) mais aussi à des modifications structurelles du disque et des surfaces articulaires (Fig. 23).

Rôle de la ventilation orale

L'obstruction nasale et les dysfonctionnements de l'appareil manducateur ont des manifestations symptomatiques communes. La « barre frontale » du matin qui s'observe après ventilation orale nocturne, se rencontre également dans le spasme des muscles temporaux dont la douleur se projette en supra-orbitaire. Les douleurs rapportées aux sinus maxillaires (sinusalgie) sont souvent les manifestations d'un spasme du muscle ptérygoïdien latéral dont le faisceau inférieur s'insère sur la tubérosité maxillaire. Lors d'une prise d'empreinte dentaire pour la réalisation d'une gouttière occlusale, une sensation d'étouffement doit immédiatement faire évoquer une obstruction nasale chez ce patient qui ne « respire que par la bouche ».

L'obstruction nasale est un facteur favorisant de DAM en étant à l'origine d'un grand nombre de dysmorphoses maxillo-mandibulaires. Elle est également un facteur aggravant de DAM en amplifiant le stress et la bruxomanie. Cette dernière en particulier, ne traduit pas, contrairement à ce qui est habituellement écrit, une gêne en bouche, mais une gêne dans le nez. Le bruxomane est avant tout un « stressé au nez bouché ». L'obstruction nasale est aussi un facteur aggravant en perturbant les postures de la langue, de la mandibule, du cou (posture cranio-rachidienne) et en ajoutant une dysfonction, la ventilation orale nocturne, à la dysfonction manducatrice. Ainsi, des épisodes d'obstruction nasale rythment souvent les épisodes aigus de DAM (Fig. 24 et 25).

Schématiquement, pendant le sommeil, le patient peut se mettre en décubitus dorsal, ventral ou latéral.

En décubitus dorsal, le « respirateur buccal » est obligé de contracter ses muscles linguaux (génioglosse) pour protracter sa langue (entraînant une macroglossie relative) et ses muscles manducateurs pour stabiliser et propulser sa mandibule (Hollowel et Suratt, 1991 [20]). Les épisodes d'ouverture buccale et de propulsion mandibulaire alternent généralement avec des épisodes de bruxomanie. Toutes ces parafonctions aggravent les manifestations musculaires des DAM.

En décubitus ventral ou latéral (généralement du côté où la fosse nasale est obstruée), l'appui prolongé sur la mandibule provoque des pressions et des élongations asymétriques sur les deux articulations temporo-mandibulaires. Ceci aggrave les désordres intra-articulaires (désunion condylo-discale) et les douleurs articulaires.

Ainsi, un dysfonctionnement de l'appareil manducateur ne peut être véritablement soulagé tant que la ventilation nasale nocturne n'est pas assurée. C'est dire l'intérêt d'intégrer le bilan ventilatoire et le rétablissement d'une ventilation nasale diurne et nocturne dans la prise en charge des DAM.

3 – Apparition ou aggravation de manifestations orbito-palpébrales

Les manifestations orbito-palpébrales de l'obstruction nasale chronique ont déjà été évoquées (« œil rond », « œil triste », cernes, protrusions graisseuses, exophtalmie) (Fig. 25). La plus grande proportion de « poches » chez l'homme que chez la femme (deux fois plus selon van den Bosch et coll., 1999 [6]) a peut-être son explication dans la plus grande fréquence des déviations septales et la plus forte intoxication tabagique chez l'homme que chez la femme.

Seule est développée ici l'apparition ou l'aggravation de l'exophtalmie dysthyroïdienne. Celle-ci se rencontre essentiellement dans environ 30 % des maladies de Basedow et touche surtout la femme (2,5 femmes pour 1 homme). Elle peut précéder, accompagner, ou suivre la maladie. Le tabagisme est un facteur provoquant ou aggravant (Bartalena et coll., 1989 [3] ; Prummel et Wiersinga, 1993 [30]) probablement par l'obstruction nasale qu'il génère.

L'exophtalmie basedowienne est liée essentiellement à l'hypertrophie musculaire. Les muscles oculomoteurs sont atteints en premier, les changements de la graisse orbitaire sont secondaires et insignifiants. Dans la plupart des cas la graisse contrairement à une idée reçue, diminue de volume (Gola, 1995 [16]).

L'augmentation de volume des muscles oculomoteurs est consécutive à leur infiltration par des cellules immunocompétentes. Les fibroblastes orbitaires, cibles de la réaction auto-immune, sont reconnus des lymphocytes T. Ces cellules infiltrent les tissus orbitaires et produisent des cytokines. Celles-ci entraînent en particulier une accumulation de glycosaminoglycanes, responsables de l'œdème. Cette augmentation de volume porte sur la partie charnue du muscle, le tendon étant respecté (à la différence des myosites). A une phase de début inflammatoire (infiltration de cellules mononuclées) et œdémateuse réversible, c'est à dire sensible au traitement médical (et/ou radiothérapique), succède une phase de fibrose musculaire irréversible. Les muscles oculomoteurs doublent de volume : 8 à 10 cc contre 4 à 5 cc chez le sujet normal. Les études tomodensitométriques montrent que l'exophtalmie est statistiquement proportionnelle à cette hypertrophie musculaire (Trokel et Jacobiec, 1981 [35]).

L'hypertrophie musculaire initiale s'accompagne souvent d'une hyperpression intra-orbitaire consécutive au blocage du drainage veino-lymphatique à l'apex orbitaire. Il se crée ainsi un véritable cercle vicieux, compression-œdème-compression, que seule l'intervention chirurgicale (décompression orbito-périostée) peut rompre (Gola, 1995 [16]).

L'exophtalmie est appréciée par la simple inspection, par l'exophtalmométrie, par la tomodensitométrie oculo-orbitaire et l'étude de l'index oculo-orbitaire dans le plan neuro-oculaire (Cabanis, 1980 [7]). Il faut tenir compte de la variabilité des morphotypes (−2 mm pour les sujets d'origine asiatique, +2 mm

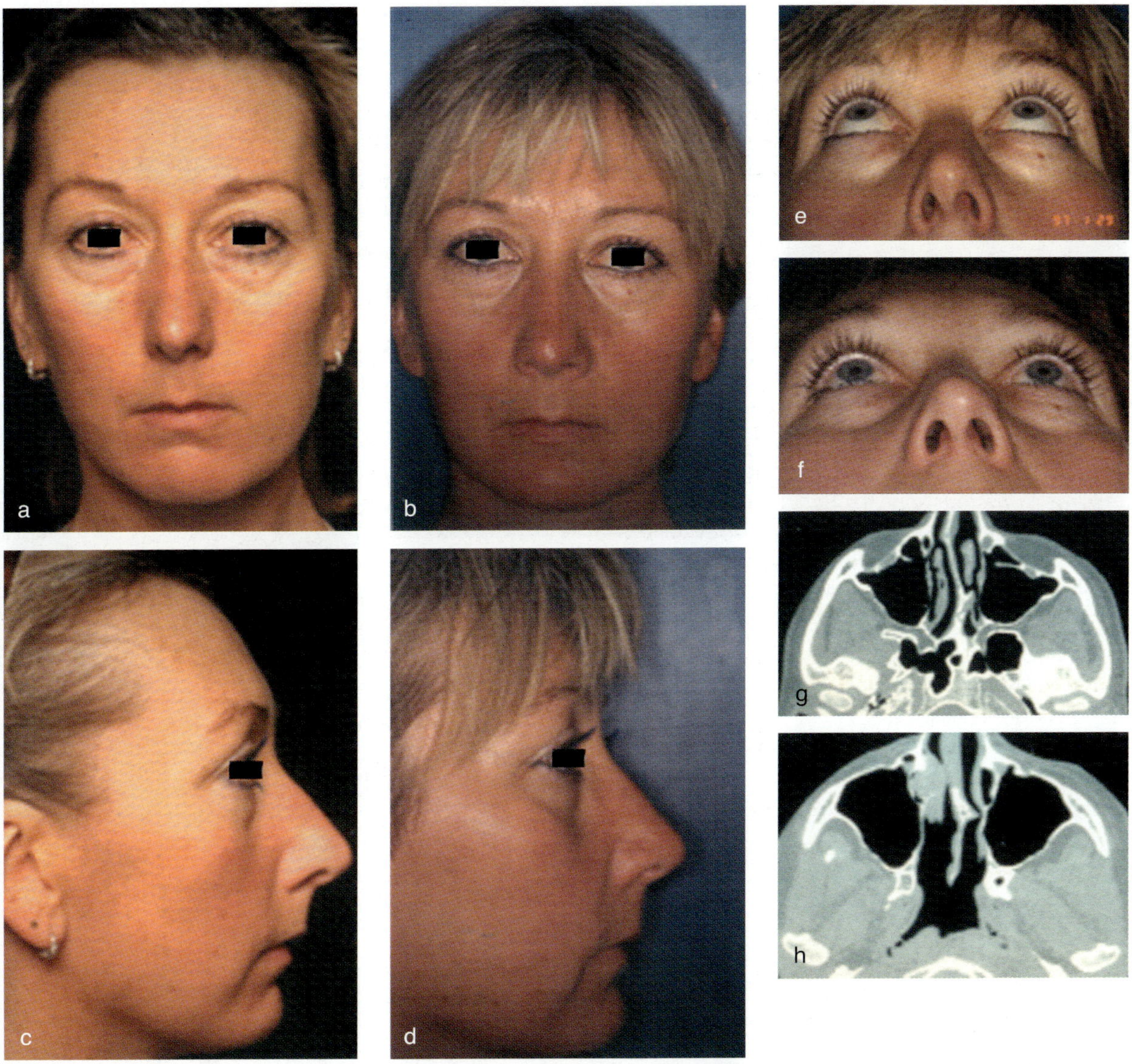

Fig. 25. Dysfonctionnement de l'appareil manducateur majoré par une obstruction nasale, poches palpébrales. Traitement : Rééquilibration occlusale et rhinoplastie fonctionnelle et esthétique. a et b) Aspects pré et postopératoires : atténuation des poches palpébrales (vues de face) ; c et d) Aspects pré et postopératoires (vues de profil) ; e et f) Aspects pré et postopératoires (vues inférieures) ; g et h) Aspects tomodensitométriques : déviation septale antérieure droite, éperon septal gauche (coupes axiales des fosses nasales)

pour les sujets d'origine africaine) et du degré d'amétropie éventuelle (allongement antéro-postérieur de l'œil fortement myope). La valeur moyenne de la saillie oculaire est de 17 mm +/– 4 mm. On considère comme significative d'une exophtalmie les mesures supérieures à 22 mm ou une différence entre les deux yeux supérieure à 2 mm.

Cette protrusion peut entraîner une inocclusion palpébrale menaçant la cornée et la vision. Elle est souvent associée à d'autres manifestations de l'orbitopathie basedowienne : la rétraction palpébrale, le strabisme et la neuropathie optique.

L'exophtalmie se présente sous deux formes :

- simple, axile, variable dans son intensité et réductible,
- maligne, non réductible qui peut évoluer vers la cécité. Elle représente 2 à 10 % des patients selon les séries. La protrusion oculaire est majeure, les signes fonctionnels intenses : brûlures, photophobie, larmoiements, douleurs orbitaires. Il existe une inocclusion permanente des paupières, un œdème palpébral supérieur important, un chémosis intense, des paralysies oculomotrices. La perte de l'acuité visuelle

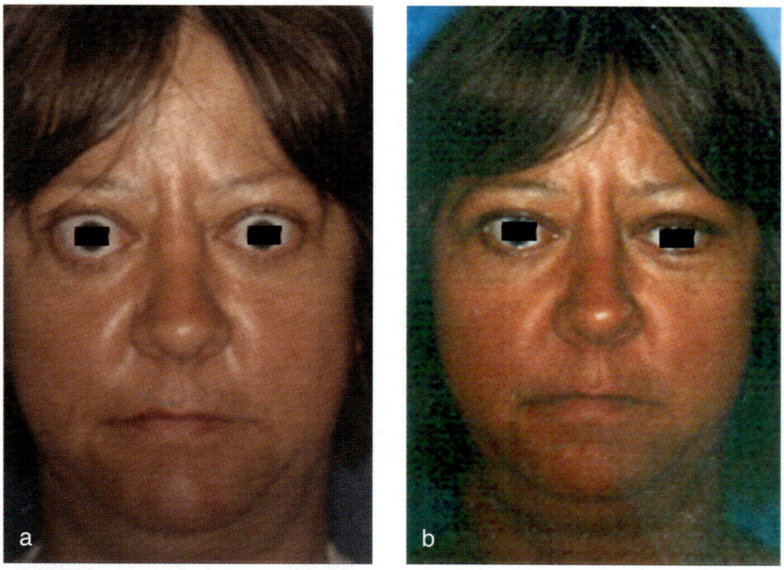

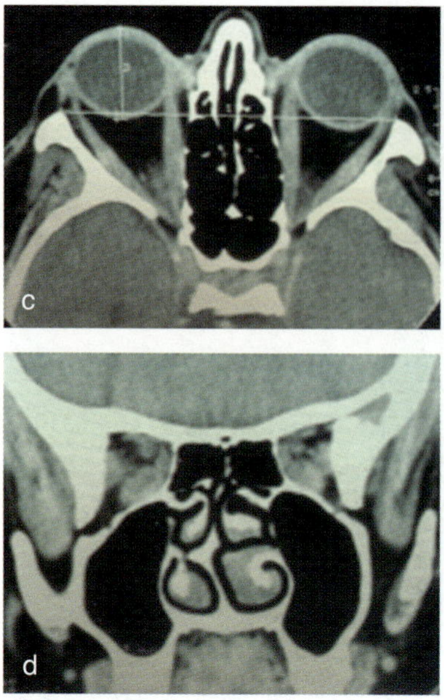

Fig. 26. Aggravation de manifestations orbito-palpébrales dysthyroïdiennes. Exophtalmie bilatérale asymétrique prédominant à droite. Obstruction nasale bilatérale prédominant à droite. a) Aspect préopératoire, b) Aspect postopératoire (valgisation des malaires), c) Aspect tomodensitométrique : exophtalmie plus importante à droite (coupe axiale des orbites), d) Aspect tomodensitométrique : éperon septal droit (coupe coronale des fosses nasales), e) Éperon réséqué

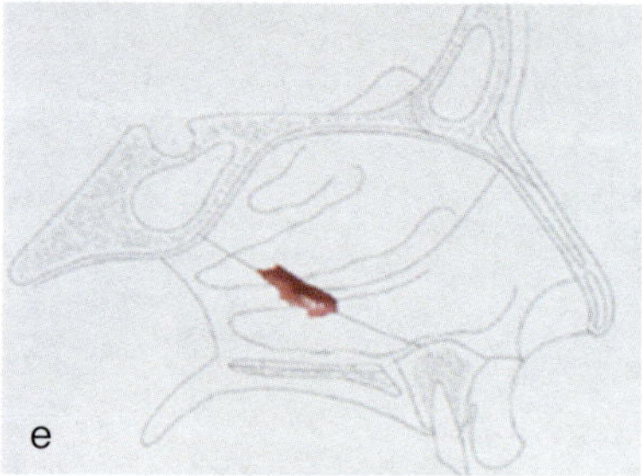

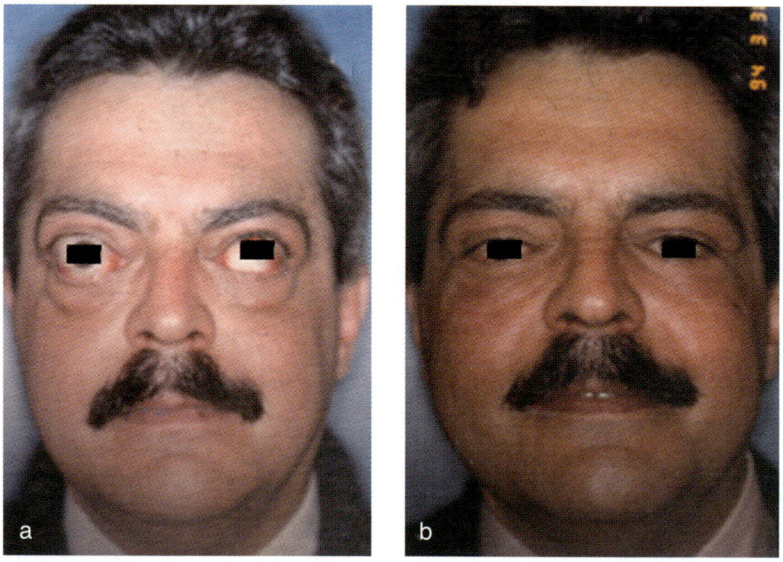

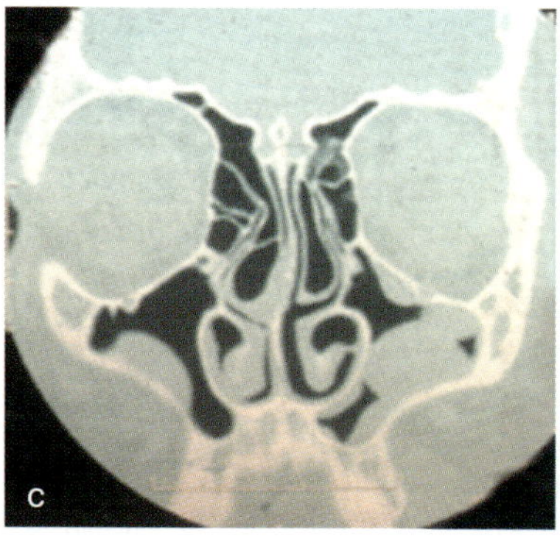

Fig. 27. Aggravation de manifestations orbito-palpébrales dysthyroïdiennes. Exophtalmie bilatérale symétrique. Obstruction nasale bilatérale. a) Aspect préopératoire, b) Aspect postopératoire (valgisation des malaires), c) Aspect tomodensitométrique : concha bullosa bilatérale (coupe coronale des fosses nasales)

résulte d'une atteinte cornéenne (ulcère, abcès) ou d'une neuropathie optique.

Toujours bilatérales en tomodensitométrie, les formes cliniques à prédominance unilatérale sont liées à une différence de volume orbitaire et/ou à une rétraction palpébrale unilatérale ou asymétrique. Si l'obstruction nasale chronique bilatérale aggrave toutes les formes d'exophtalmie dysthyroïdienne, une obstruction unilatérale peut expliquer certaines formes asymétriques (Fig. 26).

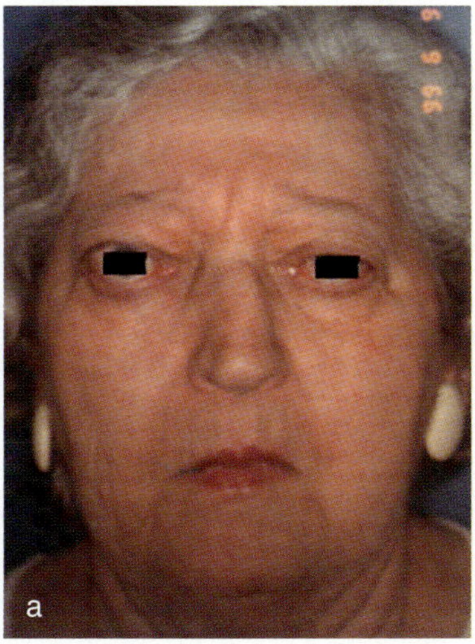

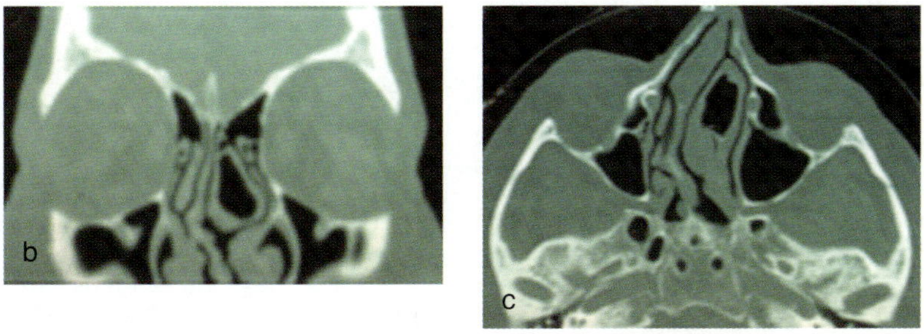

Fig. 28. Aggravation de manifestations orbito-palpébrales dysthyroïdiennes. Exophtalmie bilatérale asymétrique prédominant à droite. Obstruction nasale bilatérale. a) Aspect clinique, b et c) Aspect tomodensitométrique : déviation septale droite, concha bullosa gauche (coupes coronale et axiale des fosses nasales)

Les exophtalmies qui surviennent sur des faciosténoses ou des hypoplasies maxillo-malaires par troubles occlusaux, eux mêmes consécutifs à une obstruction nasale chronique, sont plus difficiles à traiter à cause de la rétrusion faciale. Dans ces formes sévères et symétriques, l'avancement du cadre orbitaire par ostéotomie type Le Fort III moins Le Fort I a été proposée (Tessier, 1977 [34]). Dans la plupart des cas, l'expansion orbitaire par valgisation du malaire qui respecte la graisse orbitaire est l'opération de choix (Tessier, 1969, 1977 [33, 34] ; Gola, 1995 [16]).

Ainsi le contrôle de la ventilation nasale doit s'inscrire dans le bilan de toute dysthyroïdie, a fortiori en cas d'orbitopathie, et toute obstruction nasale dépistée doit être traitée. Mais ce traitement doit se faire indépendamment de celui de l'orbitopathie dysthyroïdienne car l'obstruction nasale postopératoire favorise les saignements (Fig. 27).

Conclusion

Parmi les multiples causes d'obstruction nasale chez l'adulte, les rhinopathies dysfonctionnelles sont en cours de démembrement. Parmi les causes dysmorphiques, les fosses nasales étroites méritent d'être isolées, car difficiles à reconnaître et à traiter. La plupart de ces causes trouvent leur origine dans l'enfance et passent volontiers inaperçues du fait du passage automatique à la ventilation orale, nocturne en particulier. Les conséquences de l'obstruction nasale chez l'adulte sont dominées par l'apparition d'une rhonchopathie chronique avec ou sans syndrome d'apnées obstructives du sommeil et par l'aggravation des dysfonctionnements de l'appareil manducateur et de l'exophtalmie dysthyroïdienne.

Bibliographie

1. Aldrich MS, Chauncey JB (1990) Are morning headaches part of obstructive sleep apnea syndrome ? Arch Intern Med 150 : 1265-1267
2. Arlis H, Ward RF (1992) Congenital nasal piriform aperture stenosis : isolated abnormality vs developmental field defect. Arch Otolaryngol Head and Neck Surg 118 : 989-991
3. Bartalena L, Martino E, Marocci C, et coll (1989) More on smoking habits and Grave's ophthalmopathy. J Endocrinol Invest 12 : 733-737
4. Bell WH, Proffit WP (1980) Maxillary excess in Bell WH, Proffit WP, White RP : Surgical correction of dentofacial deformities, Saunders, Philadelphia, 1980, T I, 292-293
5. Bertrand B, Eloy Ph (1995) Bases physiopathologiques des méatotomies. Cahiers d'ORL 30 : 141-150
6. Van den Bosch W, Leenders I, Mulder P (1999) Topographic anatomy of the eyelids, and the effect of sex and age. Br J Ophthalmol 83 : 342-352
7. Cabanis E A, et coll (1980) Diagnostic tomodensitométrique des exophtalmies baedowiennes. Bull Mem Soc Fr Ophtalmol 91 : 263-277
8. Caldwell GW (1893) Diseases of the accessory sinuses of the nose, and an improved method of treatment for suppuration of the maxillary antrum. NY Med J 58 : 526-528
9. Chouard CH (1993) Vaincre le ronflement... et retrouver la forme. Édit du Rocher, Monaco
10. Dejean Y, Chouard CH, et coll (1993) La rhonchopathie chronique. Ronflement et Syndrome d'apnée du sommeil. Arnette, Paris
11. Fleury B, Hauser-Hauw C, Bacqué MF (1998) Ronflement et apnées du sommeil. Odile Jacob, Paris, 161 p
12. Freche Ch, Fontanel JP, et coll (1996) L'obstruction nasale. Arnette, Paris, 297 p
13. Gola R, Chossegros C, Orthlieb JD (1992) Syndrome algo-dysfonctionnel de l'appareil manducateur (SADAM). Masson, Paris et 2e édit 1995, 267 p
14. Gola R, Chossegros C (1993) Syndrome algo-dysfonctionnel de l'appareil manducateur. Édit Techniques. Encycl Med Chir Stomatologie et Odontologie 22056-R-10 : 15 p
15. Gola R, Cheynet F, Chossegros C, Orthlieb JD (1995) les dysfonctions de l'appareil manducateur (DAM). Rev Stomatol Chir maxillofac : 96, 177-198. Rapport du

XXXIVe Congrès Français de Stomatologie et de Chirurgie maxillofaciale
16. Gola R (1995) Exophtalmie basedowienne : Lipectomie ou expansion orbitaire ? Ann Chir Plast Esthét 40 : 31-45
17. Gleeson K, Zwillich CW, Braier K, White DP (1986) Breathing route during sleep. Am Rev Respir Dis 134 : 115-120
18. Guenthener TA, Sather HA, Kern EB (1984) The effect of Le Fort I maxillary impaction on nasal airway resistance. Am J Orthod 85 : 308-315
19. Guilleminault C, Stoohs R, Clerk A, Cetel M, Maistros P (1993) A cause of excessive daytime sleepiness. The upper airway resistance syndrome. Chest 104 : 781-787
20. Hollowel DE, Suratt PM (1991) Mandible position and activation of submental and masseter muscles during sleep. J Appl Physiol 71 : 2267-2273
21. Jacobs RL, Freedman PM, Boswell RN (1981) Nonallergic rhinitis with eosinophilia (NARES syndrome). J Allergy Clin Immunol 67 : 253-262
22. Luc H (1897) Nouvelle méthode opératoire dans la cure radicale et rapide de l'empyème chronique du sinus maxillaire. Bulletins et Mémoires Soc Fr Otol Rhinol 13 : 77-93
23. McKerns D, Bzoch KR (1970) Variations in velopharyngeal valving : the factor of sex. The Cleft Palate J 7 : 652-662
24. Meredith GM (1993) Diagnosis and treatment of nasal obstruction, in Daniel RK : Rhinoplasty, Little Brown, Boston : 39-58
25. Morikawa S, Safer P, Decarlo J (1961) Influence of the head-jaw position upon upper airway patency. Anesthesiology 22 : 265-270
26. Mullarkey MF, Hill JS, Webb DR (1980) Allergic and non allergic rhinitis : their characterization with attention to the meaning of nasal eosinophilia. J Allergy Clin Immunol 65 : 122-126
27. Närkio-Mäkelä M, Qvarnberg Y (1997) Endoscopic sinus surgery or Caldwell-Luc operation in the treatment of chronic and recurrent maxillary sinusitis. Acta Otolaryngol (Stockh) [Suppl 529] : 177-180
28. Pech A, Freche CH, et coll (1982) État actuel de la chirurgie des sinus. Arnette, Paris : 286 p
29. Potiquet (1892) Étude critique sur les déviations de la cloison nasale. La Medecine Moderne 11 : 153-159 et 12 : 169-172
30. Prummel MF, Wiersinga WM (1993) Smoking and risk of Graves's disease. JAMA 269 : 479-482
31. Riu R (1996) Les problèmes fonctionnels pré-et post-rhinoplastie. Ann Chir PLast Esthet 41 : 389-399
32. Talmant J, Renaudin S (1997) Ventilation et mécanique des tissus mous faciaux : Développement de l'oropharynx : risques pathologiques pour la paroi pharyngée (suite). Rev Orthod Dento Faciale 31 : 357-370
33. Tessier P (1969) Expansion chirurgicale de l'orbite. Ann Chir Plast 14 : 207-214
34. Tessier P (1977) Les exophtalmies. L'expansion de la cavité orbitaire, in Rougier J, Tessier P, Hervouet F, Woillez M, Lekieffre M, Derome P : Chirurgie Plastique Orbito-palpébrale. Masson, Paris : 179-189
35. Trokel SL, Jacobiec FA (1981) Correlation of CT scanning and pathologic features of ophthalmic Graves' disease. Ophthalmology 88 : 553-564
36. Turvey TA, Hall DJ, Warren DW (1984) Alterations in nasal airway resistance following superior repositioning of the maxilla. Am J Orthod 85 : 109-114
37. Wayoff M, Virte M (1989) Rhinite chronique hypertrophique et chirurgie turbinale. Encycl Méd Chir Oto-rhino-laryngologie 20350A20 4 : 8 p
38. Wayoff M, Jankowski R, Haas F (1991) Physiologie de la muqueuse respiratoire nasale et troubles fonctionnels. EMC ORL 20290A10 : 14 p

X
Examen du nez

La rhinoplastie fonctionnelle et esthétique a pour but d'harmoniser la morphologie du nez dans le contexte facial, tout en préservant ou en restaurant les fonctions nasales. Cette rhinoplastie de réduction ou de symétrisation, qui préserve l'auvent nasal et la valve nasale, doit également tenir compte des causes éventuelles d'obstruction. Ces dernières sont trop souvent malperçues du patient et du praticien. L'examen qui précède l'acte opératoire ne doit pas se limiter au seul examen du nez, des fosses nasales et des sinus, mais doit également porter sur toute la face et sur les cavités buccale et oropharyngée. Il est complété par une étude fonctionnelle qui sera développée en vue du meilleur projet possible. Une étude psychologique est toujours nécessaire que la motivation soit esthétique ou fonctionnelle, car le retentissement psychologique, consécutif à la modification du visage, est difficilement prévisible.

1 – Bilan morpho-fonctionnel

Le bilan morpho-fonctionnel du nez est basé sur l'interrogatoire, sur l'examen du visage, de la cavité buccale et du nez.

Interrogatoire

Face à toute demande de rhinoplastie, l'interrogatoire est un temps essentiel pour mettre en évidence une obstruction nasale et orienter son diagnostic étiologique. Cette gêne est souvent méconnue du patient car mal analysée. Sa répercussion psychique et sociale est généralement sous-estimée. Rappelons que la ventilation nasale optimale de repos est la ventilation nasale nocturne bouche fermée et que les anomalies morphologiques et fonctionnelles consécutives à l'obstruction nasale sont particulièrement complexes. Ces anomalies font souvent passer au second plan les troubles ventilatoires initiaux qui, de ce fait, peuvent paraître accessoires ou secondaires (cf. Conséquences de l'obstruction nasale chez l'enfant).

Un certain nombre de questions doit être systématiquement posé.

* La gêne ventilatoire est-elle ancienne (enfance, puberté) ou récente, spontanée ou acquise et post-traumatique (traumatisme facial souvent oublié, rhinoplastie et/ou septoplastie, interventions endonasale et sinusienne) ?

* Cette gêne est-elle bilatérale (provoquant une gêne fonctionnelle sérieuse) ou unilatérale (provoquant une gêne fonctionnelle modérée car incomplète) ou à bascule (tributaire du décubitus ou d'une amplitude excessive du cycle nasal) ?

Chez certains sujets, l'existence d'une obstruction nasale unilatérale permanente (par déviation septale) est paradoxalement ressentie du côté sain au moment de la phase congestive du cycle nasal (Kern et Arbour, 1976 [24]) (Fig. 1).

* Quelle est l'influence de l'effort physique sur la gêne ventilatoire ? La révèle-t-il ou l'aggrave-t-il, du fait de la gêne mécanique, ou au contraire l'améliore-t-il par vasoconstriction réflexe ?

* Le sujet dort-il bouche fermée ou bouche ouverte ? Cette dernière éventualité signe en effet une décompensation de l'obstruction nasale. Le décubitus, en augmentant la congestion muqueuse, aggrave ou complète l'obstruction nasale (rhinite congestive de décubitus). Les sujets qui dorment toujours du même côté présentent généralement une obstruction nasale homolatérale.

* Le sujet ronfle-t-il en dormant ? Cette rhonchopathie est-elle intermittente ou permanente et dans ce cas s'accompagne-t-elle d'apnées du sommeil avec son cortège de fatigue matinale et de somnolence diurne ?

* Enfin, cette obstruction nasale chronique est-elle isolée ou associée à d'autres symptômes, évoquant une allergie ou une pseudo allergie, surtout dans le cadre d'un terrain familial atopique ou allergique ? L'allergie se transmet de façon héréditaire.

Les symptômes, témoins de l'état d'hyperréactivité vasomotrice nasale, sont :

- la rhinorrhée à prédominance séreuse antérieure, paroxystique et brève, ou à prédominance muqueuse postérieure, permanente et discrète (jetage postérieur). Les rhinorrhées muco-purulentes sont le fait des rhinites infectieuses ;
- les éternuements en salves, souvent matinaux, laissant le patient épuisé. De mécanisme réflexe, ils sont produits sous l'influence de différents facteurs (contact allergénique mais aussi changements de température, air froid et irritants non spécifiques : tabac, pollution...) ;
- le prurit nasal et son corollaire, le « salut allergique » (frottement de l'auvent narinaire par le dos ou le plat de la main). Ce frottement peut être remplacé par une véritable trituration de la pointe du nez ou par des grimaces. Ce prurit nasal est isolé ou associé à un prurit palatin, pharyngé ou auriculaire, ou encore à un syndrome oculo-palpébral fait de prurit, de rougeur conjonctivale, de larmoiement, d'œdème palpébral et de cernes ;
- les troubles de l'olfaction (hyposmie ou anosmie). Une attention toute particulière doit être portée à la recherche de ces troubles, pas toujours reconnus par le patient. Ils sont liés à une obstruction mécanique (anosmie de transmission) ou à des lésions inflammatoires de la muqueuse de la fente olfactive (anosmie de perception). Ces troubles sont le plus souvent d'origine mixte comme dans la polypose nasale ou la rhinite éosinophilique (NonAllergic Rhinitis with Eosinophilia : NARES). Les troubles gustatifs parfois rapportés sont liés à la privation des sensations olfactives complémentaires du goût.

Tous ces signes : Prurit, Anosmie, Rhinorrhée, Éternuement, Obstruction nasale (PAREO) peuvent être cotés de 0 à 3, totalisant au maximum 15 (Moneret-Vautrin et coll., 1994 [31]). Les rhinites graves ont un score supérieur à 7.

* Est-elle saisonnière (par allergie aux pollens) ou perannuelle (par allergie aux acariens de la « poussière de maison », aux phanères animaux ou aux moisis-

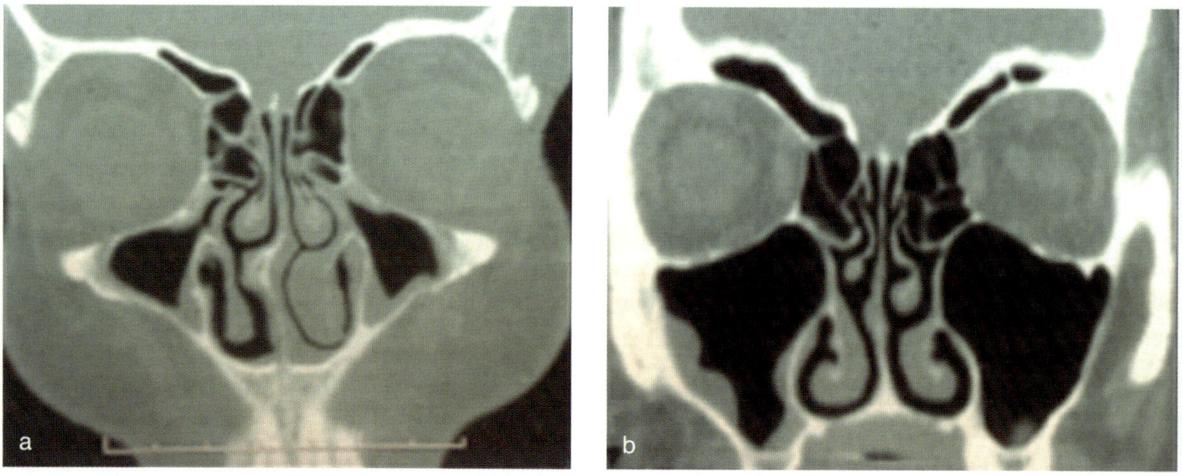

Fig. 1. Obstruction nasale et cycle nasal. a) Éperon septal droit et cycle nasal gauche ; b) Après septoplastie et ablation de l'éperon (coupes tomodensitométriques coronales des fosses nasales)

sures) avec aggravation aux changements de saison (chauffage central), sachant la possibilité de formes mixtes ?

* Enfin, cette obstruction nasale, s'accompagne-t-elle de douleurs frontales (d'origine sinusienne ou obstructive pure), de douleurs maxillaires (d'origine sinusienne) ? Mais ces signes se rencontrent fréquemment dans les dysfonctionnements de l'appareil manducateur (DAM).

* Par ailleurs, l'interrogatoire recherche une éventuelle pathologie iatrogène.

Un certain nombre de médicaments utilisés en gouttes nasales, mais aussi en collyres ou par voie générale (vasoconstricteurs, antihypertenseurs, bêtabloquants, antidépresseurs et tranquillisants) peuvent entraîner une rhinopathie. Les œstrogènes, la progestérone et les contraceptifs oraux augmentent la congestion nasale et peuvent être responsables d'obstruction nasale. L'effet congestif des œstrogènes s'observe surtout pendant les deux premiers jours de la période cataméniale, très souvent au cours de la grossesse, de la ménopause et après hystérectomie.

L'hypothyroïdie peut également être cause d'obstruction nasale.

De même, l'alcool, le haschisch, la cocaïne et le tabac peuvent entraîner une rhinite hypertrophique.

Le stress, enfin, peut majorer l'obstruction nasale. Cela expliquerait le prurit nasal qui accompagne le mensonge (« effet Pinocchio »).

Examen du visage

L'examen du nez doit être précédé de celui du visage et des cavités buccale et oropharyngée car l'obstruction nasale et son corollaire, la ventilation orale, peut se manifester de différentes façons (cf. Conséquences de l'obstruction nasale chez l'enfant).

Un simple examen du visage permet déjà de dire si le patient « respire » par le nez ou par la bouche, évoquant une obstruction nasale chronique :

– anomalies du nez

Un nez pincé ou dévié, un aspect figé centrofacial sont évocateurs d'obstruction nasale (Fig. 1).

La ride transversale entre auvent nasal et auvent narinaire consécutive au « salut allergique », la pointe nasale arrondie, polie et mal définie due à la trituration de l'auvent narinaire, l'irritation des seuils narinaires consécutive à la rhinorrhée et à l'essuyage qui en résulte, traduisent autant de signes d'une rhinite (Fig. 2).

– anomalies du regard et des paupières

Chez les patients allergiques et chez certains « nez bouchés », il existe souvent des cernes (gêne au retour veineux orbito-palpébral par la congestion endonasale) (Fig. 2).

Les paupières inférieures présentent parfois des plis concentriques parallèles au bord libre (lignes de Dennie-Morgan, in King, 1990 [25]) (Fig. 2).

Les cils sont longs sans que l'on puisse en expliquer la raison (Marks, 1977 [28]) (Fig. 2).

L'obstruction nasale et les poussées d'œdème orbitaire sont responsables d'exophtalmie, de protrusions graisseuses et/ou de blépharochalasis, voire de ptosis (Fig. 3).

– d'autres manifestations ophtalmologiques sont hautement évocatrices de ventilation orale ancienne :

- paupières inférieures « tractées » vers le bas avec regard scléral (« œil rond ») par étirement du masque facial. Il en résulte une inocclusion palpébrale nocturne : le « respirateur buccal » dort non seulement la bouche ouverte, mais aussi les yeux ouverts. Exceptionnellement un diastasis oculo-palpébral avec désamorçage de la pompe lacrymale peut s'observer. Cela est lié à la fois à l'antéposition du tendon palpébral medial et à la projection excessive du nez (syndrome du centurion) (Sullivan et coll., 1993 [38]). (Fig. 4 et 5) ;
- obliquité antimongoloïde des fentes palpébrales (« œil triste ») ; cela implique généralement un trouble occlusal surajouté (Fig. 5) ;
- hypoplasie des rebords infra et supra-orbitaires par défaut de sollicitation des piliers de la face (canin et malaire) du fait de troubles occlusaux (béance, édentement). Il en résulte une aggravation de l'exophtalmie et/ou des protrusions graisseuses palpébrales inférieures et une ptose fronto-sourcilière.

Examen de la cavité buccale

L'examen de la cavité buccale est fondamental. Il doit rechercher des conséquences dysmorphogénétiques de l'obstruction nasale survenue pendant l'enfance.

Une voix nasonnée signe l'obstruction nasale.

Une bouche entrouverte permet de suspecter une obstruction nasale, mais pas toujours.

Une perlèche unilatérale évoque un bavage nocturne, consécutif à une ventilation orale, et indique le côté sur lequel le patient dort (Fig. 6).

L'existence d'un encombrement dentaire (Fig. 6 et 7) ou d'une dysmorphose maxillo-mandibulaire est souvent liée à une insuffisance ventilatoire nasale survenue pendant l'enfance.

Un palais ogival et blanc signe l'obstruction nasale et la ventilation orale concomitante. Le côté où l'ar-

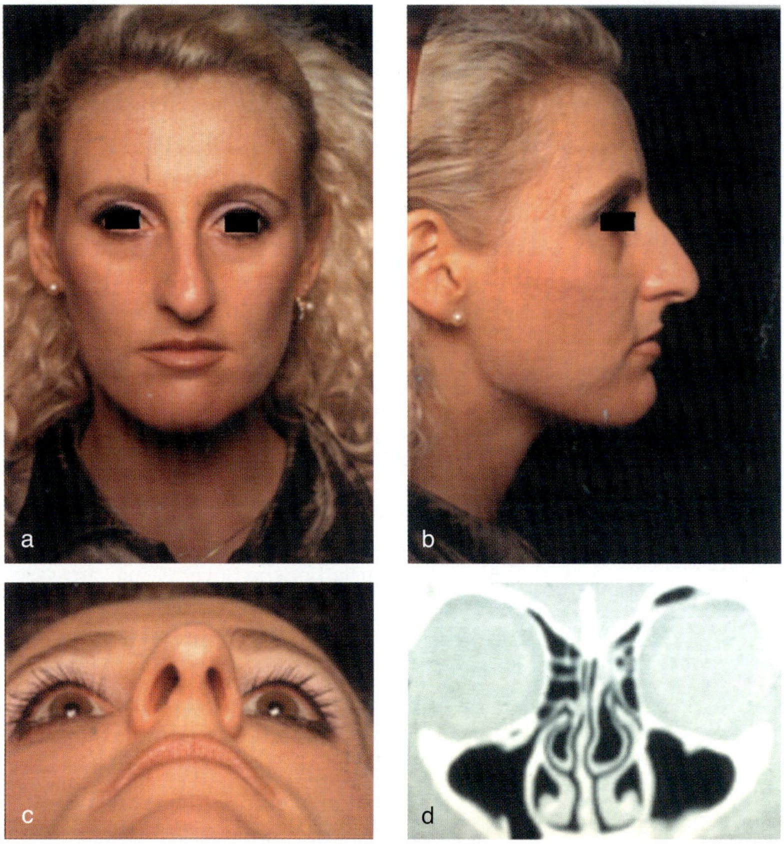

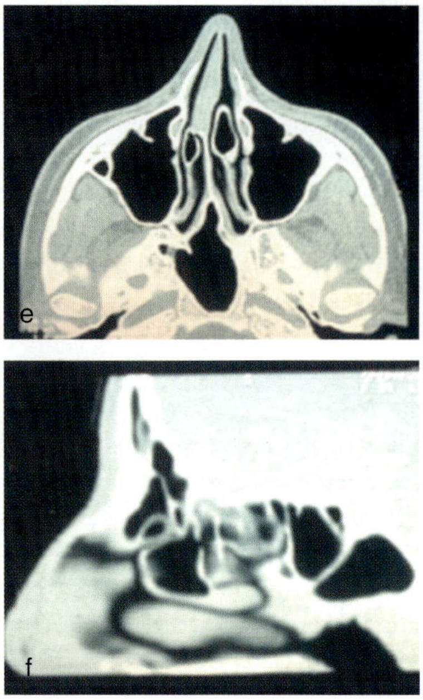

Fig. 2. Manifestations cliniques de l'obstruction nasale : nez pincé et dévié, aspect figé centrofacial. a, b et c) Patiente vue de face, vue de profil, vue inférieure ; d, e et f) Aspects tomodensitométriques : concha bullosa bilatérale (coupes coronale, axiale et sagittale des fosses nasales)

cade alvéolo-dentaire est la plus verticale indique le côté où l'obstruction est la plus importante (Fig. 2).

Une macroglossie relative, caractérisée par un œdème et/ou l'empreinte des dents sur les bords de la langue, signe une ventilation orale nocturne (Fig. 7). Elle est liée à la protraction linguale et/ou à une rétromandibulie.

L'hypertrophie amygdalienne évoque une ventilation orale. L'hypertrophie et l'irritation de la muqueuse pharyngée, la rhinorrhée postérieure signent la rhinite chronique et le racleur de sécrétions nasales (hemmage).

Examen du nez

L'examen clinique du nez comprend l'examen morphologique, l'examen rhinoscopique et endoscopique, l'étude de la perméabilité nasale. Des examens complémentaires (photographies, radiographie, tomodensitométrie, aérophonoscopie, rhinomanométrie...), sont indispensables avant d'établir le projet opératoire.

Examen morphologique

L'examen morphologique du nez porte sur l'aspect extérieur de l'auvent nasal et de l'auvent narinaire (de face, de profil, de 3/4, en vue inférieure et en vue supérieure) (cf. Anatomie artistique).

* Examen de face

Il permet de reconnaître toute asymétrie (déviation nasale ou asymétrie faciale), d'apprécier la longueur du nez et les largeurs relatives de la racine, de la partie moyenne, de la base du nez. La largeur de la pointe est appréciée par rapport à la largeur totale de la base (distance interalaire) : un lobule dont la largeur est réduite laisse apparaître davantage les ailes du nez.

* Examen de profil

Il permet d'apprécier la forme globale du nez et de préciser le degré et le type de cyphose : cyphose à prédominance osseuse et/ou cartilagineuse : ces dernières sont plus favorables à l'impaction. La profondeur de l'angle fronto-nasal, la projection et l'autonomie de la pointe, l'aspect des zones de jonction entre arête dorsonasale et pointe (dépression supra-lobulaire ou supratip) et entre pointe et columelle (pliure columello-lobulaire ou infratip), l'aspect de l'angle nasolabial (normal, ouvert ou fermé), la saillie de l'épine nasale antérieure, sont pris en compte.

Les rapports entre rebords narinaires (normalement légèrement surélevés) et columelle sont également notés.

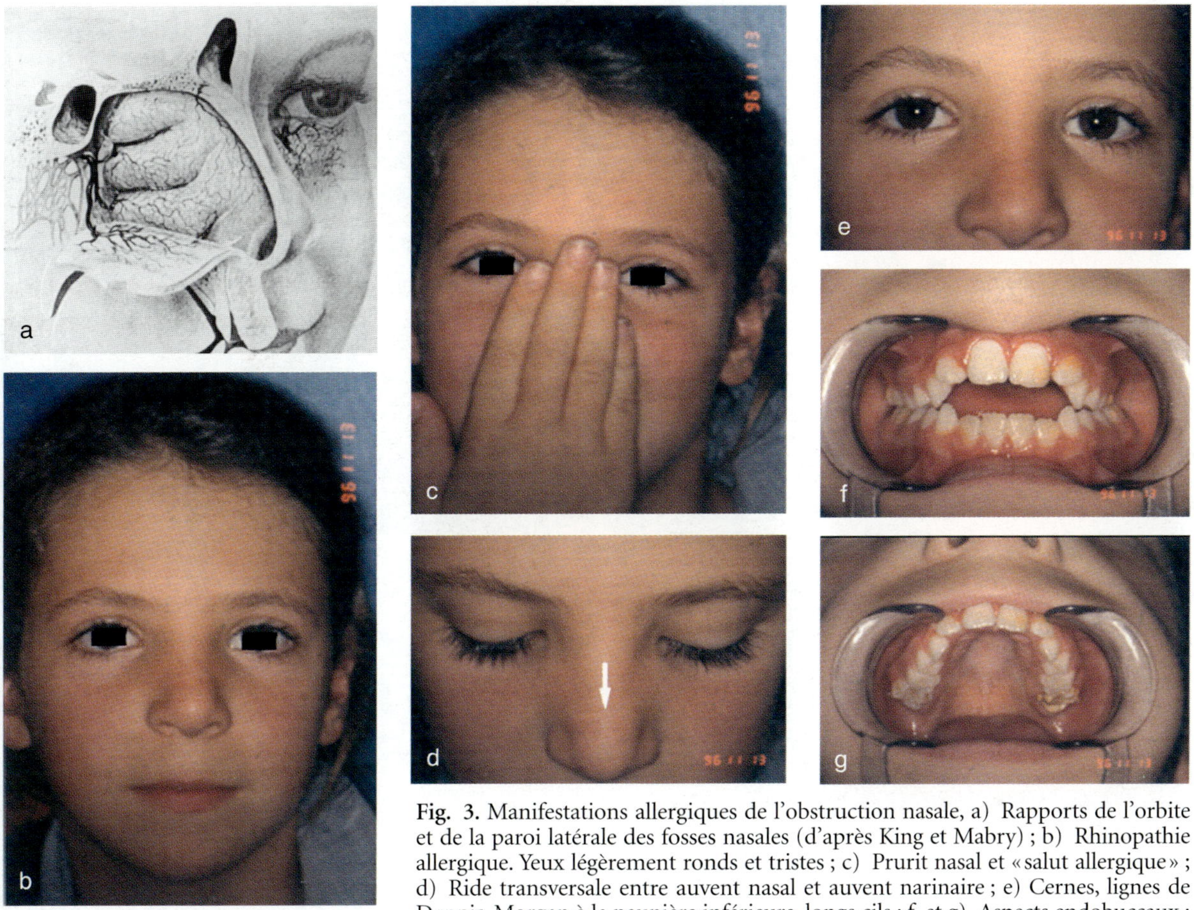

Fig. 3. Manifestations allergiques de l'obstruction nasale, a) Rapports de l'orbite et de la paroi latérale des fosses nasales (d'après King et Mabry) ; b) Rhinopathie allergique. Yeux légèrement ronds et tristes ; c) Prurit nasal et « salut allergique » ; d) Ride transversale entre auvent nasal et auvent narinaire ; e) Cernes, lignes de Dennie-Morgan à la paupière inférieure, longs cils ; f et g) Aspects endobuccaux : béance, endomaxillie, palais ogival et blanc, asymétrie des arcades dentaires : la verticalité de l'arcade dentaire gauche indique une gêne ventilatoire plus grande à gauche qu'à droite

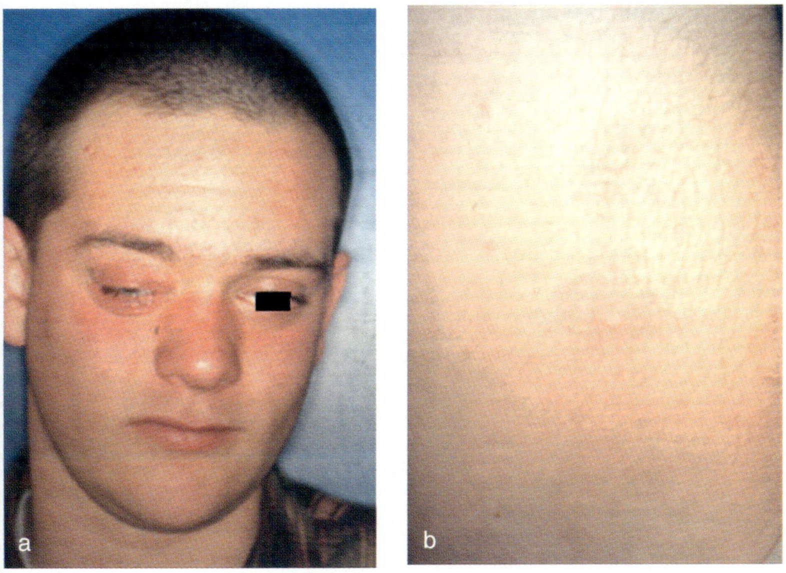

Fig. 4. Rhinopathie allergique. a) Réaction immédiate syndromique (poussée d'œdème orbito-palpébral responsable ici de blépharochalasis et de ptosis) au cours d'un test cutané ; b) Test cutané très positif

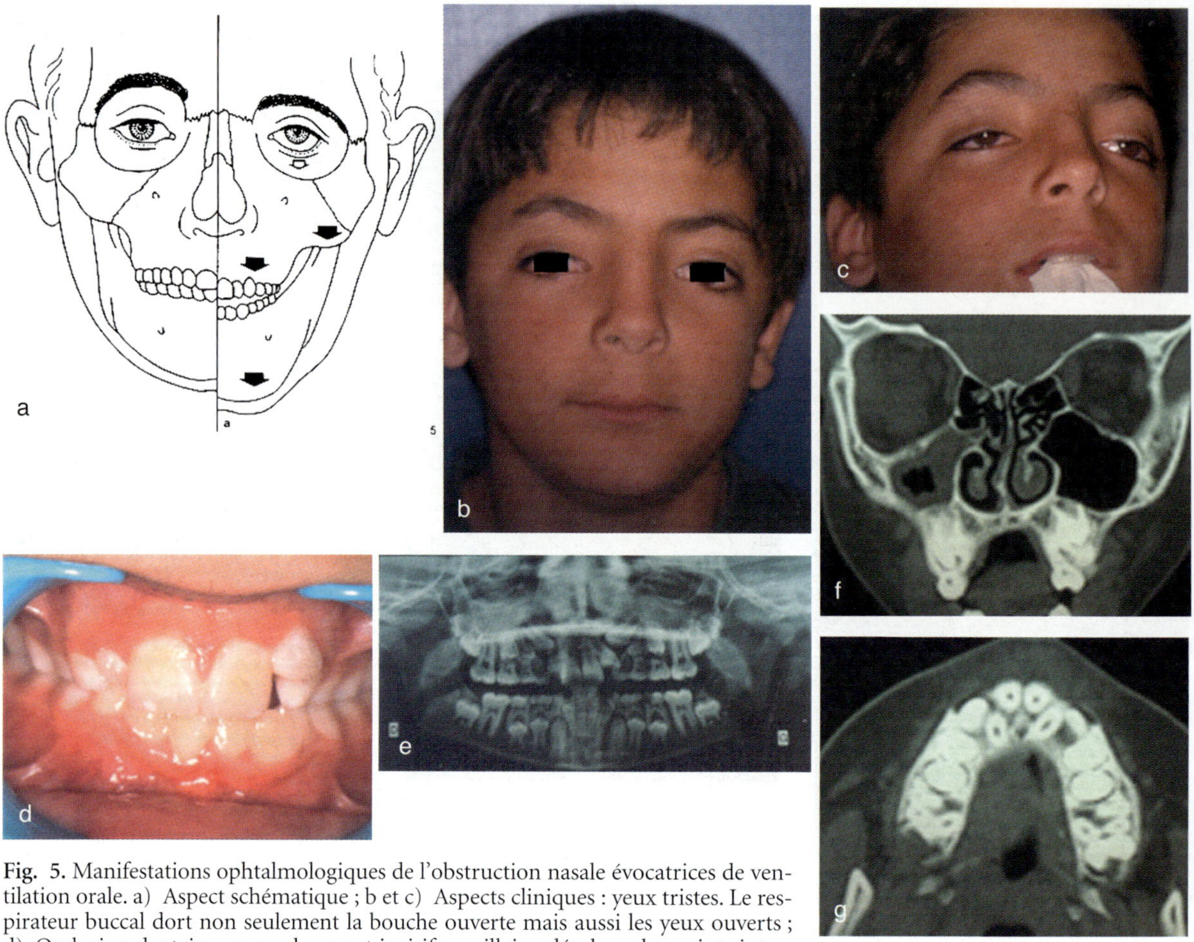

Fig. 5. Manifestations ophtalmologiques de l'obstruction nasale évocatrices de ventilation orale. a) Aspect schématique ; b et c) Aspects cliniques : yeux tristes. Le respirateur buccal dort non seulement la bouche ouverte mais aussi les yeux ouverts ; d) Occlusion dentaire ; encombrement incisif maxillaire, décalage des points interincisifs médians ; e) Orthopantomogramme : malposition des incisives latérales et des canines maxillaires ; f et g) Aspects tomodensitométriques : fosses nasales étroites, déviation septale droite, sinusite maxillaire droite, encombrement dentaire (coupes axiale et coronale des fosses nasales)

Cet examen se termine dans les nez plongeants et les pointes tombantes par l'étude de la modification de la pointe du nez lors de la mimique et du sourire : le recul et la chute de la pointe lors de ces mouvements impliquent une surcorrection chirurgicale.

* Examen de 3/4

Cet examen est bilatéral, une anomalie ne pouvant être observée que d'un seul côté. Cette incidence est importante socialement, les gens étant observés la plupart du temps en public de 3/4. C'est également l'incidence des clichés artistiques.

* Examen en vue inférieure

Réalisé tête défléchie, il complète l'examen de face dans l'étude de la symétrie de la base du nez dont la forme est celle d'un triangle équilatéral. Il précise l'aspect des orifices narinaires, l'écartement des ailes du nez, la projection de la pointe, la forme du lobule, la situation de l'épine nasale antérieure, l'existence d'une asymétrie du pied de la columelle, souvent liée à une déviation du cartilage septal.

* Examen en vue supérieure

Il peut être utile pour dépister une déviation minime du nez qui aurait pu passer inaperçue de face, la prise en enfilade de l'arête nasale permettant de mieux visualiser la déviation.

Cette inspection du nez est complétée par celle des téguments (recherche de cicatrices sur le trajet du nerf facial et en regard des ailes du nez) et par l'étude de la qualité de la peau :

- normale, fine laissant transparaître la moindre irrégularité,
- épaisse, masquant les formes et structures sous-jacentes et rendant beaucoup plus aléatoire le résultat postopératoire espéré.

Les pointes molles sont souvent reconnaissables à leur forme arrondie et à leur manque de définition.

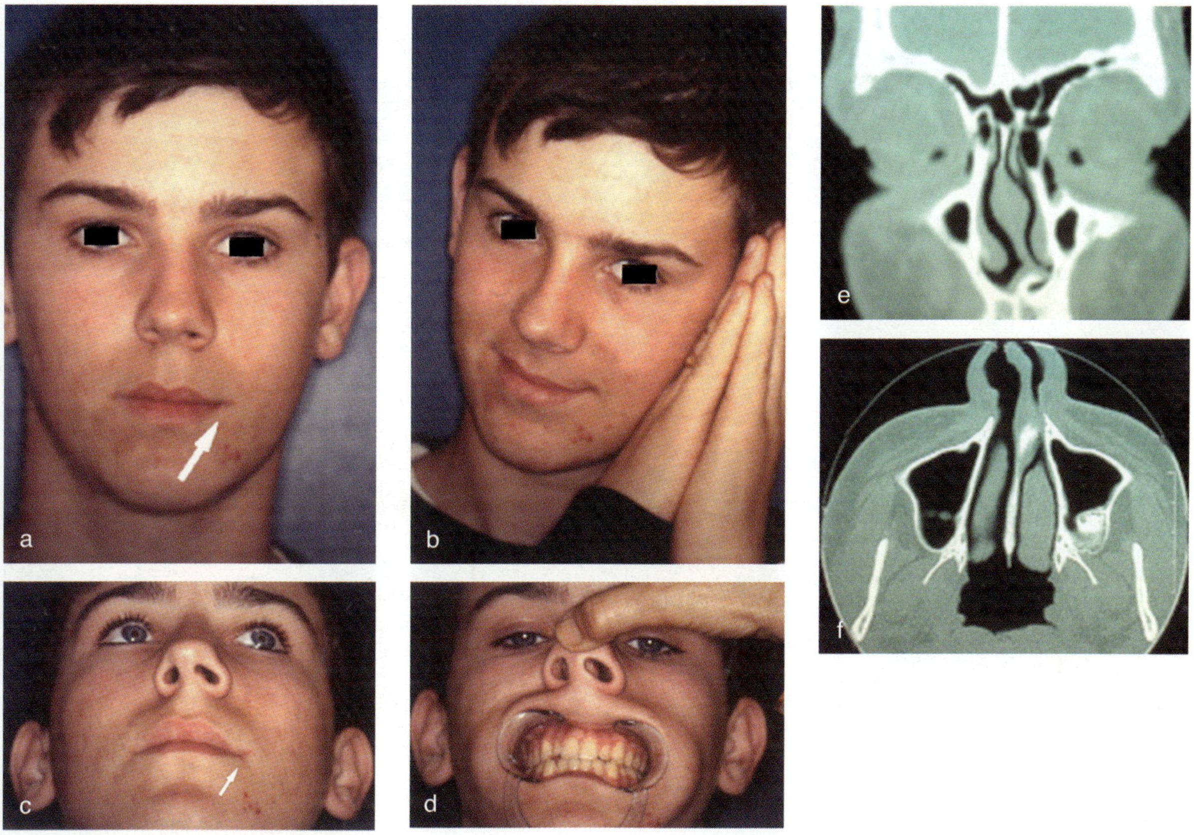

Fig. 6. Manifestations buccales de l'obstruction nasale. a) Léger excès vertical antérieur ; b) Dort à gauche ; c) Perlèche gauche, asymétrie de la base narinaire ; d) Occlusion dentaire : bout à bout incisif, encombrement dentaire, déviation du point interincisif médian supérieur vers la droite, déviation septale antérieure gauche ; e et f) Aspects tomodensitométriques : déviation septale et obstruction nasale gauche (la déformation du socle prémaxillaire signe un traumatisme nasal néonatal ou de la petite enfance) (coupes coronale et axiale des fosses nasales)

Les reflets lumineux cutanés sont liés à la fois à l'infrastructure ostéo-cartilagineuse sous-jacente et à la tension de la peau sur cette infrastructure.

La peau cicatricielle, de reprise souvent difficile, peut également compromettre le résultat de la rhinoplastie.

Chez le sujet plus âgé, la peau peut se trouver en excès après rhinoplastie de réduction, la perte de son élasticité entraînant la perte de son potentiel de rétraction.

La palpation permet d'apprécier :

– le niveau de la jonction ostéo-cartilagineuse, témoin de l'importance relative des nez osseux et cartilagineux dans la responsabilité de la bosse ou de la cyphose nasale,

– les irrégularités osseuses ou cartilagineuses,
– l'épaisseur, la souplesse et la mobilité des téguments,
– la résistance des cartilages supérieurs qui interviennent dans la valve nasale,
– la résistance des cartilages inférieurs de la pointe du nez :

* les défauts de projection de pointe du nez sont souvent liés à un défaut de support septal (déviation, lyse) ou à un ramollissement des cartilages. Cette pointe molle doit évoquer un traumatisme de l'enfance passé inaperçu et/ou une « trituration » du nez ;

* les excès de projection de pointe associent souvent les hypertrophies du support septal, de l'épine nasale antérieure, des cartilages inférieurs dans leur totalité ou en partie.

Examens rhinoscopique et endoscopique

* La rhinoscopie antérieure, réalisée à l'aide d'une source lumineuse focalisée et d'un spéculum, est indispensable pour examiner le vestibule, la valve nasale, la fosse nasale et apprécier l'architecture septo-turbinale, l'état de la muqueuse et la présence éventuelle de sécrétions.

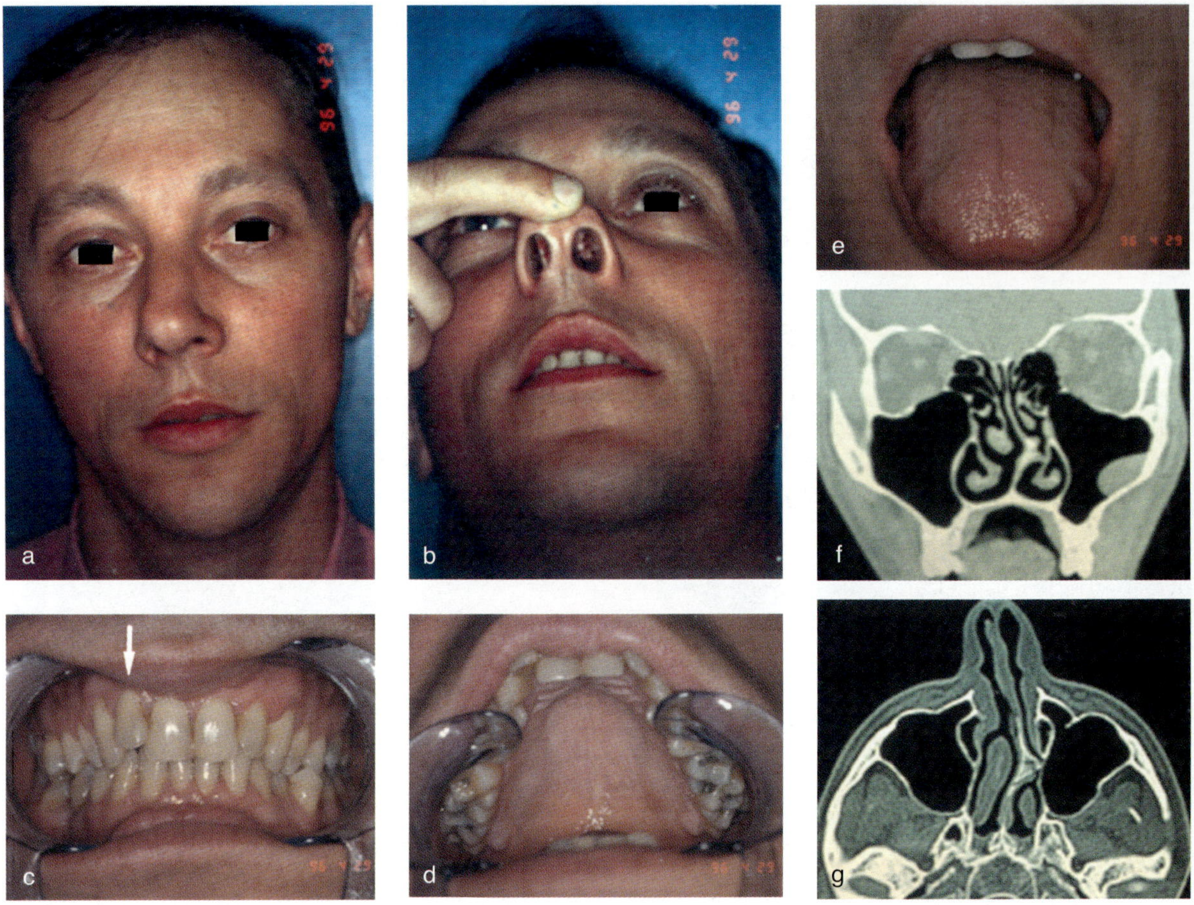

Fig. 7. Manifestations buccales de l'obstruction nasale. a) Déviation nasale droite ; b) Déviation septale antérieure droite ; c) Occlusion dentaire : malocclusion dentaire, malposition de l'incisive latérale supérieure droite (du côté de la déviation septale antérieure) ; d) Palais ogival et blanc ; e) Macroglossie relative (empreinte des dents) ; f et g) Aspects tomodensitométriques : déviation septale antérieure droite et postérieure gauche, éperon septal gauche (coupes coronale et axiale des fosses nasales)

Le simple relèvement de la pointe du nez, avant l'introduction du spéculum, permet de mettre en évidence une éventuelle déviation du bord caudal du cartilage septal ou un collapsus de la valve nasale (Fig. 8). Dans les nez matures et les nez à angle nasolabial fermé, ce geste améliore de façon sensible la ventilation nasale.

L'examen du vestibule à l'aide d'un écarteur ou d'un spéculum est rapidement orienté sur l'orifice narinaire interne : aspect de la plica nasi, du limen nasi, existence d'une bride entre cartilage supérieur et septum en prenant garde de ne pas distendre exagérément le vestibule, d'écarter le cartilage supérieur de sa position naturelle et de masquer certaines anomalies : le spéculum a ainsi caché l'état de la valve nasale à des générations de praticiens.

Chaque fosse nasale est ensuite explorée systématiquement en orientant le spéculum dans différentes positions, avant et après rétraction muqueuse par vasoconstricteurs :

- parallèlement au plancher des fosses nasales, pour étudier le cornet inférieur, le méat inférieur, le septum et le « pied de cloison » qui rapidement s'élève dans la fosse nasale,
- parallèlement à la voûte nasale pour étudier la valve nasale située immédiatement en arrière de l'orifice narinaire interne et correspondant à l'angle étroit entre cartilage supérieur et septum,
- en position intermédiaire pour explorer le septum, le cornet moyen et le méat moyen (Fig. 8).

* La rhinoscopie postérieure au miroir complète la rhinoscopie antérieure. Elle permet de voir les choanes, la queue des cornets inférieurs et le nasopharynx (Fig. 9). Elle est difficile, voire impossible chez certains patients ayant un réflexe nauséeux vif ou un

voile du palais proche de la paroi postérieure de l'oropharynx. Elle est de plus en plus remplacée par l'endoscopie nasale.

* La généralisation de l'endoscopie nasale a bouleversé l'exploration physique des fosses nasales. Elle est réalisée, après vasoconstriction muqueuse, à l'aide d'une optique rigide ou d'un fibroscope souple. L'optique rigide se fait à l'aide d'un endoscope de 4mm de diamètre (2,7 mm dans les fosses nasales étroites) et de direction de visée à 0°, 30° ou 70°. Les endoscopes à 30° permettent une vision directe suffisante dans la plupart des cas. L'optique rigide est particulièrement intéressante pour la paroi latérale turbinale et plus précisément pour l'exploration du méat moyen. Cet optique rigide, en libérant une main, permet non seulement de voir, mais aussi de toucher et de prélever. Le fibroscope souple, plus confortable, permet de poursuivre l'examen au delà des fosses nasales vers le nasopharynx et le pharynx (Fig. 10 et 11).

Les végétations adénoïdes se voient ainsi directement en endoscopie ainsi que les tumeurs du nasopharynx.

Cet examen rhinoscopique et endoscopique permet l'analyse des déformations anatomiques du squelette ostéo-cartilagineux et l'étude de la muqueuse pituitaire.

Les déviations septales antérieures entravent la fonction ventilatoire et peuvent avoir une traduction sur l'aspect de l'arête. Elles sont ainsi à l'origine de récidive si elles ne sont pas traitées conjointement. Ces déviations s'opposent aux déviations postérieures (déviation septale haute ethmoïdale, éperon en regard de l'espace intersepto-turbinal moyen) qui sont sans retentissement sur la morphologie nasale, mais qui entravent la fonction ventilatoire.

Les anomalies des cornets (hypertrophie du cornet inférieur, concha bullosa ou inversion du cornet moyen) sont repérées.

L'aspect de la muqueuse nasale, sa couleur éminemment variables dans le temps, ne sont pas caractéristiques d'une affection particulière. D'une manière générale, la pâleur de la muqueuse augmente avec l'importance de l'œdème. L'aspect violacé peut se voir en dehors de tout contexte allergique par congestion veineuse secondaire à un déficit ventilatoire.

La présence éventuelle de polypes qui ne se rétractent pas aux vasoconstricteurs est notée.

Examen de la perméabilité nasale

L'examen de la ventilation nasale est primordial d'abord en respiration calme, puis lors d'une augmentation du débit ventilatoire (polypnée ample..). L'utilisation du miroir de Glatzel, en permettant d'apprécier l'empreinte éphémère du flux expiratoire n'a qu'un intérêt limité car l'obstruction nasale est synonyme de gêne inspiratoire : il n'y a jamais de plainte expiratoire, sauf chez le nageur qui inspire par la bouche et expire par le nez pour ne pas inhaler de l'eau. La gêne au mouchage est rarement rapportée.

Exception faite des obstructions nasales paradoxales par manque du facteur pressionnel sur la muqueuse (fosses nasales béantes) et des causes

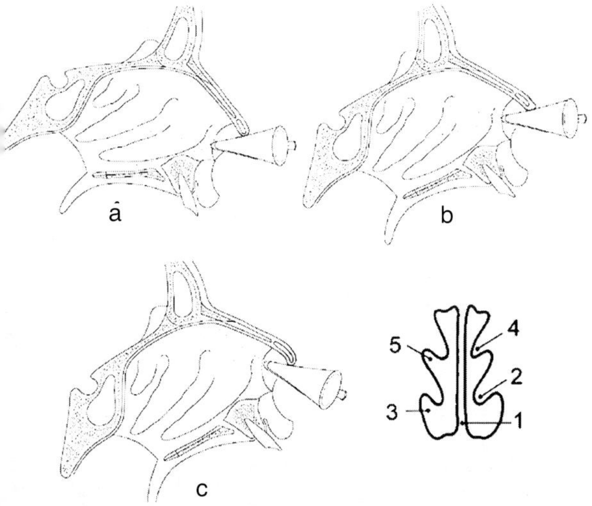

Fig. 8. Rhinoscopie antérieure dans différentes positions. a) Parallèlement au plancher des fosses nasales ; b) Parallèlement à la voûte nasale ; c) En position intermédiaire ; En cartouche, schéma de l'image rhinoscopique antérieure : 1) septum (cartilage septal), 2) cornet inférieur, 3) méat inférieur, 4) cornet moyen, 5) méat moyen

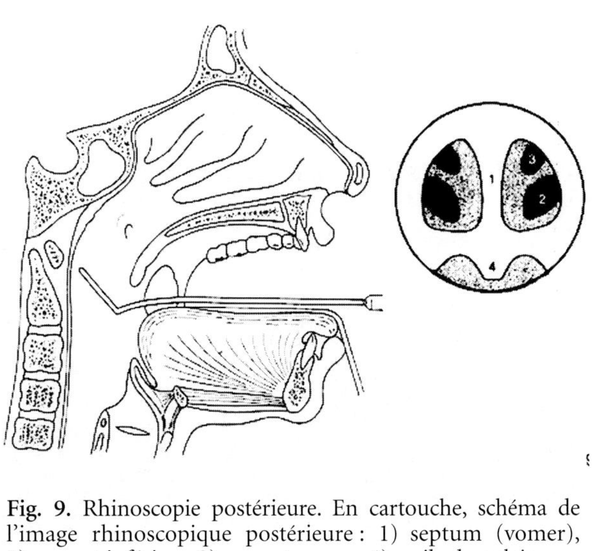

Fig. 9. Rhinoscopie postérieure. En cartouche, schéma de l'image rhinoscopique postérieure : 1) septum (vomer), 2) cornet inférieur, 3) cornet moyen, 4) voile du palais

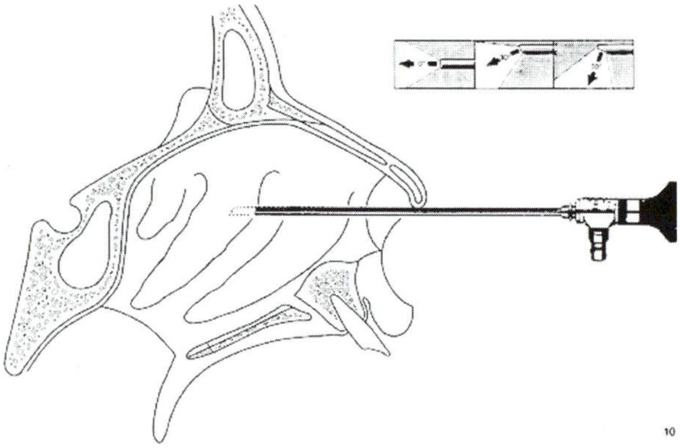

Fig. 10. Endoscopie nasale à l'aide d'une optique rigide. Exploration du méat moyen. En cartouche, différents types de direction de visée à 0°, 30° et 70°

tumorales ou malformatives graves, plusieurs structures de l'auvent nasal ou des fosses nasales sont susceptibles d'engendrer une obstruction nasale : les valves narinaire et nasale, le septum, les cornets inférieur et moyen.

Valve narinaire

Les ailes du nez peuvent être le siège d'un collapsus uni ou bilatéral. Ce collapsus se fait par aspiration des « murs latéraux » de survenue précoce (pour une faible augmentation du débit) ou tardive (pour un débit plus important). L'état de la valve narinaire est apprécié par l'étude des mouvements lors de la mimique, de l'inspiration forcée et par la recherche d'un défaut d'expansion narinaire après pincement des ailes du nez (Fig. 12). Cet examen de la ventilation est complété par des essais d'amélioration de la perméabilité nasale par ouverture de la valve narinaire : écartement de l'aile du nez, soulèvement de la pointe du nez et ouverture de l'angle naso-labial dans les nez plongeants (Fig. 13 et 14).

Valve nasale

Elle peut être également le siège d'un collapsus. Son ouverture est obtenue par :

- l'écartement de l'aile du nez à l'aide du spéculum ou d'un bâtonnet ouaté (Cinelli, 1971 [6]) (Fig. 15) ;
- l'écartement de la joue au niveau du pli naso-jugal, ce qui entraîne l'écartement du cartilage supérieur du septum (test de Cottle, rapporté par Heinberg et Kern 1973, [21]) (Fig. 13).

La positivité de ce test reste toutefois relative car nombre de patients ressentent une amélioration de leur ventilation nasale sans présenter pour autant un véritable dysfonctionnement valvaire ;

- la mise en place d'une boulette de coton au sommet de la valve nasale (manœuvre de Bachmann, 1976 [2]).

Les nez sous-tension, les fibroses cicatricielles secondaires aux incisions intercartilagineuses représentent les cas les plus fréquents de fermeture valvaire.

Septum

L'implication du septum dans l'obstruction nasale est mise en évidence par l'examen clinique (luxation vis à vis du socle prémaxillo-vomérien ou de la columelle, déformations dont le retentissement fonctionnel est d'autant plus important qu'elles siègent au niveau de la valve nasale ou à la partie moyenne de l'espace septo-turbinal), par l'absence d'amélioration par les tests précédents d'exploration valvaire et par les tests aux vasoconstricteurs.

Cornets inférieur et moyen

L'examen des cornets (aspect, forme, volume) se fait avant et après vasoconstriction. Par le test aux vaso-

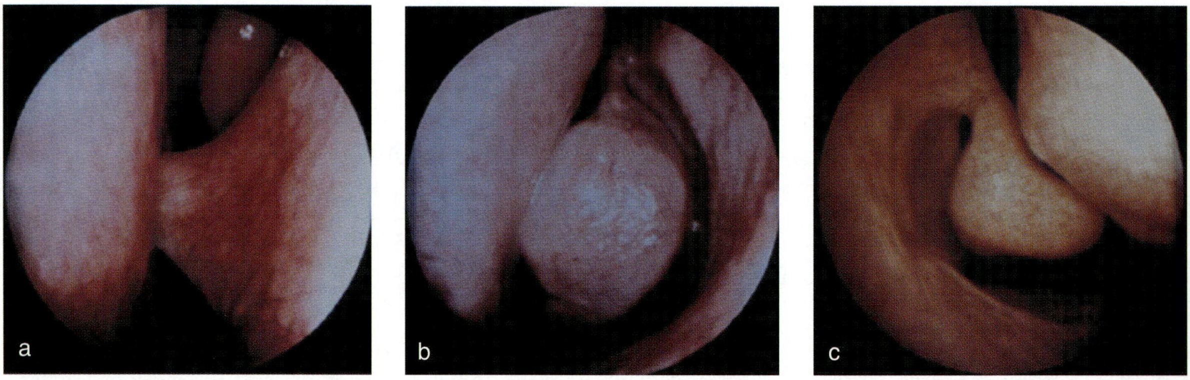

Fig. 11. Vues endoscopiques. a) Éperon septal droit ; b) Concha bullosa gauche ; c) Cornet moyen droit inversé

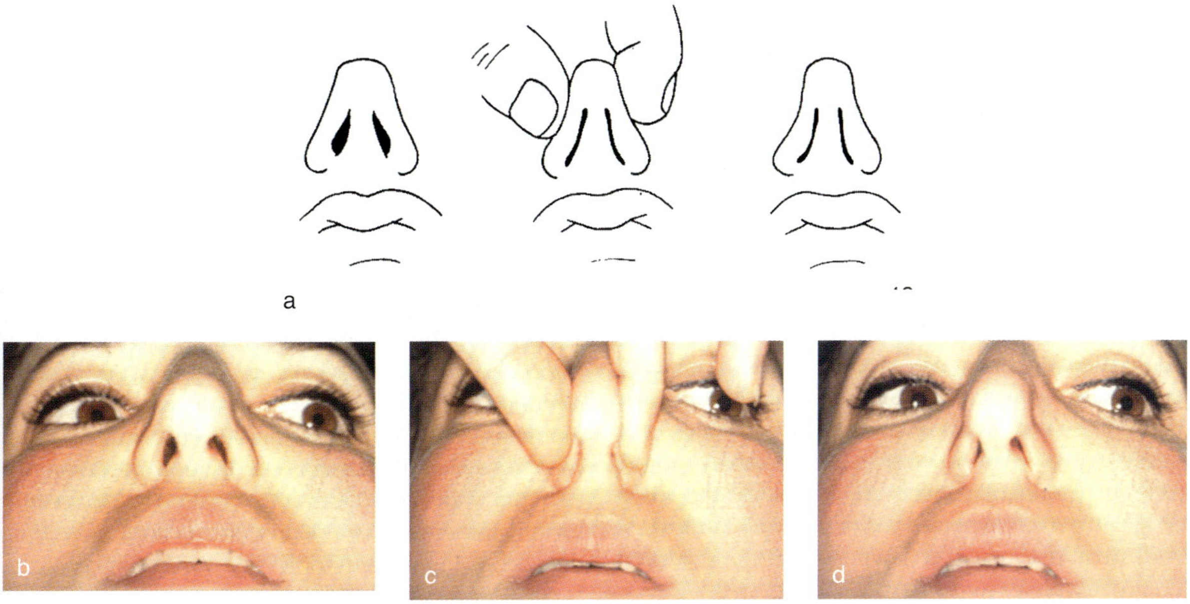

Fig. 12. Exploration des valves nasales et narinaires. Test du pincement des ailes du nez

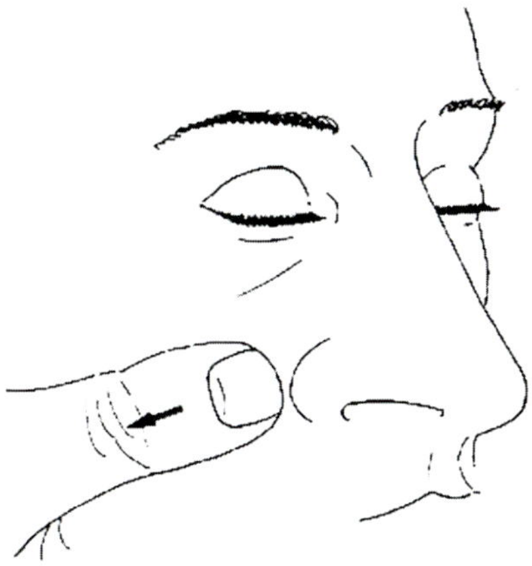

Fig. 13. Exploration des valves nasales et narinaires. Test de l'écartement de l'aile du nez

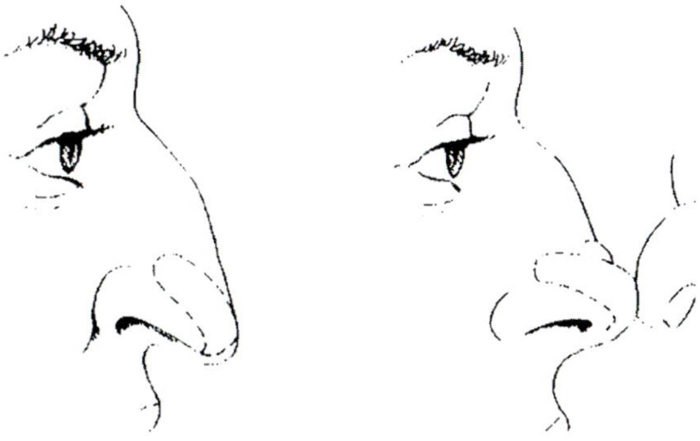

Fig. 14. Exploration des valves nasales et narinaires. Test du soulèvement de la pointe du nez

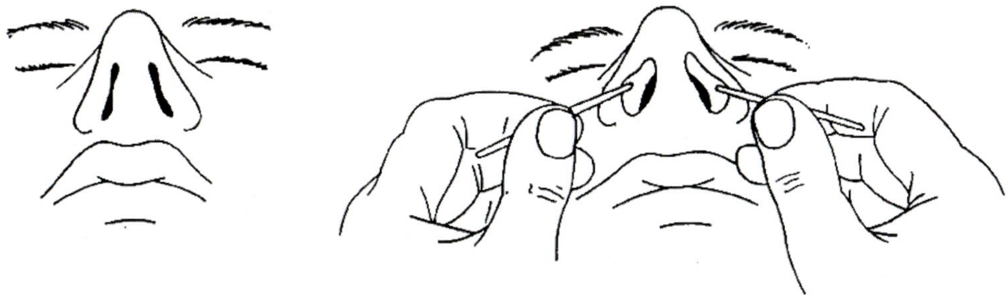

Fig. 15. Exploration des valves nasales et narinaires. Test de l'écartement de l'aile du nez (à l'aide d'un bâtonnet)

constricteurs, la rétraction des cornets, en diminuant la résistance turbinale, permet d'apprécier la participation turbinale au mécanisme d'une obstruction nasale : cause dysfonctionnelle vasomotrice (turbinale) ou cause dysmorphique (septale, concha bullosa, fosses nasales étroites) ? Ce test est fondamental dans les rhinopathies obstructives pour savoir si la muqueuse se rétracte ou pas. En fait, cette rétraction est complète dans les formes congestives pures. Elle est moindre dans les formes hypertrophiques fixées et dans la concha bullosa. Elle est nulle sur les polypes. L'utilisation de vasoconstricteurs permet également, par squelettisation des structures endonasales, de mieux visualiser les anomalies septo-turbinales et le méat moyen. Mais ce test ne doit être pratiqué qu'après rhinoscopie antérieure et postérieure, sinon les principaux éléments pathologiques comme la congestion muqueuse et l'hypertrophie des cornets (queue comprise) sont supprimés.

Au terme de ce bilan, le mode de l'obstruction nasale, dysmorphique (valvaire, septo-turbinal) ou dysfonctionnel (rhinite allergique, éosinophilique ou idiopathique) peut être précisé.

Schématiquement, l'obstruction nasale mécanique est unilatérale, sans facteur déclenchant, isolée, insensible aux vasoconstricteurs ; l'obstruction fonctionnelle est bilatérale, déclenchée par des facteurs environnementaux et associée à des phénomènes spasmodiques. Les formes mixtes sont fréquentes.

Radiographies et tomodensitométrie

La téléradiographie de profil, préférable à la xérographie plus irradiante, apporte des précisions sur les rapports entre parties molles et structures osseuses (arête nasale, orifice piriforme, épine nasale antérieure). Elle permet également une analyse céphalométrique, architecturale et structurale cranio-faciale (Delaire 1978 [11]), utile dans l'étude de la profiloplastie et dans le cadre des dysmorphoses cranio-maxillo-mandibulaires.

Chez l'enfant et l'adolescent, les végétations adénoïdes sont de volume variable. Elles se projettent sur la paroi postérieure du nasopharynx au dessous du corps du sphénoïde. Les amygdales palatines se projettent en arrière et en dessous de l'extrémité inférieure du voile du palais.

L'exploration tomodensitométrique (T.D.M.) des fosses nasales et des sinus est presque toujours nécessaire lors du bilan d'une obstruction nasale. Elle complète les informations cliniques et guide la décision thérapeutique. Réalisée en coupes axiales et coronales, elle apporte des renseignements incomparables sur les fosses nasales et les sinus : anomalies septales (déviation, éperon), anomalies turbinales (hypertrophie du cornet inférieur, pneumatisation du cornet moyen ou concha bullosa, inversion du cornet moyen, cellule de Haller qui est une cellule ethmoïdale le long du plancher de l'orbite et qui peut rendre plus étroit le canal maxillo-nasal...), hypertrophie de la muqueuse pituitaire (cycle nasal, atteinte sinusienne ethmoïdale en particulier...) (Fig. 16, 17, 18).

La muqueuse naso-sinusienne a un aspect variable selon la structure explorée. Les muqueuses septale et turbinale sont visibles sous la forme d'une opacité homogène régulière de 2 à 3 mm d'épaisseur. La muqueuse sinusienne est invisible ou limitée à un liseré de 1 mm d'épaisseur. L'utilisation de vasoconstricteurs avant l'examen tomodensitométrique réduit les phénomènes vasomoteurs et améliore la lecture des clichés en augmentant les contrastes (Fig. 19).

Cet examen, qui fait la part entre anomalies osseuses, cartilagineuses et muqueuses, peut révéler un obstacle ostial (conflit méato-ostial), une rhinosinusite œdémateuse chronique infraclinique (Fig. 20), ou encore une périsinusite (Fig. 21) qui donneront toute sa signification au syndrome d'obstruction nasale chronique.

Cependant, en raison de l'extrême variabilité des images tomodensitométriques naso-sinusiennes au cours du temps et dans la mesure où une banale rhinosinusite virale peut créer des images radiologiques alarmantes, seules les images radiographiques pouvant expliquer la symptomatologie du patient doivent être prises en considération (Fig. 22).

Aérophonoscopie *

L'aérophonoscopie (ATMOS®) permet l'étude précise, simultanée et comparative des flux aériens d'origine nasale, buccale et des ondes vocales (Fig. 23). L'aérophonoscope se compose de deux parties :

- une sonde d'examen contenant 4 capteurs (3 capteurs des flux aériens provenant de chaque narine et de la bouche, 1 capteur des sons vocaux) placée au dessous des orifices narinaires, au contact de la lèvre supérieure ;
- un système informatique qui traite les données provenant de la sonde d'examen. Celles-ci sont visualisées sous forme de courbes, affichées sur écran ou imprimées sur papier.

* Société SOREFAC, 5 avenue des Tourmaline, 44338 Nantes, France

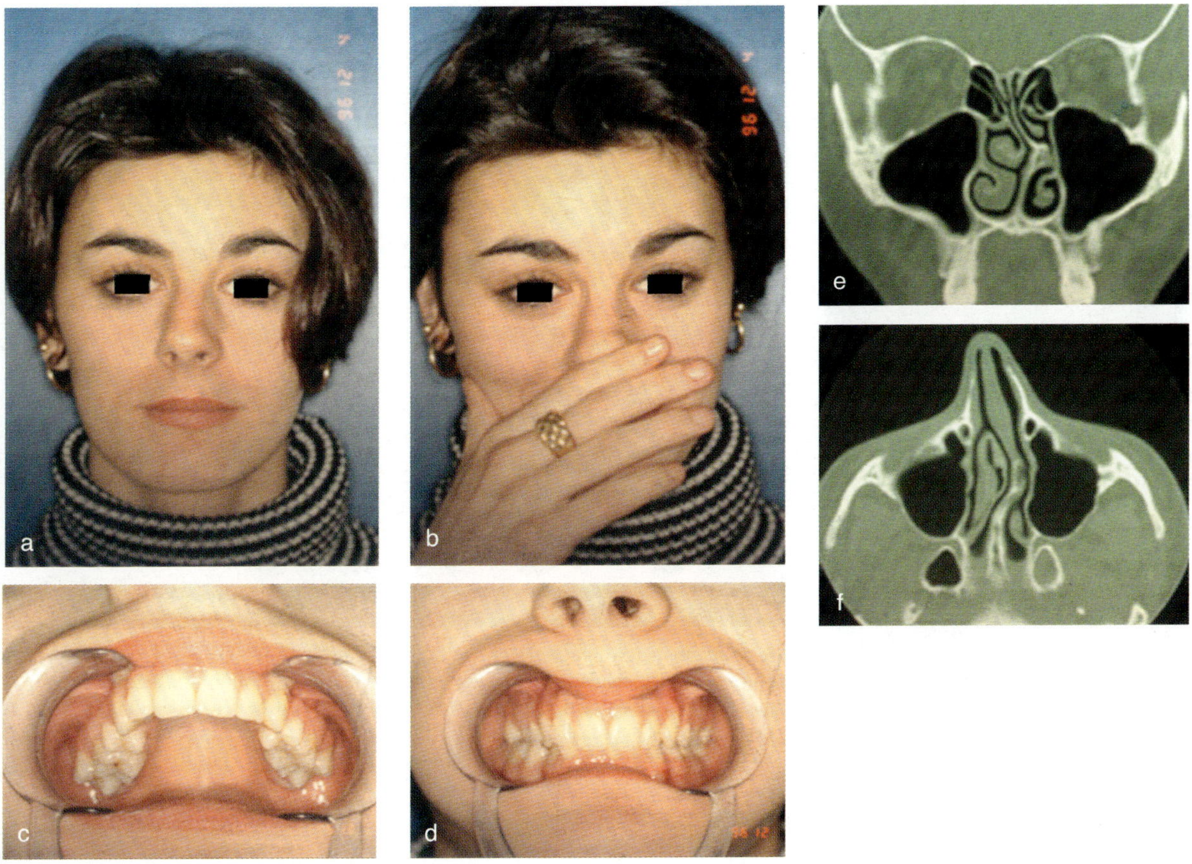

Fig. 16. Obstruction nasale chronique et dysfonction de l'appareil manducateur. a et b) Yeux ronds, rides entre auvent nasal et auvent narinaire (« salut allergique »), déviation nasale droite ; c et d) Occlusion dentaire : a eu ablation de 4 prémolaires, endomaxillie, supraclusion ; e et f) Aspects tomodensitométriques : déviation septale antérieure droite et postérieure gauche, éperon septal gauche (coupes coronale et axiale des fosses nasales)

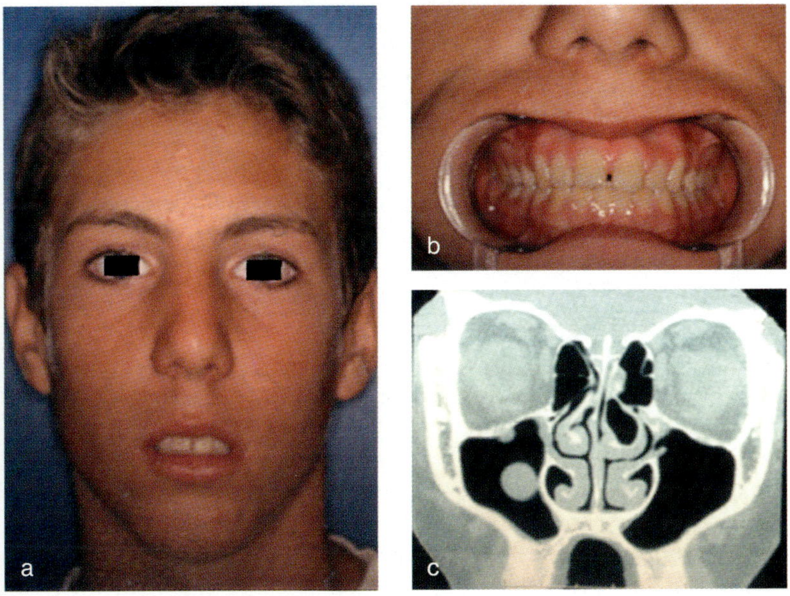

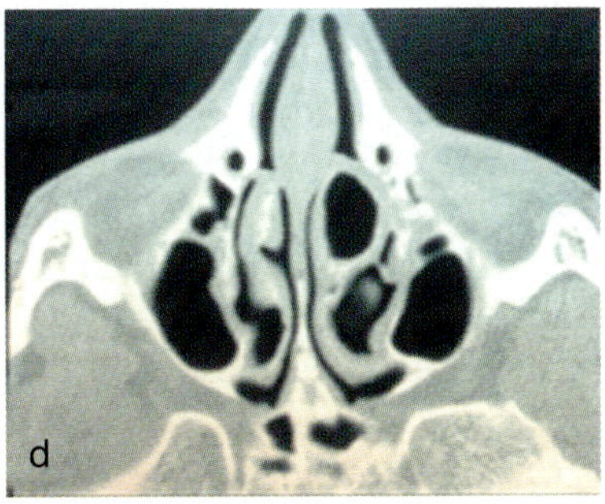

Fig. 17. Obstruction nasale chronique. a) Yeux ronds, nez arrondi, excès vertical antérieur ; b) Occlusion dentaire : endomaxillie, décalage des points interincisifs médians ; c et d) Aspects tomodensitométriques : fosses nasales étroites, inversion du cornet moyen droit, concha bullosa gauche (coupes coronale et axiale des fosses nasales)

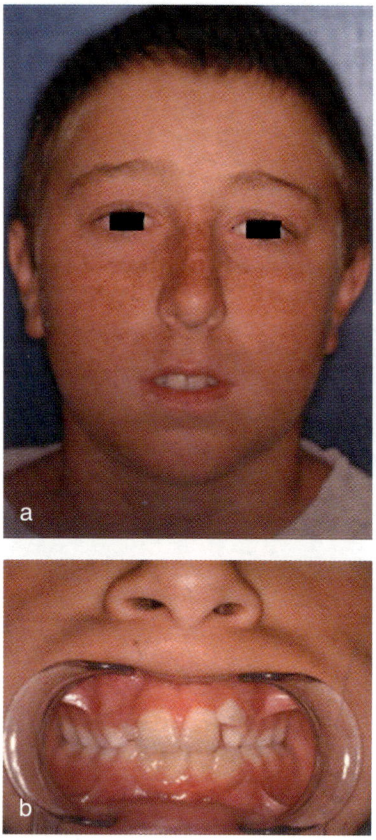

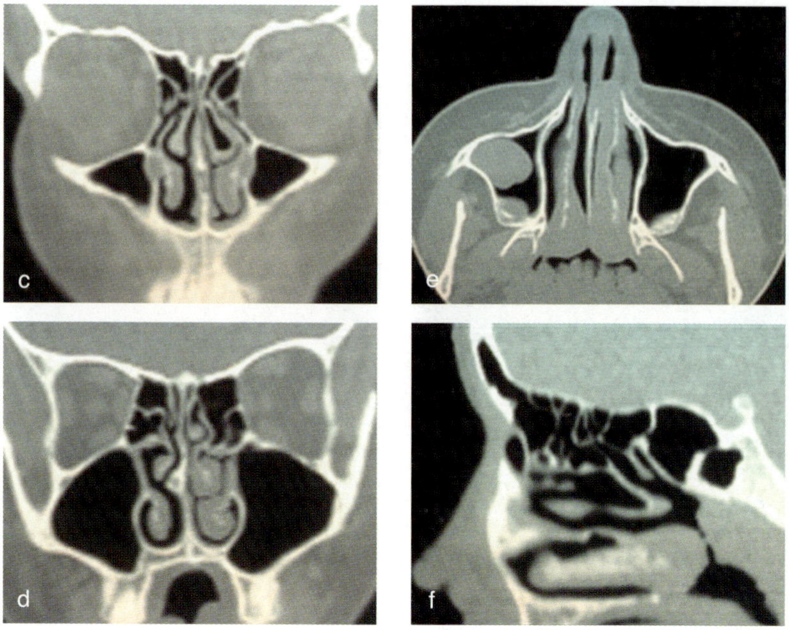

Fig. 18. Obstruction nasale chronique. a) Yeux tristes, nez pincé, excès vertical antérieur ; b) Occlusion dentaire : endomaxillie prédominante à gauche, encombrement dentaire ; c, d, e et f) Aspects tomodensitométriques : concha bullosa gauche, éperon septal droit, hypertrophie des cornets inférieurs (queue de cornet), végétations adénoïdes (coupes coronale, axiale et sagittales des fosses nasales)

Cet appareil permet l'étude de la ventilation aérienne supérieure (nasale, mixte ou orale), uni ou bilatéralement, l'étude du fonctionnement du voile du palais (insuffisance vélaire) ainsi que le diagnostic et le traitement des dysphonies.

Rhinomanométrie

La rhinomanométrie est la mesure objective de la résistance opposée par les fosses nasales au passage des courants aériens. Suivant le siège de la mesure des pressions expiratoires et inspiratoires en avant ou en arrière des fosses nasales, on distingue la rhinomanométrie antérieure et postérieure. La première, qui permet de mesurer les résistances nasales de chaque narine séparément, est préférable à la seconde qui teste les résistances nasales globales et qui nécessite la mise en place d'une sonde pharyngée responsable de réflexes nauséeux.

Elle peut théoriquement cibler la structure anatomique principalement responsable du mécanisme de l'obstruction tant à l'inspiration qu'à l'expiration et permettre de mieux adapter le traitement médical ou chirurgical. Diverses manœuvres sont pratiquées (Cottle, Bachmann, test aux vasoconstricteurs) afin de préciser le facteur causal de l'obstruction nasale. Le test aux vasoconstricteurs, en diminuant la résistance turbinale, permet de juger de la responsabilité des cornets. Les test de Cottle et Bachman apprécient le rôle de la valve nasale. Une normalisation des résistances nasales (et non une simple amélioration, systématique après le test aux vasoconstricteurs), confirme l'hypertrophie turbinale et permet de préjuger, théoriquement, du résultat d'une turbinectomie.

Le test de provocation nasale, utilisé essentiellement en pathologie professionnelle, permet d'apprécier la réactivité allergique immédiate au niveau des fosses nasales après inhalation d'un allergène.

La rhinomanométrie, pratiquée dans le but de quantifier objectivement les phénomènes d'obstruction nasale, devrait occuper une place de choix dans tout bilan fonctionnel préopératoire (intérêt également sur le plan médico-légal).

Malgré ses nombreux intérêts « théoriques », la rhinomanométrie n'autorise aucune quantification fiable de l'obstruction (Cole, 1989 [7]) : il n'y a pas toujours de corrélations entre les données enregistrées et l'intensité de la gêne subjective. Cela est lié au fait que la rhinomanométrie dépiste ou confirme, en dehors des obstacles majeurs, essentiellement les

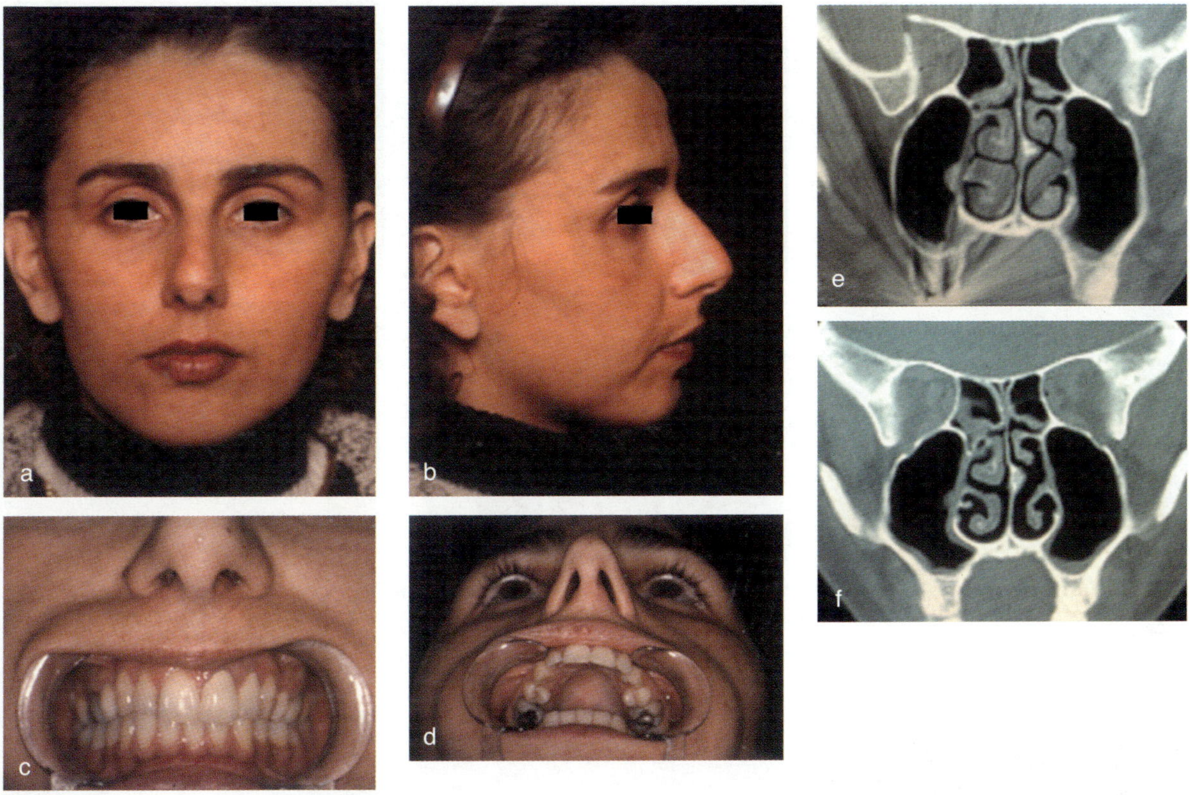

Fig. 19. Examen tomodensitométrique avec utilisation de vasoconstricteurs. a et b) Rhinopathie allergique, dysfonctionnement de l'appareil manducateur ; c et d) Occlusion dentaire : a eu ablation de 4 prémolaires, palais ogival et blanc ; e et f) Aspects tomodensitométriques : éperon septal gauche sans vasoconstricteur et avec vasoconstricteur (coupes coronales des fosses nasales, prises à plusieurs mois d'intervalle)

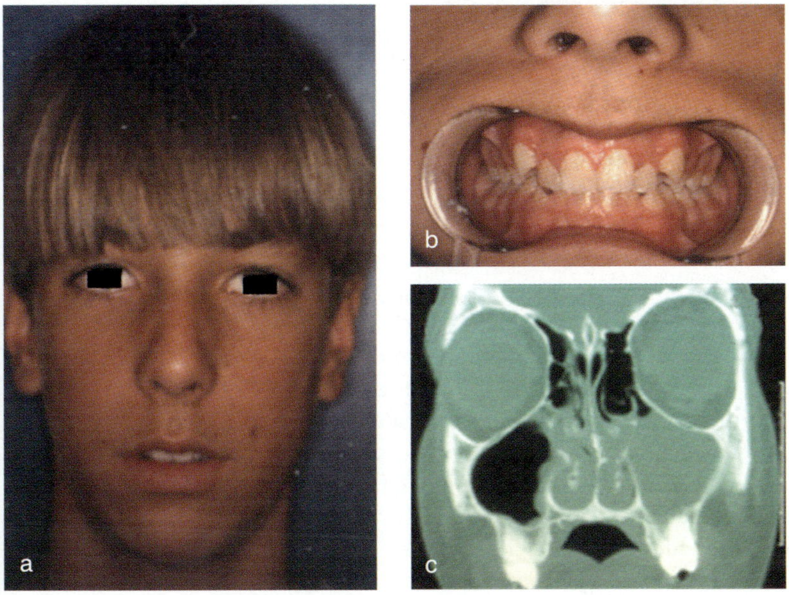

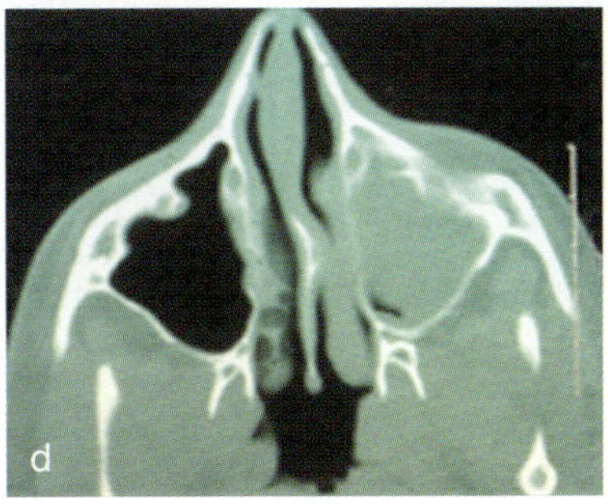

Fig. 20. Obstruction nasale chronique, rhinopathe. a) Yeux tristes, nez pincé, excès vertical antérieur ; b) Occlusion dentaire : malposition dentaire ; c et d) Aspects tomodensitométriques : éperon septal gauche, sinusite maxillaire gauche (coupes coronale et axiale des fosses nasales)

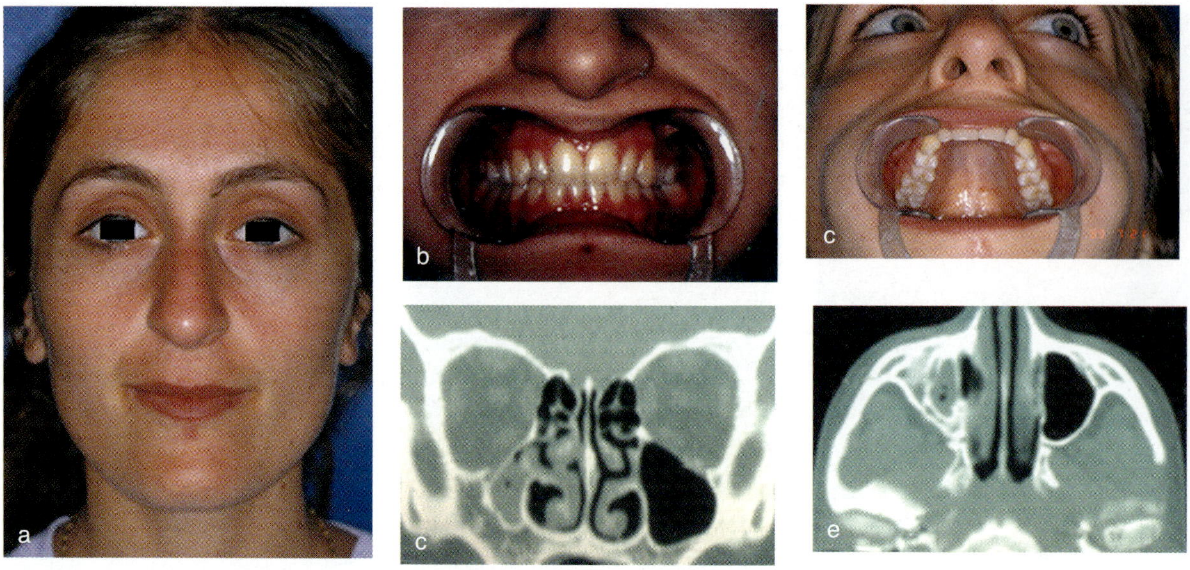

Fig. 21. Obstruction nasale chronique. a) Cernes, yeux tristes ; b et c) Occlusion dentaire et vue endobuccale : endomaxillie, palais blanc ; d et e) Aspects tomodensitométriques : périsinusite maxillaire droite (coupes coronale et axiale des fosses nasales)

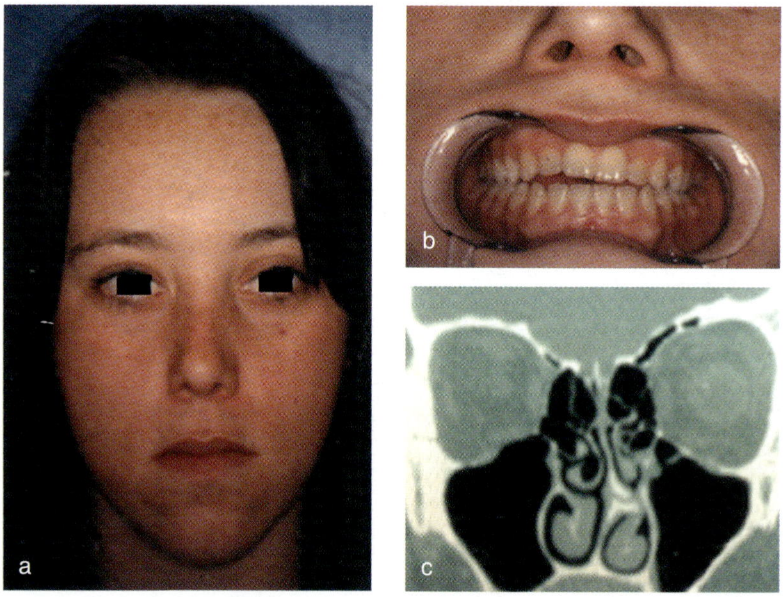

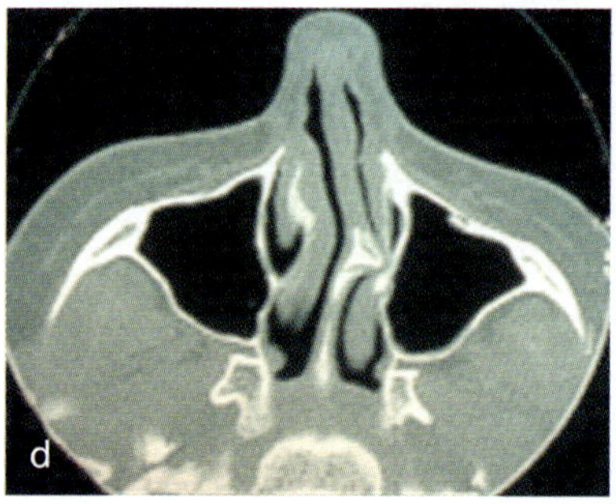

Fig. 22. Obstruction nasale chronique. a) Yeux ronds, excès vertical antérieur ; b) Occlusion dentaire : endomaxillie avec béance antérolatérale (dysfonction linguale) ; c et d) Aspects tomodensitométriques : éperon septal gauche (coupes coronale et axiale des fosses nasales)

obstacles antérieurs et inférieurs (déviation septale antérieure, hypertrophie de la tête du cornet inférieur) et les fosses nasales étroites. Elle ignore ou sous estime les obstacles situés au niveau de l'espace septo-turbinal moyen (éperon, déviation septale haute, concha bullosa) qui jouent un rôle majeur dans l'obstruction nasale (Fig. 24). Enfin, il ne faut pas oublier, et cette notion est fondamentale, que c'est souvent la nuit que la gêne fonctionnelle se complète et se manifeste.

Rhinométrie acoustique

Cette méthode rend compte de l'architecture endonasale en utilisant une simple impulsion acoustique dans la fosse nasale. L'étude de l'onde sonore propagée dans la fosse nasale puis recueillie sur la même sonde, permet d'en déduire après calcul informatique, une surface de section en fonction de l'orifice narinaire. L'addition des différentes surfaces de section permet d'obtenir un volume sur la totalité ou sur une

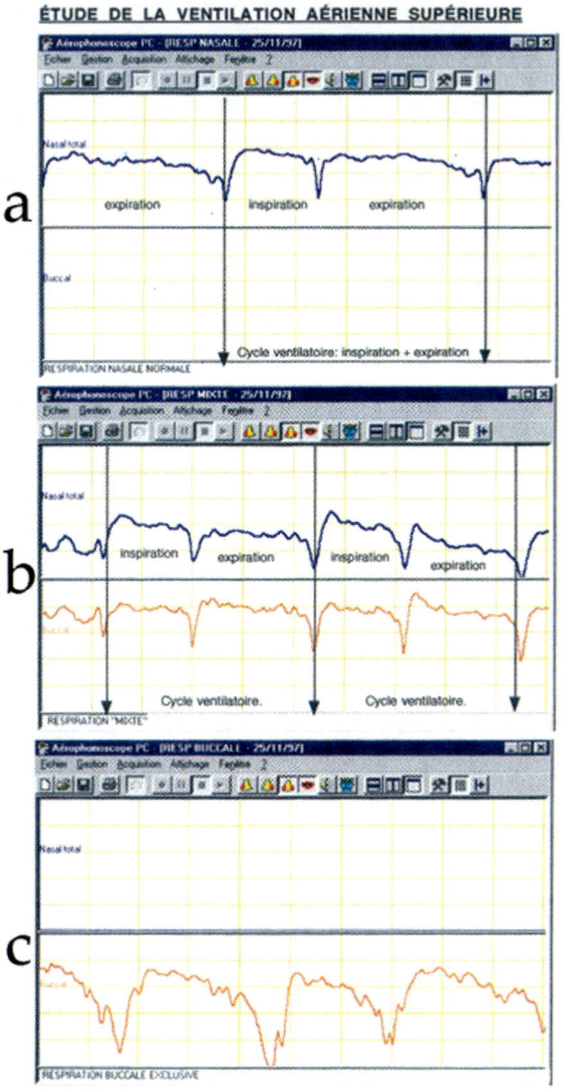

Fig. 23. Aérophonoscopie. Étude de la ventilation aérienne supérieure. a) Ventilation uniquement nasale (ventilation normale : moins de 2 cycles ventilatoires en 10 secondes, moins de 12 cycles par minutes, pas de flux aérien buccal) ; b) Ventilation « mixte » nasale et orale (ventilation plus rapide : plus de 2 cycles ventilatoires en 10 secondes) ; c) Ventilation exclusivement orale, ventilation exceptionnelle (les voies nasales sont complètement obstruées : pas de flux aérien nasal).

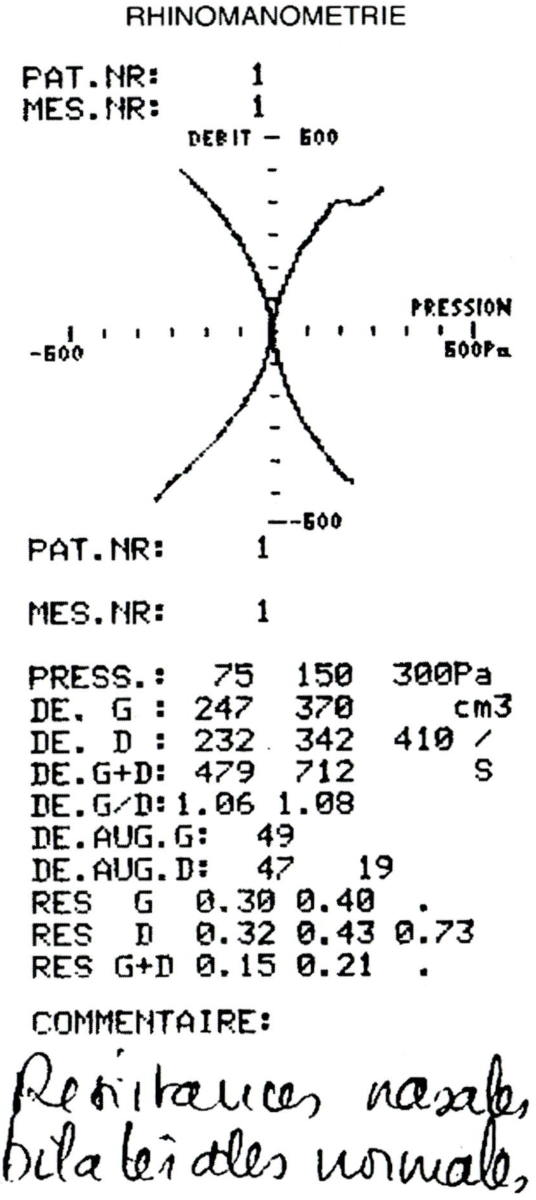

Fig. 24. Rhinomanométrie. Résistances nasales normales chez une patiente qui dort exclusivement la bouche ouverte (cf. Causes de l'obstruction nasale chez l'enfant. fig. 13 : déviation septale haute post-traumatique)

partie des fosses nasales. Cet examen permet ainsi de quantifier l'obstruction nasale, de la localiser et d'évaluer de façon précise le facteur vasomoteur (augmentation des volumes après vasoconstricteurs (Rouvier, 1996 [34]) (Fig. 25).

Électromyographie

Cet examen, peu pratiqué, est intéressant uniquement dans certaines affections valvaires fonctionnelles (même s'il existe un problème cartilagineux). Les atteintes intrinsèques de la valve ne s'accompagnant d'aucun trouble musculaire.

Enregistrement polysomnographique

C'est l'examen de référence en matière de d'apnées (ou hypopnées) obstructives du sommeil. Il apporte la certitude diagnostique et quantifie la sévérité du syndrome d'apnées du sommeil.

2 – Examen psychologique

Durant l'entretien avec le patient, l'évaluation psychologique permet d'apprécier les motivations et d'appréhender la personnalité du patient. En effet, une rhinoplastie ne doit être envisagée que si le patient est suffisamment motivé et que cette motivation présente un caractère raisonnable. Il est important de demander au patient ce qu'il désire avant de proposer un nez qui convient parfois davantage au chirurgien qu'au patient.

L'entretien permet de faire préciser :

- la localisation et l'importance du défaut allégué. Ce dernier ne doit pas être situé ou décrit de façon variable par le patient (suspicion de psychopathie, plus fréquente chez les hommes). Ce défaut ne correspond pas toujours à la vision du chirurgien qui devra en tenir compte. La disproportion entre ce défaut et la description du patient doit faire évoquer une dysmorphophobie qui se porte volontiers sur le nez (Willemot, 1967 [44]). De même les sujets qui allèguent une douleur nasale doivent inciter à la plus grande prudence ;
- l'ancienneté du défaut à corriger et du trouble fonctionnel et/ou psychologique qu'il provoque. La motivation doit être ancienne et non suggérée récemment par un tiers ni provoquée par un désordre affectif ;
- les éventuelles interventions antérieures et les revendications contre les précédents opérateurs. Dans ce cas, la rhinoplastie fonctionnelle et esthétique par impaction n'est guère possible.

D'une manière générale, le praticien doit se conformer à un désir de rectification raisonnable et modérer toute demande de modification excessive. Les gestes chirurgicaux sont à discuter en fonction de la morphologie propre du nez, du visage et du sexe du patient.

Le praticien doit également préserver l'aspect naturel et le caractère du nez ainsi que la fonction nasale.

Il doit enfin, dans certains cas, savoir dire non et déconseiller l'opération.

3 – Projet préopératoire

Le projet préopératoire tient compte des désirs du patient (à condition qu'ils soient raisonnables), des critères morphologiques de normalité de la face et du nez et, enfin, des impératifs fonctionnels.

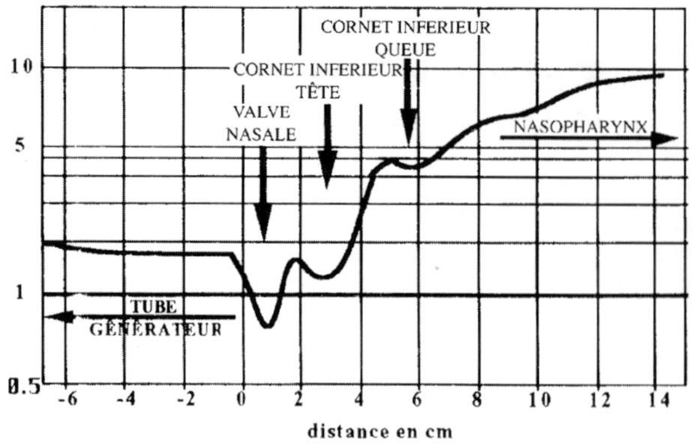

Fig. 25. Rhinométrie acoustique. Zones physiologiquement rétrécies.

Les photographies sont indispensables pour l'étude du projet préopératoire à soumettre obligatoirement au patient et pour juger de la qualité du résultat postopératoire. Les photographies doivent être suffisamment grandes (moitié de la grandeur nature au moins).

Le cliché de face permet de déceler la plus petite asymétrie faciale, d'ailleurs souvent ignorée du patient.

Les clichés de profil (droit et gauche) sont les plus importants. Ils doivent être pris plan de Francfort (tragus-point infra-orbitaire) horizontal, de manière à ne pas modifier la position du menton et par conséquent le profil. Ces clichés permettent d'étudier les rapports nez-menton dans le cadre de la profiloplastie.

Les clichés de 3/4 (droit et gauche) sont intéressants uniquement en cas d'asymétrie de l'arête nasale (profil social).

Le cliché en vue inférieure complète le cliché de face et apporte des précisions sur la base du nez et la forme des narines.

Les programmes informatiques de traitement d'images permettent de simuler de façon réaliste les modifications du profil. Cette simulation aide le chirurgien à trouver la meilleure solution. La saisie de l'image peut se faire en temps réel à partir d'un appareil de photo numérique, d'une photo ou d'une diapositive numérisée à l'aide d'un scanner.

Enfin, lors de la présentation du projet, le praticien se doit d'informer le patient des limites de la rhinoplastie et des risques encourus.

Conclusion

Jusqu'à ces dernières années, le chirurgien ne s'attachait guère qu'à l'analyse morphologique du nez. Ce temps est révolu. Il doit tenir compte également des anomalies septo-turbinales souvent associées et des rhinopathies. Les causes d'obstruction nasale d'origine dysfonctionnelle muqueuse sont très fréquentes. Leur recherche doit toujours précéder la décision d'intervenir sur l'auvent nasal, le septum ou les cornets. Il faut y penser systématiquement devant un tableau de fosses nasales étroites sans anomalies septo-turbinales. A l'issue de ce bilan clinique et paraclinique, une conduite thérapeutique adaptée, efficace et surtout non iatrogène pourra être appliquée, en se rappelant que seule l'impression subjective du patient doit être considérée sous réserve d'être en accord avec les données de l'examen clinique.

Bibliographie

1. Aston SJ, Guy CL (1977) The nasal spine. Clinics in Plastic Surgery 4: 153-162
2. Bachmann W (1976) The present status of rhinomanometry. Rhinology 14: 5-9
3. Bourjat P, Veillon F (1990) Le massif facial normal: tomodensitométrie et IRM. Masson, Paris: 192 p
4. Bronz G (1994) Predictability of the computer imaging system in rhinoplasty. Aesth Plast Surg 18: 175-181
5. Canady JW (1994) Evaluation of nasal obstruction in rhinoplasty. Plast Reconstr Surg 94: 555-559
6. Cinelli AA (1971) Collapse of the nares. Arch Otolaryngol 33: 683-693
7. Cole P (1989) Rhinomanometry: practice and trends. Laryngoscope 99: 538-541
8. Constantian MB (1993) Functional effects of alar cartilage malposition. Ann Plast Surg 30: 487-499
9. Cottle MH (1955) The structure and function of the nasal vestibule. Arch Otolaryngol 62: 173-181
10. Cottle MH (1960) Concepts of nasal physiology as related to corrective nasal surgery. Arch Otolaryngol 72: 27-36
11. Delaire J (1978) Étude architecturale et structurale craniofaciale (de profil). Rev Stomatol 79: 1-33
12. Dufourmentel L (1920) La coexistence des déviations du squelette nasal avec les déformations des maxillaires supérieurs et de l'appareil alvéolo-dentaire. Rev Laryngol 41: 53-58
13. Fanous N (1990) Anterior nasal collapse flaccid or rigid? An approach to clinical diagnosis. J Otolaryngol 19: 110-113
14. Fomon S, Gilbert JG, Caron AL, Segal S, and al (1950) Collapsed ala pathology, physiology and management. Arch Otolaryngol 51: 465-484
15. Freche Ch, Fontanel JP, et coll (1996) L'obstruction nasale. Arnette, Paris: 297 p
16. Ghaem A, Eloit C, Herman D, Roger AM, Pialoux P, Tran Ba Huy P, Martinaud JP (1981) Rhinomanométrie antérieure et test de provocation nasale: technique et résultats (270 cas). Ann Oto-laryngol 98: 15-22
17. Ghaem A (1996) La rhinomanométrie. Rev Mal Resp 13: 191-192
18. Grymer LF, Hilberg O, Elbrond O, Pedersen OF (1989) Acoustic rhinometry: evaluation of the nasal cavity with septal deviations, before and after septoplasty. Laryngoscope 99: 1180-1187
19. Guerrier Y (1993) Rhinologie. Entretien avec le Professeur Michel Wayoff. Cahiers d'ORL 28: 267-279
20. Gunter JP (1989) A graphic record of intraoperative maneuvers in rhinoplasty: the missing link for evaluating rhinoplasty results. Plast Reconstr Surg 84: 204-212
21. Heinberg Ch, Kern E (1973) The Cottle sign: an aid in the physical diagnose of nasal airflow disturbances. Rhinology 11: 89-94
22. Hinderer KH (1971) Fundamentals of Anatomy and Surgery of the Nose. Aesculapius, Birmingham: 37-43
23. Jacobs RL, Freedman PM, Boswell RN (1981) Non allergic rhinitis with eosinophilia (Nares syndrome). J Allergy Clin Immunol 67: 253-262
24. Kern EB, Arbour P (1976) The phenomenon of paradoxical nasal obstruction. Arch Otolaryngol 102: 669-671
25. King HC (1990) An otolaryngologist's guide to allergy. Thieme, New York chapitre 8
26. King HC, Mabry RL (1993) A Practical guide to the Managment of Nasal and Sinus Disorders. Thieme, New York: 25-58
27. Lund VJ, et coll (1995) Rapport international de consensus sur le diagnostic et le traitement de la rhinite. Rev Fr Allergol 35 [Suppl 2]
28. Marks MB (1977) Stigmata of respiratory tract allergies. Scopes Publications. Kalamazoo, Upjohn labo 8
29. Melon J, Daele J (1979) Les explorations fonctionnelles et endoscopiques en rhinologie. Acta Oto-rhino-laryngol Belg 33: 639-671
30. Michel FB (1993) Du nez. Grasset, Paris
31. Moneret-Vautrin, et coll (1994) L'allergol. Guide du praticien en immuno-allergologie. Masson, Paris 180 p
32. Mullarkey MF, Hill JS, Webb DR (1980) Allergic and non allergic rhinitis: their characterization with attention to the meaning of nasal eosinophilia. J Allergy Clin Immunol 65: 122-126
33. Riu R (1974) La rhinorhéographie dans la morphologie du nez et les septorhinoplasties. Ann Chir Plast 19: 181-187
34. Rouvier P (1996) La rhinométrie acoustique («RAC»), in Freche Ch, Fontanel JP, et coll (1996). L'obstruction nasale. Arnette, Paris: 69-78
35. Rupp GH, Friedman RA (1982) Eosinophilic nonallergic rhinitis in children. Pediatrics 70: 437-439
36. Siegel SC, Wahn H, et coll (1985) Rhinitis in children in Mygind N, Weeke B. Allergic and vasomotor rhinitis: clinical aspects. Munksgaard, Copenhagen 49-64
37. Soss TL (1974) The allergic patient and rhinoplasty procedures. Otolaryngologic Clin N Am 7: 845-857
38. Sullivan TJ, Welham RAN, Collin JRO (1993) Centurion syndrome. Idiopathic anterior displacement of the medial canthus. Ophthalmology. 100: 328-333
39. Terrier G (1978) L'endoscopie rhinosinusale moderne. Inpharzam, Suisse
40. Trotoux J, Halimi Ph, et coll (1994) L'imagerie moderne en ORL. Arnette, Paris: 570 p
41. Wayoff M, Freche CH, et coll (1986) Immunologie et Allergie en ORL. Arnette, Paris: 455 p
42. Wayoff M, Moneret-Vautrin DA (2-1988) Le syndrome d'hyperréactivité nasale (rhinites allergiques et vasomotrices). EMC, ORL, 20350A10: 16 p
43. Wayoff M, Jankowski R, Haas F (1991) Physiologie de la muqueuse respiratoire nasale et troubles fonctionnels. EMC, ORL,20290A10: 14 p
44. Willemot J (1967) Rhinoplastie correctrice. Acta Oto-rhino-laryngol. Belg 21: 241-453

XI
Technique chirurgicale de la rhinoplastie fonctionnelle et esthétique. Technique de base

La rhinoplastie fonctionnelle et esthétique vise à harmoniser la morphologie nasale et faciale tout en préservant ou en restaurant la fonction nasale. La réduction du nez est obtenue non pas en amputant la bosse nasale, mais en diminuant la hauteur du septum responsable de la projection du nez. La simple section ou la résection septale haute permet à la fois l'impaction du nez au sein du massif facial et la création d'une flexibilité de la jonction ostéo-cartilagineuse de l'auvent nasal suffisante, la plupart du temps, pour réduire ou faire disparaître la bosse nasale.

Cette intervention est plus anatomique et plus physiologique que la rhinoplastie classique à « toit ouvert ».

Dans la rhinoplastie fonctionnelle et esthétique, le temps osseux de mobilisation nasale précède le temps de section-résection septale. En cas d'anomalies septo-turbinales, les différents gestes de septoplastie ou de turbinoplastie sont pratiqués avant l'impaction nasale. Les fosses nasales étroites peuvent être traitées simultanément par disjonction intermaxillaire chirurgicale.

Cette rhinoplastie, en minimisant le décalage entre auvent nasal et auvent narinaire, limite, le plus souvent, les gestes complémentaires sur l'auvent narinaire à une simple projection.

1 – Indications

La rhinoplastie fonctionnelle et esthétique est avant tout une rhinoplastie de réduction ou de symétrisation. Elle s'adresse aux hypertrophies de l'auvent nasal avec ou sans gêne fonctionnelle. Les nez cyphotiques, sous-tension et à peau mince, représentent l'indication de choix de cette technique.

Inversement les nez larges, à peau épaisse, ne sont pas une bonne indication et relèvent d'une rhinoplastie classique. De même, les bosses strictement

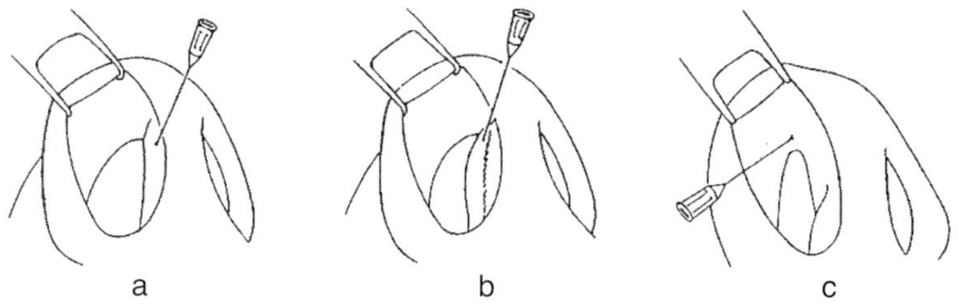

Fig. 1. Anesthésie locale du septum. a) Infiltration du septum membraneux ; b) Infiltration sous-muco-périchondrale du septum cartilagineux, c) Infiltration de la plica nasi (vue inférieure du nez)

osseuses, haut situées sur des nez ne justifiant pas de réduction nasale, peuvent bénéficier d'un simple coup de râpe, avec ou sans ostéotomies latérales (Roe, 1891 [27]).

2 – Anesthésie

L'intervention se déroule sous anesthésie générale avec intubation oro-trachéale (sonde armée de préférence). Il faut prendre soin de ne pas déformer la bouche (la sonde d'intubation est fixée en position médiane par un fil aux incisives supérieures).

L'anesthésie générale avec intubation est préférée à toute autre technique anesthésique : elle permet d'assurer la protection des voies aériennes, le confort de l'opéré et la tranquillité de l'opérateur. Le saignement peropératoire est essentiellement contrôlé par :

- le maintien d'une pression artérielle à 70-75 mmHg de maxima,
- la surélévation de la tête par inclinaison de la table d'opération de 15 à 20°,
- une capnie correcte, estimée à partir de la fraction expiratoire de gaz carbonique du capnographe ($PeTCO_2$ entre 30-35 mmHg).

L'anesthésie générale est complétée par l'anesthésie locale pour favoriser la dissection (hydro-dissection) et diminuer le saignement. Des cotons neurochirurgicaux imbibés d'un mélange extemporané de deux flacons de xylocaïne à 5 % à la naphtazoline (R) avec 1 mg d'adrénaline sont disposés dans chaque fosse nasale et laissés en place 10 minutes afin d'assurer une rétraction parfaite de la muqueuse et limiter le saignement peropératoire.

L'anesthésie locale (xylocaïne adrénalinée à 1 %) utilisant une aiguille fine est pratiquée par voie endonasale ou percutanée uniquement en regard des zones abordées (septum, orifice piriforme, racine du nez).

– *Septum*

L'infiltration est théoriquement sous-muco-périchondrale et sous-muco-périostée. En s'aidant d'un rétracteur narinaire ou d'un spéculum, l'aiguille est enfoncée sous la peau du septum membraneux. Cela entraîne un gonflement de la muqueuse septale qui facilite l'infiltration sous-muqueuse (Fig. 1). L'aiguille, biseau au contact de la muqueuse, est enfoncée horizontalement au niveau des bords caudal, puis dorsal (sous l'auvent nasal) et ventral (au-dessus du socle prémaxillo-vomérien), du septum cartilagineux (Fig. 2).

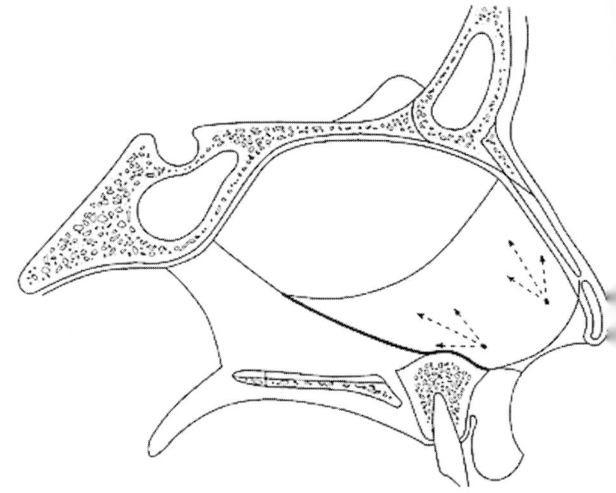

Fig. 2. Anesthésie locale du septum (coupe parasagittale et vue latérale des fosses nasales)

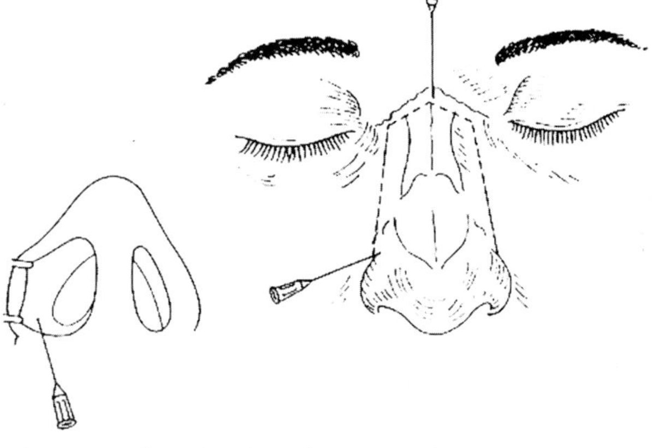

Fig. 3. Anesthésie locale de l'orifice piriforme et de la racine du nez par voie percutanée (vue de face du nez). En cartouche, anesthésie locale de l'orifice piriforme par voie endonarinaire (vue inférieure du nez)

Si une correction septale est envisagée, l'infiltration est étendue à la totalité du septum.

Si une voie d'abord « extramuqueuse » est programmée, ce qui est rarement le cas, l'aiguille est enfoncée à la partie médiale de la plica nasi et à la face inférieure de l'auvent nasal en faisant ballonner la muqueuse qui blanchit (Fig. 1).

– *Orifice piriforme*

L'infiltration est réalisée par voie percutanée ou par voie endonarinaire. Dans le premier cas, l'infiltration anesthésique se fait en enfonçant l'aiguille à travers le pli naso-jugal jusqu'au contact osseux (Fig. 3). Dans le second cas, en s'aidant d'un rétracteur-tuile prenant appui sur l'os maxillaire à la partie inférieure du vestibule, l'aiguille est enfoncée perpendiculairement jusqu'au contact osseux, en regard de la tête du cornet inférieur (Fig. 3).

– *Racine du nez*

Au niveau de l'angle fronto-nasal, l'aiguille est enfoncée perpendiculairement à la peau jusqu'au contact osseux (Fig. 3).

3 – Voies d'abord

La voie d'abord endonasale habituelle est la voie d'abord médiane intersepto-membraneuse. Les voies d'abord latérales intercartilagineuses sont réservées à des cas particuliers (cf. Gestes complémentaires associés).

L'incision intersepto-membraneuse est unilatérale chez le sujet jeune ou lorsque aucune résection de muqueuse septale n'est envisagée. Elle est bilatérale chez le sujet âgé ou lorsqu'une résection de muqueuse septale est programmée.

La traction de la columelle par un crochet du côté opposé à la voie d'abord favorise l'incision chirurgicale qui est pratiquée 1 à 2 mm en arrière du bord caudal du cartilage septal, de manière à préserver le septum membraneux et faire reposer la suture sur un plan dur (Fig. 4).

En bas, cette incision respecte le seuil narinaire et l'épine nasale afin de ne pas séparer les attaches des crus médiales au septum, attaches qui constituent un des supports de la pointe du nez. Toutefois, l'incision peut se prolonger jusqu'au plancher des fosses nasales lorsque l'on veut découvrir l'épine nasale antérieure et les berges adjacentes de l'orifice piriforme. Ceci dans trois circonstances :

- correction d'une déviation importante du septum et « du pied de cloison »,
- diminution d'une projection excessive de la pointe du nez, en libérant les attaches entre septum et crus médiales,
- correction d'un angle naso-labial fermé par mise en place d'un greffon ou correction d'un angle naso-labial ouvert par un geste conservateur sur l'épine nasale antérieure.

Cette incision limitée à la jonction intersepto-membraneuse est suffisante dans la plupart des cas et préserve intégralement la valve nasale. Toutefois quand un geste doit être réalisé sur la pointe du nez (éventualité rare), elle est complétée par l'incision intercartilagineuse.

L'incision intercartilagineuse éventuelle est réalisée de dedans en dehors, 2 mm au dessus du bord caudal du cartilage supérieur, pour préserver la valve nasale. Pour cela, la plica nasi est exposée en attirant légèrement le bord narinaire en haut et en dehors à l'aide d'un écarteur à deux griffes mousses, tenu entre pouce et index, tandis que le majeur de la même main repousse la paroi latérale du nez et fait saillir le bord caudal du cartilage supérieur (Fig. 4).

L'incision intercartilagineuse qui respecte l'intégrité de l'auvent narinaire est préférable à l'incision trans-

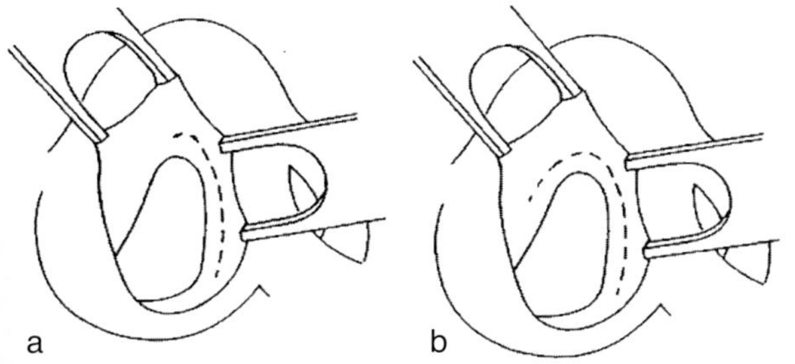

Fig. 4. Voie d'abord. a) Incision intersepto-membraneuse isolée ; b) Incision intersepto-membraneuse associée à une incision intercartilagineuse (vue inférieure du nez)

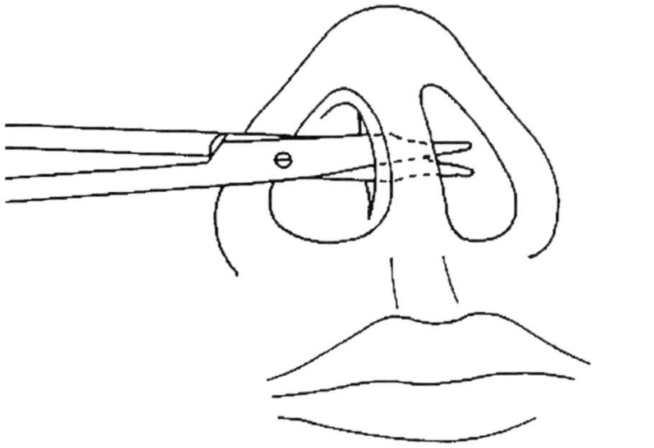

Fig. 5. Voie d'abord. Libération du bord caudal du septum cartilagineux par discision aux ciseaux (vue inférieure du nez)

cartilagineuse (Anderson, 1966 [2]) qui passe à travers le cartilage inférieur et qui intéresse indirectement la valve nasale en lésant les muscles qui jouxtent la valve.

Après incision uni ou bilatérale, le bord caudal du septum est libéré du septum membraneux par discision aux ciseaux fins.

La jonction entre incision intersepto-columellaire et intercartilagineuse est complétée si nécessaire par la section des ponts de tissu mou qui peuvent persister (Fig. 5).

4 – Exposition du squelette ostéo-cartilagineux

L'exposition se limite habituellement au septum ostéo-cartilagineux, car les gestes de la rhinoplastie fonctionnelle et esthétique ne justifient pas la technique « extramuqueuse » d'exposition classique.

Le décollement est amorcé au niveau du septum à l'aide de ciseaux pointus. Il est complété, dès que le blanc bleuté et nacré du cartilage septal apparaît, au décolleur mousse tout en dégageant la jonction ethmoïdo-septale et en respectant le « pied de cloison » si aucun geste n'est envisagé à ce niveau (Fig. 6 et 7).

Les plans muco-périchondral et muco-périosté sont suffisamment décollés pour faciliter la remise en place homogène de la muqueuse après impaction de l'auvent nasal (Fig. 8).

Si un temps septal est prévu, le décollement est étendu à tout le septum. Ce temps est rendu délicat par l'adhérence de la muqueuse à la jonction chondro-pré-maxillo-vomérienne et les risques de déchirures à ce niveau. La plupart du temps, la réalisation des quatre tunnels (Cottle et coll., 1958 [6]) ne s'impose pas. Il est possible de libérer les attaches muqueuses du « pied de cloison » en s'aidant d'une rugine de Joseph, progressivement d'avant en arrière, à partir de l'épine nasale antérieure.

Si une voie d'abord « extramuqueuse » est nécessaire, la dissection sous-muqueuse expose le bord caudal retourné du cartilage supérieur puis la face inférieure de l'auvent nasal ostéo-cartilagineux jusqu'au niveau de l'épine nasale de l'os frontal. Ce décollement muqueux est réalisé à la rugine de Joseph travaillant

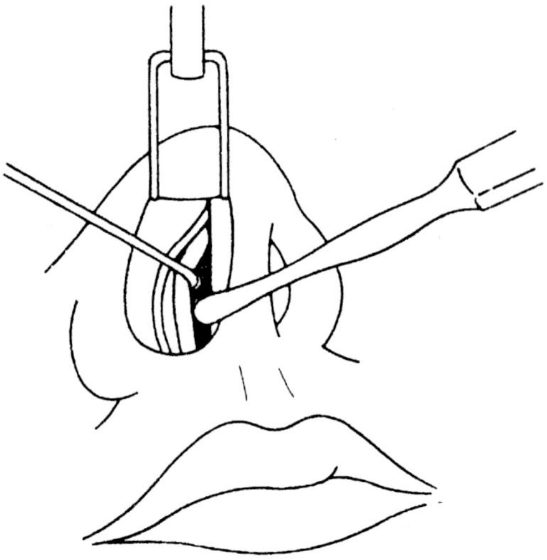

Fig. 7. Exposition du squelette ostéo-cartilagineux. Décollement du plan muco-périchondral septal au décolleur mousse (vue inférieure du nez)

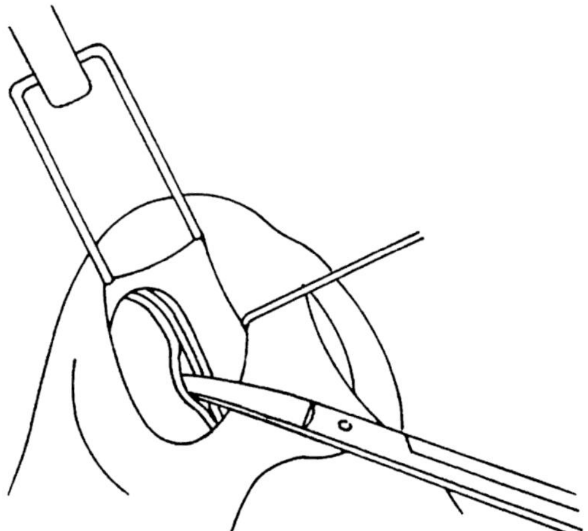

Fig. 6. Exposition du squelette ostéo-cartilagineux. Amorce du décollement du plan muco-périchondral septal aux ciseaux pointus (vue inférieure du nez)

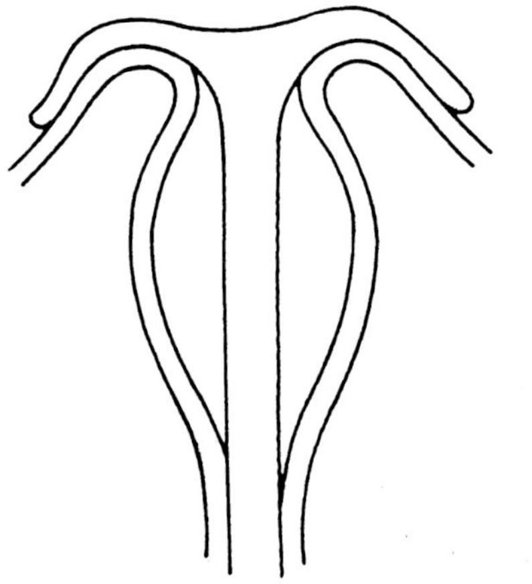

Fig. 8. Exposition du squelette ostéo-cartilagineux. Décollement du plan muco-périchondral septal (suffisant pour réaliser l'impaction de l'auvent nasal) (coupe frontale des fosses nasales)

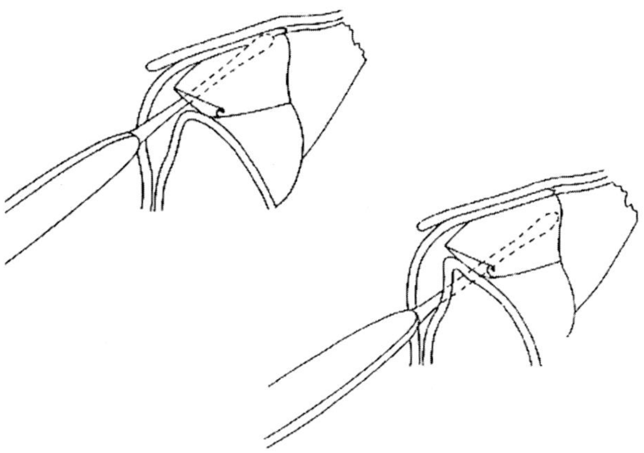

Fig. 9. Exposition du squelette ostéo-cartilagineux. Décollement du plan muco-périchondral septal étendu à la face inférieure de l'auvent nasal (en cas de septoplastie) (vue de 3/4 du nez)

sous l'auvent nasal et en s'aidant de mouvements de rotation externe (rugination et décollement de dedans en dehors puis de haut en bas) (Fig. 9). Le septum et la face inférieure de l'auvent nasal sont ainsi dégagés, en conservant la continuité muqueuse sous forme de deux dômes muqueux unissant les muqueuses septale et latérale. Cette technique a pour avantage de respecter les structures anatomiques du nez ainsi exposées (Fig. 10).

Aucun décollement cutané n'est pratiqué au niveau de l'auvent nasal. Le revêtement cutané et la couche musculaire, dont le rôle est très important dans la physiologie du nez, sont totalement respectés. Il n'y a pas de décollement au niveau des ostéotomies latérales.

Le soutien de la pointe du nez est une dernière fois contrôlé, en sachant que la pointe du nez s'affaisse légèrement dès l'incision intersepto-membraneuse pratiquée (Fig. 11).

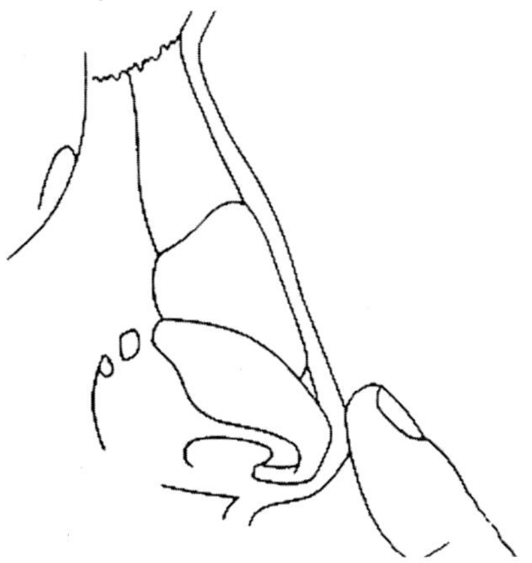

Fig. 11. Test de contrôle du soutien de la pointe du nez (vue de profil du nez)

5 – Interventions sur l'auvent nasal

Elles comportent deux temps opératoires successifs de mobilisation et d'impaction nasale.

Mobilisation nasale

La libération osseuse de l'auvent nasal du reste du massif facial précède toujours le temps septal de section-résection. Deux types d'ostéotomies, latérales des processus frontaux des maxillaires et transversale de la racine du nez, sont nécessaires (Fig. 12). Elles sont préalablement dessinées sur la peau périnasale : lignes

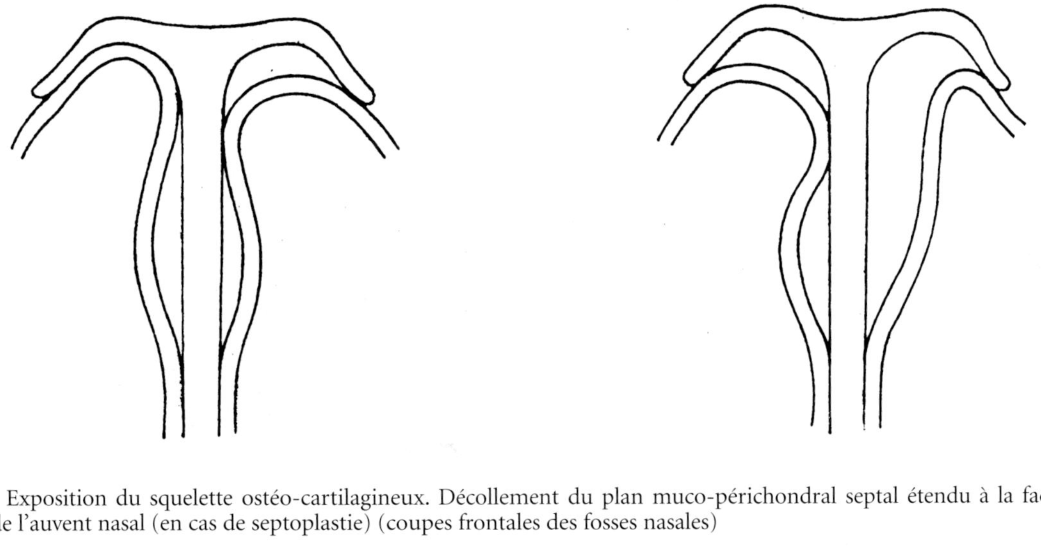

Fig. 10. Exposition du squelette ostéo-cartilagineux. Décollement du plan muco-périchondral septal étendu à la face inférieure de l'auvent nasal (en cas de septoplastie) (coupes frontales des fosses nasales)

aile du nez-canthus palpébral médial pour les ostéotomies latérales et ligne intercanthale médiale pour l'ostéotomie transversale.

– *Ostéotomies latérales des processus frontaux des maxillaires*

Les ostéotomies des processus frontaux des maxillaires sont réalisées par voie d'abord endonasale vestibulaire. Au niveau du bord libre de l'orifice piriforme, exposé par un écarteur-tuile, une courte incision verticale jusqu'à l'os est effectuée. Pour éviter toute sténose narinaire, cette boutonnière est située en regard de la tête du cornet inférieur, à distance de l'incision intercartilagineuse éventuelle (Fig. 13). Le bord libre de l'orifice piriforme repéré, l'ostéotomie est réalisée à l'ostéotome droit boutonné, sans décollement périosté préalable. Basse et rectiligne, cette ostéotomie s'étend de l'orifice piriforme à l'os frontal, au dessus du tendon palpébral médial et de la crête lacrymale antérieure (Fig. 14).

Le point d'attaque de l'ostéotomie est situé à la partie inféro-latérale de l'orifice piriforme. L'ostéotome est placé à cheval sur la crête, perpendiculairement à l'os, manche en dedans. Avec l'expérience, la plupart du temps, le contrôle tactile de la bonne position de l'ostéotome est suffisant mais il peut être assuré en s'aidant d'un écarteur narinaire et du contrôle direct de la vue.

L'ostéotomie commence à la partie inféro-latérale de l'orifice piriforme puis attaque le processus frontal du maxillaire profondément, le plus près possible du plan jugal. Une ostéotomie trop antérieure s'accompagne d'un décalage ou « marche d'escalier » parfois visible sous la peau (Fig. 14).

Manche de l'ostéotome en dehors puis sagittal, la main de l'opérateur doit guider autant que contrarier la rotation de l'instrument qui se met spontanément perpendiculaire à l'os du processus frontal du maxillaire pendant que l'aide le fait progresser par des coups de marteau contrôlés. La progression de l'instrument est suivie à travers la peau, grâce au repère mousse (en avant par rapport au biseau de l'instrument), jusqu'à 3 à 4 mm en avant du tendon palpébral médial. Il est à signaler que le tendon palpébral et le canal lacrymo-nasal sont constamment en arrière de cette ostéotomie. Le contact de l'instrument avec l'os frontal se traduit par une résistance et un son mat : ce signe sonore indique la fin de l'ostéotomie (Fig. 14). La qualité du pilier canin conditionne la résistance de l'os au cours de la progression de l'ostéotome. Cette résistance osseuse est plus faible chez la femme et lorsque le bloc incisivo-canin n'est pas fonctionnel (béances par exemple).

Ce tracé est toujours bilatéral et symétrique ; mais parfois en cas d'asymétrie accentuée de l'auvent nasal ou de nez très projeté, deux ostéotomies latérales peuvent être réalisées, soit d'un seul côté, soit des deux, permettant la résection d'un triangle osseux à base inférieure (ostectomie triangulaire) ; dans ce cas, il y a lieu de commencer par le trait d'ostéotomie le plus antérieur (Fig. 15).

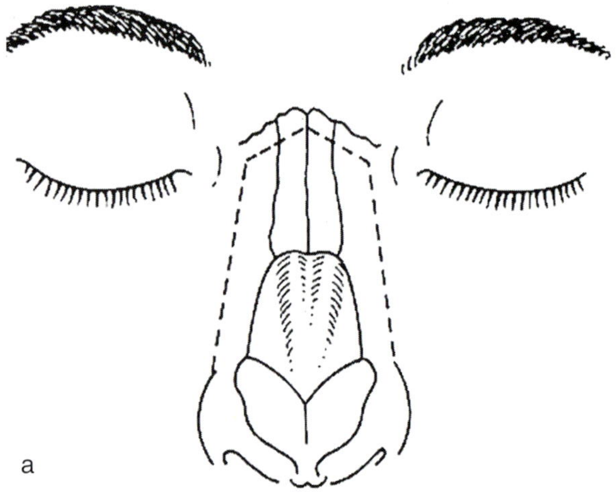

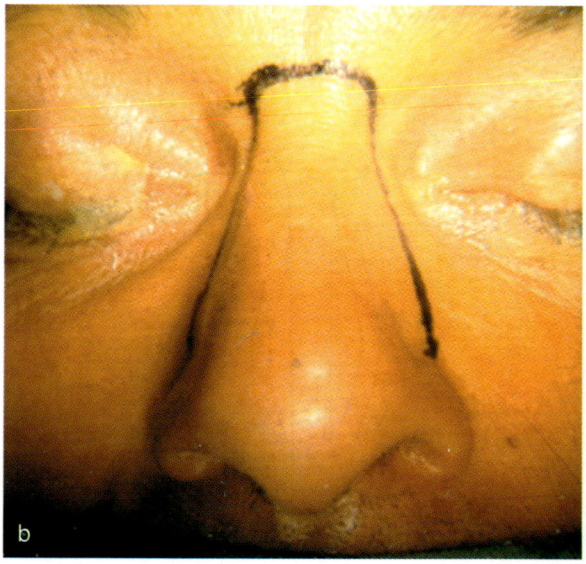

Fig. 12. Mobilisation nasale. Ostéotomies latérales des processus frontaux des maxillaires et transversale de la racine du nez. a) Traits d'ostéotomie ; b) Dessin préopératoire (vue de face du nez)

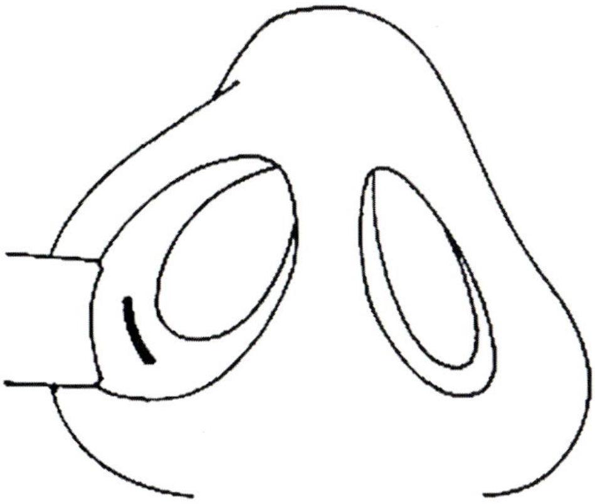

Fig. 13. Mobilisation nasale. Incision vestibulaire pour l'ostéotomie latérale (vue inférieure du nez)

– *Ostéotomie transversale de la racine du nez*

Cette ostéotomie est réalisée par voie percutanée à l'aide d'un ostéotome droit et fin (2 mm de large). Une ou deux punctures au fond du creux fronto-nasal permet de réaliser directement la section haute des os nasaux et la fracture de l'épine nasale de l'os frontal. Du fait de l'orientation de l'ostéotome vers le bas, la fracture des os nasaux est située nettement au-dessous de la suture fronto-nasale. La cicatrice qui en résulte devient rapidement invisible et ne nécessite aucun point de suture (Fig. 16).

L'auvent nasal ainsi libéré de son socle osseux doit pouvoir être mobilisé transversalement, les deux os nasaux restant solidaires. Cette manœuvre de mobilisation est fondamentale et l'opération ne peut être poursuivie tant qu'elle n'est pas complètement réalisée. Toute difficulté à la mobilisation transversale impose le contrôle des ostéotomies (Fig. 17).

Impaction nasale

Le temps d'impaction nasale est précédé automatiquement d'une section ou d'une résection septale. Le septum, préalablement exposé par voie sous-muqueuse, est sectionné sous la clef de voûte de l'auvent nasal, le plus loin possible. Pour cela on utilise les ciseaux coudés sur le plat et non crantés pour le septum cartilagineux et les ciseaux coudés sur le plat et crantés pour le septum osseux. Il est chirurgicalement impossible et de surcroît inutile de raser cette voûte. Le maintien d'une mince bande de cartilage est souhaitable pour éviter tout risque d'ensellure (Fig. 19).

Ce simple geste de section septale suffit dans les cyphoses peu marquées ou encore lorsque le septum est particulièrement fin ou fragilisé par un traumatisme ancien ou une intervention antérieure (Fig. 20). Dans les grandes cyphoses, une résection est préférable. Un écarteur-tuile est alors introduit sous l'arête nasale qui est soulevée sagittalement, permettant ainsi une meilleure exposition du bord dorsal du septum. Une bande de septum cartilagineux est réséquée. Sa hauteur, en général comprise entre 2 et 4 mm, correspond à l'abaissement désiré de la ligne de profil (Fig. 18 à 22).

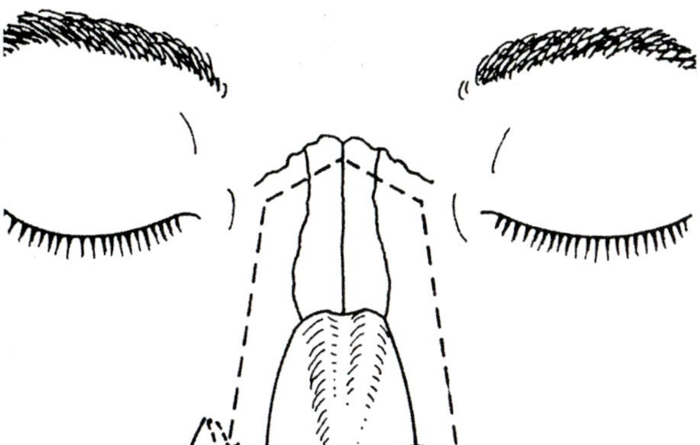

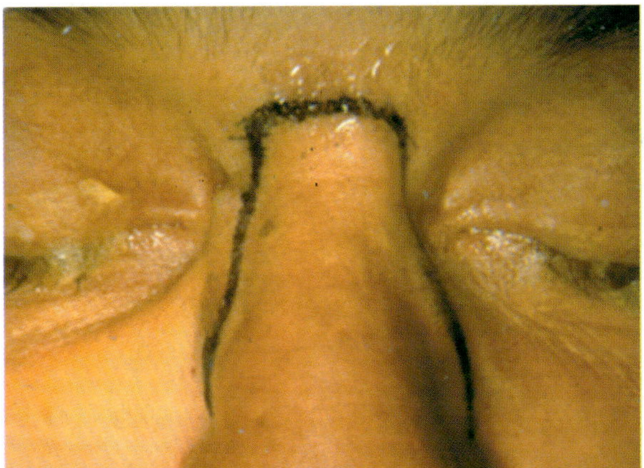

Fig. 14. Mobilisation nasale. Ostéotomie latérale. a) Aspect schématique (vue de face) ; b) Vue opératoire (vue de face du nez)

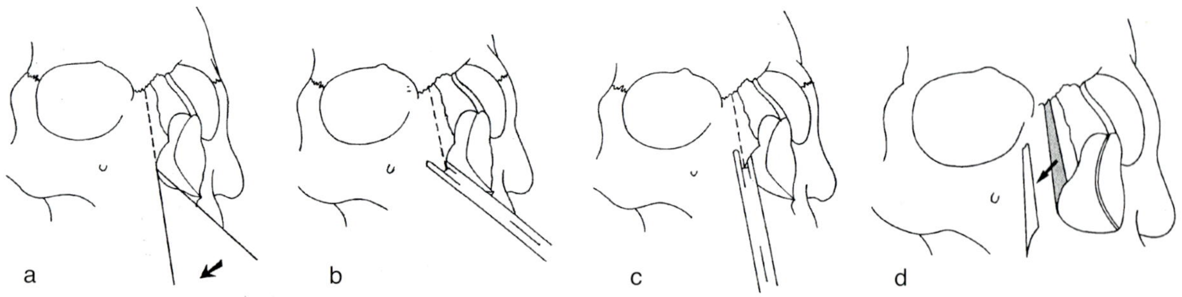

Fig. 15. Mobilisation nasale. Ostéotomie latérale, détail technique : a) Principe ; b) Point d'attaque ; c) Ostéotomie latérale proprement dite ; d)Double ostéotomie latérale permettant la résection d'un triangle osseux à base inférieure (ostectomie triangulaire) (Vue de 3/4 du nez)

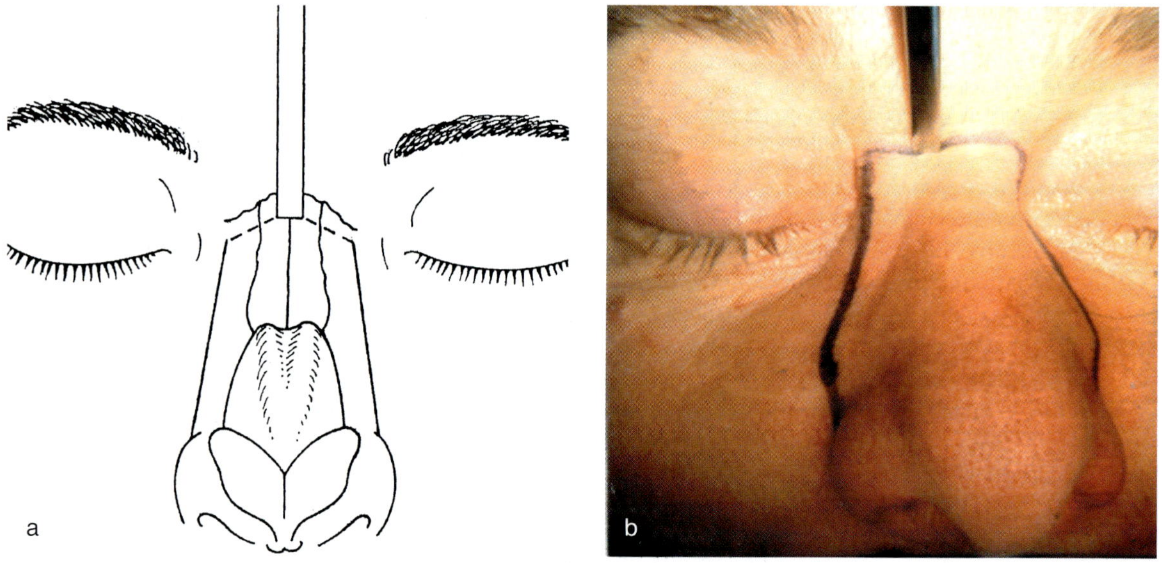

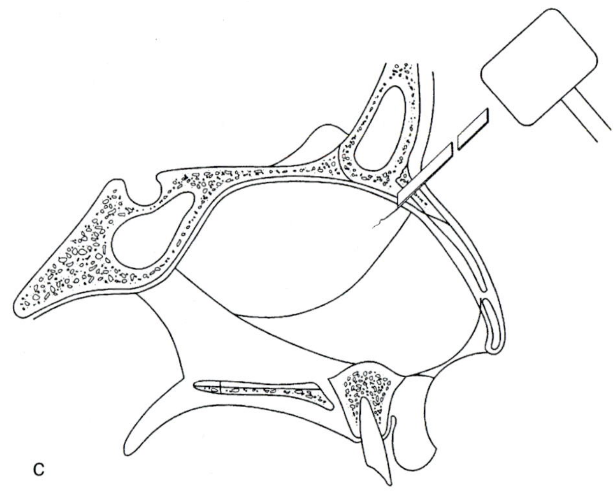

Fig. 16. Mobilisation nasale. Ostéotomie transversale de la racine du nez. a) Aspect schématique (vue de face) ; b) Vue opératoire (vue de face ; c) Coupe parasagittale et vue latérale des fosses nasales

Dans la plupart des cas, cette résection septale est triangulaire à sommet supérieur lorsque seule la partie inférieure de l'auvent nasal est à abaisser (Fig. 21). La résection septale est rectangulaire en cas d'abaissement global (Fig. 22). Dans ce cas, la portion osseuse du septum (lame perpendiculaire de l'ethmoïde) est sectionnée aux ciseaux coudés sur le plat et crantés ou délicatement réséquée à la pince gouge fine en raison de la proximité de la lame criblée et de la possibilité de fractures irradiées. Cette résection est poursuivie jusqu'au niveau de l'épine nasale de l'os frontal (Fig. 18 et 22).

Après ce temps opératoire de section-résection septale, le nez peut être impacté au sein du massif facial : c'est le but recherché. Cette impaction (« push down ») nécessite en fait trois gestes simultanés :

– un pincement latéral de l'auvent nasal,
– une translation vers le bas qui désengrène l'auvent nasal de l'os frontal,

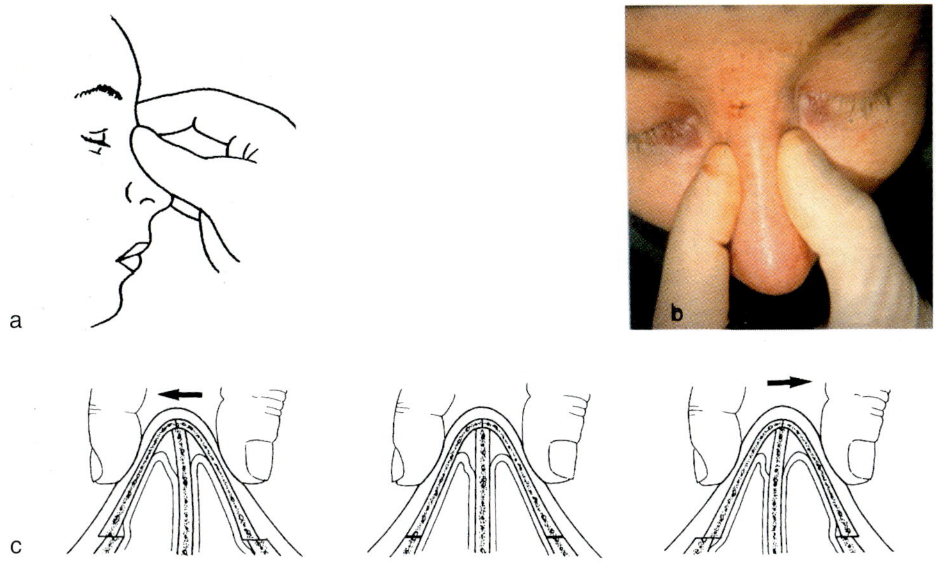

Fig. 17. Mobilisation nasale. Mobilisation transversale du nez. a) Vue de profil ; b) Vue de face ; c) Coupes frontales des fosses nasales

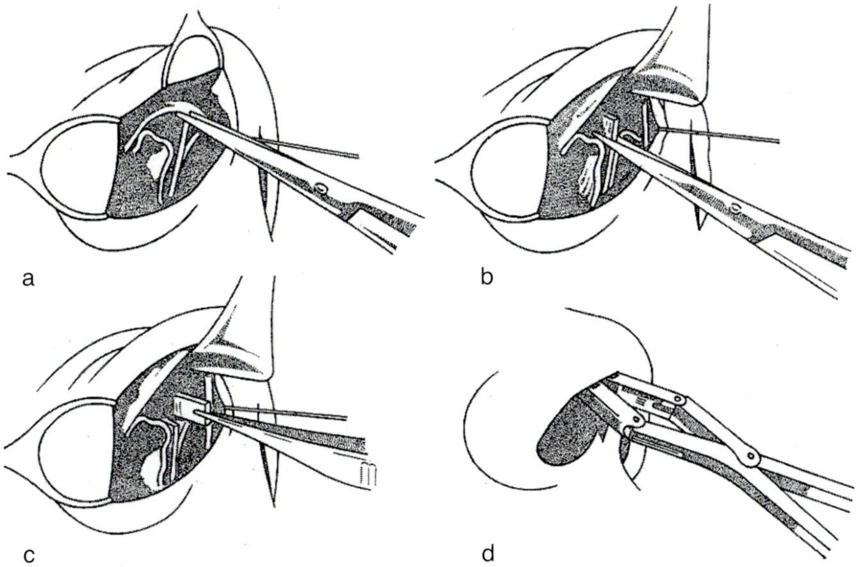

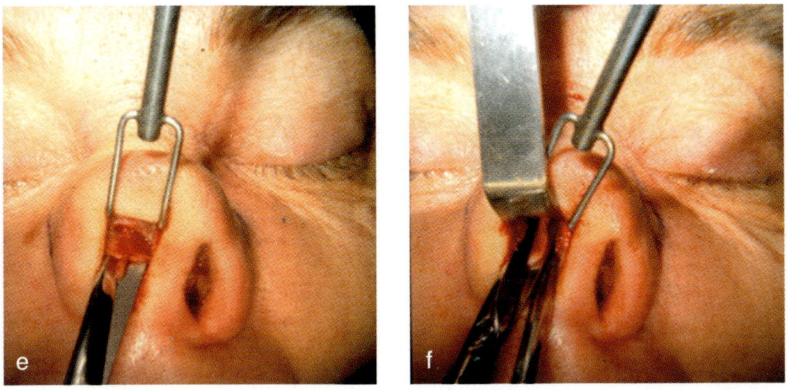

Fig. 18. Impaction nasale. a) Section haute du septum sous l'auvent nasal ; b)Section plus basse du septum sous l'auvent nasal ; c) Résection d'une bande de septum cartilagineux sous l'auvent nasal ; d) Résection d'une bande de septum osseux sous l'auvent nasal (vues inférieures du nez) ; e) Section haute du septum sous l'auvent nasal (vue opératoire) ; f) Section plus basse du septum sous l'auvent nasal (vue opératoire)

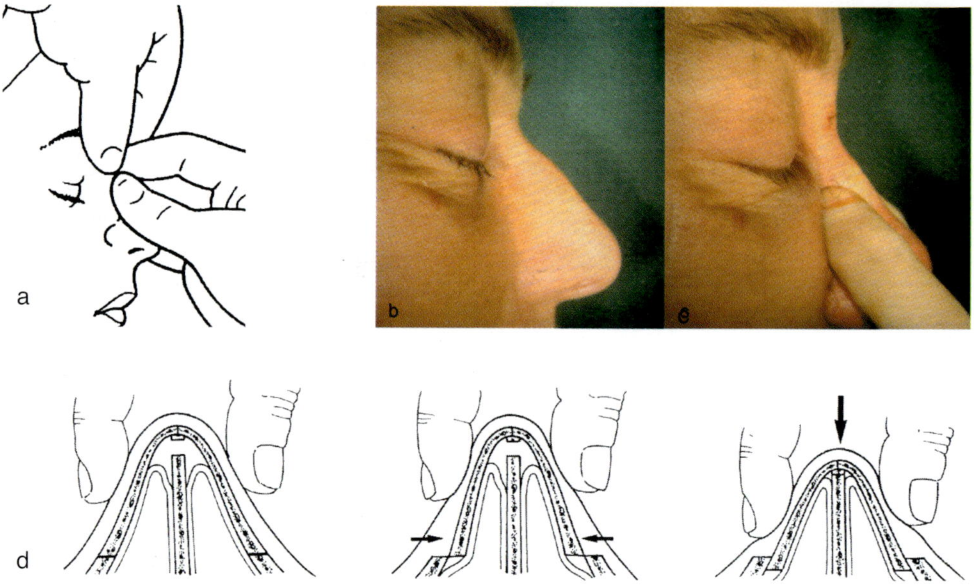

Fig. 19. Impaction du nez au sein du massif facial après résection septale. a) Vue de profil du nez ; b et c) Vues opératoires ; d) Coupes frontales des fosses nasales

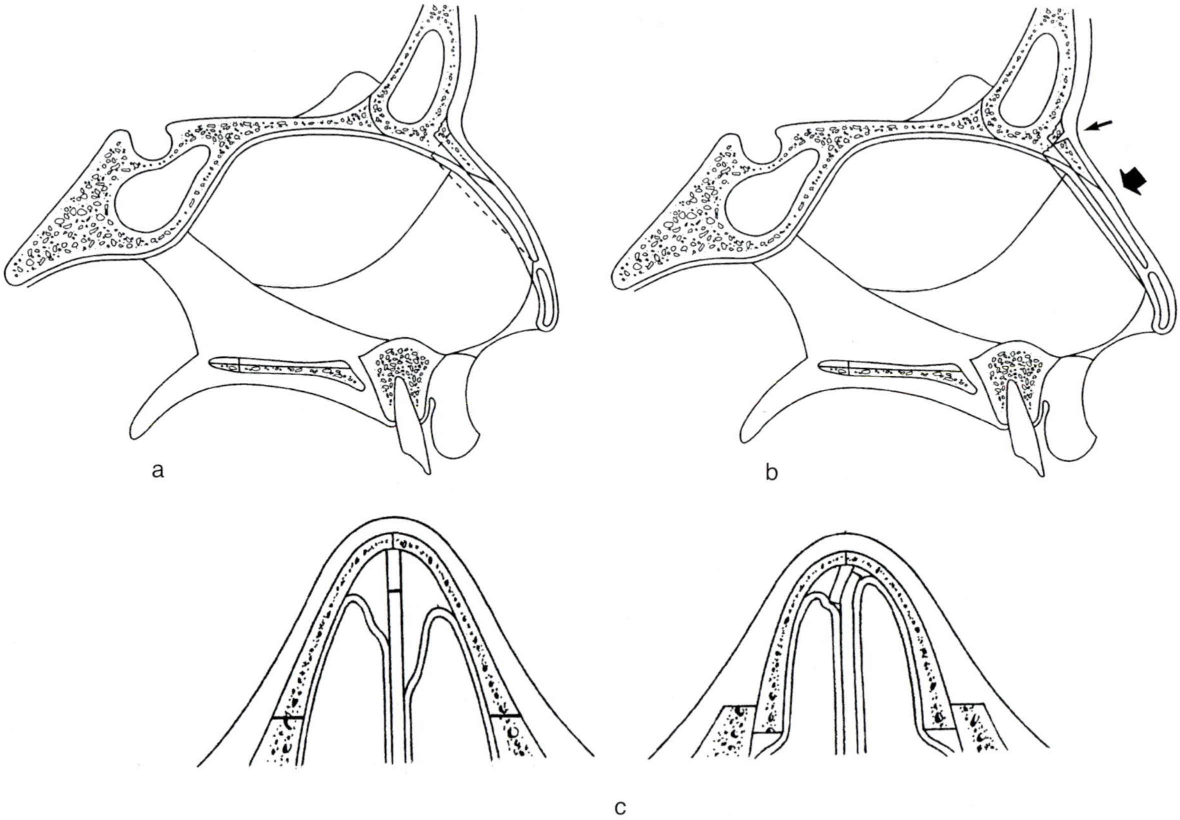

Fig. 20. Impaction du nez au sein du massif facial après section septale. a) Avant impaction ; b) Après impaction (coupe parasagittale et vue latérale des fosses nasales) ; c) Les deux parties du septum se chevauchent (coupes frontales des fosses nasales)

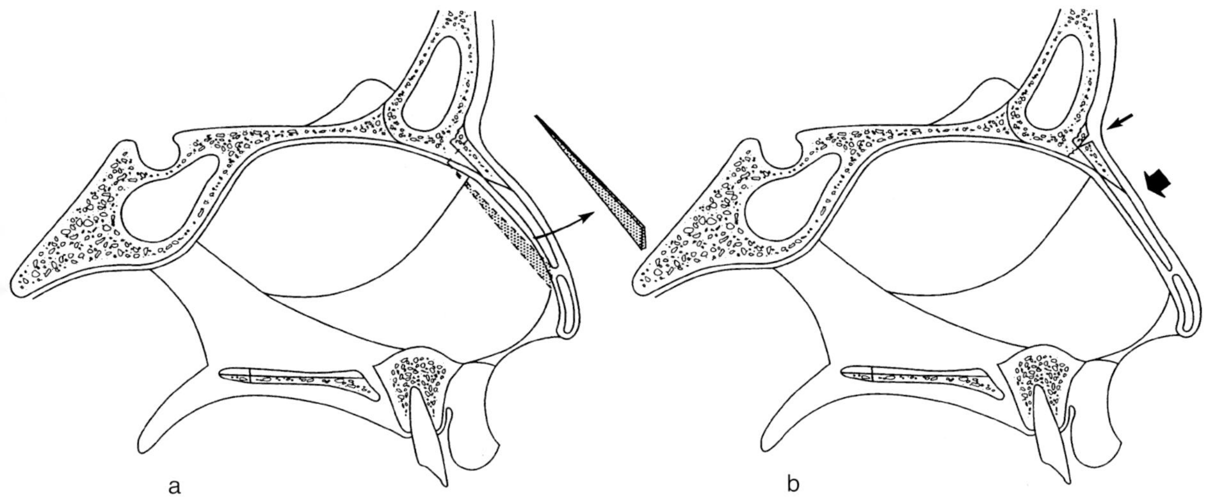

Fig. 21. Impaction du nez au sein du massif facial après résection septale triangulaire. a) Avant impaction ; b) Après impaction (coupes parasagittales et vue latérale des fosses nasales)

– un mouvement d'enfoncement dans les fosses nasales.

Les murs latéraux glissent en dedans des processus frontaux des maxillaires (du moins théoriquement). L'arête intacte, vient se poser sur le septum abaissé mais stable et solide, ce qui élimine tout risque d'ensellure nasale (Fig. 19).

Lorsque le septum est simplement sectionné, l'impaction du nez s'accompagne de chevauchement au niveau du bord dorsal du septum (Fig. 20). Ce chevauchement peut également s'observer après certaines résections septales dont il accentue l'effet. Dans les nez légèrement déviés et asymétriques, le chevauchement est placé du côté opposé à la déviation (Baud, 1970 [4]) (Fig. 20).

Si ce temps d'impaction s'avère difficile ou impossible, il faut refaire les manœuvres précitées et en particulier reprendre à la pince gouge la résection de la partie osseuse du septum. Dans les conditions normales, il n'y a pas de limite au recul de l'auvent nasal et les cornets inférieurs ne constituent pas un obstacle.

Cette impaction se traduit non seulement par la réduction de la ligne de profil, mais aussi, en cas de résection septale rectangulaire, par un décalage au niveau de la racine du nez, invisible mais nettement palpable à travers les téguments (Fig. 22).

Par ailleurs, la section-résection du septum sous la voûte nasale rend la jonction ostéo-cartilagineuse plus flexible, ce qui explique l'atténuation ou la disparition spontanée de la bosse. Toutefois, dans certains cas (bosse essentiellement osseuse, nez traumatique avec cal osseux), la bosse, atténuée, persiste (le patient doit être prévenu de cette éventualité).

Cette bosse résiduelle peut être corrigée de plusieurs manières (cf. Gestes complémentaires associés).

Dans le cas particulier où la bosse nasale est bas située et essentiellement cartilagineuse (bec de corbin spontané), il est possible de la réduire en pratiquant une simple section du cartilage septal sous l'auvent nasal. La partie basse de l'auvent nasal s'enfonce au prix d'un chevauchement du septum en même temps que disparaît la cyphose et qu'apparaît une dépression supra-lobulaire. Les ostéotomies périnasales sont inutiles (Fig. 23).

6 – Interventions sur l'auvent narinaire

Les interventions sur l'auvent narinaire ou la pointe du nez ne sont pas toujours nécessaires. En effet, une fois l'auvent nasal impacté au sein du massif facial, un nouveau test de contrôle du soutien de la pointe du nez est réalisé (Fig. 24). Deux cas de figure peuvent se présenter :

- soit la pointe du nez s'autonomise, ceci témoigne d'un bon soutien et d'une bonne projection (Fig. 21, 22, 23). L'intervention peut s'arrêter là ;
- soit la pointe du nez ne s'autonomise pas (Fig. 25), le soutien ou la projection sont insuffisants, il faut alors y remédier.

Le soutien et éventuellement, la projection de l'auvent narinaire, indispensable à un bon résultat esthétique et à une bonne fonction, sont obtenus de trois manières :

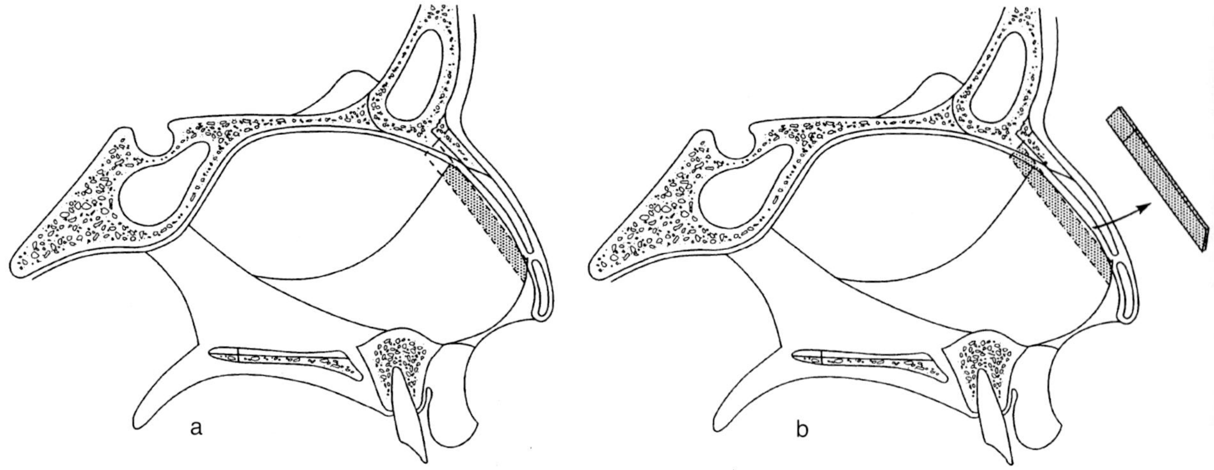

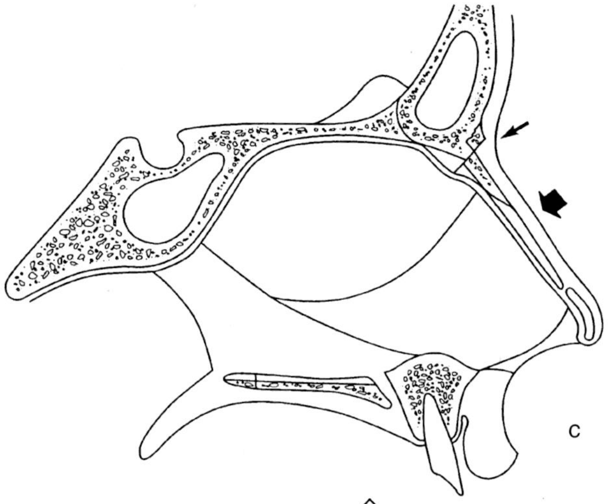

Fig. 22. Impaction du nez au sein du massif facial après résection septale rectangulaire. a) Ablation du septum cartilagineux ; b) Ablation du septum osseux ; c) Impaction de l'auvent nasal (décalage au niveau de la racine du nez) (coupes parasagittales et vue latérale des fosses nasales) ; d) Coupes frontales des fosses nasales

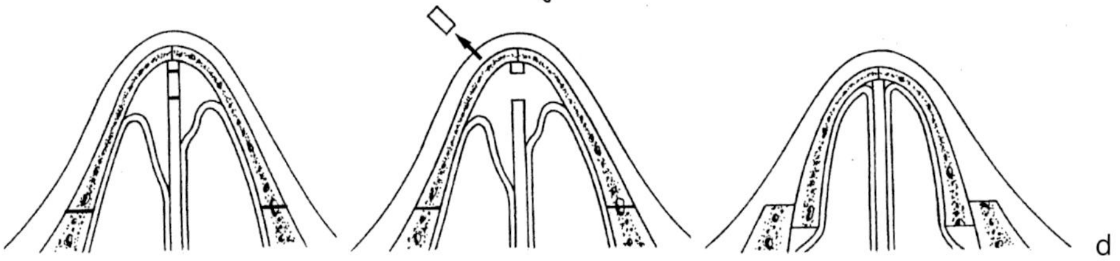

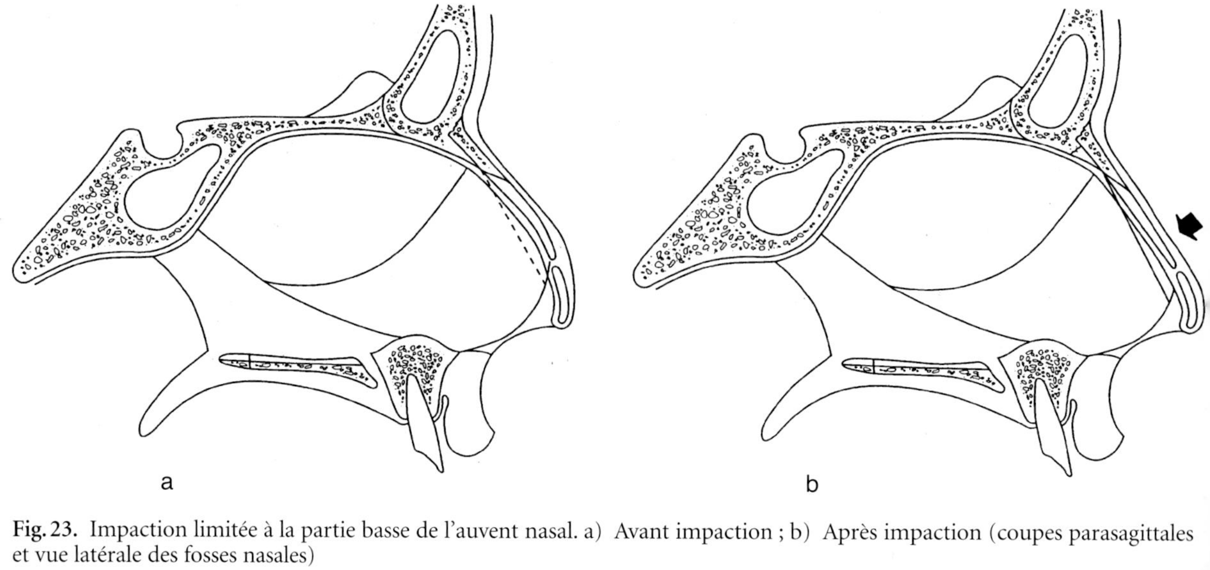

Fig. 23. Impaction limitée à la partie basse de l'auvent nasal. a) Avant impaction ; b) Après impaction (coupes parasagittales et vue latérale des fosses nasales)

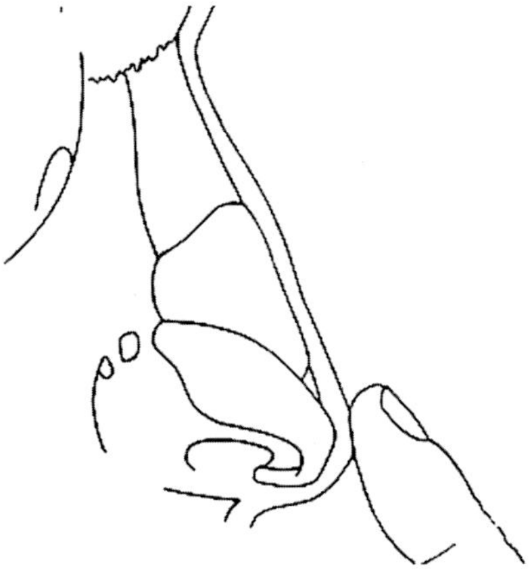

Fig. 24. Nouveau test de contrôle du soutien de la pointe du nez (vue de profil du nez)

- par reposition du septum entre les crus médiales des cartilages inférieurs,
- par mise en place d'un greffon cartilagineux de soutien entre les crus médiales,
- par mise en place d'un greffon cartilagineux en apposition, sur le lobule ou à cheval sur le lobule et la columelle.

Reposition du septum entre les crus médiales des cartilages inférieurs

Lorsque le septum a une longueur suffisante, il est repositionné entre les crus médiales des cartilages inférieurs. Pour cela, une loge est crée par discision aux ciseaux fins entre les crus médiales (Fig. 26). Dans la plupart des cas, le raccourcissement du septum (Joseph, 1931 [16]) est inutile ou si ce geste doit quand même être accompli, il doit l'être de façon très modérée. La résection de l'angle septal qui joue un rôle fondamental dans le soutien de la pointe du nez, est à déconseiller car elle induit une pointe molle par défaut de projection (Fig. 27). Lorsque le raccourcissement du bord caudal du septum, est pratiqué, il est triangulaire ou rectangulaire suivant le degré de l'angle naso-labial et de la forme que l'on veut donner à cet angle (angle droit chez l'homme, légèrement plus ouvert chez la femme, columelle 2 à 3 mm plus basse et parallèle aux ailes du nez).

Quand la lèvre supérieure est courte et quand il n'est pas nécessaire de remonter la pointe du nez, le raccourcissement est rectangulaire.

Quand il est nécessaire de remonter la pointe du nez, le raccourcissement est triangulaire à base supérieure (Fig. 28).

Pour parfaire le résultat et éviter une récidive de ptose nasale, ce raccourcissement septal est complété par une résection toujours prudente (risque de rétraction columellaire) de deux triangles de muqueuse septale à base supérieure (Rethi, 1933 [22]) (Fig. 26). Le septum membraneux n'est jamais réduit sauf en cas de sous-cloison pendante.

Parfois ce raccourcissement n'est pas possible ou insuffisant pour ouvrir l'angle naso-labial. Il faut alors mettre un greffon cartilagineux ou osseux en regard

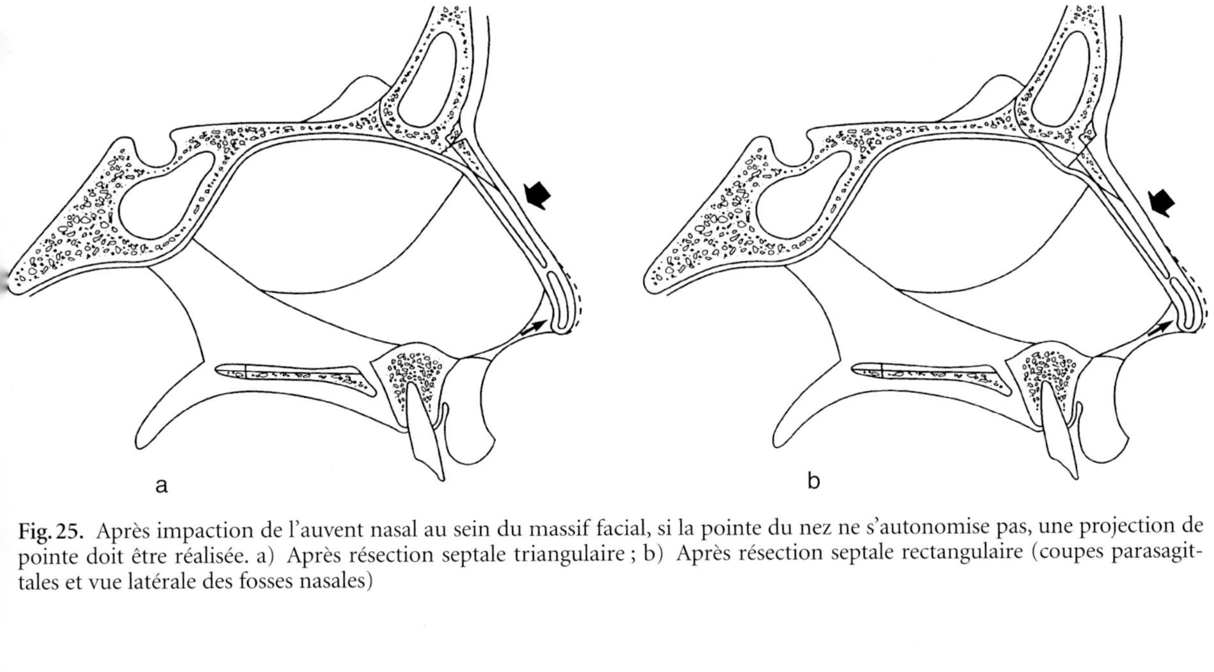

Fig. 25. Après impaction de l'auvent nasal au sein du massif facial, si la pointe du nez ne s'autonomise pas, une projection de pointe doit être réalisée. a) Après résection septale triangulaire ; b) Après résection septale rectangulaire (coupes parasagittales et vue latérale des fosses nasales)

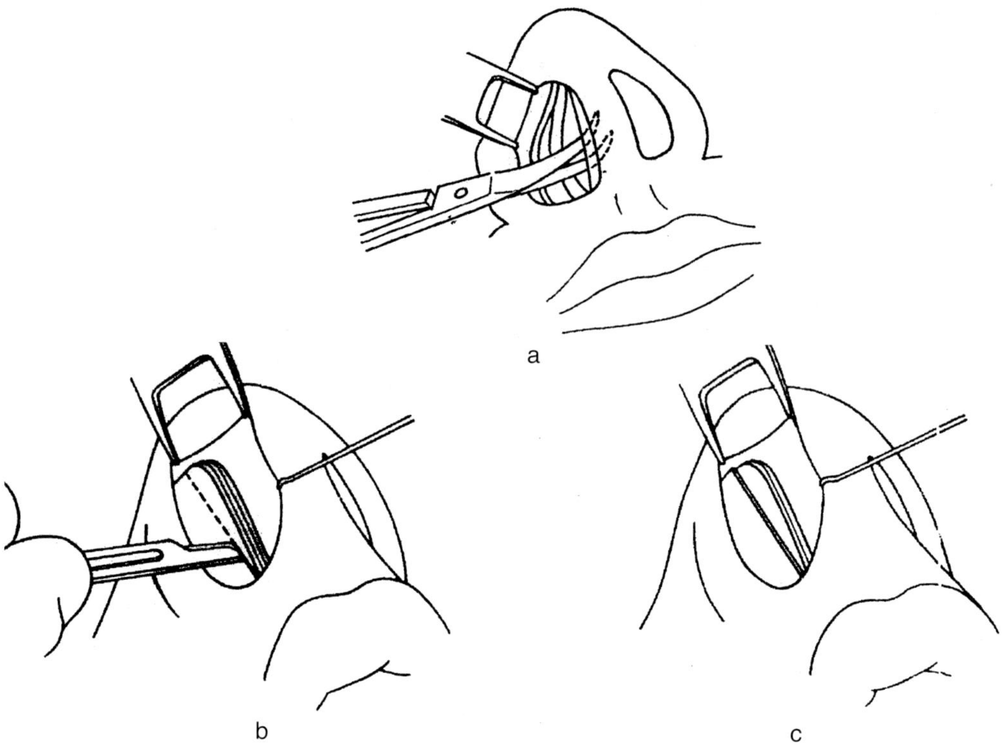

Fig. 26. Reposition du septum entre les crus médiales des cartilages inférieurs. a) Création d'une loge entre les crus médiales ; b et c) Ablation de deux triangles de muqueuse septale à base supérieure

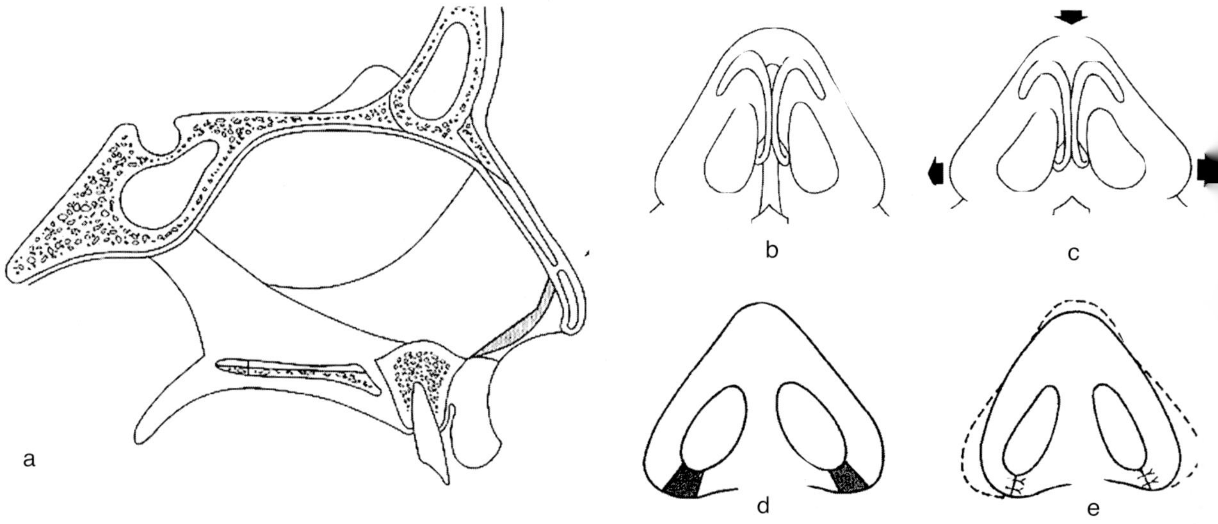

Fig. 27. La résection de l'angle septal induit une pointe molle par défaut de projection. a) Coupe parasagittale et vue latérale des fosses nasales ; b et c) Affaissement de la pointe du nez et élargissement des ailes narinaires (vue inférieure du nez) ; d et e) La résection du pied des ailes narinaires ne projette pas la pointe du nez et entrave la ventilation nasale (vue inférieure du nez)

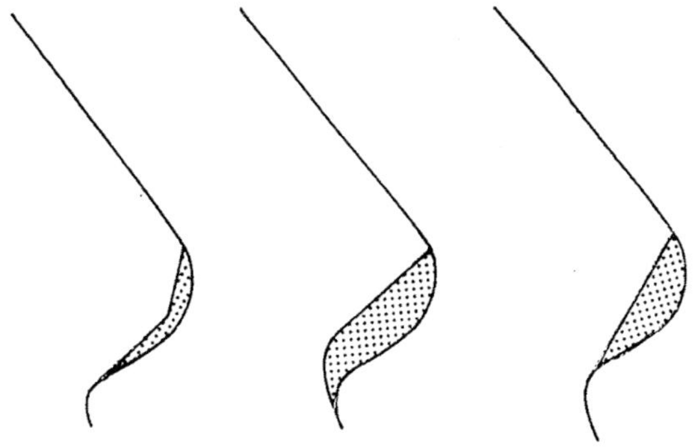

Fig. 28. Différents modes de raccourcissement du septum

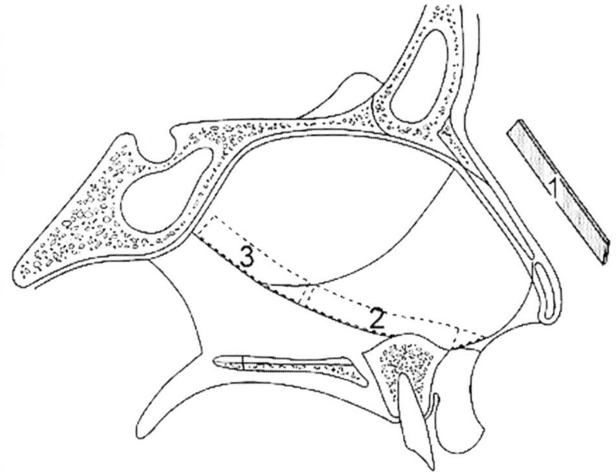

Fig. 29. Sites de prélèvements de greffons septaux. Greffons cartilagineux ou ostéo-cartilagineux : 1) sous l'auvent nasal ou 2) sur le « pied de cloison » ; Greffons osseux : 3) lame perpendiculaire de l'ethmoïde sur le « pied de cloison » (coupe parasagittale et vue latérale des fosses nasales)

de l'épine nasale antérieure (cf. Techniques complémentaires).

En cas de déviation septale, une septoplastie est préalablement réalisée en préservant la solidité du pilier septal médian (cf. Septoplastie fonctionnelle).

Mise en place d'un greffon cartilagineux de soutien entre les crus médiales

Lorsque le septum est de longueur insuffisante, un greffon cartilagineux de soutien columellaire est placé entre les crus médiales. Ce greffon est prélevé habituellement sous l'auvent nasal (lors de la rhinoplastie avec impaction) ou sur le « pied de cloison » (cartilage septal ou exceptionnellement ethmoïde, lors de la septoplastie) (Fig. 29) ou encore sur la conque auriculaire. Dans ce cas, le greffon doit être au préalable redressé par un point (Fig. 30).

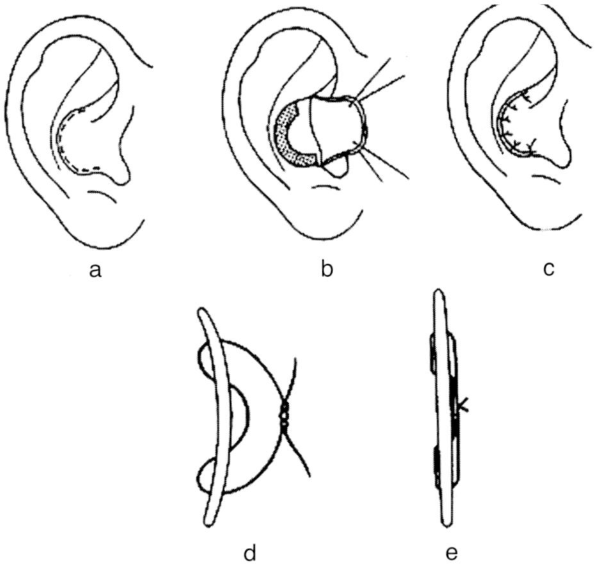

Fig. 30. Site de prélèvement de greffon de cartilage auriculaire. a) Incision ; b) Décollement cutané et résection cartilagineuse ; c) Suture cutanée ; d et e) Point de redressement septal

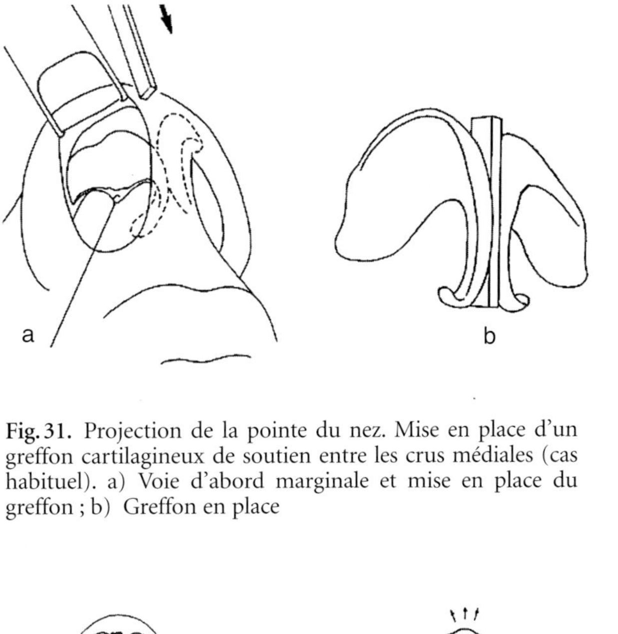

Fig. 31. Projection de la pointe du nez. Mise en place d'un greffon cartilagineux de soutien entre les crus médiales (cas habituel). a) Voie d'abord marginale et mise en place du greffon ; b) Greffon en place

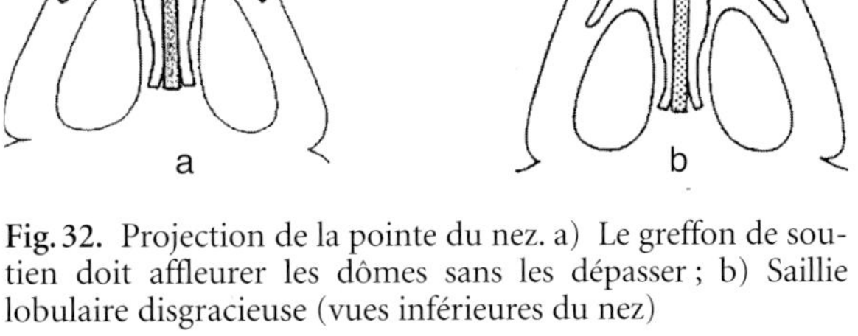

Fig. 32. Projection de la pointe du nez. a) Le greffon de soutien doit affleurer les dômes sans les dépasser ; b) Saillie lobulaire disgracieuse (vues inférieures du nez)

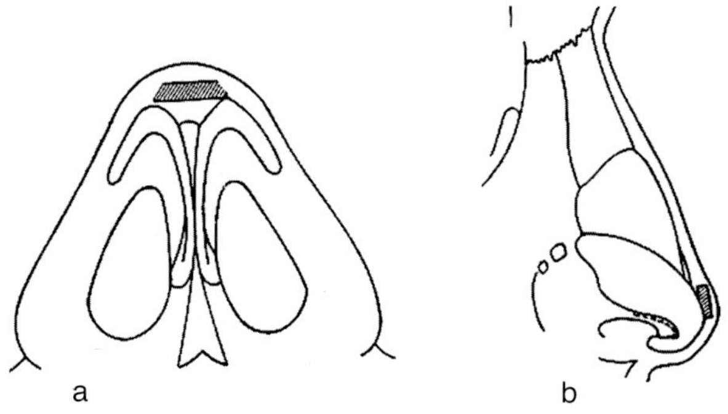

Fig. 33. Mise en place d'un greffon cartilagineux en apposition sur le lobule, ou à cheval sur le lobule et la columelle. a) Vue inférieure du nez ; b) Vue latérale du nez

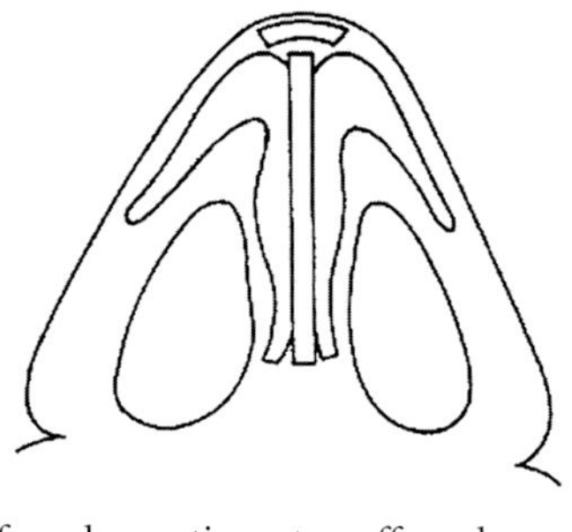

Fig. 34. Greffon de soutien et greffon de projection (vue inférieure du nez)

La voie d'abord unilatérale est marginale et limitée. Une loge est ménagée aux ciseaux fins, progressivement de haut en bas, entre les dômes et les crus médiales, jusqu'à l'épine nasale antérieure (Fig. 31). Cette loge, limitée, ne communiquant pas avec l'incision interseptomembraneuse, garantit la stabilité du montage. Lorsque la loge intermédiale est parfaitement isolée de la loge septale, les sutures de contention sont inutiles. Lorsque les deux loges communiquent, le greffon intermédial est fixé par des points aux crus médiales et au septum. Le greffon doit affleurer les dômes mais pas les dépasser, sous peine de provoquer une saillie lobulaire disgracieuse (Fig. 32).

Si, par voie d'abord infra-cartilagineuse, les cartilages inférieurs sont exposés par la technique de « l'anse de seau », le greffon est suturé directement aux crus médiales, sous le contrôle de la vue.

Mise en place d'un greffon cartilagineux en apposition sur le lobule, ou à cheval sur le lobule et la columelle

Lorsque le soutien de la pointe du nez est bon mais la hauteur de projection insuffisante, un greffon cartilagineux autogène (cartilage inférieur, septum, cartilage auriculaire) est placé en apposition sur le lobule (Peck, 1983 [19], 1990 [20]) ou à cheval sur le lobule et la columelle (Sheen, 1975 [29, 30], 1987 [31]). Ce greffon est placé par voie marginale unilatérale avec décollement limité des téguments de la pointe du nez. La projection, ainsi obtenue, varie entre 2 et 4 mm (Fig. 33). Si l'on souhaite une projection plus importante, il faut associer le greffon à un étai columellaire (Fig. 34).

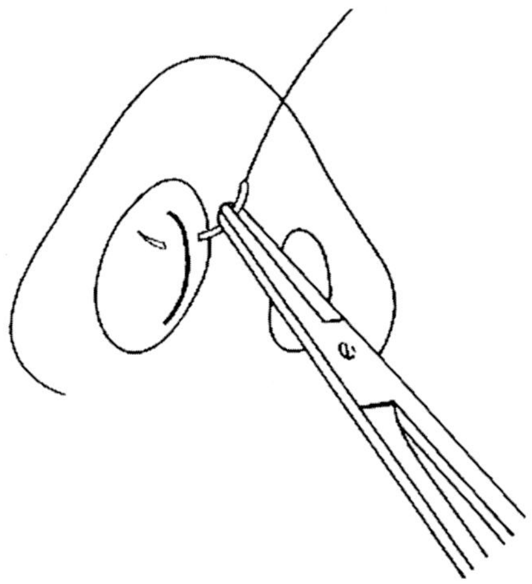

Fig. 35. Suture intersepto-membraneuse et intercartilagineuse (vue inférieure du nez)

7 – Sutures, pansement, extubation et suites opératoires

Les voies d'abord intersepto-membraneuses et intercartilagineuses sont suturées soigneusement par quelques points séparés avec du fil à résorption lente 6/0, aiguille 11 mm (Fig. 35).

Dans certains cas où l'auvent nasal a tendance à remonter, les deux parties du septum sont fixées par un point (Fig. 36).

Le méchage endonasal classique est remplacé par la mise en place au contact de la muqueuse septale de deux feuilles de silicone renforcé (Perthèse®), fixées par un point en U transfixiant le septum (Fig. 37). Ces feuilles de silicone sont laissées en place trois jours. Ce procédé a un double but : réappliquer la muqueuse septale et éviter le saignement postopératoire, responsable d'hématome de la loge septale. Il présente un certain nombre d'avantages :

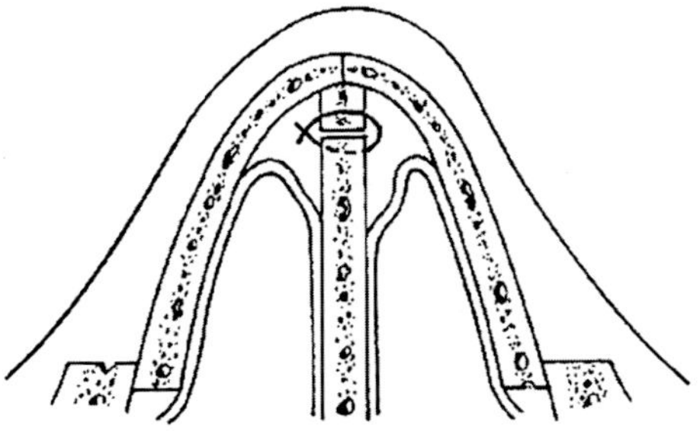

Fig. 36. Suture entre les deux parties du septum (coupe frontale des fosses nasales)

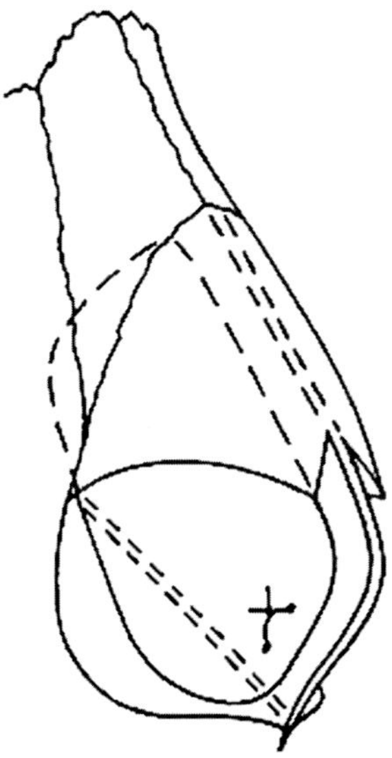

Fig. 37. Contention de la muqueuse septale par deux lames de silicone, fixées par un point en U transfixiant

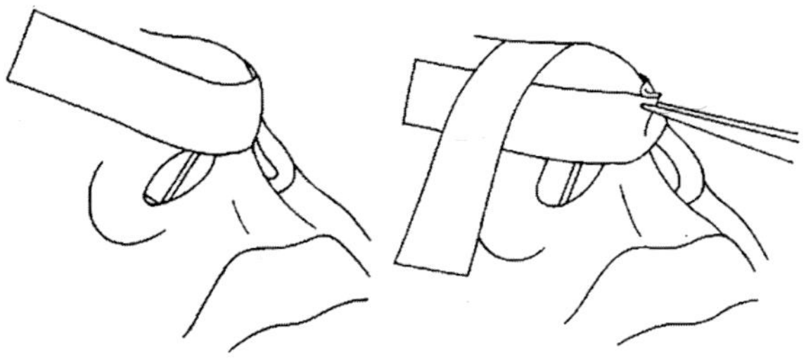

Fig. 38. Pansement externe par bandelettes adhésives

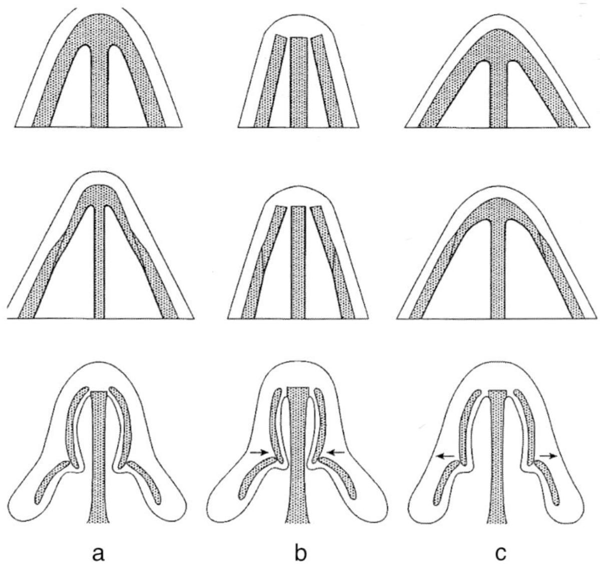

Fig. 39. L'impaction de l'auvent nasal s'accompagne d'une ouverture des valves nasale et narinaire grâce à l'élargissement de la base du nez. a) État préopératoire ; b) Après rhinoplastie classique à « toit ouvert » ; c) Après impaction de l'auvent nasal

- absence de possibilité de choc toxique (« toxic shock syndrome » de Jacobson et Kasworm, 1986 [17]) ;
- faible inconfort postopératoire du patient du fait de la persistance d'un flux aérien minime. Cette absence d'obstruction complète est particulièrement intéressante en cas :

* de syndrome d'apnée obstructive du sommeil associé. En effet, l'obstruction nasale induite par le méchage peut entraîner par elle même des désaturations en oxygène pendant le sommeil ;

* d'amygdalectomie associée, car l'obstruction nasale aggrave le risque d'hémorragie. L'association d'une rhinoplastie à une amygdalectomie est particulièrement pénible, à cause de la nécessité de respirer par la bouche ;

* de lifting frontal ou cervico-facial associé, car l'obstruction nasale aggrave le risque d'hématome.

Un pansement externe par bandelettes adhésives (Steri-Strip®) moulant très exactement les reliefs, s'oppose à la distension secondaire par œdème postopératoire et maintient relevée le plus longtemps possible, la pointe du nez (Fig. 38).

Une attelle rigide de contention et de protection de l'auvent nasal (ne débordant ni sur les joues, ni sur l'auvent narinaire) est enfin placée sur le nez et fixée par adhésif. Cette attelle est en résine thermoformable (Acqua Plast®) ou en plâtre (attelle Fisch®). Une bande de tulle gras (Biogaze®) est placée entre peau et attelle, pour éviter à cette dernière de coller à la peau. L'attelle est laissée en place six jours.

Avant l'extubation, une canule de Guedel est introduite en bouche. La cavité buccale et l'oropharynx sont soigneusement nettoyés par aspiration. L'extubation se fait dans le calme après reprise de la ventilation et de la déglutition spontanée. Un apport d'oxygène est assuré. Le passage est obligatoire en salle de réveil jusqu'à la reprise complète de l'autonomie de toutes les fonctions vitales et l'absence de douleur.

Dans les semaines qui suivent l'intervention, une discrète gêne est normale du fait de l'œdème endonasal, du sang coagulé et des croûtes le long des lignes d'incisions. Cette gêne est plus importante et plus longue chez le sujet allergique et en cas de geste narinaire associé.

Une antibiothérapie par voie générale est prescrite pendant 4 jours, associée à des gouttes nasales huileuses émollientes balsamiques ou goménolées.

Un relais est assuré par des lavages pluriquotidiens des fosses nasales au sérum physiologique (isotonique) ou à des solutions d'eau de mer isotonique ou d'eau de mer hypertonique à 70 % (Sinomarin®). Le pouvoir osmotique naturel de l'eau de mer permet de diminuer l'œdème, les phénomènes congestifs et hypersécrétoires de la muqueuse nasale.

Avantages et inconvénients de la rhinoplastie fonctionnelle et esthétique

La rhinoplastie fonctionnelle et esthétique, conservatrice de l'auvent nasal, et très souvent, de l'auvent narinaire, évite la plupart des séquelles morpho-fonctionnelles des rhinoplasties à « toit ouvert ». Les avantages de cette rhinoplastie à « toit fermé », sont multiples :

- préservation de la fonction et de la réflexivité du nez muqueux par respect de l'auvent nasal : la muqueuse nasale naturellement très sensible et sujette à de nombreuses modifications physiopathologiques, garde sa protection naturelle. Le risque du syndrome du « toit ouvert » est éliminé ;
- conservation ou amélioration de la fonction ventilatoire nasale ;

* par respect de la valve nasale (pas d'incision intercartilagineuse, pas d'ablation de la bosse dorsonasale),

* par ouverture des valves nasale et narinaire grâce à l'élargissement de la base du nez (Fig. 39),

* par raccourcissement et rigidification du mur latéral de la valve nasale, ce qui diminue les risques de collapsus valvaire ;

- amélioration spontanée de la morphologie de l'auvent narinaire par absence de décalage entre auvent narinaire et auvent nasal. Ceci raréfie les gestes complémentaires sur la pointe du nez, dont les muscles, la sensibilité et l'aspect sont préservés ainsi que la proprioception narinaire indispensable à la satisfaction nasale ;
- conservation de la personnalité de l'individu par maintien de la forme globale du nez qui demeure naturelle. L'absence de décollement cutané prévient le risque de bec de corbin inhérent à la rhinoplastie à « toit ouvert » ;
- absence de dégradation dans le temps par respect de l'auvent nasal et du revêtement musculo-cutané. La rhinoplastie fonctionnelle et esthétique vieillit bien à la fois sur le plan fonctionnel et sur le plan esthétique. L'effondrement du nez ou le collapsus valvaire sont évités.

L'inconvénient unique et mineur de cette technique de rhinoplastie est la persistance, dans certains cas, d'une bosse nasale résiduelle. Le traitement se limite à une rhinoplastie secondaire à « toit fermé » par simple coup de râpe. La plupart des appositions cartilagineuses habituellement nécessaires dans les rhinoplasties secondaires sont éliminées.

Conclusion

La rhinoplastie fonctionnelle et esthétique respecte l'auvent nasal et la valve nasale. Elle diminue globalement la projection du nez et utilise la flexibilité de la jonction ostéo-cartilagineuse pour diminuer ou supprimer la bosse nasale. Les gestes chirurgicaux conservateurs, indispensables à ce type de rhinoplastie, se limitent essentiellement à la section du septum ou à l'ablation d'une bande septale sous l'auvent nasal. Cette rhinoplastie minimise en outre le décalage entre auvent nasal et auvent narinaire, ce qui limite la plupart du temps les gestes complémentaires sur l'auvent narinaire à une simple projection.

Les avantages de cette technique sur la rhinoplastie à « toit ouvert » sont multiples : respect de la fonction nasale, respect de la personnalité et aspect naturel, absence de dégradation dans le temps.

Le seul inconvénient se limite dans certains cas à la persistance de la bosse nasale pouvant nécessiter une rhinoplastie secondaire à « toit fermé ».

Bibliographie

1. Anderson JR, Rubin W (1958) Retrograde intra-mucosal hump removal in rhinoplasty. Arch Otolaryngol 68: 346-350
2. Anderson JR (1966) A new approach to rhinoplasty. Trans Am Acad Ophthalmol Otolaryngol 70: 183-192
3. Barelli PA (1975) Long term evaluation of « push down » procedures. Rhinology 13: 25-32
4. Baud C (1970) L'abaissement de l'arête nasale. Cahiers d'ORL 5: 43-50

5. Cannoni M, Pech A, Waller PY, Zanaret M (1988) Les greffons en rhinoplastie correctrice, esthétique et fonctionnelle. Ann Oto-Laryngol (Paris) 105: 493-506
6. Cottle MH, Loring RM, Fischer GG, Gaynon IE (1958) The «maxilla-premaxilla» approach to extensive nasal septum surgery. Arch Otolaryngol 68: 301-314
7. Eitner E (1934) Verletzungen der Nase und ihre kosmetische Behandlung. Wien Med Wochenschr 84: 307-309
8. Fomon S (1939) The Surgery of Injury and Plastic Repair: William and Wilkins, Baltimore: 682
9. Fomon S, Bell JW, Berger EL, Goldman IB, Neivert H, Schattner A (1951) New approach to ventral deflections of the nasal septum. Arch Otolaryngol 54: 356-366
10. Gola R, Nerini A, Laurent-Fyon C, Waller PY (1989) Rhinoplastie conservatrice de l'auvent nasal. Ann Chir Plast Esth 34: 465-475 et in Year Book of Plastic Reconstructive and Aesthetic Surgery, Mosby, St Louis, 1991: 160-163
11. Gola R, Waller PY, Semeria E (1990) Rhinoplastie conservatrice de l'auvent nasal. Rev Stomatol Chir Maxillofac 91: 440-446
12. Gola R (1993) Rhinoplastie conservatrice. Ann Chir Plast Esthét 38: 239-252
13. Gray VD (1970) Physiologic returning of the upper lateral cartilage. Rhinology 8: 56-59
14. Hinderer KH (1970) Surgery of the valve. Int Rhinol 8: 60-67
15. Huizing EH (1975) Push-down of the external nasal pyramid by resection of wedges. Rhinology 13: 185-190
16. Joseph J (1931) Nasenplastik und sonstige Gesichtsplastik, nebst einem anhang über Mammaplastik, Kabitzsch, Leipzig. Rhinoplasty and Facial Plastic Surgery with supplement on Mammaplasty, translation by Milstein S, Columella Press, Phoenix, 1987
17. Jacobson JA, Kasworm EM (1986) Toxic shock syndrome after nasal surgery. Case reports and analysis of risk factors. Arch Otolaryngol Head Neck Surg 112: 329-332
18. Kern EB (1988) Surgery of the nasal valve in Rees TD, Baker DC, Tabbal N: Rhinoplasty, problems and controversies, Mosby, St Louis: 209-222
19. Peck GC (1983) The onlay graft for nasal tip projection. Plast Reconstr Surg 71: 27-37
20. Peck GC (1990) Techniques in Aesthetic Rhinoplasty. Second Edit, Gower, New-York: 192 p
21. Pollet J, Baudelot S (1970) La rhinoplastie extramuqueuse, ses indications. Ann Chir Plast 15: 61-63
22. Rethi A (1933) Raccourcissement du nez trop long. Rev Chir Plast 3: 127-128
23. Rethi A (1956) Operationen wegen entstellender Sattelnase. Chirurgie 27: 356-360
24. Robin JL (1966) Technique de correction des arêtes nasales hautes ou convexes. Congrès Soc Fr d'ORL, Compte rendu de séance, Arnette, Paris 63: 295-297
25. Robin JL (1973) Rhinoplastie extra-muqueuse contrôlée avec mesure pré-opératoire de la modification du profil. Ann Chir Plast 18: 119-131
26. Robin JL (1979) Extramucosal method in rhinoplasty. Aesth Plast Surg 3: 171-178
27. Roe JO (1891) The correction of angular deformities of the nose by a subcutaneous operation. NY Med Rec 40: 57-59
28. Sénéchal G, et coll (1989) Rhinoplastie esthétique fonctionnelle et reconstructrice. Arnette, Paris: 403 p
29. Sheen JH (1975) Acheving more nasal tip projection by the use of small autogenous vomer or septal cartilage graft. Plast Reconstr Surg 56: 35-40
30. Sheen JH (1975) Secondary rhinoplasty. Plast Reconstr Surg 56: 137-145
31. Sheen JH (1987) Aesthetic Rhinoplasty, Mosby, St Louis
32. Tisserant J, Wayoff M (1986) La valve nasale. Cahiers d'ORL 21: 241-282

Fig 40

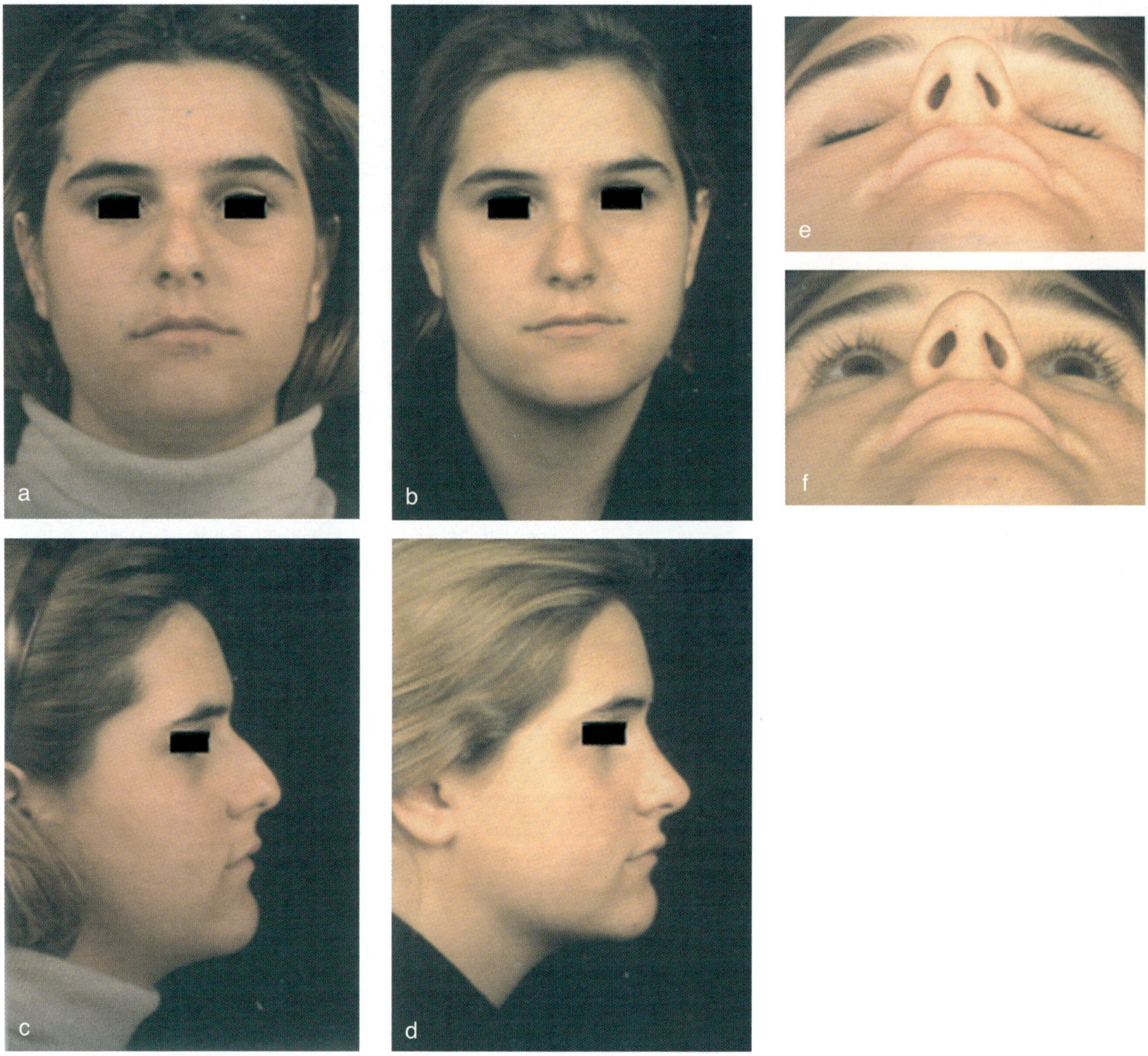

Fig. 40. Rhinoplastie fonctionnelle et esthétique. Technique de base. a et b) Aspects pré et postopératoires (vues de face); c et d) Aspects pré et postopératoires (vues de profil); e et f) Aspects pré et postopératoires (vues inférieures)

Fig. 41

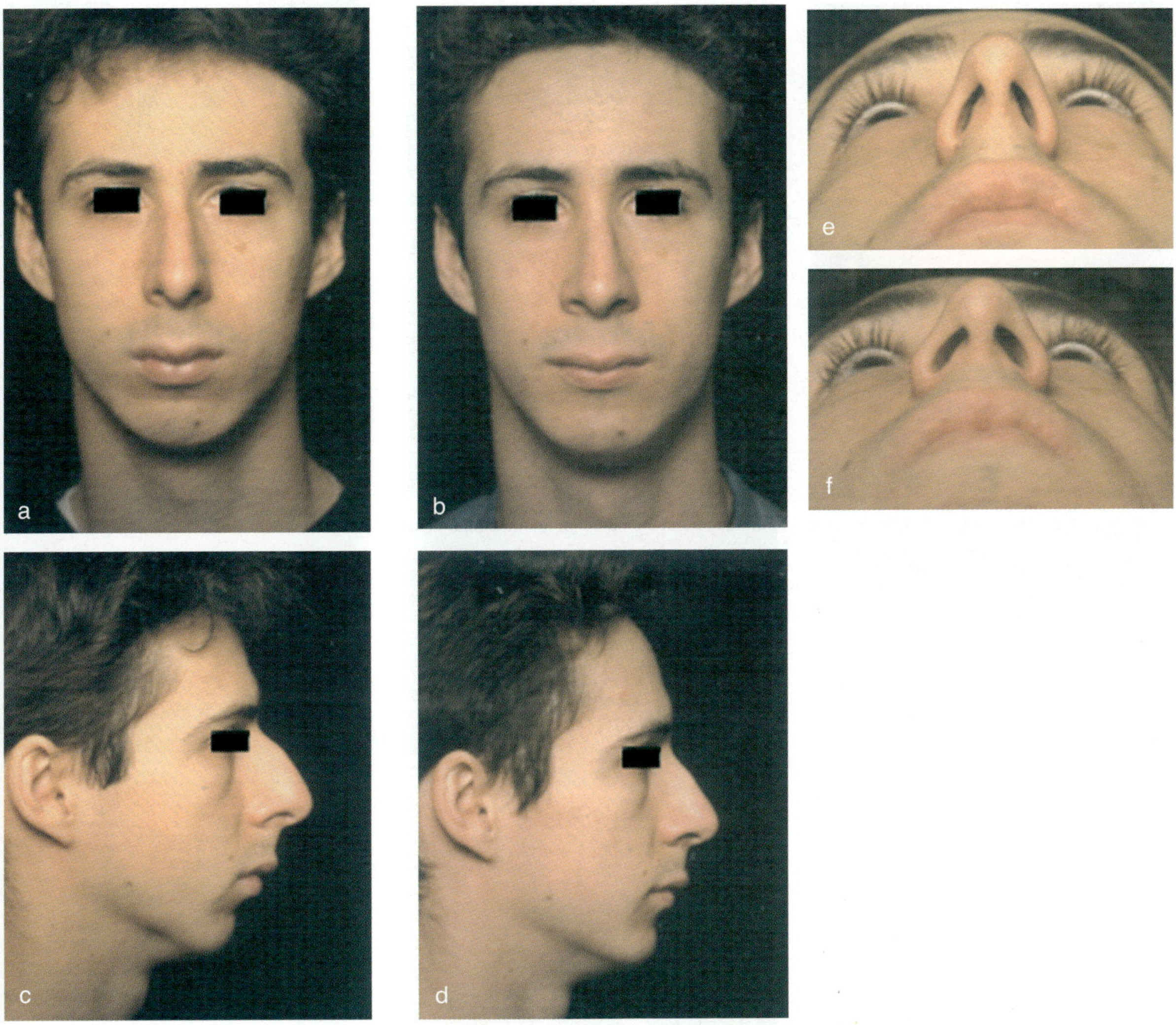

Fig. 41. Obstruction nasale avec ablation des 4 prémolaires. Rhinoplastie fonctionnelle et esthétique. Technique de base sans projection de pointe. a et b) Aspects pré et postopératoires (vues de face); c et d) Aspects pré et postopératoires (vues de profil) e et f); Aspects pré et postopératoires (vues inférieures)

Fig. 42

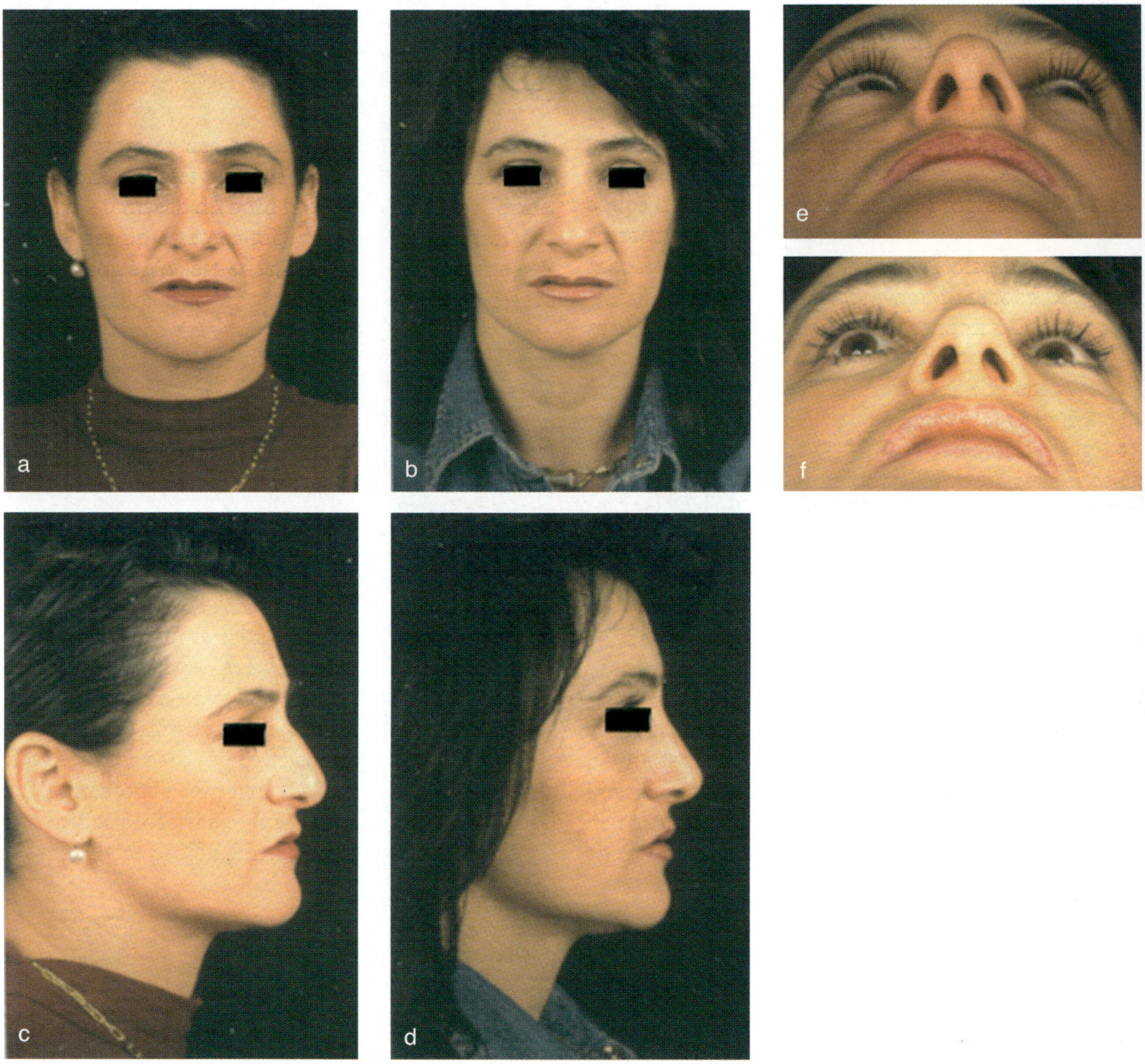

Fig. 42. Rhinoplastie fonctionnelle et esthétique. Technique de base avec projection de pointe. a et b) Aspects pré et postopératoires (vues de face); c et d) Aspects pré et postopératoires (vues de profil); e et f) Aspects pré et postopératoires (vues inférieures)

Fig. 43

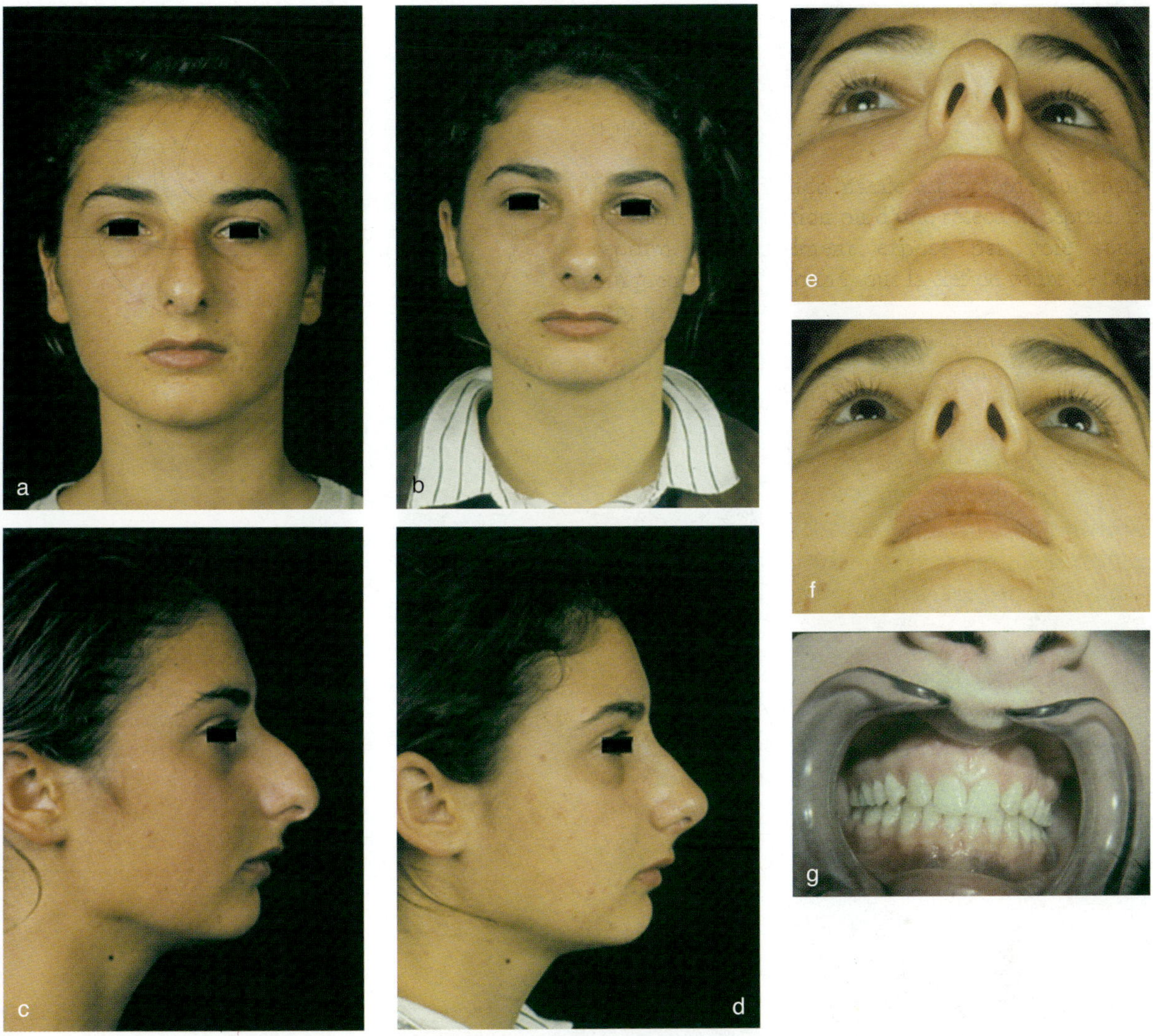

Fig. 43. Obstruction nasale avec absence congénitale des incisives latérales supérieures et ablation des premières prémolaires inférieures. Nez sous-tension. Traitement : rhinoplastie fonctionnelle et esthétique avec projection de pointe. a et b) Aspects pré et postopératoires (vues de face); c et d) Aspects pré et postopératoires (vues de profil); e et f) Aspects pré et postopératoires (vues inférieures); g) Vue endobuccale

Fig. 44

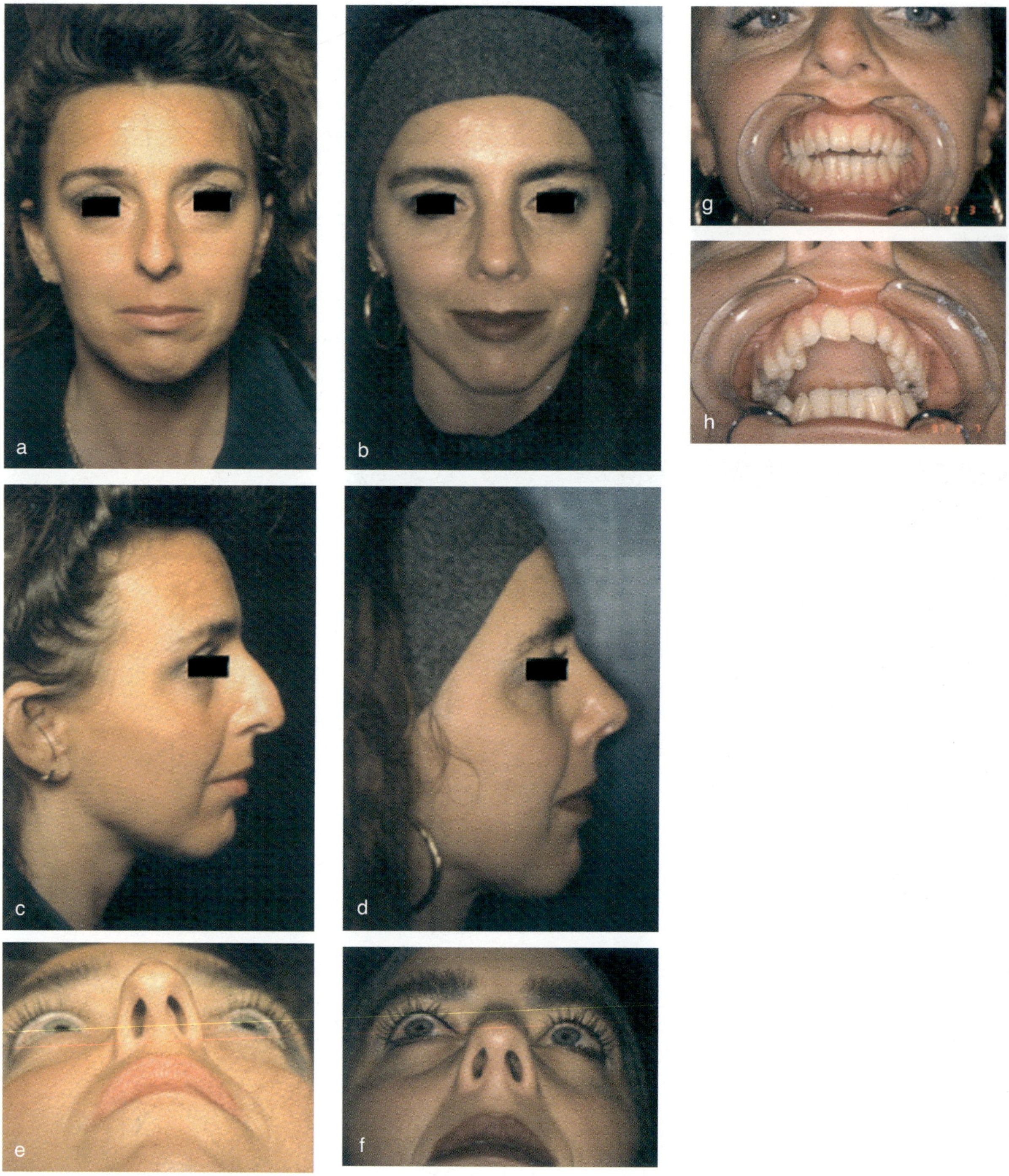

Fig. 44. Obstruction nasale et excès vertical antérieur. Traitement: rhinoplastie fonctionnelle et esthétique associée à une mentoplastie fonctionnelle. a et b) Aspects pré et postopératoires (vue de face); c et d) Aspects pré et postopératoires (vues de profil); e et f) Aspects pré et postopératoires (vues inférieures); g et h) Occlusion dentaire et vue endobuccale: endomaxillie, béance antérieure et palais blanc.

Fig. 45

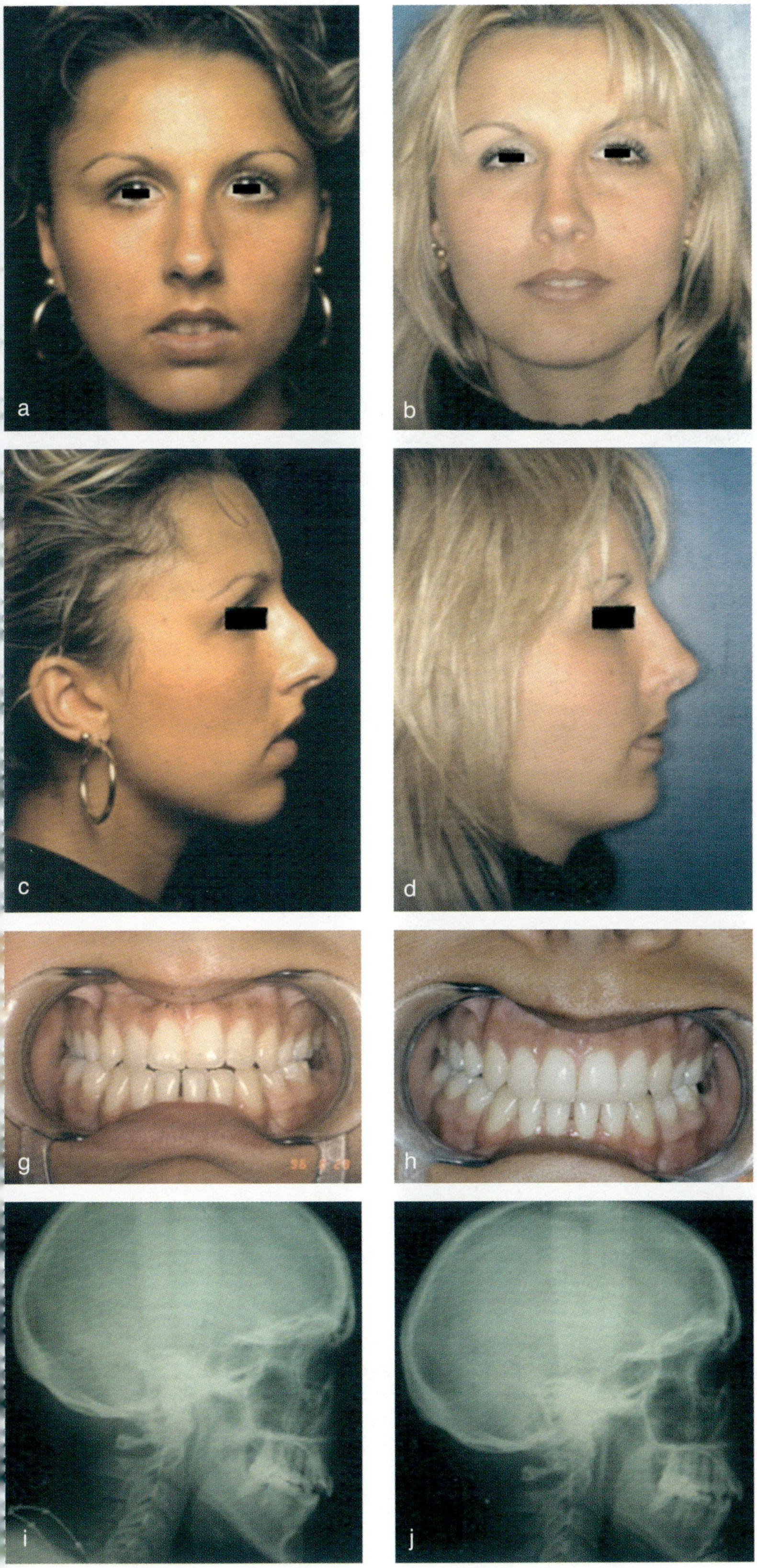

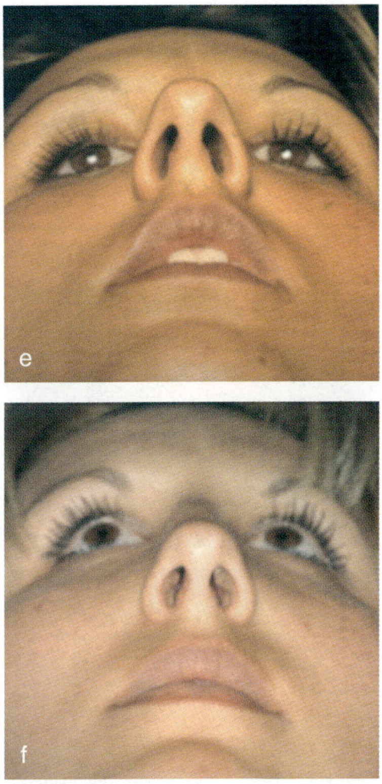

Fig. 45. Obstruction nasale avec hyposmie et D.A.M., ablation des 4 prémolaires avec récidive en béance. Traitement: rhinoplastie fonctionnelle et esthétique associée à une mentoplastie fonctionnelle. a et b) Aspects pré et postopératoires (vues de face); c et d) Aspects pré et postopératoires (vues de profil); e et f) Aspects pré et postopératoires (vues inférieures); g et h) Occlusion dentaire avant et après reprise du traitement ODF; i et j) Aspects téléradiographiques pré et postopératoires de profil (avant reprise du traitement ODF). Nette amélioration de la ventilation, disparition de l'hyposmie et du DAM Modification du regard

Fig. 46

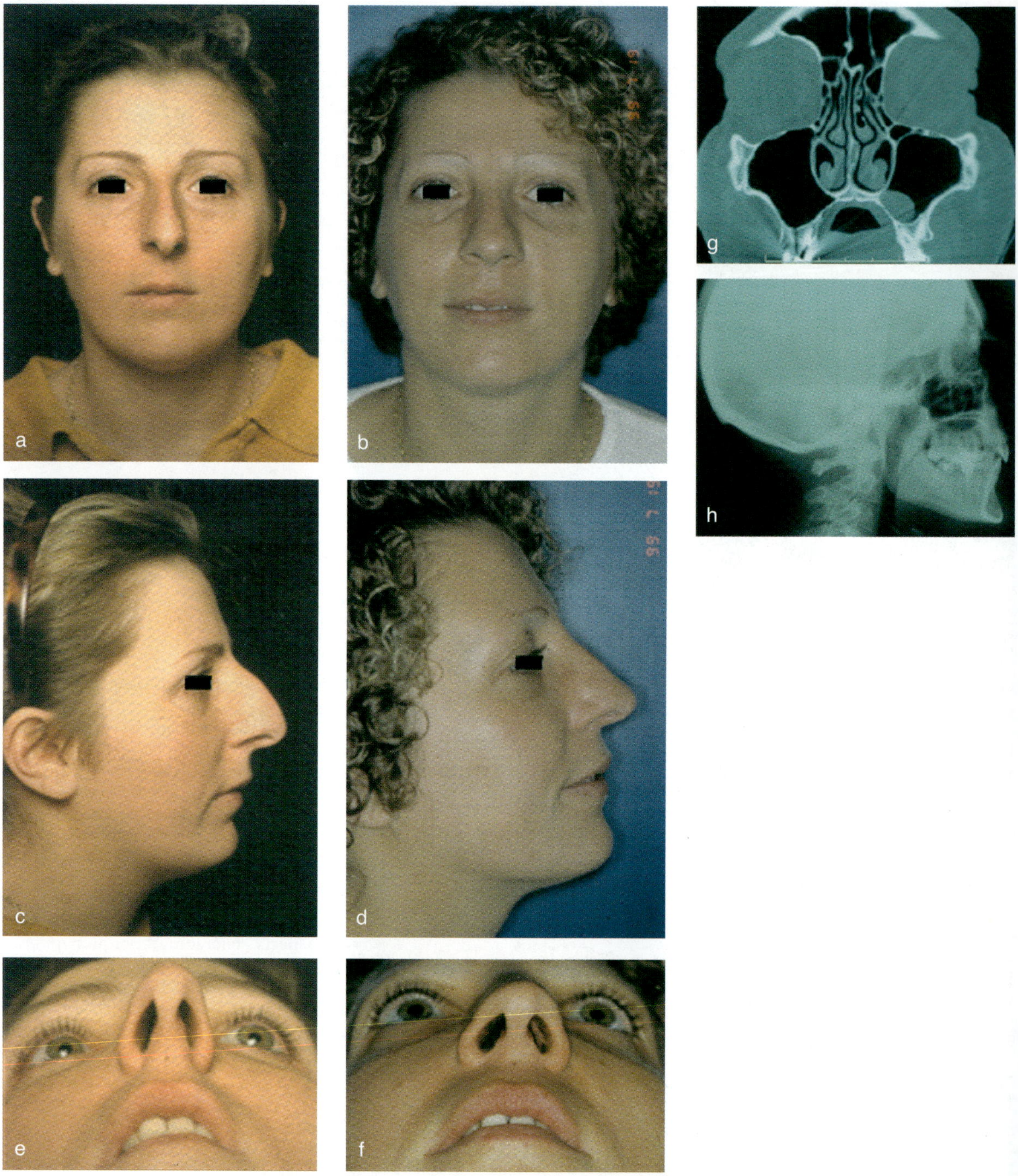

Fig. 46. Obstruction nasale. Rhinopathie allergique. Nez projeté sous tension. Traitement: rhinoplastie fonctionnelle et esthétique associée à une mentoplastie fonctionnelle. a et b) Aspects pré et postopératoires (vues de face); c et d) Aspects pré et postopératoires (vues de profil); e et f) Aspects pré et postopératoires (vues inférieures); g) Aspect tomodensitométrique: fosses nasales étroites (coupe coronale des fosses nasales); h) Aspect téléradiographique de profil. Amélioration partielle de la ventilation (fosses nasales étroites, allergie, tabagisme).

XII
Technique chirurgicale de la rhinoplastie fonctionnelle et esthétique. Gestes complémentaires

La rhinoplastie fonctionnelle et esthétique a pour avantage de minimiser le décalage entre auvent nasal et auvent narinaire, ce qui réduit de façon notable les indications chirurgicales sur la pointe du nez. Cependant, dans quelques cas, en dehors d'une éventuelle septoplastie et de la projection de la pointe du nez déjà envisagées dans la technique de base, il est nécessaire de compléter cette rhinoplastie par d'autres interventions portant sur les cartilages supérieurs ou inférieurs ou encore sur l'orifice piriforme.
Ces gestes chirurgicaux complémentaires doivent être pratiqués selon une approche conservatrice et tenir compte des éléments de soutien cartilagineux, des éléments dynamiques musculaires et des éléments esthétiques de la pointe du nez.
Ils complètent la technique de base dans plusieurs cas : persistance de la bosse nasale, longueur excessive du nez, anomalies de la valve nasale, anomalies de la pointe du nez, de la columelle et de l'angle naso-labial, enfin, rétrécissement de l'orifice piriforme (les gestes complémentaires sur le septum et sur les cornets sont traités dans des chapitres particuliers).

1 – Bosse nasale résiduelle

La rhinoplastie fonctionnelle et esthétique utilise la flexibilité de la jonction ostéo-cartilagineuse du dorsum créée par la section/résection septale haute, pour réduire ou faire disparaître la bosse nasale (Fig. 1). Les avantages de la rhinoplastie fonctionnelle et esthétique l'emportent largement sur le seul inconvénient qui est dans certains cas la persistance de la bosse nasale atténuée. C'est généralement le fait des bosses essentiellement osseuses haut situées ou post-traumatiques (cal osseux).

Cette bosse résiduelle peut être corrigée de plusieurs manières à « toit fermé » :

- en affaiblissant la jonction ostéo-cartilagineuse par un « grignotage » à la pince gouge fine du septum sous-jacent. Le résultat escompté n'est pas toujours obtenu ;
- en diminuant la bosse avec un coup de râpe. C'est le procédé qui donne les meilleurs résultats. La réalisation de ce geste dans le même temps opératoire étant difficile, du fait de la mobilisation de l'auvent nasal, il est préférable de le faire secondairement, après consolidation du squelette nasal. Ceci impose de décoller le revêtement musculo-cutané du nez et de pratiquer une rhinoplastie de réduction limitée, à « toit fermé ». Théoriquement, ce geste pourrait être pratiqué avant toute ostéotomie nasale chaque fois que la bosse est haut située (cal osseux), mais on n'est jamais sûr, a priori, qu'il soit vraiment nécessaire (Fig. 1).

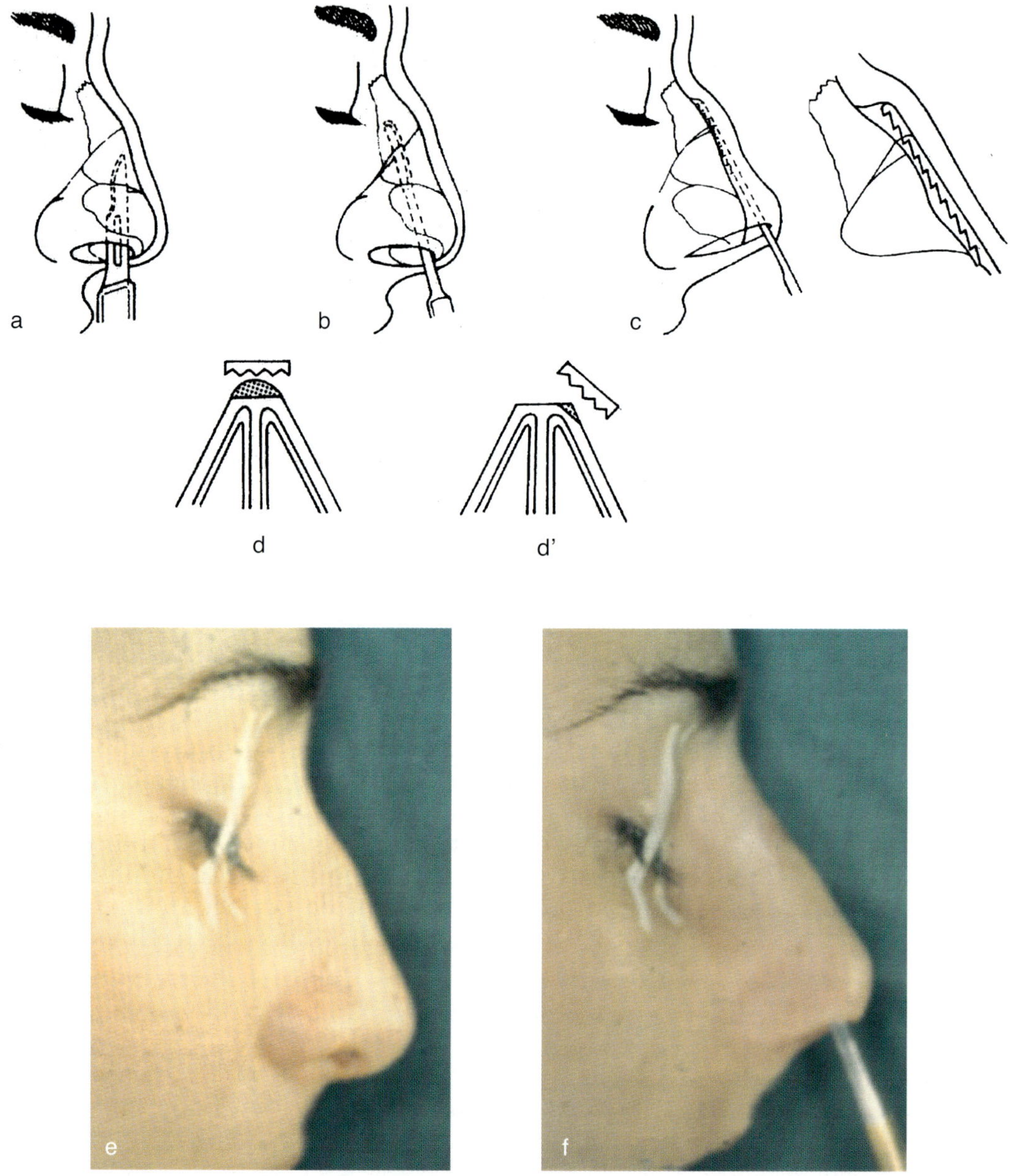

Fig. 1. Bosse nasale résiduelle. Diminution de la bosse par un coup de râpe. a) Incision intercartilagineuse ; b) Décollement sous-périosté ; c) Coup de râpe ; d et d') Modalités en fonction du siège de la bosse. e et f) Vues opératoires

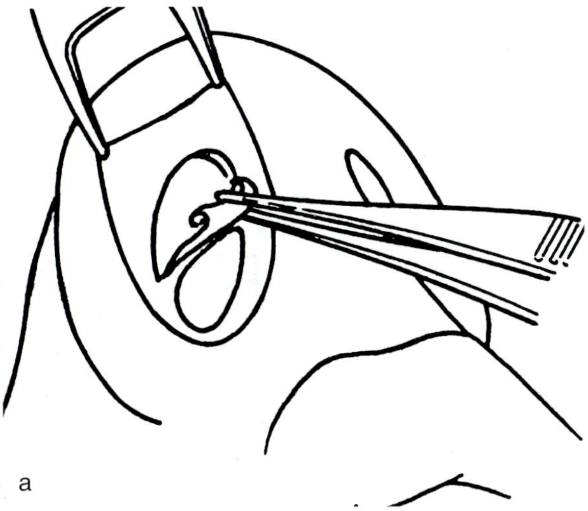

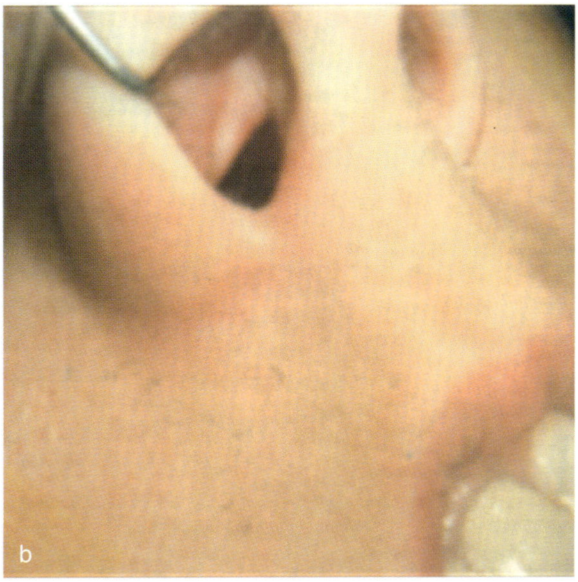

Fig. 2. Longueur excessive du nez. a) Le bord inférieur retourné du cartilage supérieur est habituellement préservé car utile au fonctionnement de la valve nasale ; b) Vue opératoire

2 – Longueur excessive du nez

Dans la quasi-totalité des rhinoplasties fonctionnelles et esthétiques, quand la partie retournée du bord caudal des cartilages supérieurs est de taille normale, sa résection même économe et limitée n'est plus pratiquée. Cette résection affine peu la pointe du nez et menace le fonctionnement de la valve nasale. En effet, ce retournement cartilagineux rigidifie la partie inférieure mobile du cartilage supérieur et s'oppose au collapsus de la valve nasale à l'inspiration (Gray, 1970 [23]) (Fig. 2). Par contre, quand elle est considérablement hypertrophiée et participe à l'allongement de certains nez, sa résection facilite le raccourcissement du nez.

Pour diminuer la longueur excessive d'un nez, les techniques de raccourcissement, éventuellement associées, peuvent porter sur différentes structures :

- bord caudal du septum (Joseph, 1931 [30]),
- bord caudal des cartilages supérieurs (Joseph, 1931 [30]),
- bord céphalique des cartilages inférieurs.

Contrairement à ce qui est souvent écrit, il paraît préférable, pour raccourcir le nez, d'agir plutôt sur la partie caudale des cartilages supérieurs que sur la partie céphalique des cartilages inférieurs afin de préserver l'élément dynamique de la valve nasale. Inversement, lorsque l'on veut allonger un nez court, c'est au niveau de la jonction intercartilagineuse qu'il faut agir (Gruber, 1993 [24]).

Pour ce faire, le bord caudal des cartilages supérieurs est dégagé sur ses deux faces, ce qui impose une voie d'abord intercartilagineuse. La dissection sous-muqueuse expose le bord caudal retourné du cartilage supérieur et la face inférieure de l'auvent nasal. Après ablation de la partie retournée du cartilage, le cartilage supérieur est raccourci à la demande. Ce geste de raccourcissement, qui se fait aux dépens de la valve nasale, impose de recréer cette valve plus haut. Pour cela, une simple fente à la jonction septo-latérale (Hinderer, 1970 [27]) ou une résection triangulaire (Kern, 1978 [33], 1988 [34]) en regard de la future valve est pratiquée (Fig. 3). Cette translation de la valve nasale ne doit être réalisée que chez les sujets dont les cartilages sont suffisamment épais ; elle est déconseillée chez les sujets aux cartilages affaiblis, sous peine de collapsus valvaire immédiat ou retardé. Enfin, elle doit être pratiquée isolément, c'est-à-dire sans résection associée des bords céphaliques des cartilages inférieurs, sous peine de voir réapparaître la bosse nasale (dans la technique d'impaction nasale rapportée) (Fig. 3).

Théoriquement, le raccourcissement du cartilage supérieur doit être identique à celui du bord caudal du septum (Brown et McDowell (1951, [6]) ; Hinderer (1970, [27]) (Fig. 4). Cela n'est pas toujours vrai si l'on prend la précaution de replacer le bord caudal du septum entre les crus médiales. Ce geste recrée l'anatomie normale, assure le soutien de la pointe du nez et empêche ou retarde la récidive de sa chute. Il est généralement complété par l'ablation, de

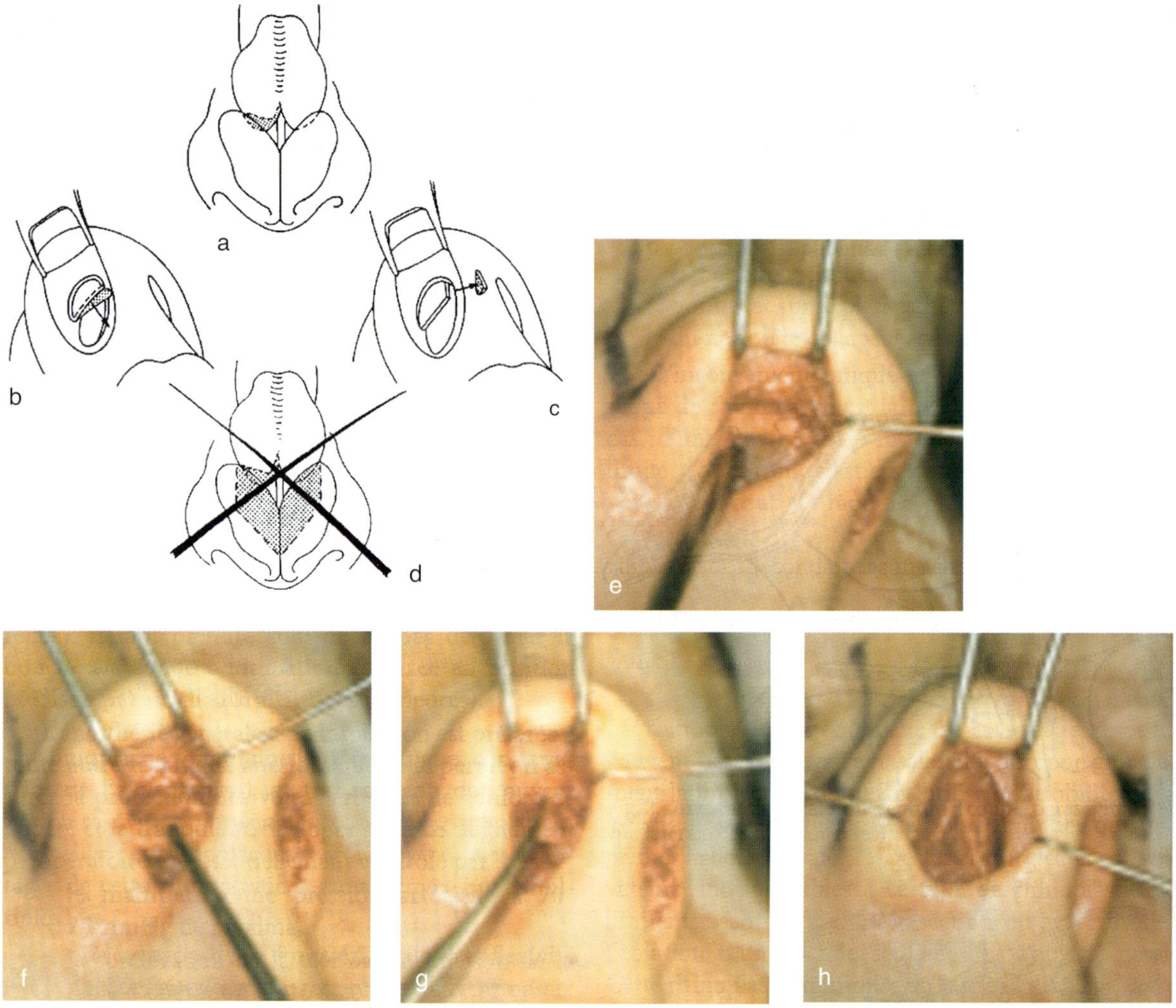

Fig. 3. Longueur excessive du nez. Translation de la valve nasale (d'après Kern). a) Dessin de la résection ; b) Résection du bord inférieur retourné du cartilage supérieur ; c) Résection à la jonction septo-latérale. d) La translation de la valve nasale ne doit pas être associée à la résection des bords céphaliques des cartilages inférieurs, sous peine de voir réapparaître la bosse nasale (dans la technique d'impaction nasale rapportée), e, f, g et h) Vues opératoires : e) exposition du bord inférieur retourné du cartilage supérieur, f) résection du bord inférieur retourné du cartilage supérieur, g) résection à la jonction septo-latérale, h) aspect final

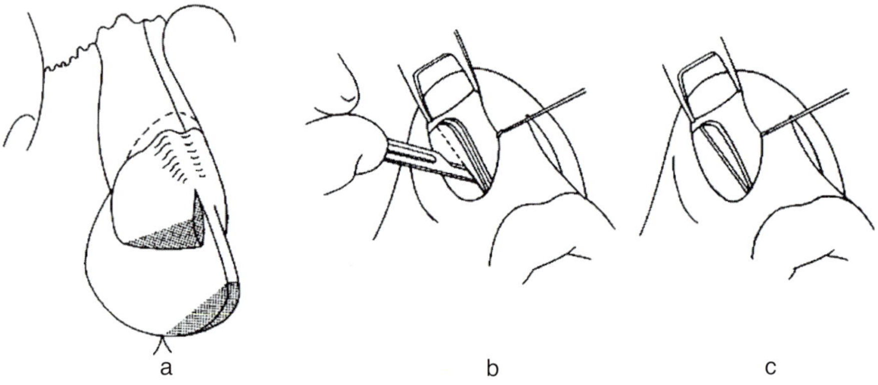

Fig. 4. Longueur excessive du nez. a) Théoriquement, le raccourcissement du cartilage supérieur doit être identique à celui du bord caudal du septum. b et c) En pratique et la plupart du temps, le raccourcissement du nez est obtenu par la remise en place du septum entre les crus médiales

chaque côté, d'une bande de muqueuse septale triangulaire à base supérieure et à pointe inférieure (Rethi, 1933 [52]).

3 – Anomalies de la valve nasale

Les anomalies de la valve nasale se traduisent par un collapsus valvaire selon un mécanisme inverse de la normale en raison de la faiblesse constitutionnelle plus ou moins importante des cartilages supérieurs et/ou inférieurs.

En cas de collapsus valvaire modéré, la simple impaction du nez, quand elle est possible, suffit à rigidifier les murs latéraux (Fig. 5). Le bord inférieur du cartilage supérieur et le bord supérieur du cartilage inférieur peuvent également être solidarisés en position normale ou inversée. Le cartilage supérieur se trouve ainsi soulevé et écarté par le cartilage inférieur, ce qui évite le collapsus valvaire (Fomon et coll., 1950 [13] ; O'Connor et coll., 1967 [39]).

En cas de collapsus valvaire accentué, la valve nasale est rigidifiée par un greffon cartilagineux glissé sous les téguments de l'auvent nasal et placé en regard de la valve (Hurst, 1978 [28]). Ce greffon peut être long et en forme de cintre, à cheval sur l'arête, ou court et limité à la surface latérale de la valve. Il doit être suffisamment mince pour ne pas être perçu sous les téguments et ne pas obstruer la valve, et suffisamment élastique pour lutter contre le collapsus (Fig. 6).

Les greffons d'interposition entre septum et cartilages supérieurs (« spreader graft ») sont surtout utilisés dans les séquelles de rhinoplastie avec résection de bosse (Sheen, 1975 [60], 1987 [61]).

Le collapsus des ailes narinaires est traité plus loin (cf. Rétrécissement de l'orifice piriforme).

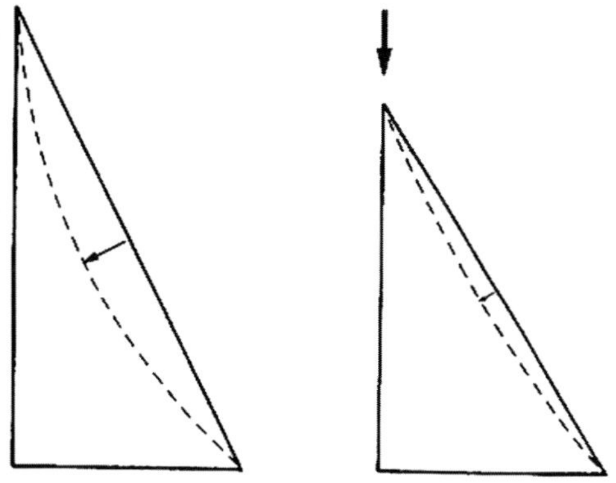

Fig. 5. Anomalies de la valve nasale (collapsus). Rigidification des murs latéraux du nez par impaction de l'auvent nasal

4 – Anomalies de la pointe du nez

Les anomalies le plus souvent rencontrées sont les pointes bifides ou globuleuses, les pointes asymétriques, les pointes insuffisamment ou trop projetées. Elles imposent un geste complémentaire sur l'auvent narinaire et plus précisément sur les cartilages inférieurs.

L'épaisseur de la peau et du tissu sous-cutané conditionne en partie la perception des reliefs de l'infrastructure ostéo-cartilagineuse sous-jacente. Une peau fine les souligne, une peau épaisse les efface. il en résulte une pointe ronde et mal définie. A l'amincissement illusoire de la peau doit se substituer l'ajout de greffons d'apposition pour recréer des zones cutanées sous tension, susceptibles d'accrocher la lumière.

Les variations anatomiques importantes des cartilages et les méthodes chirurgicales complexes utilisées dans la chirurgie de la pointe du nez requièrent une exposition qui permette non seulement la multiplicité et l'adaptabilité des manœuvres mais aussi la comparaison pour le contrôle de la symétrie. Il n'est pas toujours facile de prédire la manœuvre qui donnera le meilleur résultat esthétique et fonctionnel à long terme. Les voies d'abord et les gestes à réaliser (résection, affaiblissement, plicature,...) diffèrent en fonction des anomalies à traiter.

Dans cette optique, il est utile, avant toute infiltration anesthésique, de repérer et de dessiner sur l'auvent narinaire les cartilages inférieurs. Trois voies

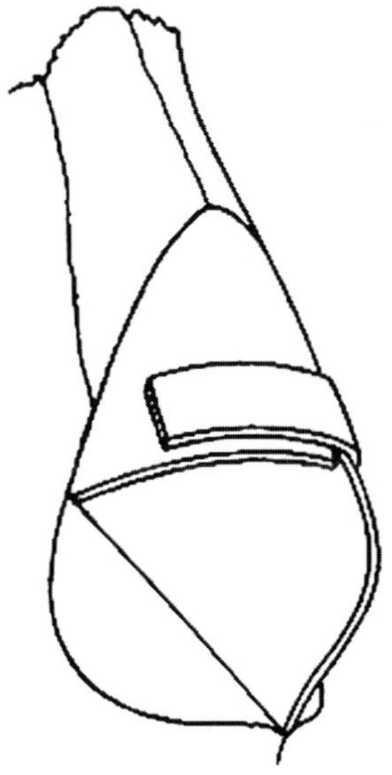

Fig. 6. Anomalies de la valve nasale (collapsus). Rigidification de la valve nasale par un greffon cartilagineux glissé sous les téguments de l'auvent nasal

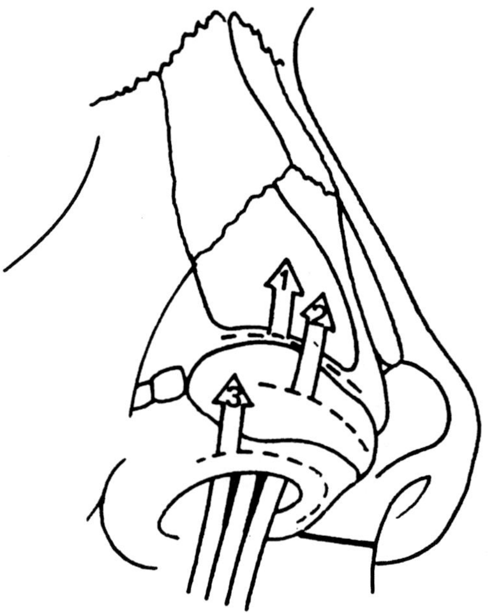

Fig. 7. Voies d'abord de la pointe du nez : 1) intercartilagineuse, 2) transcartilagineuse, 3) infra-cartilagineuse

d'abord peuvent être discutées : transcartilagineuse, infra-cartilagineuse avec exposition des cartilages en « anse de seau », externe par incision columellaire transversale et incision infra-cartilagineuse bilatérale (Fig. 7).

Voie d'abord transcartilagineuse

La technique transcartilagineuse sans extériorisation des cartilages inférieurs (non cartilage delivery approach) (Diamond 1971 [10]) est indiquée pour réduire l'excès supérieur des crus latérales, responsable d'une hypertrophie modérée et symétrique du lobule. Aiach 1993 [1]) y ajoute deux autres conditions : narines souples et de taille normale permettant un abord aisé, segment columello-lobulaire court et cartilages élastiques.

Le dôme est repéré par la traction de la peau dorsonasale qui fait blanchir la peau narinaire en regard. Après localisation du dôme, la zone du cartilage inférieur à affiner est dessinée. Celle-ci est repérée du côté endonarinaire à l'aide d'aiguilles transfixiantes enfoncées perpendiculairement à la peau externe. Les pointes des aiguilles sont enduites de bleu de méthylène avant d'être retirées. La peau endonarinaire est incisée suivant le tracé en pointillé ainsi réalisé. Ce tracé est situé en dehors du dôme et parallèle à l'incision intercartilagineuse. Seule la peau est incisée, à la différence de la voie d'abord dorsonasale transcartilagineuse où le bistouri transfixie d'emblée peau et cartilage de façon à faire saillir la tranche de section de ce dernier dans la narine. La crus latérale en arrière de cette incision est ensuite séparée de la peau vestibulaire aux ciseaux fins. Le cartilage inférieur est ensuite coupé à la forme et à la taille prédéterminées avant

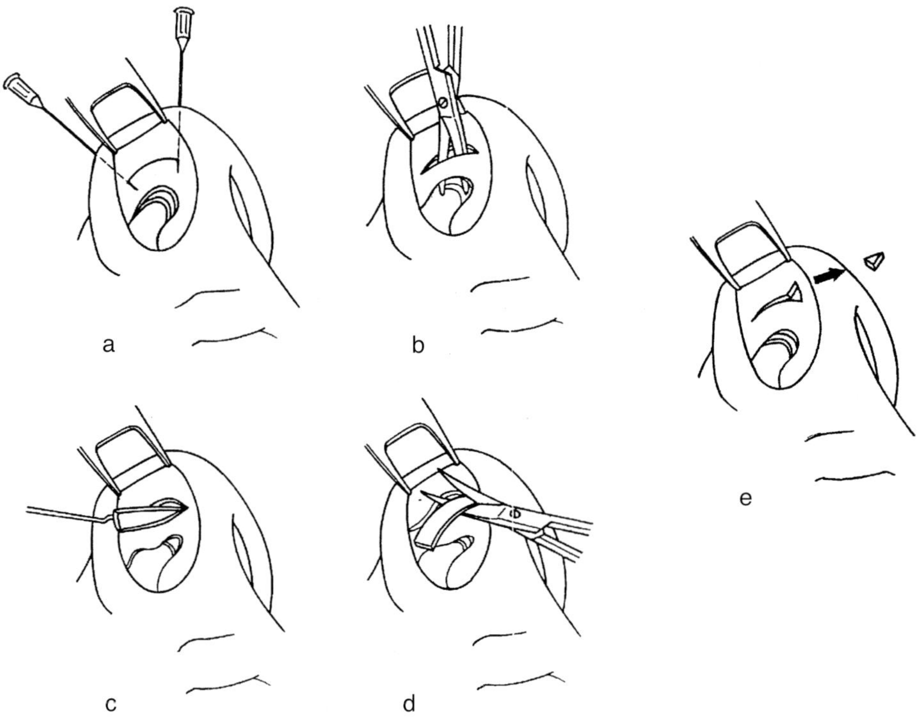

Fig. 8. Voie d'abord transcartilagineuse. a) Repérage de l'incision endonarinaire ; b) Décollement cutané ; c et d) Libération et résection du bord céphalique de la crus latérale du cartilage inférieur ; e) Résection triangulaire en dehors du dôme

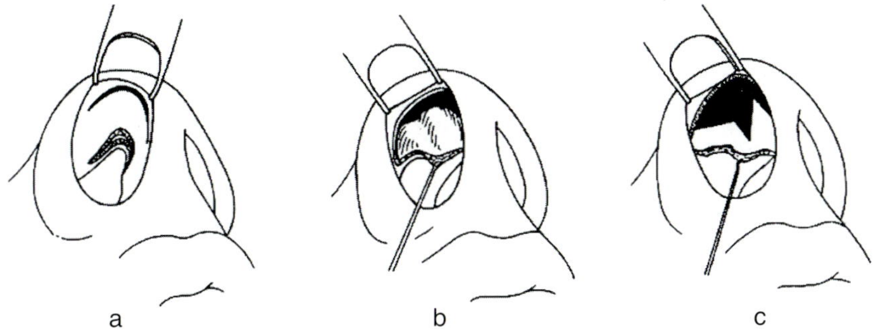

Fig. 9. Voie d'abord infra-cartilagineuse avec extériorisation des cartilages inférieurs. a) Incision intercartilagineuse et incision marginale ; b) Exposition de la crus latérale du cartilage inférieur ; c) Résection du bord céphalique de la crus latérale, d) Vue opératoire

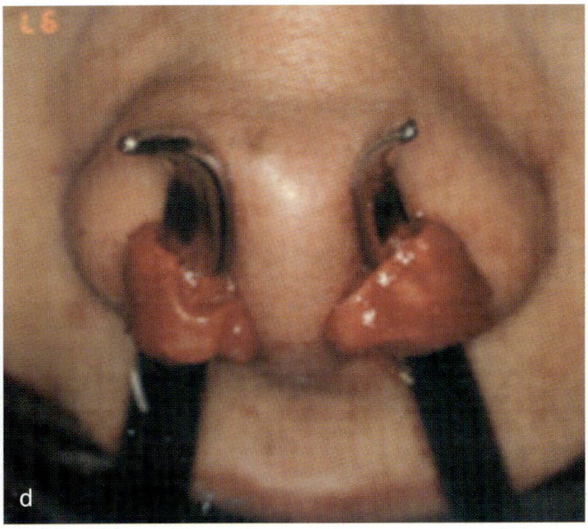

d'être libéré de la peau sus-jacente et réséqué. Les incisions inter et transcartilagineuses sont suturées avec du fil à résorption lente (Fig. 8).

Cette technique a pour avantage de respecter la partie basse et juxtanarinaire de l'auvent narinaire (3 mm environ en arrière du bord narinaire) et la facette du triangle mou qui peut paraître moins apparente après incision marginale.

Elle permet l'exérèse du bord céphalique des crus latérales des cartilages inférieurs. Cette réduction permet une légère rotation céphalique et un affinement de la pointe du nez, sans diminution de sa projection.

L'abord, bien que limité, permet d'exposer suffisamment le dôme pour y pratiquer une résection incomplète (Joseph, 1931 [30]), Rees et Wood-Smith, 1973 [48]). Cependant, la faible exposition risque de faire ignorer d'éventuelles anomalies cartilagineuses, de couper ou de réséquer le dôme en cas de crus latérale large et de dôme étroit (Rees, 1980 [49]) et de ne pas permettre d'excision complémentaire ni d'apposition cartilagineuse. Le risque d'excision asymétrique est atténué par le procédé de l'aiguille transfixiante (Cucin, 1980 [9]).

Cette voie d'abord transcartilagineuse est préférable à la technique rétrograde réalisée par éversion du cartilage inférieur. Le retournement de la crus latérale se fait à partir de l'incision intercartilagineuse et après décollement rétrograde des tissus de couverture.

Voie d'abord infra-cartilagineuse avec extériorisation des cartilages inférieurs

L'exposition des cartilages inférieurs en « anse de seau » (cartilage delivery approach de Brown et McDowell, 1951 [6]), est indiquée dans :

- les pointes de nez bifides par écartement entre les dômes et dans les pointes globuleuses par hypertrophie des crus latérales,
- les pointes insuffisamment ou trop projetées,
- lorsque le segment columello-lobulaire présente une longueur normale.

En complément de l'incision intercartilagineuse, une incision endonarinaire infra-cartilagineuse est pratiquée. Cette incision ne suit pas le rebord narinaire mais le bord caudal du cartilage inférieur, préalablement repéré grâce à une contre-pression digitale externe qui fait saillir et pâlir la peau vestibulaire en regard (« rim incision ») :

- au niveau de la crus latérale, elle remonte plus ou moins en arrière selon la configuration anatomique du cartilage ;
- en regard du dôme, elle respecte le triangle mou (Converse 1955 [7]), formé de l'adossement des peaux exo et endonarinaires ;
- au niveau de la crus médiale, elle est située 1 mm en arrière du bord columellaire, de manière à préserver un segment de peau vestibulaire et se prolonge sur 3 ou 4 mm jusqu'à la jonction columello-lobulaire (infratip).

Le décollement du plan cutané, au-dessus de la crus latérale et du dôme, est effectué aux ciseaux fins à

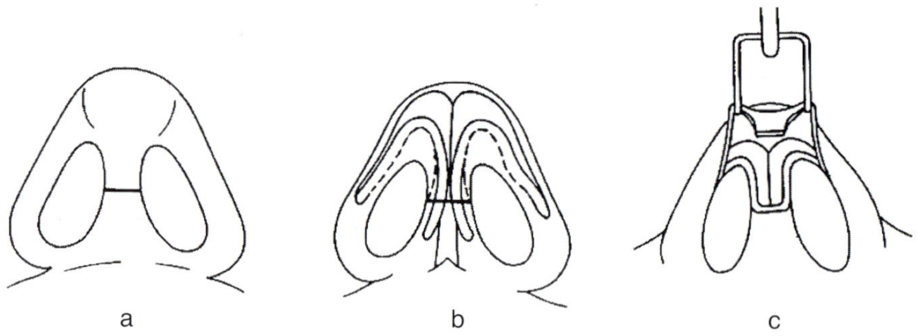

Fig. 10. Voie d'abord externe par incision columellaire transversale et incision infra-cartilagineuse bilatérale. a et b) Incision ; c) Exposition de la pointe du nez après décollement de la peau

partir de l'incision infra-cartilagineuse et par voie rétrograde à partir de l'incision intercartilagineuse. La dissection, facilitée par l'infiltration anesthésique, se fait au ras du cartilage.

La peau étant rétractée vers le haut, le cartilage inférieur est tiré vers le bas par un crochet piqué au niveau du dôme, puis est progressivement libéré des tissus mous de la pointe où il ne tient plus que par ses extrémités : lambeau alaire bipédiculé (bipedicle alar flap). Un ciseau courbe ou tout autre instrument, placé à travers l'incision intercartilagineuse, éverse la peau narinaire et permet l'extériorisation du cartilage inférieur, toujours solidaire de la peau vestibulaire (ce qui est important car elle apporte la vascularisation au cartilage). Cette extériorisation permet d'exposer le cartilage inférieur (crus latérale, dôme, partie supérieure de la crus médiale) qui est débarrassé des reliquats musculo-graisseux qui le recouvrent encore, de manière à avoir une surface lisse et brillante. La forme et la dimension de l'arche cartilagineuse sont parfois difficiles à apprécier du fait de la déformation. L'arche cartilagineuse est d'autant plus déformée par l'extériorisation à travers les orifices narinaires que ceux-ci sont étroits, et que le segment columello-lobulaire est long.

Une asymétrie importante ou une convexité excessive des crus latérales peuvent être difficile à corriger. Il en est de même des crus latérales en malposition et qui nécessitent d'être réorientées ou repositionnées (Fig. 9).

Les deux cartilages inférieurs sont présentés en même temps, de façon à réaliser des gestes symétriques. Les incisions alternées et les excisions cartilagineuses sont réalisées sous le contrôle direct de la vue, la peau vestibulaire étant préservée.

En cas d'excision, la forme et la taille du cartilage restant sont contrôlées. Les fragments cartilagineux réséqués doivent être soigneusement conservés pour être comparés à ceux du côté opposé. ils peuvent éventuellement être utilisés sous forme de greffe d'apposition.

Les incisions inter et infra-cartilagineuses sont suturées avec du fil à résorption lente. Il faut prendre garde à ne pas placer de points de suture sur le tri-

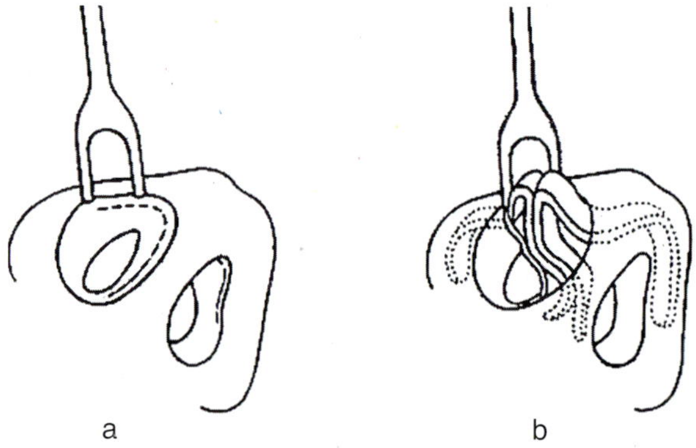

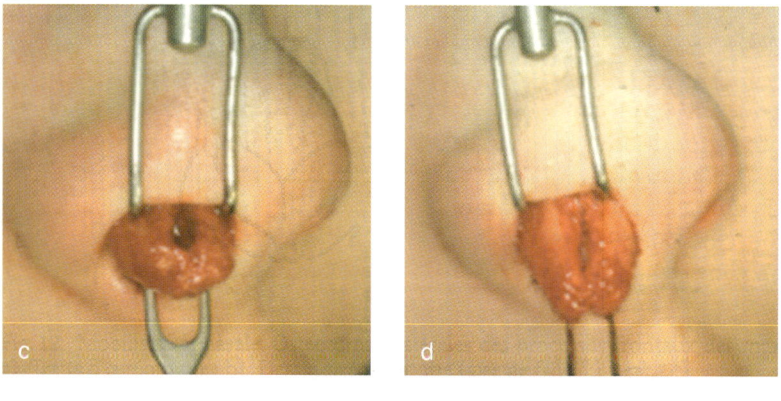

Fig. 11. Voie d'abord externe par incision infra-cartilagineuse bilatérale étendue (d'après Guerrerosantos). a) Incisions ; b) Exposition des cartilages alaires ; c et d) Vues opératoires

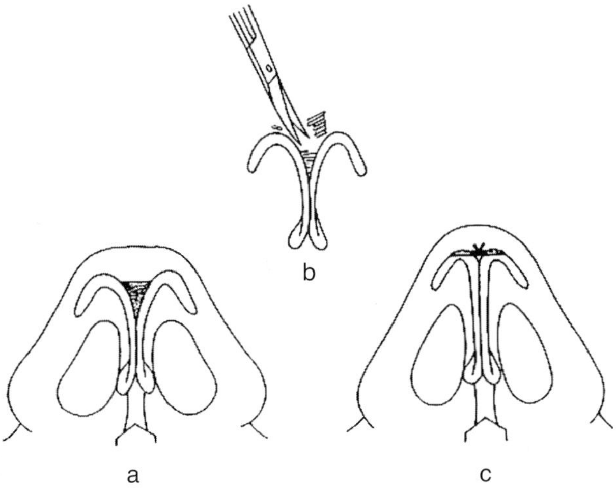

Fig. 12. Pointe de nez bifide. a) Aspect anatomo-clinique ; b) Excision des tissus mous situés entre les dômes ; c) Suture des crus intermédiaires

angle mou dépourvu de cartilage, les points laissant volontiers une marque ou une déformation. La continuité parfaite de l'ourlet du rebord narinaire doit être respectée (Fig. 9).

Cette technique a pour avantage de permettre l'extériorisation de la quasi totalité des cartilages inférieurs mais au prix d'une déformation, c'est son inconvénient. En effet, on observe une « frontalisation » de ces cartilages qui anatomiquement sont obliques (d'où les nombreuses erreurs de représentation schématique). La morbidité de ce procédé résulte de la souffrance du revêtement musculo-cutané et de l'œdème postopératoire qui s'ensuit. Cette voie d'abord infra-cartilagineuse peut toujours être complétée par une incision transcolumellaire en voie d'abord externe.

Voie d'abord externe par incision columellaire transversale et incision infra-cartilagineuse bilatérale

La rhinoplastie externe a été introduite par Rethi (1929 [51], 1933 [52]) Gillis et Millard (1957 [15]). Puis cette technique s'est progressivement développée : Sercer (1958 [58]) ; Goodman (1973 [21]) ; Goodman et Charbonneau (1974 [22]) ; Pech, Cannoni et coll. (1981 [41]) ; Johnson et Toriumi 1991 [29] ; Aiach (1993 [1]).

La voie d'abord associe une incision columellaire transversale et une incision infra-cartilagineuse bilatérale. L'incision transcolumellaire est située à mi-hauteur de la columelle ou juste au-dessous de la jonction columello-lobulaire. A cet endroit, la crus

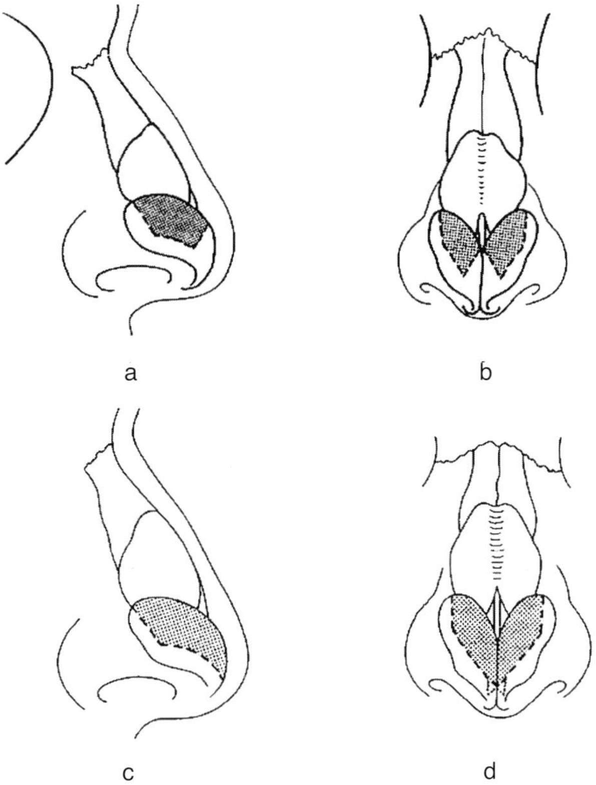

Fig. 13. Pointe de nez globuleuse. Résection céphalique des crus latérales. a et b) Avec préservation totale des dômes ; c et d) Avec préservation partielle des dômes

médiale est immédiatement sous la peau, procurant ainsi un bon support à la cicatrice cutanée. L'incision peut être horizontale, en marche d'escalier ou avec un décroché médian en V inversé. Seule la peau est incisée, l'infrastructure cartilagineuse sous-jacente est soigneusement respectée.

La peau de l'auvent narinaire est ensuite délicatement soulevée, en manipulant avec le plus grand soin l'extrémité columellaire du lambeau (traction douce par un crochet fin).

L'hémostase des artères de la columelle et des branches de l'artère alaire est assurée à la pince bipolaire fine.

Le squelette cartilagineux de la pointe du nez est ainsi progressivement exposé. Les attaches latérales et médiales des cartilages inférieurs sont préservées. L'absence de déformation facilite l'analyse des anomalies (forme, taille, consistance) et leur correction (incision, résection, suture ou greffe).

L'examen à ciel ouvert révèle parfois des anomalies cartilagineuses, des asymétries que l'on ne pouvait pas soupçonner par le seul examen clinique (cela explique certains défauts secondaires observés avec les autres procédés) et d'y remédier avec plus d'efficacité.

La voie d'abord externe permet enfin, et c'est le principal avantage de cette technique, l'apport et la suture de greffes cartilagineuses d'apposition ou d'interposition dans une situation précise. L'incision transversale columellaire est suturée soigneusement au fil monobrin 0,7. Dans cette optique, la peau au niveau la partie inférieure de l'incision transcolumellaire est disséquée des crus médiales sur 1 ou 2 mm, pour faciliter la suture terminale (Fig. 10).

Cette technique, utilisée de façon abusive par certains auteurs, est surtout intéressante dans les pointes difficiles ou asymétriques et dans les reprises de rhinoplastie (possibilité d'accès simultané au dorsum et/ou au septum).

Ses inconvénients sont liés à la persistance prolongée de l'œdème postopératoire, aux risques de cicatrice columellaire visible et disgracieuse, aux réactions fibreuses avec aspect figé de la pointe du nez, enfin à la possibilité de souffrance cutanée d'origine ischémique.

La rhinoplastie externe peut se faire également sans incision transcolumellaire (Guerrerosantos 1990 [25]. L'incision infra-cartilagineuse est étendue latéralement, au niveau de l'aile du nez, et surtout médialement, au niveau de la columelle jusqu'au seuil narinaire qui est respecté. L'extériorisation de la pointe du nez à travers une narine est possible après libération complète des deux cartilages inférieurs et de leurs crus latérales et médiales (Fig. 11).

Le squelette cartilagineux exposé, plusieurs gestes sont possibles en fonction des anomalies rencontrées.

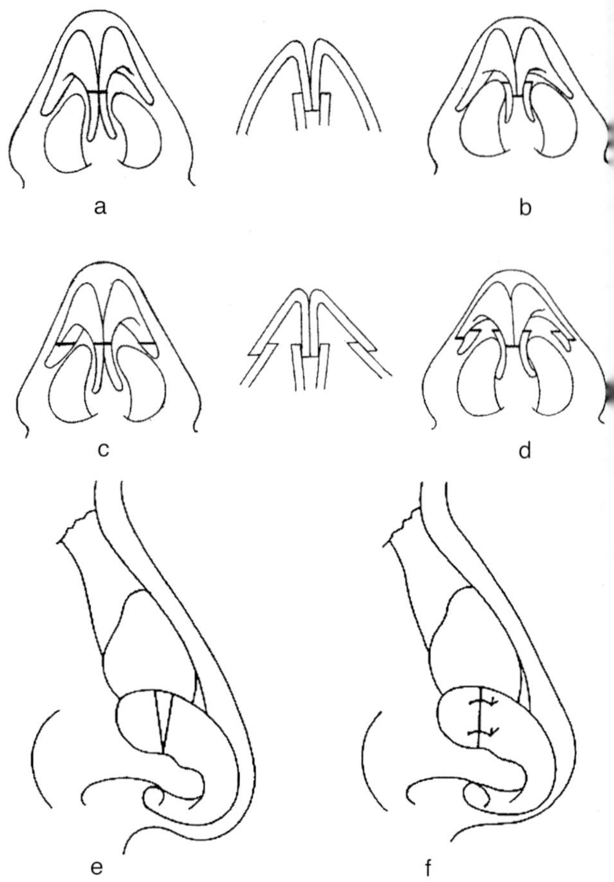

Fig. 15. Pointe du nez trop projetée. Téléscopage des cartilages inférieurs. a et b) Section et impaction des crus médiales ; c et d) Section et impaction des crus médiales et latérales (vue inférieure, d'après Rees ; e et f) Résection-suture des crus latérales (vue de profil)

Pointe de nez bifide ou globuleuse

Les pointes de nez larges et bifides (écartement entre les crus intermédiaires et les dômes) sont traitées par excision des tissus mous situés entre les dômes et par suture des crus intermédiaires par un point horizontal. Cette région interdômale est au mieux exposée par voie d'abord infra-cartilagineuse ou par voie externe (Fig. 12).

Les pointes du nez globuleuses (hypertrophie des crus intermédiaires et des crus latérales) sont traitées par résection céphalique de ces crus. Cette résection est isolée ou associée à une résection triangulaire antérieure des crus latérales (crosse de hockey de Brown et McDowell, 1951 [6]). Lorsque le bord inférieur retourné des cartilages supérieurs est considéra-

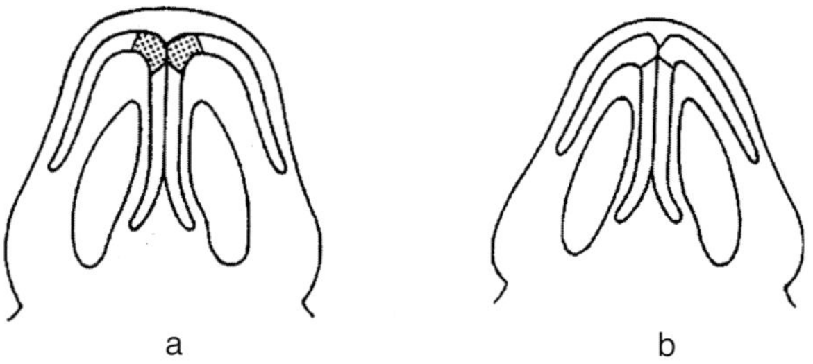

Fig. 14. Pointe du nez trop projetée et large. Résection-suture des crus intermédiaires. a) Résection ; b) Suture

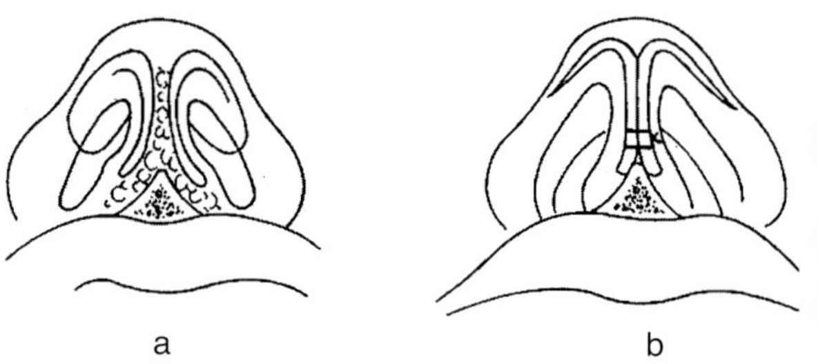

Fig. 16. Anomalie columellaire. a) Columelle large ; b) Traitement par rapprochement des crus médiales

blement hypertrophié et participe à la déformation de la pointe globuleuse, il semble utile de le réséquer (sans raccourcir le cartilage supérieur). Ces gestes peuvent être réalisés par voies trans et/ou intercartilagineuse (Fig. 13).

La réduction du bord caudal des cartilages supérieurs et du bord céphalique des crus latérales raccourcit le nez en provoquant une légère rotation céphalique de la pointe. La résection triangulaire antérieure, qui peut être remplacée par d'autres procédés d'affaiblissement (striation), affine le lobule sans modifier la projection de la pointe. Pour être efficace, cette résection triangulaire doit se faire en dedans du dôme préalablement repéré par un crochet.

Dans les pointes qui ne sont pas très projetées, les incisions complètes du cartilage au niveau des dômes doivent être évitées.

Pointe du nez insuffisamment projetée

La pointe du nez, indispensable à un bon résultat esthétique et à une bonne fonction, peut être projetée par différents procédés déjà décrits dans la technique de base :

- reposition du septum entre les crus médiales des cartilages inférieurs,
- mise en place d'un greffon cartilagineux ou osseux de soutien entre les crus médiales,
- mise en place d'un greffon cartilagineux autogène en apposition sur le lobule (Peck, 1983 [43], 1990 [44]) ou à cheval sur le lobule et la columelle (Sheen, 1975 [60], 1987 [61]).

En dehors de ces procédés, la projection de la pointe peut se faire en modifiant les structures cartilagineuses en place. Cette technique est indiquée dans les pointes larges trapézoïdales (cartilages fermes, larges, divergents, peau mince et ailes du nez faibles). Dans la technique décrite (Tardy, 1987 [63], 1993 [64]) qui accompagne généralement une rhinoplastie à « toit ouvert », elle est précédée d'une réduction modérée du bord céphalique de la crus latérale avec ablation du tissu conjonctif interdômal. La flexibilité du cartilage inférieur restant est contrôlée par le test du pincement : si ce dernier est résistant (éventualité rare) il peut être affaibli par des incisions verticales alternées non transfixiantes. Ces incisions sont effectuées essentiellement en dehors du dôme mais peuvent s'étendre à l'ensemble de l'arche.

Dans la rhinoplastie fonctionnelle et esthétique rapportée, la résection du bord supérieur des crus latérales est rarement pratiquée. L'augmentation de projection de la pointe est assurée par une suture interdômale (PDS r 4-0), placée au travers des crus

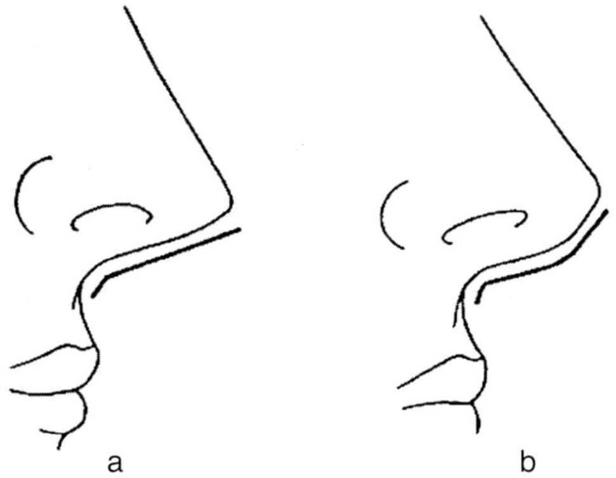

Fig. 17. Anomalie columellaire. a) Columelle rectiligne ; b) Modification souhaitée

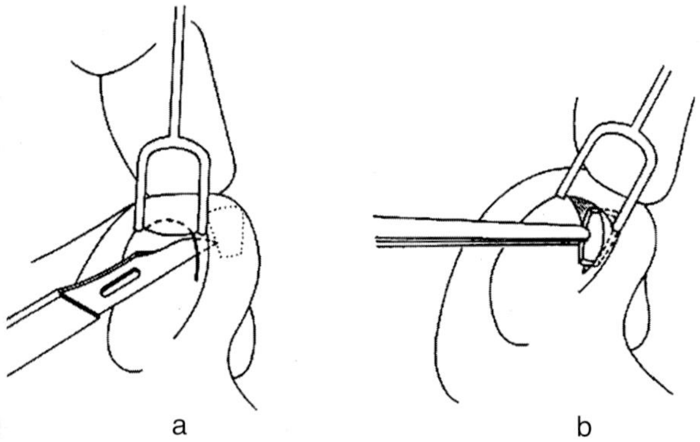

Fig. 18. Anomalie columellaire. Apposition d'un greffon de cartilage à cheval sur le lobule et la columelle (d'après Sheen). a) Incision ; b) Mise en place du greffon

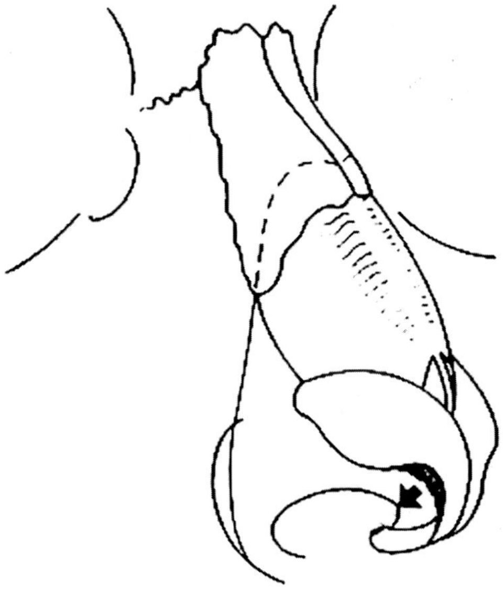

Fig. 19. Anomalie columellaire. Résection du bord caudal des crus médiales et du bord caudal des crus latérales au niveau de la fossette narinaire (en grisé)

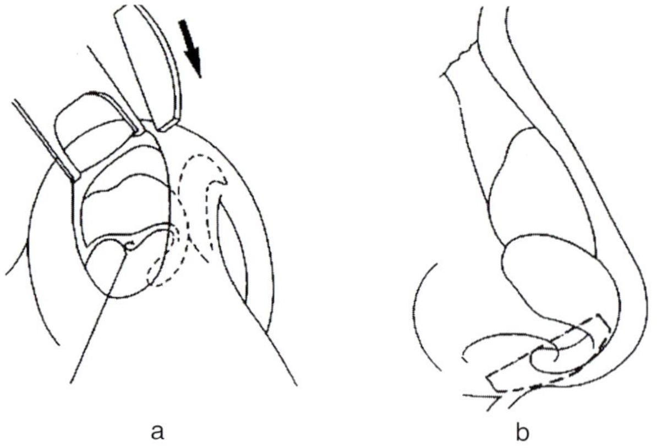

Fig. 20. Angle naso-labial fermé et columelle rétractée. Mise en place d'un greffon cartilagineux entre les crus médiales. a) Voie d'abord et introduction du greffon dans la loge située entre les crus médiales ; b) Greffon en place

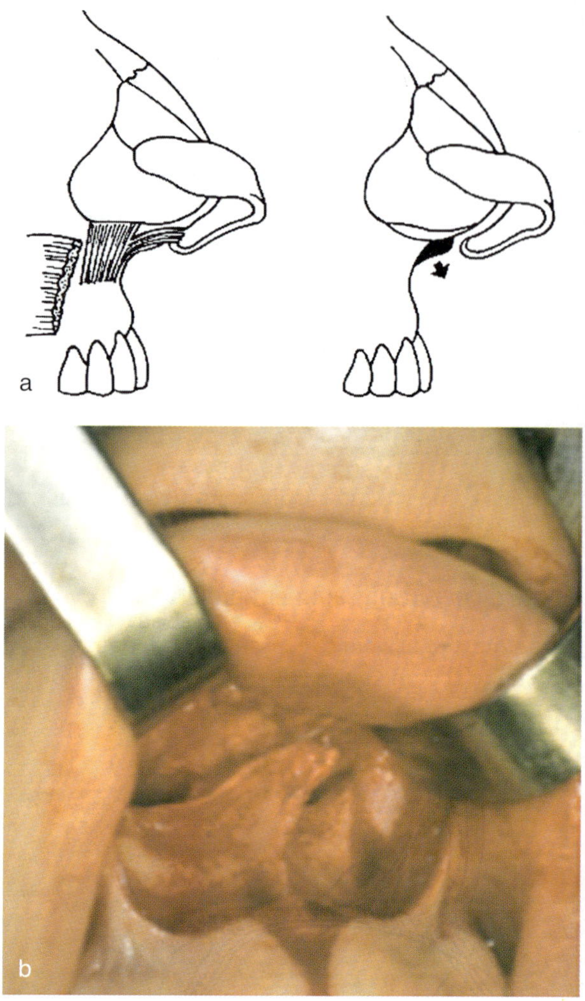

Fig. 21. Angle naso-labial trop ouvert. a) Diminution du volume de l'épine nasale ; b) vue opératoire

intermédiaires et latérales, le nœud étant profondément situé entre les dômes. La pointe doit apparaître réduite, affinée, symétrique et naturelle. La valve nasale muqueuse n'est pas menacée par ce procédé (Fig. 12).

Pointe du nez trop projetée

La diminution, toujours délicate, d'une pointe du nez peut s'obtenir par résection-suture des crus intermédiaires ou par télescopage des cartilages inférieurs.

* La résection-suture des crus intermédiaires est indiquée dans les pointes hypertrophiques et larges par augmentation de la longueur de ces crus. La résection porte sur la crus intermédiaire, en dedans des dômes, de manière à ce que la crus latérale se recourbe sur la crus médiale. La reconstruction du dôme est assurée par une suture en U, nouée à la face profonde de l'arche cartilagineuse. L'interruption de la continuité cartilagineuse peut s'accompagner d'irrégularités imprévisibles que l'on peut prévenir ou traiter par une greffe d'apposition placée au niveau du lobule (Fig. 14).

* Le télescopage des cartilages inférieurs (Rees, 1988 [50]) est indiqué dans les pointes hypertrophiques par excès de longueur des crus médiales et/ou latérales. La section des crus médiales est pratiquée au dessous de la jonction columello-lobulaire. La section des crus latérales est pratiquée à la jonction 1/3 moyen-1/3 latéral en dehors de l'endroit où la crus latérale quitte le rebord narinaire pour se diriger obliquement en haut et en arrière vers le cartilage supérieur. Le télescopage se fait en dehors pour les crus latérales, en dedans pour les crus médiales. La technique du télescopage est préférable à celle de la résection-suture qui expose au risque d'encoche narinaire (Fig. 15).

Anomalies columellaires

La columelle peut être large à sa base, rétractée, pendante ou rectiligne.

Columelle large

Les bases de columelle larges peuvent être responsables de gêne respiratoire. Le tissu conjonctif situé entre les crus médiales est enlevé par voie interseptomembraneuse. Un point transfixiant assure le rapprochement des crus médiales (Goldman, 1957 [20]). Ce rapprochement permet un léger allongement de la columelle et une discrète projection de la pointe (Fig. 16).

Columelle rétractée

Les rétractions columellaires se traitent par inclusion d'un greffon cartilagineux entre les crus médiales. Ce procédé a pour avantage de traiter conjointement la fermeture de l'angle naso-labial souvent associée (Fig. 20).

Columelle pendante

Les columelles pendantes sont liées généralement à une désolidarisation du septum membraneux du cartilage septal. Elles se traitent par résection chondro-muqueuse septale avec réinclusion du septum entre les crus médiales. Les résections du bord caudal des crus médiales sont rarement nécessaires.

Columelle rectiligne

Normalement, la columelle présente une pliure infralobulaire des crus médiales (infratip). La columelle rectiligne est inesthétique, car d'aspect figé (Fig. 17).

On peut essayer d'y remédier par apposition cartilagineuse ou par résection :

- apposition d'un greffon de cartilage (cartilage inférieur, septum, cartilage auriculaire) à cheval sur le lobule et la columelle (Sheen, 1975 [59] ; 1987 [61]). Ce greffon, en forme d'écusson et aminci sur les bords, est placé par voie marginale unilatérale et décollement limité des téguments de la pointe du nez ou après extériorisation des cartilages inférieurs. Dans ce cas, il peut alors être fixé aux cartilages inférieurs sous contrôle direct de la vue (Fig. 18) ;
- par résection du bord caudal des crus médiales (dans leur partie supérieure) après extériorisation des cartilages inférieurs. Parfois, une résection du bord caudal des crus latérales y est associée, pour créer ou accentuer la fossette narinaire correspondant au triangle mou (Fig. 19).

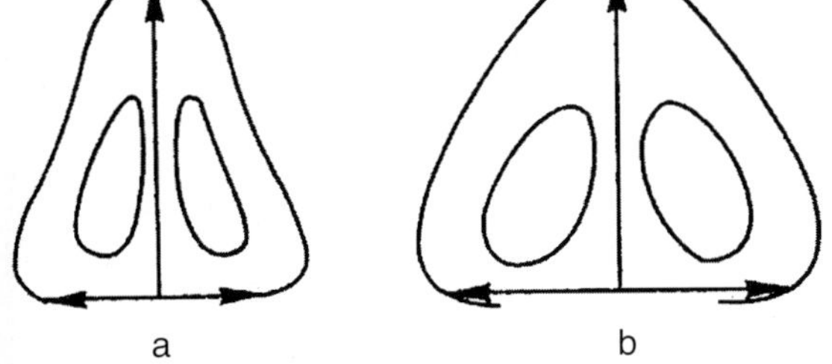

Fig. 22. Rétrécissement de l'orifice piriforme et de la base du nez. a) Aspect préopératoire ; b) Aspect postopératoire

Anomalies de l'angle naso-labial

Normalement, la columelle forme avec la lèvre un angle naso-labial ouvert en avant (90° à 100° chez l'homme, 105 à 110° chez la femme). Cet angle est aussi important sur le plan esthétique que sur le plan fonctionnel. Il peut être anormalement fermé ou ouvert.

Angle naso-labial trop fermé

Lorsque la columelle est rétractée et que l'angle naso-labial est trop fermé, la correction de cette anomalie est obtenue par la mise en place d'un greffon cartilagineux (septal ou conchal) entre les crus médiales et s'appuyant sur le septum. Ce greffon

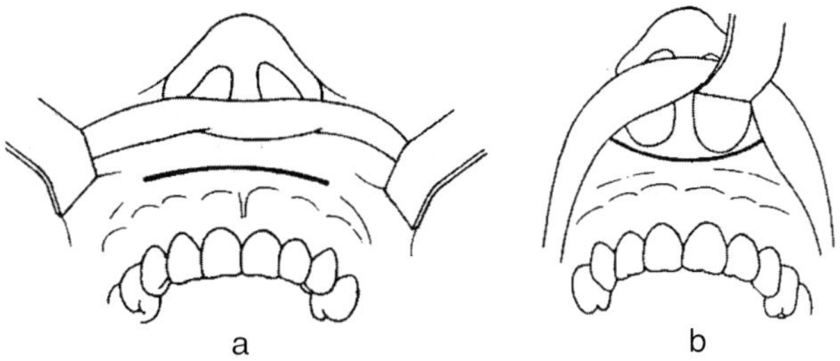

Fig. 23. Rétrécissement de l'orifice piriforme. a) Incision, b) Exposition de l'orifice piriforme

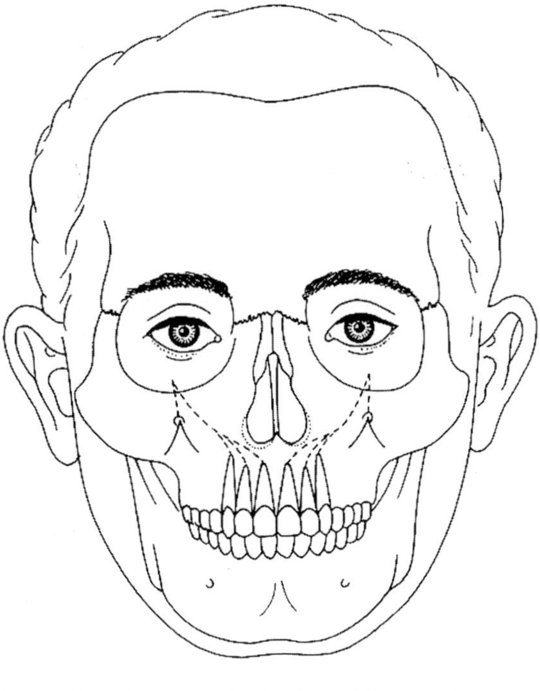

Fig. 24. Rétrécissement de l'orifice piriforme. Rapports de l'orifice avec les nerfs incisifs

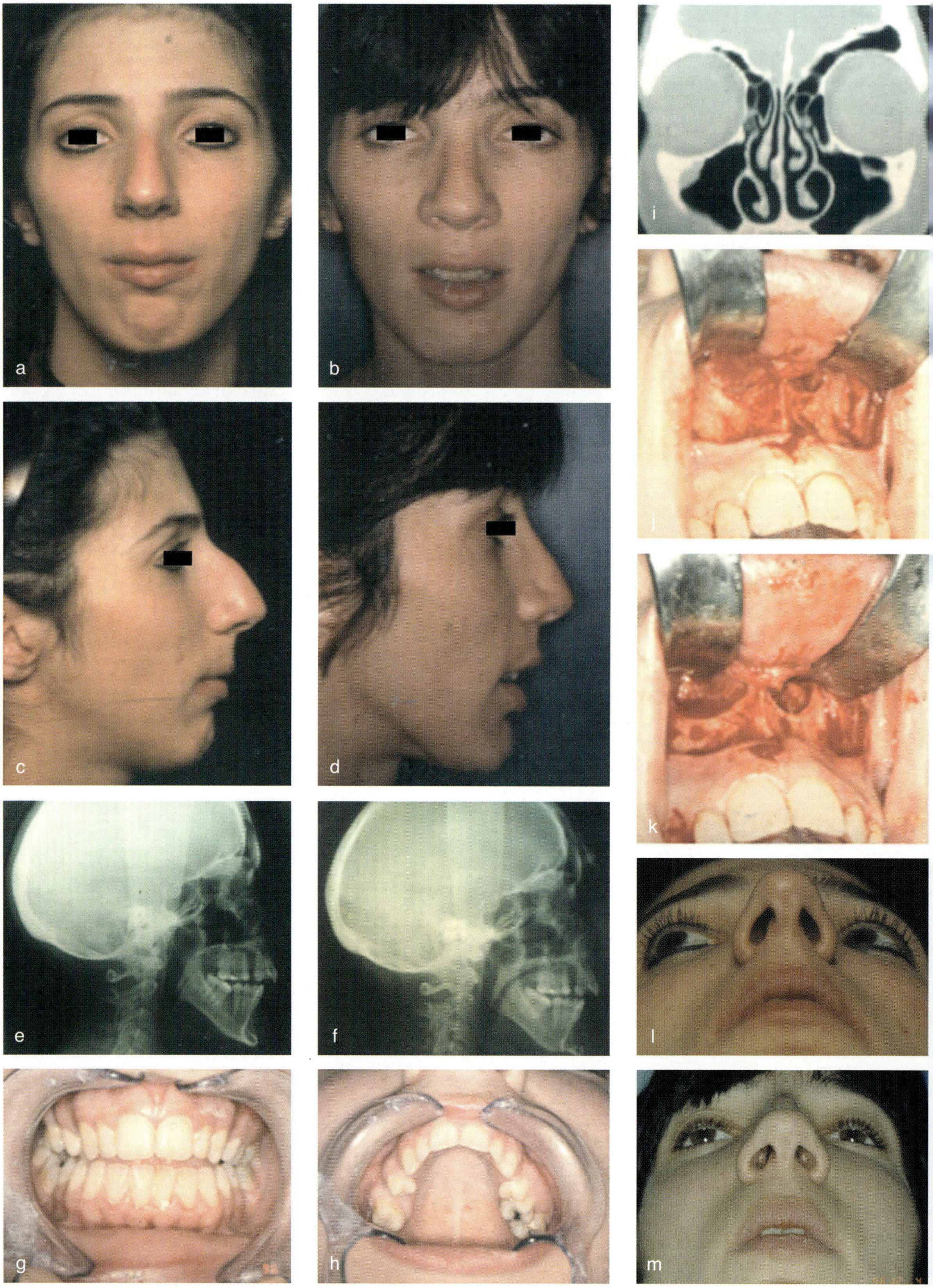

Fig. 25. voir légende page suivante

Fig. 25. (page précédente) Obstruction nasale chronique, rhinopathe. a) Aspect préopératoire : yeux tristes, excès vertical antérieur (vues de face) ; b) Aspect postopératoire après rhinoplastie fonctionnelle et esthétique avec agrandissement de l'orifice piriforme et mentoplastie d'avancée : amélioration de la ventilation nasale mais persistance de la ventilation orale et de l'obliquité du regard (refus d'expansion maxillaire et de tout nouveau traitement orthodontique) (vues de face) ; c et d) Aspects pré et postopératoires (vues de profil) ; e et f) Téléradiographies de profil pré et postopératoires. g et h) Occlusion dentaire : endomaxillie avec béance, palais ogival et blanc, extraction des premières prémolaires ; i) Aspect tomodensitométrique : éperon septal droit, inversion du cornet moyen gauche ; j et k) Agrandissement de l'orifice piriforme (j : avant tout meulage, k : après meulage du côté droit) ; l et m) Aspects pré et postopératoires (vues inférieures)

columellaire, à bord antérieur légèrement convexe, doit être suffisamment large (3 à 5 mm) et suffisamment haut (20 à 25 mm). Il est placé par voie marginale unilatérale et occupe la loge intermédiale. Cette loge est comprise depuis l'épine nasale antérieure sur laquelle repose le greffon jusqu'au lobule mais dans un plan sous-jacent aux dômes. La fixation du greffon cartilagineux est assurée par un point en U transfixiant peau columellaire et crus médiales. Lorsqu'il existe une épine nasale déficiente, il faut y associer une greffe prémaxillaire (os, cartilage, biomatériaux) (Fig. 20).

Angle naso-labial trop ouvert

Une épine nasale antérieure trop proéminente peut entraîner une lèvre courte et un angle naso-labial trop ouvert, ces anomalies s'accentuant au sourire (Aston et Guy, 1977 [3]). Les gestes sur le septum précédemment décrits peuvent être complétés par un geste sur

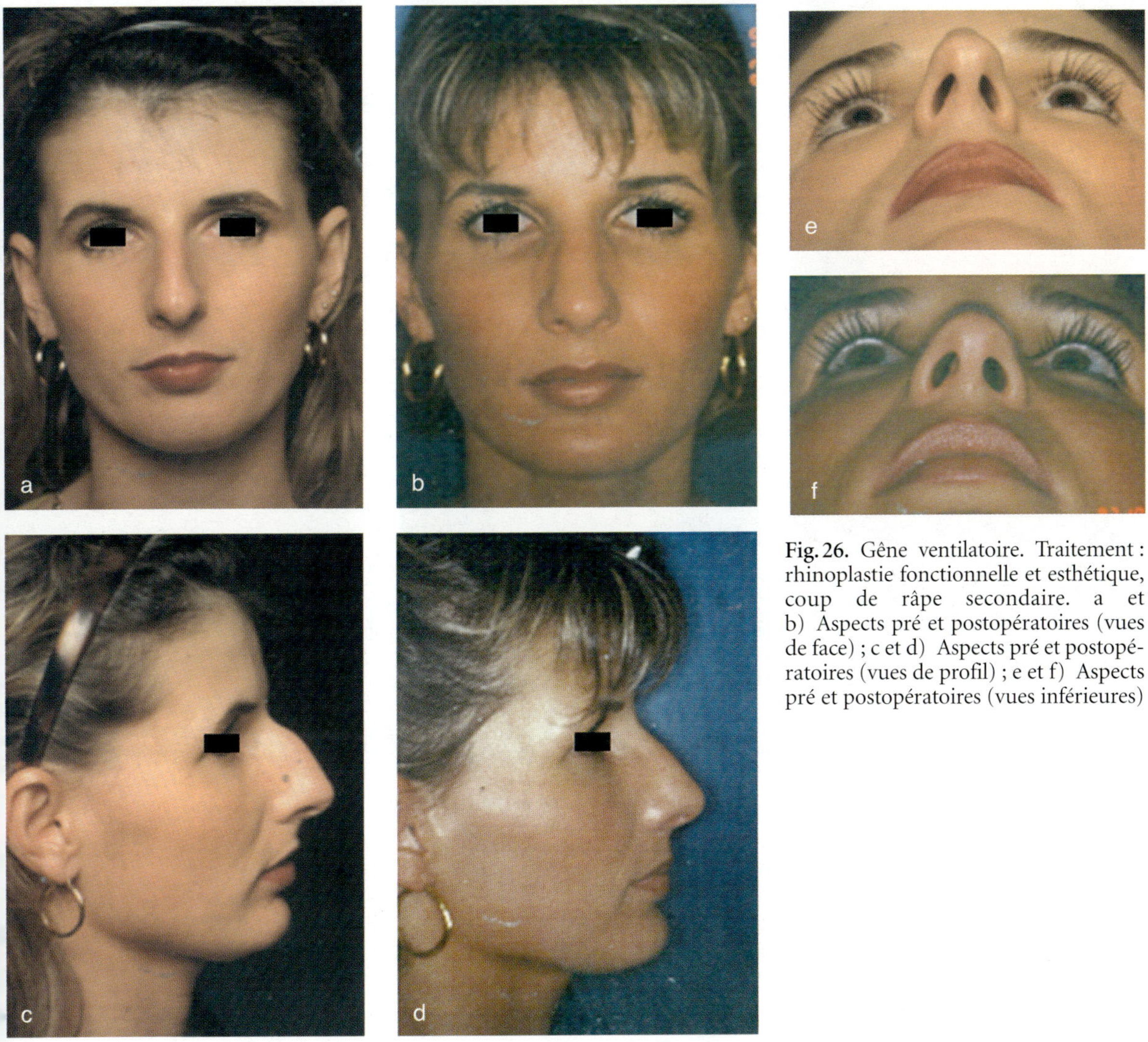

Fig. 26. Gêne ventilatoire. Traitement : rhinoplastie fonctionnelle et esthétique, coup de râpe secondaire. a et b) Aspects pré et postopératoires (vues de face) ; c et d) Aspects pré et postopératoires (vues de profil) ; e et f) Aspects pré et postopératoires (vues inférieures)

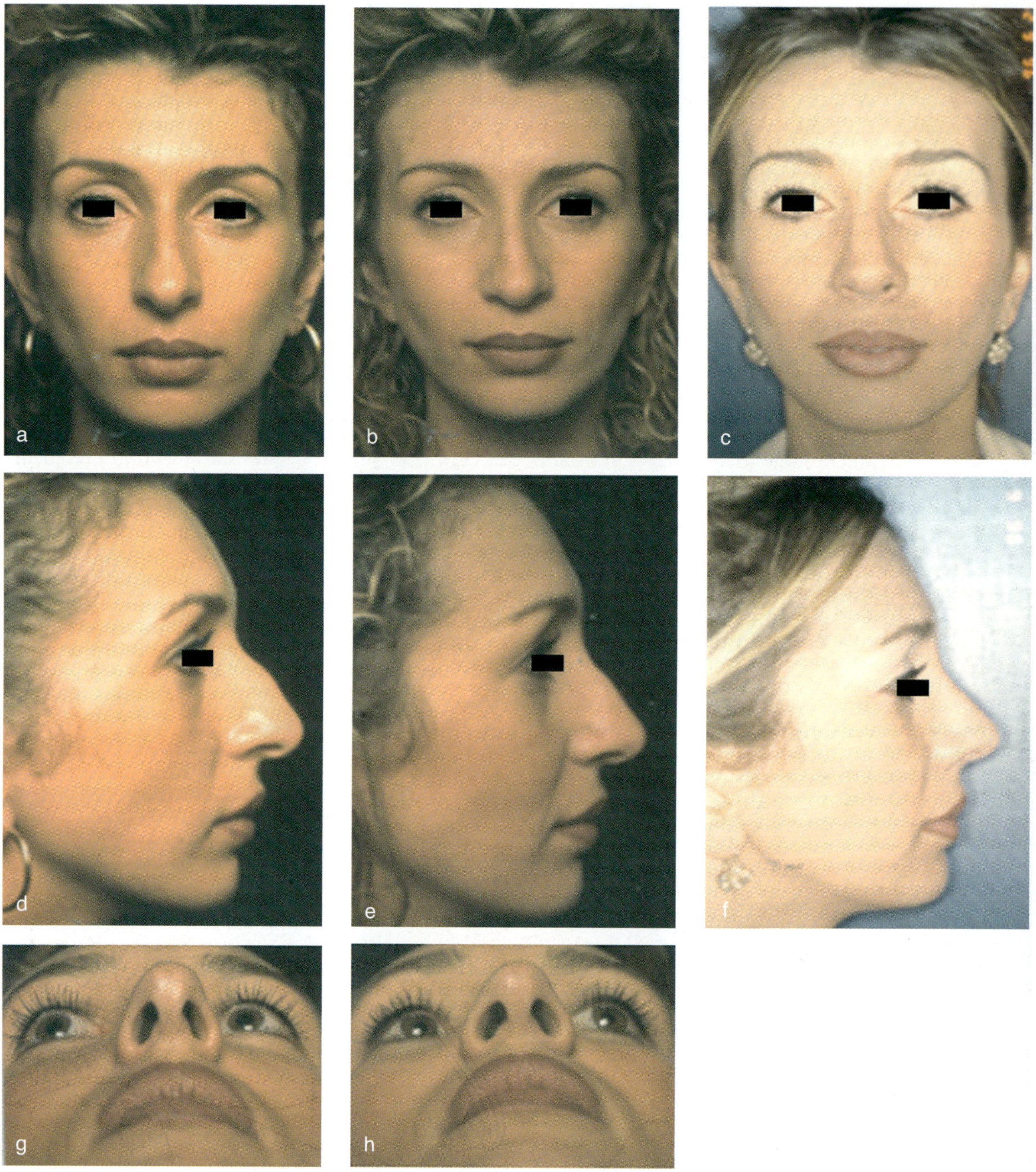

Fig. 27. Gêne ventilatoire. Traitement : rhinoplastie fonctionnelle et esthétique, coup de râpe secondaire. a) Aspect préopératoire (vue de face) ; b) Aspect postopératoire après impaction de l'auvent nasal (vue de face) ; c) Aspect postopératoire après coup de râpe secondaire (vues de face) ; d) Aspect préopératoire (vues de profil) ; e) Aspect postopératoire après impaction de l'auvent nasal : persistance de la bosse (vues de profil) ; f) Aspect postopératoire après coup de râpe secondaire (vue de profil) ; g et h) Aspects pré et postopératoires (vues inférieures du nez)

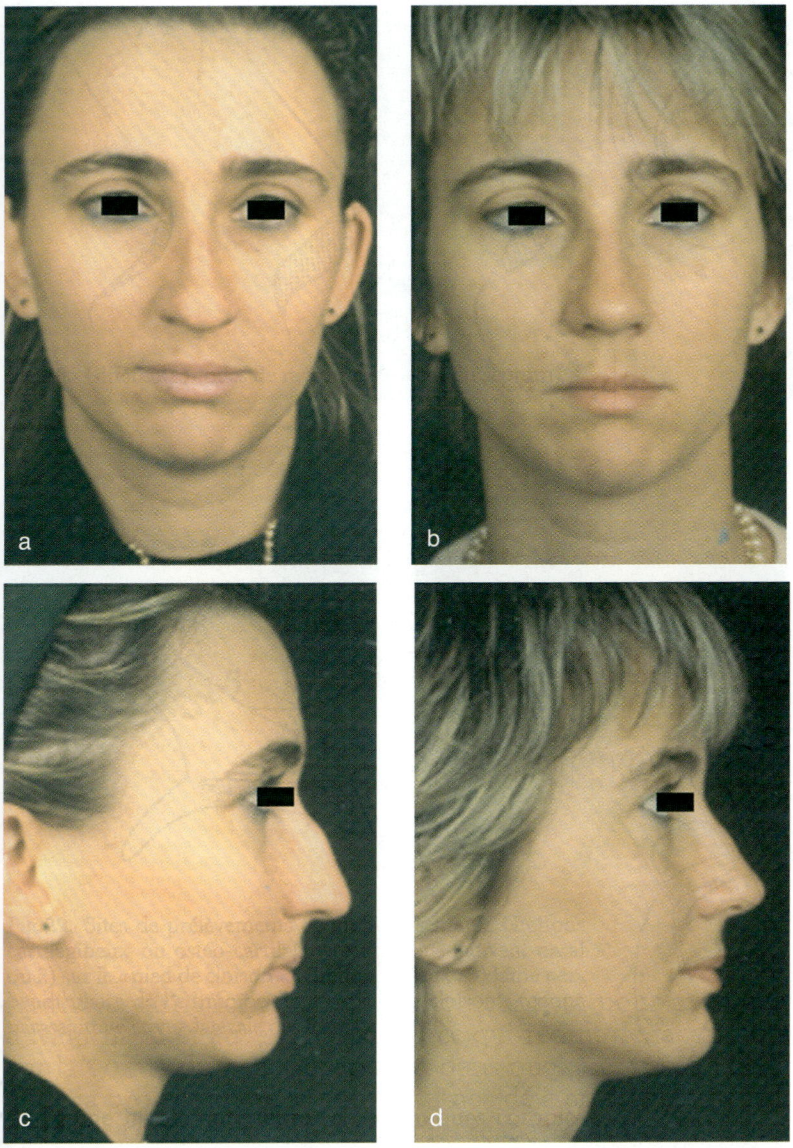

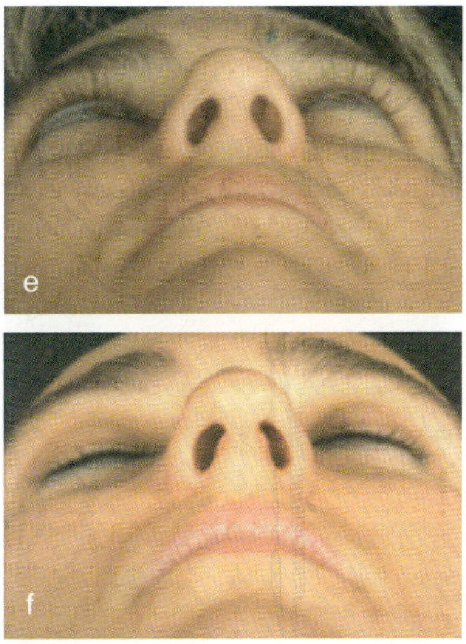

Fig. 28. Nez traumatique, gêne ventilatoire. Traitement : rhinoplastie fonctionnelle et esthétique, coup de râpe secondaire. a et b) Aspects pré et postopératoires (vues de face) ; c et d) Aspects pré et postopératoires (vues de profil) ; e et f) Aspects pré et postopératoires (vues inférieures)

l'épine nasale. Après rugination du muscle dépresseur, l'épine ne doit être ni réséquée, ni amputée, mais seulement diminuée de volume par creusement de l'os maxillaire sous elle.

Cela a pour effet la réduction de la proéminence et l'élongation de la lèvre supérieure (Lipsett, 1959 [35], Stoksted et Gutierrez, 1981 [62]). Cette intervention peut se faire par voie intersepto-membraneuse ou par voie endobuccale.

En définitive, si un geste chirurgical sur l'épine nasale est indiqué, ce geste sera toujours limité et respectera les relations étroites de l'épine nasale et du septum (Fig. 21).

5 – Rétrécissement de l'orifice piriforme

Les anomalies de l'orifice piriforme se résument à l'étroitesse congénitale ou acquise de cet orifice par défaut de ventilation et/ou par agénésie ou inclusion dentaire (incisive ou canine). Normalement, le rebord de l'orifice piriforme est fin et tranchant et la fosse nasale s'élargit de façon importante dès que ce seuil est franchi. A ce niveau, une résection mineure peut donc augmenter de façon importante le calibre du seuil narinaire.

Lorsque les fosses nasales sont étroites, uni ou bilatéralement, la base du nez est aussi étroite. Sa hau-

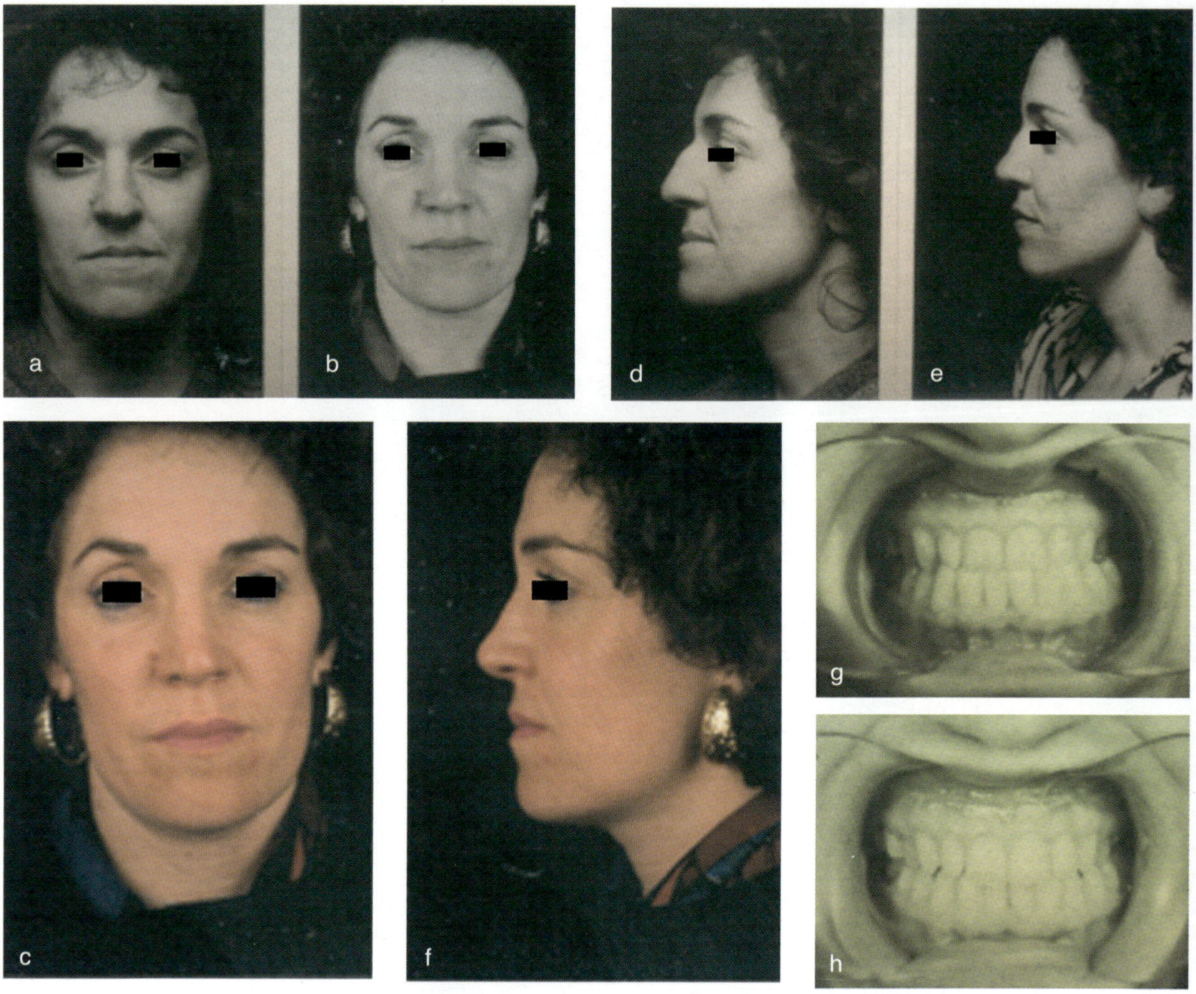

Fig. 29. Nez traumatique, gêne ventilatoire. Traitement : Ostéotomie du massif facial (type intermédiaire), rhinoplastie fonctionnelle et esthétique, coup de râpe secondaire. a) Aspect préopératoire (vue de face) ; b) Aspect postopératoire après ostéotomie du massif facial et rhinoplastie (vue de face) ; c) Aspect postopératoire après coup de râpe secondaire (vue de face) ; d) Aspect préopératoire (vue de profil) ; e) Aspect postopératoire après ostéotomie du massif facial et impaction de l'auvent nasal : persistance de la bosse (vue de profil) ; f) Aspect postopératoire après coup de râpe secondaire (vue de profil) ; g et h) Aspects pré et postopératoire de l'occlusion dentaire (vues de face)

teur est plus grande que sa largeur et les ailes du nez se collabent facilement. La téléradiographie de face et les coupes tomodensitométriques axiales et coronales confirment le diagnostic. L'orifice piriforme peut être agrandi d'un seul côté ou des deux, de façon à favoriser l'entrée de l'air dans les fosses nasales et à lutter contre l'aspiration des ailes du nez (Rozner, 1964 [56]) ; Pieyre, 1972 [45]) (Fig. 22, 23).

L'agrandissement nécessite une voie d'abord orale avec incision vestibulaire supérieure de canine à canine, 3 mm au dessus de la gencive adhérente, de manière à faciliter la suture muqueuse. Seule la muqueuse est incisée afin de préserver les muscles dilatateurs narinaires qui sont ruginés en bloc et en sous-périosté, à partir de la ligne de jonction muco-gingivale. L'épine nasale et le pourtour de l'orifice piriforme sont dégagés. La muqueuse endonasale est soigneusement décollée de façon à ne pas être lésée. L'orifice piriforme est agrandi sur 2 ou 3 mm, à la meule, à la fois latéralement et au niveau du rebord inférieur (Fig. 23).

La voie d'abord est suturée (avec du fil résorbable) et un méchage endonarinaire est placé pendant 24 ou 48 heures. Si une ostéotomie type Le Fort I est associée, le méchage est remplacé par une sonde nasopharyngée en raison du risque asphyxique.

L'agrandissement du cadre osseux s'accompagne d'un écartement des ailes du nez et d'un élargissement des seuils narinaires.

Des troubles sensitifs au niveau des incisives ont été rapportés (Cornette de Saint-Cyr et coll., 1981 [8]). Ils sont plus graves qu'il n'y paraît, la perte de la sensibilité dentaire s'accompagnant de la perte de la proprioception.

La branche dentaire antérieure naît du nerf infra-orbitaire au niveau du canal infra-orbitaire qui est situé dans le plancher de l'orbite. Cette branche chemine ensuite dans un canal particulier creusé dans la paroi antérieure du sinus maxillaire où elle se divise en deux ou trois branches à destinée incisive et canine. Les nerfs incisifs jouxtent le bord inféro-latéral de l'orifice piriforme avant de rejoindre leur apex dentaire respectif. Le nerf destiné à la canine, plus haut et plus latéral, n'est pas menacé par l'agrandissement osseux (Fig. 24). Un autre danger est représenté, chez l'enfant, par la présence des germes des incisives et des canines permanentes qui sont situés respectivement en dessous et de part et d'autre de l'orifice piriforme (Fig. 25).

Cette intervention à visée fonctionnelle peut être réalisée isolément ou compléter une rhinoseptoplastie voire une ostéotomie d'avancée type Le Fort I. Dans ce dernier cas, la rétromaxillie est généralement consécutive à une obstruction nasale. L'agrandissement de l'orifice piriforme est déconseillé dans l'ostéotomie type Le Fort I d'impaction qui s'accompagne spontanément d'un élargissement des ailes du nez.

Une alternative à l'agrandissement de l'orifice piriforme, lorsque cela est possible, est la disjonction intermaxillaire (cf. Turbinoplastie fonctionnelle).

Conclusion

La rhinoplastie fonctionnelle et esthétique minimise le décalage entre auvent nasal et auvent narinaire, ce qui réduit de façon notable les indications chirurgicales sur la pointe du nez.

Dans quelques cas, en dehors d'une éventuelle septoplastie et de la projection de la pointe du nez (déjà envisagées dans la technique de base), il est nécessaire de compléter cette rhinoplastie par d'autres gestes chirurgicaux. Ces gestes visent à corriger les bosses résiduelles, les longueurs excessives du nez, les anomalies de la pointe du nez, de la columelle et de l'angle naso-labial, ou enfin, les rétrécissements de l'orifice piriforme.

Bibliographie

1. Aiach G (1993) Atlas de Rhinoplastie et de la voie d'abord externe. Masson, Paris : 206 p
2. Anderson JR (1966) A new approach to rhinoplasty. Trans Am Acad Ophthal Otolaryngol 70 : 183-192
3. Aston SJ, Guy CL (1977) The nasal spine. Clin Plast Surg 4 : 153-162
4. Aubry M, Sénéchal G (1960) L'incision endobuccale vestibulaire dans la chirurgie de la pyramide nasale. Ann ORL 77 : 740-744
5. Baud C (1970) L'abaissement de l'arête nasale. Cahiers d'ORL 5 : 43-50
6. Brown JB, McDowell F (1951) Plastic Surgery of the Nose. Thomas, Springfiefd : 432 p
7. Converse JM (1955) The cartilaginous structures of the nose. Ann Otol 64 : 220-229
8. Cornette de Saint-Cyr B, Guerin Surville H, Nicoletis C (1981) Agrandissement de l'orifice piriforme. Ann Chir Plast 26 : 276-279
9. Cucin RL (1980) An aid to tailoring the alar cartilage in tip rhinoplasty. Plast Reconstr Surg 65 : 828-829
10. Diamond HP (1971) Rhinoplasty techniques. Surg Clin North Amer 51 : 317-331
11. Eitner E (1934) Verletzungen der Nase und ihre kosmetische Behandlung. Wien Med Wochenschr 84 : 307-309
12. Fomon S (1939) The Surgery of Injury and Plastic Repair : William and Wilkins. Baltimore : 682
13. Fomon S, Gilbert JG, Caron AL, Segal S (1950) Collapsed ala, pathologic, physiology and management. Arch Otolaryngol 51 : 465-484
14. Fomon S, Bell JW, Berger EL, Goldman IB, Neivert H, Schattner A (1951) A new approach to ventral deflections of the nasal septum. Arch Otolaryngol 54 : 356-366
15. Gillis H, Millard DR (1957) The Principles and Art Plastic Surgery. Little Brown, Boston Vol II : 575-576
16. Gola R, Nerini A, Laurent-Fyon C, Waller PY (1989) Rhinoplastie conservatrice de l'auvent nasal. Ann Chir Plast Esth 34 : 465-475
17. Gola R, Waller PY, Semeria E (1990) Rhinoplastie conservatrice de l'auvent nasal. Rev Stomatol Chir Maxillofac 91 : 440-446
18. Gola R, Nerini A, Laurent-Fyon C, Waller PY (1991) Year Book of Plastic Reconstructive and Aesthetic Surgery. Mosby, St Louis : 160-163
19. Gola R (1993) Rhinoplastie conservatrice. Ann Chir Plast Esthét 38 : 239-252
20. Goldman IB (1957) The importance of the mesial crura in nasal tip reconstruction. Arch Oto-laryngol 65 : 143-147
21. Goodman WS (1973) External approach to rhinoplasty. Can J Otolaryngol 2 : 207-210
22. Goodman WS, Charbonneau PA (1974) External approach to rhinoplasty. Laryngoscope 84 : 2195-2201
23. Gray VD (1970) Physiologic returning of the upper lateral cartilage. Rhinology 8 : 56-59
24. Gruber RP (1993) Lengthening the short nose. Plast Reconstr Surg 91 : 1252-1258
25. Guerrerosantos J (1990) Open rhinoplasty without skin-columella incision. Plast Reconstr Surg 85 : 955-960
26. Hagege JC, Pollet J (1976) Le dogme du dôme. Ann Chir Plast 21 : 215-218
27. Hinderer KH (1970) Surgery of the valve. Int Rhinol 8 : 60-67
28. Hurst WB (1978) Internal nasal implant to correct nasal valve obstruction. J Laryngol Otol 92 : 47-50
29. Johnson CM, Toriumi DM (1991) Open Structure Rhinoplasty. Saunders, Philadelphia : 516 p
30. Joseph J (1987) Nasenplastik und sonstige Gesichtsplastik, nebst einem anhang über Mammaplastik, Kabitzsch, Leipzig, 1931. Rhinoplasty and Facial Plastic Surgery with supplement on Mammaplasty, translation by Milstein S. Columella Press, Phoenix

31. Holmström H, Luzi F (1996) Open rhinoplasty without transcolumellar incision. Plast Reconstr Surg 97 : 321-326
32. Huizing EH (1975) Push-down of the external nasal pyramid by resection of wedges. Rhinology 13 : 185-190
33. Kern EB (1978) Surgical approaches to abnormalities of the nasal valve. Rhinology 16 : 165-189
34. Kern EB (1988) Surgery of the nasal valve in Rees TD, Baker DC, Tabbal N : Rhinoplasty, problems and controversies. Mosby, St Louis : 209-222
35. Lipsett EM (1959) A new approach to the surgery of the lower cartilaginous vault. Arch of otolaryngol 70 : 52-57
36. McCollough EG, Mangat D (1981) Systematic approach to correction of the nasal tip in rhinoplasty. Arch Otolaryngol 107 : 12-16
37. Millard DR (1960) External excisions in rhinoplasty. Brit J Plast Surg 12 : 340-346
38. Nolst Trenité GJ (1993) Rhinoplasty. Kugler, Amsterdam : 200 p, 57-61
39. O'Connor GB, McGregor MW, Tolleth H (1967) Plast Reconstr Surg 40 : 49-52
40. Pech A, Cannoni M, Gitenet P, Abdul S (1976) De la nécessité d'interrompre l'arche des alaires dans la corrections des protrusions importantes de la pointe. Ann Chir Plast 21, 207-210
41. Pech A, Cannoni M, Abdul S, Thomassin JM, Zanaret M (1981) La rhinoplastie par voie externe. Techniques et indications. Ann Chir Plast 26 : 263-266
42. Pech A, Cannoni M (1993) La Rhinoplastie Personnalisée. Springer, Paris
43. Peck GC (1983) The onlay graft for nasal tip projection. Plast Reconstr Surg 71 : 27-37
44. Peck GC (1990) Techniques in Aesthetic Rhinoplasty. Gower, New-York
45. Pieyre JM (1972) Une technique de correction fonctionnelle et esthétique en cas d'aspiration des ailes du nez. Med Hyg (Genève) n° 1002 : 394-395
46. Pitanguy I (1965) Surgical importance of a dermocartilaginous ligament in bulbous noses. Plast Reconstr Surg 36 : 247-253
47. Pollet J, Baudelot S (1970) La rhinoplastie extramuqueuse, ses indications. Ann Chir Plast 15 : 61-63
48. Rees TD, Wood-Smith D (1973) Cosmetic facial Surgery Rhinoplasty, Saunders, Philadelphia : 268-493
49. Rees TD (1980) Aesthetic Plastic Surgery. Saunders, Philadelphia Vol 1 : 177-283
50. Rees TD (1988) Tip projection. Some helpful techniques, in Rees TD, Baker DC, Tabbal N : Rhinoplasty. Mosby, St Louis : 44-55
51. Rethi A (1929) Uber die Korrektiven Operationen der Nasendeformitäten. Chirurg 1 : 1103-1113
52. Rethi A (1933) Raccourcisement du nez trop long. Rev Chir Plast 3 : 127-128
53. Rethi A (1956) Operationen wegen entstellender Sattelnase. Chirurgie 27 : 356-360
54. Robin JL (1973) Rhinoplastie extra-muqueuse contrôlée avec mesure pré-opératoire de la modification du profil. Ann Chir Plast 18 : 119-131
55. Robin JL (1979) Extramucosal method in Rhinoplasty. Aesth Plast Surg 3 : 171-178
56. Rozner J (1964) Nasal obstruction due to restriction of the bony nasal inlet. Br J Plast Chirg 17 : 287-296
57. Sénéchal G, Pech A et coll (1989) Rhinoplastie esthétique fonctionnelle et reconstructrice. Arnette, Paris : 403 p
58. Sercer A (1958) Dekortication der nase. Chir Maxillofac Plast, Zagreb 1 : 149-158
59. Sheen JH (1975) Acheving more nasal tip projection by the use of small autogenous vomer or septal cartilage graft. Plast Reconstr Surg 56 : 35-40
60. Sheen JH (1975) Secondary rhinoplasty. Plast Reconstr Surg 56 : 137-145
61. Sheen JH (1987) Aesthetic Rhinoplasty. Mosby, St Louis Vol I et II : 1 147 p
62. Stoksted P, Gutierriez C (1981) Obtaining a gentle contour to the columella by modifying the maxillary spine. Plast Reconstr Surg 68 : 689-695
63. Tardy ME (1987) Transdomal suture refinement of the nasal tip. Facial Plast Surg 4 : 317-326
64. Tardy ME, Patt BS, Walter MA (1993) Transdomal suture refinement of the nasal tip, long term outcomes. Facial Plastic Surgery 9 : 275-284
65. Tardy ME (1997) Rhinoplasty. Saunders, Philadelphia Vol I et II, 851 p
66. Tisserant J, Wayoff M (1986) La valve nasale. Cahiers d'ORL 21 : 241-282

XIII
Septoplastie fonctionnelle. Nez dévié

La déviation du nez est toujours en relation avec une déviation sous-jacente du septum. Inversement, les déviations septales ne s'accompagnent pas toujours de déviations nasales. La déviation septale s'accompagne généralement d'un syndrome d'obstruction nasale.
Si la déviation isolée du septum pose habituellement peu de problèmes thérapeutiques, les déformations complexes du septum sont de traitement difficile et exposent à la récidive, compromettant le résultat fonctionnel de la septoplastie ou esthétique de la rhinoplastie.
Dans la plupart des cas, l'abord plus ou moins large de la loge septale est un préalable indispensable à la correction des lésions ostéo-cartilagineuses. La meilleure connaissance du rôle du cartilage septal dans le soutien des auvents nasal et narinaire a conduit la chirurgie moderne à le préserver plutôt qu'à le réséquer.
La rhinoplastie fonctionnelle et esthétique représente une technique efficace de traitement des grands nez déviés avec ou sans cyphose.

1 – Étiopathogénie

La rectitude du cartilage septal dépend d'un état d'équilibre entre des forces superficielles de tension et des forces profondes de compression (Gibson et Davis, 1958 [29] ; Fry, 1966 et 1967 [27,28]). Tout affaiblissement des forces superficielles de tension s'accompagne d'une déformation septale à type de courbure, le côté convexe étant situé du côté affaibli. Inversement, pour redresser une courbure septale, les incisions devront porter du côté concave. Ces expériences réalisées sur du cartilage septal *ex vivo* méconnaissent le rôle de la loge périchondro-périostée qui peut être elle-même pathologique par rétraction fibreuse (Fig. 1).

L'absence de symétrie septale est la règle (McKenzie, 1880 [56]), mais elle n'est prise en compte que si elle est remarquable ou si elle entraîne une gêne fonctionnelle.

Le septum est plus souvent dévié chez l'homme que chez la femme et plus souvent chez les sujets d'origine caucasienne que chez les sujets d'origine africaine ou asiatique (Fig. 2).

Si les déviations septales se présentent souvent sous le même aspect clinique, elles peuvent être divi-

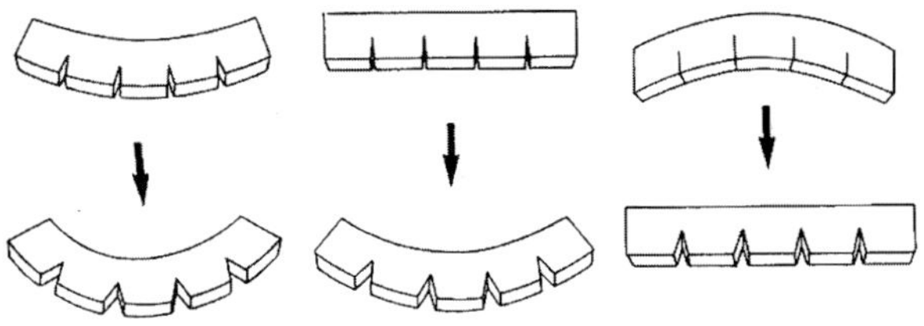

Fig. 1. Forces de tension et de compression septales. L'affaiblissement des forces superficielles de tension s'accompagne d'une déformation à type de courbure

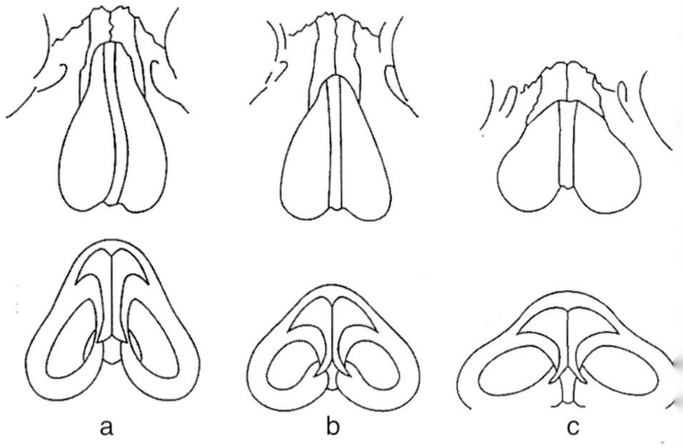

Fig. 2. Septum. La forme du septum et les dimensions du septum varient en fonction des individus et de leur origine ethnique. a) sujet d'origine caucasienne (leptorhinien) ; b) sujet d'origine asiatique (mésorhinien) ; c) sujet d'origine africaine (platyrhinien)

sées en deux grandes formes étiopathogéniques, les unes théoriquement spontanées, les autres post-traumatiques.

Déviations nasales spontanées

Les déviations septales spontanées correspondent aux cas où l'anamnèse ne retrouve pas de traumatisme évident. De pathogénie discutée, elles seraient dues à une dysharmonie de croissance entre le septum cartilagineux d'origine enchondrale, flexible et souple, mais susceptible de croître et le cadre osseux craniomaxillaire plus rigide qui l'entoure. Ce cadre osseux est formé en haut par la base du crâne, avec d'arrière en avant le sphénoïde et l'ethmoïde d'origine enchondrale, l'os frontal et les os nasaux d'origine membraneuse et en bas par le socle prémaxillo-vomérien d'origine membraneuse qui transmet une partie des forces manducatrices à la base du crâne (Fig. 3).

Cette dysharmonie de croissance se manifeste pendant la période prépubertaire et pubertaire, entre sept et quinze ans. Cela explique la plus grande fréquence de déformations septales chez l'adulte que chez l'enfant. Elles se traduisent par des flexions ou des déviations du septum ostéo-cartilagineux et par des anomalies (crête allongée) au niveau du « pied de cloison », zone de « conflit » entre cartilage septal et vomer (Potiquet, 1892 [71]) (Fig. 4). Ce conflit tectonique peut trouver son apogée à la jonction des trois sutures du septum : suture ethmoïdo-vomérienne, suture ethmoïdo-chondrale et suture chondro-vomérienne, sous forme d'un éperon plus ou moins volumineux (Fig. 5).

Les déviations septales spontanées se présentent dans un plan frontal sous trois formes, courbe, angulaire ou mixte (Fig. 6) :

- dans les déviations courbes, l'ensemble de la cloison dessine une voussure « en verre de montre » ou encore un S italique sans angle saillant. (« voile qu'enfle le vent », « baguette flexible sur les extrémités de laquelle une pression est exercée » (Potiquet, 1892 [71]). Ces déformations cartilagineuses peuvent se prolonger sur la lame perpendiculaire de l'ethmoïde ;
- dans les déviations angulaires, la cloison plicaturée ou décentrée dessine une crête, le long du « pied de cloison ». Cette crête, à prédominance cartilagineuse et incluant le prolongement du cartilage septal, saille dans une fosse nasale sous forme d'un renflement. Dans l'autre fosse nasale, la dépression septale en regard est à peine soulignée ou inexistante (le renflement se double à ce niveau d'un épaississement du septum). Parfois la crête est à prédominance osseuse et limitée et forme un éperon, plus ou moins volumineux, en regard du cornet moyen (Fig. 5).

Lorsque ces déformations septales sont localisées à la partie antérieure de la cloison, elles entraînent une gêne ventilatoire et souvent une déviation nasale. Lorsqu'elles sont postérieures, elles n'entraînent pas de déformation de l'auvent nasal, mais peuvent être responsable d'une obstruction nasale chronique (notamment la déviation septale haute au niveau de la lame perpendiculaire de l'ethmoïde et l'éperon septal).

Déviations nasales post-traumatiques

Elles succèdent à un traumatisme sur l'auvent nasal qui peut survenir schématiquement soit dans la période périnatale, soit dans l'enfance (cf. Causes de l'obstruction nasale chez l'enfant), soit croissance terminée, à l'âge l'adulte.

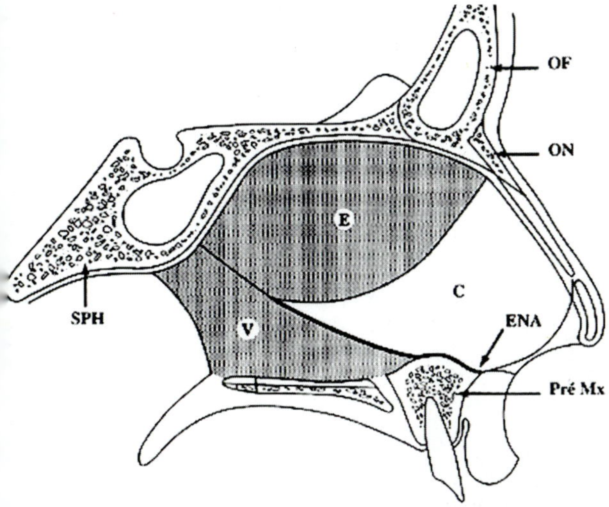

Fig. 3. Le septum cartilagineux dans son cadre osseux. SPH : Sphénoïde, E : Ethmoïde, OF : Os frontal, ON : Os nasal, C : Cartilage septal, V : Vomer, PreMX : Prémaxillaire (l'ensemble forme le socle osseux prémaxillo-vomérien), ENA : Épine nasale antérieure (coupe parasagittale, vue latérale des fosses nasales)

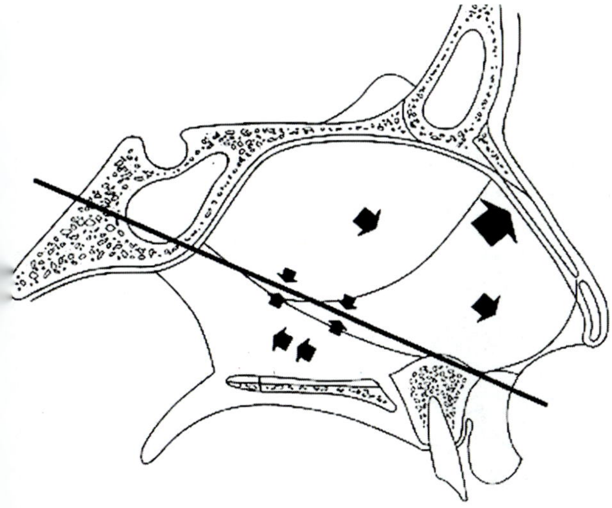

Fig. 4. Déformations septales à la jonction ethmoïdo-chondro-prémaxillo-vomérienne (coupe parasagittale, vue latérale des fosses nasales)

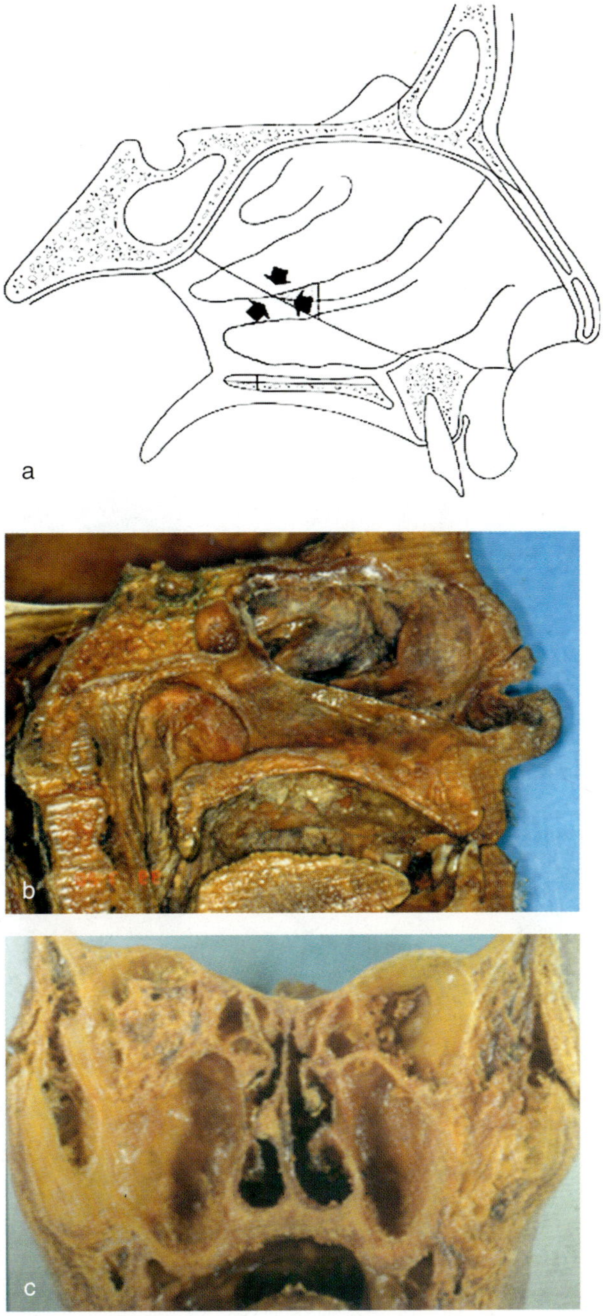

Fig. 5. Éperon Septal. a) Formation de l'éperon septal à la jonction des trois composantes du septum ; b) Rapport du «pied de cloison» avec les cornets (coupe parasagittale des fosses nasales) ; c) Coupe frontale des fosses nasales passant par un éperon septal droit (rétrécissement de la fosse nasale homolatérale)

Chez l'adulte, si les lésions de l'auvent nasal diffèrent suivant la direction et la force de l'impact traumatique, les lésions septales sont sensiblement univoques. Le socle prémaxillo-vomérien profond échappe généralement aux traumatismes.

Les fractures du nez par traumatisme latéral sont plus fréquentes que celles par traumatisme frontal (Murray et Maran, 1980 [61] ; Close et Meyerhoff, 1987 [14]). Le traumatisme est le plus souvent fronto-latéral (le sujet tournant la tête pour éviter le coup), mais il est commode de séparer les fractures par traumatisme latéral et celles par traumatisme frontal.

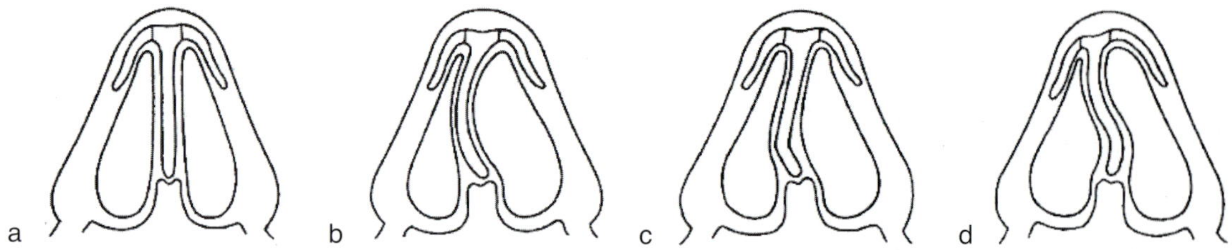

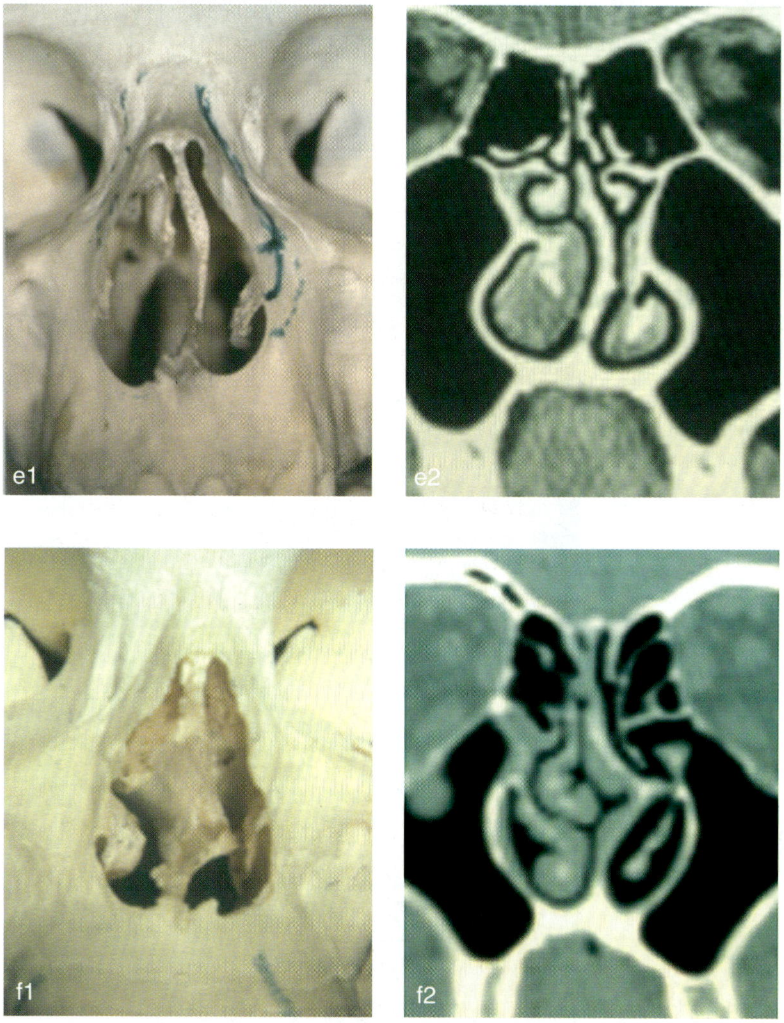

Fig. 6. Déviations septales : a) Normale ; b) Courbe ; c) Angulaire ; d) En « S » (coupes frontales des fosses nasales) ; e) Déviation septale courbe : aspects anatomique et tomodensitométrique ; f) Déviation septale angulaire : aspects anatomique et tomodensitométrique

Fractures nasales par traumatisme latéral

Un choc modéré de petite surface d'impact, entraîne une fracture avec enfoncement d'un os nasal (généralement du côté gauche par coup de poing de droitier). Cette fracture isole un fragment d'os entre les structures osseuses adjacentes et siège électivement à la jonction os épais – os mince de l'os nasal. Le processus frontal de l'os maxillaire homolatéral est également souvent intéressé. Le septum est généralement indemne. Le ou les fragment(s) osseux sont plus ou moins enfoncés et si le nez paraît dévié, cette déviation concerne l'auvent nasal, mais pas l'auvent narinaire (Fig. 7).

Un choc plus violent et de surface d'impact étendue entraîne une fracture des os nasaux qui restent solidaires. Cette fracture se produit à la jonction os épais-os mince et s'accompagne d'une fracture d'un ou des deux processus frontaux des os maxillaires. Le septum est voilé ou fracturé. La ligne de fracture parcourt, à 0,5 cm sous l'auvent nasal et la racine du nez, la lame perpendiculaire de l'ethmoïde sur près de 3 cm vers la base du crâne (Murray, 1993 [63]). Les fragments

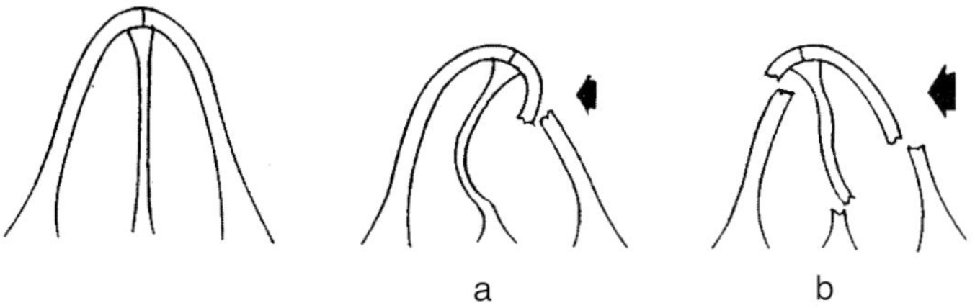

Fig. 7. Fractures nasales par traumatisme latéral. a) Choc modéré : fracture avec enfoncement d'un os nasal ; b) Choc plus violent : fracture d'un processus frontal maxillaire, d'un os nasal et du septum

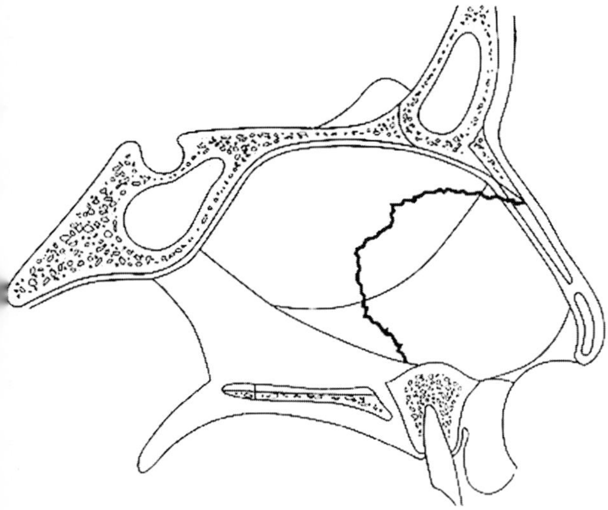

Fig. 8. Fracture en « C » du septum ostéo-cartilagineux (coupe parasagittale, vue latérale des fosses nasales)

osseux sont déplacés en bloc vers le côté opposé et le nez est dévié (Fig. 7).

Quand les os nasaux sont déviés de plus de la moitié de la largeur du dorsum, il y a une fracture concomitante en « C » du septum ostéo-cartilagineux. La ligne de fracture commence sous les os nasaux, remonte vers la base du crâne, descend verticalement dans la lame perpendiculaire de l'ethmoïde puis s'incurve en avant pour traverser le cartilage septal parallèlement au socle prémaxillo-vomérien (Fig.8). Si cette fracture-luxation du septum est ignorée lors de la réduction, la déviation du nez se reproduit en postopératoire (Harrison, 1979 [42] ; Murray et coll., 1984 [62], 1993 [63]).

Fractures nasales par traumatisme frontal

Un choc modéré entraîne une fracture de la partie basse mince et fragile des os nasaux et souvent une fracture du cartilage septal (Fig. 9).

Un choc plus violent entraîne une fracture des os nasaux à la jonction os épais-os mince et toujours une fracture du septum cartilagineux. Ce dernier recule sur la lame perpendiculaire de l'ethmoïde qui est également fracturée : le cartilage se télescope et chevauche plus ou moins la lame perpendiculaire de l'ethmoïde. Il en résulte un raccourcissement du nez (Fig. 9).

Chez l'adulte, les os nasaux fracturés restent solidaires sur la ligne médiane. Leurs attaches aux cartilages supérieurs sont telles qu'un traumatisme cartilagineux isolé peut entraîner une fracture de la partie basse des os nasaux.

Les fractures consécutives à des traumatismes sévères, avec enfoncement et/ou comminution des os nasaux, associées à des fractures de l'infrastructure osseuse (fractures du complexe naso-ethmoïdo-maxillo-fronto-orbitaire ou CNEMFO ou fracture centrofaciales), voire à des fractures du massif facial (fractures occluso-faciales), entraînent des déformations très complexes qui sortent du cadre de cette étude.

Fractures septales

Les fractures du septum ostéo-cartilagineux, isolées ou associées à celles de l'auvent nasal, intéressent essentiellement le septum cartilagineux situé en avant et en arrière d'une ligne verticale tendue entre le bord inférieur des os nasaux et l'épine nasale antérieure (Fig. 10).

Le septum, à la différence de celui de l'enfant, se luxe rarement de son socle, du fait de la solidité de l'articulation chondro-prémaxillo-vomérienne. Il réagit préférentiellement de deux façons à un traumatisme :

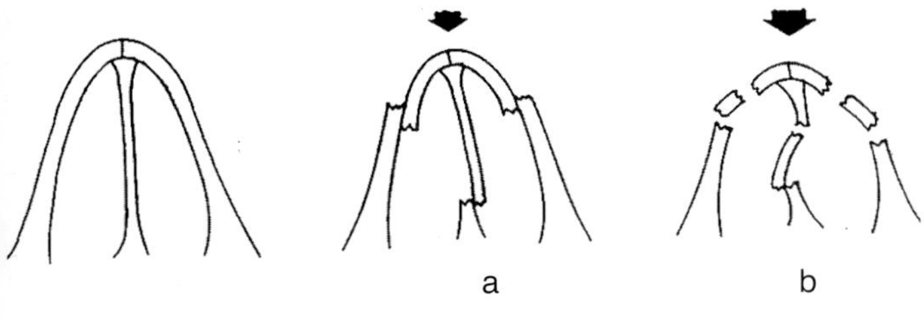

Fig. 9. Fractures nasales par traumatisme frontal. a) choc modéré ; fracture des os nasaux et du septum ; b) choc plus violent : fracture comminutive des os nasaux et télescopage du septum

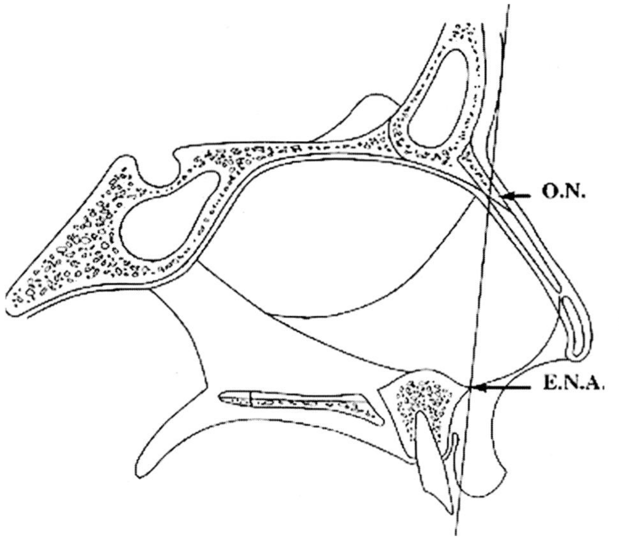

Fig. 10. Ligne de démarcation septale. ON : Os nasal, ENA : Épine nasale antérieure (coupe parasagittale, vue latérale des fosses nasales)

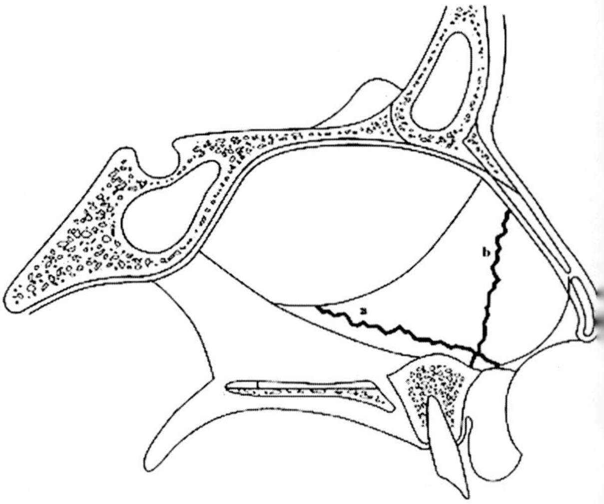

Fig. 11. Fractures septales. a) Fracture horizontale ; b) Fracture verticale (coupe parasagittale, vue latérale des fosses nasales)

- il se courbe sans se rompre et reprend sa forme sans lésion apparente ou présente des fractures incomplètes qui aboutissent à des déformations secondaires par déséquilibre des forces entrelacées entre les deux faces du septum ;
- il se fracture, horizontalement ou verticalement, lorsque sa capacité à se courber est dépassée.

Fracture septale horizontale

La fracture septale horizontale, plutôt consécutive à un choc frontal, se traduit par une angulation horizontale, parallèle au socle prémaxillo-vomérien, plus rarement un chevauchement, voire un télescopage (Fig. 11 et 12). Cette fracture peut retentir suivant l'importance de l'angulation sur l'auvent nasal (déviation et ensellure). L'affaissement de l'auvent nasal est l'équivalent traumatique de la rhinoplastie fonctionnelle et esthétique conservatrice de l'auvent nasal.

Fracture septale verticale

La fracture septale verticale, plutôt consécutive à un choc latéral, se traduit par une angulation grossière-

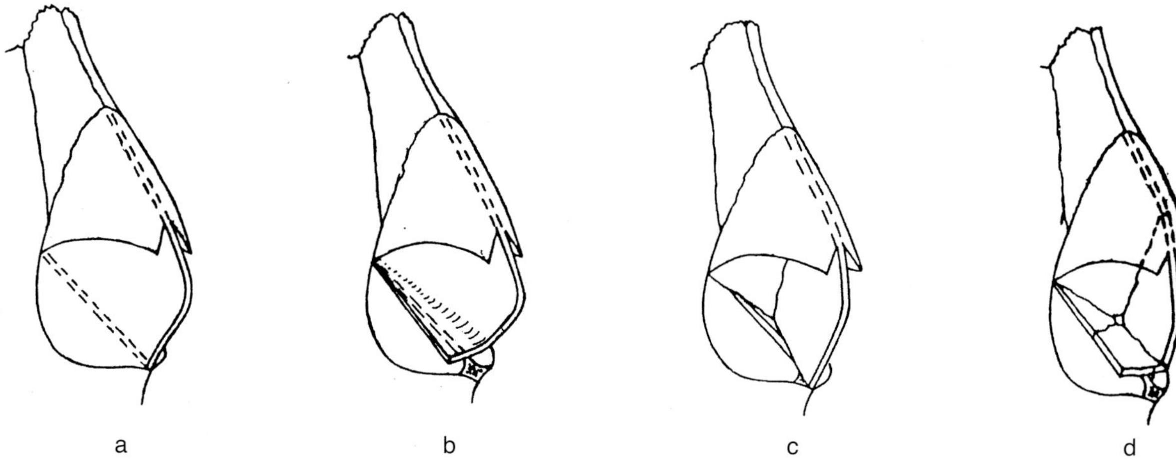

a b c d

Fig. 12. Fractures septales. a) Septum normal, b) Fracture horizontale, c) Fracture verticale, d) Fracture mixte ou complexe ment perpendiculaire au socle prémaxillo-vomérien. Il en résulte une déviation du septum responsable d'une déviation latérale du nez. Le siège de la fracture, variable entre bord caudal et bord céphalique, se situe le plus souvent à la jonction des parties épaisses (céphalique) et minces (caudale) du septum. Cette déviation se traduit par une luxation du bord caudal du cartilage septal par rapport aux crus médiales et par rapport à son socle prémaxillo-vomérien (Fig. 11 et 12). Suivant le siège plus ou moins haut sous l'auvent nasal de la fracture septale, deux types de déviation sont individualisables :

- en avant des cartilages supérieurs : l'auvent nasal ostéo-cartilagineux est le plus souvent rectiligne, seule la pointe du nez est déviée ou légèrement élargie. Le fragment antérieur du septum luxé sur son socle et par rapport aux crus médiales, se met dans un plan frontal et se comporte comme un corps étranger endonarinaire. L'angulation septale obstrue plus ou moins complètement une narine tandis que le bord caudal du cartilage est luxé dans l'autre ;
- en regard des cartilages supérieurs : les os nasaux sont droits mais le nez cartilagineux est dévié dans son ensemble, entraînant à long terme une asymétrie des cartilages supérieurs et parfois des cartilages inférieurs. Le fragment antérieur luxé perd ses rapports avec les crus médiales et saille dans une fosse nasale. La pointe qui n'est plus soutenue se laisse facilement déprimer. L'angle septal peut même refouler un cartilage inférieur et déformer en l'élargissant la pointe du nez.

Les deux fragments septaux de l'angulation présentent trois variétés de forme : courbe-courbe, courbe-droit, droit-droit. La variété la plus fréquente associe un fragment postérieur courbe et un fragment antérieur droit (Jost et Legent, 1967 [48]).

Parfois dès la simple inspection, la luxation du bord caudal du septum cartilagineux est évidente. Parfois elle n'est visible qu'après relèvement de la pointe du nez.

Dans certaines déviations du nez (nez couché), septum et crus médiales restent dans l'axe l'un par rapport à l'autre. La pointe du nez suit la déviation nasale.

Fractures septales mixtes ou complexes

Plusieurs cas de figure peuvent se rencontrer :

- association de fractures verticale et horizontale, compliquant le traitement (Fig. 12) ;
- fractures survenant sur une déviation septale spontanée et l'aggravant. La fracture survient préférentiellement du côté convexe en tension (Gibson et Davis, 1958 [29]) ;
- fracture septale en « C » (cf. supra) (Fig. 8).

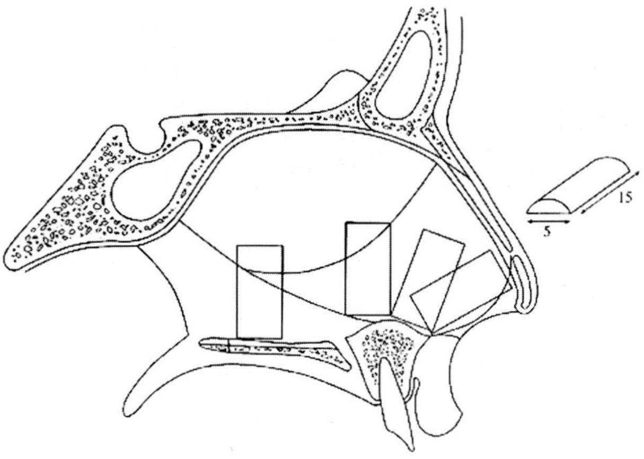

Fig. 13. Pathogénie de l'obstruction nasale (d'après Cole). Cette étude privilégie les déviations septales antérieures et basses. Elle ignore les déviations septales hautes et les éperons, causes fréquentes d'obstruction nasale (coupe parasagittale, vue latérale des fosses nasales)

2 – Physiopathologie

Rappelons que le « pied de cloison » correspond au socle prémaxillo-vomérien sur lequel repose le septum ostéo-cartilagineux (suture ethmoïdo-chondro-prémaxillo-vomérienne) et par extension aux anomalies qui siègent à ce niveau.

Le nez dévié, toujours en relation avec une déviation du cartilage septal (mais inconstamment avec des anomalies de son cadre osseux d'insertion), s'accompagne souvent d'un syndrome d'obstruction nasale (à distinguer d'un syndrome d'obstruction valvaire et turbinale parfois associé). C'est le septum ou d'autres anomalies endonasales qui sont davantage responsables du syndrome obstructif que le nez dévié lui-même.

Le rôle physiopathologique des déviations septales a été principalement étudié par Cole et coll. (1988 [15]) et Chaban et coll. (1988 [11]) qui ont mesuré la résistance nasale en fonction de déviations simulées du septum nasal. Pour cela, ils ont utilisé des fragments d'éponge disposés en différents sites sur la muqueuse septale congestionnée et décongestionnée. Ils en ont conclu que le lieu le plus sensible au passage de l'air était la région antérieure des fosses nasales et plus précisément la région des valves nasale et septo-turbinale (et davantage à proximité du plancher des

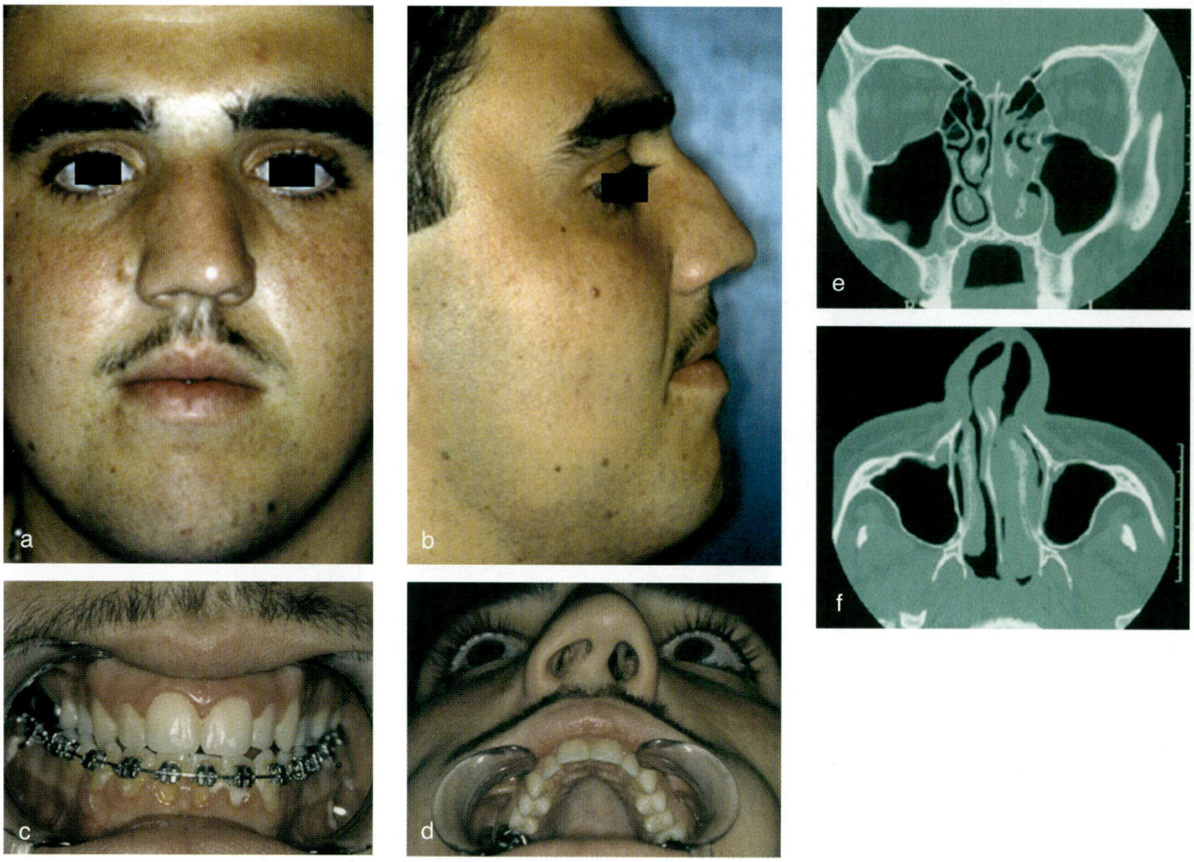

Fig. 14. Obstruction nasale majorée par un œdème réactionnel et des sécrétions nasales. a et b) Déviation nasale post-traumatique gauche, yeux ronds et tristes, rétrusion du 1/3 moyen de la face ; c et d) Occlusion dentaire : rétromaxillie et endomaxillie plus marquée à droite qu'à gauche, palais ogival et blanc ; e et f) Aspects tomodensitométriques : fosse nasale droite étroite, obstruée par la déviation septale antérieure, fosse nasale gauche obstruée par l'hypertrophie muqueuse inflammatoire et les sécrétions nasales (coupes coronale et axiale des fosses nasales)

fosses nasales qu'à proximité du toit). La région postérieure s'accommode au contraire de vastes déviations, les crêtes horizontales en particulier sont sans effet (Fig. 13).

Ces études sous-estiment le rôle très néfaste sur la ventilation des déviations septales hautes (lame perpendiculaire de l'ethmoïde) et de l'éperon septal en regard de l'espace septo-turbinal moyen. Elles sous-estiment également le rôle des anomalies turbinales et des rhinopathies.

La diminution de la ventilation nasale entraîne à la fois un œdème et une hypersécrétion muqueuse (équivalent d'un syndrome d'hyperréactivité nasale) ainsi qu'une stagnation des sécrétions qui pérennisent l'obstruction nasale (Fig. 14).

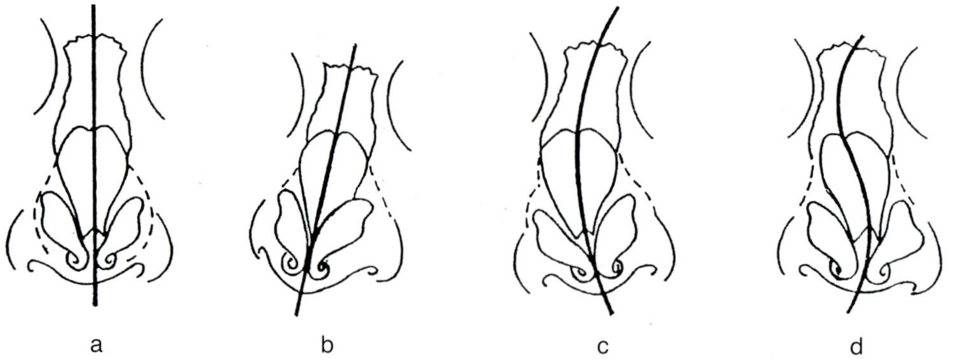

Fig. 15. Déviations nasales. a) Nez droit, b) Nez dévié en rectitude ou nez couché, c) Nez en « C » ou nez courbe, d) Nez en « S » ou nez scoliotique

3 – Diagnostic

L'examen d'un nez dévié doit apprécier à la fois la morphologie et la fonction du nez.

Le nez est dévié lorsque les repères médians du nez (Nasion, Rhinion, pointe du nez) ne se projettent plus sur la ligne faciale médiane tracée entre Ophryon et point menton (Pogonion cutané).

Les déformations nasales s'analysent à la fois dans un plan frontal et sagittal.

Dans un plan frontal et vu de face, le nez peut être dévié :

- en rectitude : l'auvent nasal et l'auvent narinaire sont déviés du même côté (nez couché) ;
- en « C » : l'auvent nasal est dévié d'un côté et l'auvent narinaire en place, est dévié du même côté (nez courbe) ;
- en « S » : l'auvent nasal est dévié d'un côté et l'auvent narinaire en place, est dévié de l'autre côté (nez scoliotique) (Fig. 15).

Dans un plan sagittal et vu de profil, l'arête du nez dévié peut être : droite, bossue ou cyphotique ou encore ensellée.

Le retentissement fonctionnel de la déviation septale concomitante se fait par l'interrogatoire, les examens clinique et paracliniques. Nombre de déviations septales étant pauci-symptomatiques, les plaintes fonctionnelles sont rarement exprimées spontanément, ce qui impose de rechercher le moindre signe de ventilation orale, notamment nocturne. Rappelons que la ventilation nasale optimale est la ventilation nasale nocturne bouche fermée.

L'analyse endoscopique des déformations septales est indispensable avant toute rhinoseptoplastie, même sur nez en rectitude. En effet, certaines anomalies septales (déviations courbes, éperon), retentissent sur la fonction nasale, mais pas toujours sur l'aspect extérieur du nez. La valve nasale et les cornets sont également pris en compte dans la genèse de l'obstruction nasale.

L'examen clinique est complété par des coupes coronales et axiales tomodensitométriques (squelette septo-turbinal, sinus) et par des explorations fonctionnelles (à visée objectives et /ou quantitatives) type rhinomanométrie, rhinométrie ou aérophonoscopie (cf. Examen du nez).

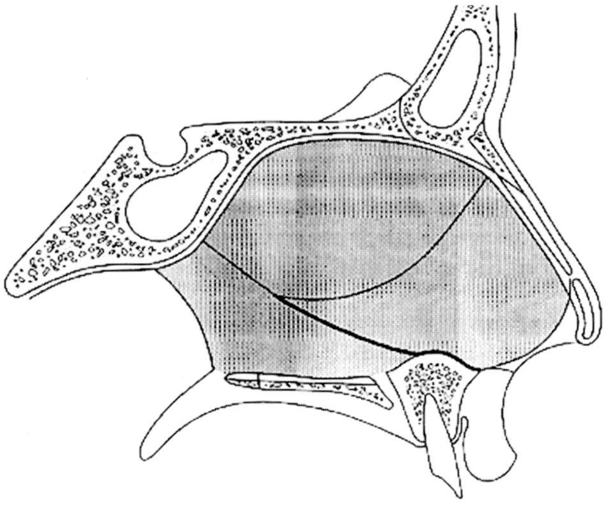

Fig. 17. Zone décollable du septum. En trait plein, la zone d'adhérence. (coupe parasagittale, vue latérale des fosses nasales)

4 – Traitement

Dans la rhinoplastie fonctionnelle et esthétique, la correction de la déviation septale est la clé du redressement du nez dévié. Le temps septoplastique doit toujours précéder le temps rhinoplastique. En effet, l'impaction de l'auvent nasal au sein du massif facial, sans geste simultané sur le septum, peut s'accompagner d'une récidive ou créer les conditions d'une déviation septale, elle même responsable d'une gêne fonctionnelle, ce qui va à l'encontre du but recherché (Fig. 16).

Septoplastie

La septoplastie comprend deux temps, l'exposition de la loge septale et la septoplastie proprement dite, isolée ou associée à une rhinoplastie.

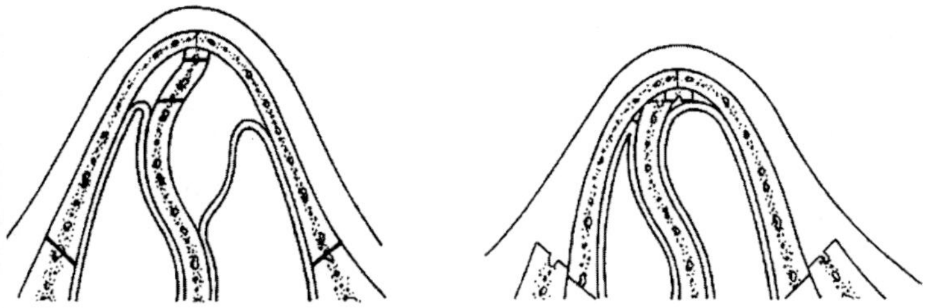

Fig. 16. L'impaction de l'auvent nasal sur un septum dévié méconnu peut créer toutes les conditions d'une obstruction nasale ou d'une récidive

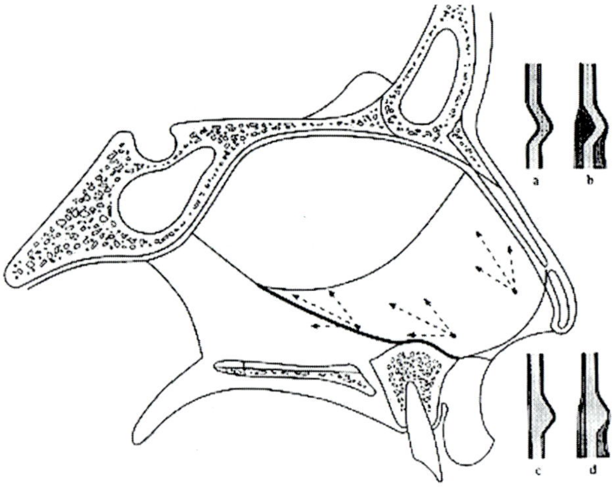

Fig. 18. Infiltration anesthésique locale, au dessus et au niveau du « pied de cloison » (jonction chondro-prémaxillo-vomérienne) (coupe parasagittale, vue latérale des fosses nasales. En cartouche, détail technique

Exposition de la loge septale

Les squelettes ostéo-cartilagineux de l'auvent nasal et du septum sont exposés par dissection sous-muqueuse, en fait sous-muco-périchondrale et sous-muco-périostée (Fig. 17). Cette technique d'abord, décrite par Eitner (1934 [21]), a été utilisée par Fomon (1939 [23], Fomon et coll. (1951 [25], Anderson et Rubin (1958 [2], Anderson (1966 [3] et 1986 [4]), Robin (1966 [75], 1973 [76], 1979 [77]) qui crée le terme d'« extra-muqueuse », Pollet et Baudelot (1974 [70]), puis s'est largement répandue. Elle permet de dégager le septum et la face inférieure de l'auvent nasal, en conservant la continuité muqueuse sous forme de deux dômes muqueux unissant les muqueuses septale et latérale.

La plupart du temps, l'exposition de la loge septale se fait à partir de deux décollements sous-muqueux. Cet abord large permet un bilan précis et un traitement adapté des lésions ostéo-cartilagineuses. Toutefois, dans certains cas, l'apport de l'endoscopie et de l'imagerie tomodensitométrique autorise des abords directs et plus limités de la zone pathologique. Avec les progrès techniques, les quatre tunnels (Cottle et coll., 1958 [19]) ne se pratiquent plus guère sauf dans quelques déviations septales très complexes.

Quelque soit le mode d'anesthésie, l'anesthésie locale est capitale pour faciliter le décollement de la muqueuse et limiter le saignement. Elle est réalisée à l'aide d'une aiguille fine, essentiellement au dessus du « pied de cloison » ainsi qu'au niveau des zones à décoller et plus particulièrement du côté concave. L'infiltration « sous-muco-périchondrale » et « sous-

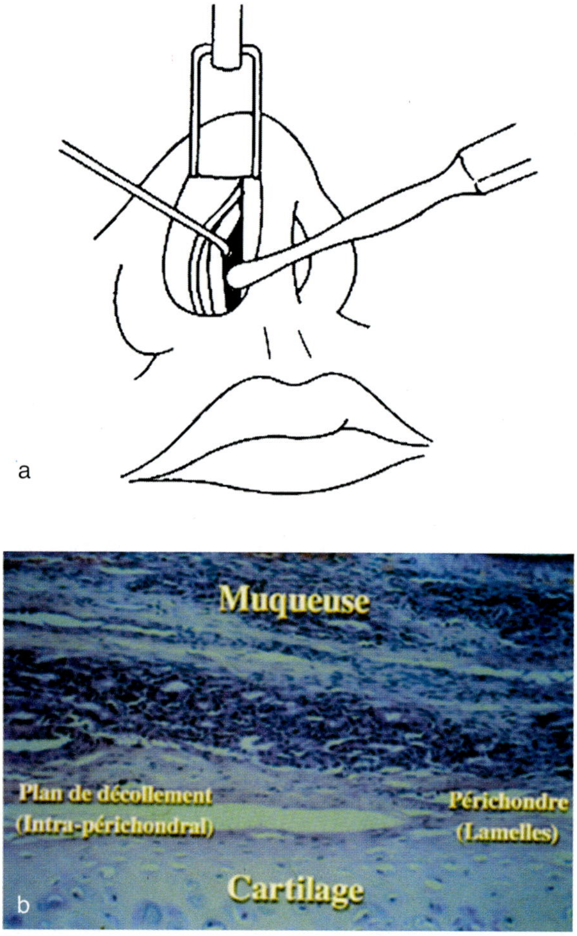

Fig. 19. Voie d'abord. a) Incision intersepto-membraneuse et début du décollement sous-muco-périchondral en fait intra-périchondral ; b) Coupe histologique du plan chondro-muqueux septal

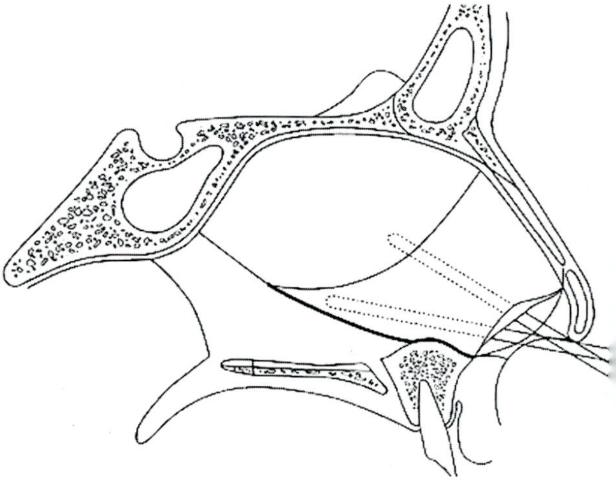

Fig. 20. Décollement au dessus de la jonction chondro-pré-maxillo-vomérienne (coupe parasagittale, vue latérale des fosses nasales)

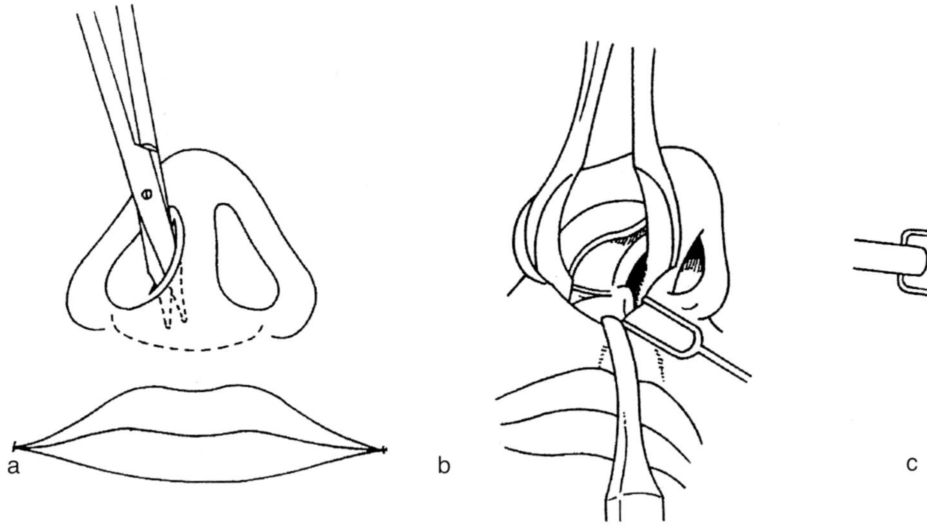

Fig. 21. Dégagement de l'épine nasale antérieure par voie d'abord endonasale. a) Décollement de la muqueuse buccale du muscle orbiculaire, b) Rugination de l'épine nasale, c) Amorce du décollement prémaxillo-vomérien

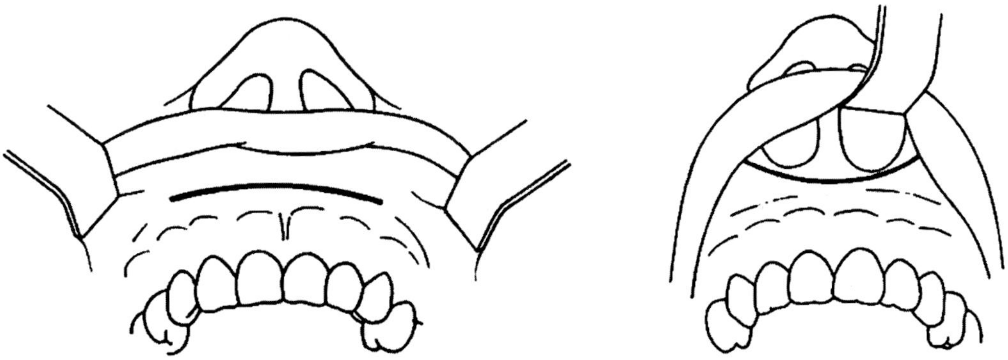

Fig. 22. Dégagement de l'épine nasale antérieure par voie d'abord vestibulaire

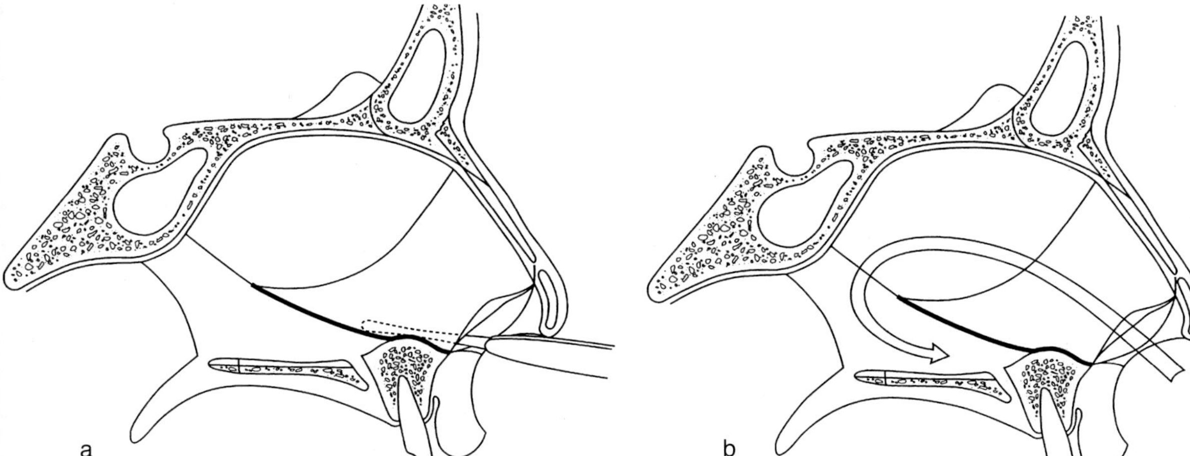

Fig. 23. Libération de la jonction chondro-prémaxillo-vomérienne. a) D'avant en arrière à la rugine de Joseph (vue latérale des fosses nasales), b) D'arrière en avant d'après Mantovani et coll.(coupe parasagittale, vue latérale des fosses nasales)

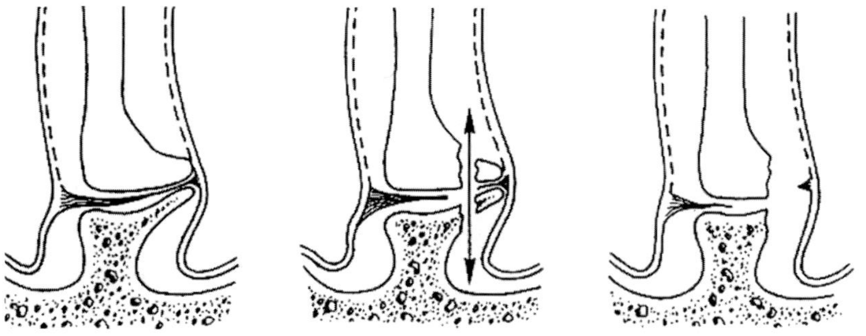

Fig. 24. Libération de la jonction chondro-prémaxillo-vomérienne. Section de la crête chondro-prémaxillo-vomérienne (coupes frontales des fosses nasales)

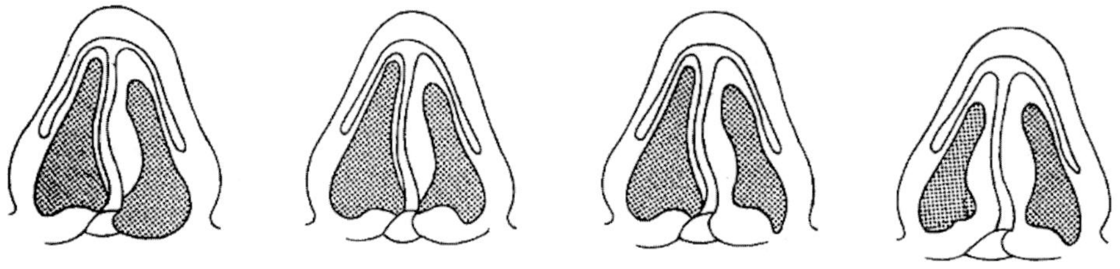

Fig. 25. La loge septale. Modalités de décollement de la muqueuse nasale (coupes frontales des fosses nasales)

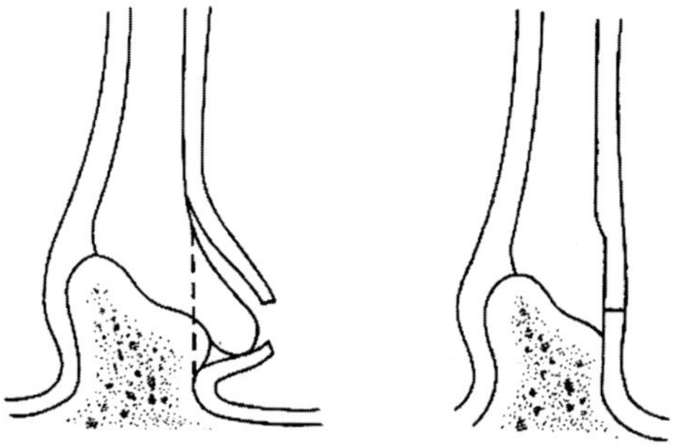

Fig. 26. Abord direct et limité de la zone septale pathologique (crête ou éperon) (coupes frontales des fosses nasales)

muco-périostée» réalise le blanchiment et le soulèvement de la muqueuse. Elle met ainsi en évidence les zones d'adhérences de dissection difficile au niveau des angulations, des crêtes et des sillons (Fig. 18).

Voies d'abord

L'incision endonasale, uni ou bilatérale est interseptomembraneuse, agrandie parfois en intercartilagineuse et sur le plancher des fosses nasales. Le squelette septal ostéo-cartilagineux et son socle osseux sont dégagés en partie ou en totalité.

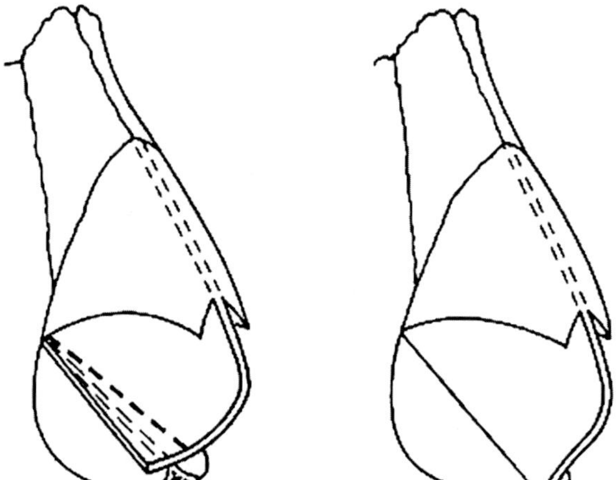

Fig. 27. Luxation septale. Section ou résection de la partie basse luxée du cartilage et remise en place du septum sur le socle prémaxillo-vomérien

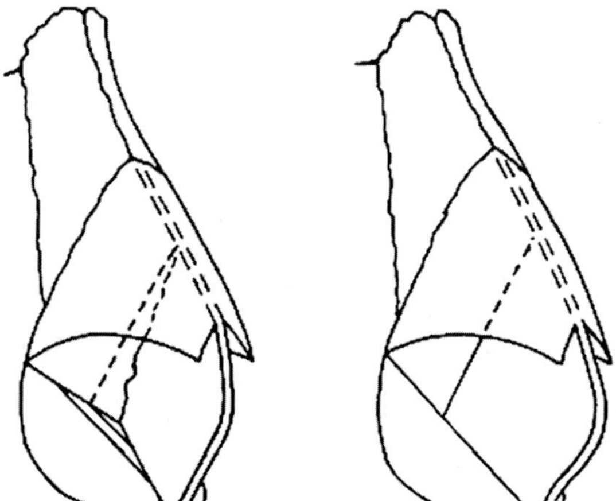

Fig. 28. Déviation septale antérieure. Section ou résection septale et remise en place du septum sur le socle prémaxillo-vomérien

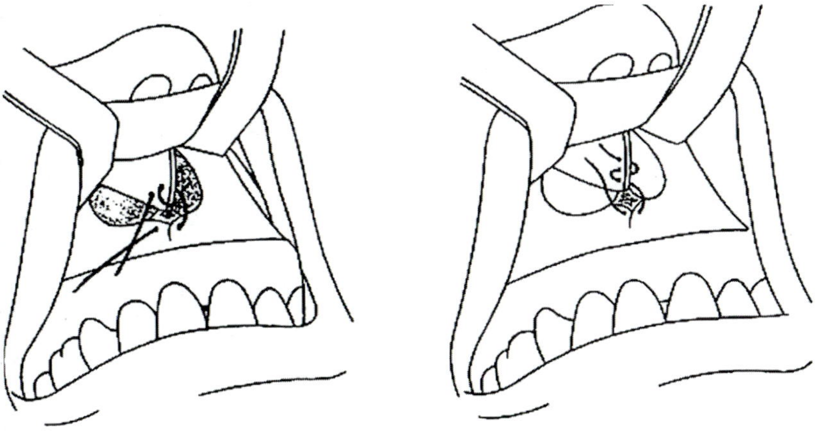

a b

Fig. 29. Fixation du septum à l'épine nasale antérieure. a) D'après Guillen, b) Autre modalité

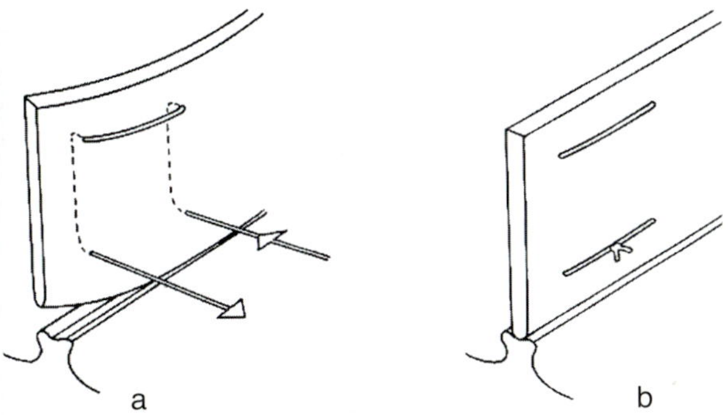

a b

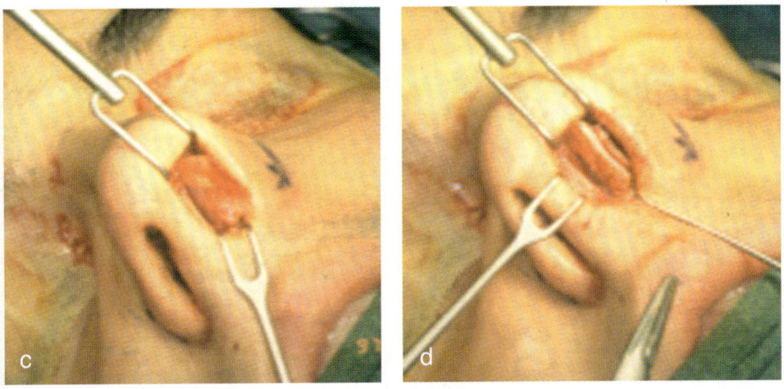

Fig. 30. Point de redressement septal. a et b) Détail technique ; c et d) Vues opératoires.

Le décollement, commencé du côté concave est dans nombre de cas bilatéralisé. Un abord unilatéral se justifie par la préservation de la muqueuse et de la trophicité cartilagineuse (notamment chez l'enfant) et dans les déformations limitées.

Réalisation des tunnels sous-muqueux

La columelle réclinée, l'incision muco-périchondrale est pratiquée immédiatement en arrière du bord caudal du septum de manière à préserver le septum membraneux. Le plan sous-périchondral (en fait intrapérichondral à cause de la structure lamellaire du périchondre (Seltzer, 1956 [79]) est reconnu à l'aspect bleuté du cartilage, en s'aidant de ciseaux pointus. Ce temps nécessite beaucoup d'attention car il peut être rendu difficile par l'adhérence du périchondre au cartilage lorsque ce dernier est déformé et/ou englobé de fibrose post-traumatique. Le décollement, amorcé aux ciseaux pointus, est complété au décolleur mousse sur les côtés du septum (Fig. 19 et 20).

Le décollement du « pied de cloison » est souvent difficile, exposant aux déchirures de la muqueuse du fait de son adhérence et de sa minceur. C'est dans ces cas que le dégagement associé du plancher de la fosse

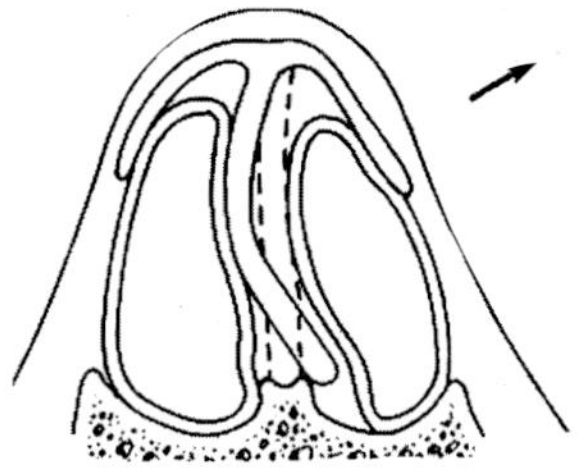

a

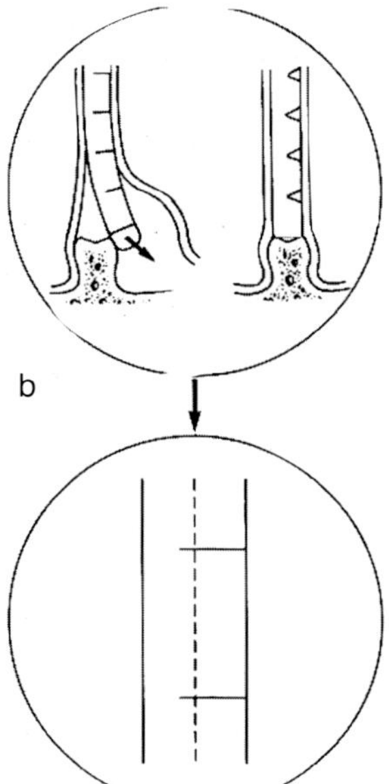

b

c

Fig. 31. Redressement septal. a) Décollement muqueux unilatéral, b et c) Incisions cartilagineuses et résection du «pied de cloison». Pour être efficaces, ces incisions doivent dépasser le milieu du cartilage (en cartouche) (coupes frontales des fosses nasales)

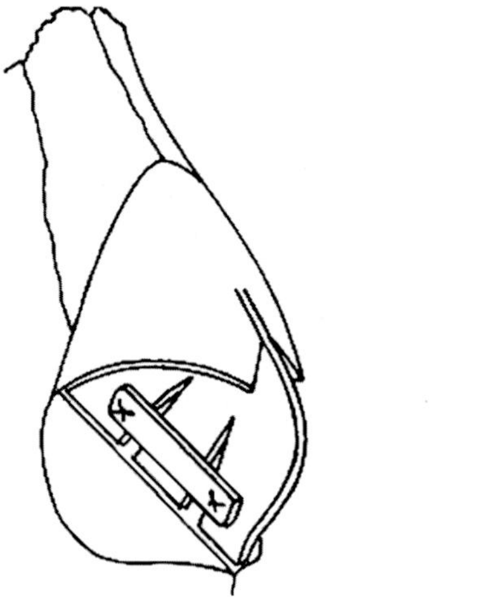

Fig. 32. Redressement septal. Mise en place d'une attelle cartilagineuse de stabilisation.

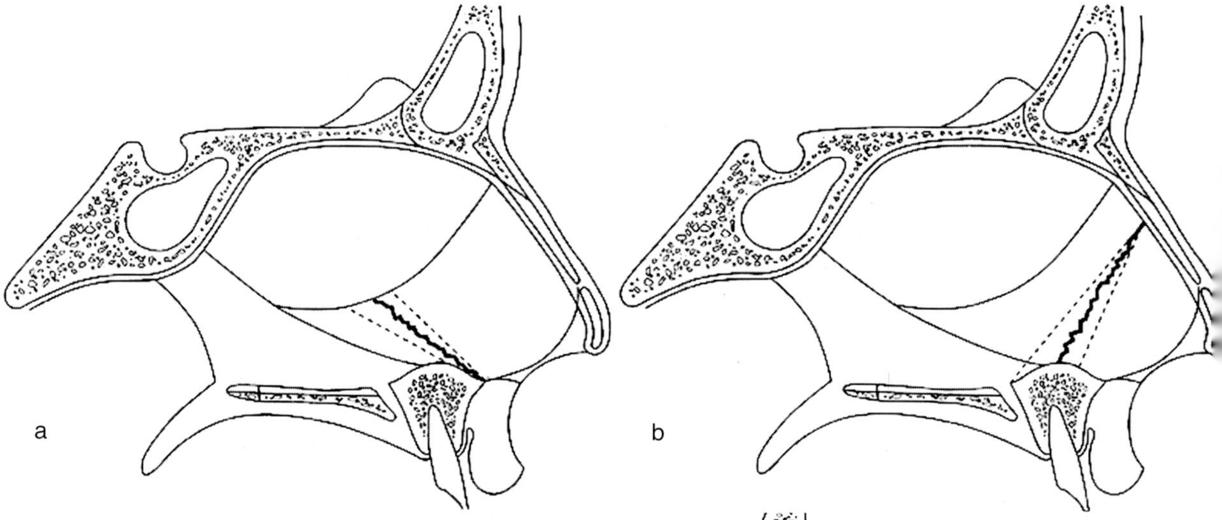

a

b

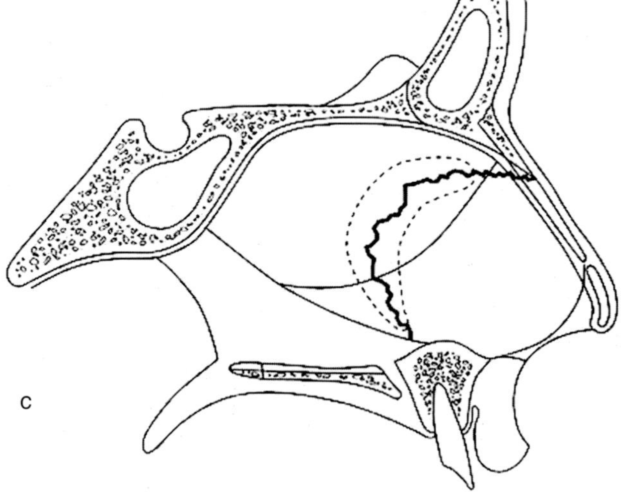

c

Fig. 33. Résection septale : a) Parallèle au socle prémaxillo-vomérien, b) Perpendiculaire au socle prémaxillo-vomérien, c) en forme de «C» (coupes parasagittales, vues latérales des fosses nasales)

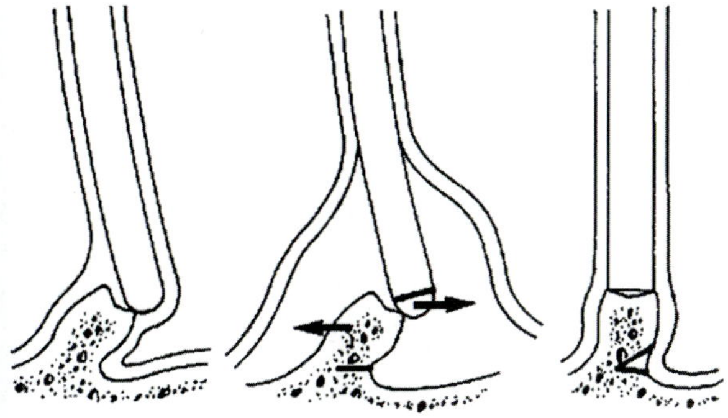

Fig. 34. Redressement septal avec ostéotomie de l'épine nasale antérieure et du socle prémaxillaire

nasale est parfois indiqué. Il débute par l'exposition sous-périostée de l'épine nasale antérieure et du bord inférieur de l'orifice piriforme. Cette exposition du prémaxillaire est facilitée par la discision de l'espace clivable préspinal entre muqueuse buccale et muscle orbiculaire (maxilla-premaxilla approach de Cottle et coll., 1958 [19]) (Fig. 21). L'abord vestibulaire du prémaxillaire et de l'épine nasale antérieure, moins agressif pour la lèvre, offre un jour encore meilleur (Fig. 22). La dissection sous guidage endoscopique améliore la précision du décollement, en particulier dans la région postérieure. Elle autorise des décollements limités à la région déviée et, avec l'habitude, semble réduire les déchirures muqueuses.

La libération du « pied de cloison », temps clé de la septoplastie, peut s'effectuer de trois façons :

- d'avant en arrière, en libérant délicatement à la rugine de Joseph la muqueuse septale du socle osseux prémaxillo-vomérien (Fig. 23),
- d'arrière en avant, après décollement large des zones peu adhérentes chondro-ethmoïdale et ethmoïdo-vomérienne et luxation du cartilage septal, la section des fibres se faisant de haut en bas (Mantovani et coll., 1996 [55]) (Fig. 23),
- après section de la crête chondro-prémaxillo-vomérienne (Wayoff, 1989 [97]) (Fig. 24).

Des difficultés plus ou moins grandes peuvent se rencontrer lorsque le septum est fracturé, télescopé, enserrant des fragments de cartilage, ou encore modifié par des angulations ou des éperons voire des perforations plus ou moins étendues.

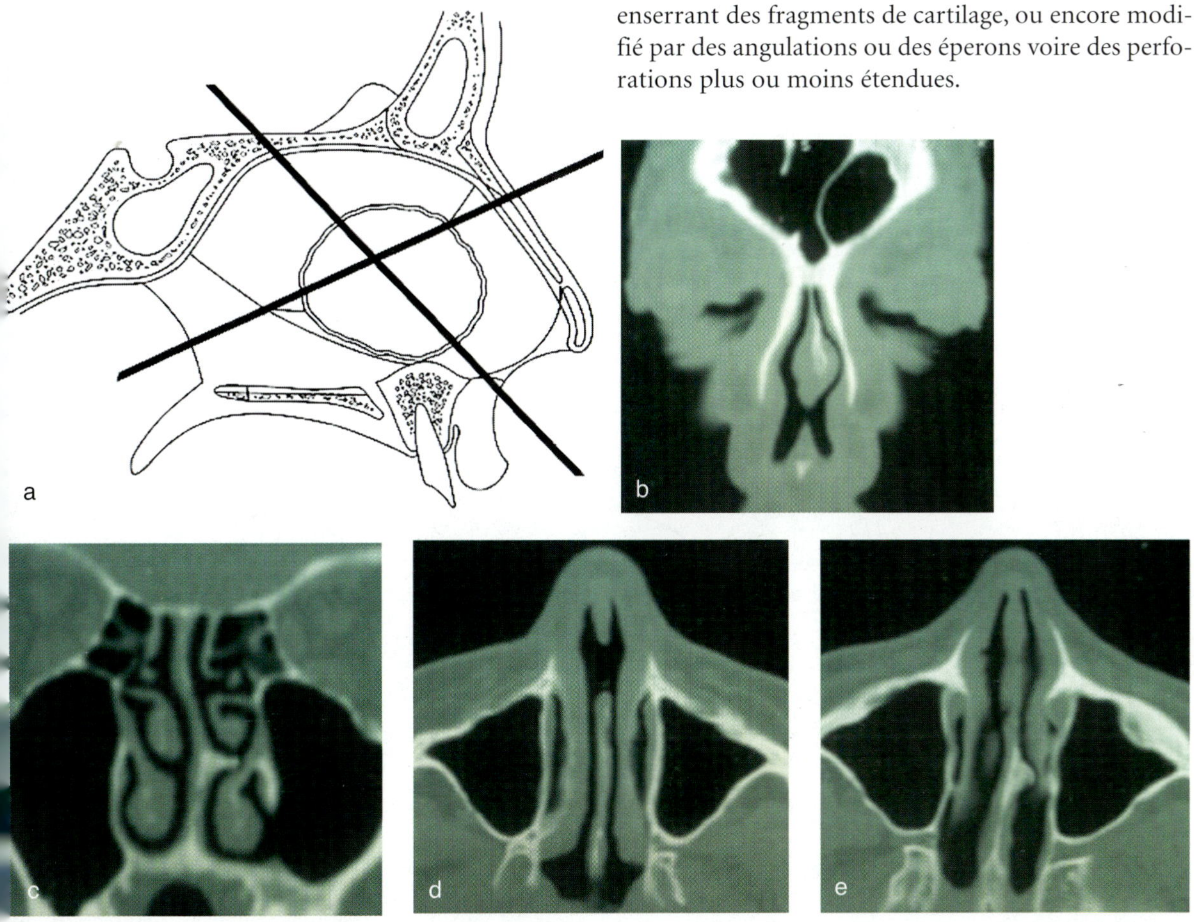

Fig. 35. Résection septale : technique de Killian, actuellement abandonnée a) coupe parasagittale, vue latérale des fosses nasales) ; b, c, d et e) Perforation septale après résection septale étendue et ignorant un éperon (coupes coronales et axiales des fosses nasales)

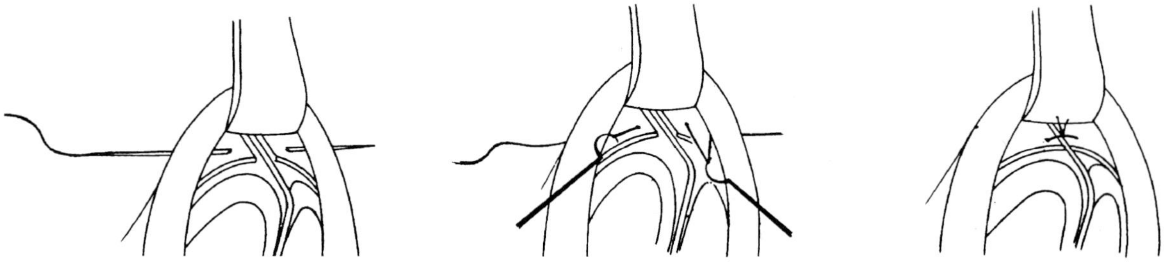

Fig. 36. Fixation du cartilage septal aux cartilages supérieurs (d'après Fomon)

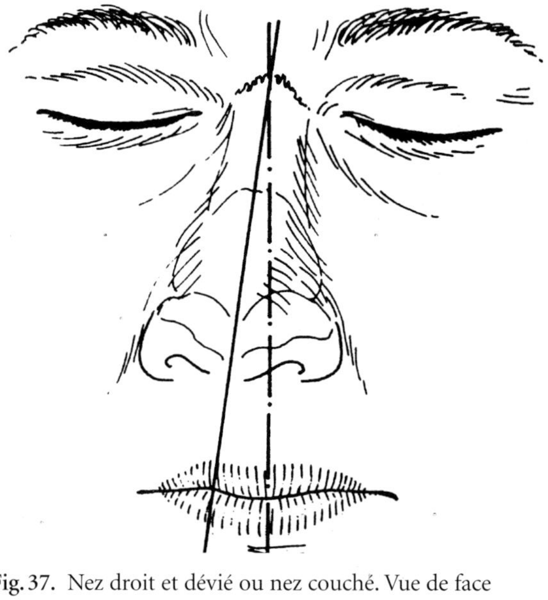

Fig. 37. Nez droit et dévié ou nez couché. Vue de face

La dissection doit progresser avec soin pour garder aux lambeaux muco-périchondral et muco-périosté toute leur épaisseur et leur intégrité, évitant du côté convexe les déchirures dans les zones amincies et libérant du côté concave les adhérences dans les zones épaissies (Fig. 25).

Il peut être utile en présence d'une crête chondro-prémaxillo-vomérienne aiguë (ou d'un éperon), de pratiquer un abord direct et plus limité de la zone pathologique et de la sectionner à sa base pour épargner la muqueuse (Fig. 26).

Septoplastie proprement dite

L'exposition de la loge permet l'appréciation des lésions septales dont l'importance dépasse souvent les prévisions et oriente en dernier ressort le choix du procédé de septoplastie entre conservation et sacrifice, repositions et redressements, résections et reconstructions.

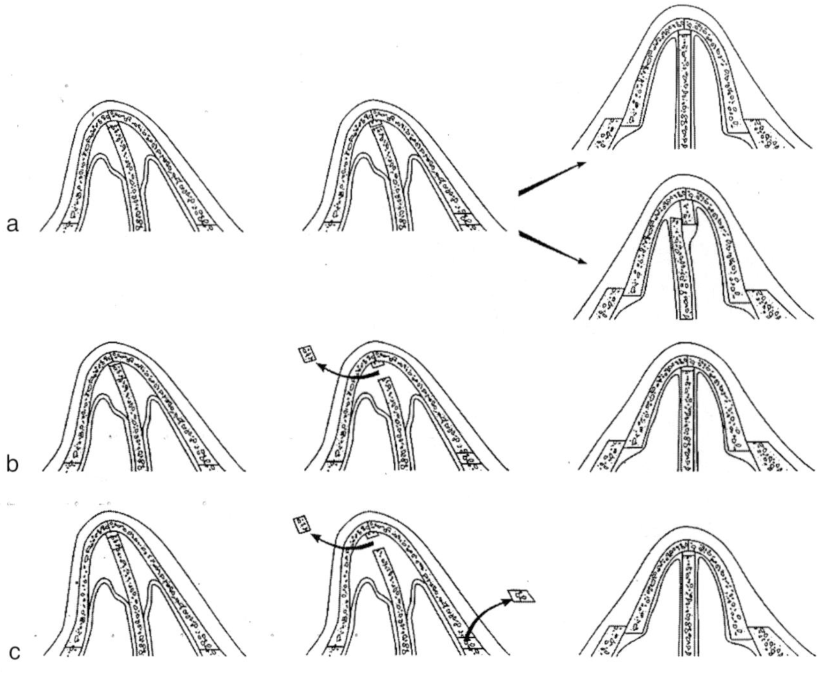

Fig. 38. Nez droit et dévié ou nez couché. Technique personnelle a) Section septale avec ou sans chevauchement du septum : b) Résection septale ; c) Résection du septum et du processus frontal maxillaire (coupes frontales des fosses nasales)

Reposition

La reposition s'adresse au cartilage septal, plan, luxé sur son socle dans une fosse nasale et/ou par rapport à la columelle. Le plus souvent, la luxation est septale antérieure entre les zones épaisse et fine du cartilage.

La reposition du cartilage s'inspire de la technique décrite par Metzenbaum (1929 [57], 1936 [58]). Elle s'effectue par la section ou résection de la partie basse luxée du cartilage et par remise en place du septum sur le socle prémaxillo-vomérien et entre les crus médiales. Cette reposition peut facilement être pratiquée par abord unilatéral, généralement du côté luxé (Fig. 27).

Parfois le cartilage forme également une angulation verticale qu'il faut traiter conjointement par section (technique de la porte battante ou swinging door technique) (Fig. 28).

Le cartilage septal, quand il est de longueur suffisante, est replacé entre les crus médiales. La partie basse du bord caudal du septum est fixée par un point aux tissus mous entourant l'épine nasale antérieure. Cette fixation peut se faire également à travers un trou foré dans l'épine nasale suivant diverses modalités (Fig. 29). Jost et Legent (1964 [47] ; 1967 [48]), ont proposé de réaliser cette fixation en passant le fil à travers une courte incision vestibulaire supérieure, en regard du frein labial. On peut également redresser le septum antérieur en utilisant un point éversant simple ou double, serré du côté convexe qui a pour avantage d'être mieux toléré (Fig. 30).

Si le cartilage septal est trop court pour être replacé entre les crus médiales, il faut réarmer la pointe du nez, par un greffon glissé entre les crus médiales par voie marginale unilatérale.

Redressement

Le redressement s'adresse au cartilage septal déformé. La déformation peut intéresser soit la partie centrale du septum sans retentissement sur l'arête nasale, soit la partie périphérique haute avec déviation de l'arête.

Les déformations de la partie centrale du cartilage (« en verre de montre ») se traitent par un redressement à l'aide d'une série d'incisions cartilagineuses parallèles et par une résection du cartilage au niveau de son bord postéro-inférieur à proximité du « pied de cloison ».

Pratiquées du côté concave, ces incisions relâchent ou rompent le ressort cartilagineux et corrigent la déformation. La hauteur du cartilage septal redressé est légèrement augmentée, d'où la nécessité d'une résection associée du « pied de cloison » (Fig. 31).

Pratiquées du côté convexe, les incisions aggravent la courbure et nécessitent d'être complétées par des résections triangulaires, de réalisation délicate. Une déformation angulaire limitée peut être traitée par une résection dans l'épaisseur de l'angulation.

Les incisions doivent dépasser la moitié de l'épaisseur du cartilage. En deçà, elles sont inefficaces (Murakami et coll., 1982 [60]) (Fig. 31). Cet auteur préconise des incisions cartilagineuses de pleine épaisseur, ce qui impose de respecter l'un des deux périchondres et de faire un décollement unilatéral du coté concave. L'utilisation d'un couteau de tympanoplastie orienté à 45° facilite ces incisions (Anderson, 1986 [4]).

Avec ce procédé de redressement, la déviation septale récidive volontiers. Il peut être complété par la mise en place de sutures laissées à demeure et nouées du côté convexe (Ellis, 1980 [22]) (Fig. 30).

Les déformations osseuses associées de la lame perpendiculaire de l'ethmoïde se traitent par résection ou mobilisation. Dans certains cas favorable, ces déformations osseuses peuvent se traiter sans décollement muqueux par mobilisation ou fracture à l'aide d'un spéculum à longues valves, ouvert progressivement. Le résultat de ce geste aveugle doit être contrôlé par endoscopie car les cornets sont écrasés et la fosse nasale controlatérale peut s'obstruer du fait de la mobilisation du septum (Goldman, cité par Willemot, 1967 [98] ; Gruber et Lesavoy, 1998 [38]).

Les déformations périphériques du septum déviant le bord antéro-supérieur et l'angle septal, peuvent être redressées par des incisions d'affaiblissement parallèles entre elles. Les incisions unilatérales du côté concave sont préférables aux incisions bilatérales qui fragilisent trop le cartilage. Après redressement, la récidive peut être prévenue par une contention et une rigidification à l'aide d'une attelle cartilagineuse. Cette attelle qui renforce le septum doit être placée du côté de la convexité et de façon à ne pas gêner la filière ventilatoire (Fig. 32). Le bord caudal septal redressé est replacé entre les crus médiales et fixé à l'épine nasale antérieure.

Résection

La résection s'adresse à des déformations importantes mais localisées du septum cartilagineux ou osseux, ou de son socle : crête, éperon, angulation, excès de « pied de cloison ».

Les déformations septales cartilagineuses, parallèles ou perpendiculaires au socle prémaxillo-vomérien ou encore en forme de « C » sont enlevées par résection de pleine épaisseur centrée sur leur grand axe mais débordant légèrement sur leurs berges de manière à éviter

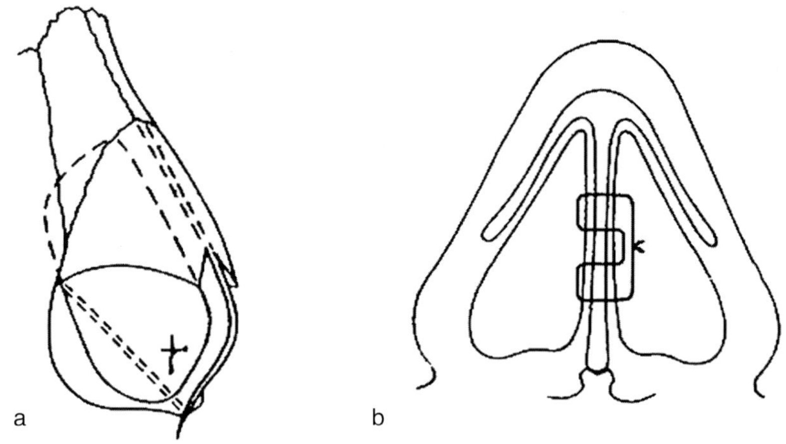

Fig. 39. Contention septale. a) Par application de plaque de silicone, b) Par surjet continu et transfixiant appliquant la muqueuse contre le septum.

une déviation résiduelle (Fig. 33). Lorsque le fragment antérieur est rectiligne et le postérieur courbe (cas le plus fréquent), la résection doit porter davantage sur le fragment postérieur. Si ce dernier reste courbe, des incisions de redressement sont pratiquées du côté concave.

Les déviations du « pied de cloison » ostéo-cartilagineux peuvent être réduites d'emblée par mobilisation, ou nécessiter une résection limitée (Fig. 34). L'épine nasale antérieure, point d'appui important du septum cartilagineux doit être respectée.

Lorsque la déformation septale est unilatérale, localisée et que la muqueuse est très adhérente au niveau de la crête prémaxillo-vomérienne, la déchirure muqueuse est inévitable. L'excès de crête peut être réséquée par abord direct après décollement muqueux limité ou destruction au laser (Fig. 26).

Les résections étendues du septum ostéo-cartilagineux préconisées par Killian (1905 [50]) à la suite de Ingals (1900 [44]) et de Freer (1902 [26]), ne sont plus guère pratiquées, en raison de nombreuses complications : perforations, perte de support du dos du nez et de la pointe, responsables d'ensellure, de pointe nasale molle ou de rétraction columellaire (Fig. 35).

Les résections étendues septales antérieures, même avec conservation du L de Killian, fragilisent le septum et ne mettent pas à l'abri d'une rétraction muco-périchondrale secondaire, source d'ensellure nasale (Freer, 1902 [26] ; Fomon, 1951 [25]). Elles peuvent laisser persister une déviation dorsonasale ou une luxation septo-columellaire.

Les résections étendues septales postérieures en arrière d'une verticale passant par les os nasaux et l'épine nasale antérieure n'interfèrent pas sur l'auvent nasal, mais elles ne sont pas sans conséquences lorsqu'elles sont trop larges (Fig. 35). Elles entraînent un septum mou et mobile à chaque mouvement ventilatoire. Un tel septum flottant peut être très gênant pour la ventilation, parfois même plus gênant que ne l'était la malformation elle-même (Champy, 1974 [13]).

Reconstruction

Elle s'adresse aux déviations septales complexes et consiste en la dépose du cartilage septal puis à sa repose comme une greffe libre après remodelage *ex vivo*. Le cartilage, qui a perdu tout contact avec ses rapports anatomiques normaux, est fixé à l'épine nasale antérieure et aux cartilages supérieurs. Les sutures entre le septum antérieur mobilisé et le septum cartilagineux fixe posent des problèmes techniques difficiles à résoudre.

La fixation par suture entre l'angle inférieur du bord caudal du cartilage septal et l'épine nasale antérieure se fait à travers une courte incision dans le vestibule buccal en regard du frein labial supérieur.

La fixation du cartilage septal aux cartilages supérieurs peut se faire par suture sous vision directe, lorsque les narines sont très larges. Dans la plupart des cas, cette suture se réalise selon l'artifice de Fomon (1951 [25]) : des fils transcutanés solidarisent le bord antérieur des cartilages supérieurs et le septum, puis les extrémités libres de ces fils sont récupérés par les incisions intercartilagineuses avec un crochet de Gillies et noués sur le dorsum cartilagineux. Ces fils ont toutefois un inconvénient majeur, celui d'entraver le fonctionnement de la valve nasale, ce qui enlève une grande partie de l'intérêt au procédé de dépose-repose du cartilage septal (Fig. 36).

Rhinoseptoplastie

Après le temps de septoplastie, la rhinoplastie fonctionnelle et esthétique peut être réalisée. En raison de la fragilité septale, l'impaction de l'auvent nasal après section haute du septum est réalisé par simple chevauchement plutôt que par résection. Le nez dévié peut être de trois types : couché avec ou sans bosse, courbe ou scoliotique. Les nez déviés ensellés qui sortent du cadre de cette rhinoplastie sont traités par septoplastie et greffe d'apposition dorsonasale.

Nez couché

Le nez droit et dévié ou nez couché est une bonne indication de la rhinoplastie fonctionnelle et esthétique (Fig. 37).

Dans les nez droits déviés sans cyphose, elle évite les ostéotomies paramédianes et les manœuvres de mobilisation des volets latéraux par « in » ou « out fractures ». Une simple section sous l'auvent nasal par ailleurs libéré et mobilisé, suffit à aligner le nez en enfonçant l'auvent nasal davantage du coté opposé à la déviation (Fig. 38).

Dans les nez droits déviés et cyphotiques, elle évite les mutilations du dorsum et de la valve nasale provoquées par les résections asymétriques de bosse et les mobilisations complexes des volets osseux latéraux. Après septoplastie de redressement et d'alignement et après éventuelle ostectomie asymétrique des processus frontaux des maxillaires, l'impaction de l'auvent nasal est réalisée avec chevauchement du septum du côté opposé à la déviation initiale (Fig. 38).

Dans quelques cas, il est nécessaire de réaliser conjointement la diminution d'une hypertrophie turbinale compensatrice qui peut empêcher le recentrage du septum et, indirectement, celui du nez dévié (cf. Chapitre Turbinoplastie fonctionnelle).

Nez courbe

Dans les nez courbes, la libération et le redressement du septum et de l'auvent nasal ne parviennent pas toujours, malgré une ostéotomie paramédiane, à corriger la déformation du mur latéral en vue frontale. Un greffon d'apposition latérale, généralement cartilagineux, est placé par voie intercartilagineuse et après décollement du revêtement cutané en s'aidant de fils de traction transcutanés.

Nez scoliotique

Dans les nez scoliotiques, la libération et le redressement du septum et de l'auvent nasal ne parviennent pas toujours à restituer la rectitude du dorsum en vue frontale. La séparation du cartilage septal du ou des cartilages supérieurs est alors nécessaire, avec ou sans résection cartilagineuse, selon le type de déformation. La continuité de l'auvent nasal cartilagineux est éventuellement réparée par suture du bord antérieur des cartilages supérieurs entre eux en bonne position, en s'aidant de l'artifice de Fomon (Fig. 36).

Bien souvent, la régularisation du dorsum ne peut être obtenue. La déformation, laissée en place, est masquée par un greffon cartilagineux (septal ou auriculaire), aponévrotique (aponévrose temporale ou mieux fascia lata) ou dermique (cicatrice abdominale, région préauriculaire). Ce greffon est placé sur le dorsum par voie intercartilagineuse et après décollement du revêtement cutané, en s'aidant de fils de traction transcutanés.

Contention septale et nasale

La contention septale est très importante. Elle a pour but d'éviter la constitution d'hématome en appliquant les plans muco-périosté et muco-périchondral contre le septum, de prévenir les synéchies muqueuses et la récidive des déformations. Elle est assurée par des plaques de silicone renforcé (Perthèse®), taillées à la dimension du septum (sans retour sous l'auvent nasal) et fixées par un point transseptal (Fig. 39). Dans les décollements limités et antérieurs, un surjet continu et transfixiant appliquant la muqueuse contre le septum peut suffire (Ellis, 1980 [22] ; Stucker, 1982 [86]) (Fig. 38).

En cas d'épistaxis ou de turbinectomie associée, cette contention est complétée par un tamponnement (Merocel®, Merocel 2000® ou par un méchage (Algostéril®).

La durée de la contention est de 3 à 5 jours pour les tampons et les mèches et de 5 à 10 jours pour les plaques de silicone.

Dans les rhinoseptoplasties, cette contention intra-nasale est complétée par une contention nasale externe par attelle.

Conclusion

Les déviations nasales sont sous-tendues par des déformations septales, plus ou moins complexes, dont l'ignorance peut être cause de récidive de la déviation nasale et dont le traitement insuffisant complique toute reprise ultérieure.

Le succès de l'intervention dépend de l'exposition correcte de la loge septale, de la qualité du redressement, du recentrage et de la stabilité du septum.

Si la septoplastie bien conduite n'apporte pas l'amélioration fonctionnelle escomptée, il faut rechercher d'autres facteurs d'obstruction nasale passés inaperçus ou sous-estimés, comme une valve nasale dysfonctionnelle, une hypertrophie compensatrice des cornets, une rhinopathie vasomotrice ou encore des fosses nasales étroites par défaut de ventilation prolongée.

Bibliographie

1. Alpini D, Corti A, Brusa E, Bini A (1986) Septal deviation in newborn infants. Intern J Ped Otorhinolaryngol 11 : 103-107
2. Anderson JR, Rubin W (1958) Retrograde intra-mucosal hump removal in rhinoplasty. Arch Otolaryngol 68 : 346-350
3. Anderson JR (1966) A new approach to rhinoplasty. Trans Am Acad Ophthalmol Otolaryngol 70 : 183-192
4. Anderson JR (1986) Rhinoplasty : Emphasizing the external approach. Thieme, New York
5. Andrieu-Guitrancourt J, Obstoy MF, Dehesdin D (1979) Les luxations septales néo-natales. J Fr Oto-Rhino-Laryngol 28 : 695-703
6. Asch M (1891) A new operation for deviation of the nasal septum. Trans Am Laryngol Assoc New York : 76-86
7. Aubry M, Giraud JCh, et coll (1956) Chirurgie fonctionnelle correctrice et restauratrice du nez. Arnette, Paris
8. Bowerman JE (1994) Fractures of the middle third of the facial skeleton in Williams JL1 : Rowe and Williams' Maxillofacial injuries, Second Edition, Churchill Livingstone, Edinburgh, 1994, Vol II : 591-663
9. Brain DJ, Rock WP (1983) The influence of nasal trauma during childhood on growth of the facial skeleton. J Laryngol Otol 97 : 917-923
10. Brain D (1992) The etiology of neonatal septal deviations. J Plast Surg 8 : 191-193
11. Chaban R, Cole P, Naito K (1988) Simulated septal deviations. Arch Otolaryngol Head Neck Surg 114 : 413-415
12. Champy M (1969) A propos de la chirurgie nasale fonctionnelle et correctrice. Ann Chir Plast 14 : 145-152
13. Champy M (1974) Flexibilité anormale de la cloison nasale après résection sous-périchondrale. Ann Chir Plast 19 : 339-346
14. Close LG, Meyerhoff WL (1987) Nasal fractures, in Foster CA, Sherman JE : Surgery of facial bone fractures. Churchill Livingston, New York : 25-38
15. Cole P, Chaban R, Naito K, Oprysk D (1988) The obstructive nasal septum. Arch Otolaryngol Head Neck Surg 114 : 410-412
16. Converse JM (1950) Corrective surgery of nasal deviations. Arch Otolaryngol 52 : 671-708
17. Converse JM (1976) The deviated nose, in Millard R : Symposium on Corrective rhinoplasty. Mosby, St Louis : 223-239
18. Cottle MH (1951) Nasal surgery in children. Eye Ear Nose Throat Monthly 30 : 32-38
19. Cottle MH, Loring RM, Fischer GG, Gaynon IE (1958) The «maxilla-premaxilla» approach to extensive nasal septum surgery. Arch Otolaryngol 60 : 301-314
20. Dommerby H, Tos M (1985) Nasal fracture in children. Long term result. Otorhinolaryngol 47 : 272-277
21. Eitner E (1934) Verletzungen der Nase und ihre kosmetische Behandlung. Wien Med Wochenschr 84 : 307-309
22. Ellis M (1980) Suture technique for caudal septal deviations. Laryngoscope 90 : 1510-1512
23. Fomon S (1939) The Surgery of Injury and Plastic Repair : William and Wilkins, Baltimore : 682
24. Fomon S, Gilbert JG, Silver AG, Syracuse VR (1948) Plastic repair of the obstructing nasal septum. Arch Otolaryngol 47 : 7-20
25. Fomon S, Bell JW, Berger EL, Goldman IB, Neivert H, Schattner A (1951) New approach to ventral deflections of the nasal septum. Arch Otolaryngol 54 : 356-366
26. Freer OT (1902) The correction of deflections of the nasal septum with a minimum of traumatism. J Am Med Ass 38 : 636-642
27. Fry H (1966) Interlocked stresses in human nasal septal cartilage. Brit J Plast Surg 19 : 276-278
28. Fry H (1967) Nasal skeletal trauma and the interlocked stresses of the nasal septal cartilage. Brit J Plast Surg 20 : 146-158
29. Gibson T, Davis WB (1958) The distortion of autogenous cartilage graft : its cause and prevention. Brit J Plast Surg 10 : 257-274
30. Goldman IB (1950) Rhinoplasty, Its surgical complications and how to avoid them. J Int Coll Surg 13 : 285-299
31. Goldman IB (1952) The maxillofacial triad and its correction, with special reference to the nasal septum. J International college of surgeons 17 : 167-180
32. Goldman IB (1966) Rhinoplastic sequelae causing nasal obstruction. Arch Otolaryngol 83 : 151-155
33. Gomulinski L (1982) La traduction morphologique des déformations septales. Leur correction au cours des rhinoplasties complexes. Ann Chir Plast 27 : 343-349
34. Gomulinski L (1993) Les nez déviés, in Aiach G : Atlas de rhinoplastie et de la voie d'abord externe. Masson, Paris : 73-85
35. Graham JM (1905) Quel est le meilleur moment pour naître ? Le point de vue du dysmorphologiste sur les déformations cranio-faciales *in utero* in Amiel-Tison C, Stewwart A : L'enfant nouveau-né. Un cerveau pour la vie. Inserm, Paris : 27-43
36. Gray LP (1965) The deviated nasal septum. J Laryngol Otol 79 : 567-575 et 1965, 79 : 806-816
37. Gray LP (1978) Deviated nasal septum. Incidence and Etiology Otol Rhinol Laryngol 87 [Suppl 50] : 1-20
38. Gruber R, Lesavoy M (1998) Simple technique to correct the bony septum. Plast Reconstr Surg 102 : 244-245
39. Guillen G (1983) Chirurgie plastique et fonctionnelle du nez in Portmann M et Guerrier Y : Traité de Technique Chirurgicale RL. Masson, Paris II : 287-335
40. Guillen G (1967) Essai de systématisation des septo-rhinoplasties. Rev Laryngol Bordeaux 88 : 119-128
41. Guyuron B (1989) Is packing after septorhinoplasty necessary ? A randomized study. Plast Reconstr Surg 84 : 41-44
42. Harisson DH (1979) Nasal injuries : Their pathogenesis and treatment. Brit J Plast Surg 32 : 57-64
43. Huffman WC, Lierle DM (1954) The deviated nose. Ann Otol Rhinol Laryngol 63 : 62-68
44. Ingals EF (1900) Diseases of the Chest, Throat, and Nasal cavities. William Wood, New-York
45. Jeppesen F, Windfield I (1972) Dislocation of the nasal septal cartilage in the newborn. Acta Obstet Gynecol Scand 52 : 5-15
46. Jeppesen F (1991) Anterior wedge excision in deflected nasal dorsum. A pilot study. Rhinology 29 : 201-212
47. Jost G, Legent F (1964) Fixation de l'angle antéro-inférieur de la cloison dans les repositions de cloison. Ann Oto-Laryngol 81 : 685-686
48. Jost G, Legent F (1967) le problème de la cloison au cours des rhinoplasties correctrices. Ann Chir Plast 12 : 142-151
49. Jost G, Oulie J (1989) Septoplasty in Lewis JR : The Art of Aesthetic Plastic Surgery, Little Brown, Boston, T I : 437-445
50. Killian G (1905) The submucous window resection of the nasal septum. Ann Otol Rhinol 14 : 363-393
51. Klaff DD (1956) The surgical anatomy of the antero-caudal portion of the nasal septum, a study of the premaxilla. Laryngoscope 66 : 995-1020

52. Klaff DD (1965) Surgical correction of septal deformation in newborn infants and children. Sth Med J 58 : 1276-1279
53. van Loosen J, Verwoerd-Verhoef HL, Verwoerd CDA (1988) The nasal cartilage in the newborn. Rhinology 26 : 161-165
54. Maliniac JW (1948) Role of the septum in rhinoplasty. Arch Otolaryngol 48 : 189-201
55. Mantovani M, Mazzola RF, Ciocarelli MG (1996) The back-and-forth septoplasty. Plast Reconstr Surg 97 : 40-44
56. McKenzie M (1880) Manual of Diseases of the Nose and Throat. Churchill, London, Vol2, p432
57. Metzenbaum M (1929) Replacement of the lower end of the dislocated septal cartilage versus submucous resection of the dislocated end of the septal cartilage. Arch Otolaryngol 9 : 282-296
58. Metzenbaum M (1936) Dislocation of the lower end of the nasal septal cartilage. Arch Otolaryngol 24 : 78-88
59. Mouret J, Toubert J (1906) Traitement des déviations de la cloison des fosses nasales. Rapport Soc Fr Otologie Laryngologie Rhinologie : 5-90
60. Murakami WT, Wong LW, Davidson TM (1982) Applications of the biomechanical behavior of cartilage to nasal septoplastic surgery. Laryngoscope 92 : 300-309
61. Murray JAM, Maran AGD (1980) The treatment of nasal injuries by manipulation. J Laryngol Oto 94 : 1405-1410
62. Murray JAM, Maran AGD, MacKenzie IJ (1984) Open vs closed reduction of the fractured nose. Arch Otolaryngol 110 : 797-802
63. Murray JAM (1993) Management of acute nasal trauma in Daniel RK : Aesthetic Plastic Surgery Rhinoplasty, Little Brown cy, Boston : 643-656
64. Neveu M (1971) La reposition de la cloison nasale sans dissection muqueuse. Ann Chir Plast 16 : 231-236
65. Patterson CN (1981) Surgery of the crooked nose. Laryngoscope 91 : 939-944
66. Pentz S, Pirsig W, Lenders H (1994) Long-term results of neonates with nasal deviation : a prospective study over 12 years. Intern J Pediatric Oto Rhino Laryngol 28 : 183-191
67. Pech A, Cannoni M (1976) La correction chirurgicale des nez déviés. Cahiers d'ORL 11 : 593-598
68. Piette E, Sapanet M, Mercier J, Delaire J (1985) Les manifestations maxillo-faciales séquellaires du syndrome de Silverman. Rev Stomatol Chir Maxillofac 6 : 425-428
69. Planas J (1977) The twisted nose in Clinics in Plastic Surgery. Saunders, Philadelphia 4 : 55-67
70. Pollet J, Baudelot S (1970) La rhinoplastie extra-muqueuse, ses indications. Ann Chir Plast 15 : 61-63
71. Potiquet (1892) Étude critique sur les déviations de la cloison nasale. La Medecine Moderne 11 : 153-159 et 12 : 169-172
72. Ramirez OM, Pozner JN (1996) The severely twisted nose. Clinics in Plastic Surgery 23 : 327-340
73. Rees TD (1986) Surgical correction of the severely deviated nose by extramucosal excision of the osseocartilaginous septum and replacement as a free graft. Plast Reconstr Surg 78 : 320-330
74. Rivière F, Garabédian EN, Cottin G (1988) Les déformations de la cloison et de la pyramide nasale chez l'enfant. Indications et techniques de septoplastie et septo-rhinoplastie. Ann Pédiatr (Paris) 35 : 11-17
75. Robin JL (1966) Technique de correction des arêtes nasales hautes ou convexes. Congrès Soc Fr d'ORL, Compte rendu de séance. Arnette, Paris 63 : 295-297
76. Robin JL (1973) Rhinoplastie extra-muqueuse contrôlée avec mesure pré-opératoire de la modification du profil. Ann Chir Plast 18 : 119-131
77. Robin JL (1979) Extramucosal method in rhinoplasty. Aesth Plast Surg 3 : 171-178
78. Ruano-Gil D, Montserrat-Viladin JM, Vilanovas-Treas J, et coll (1980) Deformities of the nasal septum in human foetuses. Rhinology 18 : 105-109
79. Seltzer AP (1956) Characteristics peculiar to the cartilaginous septum of the nose. Ann Otol Rhinol Laryngol 1 : 198-200
80. Sénéchal G (1964) La chirurgie de la pyramide nasale chez l'enfant. Problèmes Actuels d'ORL, Maloine, Paris : 159-168
81. Silverman FN (1972) Unrecognised trauma in infants, the battered child syndrom, and the syndrom of Ambroise Tardieu. Radiology 104 : 337-353
82. Soudant J : Nez dévié in Sénéchal G, Pech A et coll. (1989) Rhinoplastie esthétique fonctionnelle et reconstructrice. Arnette, Paris : 208-236
83. Spiewak P, Kawalski H (1995) Nose deformation as a result of birth injury. Acta Chirurgiae Plasticae 37 : 78-82
84. Stoksted P, Schonsted-Madsen U (1979) Traumatology of the newborn's nose. Rhinology 17 : 77-82
85. Stranc MF, Robertson GA (1979) A classification of injuries of the nasal skeleton. Ann Plast Surg 2 : 468-474
86. Stucker FJ (1982) Management of the scoliotic nose. Laryngoscope 92 : 128-134
87. Takahashi R (1971) Malformations of the nasal septum. A collection of Ear, Nose and Throat Studies. Takahashi, Tokyo : 1-87
88. Takahashi R (1971) Mechanichal studies on the deviation of the nasal septum. A collection of Ear, Nose and Throat Studies. Takahashi, Tokyo : 88-94
89. Takahashi R, Iida O (1971) Concerning two types of nasal septal deviation from the standpoint of their modes of formation. A collection of Ear, Nose and Throat Studies. Takahashi, Tokyo : 95-103
90. Takahashi R (1987) The formation of the nasal septum and the etiology of septal deformity. The concept of evolutionary paradox. Acta Otolaryngol (Stockholm) [Suppl443] : 1-160
91. Takahashi R (1988) The evolution of the nasal septum and the formation of septal deformity. Rhinology [Suppl6] : 1-23
92. Tardieu A (1860) Étude médico-légale sur les sévices et mauvais traitements exercés sur les enfants. Ann Hyg Pub Med leg 13 : 361-398
93. Unger M (1965) Architecture of the nasal septum. How deviations are formed. Laryngoscope 75 : 322-332
94. Verwoerd CDA, Verwoerd-Verhoef HL (1989) Developmental aspects of the deviated nose. Facial Plast Surg 6 : 95-100
95. Verwoerd CDA, Verwoerd-Verhoef HL (1993) Rhinosurgery in children surgical and developmental aspects, in Trenité GJN : Rhinoplasty, Kugler, Amsterdam : 149-156
96. Vetter V, Pirsig W, Heinze E (1983) Growth activity in human septal cartilage, age dependant incorporation of labeled sulfate in different anatomic location. Plast Reconstr Surg 71 : 167-170
97. Wayoff M (1989) La septoplastie fonctionnelle et modelante (selon Cottle) in Sénéchal G, Pech A, et coll : Rhinoplastie esthétique fonctionnelle et reconstructrice. Arnette, Paris : 157-205
98. Willemot J (1967) Rhinoplastie correctrice. Acta Oto-rhino-laryngol 21 : 241-453
99. Zuckerklandl E (1895) Anatomie normale et pathologique des fosses nasales. T I et II, Masson, Paris

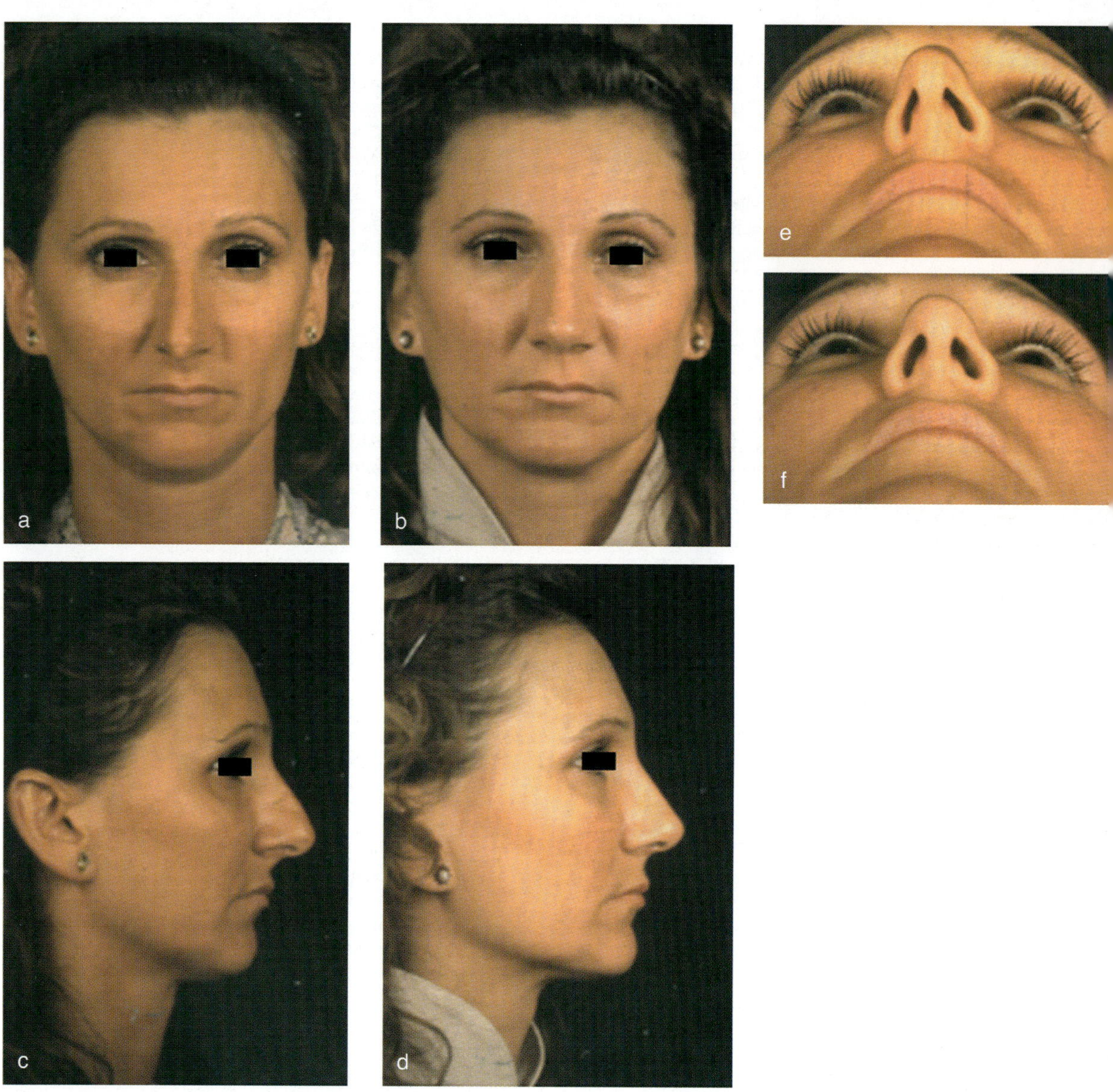

Fig. 40. Déviation nasale. Traitement : rhinoplastie fonctionnelle et esthétique. a et b) Aspects pré et postopératoires (vues de face) ; c et d) Aspects pré et postopératoires (vues de profil) ; e et f) Aspects pré et postopératoires (vues inférieures)

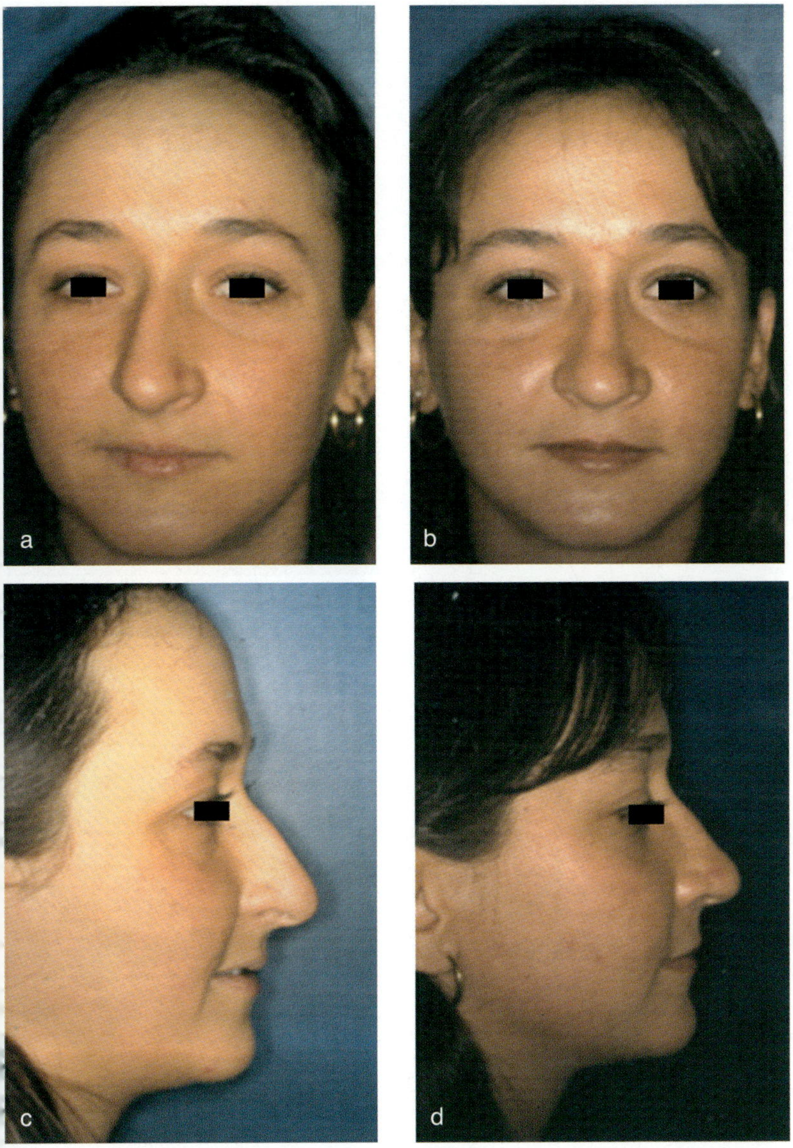

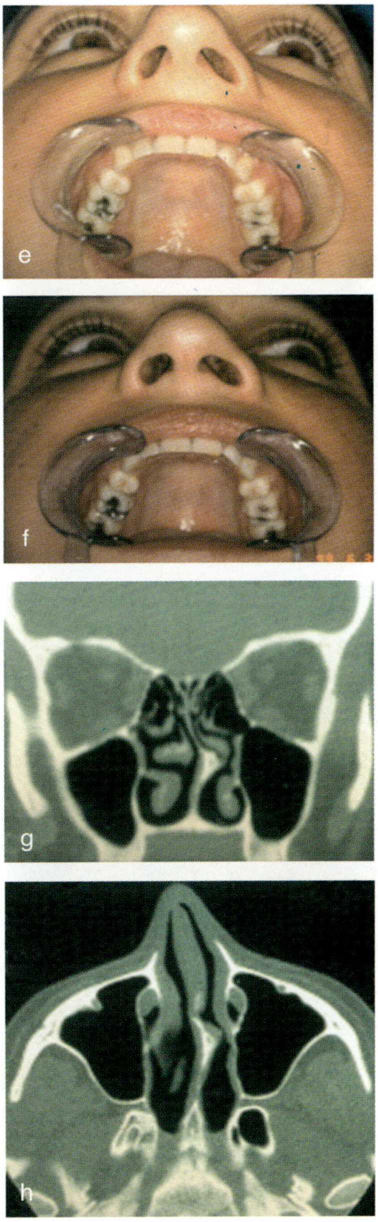

Fig. 41. Déviation nasale et rhinite iatrogène. Ablation des prémolaires. Traitement : rhinoplastie fonctionnelle et esthétique. a et b) Aspects pré et postopératoires (vues de face : le rétablissement de la ventilation s'accompagne d'une modification du regard) ; c et d) Aspects pré et postopératoires (vues de profil) ; e et f) Aspects pré et postopératoires (vues inférieures du nez et aspect endobuccal : disparition du palais blanc) ; g et h) Aspects tomodensitométriques : éperon septal gauche (coupes coronale et axiale des fosses nasales)

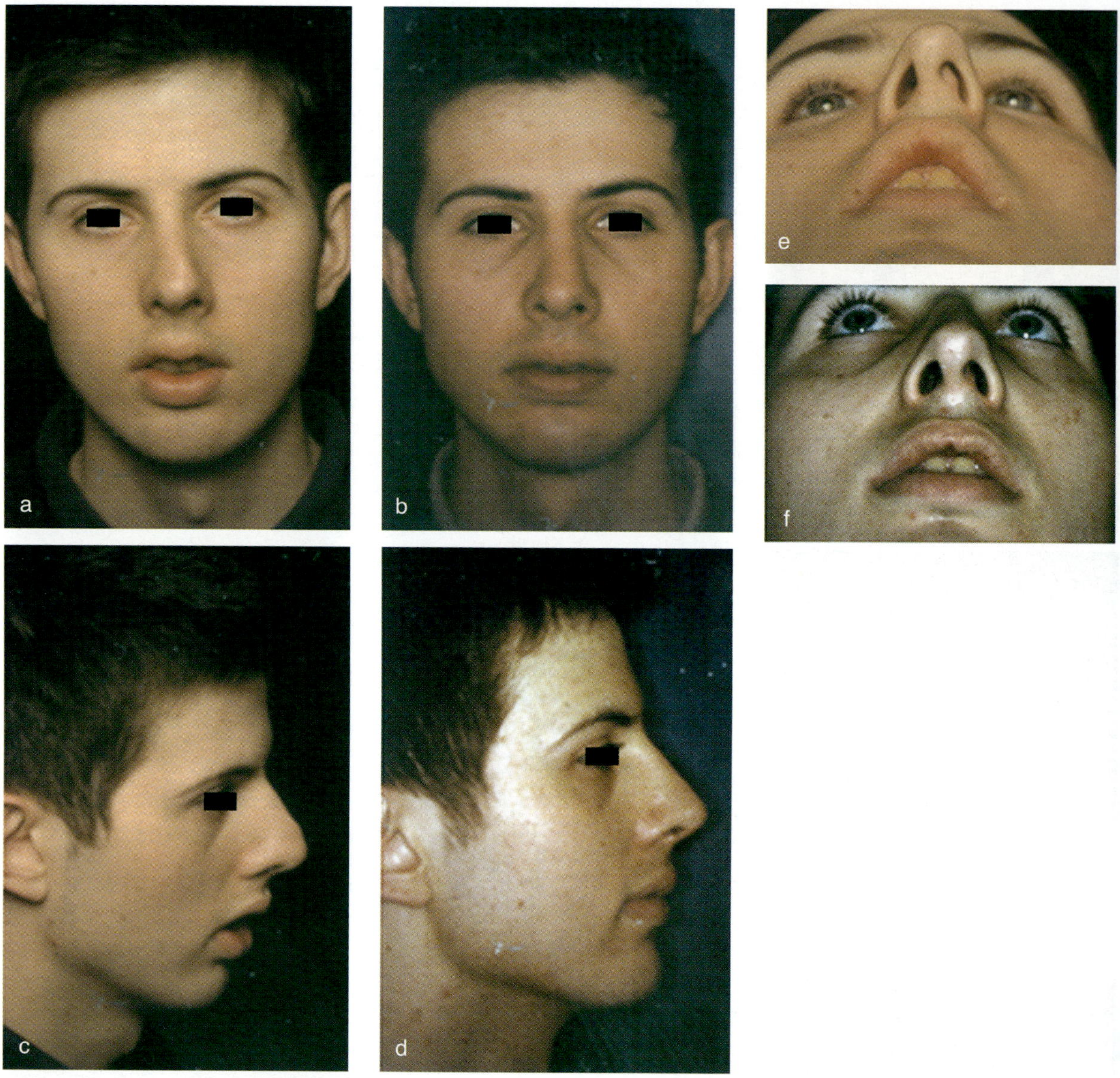

Fig. 42. Déviation nasale et septale antérieure. Traitement : rhinoplastie fonctionnelle et esthétique. a et b) Aspects pré et postopératoires (vues de face) ; c et d) Aspects pré et postopératoires (vues de profil) ; e et f) Aspects pré et postopératoires (vues inférieures). Le rétablissement de la ventilation s'accompagne d'une modification du regard

des cornets. C'est ce qui permet à la muqueuse nasale de s'adapter à toutes les conditions ventilatoires : température, sécheresse, humidité...

Cette régulation se fait par l'intermédiaire du système neurovégétatif et des neuromédiateurs.

La vasomotricité nasale est donc le résultat d'un antagonisme alternatif entre un tonus vasodilatateur avec hypersécrétion glandulaire, dépendant des récepteurs cholinergiques (parasympathique), et un tonus vasoconstricteur avec hyposécrétion glandulaire, dépendant des récepteurs noradrénergiques (sympathique).

2 – Étiopathogénie

L'hypertrophie obstructive des cornets moyen et inférieur, peut être spontanée ou acquise. Dans ce dernier cas, son origine est compensatrice, inflammatoire ou postchirurgicale. Elle résulte de plusieurs mécanismes souvent associés : osseux, muqueux ou mixtes.

L'hypertrophie obstructive des cornets se développe souvent dans les fosses nasales étroites dont le mécanisme implique à la fois une diminution du pouvoir expansif du flux aérien et une ventilation orale (défaut de sollicitation de la suture médio-palatine par la langue en position basse et qui ne prend plus appui sur les arcades alvéolo-dentaires latérales maxillaires).

Hypertrophie turbinale spontanée

C'est essentiellement le fait de la pneumatisation du cornet moyen (concha bullosa). Cette pneumatisation est une variation anatomique fréquente (30 à 40 % des sujets selon Freche, Fontanel et coll., 1996 [18]). Elle siège électivement au niveau de la tête du cornet moyen. Souvent associée à une déviation septale controlatérale, cette modification structurale n'est pas toujours adaptative et peut se voir avec un septum droit (Fig. 6). Elle devient pathologique quand elle atteint un certain volume et qu'elle gêne le passage du flux aérien dans l'espace septo-turbinal (là où il est naturellement étroit) et le méat moyen. Souvent asymptomatique en apparence, elle peut être à l'origine d'un conflit méato-ostial et se compliquer de céphalées intermittentes (« four finger headache » de Morgenstein et Krieger, 1980 [48]), par sinusite (Wayoff et Virte, 1989 [68]) ou par défaut de ventilation nasale. Lorsqu'elle est bilatérale et volumineuse, elle gêne considérablement la ventilation nasale (Fig. 6 et 11). Dans ces cas, la partie basse ostéo-membraneuse des fosses nasales peut se déformer sous l'action du flux aérien qui emprunte uniquement l'espace septo-turbinal dans sa partie inférieure et le méat inférieur (Fig. 14).

Le cornet moyen développe parfois une courbure paradoxale inversée qui obstrue l'espace sinuso-turbinal du méat moyen et qui peut être à l'origine d'obstruction nasale partielle et de conflit méato-ostial (Fig. 3).

Aussi bien dans la pneumatisation que dans l'inversion de courbure du cornet moyen, la présence simultanée de sinusite est loin d'être constante. Son apparition implique donc d'autres facteurs (rhinopathie ?).

L'hypertrophie spontanée des cornets inférieurs est le plus souvent relative et en rapport avec des fosses nasales étroites.

Le cornet qui n'a pas suffisamment de place pour s'enrouler, est allongé verticalement, à proximité immédiate du septum et du plancher des fosses nasales (Fig. 7).

Dans tous les cas, le défaut de ventilation s'accompagne d'une stase veineuse qui aggrave ou complète l'obstruction nasale.

Hypertrophie turbinale compensatrice

L'association de déformations septales et d'anomalies de la paroi latérale des fosses nasales est fréquente. Worms (1927 [74]) avait déjà noté que « les cornets suivent volontiers les fluctuations de forme du septum nasal et jouent le rôle antagoniste de remplissage... Ils semblent avoir horreur du vide. Du côté concave de la cloison, ils s'hypertrophient. Du côté convexe, ils s'aplatissent et s'atrophient ». Cette hypertrophie turbinale compensatrice qui se développe dans la concavité d'une déviation septale, relève dans les formes précoces de déviation septale davantage d'un développement du squelette turbinal que d'une hypertrophie muqueuse. C'est l'inverse dans les formes acquises tardivement qui peuvent disparaître spontanément après repositionnement du septum. Cette hypertrophie compensatrice, qui se développe aux dépens des cornets inférieur et moyen, se fait à la fois dans les sens frontal et horizontal. Elle modifie le cheminement du flux aérien sans constituer pour autant obligatoirement un obstacle, si les espaces septo-turbinal et sinuso-turbinal sont respectés.

L'hypertrophie turbinale compensatrice peut passer inaperçue lors d'un examen préopératoire succinct ou lors d'une intervention. Elle peut également gêner la réduction d'une déviation septale ou indirectement la réduction d'une déviation nasale (Fig. 43 du chapitre 13). Elle peut encore être la cause de la persis-

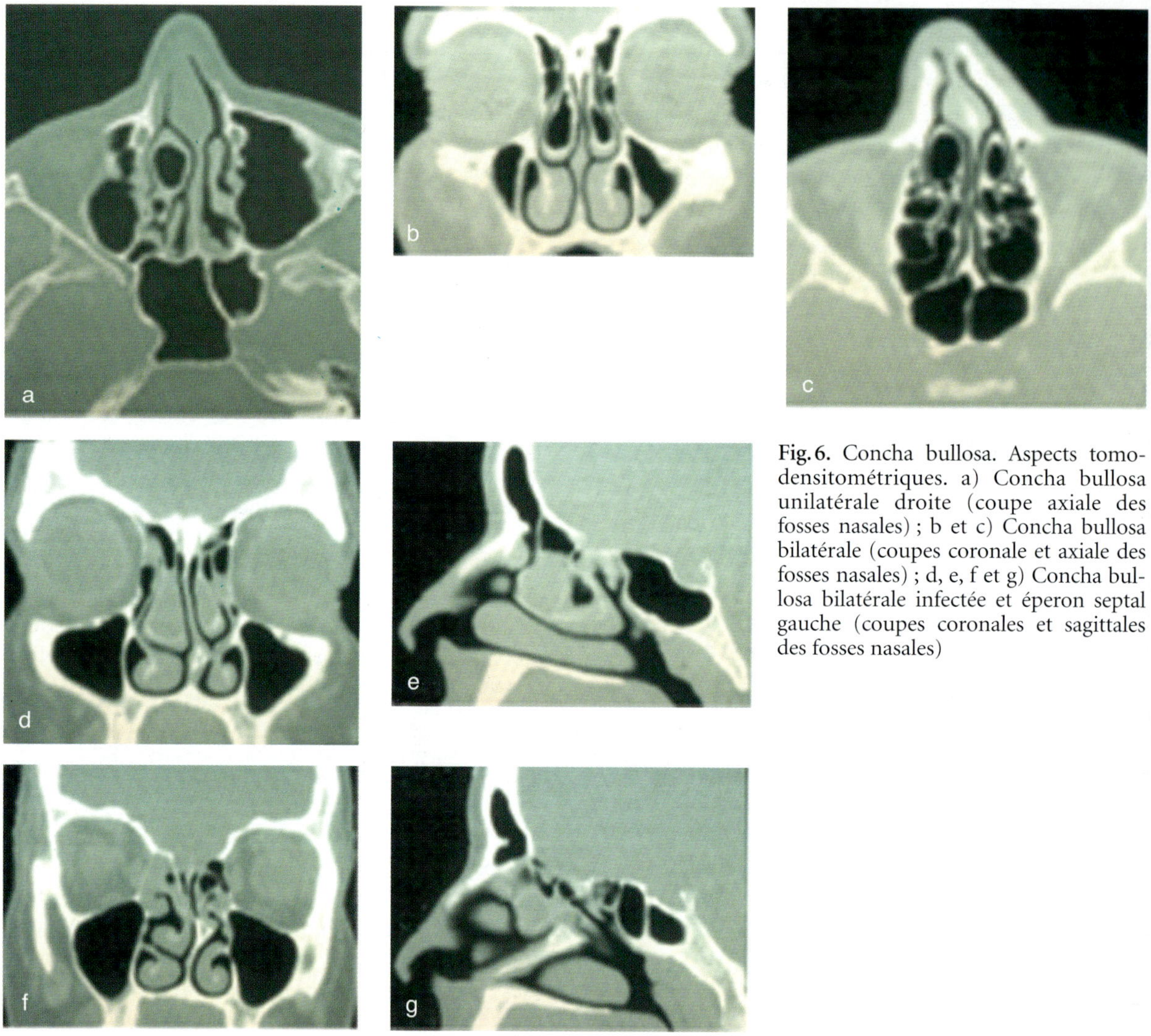

Fig. 6. Concha bullosa. Aspects tomodensitométriques. a) Concha bullosa unilatérale droite (coupe axiale des fosses nasales) ; b et c) Concha bullosa bilatérale (coupes coronale et axiale des fosses nasales) ; d, e, f et g) Concha bullosa bilatérale infectée et éperon septal gauche (coupes coronales et sagittales des fosses nasales)

tance d'une obstruction nasale après rhinoseptoplastie, notamment en cas d'hypertrophie osseuse. Enfin, cette hypertrophie turbinale compensatrice peut survenir isolément ou dans un contexte de rhinopathie, ce qui aggrave encore l'obstruction nasale.

Hypertrophie turbinale muqueuse inflammatoire

L'hypertrophie muqueuse est la conséquence d'une hyperréactivité nasale inflammatoire allergique ou idiopathique, évoluant vers une rhinite hypertrophique fixée. Ces rhinites hypertrophiques dysfonctionnelles chroniques réagissent de moins en moins au traitement médical. Elles sont généralisées à toute la muqueuse pituitaire ou prédominent au cornet inférieur (Fig. 8). Dans ce cas, l'atteinte muqueuse peut intéresser la totalité du cornet inférieur ou être localisée à sa tête, au bord libre ou à sa queue, là où siège électivement le tissu érectile. Au niveau du cornet moyen, l'hypertrophie se localise uniquement au bord libre.

L'hypertrophie muqueuse médicamenteuse est consécutive à l'usage prolongé (souvent par automédication) de vasoconstricteurs, la plupart du temps dans les obstructions nasales d'origine dysfonctionnelle (rhinite allergique ou non). Mais cette hypertrophie peut se voir également dans les obstructions d'origine dysmorphique (déviation septale, concha bullosa) ou encore dans les obstructions nasales d'origine mixte. Ces médicaments provoquent à la longue un rhinœdème par hypersympaticotonie : à la vasoconstriction initiale des artérioles et des capillaires, fait suite une vasodilatation plus intense et plus

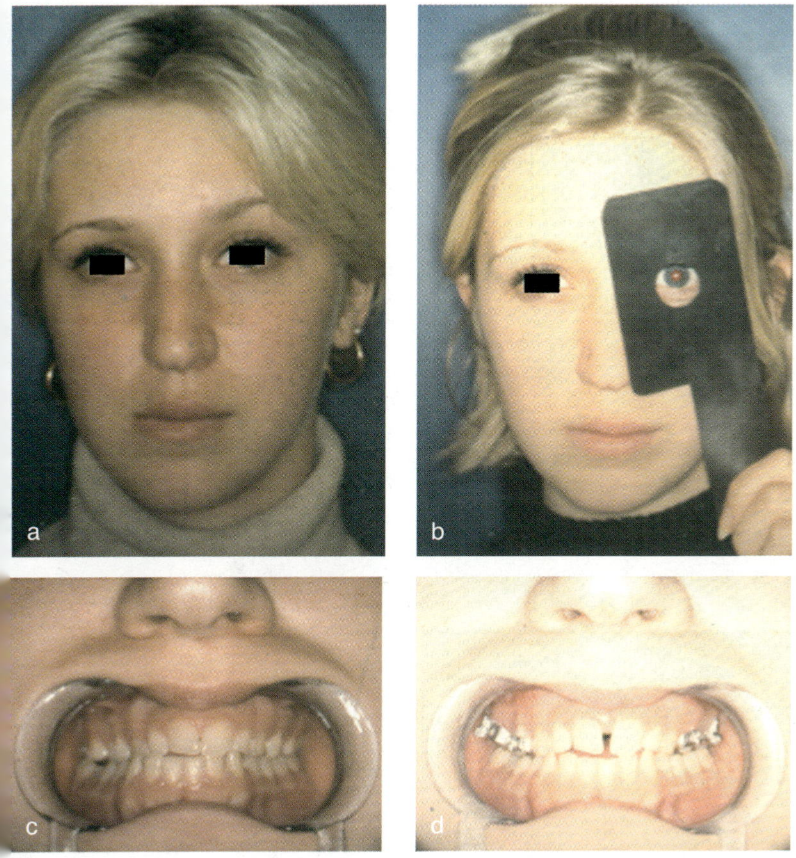

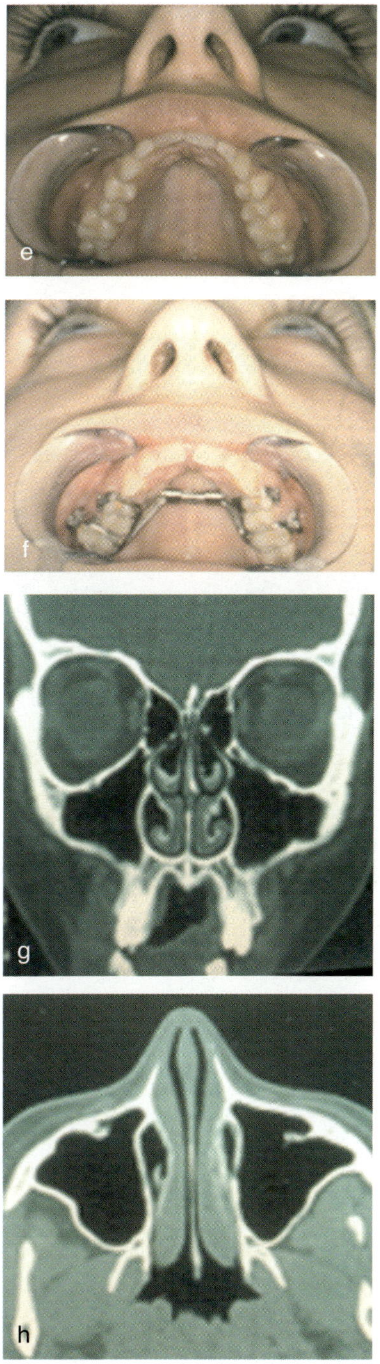

Fig. 7. Hypertrophie spontanée et relative des cornets inférieurs (fosses nasales étroites). a et b) Aspects cliniques : Asymétrie des sourcils, latéro-déviation mandibulaire droite, œil directeur gauche ce qui aggrave l'asymétrie des sourcils liée au trouble occlusal ; c) Occlusion dentaire : endomaxillie, latéro-déviation mandibulaire droite ; d) Occlusion dentaire : en cours d'expansion transversale (disjonction intermaxillaire chirurgicale) ; e) Occlusion dentaire : palais blanc et ogival ; f) Occlusion dentaire : en cours d'expansion transversale ; g et h) Aspects tomodensitométriques : fosses nasales étroites, concha bullosa bilatérale, cornets allongés verticalement (coupes coronale et axiale des fosses nasales)

longue, localisée surtout au niveau des plexus caverneux (effet inverse ou rebond). En quelques mois ou années, la muqueuse devient de moins en moins sensible aux vasoconstricteurs. Un cercle vicieux conduit alors le patient à augmenter progressivement les doses et la fréquence des instillations ou pulvérisations, pour obtenir un soulagement. Cette pharmacodépendance caractérise la rhinite hypertrophique iatrogène. Les lésions muqueuses sont le plus souvent réversibles à l'arrêt de l'agent causal. Parfois elles demeurent irréversibles malgré le traitement médical (corticoïdes et antihistaminiques) et justifie alors un traitement chirurgical.

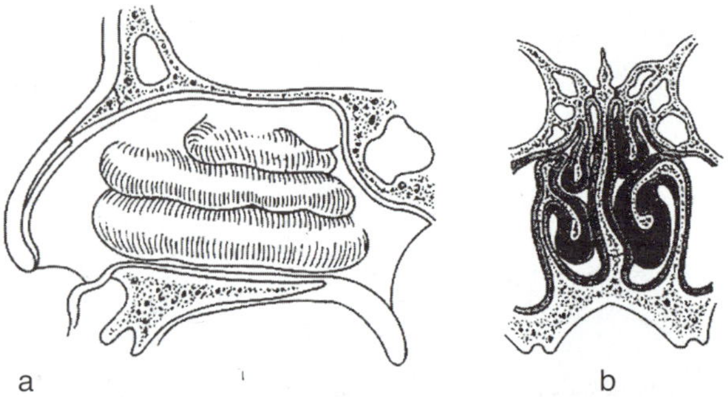

Fig. 8. Hypertrophie turbinale, muqueuse inflammatoire. a) Paroi latérale des fosses nasales (vue médiale) ; b) Coupe frontale des fosses nasales ; c) Aspect clinique : rhinopathe, yeux tristes, pointe nasale ronde et molle ; d) Occlusion dentaire : encombrement dentaire, béance, dysfonction linguale ; e, f et g) Aspects tomodensitométriques : hypertrophie inflammatoire des cornets inférieurs, végétations adénoïdes (coupes coronale, axiale et sagittale des fosses nasales)

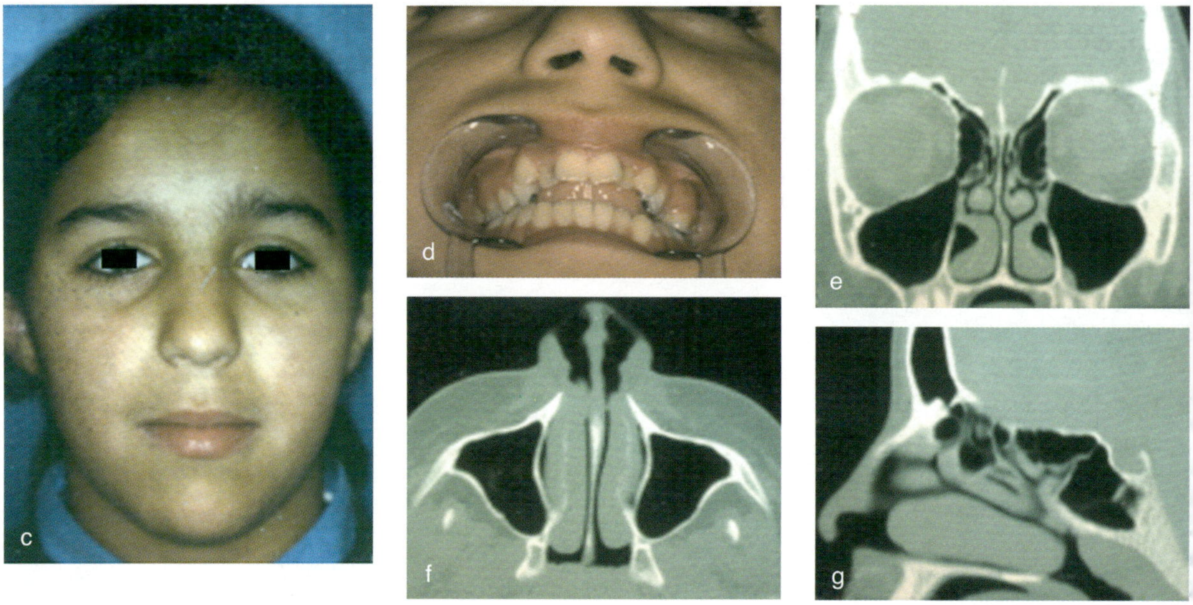

Hypertrophie turbinale muqueuse postchirurgicale

L'apparition d'un obstruction nasale peut s'observer après rhinoplastie et après chirurgie orthognathique (cf. Causes et conséquences de l'obstruction nasale chez l'adulte).

3 – Diagnostic

En dehors de la concha bullosa, la composante turbinale dans l'obstruction nasale n'est pas toujours facile à mettre en évidence tant sont multiples les facteurs anatomiques et physiologiques qui retentissent sur cette composante. L'examen doit s'attacher, autant à l'analyse des déformations morphologiques, qu'à la recherche d'une perturbation des fonctions ventilatoires et immunitaires avant de prendre une décision thérapeutique (Wayoff et Moneret-Vautrin, 1988 [67] ; Wayoff et coll. 1991 [69]). Le dérèglement de ces fonctions se révèle certes d'autant plus intensément qu'existent des anomalies morphologiques préexistantes. Il faut se méfier des anomalies connues de longue date et qui se décompensent rapidement. La survenue d'un dysfonctionnement évolutif récent sur des anomalies anatomiques anciennes commande une démarche diagnostique prudente avant d'accuser le facteur structural et de poser l'indication opératoire.

L'interrogatoire, souvent négligé, est fondamental (cf. Examen du nez). Il révèle une obstruction nasale chronique, d'aggravation progressive, le plus souvent bilatérale et à bascule (tributaire d'une amplitude excessive du cycle nasal ou d'une position de décubitus).

La rhinoscopie antérieure au spéculum et l'endoscopie nasale pratiquée à l'optique rigide ou au naso-fibroscope, avant et après vasoconstricteurs, permettent un examen précis des fosses nasales : état des structures anatomiques septo-turbinales, état de la muqueuse pituitaire, des cornets et des méats, présence de sécrétions, dégénérescence polypoïde. Le palper de la muqueuse nasale au stylet, après rétraction, permet de faire la différence entre une hypertrophie muqueuse résiduelle (signe de l'édredon) et une hypertrophie osseuse turbinale en particulier.

La rhinoscopie postérieure au miroir permet d'apprécier les choanes, l'état de la queue des cornets inférieurs et l'état du nasopharynx. L'hypertrophie de la queue des cornets est mieux objectivée qu'en vision directe.

Au terme de l'examen rhinoscopique, une hypertrophie turbinale inférieure uni ou bilatérale est souvent retrouvée avec diverses possibilités de modifications de la muqueuse pituitaire :

- œdème inflammatoire discret et rétractile avec muqueuse de couleur sensiblement normale, rose ;
- œdème inflammatoire important et parfois fixé car non rétractile avec muqueuse de couleur plus pâle ;
- aspect mûriforme de la muqueuse de la tête ou plus souvent de la queue du cornet inférieur.

La dureté à la palpation et l'absence de rétraction de l'hypertrophie du cornet moyen signent une concha bullosa. Il existe parfois une simple inversion de courbure du cornet moyen.

Le bilan paraclinique doit aider à faire la part des phénomènes muqueux et/ou osseux.

Le bilan allergologique et la cytologie des sécrétions nasales à la recherche d'une infiltration éosinophilique, sont nécessaires dès que l'on soupçonne une pathologie muqueuse.

La rhinomanométrie objective des résistances nasales élevées, leur normalisation après vasoconstricteurs fait suspecter la responsabilité muqueuse dans l'étiologie de l'obstruction nasale, sachant que c'est pendant le sommeil et la position de décubitus que l'obstruction nasale se complète. C'est ainsi que l'on peut observer une rhinomanométrie normale avec un espace septo-turbinal moyen comblé et un espace septo-turbinal inférieur libre.

La rhinométrie acoustique, en objectivant l'augmentation des surfaces de section après vasoconstricteurs, permet d'évaluer la part de la composante fonctionnelle et la part de la composante anatomique dans l'étiopathogénie de l'obstruction nasale.

La tomodensitométrie réalisée en coupes axiales et coronales, permet de préciser le siège (cornet inférieur ou moyen) et la nature de l'obstruction turbinale (osseuse, muqueuse, mixte). Il ne faut pas confondre la concha bullosa avec une cellule ethmoïdale antérieure procidente. La concha bullosa est également moins visible en cas de surinfection (Fig. 6).

Sur les coupes coronales, l'aspect irrégulier de la muqueuse à la partie postérieure des cornets inférieurs traduit les poussées itératives d'œdème. La tomodensitométrie objective enfin une éventuelle pathologie sinusienne associée et son possible retentissement rhinologique (cf. Examen du nez).

4 – Traitement

Le traitement d'une hypertrophie turbinale doit tenir compte à la fois du siège de l'hypertrophie, du contexte étiopathogénique, et de la répartition lésionnelle entre composantes muqueuse et squelettique. L'absence de rétraction de la muqueuse pituitaire sous vasoconstricteurs ne suffit pas à poser une indication de réduction turbinale chirurgicale. La décision opératoire se fait après échec des traitements médicaux bien conduits et en fonction de l'appréciation du squelette turbinal.

Le traitement doit viser à rétablir le profil aérodynamique des fosses nasales en libérant l'accès à l'espace septo-turbinal et au méat moyen à l'inspiration (tête de cornet inférieur, concha bullosa) ou à l'expiration (queue de cornet inférieur). Il faut toujours avoir à l'esprit que la présence d'un cornet inférieur est nécessaire à un bon équilibre physiologique local et même régional, si l'on admet son rôle dans le drainage veineux orbito-palpébral.

Traitement médical

Il est mis en œuvre lorsqu'un mécanisme étiopathogénique particulier peut être identifié, ce qui n'est pas toujours le cas. Les vasoconstricteurs locaux ne doivent être prescrits qu'en cure courte, pour des épisodes rhinologiques aigus afin d'éviter une rhinite vasomotrice iatrogène. Il faut privilégier les antihistaminiques et les anti-inflammatoires stéroïdiens locaux. Les lavages des fosses nasales au sérum physiologique ou à l'eau de mer aseptisée isotonique ou mieux à l'eau de mer hypertonique (Sinomarin®) sont également très utiles. (Shoseyov et coll., 1998 [59]). Les injections de corticoïdes dans la tête du cornet inférieur doivent être évitées en raison de leur efficacité modeste et des complications visuelles rapportées (amaurose par embolie vasculaire) (Mabry, 1981 [39]).

Traitement chirurgical

En dehors de la concha bullosa obstructive qui nécessite d'emblée un traitement chirurgical, la turbinoplastie fonctionnelle doit être proposée après échec du traitement médical. L'indication opératoire est posée d'autant plus rapidement que l'hypertrophie turbinale ne réagit pas aux vasoconstricteurs ou qu'une expansion maxillaire ne peut être pratiquée.

Dans tous les cas, seule une approche globale morpho-fonctionnelle, prenant en compte tous les cornets et sinus de la face, permet d'espérer un résultat satisfaisant.

Les techniques chirurgicales proposées permettent la luxation latérale des cornets inférieurs, la réduction du revêtement muqueux et du squelette turbinal séparément ou simultanément. Les turbinoplasties inférieures et moyennes sont successivement envisagées.

Une anesthésie locale de contact et une vasoconstriction préalable des cornets sont indispensables avant tout geste sur les cornets. Des cotons neurochirurgicaux imbibées d'un mélange extemporané de deux flacons de xylocaïne à 5 % à la naphtazoline avec 1 mg d'adrénaline sont disposées dans le nez et laissées en place au moins 10 minutes afin d'assurer une rétraction parfaite de la muqueuse et limiter le saignement peropératoire. La plupart des opérations sont toutefois pratiquée sous anesthésie générale.

Luxation latérale des cornets inférieurs

Elle est réalisée par certains opérateurs à la fin d'une septoplastie ou d'une rhinoseptoplastie, à l'aide du spéculum de Killian introduit dans l'espace septo-turbinal inférieur. Elle a été indiquée dans les hypertrophies osseuses isolées du cornet inférieur. Elle est totalement inefficace dans la rhinite vasomotrice (Thomas et coll., 1988 [63]). L'effet de cet écrasement des cornets est cependant limité dans l'espace et dans le temps. Aussi, Mabry (1984 [41]) conseille de rendre mobile le cornet inférieur en transformant la fracture en bois vert en fracture complète, ce qui peut aboutir à un rétrécissement du méat inférieur lacrymal. Il faut éviter également ce type de luxation au niveau du cornet moyen en raison de la présence du méat moyen, siège des orifices sinusiens. Pour toute ces raisons, la luxation des cornets, geste incontrôlé, est à déconseiller.

Réduction du revêtement muqueux turbinal inférieur

Plusieurs modes de réduction du revêtement muqueux turbinal peuvent être proposés en fonction des possibilités techniques :

Cautérisation muqueuse

Cette technique consiste à réduire le volume turbinal par destruction partielle de la muqueuse et de son chorion. La cautérisation muqueuse au thermocautère (courant galvanique) crée des phénomènes de sclérose rétractile par adhérence de la muqueuse pituitaire au squelette turbinal. Les cornets sont généralement cautérisés sous anesthésie locale et séparément à un mois d'intervalle pour éviter la gêne ventilatoire transitoire liée à l'œdème.

Après luxation latérale du cornet inférieur au moyen du spéculum de Killian, lorsque le thermocautère est rouge sombre, deux « raies de feu » sont tracées d'arrière en avant le long du cornet inférieur : la première sur sa face médiale, le deuxième sur son bord inférieur libre, ainsi que sur la tête du cornet.

Il faut éviter de toucher la muqueuse septale pour prévenir une synéchie entre cornet et septum. Ces cautérisations doivent être profondes jusqu'à l'os pour créer des adhérences de la muqueuse au squelette turbinal (Fig. 9).

Les suites sont simples la plupart du temps et ne nécessitent aucun méchage. L'œdème postopératoire peut être toléré avec quelques instillations de vasoconstricteurs pendant une semaine. La chute des croûtes et la cicatrisation sont favorisées par des lavages au sérum physiologique ou à une solution d'eau de mer.

L'avantage de ce procédé est sa simplicité, notamment chez le sujet âgé. L'inconvénient est son effet transitoire (davantage dans les rhinites allergiques que dans les rhinites idiopathiques), mais la cautérisation peut être facilement renouvelée.

La cautérisation muqueuse peut se faire également par une coagulation bipolaire reproduisant les deux raies de feu, d'arrière en avant et se terminant sur la tête du cornet inférieur.

Coagulation sous-muqueuse

La coagulation sous-muqueuse (courant électrique) entraîne une rétraction cicatricielle par coagulation des plexus caverneux tout en conservant, théoriquement, l'intégrité épithéliale.

Elle est effectuée sous anesthésie générale, à l'aide d'une aiguille unipolaire isolée sur toute sa longueur, exceptée à son extrémité qui est introduite au niveau

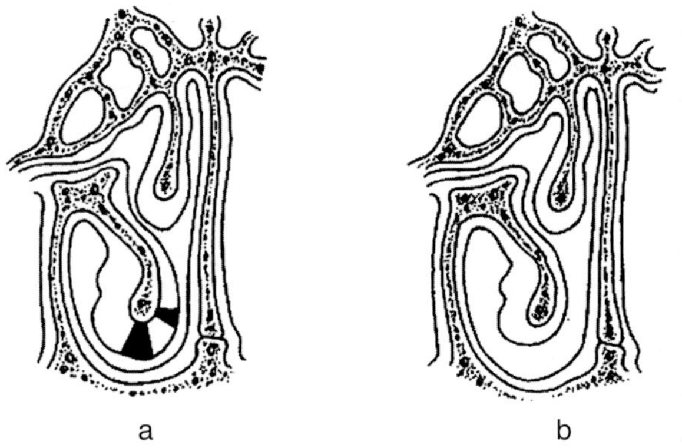

Fig. 9. Cautérisation muqueuse. a et b) Coupes frontales des fosses nasales

de la tête du cornet inférieur puis en différents points, d'avant en arrière. L'aiguille est enfoncée sur 2 cm en sous-muqueux en restant au contact du squelette turbinal. La coagulation diffuse de manière concentrique autour de l'aiguille. Pour éviter l'effet de carbonisation, l'aiguille est retirée d'arrière en avant, dès que la muqueuse se rétracte et commence à blanchir, en prenant soin d'éviter toute effraction muqueuse ou tout contact endonasal. Il faut éviter également de coaguler l'os turbinal, ce qui pourrait provoquer une nécrose ischémique et un séquestre.

Les avantages de ce procédé résident dans sa simplicité, l'absence de risque d'hémorragie, le résultat pratiquement définitif sur l'obstruction nasale. L'inconvénient se résume à une action modeste sur la rhinorrhée malgré la destruction vraisemblable des récepteurs neurovégétatifs.

Une alternative, en cours d'évaluation, est représentée par l'utilisation d'une électrode bipolaire de radiofréquence, appliquée sous anesthésie locale, pour rétracter la muqueuse de la tête et de la moitié inférieure des cornets inférieurs. L'apparition d'un blanchiment de la muqueuse impose le retrait des aiguilles.

Laser

La vaporisation et la coagulation au laser, préconisées de plus en plus souvent, sont assimilables aux techniques de cautérisation muqueuse et de coagulation sous-muqueuse. Le laser est utilisé essentiellement pour son effet thermique dont la diffusion varie selon le type et la puissance de l'appareil et le fractionnement du temps d'impact (pulse).

La longueur d'onde du rayon lumineux permet de distinguer plusieurs types de lasers : CO_2, YAG, KTP. La longueur d'onde de ce dernier (532 nanomètres), le rend visible sous forme d'une raie verte.

Les lasers entraînent au niveau de la muqueuse pituitaire une ulcération de profondeur variable et une oblitération des vaisseaux à la base et à la périphérie de cette ulcération (effet hémostatique). L'atteinte muqueuse et la nécrose périlésionnelle sont fonction du pouvoir de pénétration du faisceau laser. Les lésions profondes ont des effets retards difficiles à anticiper.

Absorbé par l'hémoglobine, le laser KTP présente un meilleur effet hémostatique. Il peut être véhiculé par fibre optique souple ce qui permet son utilisation dans toute la profondeur de la fosse nasale. Il représente actuellement le laser le mieux adapté à la rhinologie.

Le patient, l'opérateur, ainsi que toute personne présente dans la salle, doivent porter une protection oculaire. La vaporisation au laser des cornets inférieurs est réalisée sous guidage endoscopique et se traduit par un blanchiment muqueux. L'intervention est suivie dans les premiers jours d'une réaction œdémateuse qui aggrave l'obstruction nasale.

Les avantages de ce procédé résident dans sa simplicité, sa réalisation indolore sous anesthésie locale ambulatoire, le faible risque hémorragique (absence de méchage) et un encroûtement modéré. Les soins locaux prolongés consistent en lavages de nez au sérum physiologique, corticothérapie in situ, complétée par une corticothérapie générale per et postopératoire. Le maximum d'effet thérapeutique s'observe en général à partir de la 3ème semaine.

En cas d'inefficacité des procédés de réduction muqueuse ou lorsque les anomalies squelettiques turbinales sont présentes, il est préférable de pratiquer d'emblée une chirurgie de réduction des cornets.

Réduction du squelette et du revêtement muqueux turbinal inférieur

La turbinectomie réalise une amputation longitudinale et partielle (1/3 inférieur) du cornet inférieur. Elle enlève, en bloc, muqueuse et os en conservant les 2/3 supérieurs ainsi que l'attache du cornet et souvent son extrémité caudale. En effet, le respect de la queue du cornet réduit le risque hémorragique qui n'est pas négligeable (10 % des cas, selon Goode, 1978 [21]) ; Stucker et Shaw, 1991 [61]).

La turbinectomie sous-muqueuse qui a été proposée complique inutilement l'intervention. Elle est illogique car elle conserve la totalité de la muqueuse pathologique.

Turbinectomie inférieure partielle

La résection du cornet inférieur a été réalisée en premier par Jones (1895 [28]) puis par Holmes (1900 [27]) comme traitement de l'obstruction nasale. La turbinectomie inférieure totale ne se pratique plus car elle perturbe considérablement la physiologie endonasale (sensation de nez bouché par diminution de la résistance physiologique normale) et qu'elle s'accompagne de pharyngite avec sensation de sécheresse et de rhinorrhée postérieure.

De plus, une mutilation turbinale inférieure empêchera de traiter chirurgicalement une polypose nasale invalidante par évidement ethmoïdal car le risque de déclencher une rhinite croûteuse est alors majeur (Rouvier, 1997 [57]).

Enfin, il n'est pas rare de voir s'aggraver après turbinectomie totale, des cernes ou des protrusions graisseuses palpébrales, vraisemblablement par gêne au retour veineux orbito-palpébral (cf. Anatomie chirurgicale du nez) (Fig. 10).

Si la turbinectomie inférieure partielle s'étend sur toute la longueur du cornet, il est impératif de garder les 2/3 de sa hauteur et cela pour des raisons anatomiques et fonctionnelles. En effet, ce qui compte en matière de turbinectomie n'est pas ce que l'on enlève mais ce que l'on laisse. L'ablation de la frange muqueuse suffit dans la plupart des cas (cf. plus loin). Une perte de volume minime suffit à créer une obstruction nasale. Inversement, un gain millimétrique dans l'espace septo-turbinal est suffisant pour rétablir la ventilation nasale surtout au niveau de la tête. Une résection même modérée améliore toujours sensiblement la ventilation nasale.

Le cornet inférieur est luxé délicatement en dedans vers le septum à l'aide d'un décolleur mousse. Après section de la tête réalisée verticalement, la section du corps du cornet aux ciseaux crantés et coudés se poursuit parallèlement au bord libre du cornet en se dirigeant en bas et en arrière et sous le contrôle de l'endoscope placé au dessus du cornet (Fig. 11). La rétraction muqueuse du cornet doit être prise en compte pour ne pas enlever, plus qu'il n'en faut.

Les résections excessives ou insuffisantes sont ainsi prévenues. Cette résection respecte les 2/3 de la hauteur du cornet et s'arrête à l'approche de la queue du cornet pour éviter la blessure de l'artère turbinale inférieure lors de la résection postérieure ou de l'arrachage de la queue du cornet (dans cette optique, il est préférable de refouler le fragment de cornet dans le rhino-pharynx).

La queue du cornet est simplement coagulée. Une hémostase soigneuse par électrocoagulation peut être réalisée le long de la tranche de section.

Turbinectomies inférieures localisées

Les hypertrophies localisées du cornet inférieur sont très fréquentes dans les syndromes d'hyperréactivité nasale avec rhinopathie obstructive. Elles siègent avec prédilection à la tête, au bord libre et à la queue des cornets inférieurs, là où se trouve le plus de tissu érectile (Fig. 12).

– *Hypertrophie de la tête du cornet inférieur*

Située à l'entrée des fosses nasales, dans l'espace infravalvaire, la tête du cornet inférieur joue un rôle très important dans la genèse de la résistance nasale, en particulier lors de la phase de vasodilatation du cycle nasal (valve septo-turbinale).

Exposée au flux aérien inspiratoire, la tête est un siège électif d'hypertrophie pathologique. Lorsqu'elle est suffisamment volumineuse, elle ferme l'espace infra-valvaire et bloque l'entrée du flux aérien. Dans la plupart des cas, une turbinectomie du cornet inférieur limitée à sa tête est suffisante pour rétablir la ventilation (94 % des cas pour Fanous, 1986 [12]).

– *Hypertrophie du bord libre du cornet inférieur*

Le bord libre du cornet inférieur est souvent garni d'une frange muqueuse hypertrophique. La résection aux ciseaux est limitée à cette frange muqueuse.

– *Hypertrophie de la queue du cornet inférieur.*

Si la tête du cornet est exposée au flux aérien inspiratoire, la queue du cornet, quant à elle, est exposée au flux expiratoire. Son hypertrophie est liée à la stase par gêne au drainage veineux postérieur. La gêne ventilatoire consécutive à cet obstacle situé à la partie postérieure des fosses nasales se manifeste essentiellement à l'expiration. Le patient éprouve parfois une sensation de corps étranger rétronasal et de la difficulté à se moucher.

Ces troubles sont aggravés par le décubitus dorsal favorisant une rhonchopathie modérée à type de raclement et une ventilation orale nocturne.

La rhinoscopie postérieure visualise bien l'hypertrophie de la queue de cornet, le plus souvent bilatérale, d'aspect mûriforme et violacée. L'ablation de la queue du cornet se fait soit par résection chirurgicale, soit par électrocoagulation (Fig. 12).

Soins postopératoires

La chirurgie turbinale inférieure peut entraîner des saignements nécessitant une hémostase efficace (Fig. 13). Des soins complémentaires sont indispensables dans les suites opératoires :

- le traitement hémostatique est assuré par des tampons de polyvinyl acetal, faciles à mettre (Merocel®, Merocel® 2000) ou encore par des mèches d'alginate de calcium (Algostéril®). Certains auteurs ne pratiquent aucun méchage ;
- des lames de silicone renforcé (Perthèse®) sont fixées de part et d'autre du septum et gardées 7 à 10 jours, lorsqu'un geste septal est associé pour éviter la formation de synéchies.

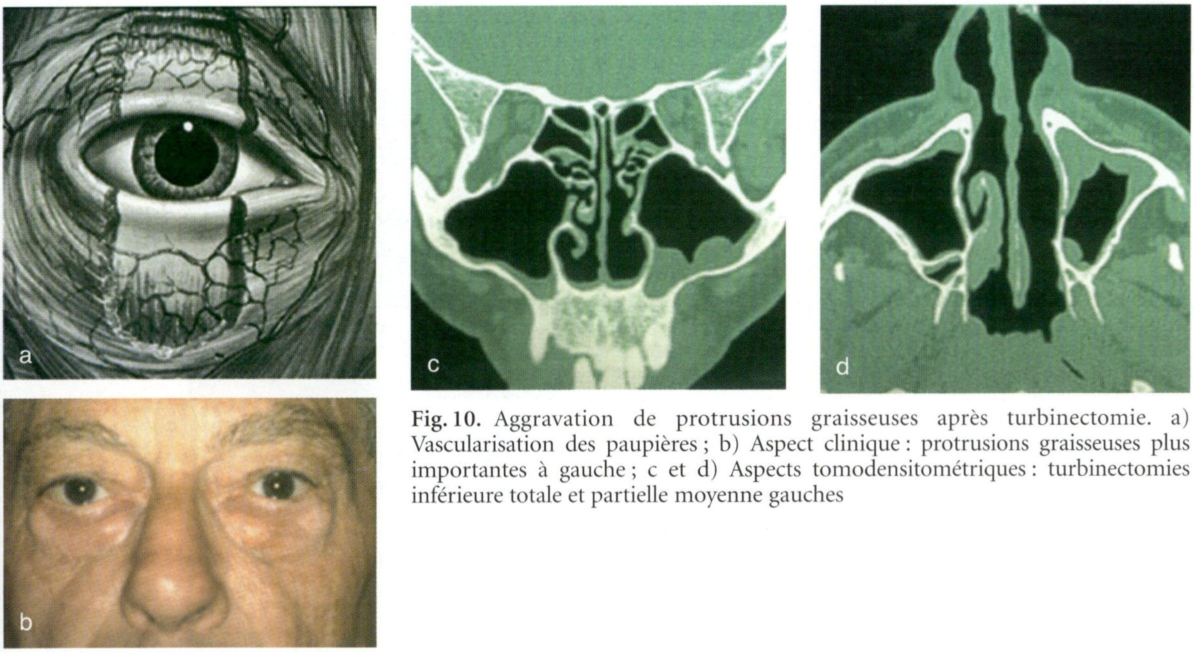

Fig. 10. Aggravation de protrusions graisseuses après turbinectomie. a) Vascularisation des paupières ; b) Aspect clinique : protrusions graisseuses plus importantes à gauche ; c et d) Aspects tomodensitométriques : turbinectomies inférieure totale et partielle moyenne gauches

Un suintement est habituel tant que dure le méchage.

Un saignement plus tardif peut être observé à la chute des croûtes qui se forment sur les zones cruentées. Le contrôle endoscopique permet des soins réguliers (aspiration des croûtes, repérage du point de saignement et coagulation si nécessité).

Les croûtes sont constantes et la cicatrisation longue ; des lavages pluriquotidiens au sérum physiologique ou à une solution d'eau de mer aident à les faire disparaître en 10 à 20 jours, parfois 30 jours.

Les risques hémorragiques font contre-indiquer l'association simultanée d'une amygdalectomie et d'une turbinectomie.

Les avantages du procédé chirurgical sont multiples : il est indolore, rapide, peu onéreux et l'amélioration est immédiatement perceptible.

Malgré l'importance physiologique du cornet inférieur, le risque de rhinite atrophique ou croûteuse est inexistant si la moitié du cornet est conservée.

Les échecs s'observent dans les rhinopathies obstructives chroniques par insuffisance de résection de la queue du cornet et surtout de la tête, ou à cause de l'étroitesse des fosses nasales. Les complications liées aux turbinectomies totales ont déjà été soulignées.

Turbinoplasties moyennes

A l'hypertrophie réelle ou relative du cornet inférieur peuvent s'associer une hypertrophie réelle ou relative du cornet moyen ou une inversion de la courbure des cornets, causes fréquentes de gêne à la ventilation nasale.

Pneumatisation du cornet moyen (concha bullosa)

La plastie du cornet moyen se justifie dans les concha bullosa symptomatiques ou obstructives. La turbinoplastie moyenne, réalisée sous endoscopie, diffère suivant que les parois de la concha bullosa sont minces ou épaisses.

– *Concha bullosa à parois minces*

Lorsque la paroi osseuse de la concha bullosa est mince, sa paroi latérale, en regard du méat moyen, est réséquée, après section muqueuse et osseuse médiane à l'aide d'une faux. La moitié restante, juxtaseptale, est conservée intacte ou réduite si nécessaire. La zone d'attache supérieure du cornet moyen doit être respectée car elle représente un repère chirurgical important entre lame criblée de l'ethmoïde et toit du sinus ethmoïdal (Fig. 14).

– *Concha bullosa à parois épaisses*

Lorsque la paroi osseuse de la concha bullosa est épaisse, cette dernière peut être marsupialisée après écrasement transversal et résection de son bord inférieur.

Si la muqueuse est pathologique, elle est enlevée (Har-El et Slavit, 1996 [26]). La concha bullosa étant limitée à la tête du cornet moyen, celle-ci peut être également enlevée en totalité, réalisant une turbinectomie moyenne partielle antérieure.

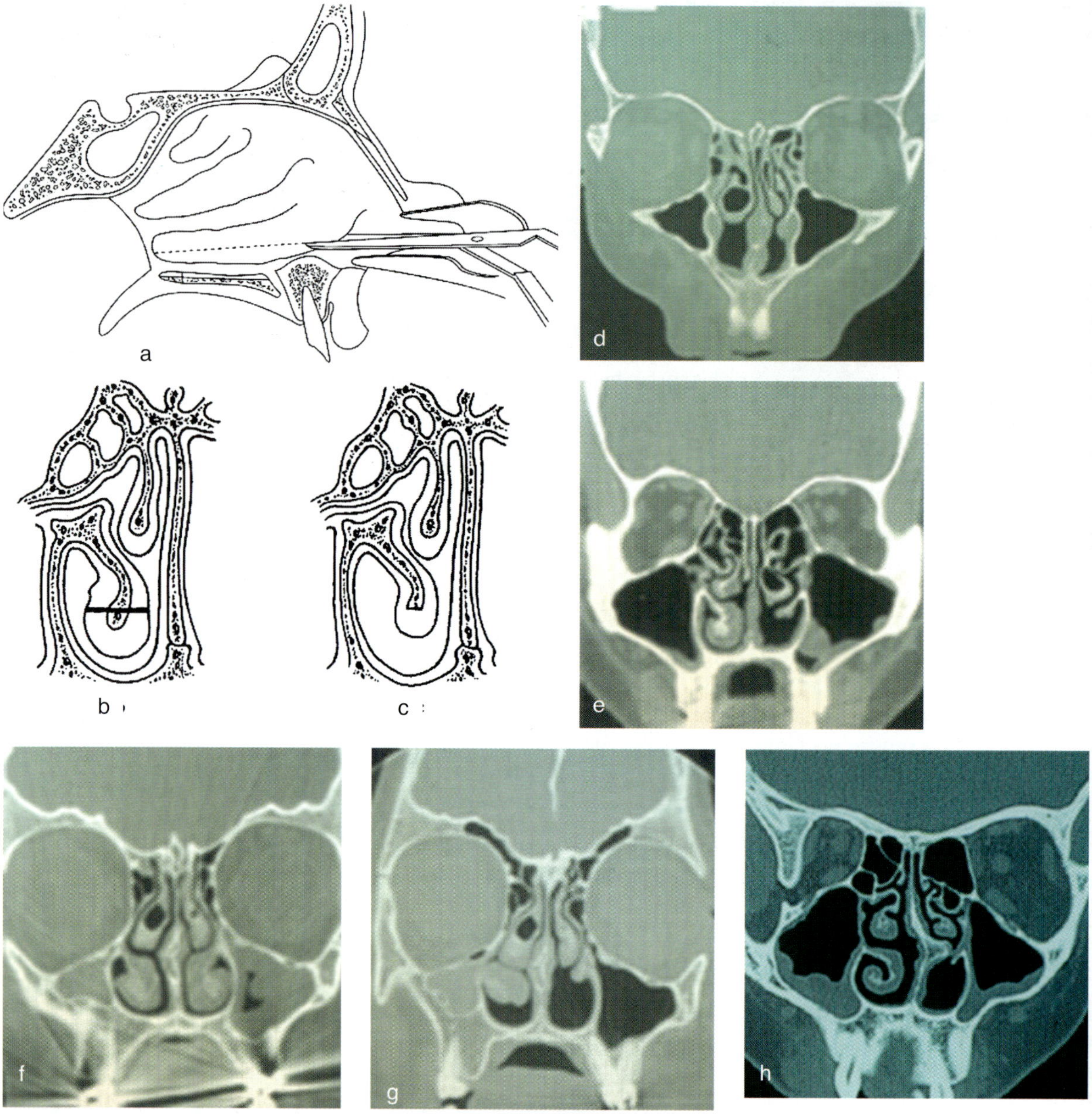

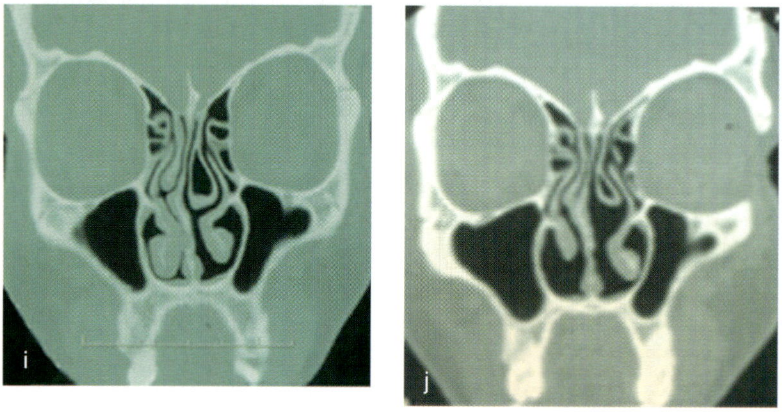

Fig. 11. Légende page suivante

Fig. 11. Turbinectomie inférieure partielle. a) Paroi latérale des fosses nasales (vue médiale) ; b et c) Coupes frontales des fosses nasales ; d) Turbinectomie inférieure bilatérale, totale : persistance de l'obstruction nasale (concha bullosa droite ignorée (coupe coronale des fosses nasales) ; e) Turbinectomie inférieure partielle unilatérale gauche : persistance de l'obstruction nasale (concha bullosa gauche ignorée (coupe coronale des fosses nasales) ; f et g) Turbinectomie inférieure bilatérale : amélioration de la ventilation à gauche et guérison de la sinusite maxillaire gauche, persistance de l'obstruction nasale et de la sinusite atélectasique maxillaire droite (coupes coronales des fosses nasales) ; h) Turbinectomie inférieure totale unilatérale gauche : persistance de l'obstruction nasale (éperon septal gauche ignoré) ; i et j) Gêne ventilatoire majeure, rhonchopathe (a déjà été opéré d'une septoplastie). Aspects tomodensitométriques : hypertrophie du cornet inférieur droit, concha bullosa gauche. Traitement : turbinoplastie partielle inférieure droite, résection de la concha bullosa gauche : disparition de la gêne ventilatoire et de la rhonchopathie

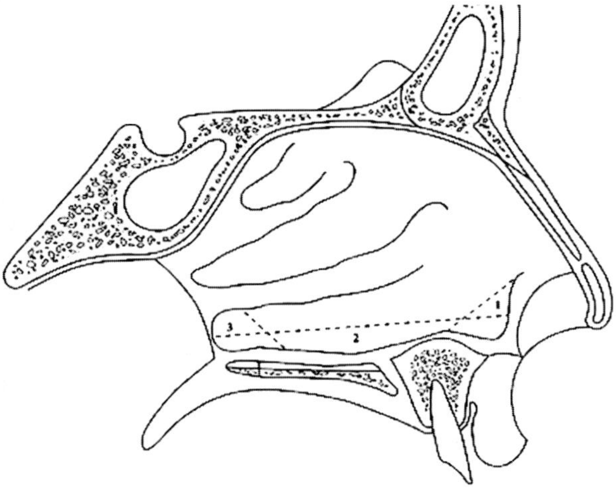

Fig. 12. Turbinectomies inférieures localisées. 1) Hypertrophie de la tête du cornet inférieur, 2) Hypertrophie du bord libre du cornet inférieur, 3) Hypertrophie de la queue du cornet inférieur

Hypertrophie du cornet moyen

Le cornet moyen peut développer une véritable hypertrophie (Fig. 15) mais le plus souvent cette hypertrophie est relative et apparaît dans des fosses nasales étroites. Après échec des turbinectomies inférieures partielles (Fanous, 1986 [14]) ou d'emblée, chez des patients sélectionnés (Morgenstein et Krieger, 1980 [48]), ces auteurs préconisent une turbinectomie moyenne partielle antérieure. La partie postérieure est à préserver en raison du risque hémorragique lié à la proximité de l'artère sphéno-palatine.

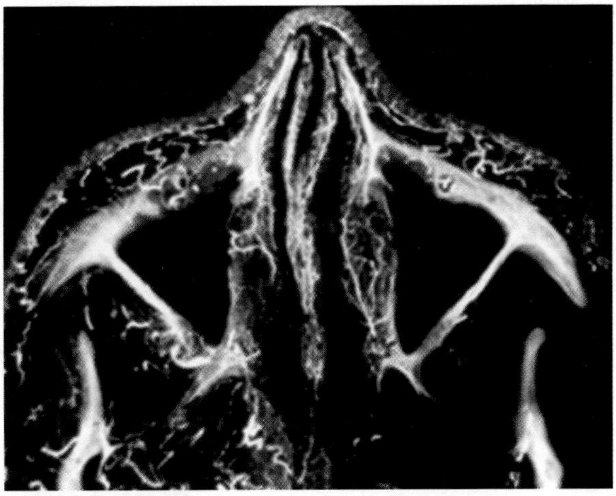

Fig. 13. Vascularisation des cornets inférieurs. coupe anatomique horizontale passant par la partie basse des fosses nasales. L'artère turbinale gauche est particulièrement visible

Inversion de la courbure du cornet moyen

Le cornet moyen développe parfois une courbure paradoxale qui, si elle siège en regard du méat moyen, peut être à l'origine d'obstruction nasale partielle et de conflit méato-ostial (Fig. 16). Le traitement consiste à réséquer la tête du cornet moyen (turbinectomie moyenne antérieure) ou à le remodeler (Klossek et coll., 1995 [33] ; Freche et Fontanel, 1996 [18]).

Hypertrophie du bord libre du cornet moyen

Le bord libre du cornet moyen est parfois garni d'une frange muqueuse hypertrophique. Elle est rarement isolée et n'est bien identifiée qu'après rétraction de la muqueuse. Sa responsabilité dans la gêne ventilatoire n'est pas facile à mettre en cause, aussi sa résection est-elle affaire d'exception d'autant qu'un œdème à ce niveau doit faire redouter une cause ethmoïdale.

Soins postopératoires

Dans tous les cas de turbinoplastie du cornet moyen, le méchage est inutile. Il faut prévenir l'apparition de synéchies au niveau du méat moyen, en évitant les lésions ou les caillots de cette zone. Il est utile, en cas de septoplastie associée, d'interposer, sous contrôle endoscopique, la lame de silicone de contention septale dans le méat moyen. Enfin, il faut prescrire des lavages pluriquotidiens au sérum physiologique ou à une solution d'eau de mer.

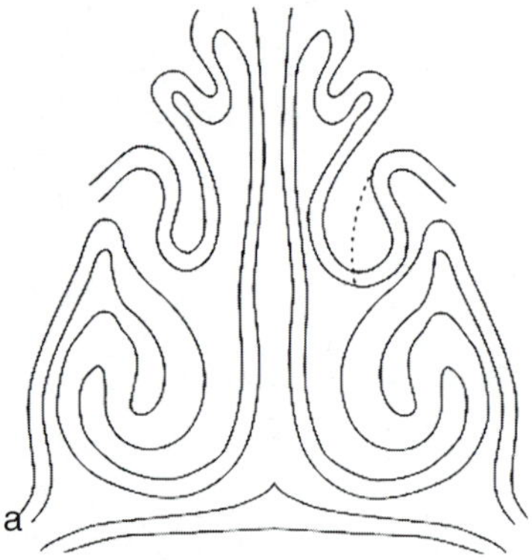

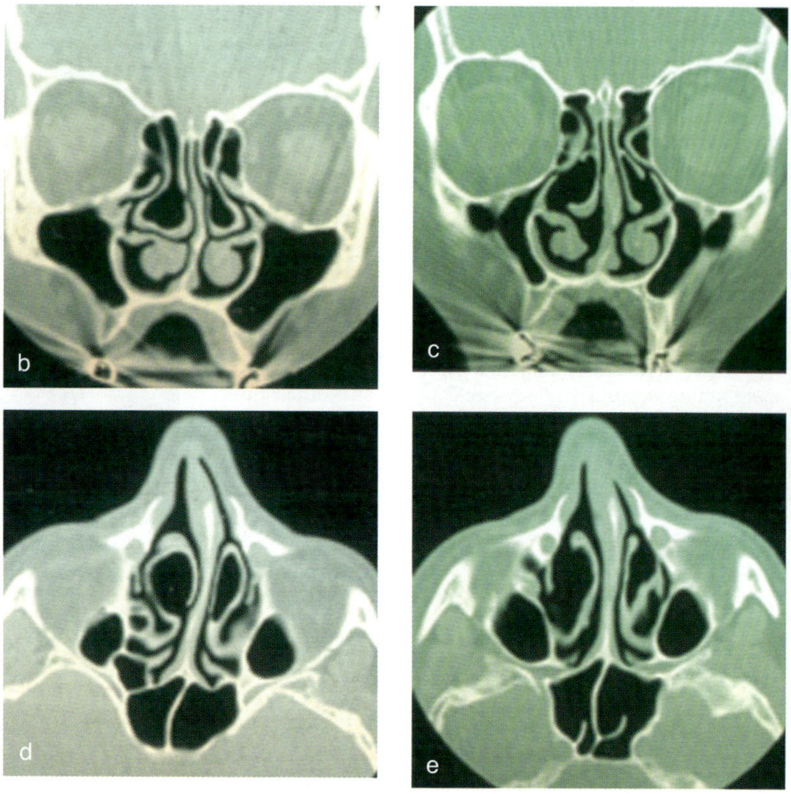

Fig. 14. Résection de la paroi latérale de la concha bullosa. a) Coupes frontales des fosses nasales ; b, c, d et e) Gêne ventilatoire (ventilation orale nocturne), rhonchopathe. Aspects tomodensitométriques : concha bullosa bilatérale, déformation « en tonneau » de l'étage inférieur des fosses nasales. Traitement : résection partielle des concha bullosa : rétablissement de la ventilation nasale normale nocturne, disparition de la rhonchopathie (coupes coronales et axiales des fosses nasales avant et après turbinoplasties moyennes)

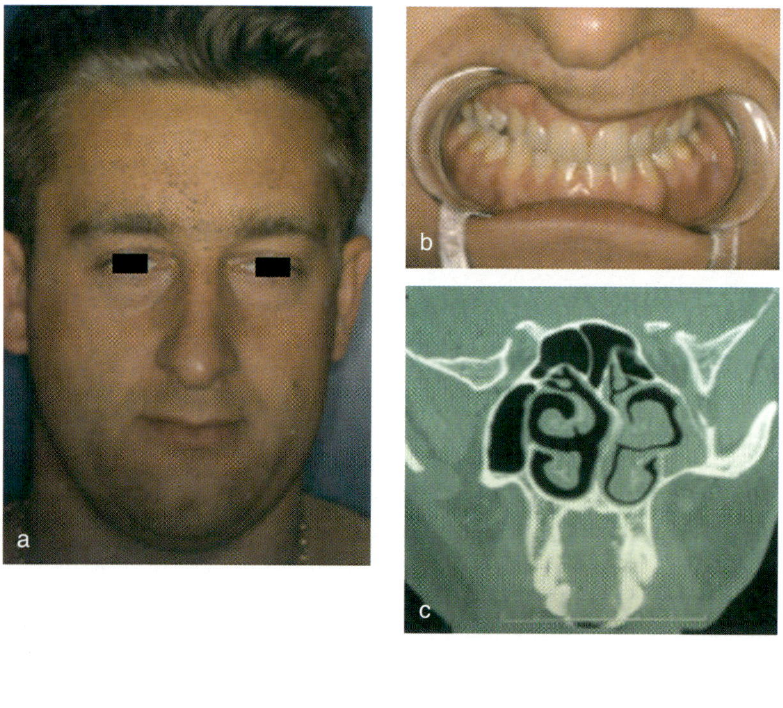

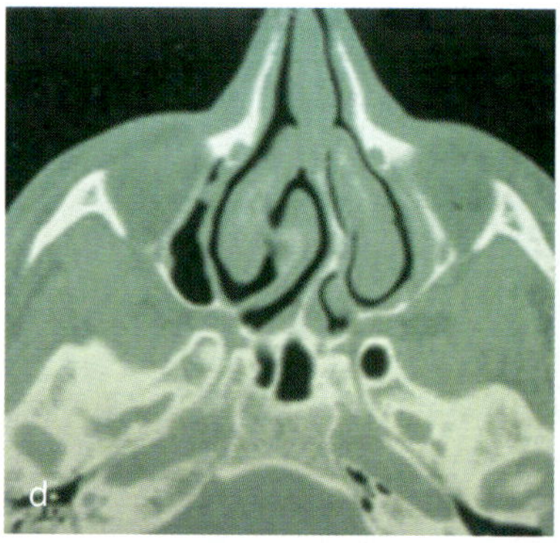

Fig. 15. Hypertrophie du cornet moyen. a) Gêne ventilatoire, rhonchopathe. Aspects cliniques : yeux tristes, léger excès vertical antérieur ; b) occlusion dentaire : endomaxillie ; c et d) Aspects tomodensitométriques : déviation septale haute, anomalies des cornets moyens, atrophie du sinus maxillaire gauche (coupes coronale et axiale des fosses nasales)

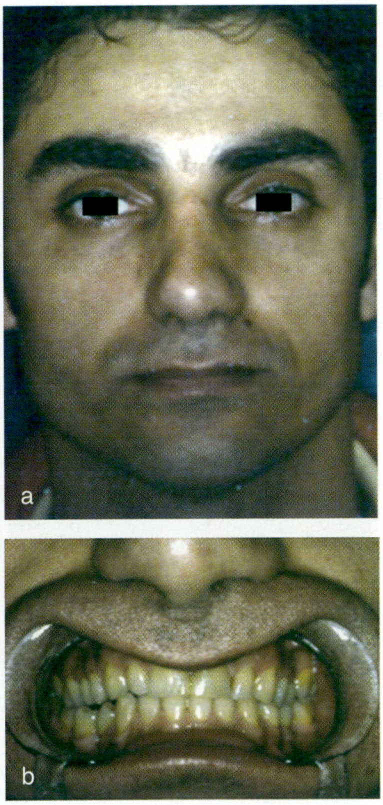

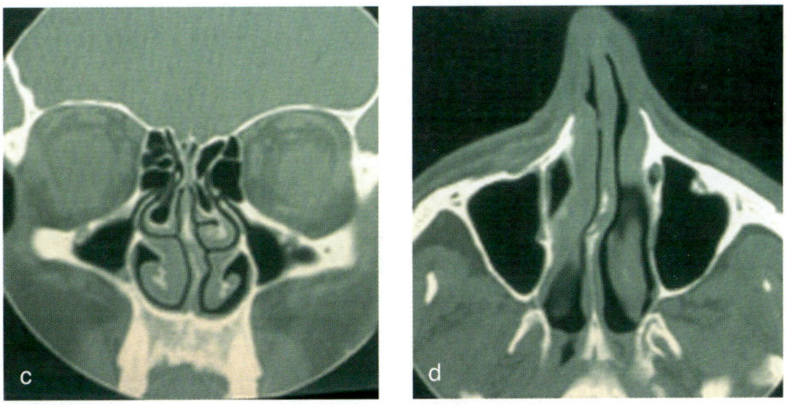

Fig. 16. Inversion de la courbure du cornet moyen. a) Gêne ventilatoire, bruxomanie. Aspect clinique : légère déviation septale droite ; b) Occlusion dentaire : endomaxillie droite ; c et d) Aspects tomodensitométriques : déviation septale, concha bullosa droite, cornet moyen inversé gauche, hypertrophie des cornets inférieurs (coupes coronale et axiale des fosses nasales)

5 – Fosses nasales étroites et endomaxillie

Les fosses nasales étroites sont souvent la conséquence d'anomalies septo-turbinales. Mais elles peuvent se voir en dehors de toutes anomalies septo-turbinales majeures, en particulier chez les rhinopathes (obstruction dysfonctionnelle) qui n'ont jamais ventilé normalement. Ils ont de ce fait gardé des fosses nasales étroites non fonctionnelles, en particulier la nuit. L'absence de stimulation de la suture médio-palatine se fait à la fois par défaut de ventilation nasale et par défaut d'expansion alvéolo-dentaire. Elles est liée à la position basse de la langue et se traduit par des fosses nasales étroites avec endomaxillie uni ou bilatérale. Cette dernière n'est pas toujours évidente, cliniquement, car il existe souvent une compensation par linguoversion alvéolo-dentaire des secteurs latéraux mandibulaires. Dans certains cas, malgré les possibilités de compensation mandibulaire, il persiste une dysharmonie transversale des arcades qui se traduit par un bout à bout dentaire transversal qui induit une situation de confort en latérodéviation mandibulaire qui, si elle n'est pas traitée, entraîne une asymétrie mandibulaire avec hypertrophie condylienne secondaire adaptative (Gola et coll., 1996 [19]).

Les procédés d'expansion transversale du maxillaire doivent être adaptés à l'âge du patient et à la nature de la déformation. L'expansion maxillaire ne se fait pas de la même façon sur le plan sutural ou alvéolo-dentaire suivant qu'elle est lente ou rapide d'autant plus que la tendance à la récidive transversale est plus fréquente que dans sens sagittal et vertical.

L'expansion maxillaire lente par « quad-helix » ou plaque amovible avec vérin, s'adresse essentiellement aux endoalvéolies et agit davantage sur les remparts alvéolo-dentaires (versions dentaires et remodelages alvéolaires) que sur la suture médio-palatine, faiblement sollicitée, sauf chez le jeune enfant.

L'expansion maxillaire rapide par disjonction intermaxillaire orthopédique ou chirurgicale agit davantage sur la suture que sur les remparts alvéolaires. Elle permet de rétablir la filière ventilatoire par élargissement électif de l'espace septo-turbinal tout en corrigeant l'endomaxillie (Angell, 1860 [1]) ; Haas, 1961 [25] ; Wertz, 1968 [70] ; Warren et coll., 1987 [65]).

La disjonction intermaxillaire doit toujours être associée au traitement des anomalies septale (éperon), turbinale moyenne (concha bullosa) ou valvaire (nez sous tension), car nombre de récidives sont liées à la persistance de l'obstacle endonasal dans l'espace septo-turbinal.

Elle se pose en véritable alternative à la turbinectomie inférieure, plus difficile dans ces fosses nasales étroites et pas toujours efficace.

Chez l'enfant, l'expansion maxillaire orthopédique par dispositif fixe scellé aux dents (PM1 et M1) ou par gouttière avec vérin, est réalisée sous anesthésie locale (épine nasale antérieure et suture médio-pala-

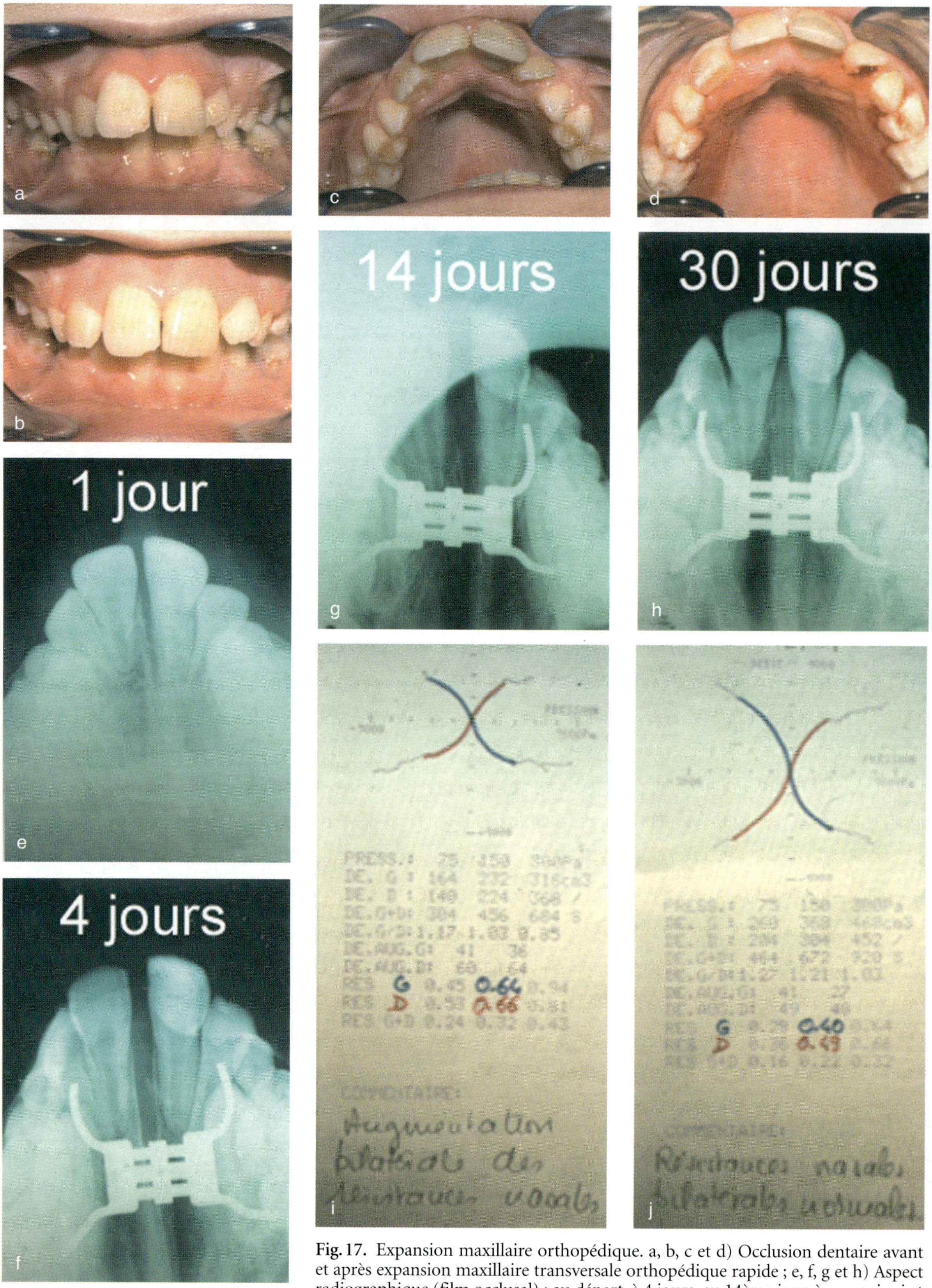

Fig. 17. Expansion maxillaire orthopédique. a, b, c et d) Occlusion dentaire avant et après expansion maxillaire transversale orthopédique rapide ; e, f, g et h) Aspect radiographique (film occlusal) : au départ, à 4 jours, au 14ème jour, à un mois ; i et j) Normalisation des résistances nasales (avec l'autorisation du Dr G De Massiac)

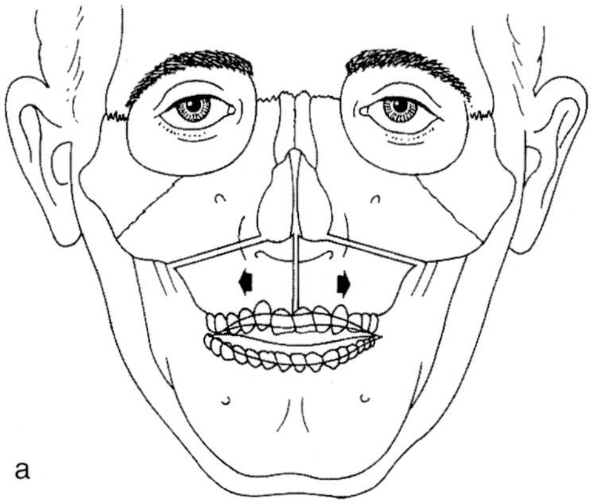

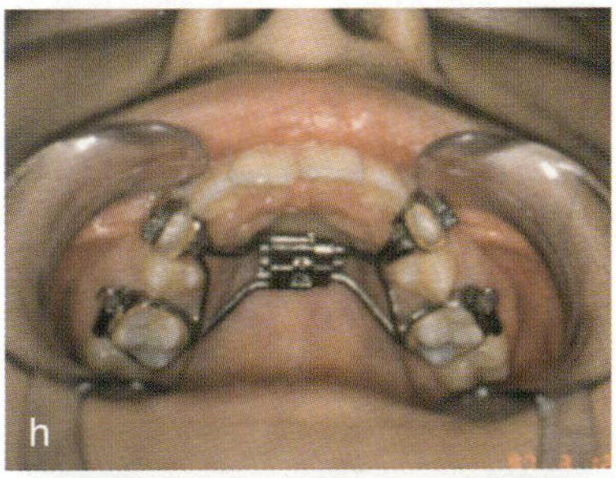

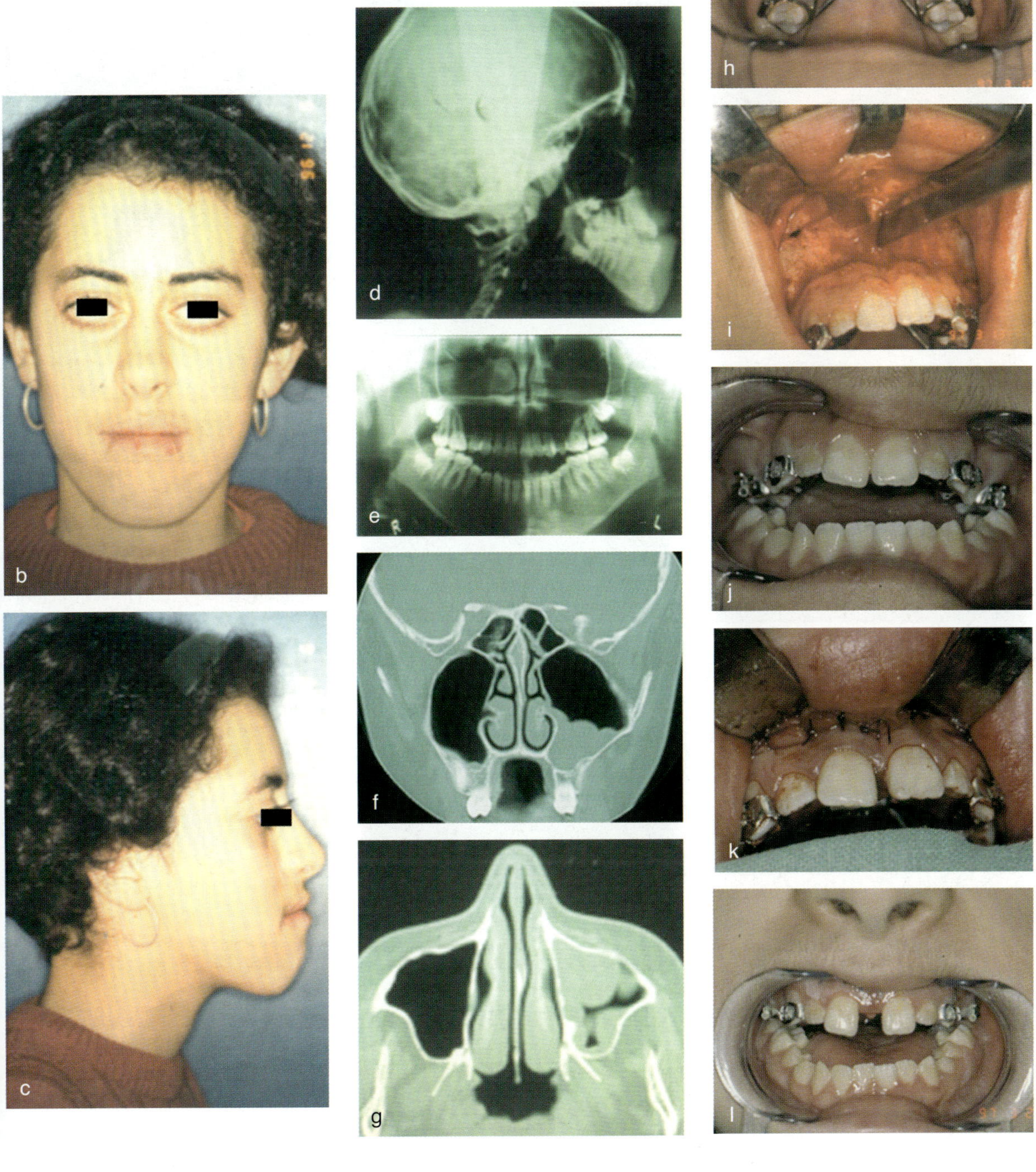

Fig. 18. Expansion maxillaire chirurgicale. a) Aspect schématique ; b et c) Aspects cliniques : cranio-facio-sténose, yeux ronds, excès vertical antérieur, promandibulie ; d et e) Téléradiographie de profil et orthopantomogramme : rétromaxillie, promandibulie, béance, absence de deux prémolaires supérieures ; f et g) Aspects tomodensitométriques : fosses nasales étroites, polype du bas fond sinusien gauche ; h et i) Mise en place de l'appareil d'expansion (vérin sur bagues scellées), disjonction intermaxillaire après ostéotomie maxillaire ; j, k et l) Occlusion dentaire préopératoire, amorce d'expansion en fin d'intervention et occlusion en cours de distraction

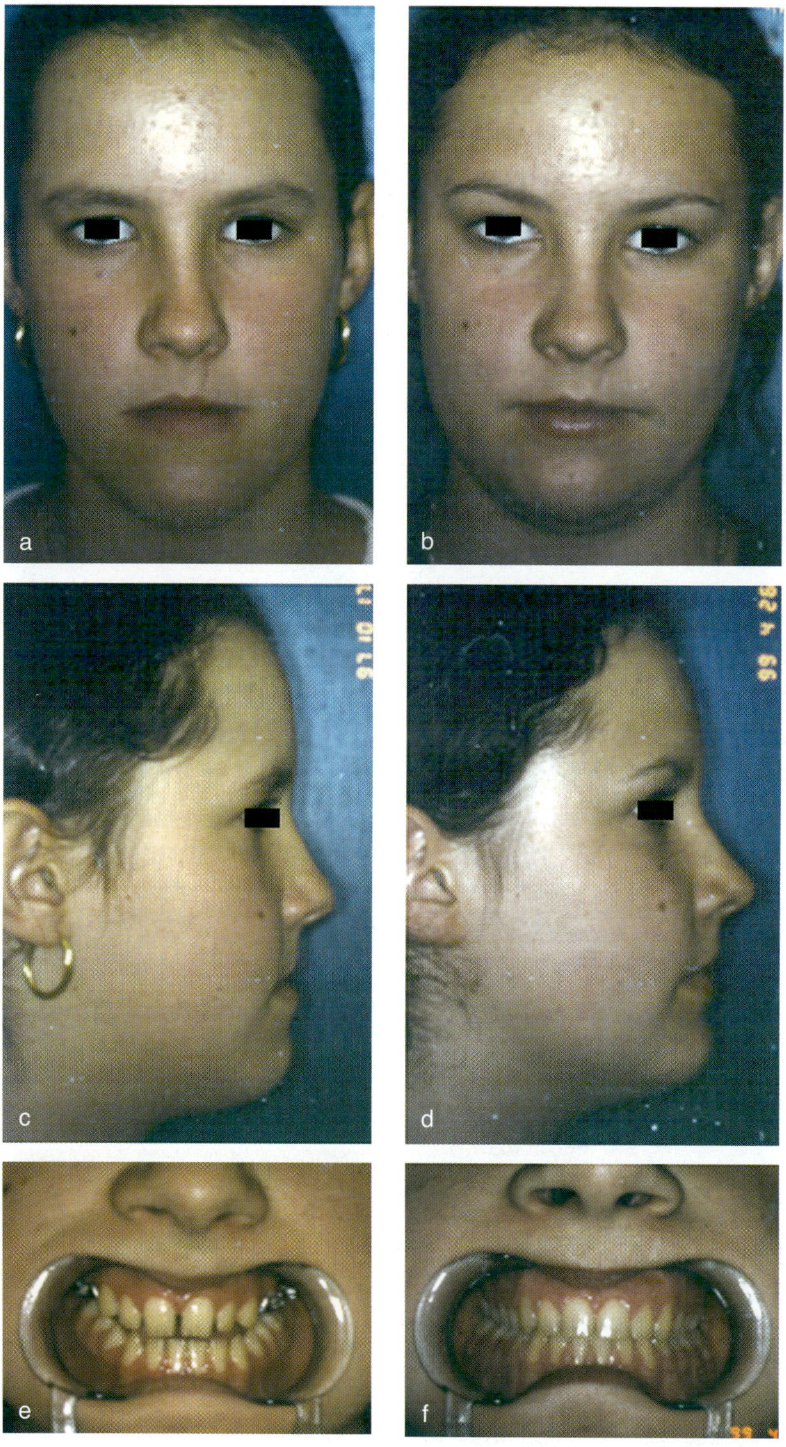

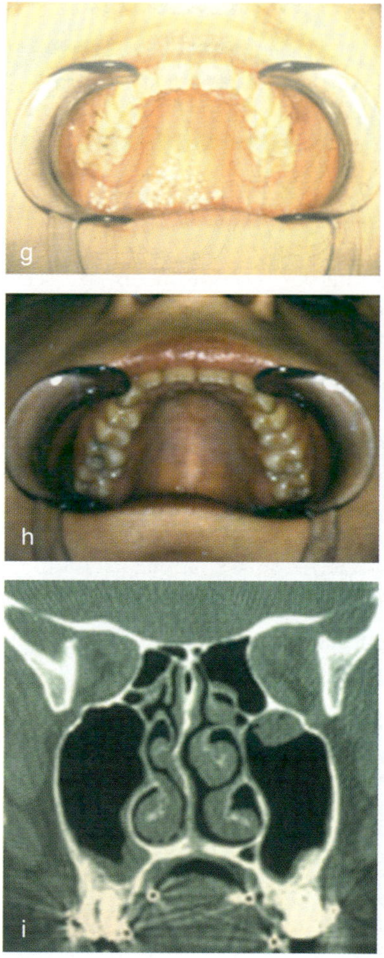

Fig. 19. Expansion maxillaire chirurgicale. yeux ronds, Obstruction nasale, rhinopathe, déviation nasale, rétro et endomaxillie. Traitement : expansion maxillaire chirurgicale et ODF, avancée maxillaire type Le Fort I, recul mandibulaire par ostectomie préangulaire. a et b) Aspects pré et postopératoires (vue de face) ; c et d) Aspects pré et postopératoires (vue de profil) ; e et f) Occlusions dentaires pré et postopératoires (vue de face) ; g et h) Arcades dentaires maxillaires pré et postopératoires (vue inférieure) ; i) Aspect tomodensitométrique : déviation septale haute, disjonction intermaxillaire en cours : du fait de l'asymétrie du palais l'expansion se fait ici aux dépens de la fosse nasale la plus large (coupe coronale des fosses nasales)

tine). L'expansion est plus nette au niveau des canines que des molaires (Fig. 17).

Chez l'adolescent, l'expansion orthopédique se fait davantage aux dépens des dents et de l'os alvéolaire que de la suture médio-palatine (Krebs, 1964 [34]). Rappelons que la suture médio-palatine se ferme vers 14-15 ans chez les filles et 15-16 ans chez les garçons. La forte tendance à la récidive nécessite de réaliser une hypercorrection, une stabilisation prolongée (pour permettre le redressement radiculaire spontané), avec contrôle de l'ossification du diastasis intermaxillaire et de la normalisation de la posture linguale qui doit pouvoir se déployer sous le palais.

Aussi, chez l'adolescent et l'adulte, l'expansion maxillaire par disjonction intermaxillaire doit être chirurgicale. L'appareil d'expansion est posé avant l'intervention (dispositif fixe scellé avec vérin, gouttière avec vérin, intéressante lorsque les bagues ne peuvent être placées et chez les sujets présentant un dysfonctionnement de l'appareil manducateur (DAM). L'appareil d'expansion maxillaire est classique pour une expansion parallèle, antérieur à charnière postérieure pour une expansion prémaxillaire (endognathie antérieure, arcade en « V »), postérieur à charnière antérieure pour une expansion prémolomolaire (endognathie latérale).

L'expansion est précédée par l'ostéotomie des piliers canins et molaires et par l'ouverture de la suture médio-palatine au ciseau à frapper droit introduit sous l'épine nasale antérieure, en prenant garde de ne pas blesser la fibromuqueuse palatine (Fig. 18). La disjonction ptérygo-palato-maxillaire qui permet l'expansion postérieure maxillaire est réservée aux endomaxillies graves et globales. La section du septum et des cloisons intersinuso-nasales est inutile. Le respect de la cloison intersinuso-nasale est même souhaitable pour obtenir un accroissement transversal des fosses nasales.

En cas d'excès vertical antérieur avec sourire gingival ou béance, les traits d'ostéotomies, habituellement légèrement obliques en bas et en dehors, doivent être modifiés et taillés parallèles au plan d'occlusion, sous peine de voir l'excès vertical antérieur augmenté (Betts et coll., 1995 [4]).

En cas d'endomaxillie unilatérale, l'ostéotomie maxillaire n'est réalisée que d'un seul côté.

Après séparation chirurgicale, l'expansion orthopédique est amorcée en peropératoire, puis est reprise après la phase de latence de 5 jours, à raison de 0,5 à 1 mm par jour. L'expansion est satisfaisante lorsque les cuspides palatines des molaires supérieures sont en contact avec le versant occlusal de la cuspide vestibulaire de la molaire inférieure, ce qui correspond à une surcorrection de 2 à 3 mm, prévenant une légère récidive quasi constante. A la fin du traitement, l'appareil sont laissé en place pendant au moins deux mois, puis remplacé par un dispositif de contention orthopédique pour lutter contre la tendance à la récidive. Ce dispositif est représenté par un appareillage multibague destiné à parfaire l'alignement dentaire et l'occlusion dentaire. Il est maintenu en place durant 6 mois à un an.

Lorsqu'il existe une endoalvéolie mandibulaire avec encombrement dentaire, la disjonction intermaxillaire peut être complétée par une disjonction progressive de la symphyse mandibulaire (Guerrero et coll., 1997 [24]).

Les bénéfices de l'expansion maxillaire rapide sont multiples :
- diminution des besoins d'extraction pour corriger les encombrements dentaires (il faut toujours préférer, chaque fois que cela est possible, l'expansion maxillaire aux extractions dentaires),
- amélioration morpho-fonctionnelle dentaire antérieure,
- amélioration de l'esthétique du sourire par disparition de l'espace compris entre les commissures labiales et les dents maxillaires (Betts, 1995 [4]),
- amélioration de la fonction ventilatoire nasale par augmentation du diamètre transversal des fosses nasales (ouverture de la valve nasale et élargissement électif de l'espace septo-turbinal). Cette normalisation de la fonction ventilatoire s'accompagne d'une diminution des éternuements et de la rhinorrhée (par décongestion veineuse et rétraction muqueuse), ce que l'on observe pas toujours après turbinectomie,
- normalisation de la posture de la langue (appui sur le palais et l'arcade alvéolo-dentaire),
- amélioration de l'équilibre musculaire permettant un gain de longueur d'arcade à la mandibule,
- stabilisation du résultat des traitements orthodontique et/ou orthognathique (Fig. 19).

Conclusion

La turbinoplastie initialement mécaniste a évolué vers une chirurgie fonctionnelle de l'appareil turbinal qui vise à rétablir l'aérodynamique des fosses nasales. Le respect de la fonction turbinale doit guider l'acte chirurgical.

Lorsque le cornet inférieur est en cause, une action réductrice limitée à sa tête et à sa frange muqueuse est suffisante dans la plupart des cas. Lorsque le cornet moyen est en cause et, qu'il s'agit d'une concha bullosa obstructive, sa réduction se fait préférentiellement aux dépens de la paroi latérale, de manière à dégager le méat moyen.

Dans les nez étroits avec endomaxillie, la disjonction intermaxillaire est une alternative plus conservatrice, permettant de rétablir la filière ventilatoire tout en corrigeant l'endomaxillie. Cette expansion osseuse des fosses nasales rend le geste sur les cornets inférieurs le plus souvent inutile. Elle n'exclut pas pour autant les gestes complémentaires sur le septum (déviation, crête, éperon) ou sur le cornet moyen (concha bullosa).

Bibliographie

1. Angell EH (1860) Treatment of irregularities of the permanent or adult teeth. Dent Cosmos 1 : 540-544 et 599-601
2. Bell WH, Proffit WP (1980) Maxillary excess in Bell WH, Proffit WP, White RP : Surgical correction of dentofacial deformities, Saunders, Philadelphia, 1980, T I : 292-293
3. Bertrand B, Eloy Ph (1995) Bases physiopathologiques des méatotomies. Cahiers d'ORL 30 : 141-150
4. Betts NJ, Vanarsdall RL, Barber HD, Higgins-Barber K, Fonseca RJ (1995) Diagnosis and treatment of transverse maxillary deficiency. Int J Adult Othod Orthognath Surg 10 : 75-96
5. Bossard B, Gilain L, Coste A, Moukarzel N, Bismuth R, Peynegre R (1990) Etude histologique de la muqueuse turbinale couplée à une évaluation rhinomanométrique après chirurgie endoscopique des cornets. Rev Off Soc Fr ORL 6 : 39-41
6. Boyd JH, Yaffee K, Holds J (1998) Maxillary sinus atelectasis with enophthalmos. Ann Otol Rhinol Laryngol 107 : 34-39
7. Cole P, Ayiomanimitis A, Ohki M (1989) Anterior and posterior –rhinomanometry. Rhinology 27 : 257-262
8. Constantian M, Clardy R (1996) The relative importance of septal and nasal valvular surgery in correcting airway obstruction in primary and secondary rhinoplasty. Plast Reconstr Surg 98 : 38-54
9. Courtiss EH, Goldwin R (1978) Resection of obstructing inferior nasal turbinates. Plast Reconstr Surg 62 : 249-257
10. Courtiss EH, Goldwin R (1990) Resection of obstructing inferior nasal turbinates : a 10 years follow-up. Plast Reconstr Surg 86 : 152-154
11. Dawes PDJ (1987) The early complications of inferior turbinectomy. J Laryngol Otol 101 : 1136-1139
12. Dessi P, Triglia JM, Portaspana T, Zanaret M, Cannoni M (1992) La turbinectomie inférieure sous guidage endoscopique. Résultats à moyen terme. Ann Oto-Laryngol 109 : 311-315
13. Elwany S, Harrison R (1990) Inferior turbinectomy : comparaison of four techniques. J Laryngol Otol 104 : 206-209
14. Fanous N (1986) Anterior Turbinectomy. Arch Otolaryngol Head Neck Surg 112 : 850-852
15. Feyh J (1995) Endoscopic surgery of the nose and paranasal sinuses with the aid of Holmium YAG laser, in Rudert H, Werner JA : Lasers in Otorhinolaryngology and Neck Surgery, Karger, Basel : 122-123
16. Freche Ch, Rouvier, et coll (1989) L'endoscopie Diagnostique et Thérapeutique en ORL. Arnette, Paris : 149-152
17. Freche Ch, Piquet JJ, Traissac L, et coll (1993) Le Laser en ORL. Arnette, Paris
18. Freche Ch, Fontanel JP, et coll (1996) L'obstruction nasale. Arnette, Paris, 297 p
19. Gola R, Carreau JP, De Massiac G (1996) Hypercondylie mandibulaire. Rev Stomatol Chir maxillofac 97 : 145-160
20. Goldsher, et coll (1995) YAG laser turbinate surgery animal experimental study : preliminary report. Laryngoscope 105 : 319-321
21. Goode RL (1978) Surgery of the turbinates. J Otolaryngol 7 : 262-268
22. Gordon AS, Mc Caffrey TV, Kern EB, Pallanch JF (1989) Rhinomanometry for preoperative and postoperative assessment of nasal obstruction. Otolaryngol Head Neck 101 : 20-26
23. Guenthener TA, Sather HA, Kern EB (1984) The effect of Le Fort I maxillary impaction on nasal airway resistance. Am J Orthod 85 : 308-315
24. Guerrero CA, Bell WH, Contasti GI, Rodriguez AM (1997) Mandibular widening by intraoral distraction osteogenesis. Br J Oral Maxillofac Surg 35 : 383-392
25. Haas AJ (1961) Rapid expansion of the maxillary dental arch and nasal cavity by opening the midpalatal suture. Angle Orhthod 31 : 73-90
26. Har-El G, Slavit DH (1996) Turbinoplasty for concha bullosa : a-non synechiae-forming alternative to middle turbinectomy. Rhinology 34 : 54-56
27. Holmes CR (1900) Hypertrophy of the turbinated bodies. NY Med J 72 : 529-534
28. Jones TC (1895) Turbinotomy. Lancet 2 : 496
29. Jones AS, Lancer JM (1987) Does submucosal diathermy to the inferior turbinates reduce nasal resistance to airflow in the long term ? J Laryngol Otol 101 : 448-451
30. Jones AS, Willat DJ, Durham LM (1990) Nasal airflow : resistance and sensation. J Laryngol Otol 103 : 909-911
31. Kaas ES, Salman S, Rubin PAD, Weber AL, Montgomery WW (1997) Chronic maxillary atelectasis. Ann Otol Rhinol Laryngol 106 : 109-116
32. Kawamura S, Fukutake T, Kubo N, Yamashita T, Kumazava T (1993) Subjective results of laser surgery for allergic rhinitis. Acta Otolaryngol (Stockh) [Suppl 500] : 109-112
33. Klossek JM, Fontanel JP, Dessi P, Serrano E (1995) Chirurgie endonasale sous guidage endoscopique. Masson, Paris (2e édit.), 140 p
34. Krebs A (1964) Midpalatal suture expansion studied by the implant method over a seven years period. Trans Eur Orthod Soc 40 : 131-142
35. Kyzer MD, Aly AS, Davidson JM, Reinish L, Ossoff RH (1993) Sub Ablation effects of the KTP laser on wound healing. Lasers Surg Med 13 : 62-71
36. Lachiver X, Blondel J, Ouayoun M, Mosnier I, Dupuy MA, Freche Ch, Chabolle F (1995) Analyse du laser ambulatoire et de la turbinectomie dans le traitement de l'obstruction nasale. A propos de 68 cas. Ann Otolaryngol Chir cervicofac 112 : 285-292
37. Lesselin J, Sabbau A, Drouet M, Bonneau JC, Fourrier E (1990) Rhinomanométrie : indications, limites et résultats. Allerg Immunol 3 : 103-106
38. Loreille JP, Bery A (1981) Modification de la ventilation nasale par disjonction intermaxillaire. Rev Orthop Dento-Faciale 15 : 193-208
39. Mabry RL (1981) Visual loss following intranasal corticosteroïd injection : incidence, causes and prevention. Arch Otolaryngol Head Neck Surg 107 : 484-486
40. Mabry RL (1982) Rhinitis medicamentosa : the forgotten factor in nasal obstruction. South Med J 75 : 817-819
41. Mabry RL (1984) Surgery of the inferior turbinates : How, much and when ? Otolaryngol Head Neck Surg 92 : 571-576

42. Mabry RL (1988) Inferior turbinoplasty : Patient selection, technique and long term consequences. Otolaryngol Head Neck Surg 98 : 60-66
43. Mahler D, Reuven S (1985) The role of turbinectomy in rhinoplasty. Aesth Plast Surg 9 : 277-279
44. Mc Combe AW, Cook J, Jones AS (1992) A comparison of laser cautery and sub-mucosal diathermy for rhinitis. Otolaryngol Clin North Am 17 : 297-299
45. Melon J : Muqueuse ORL. Structure et physiologie, in Wayoff M, Grilliat JP (1979) Immunité et Allergie en ORL, SPEI, Paris : 10-16
46. Meredith GM (1988) Surgical reduction of hypertrophied inferior turbinates. A comparison of electro fulguration and partial resection. Plast Reconstr Surg : 891-899
47. Mladina R, Risavi R, Subaric CM (1991) CO_2 Laser anterior turbinectomy in the treatment of non-allergic vasomotor rhinopathia. A prospective study upon 78 patients. Rhinology 29 : 267-272
48. Morgenstein K, Krieger MK (1980) Experiences in middle turbinectomy. Laryngoscope 90 : 1596-1603
49. Odetoyingo O (1987) Complications following total inferior turbinectomy : facts or myths ? Otolaryngol Clin North Am 12 : 361-363
50. Ophir D, Shapira A, Marshak G (1985) Total inferior turbinectomy for nasal airway obstruction. Arch Otolaryngol 111 : 93-95
51. Ophir D (1990) Resection of obstructing inferior turbinates following rhinoplasty. Plast Reconstr Surg 85 : 724-727
52. Ophir D, Schindel D, Halperin D, Marshak G (1992) Long term follow-up of the effectiveness and safety of inferior turbinectomy. Plast Reconstr Surg 00 : 980-987
53. Peytral C, Hazan A, Chevalier E, Korniloff, Goddet B (1995) Laser en ORL (Avantages comparés. Utilisation. Indications courantes). Encycl Méd Chir (Elsevier, Paris), Oto-rhino-laryngologie 20-802-A-10 : 10p
54. Ritter FN (1978) The Paranasal Sinuses, Anatomy and Surgical technique. Mosby, St Louis : 89-127
55. Riu R (1996) Les problèmes fonctionnels pré et post-rhinoplastie. Ann Chir Plast Esthét 41 : 389-399
56. Riviere F, Trotoux J, Aubert Ph, Geoffray B, Kossman JM, Lachiver X (1989) La résection sous-muqueuse des cornets inférieurs. Ann Otolaryngol Chir Cervicofac 106 : 297-303
57. Rouvier P (1997) Communication personnelle
58. Saade A, Pajoni D (1996) Excès vertical antérieur et disjonction Maxillaire. Rev Orthop Dento-Faciale 30 : 143-149
59. Shoseyov D, Bibi H, Shai P, Shoseyov N, Shazberg G, Hrvitz H (1998) Treatment with hypertonic saline versus normal saline nasal wash of pediatric chronic sinusitis. J Allergy Clin Immunol 602-605
60. Schwarz GM, Thrash WJ, Byrd DL, Jacobs JD (1985) Tomographic assessment of nasal septal changes following surgical-orthodontic rapid maxillary expansion. Am J Orthod 87 : 39-45
61. Stucker FJ, Shaw GY (1991) Ancillary nasal procedures, in Blitzer A, Lawson W, Friedman WH : Surgery of the paranasal sinuses. Saunders, Philadelphia : 401-412
62. Takahashi R (1988) The evolution of the nasal septum and the formation of septal deformity. Rhinology [Suppl6] : 3-23
63. Thomas PL, John DG, Calin WV (1988) The effect of inferior turbinate out fracture on nasal resistance to airflow in vasomotor rhinitis, assessed by rhinomanometry. J Laryngol Otol 102 : 144-145
64. Turvey TA, Hall DJ, Warren DW (1984) Alterations in nasal airway resistance following superior repositioning of the maxilla. Am J Orthod 85 : 109-114
65. Warren DW, Hershey HG, Turvey TA, Hinton VA, Hairfield WM (1987) The nasal airway following maxillary expansion. Am J Orthod 91 : 111-116
66. Wayoff M, Grilliat JP (1979) Immunité et Allergie en ORL. SPEI, Paris
67. Wayoff M, Moneret-Vautrin DA (1988) Le syndrome d'hyperactivité nasale (rhinites allergiques et vasomotrices). Encycl Méd Chir Oto-rhino-laryngologie 20350A10 2 : 16p
68. Wayoff M, Virte M (1989) Rhinite chronique hypertrophique et chirurgie turbinale. Encycl Méd Chir Oto-rhino-laryngologie 20350 A20 4 : 8p
69. Wayoff M, Jankowski R, Haas F (1991) Physiologie de la muqueuse respiratoire nasale et troubles fonctionnels. Encycl Méd Chir Oto-rhino-laryngologie 20290A10 : 14p
70. Wertz RA (1968) Changes in nasal airflow incident to rapid maxillary expansion. Angle Orthod 38 : 1-11
71. White A, Murray Jam (1988) Intranasal adhesion formation following surgery for chronic nasal obstruction. Otolaryngol Clin North Am 13 : 139-143
72. Wight R, Jones AS, Clegg RT (1988) A comparison of anterior and radical trimming of the inferior nasal turbinates and the effect on nasal resistance to airflow. Otolaryngol Clin North Am 13 : 223-226
73. Wooddhead CJ, Wickham MH, Smelt JC, Mc Donald AW (1989) Some observations on submucosal diathermy. J Laryngol Otol 103 : 1047-1049
74. Worms G (1927) L'insuffisance respiratoire nasale. Soc Fr d'Oto-rhino-laryngologie. Congrès 40 : 97-272

XV
Mentoplastie fonctionnelle

Le menton joue un rôle considérable dans l'esthétique du visage, au même titre que le nez et le front.
La région mentonnière peut être le siège d'anomalies morphologiques dans les trois plans de l'espace : rétrogénie ou progénie dans le sens sagittal, excès ou insuffisance de hauteur dans le sens vertical, excès ou insuffisance dans le sens transversal, latérogénie source d'asymétrie faciale.
Pour améliorer l'ensemble du profil, il est souvent nécessaire de pratiquer une mentoplastie (ou génioplastie : génion = menton) en même temps que la rhinoplastie. L'influence réciproque des reliefs du nez et du menton doit être prise en compte dans l'harmonisation du profil (profiloplastie) (Fig. 1).
S'il est assez simple d'agir chirurgicalement sur la partie osseuse du menton, il est plus délicat d'agir sur les tissus mous. Différents procédés peuvent être utilisés, seuls ou associés à des gestes chirurgicaux portant sur le maxillaire ou la mandibule dans le cadre d'une chirurgie orthognathique.

1 – Rappel embryologique

Conséquence de la station érigée et de l'hominisation céphalique, le menton distingue l'Homo sapiens des autres primates (Ginisty, 1988 [24]). La saillie mentonnière résulte de la réduction et du recul des arcades dentaires (Fig. 2).

La persistance ou la soudure d'une suture entre les deux hémimandibules résulte des conditions biomécaniques de la mastication propre à chaque espèce. Chez l'homme jusqu'à l'âge d'un an environ, les deux os dentaires droit et gauche sont indépendants. Après la synostose de la symphyse mentonnière (symphysation), la mandibule peut être considérée comme un os unique.

Le menton se forme autour de l'extrémité antérieure du cartilage de Meckel (en avant du foramen mentonnier), ce cartilage ayant un rôle inducteur limité et transitoire. La croissance de la région symphysaire est assurée par du cartilage secondaire puis par du tissu chondroïde qui coiffent les extrémités de chaque hémimandibule. Parallèlement, des nodules cartilagineux apparaissent au sein du tissu fibreux mentonnier. Cette région est particulièrement sollicitée chez le fœtus et le nouveau-né lors des mouvements de succion et déglutition. L'ossification (synostose) symphysaire commence deux à trois mois après la naissance. L'ossification périostée, soumise aux influences des muscles linguaux, supra-hyoïdiens et peauciers, contribue à la croissance et à la morphoge-

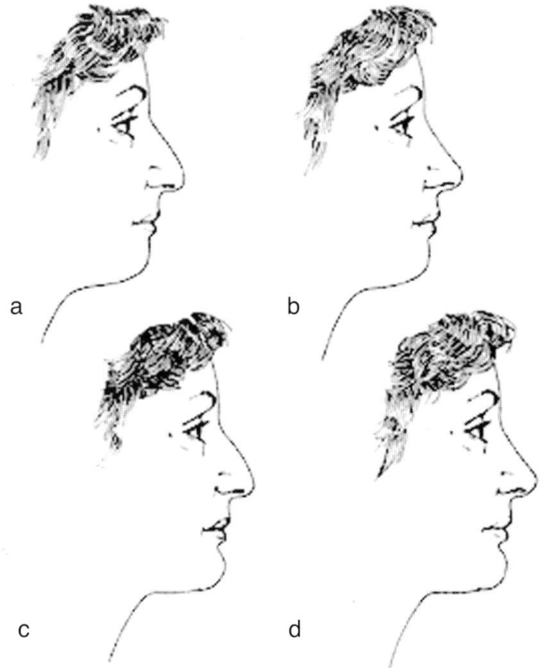

Fig. 1. Effets d'une rhinoplastie combinée à une mentoplastie. a) Situation initiale ; b) Après rhinoplastie isolée ; c) Après mentoplastie isolée ; d) Après rhinoplastie et mentoplastie associées

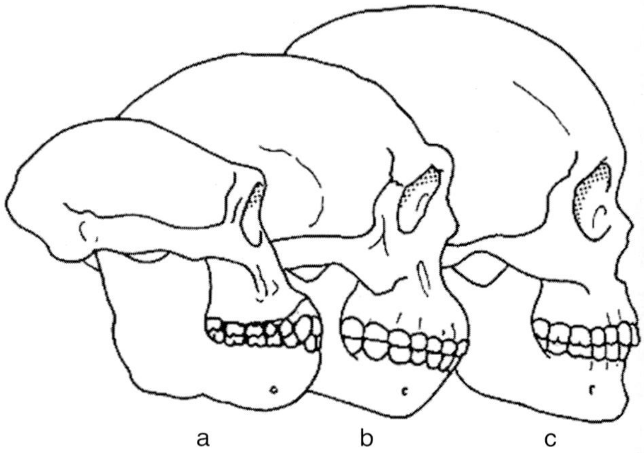

Fig. 2. Apparition du menton au cours de l'hominisation. a) Squelette cranio-facial d'australopithèque ; b) Squelette cranio-facial d'Homo erectus ; c) Squelette cranio-facial d'homme moderne (Homo sapiens)

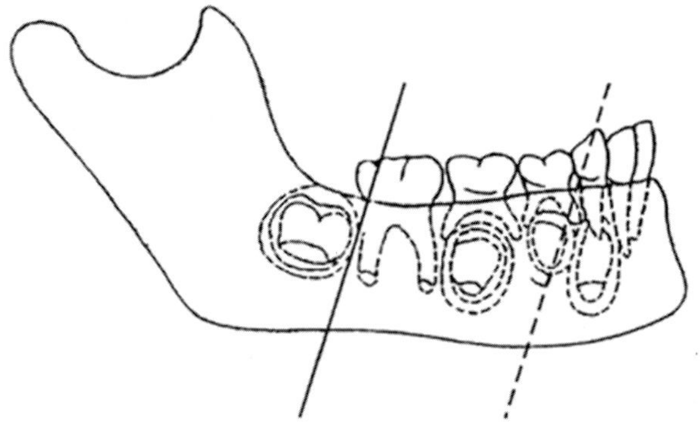

Fig. 3. Unité osseuse mentonnière (enfant). En trait plein, la ligne intercorpéo-ramique, en trait pointillé, la ligne canino-foraminale qui sépare les corps du menton

nèse mentonnière. La croissance alvéolo-dentaire est assurée par la formation et l'éruption des germes dentaires des deux dentures. La présence des dents au sein de l'os symphysaire s'oppose à toute ostéotomie horizontale avant la mise en place des canines définitives, soit vers 12 à 13 ans (Fig. 3).

La morphogenèse osseuse se fait selon un processus d'apposition sur l'os basilaire et de résorption de l'os alvéolaire (Enlow, 1968 [21]). La forme définitive du menton se détermine après la puberté (Meredith, 1957 [46]). Elle est, comme pour le nez, en grande partie génétiquement contrôlée. A double titre, dentaire et endocrinien, il est préférable d'attendre la puberté avant d'intervenir sur un menton.

2 – Rappel anatomique

Le menton constitue une unité à la fois cutanée et osseuse. Il est aussi l'équivalent d'une apophyse musculaire.

Unité cutanée mentonnière

L'unité cutanée mentonnière est située entre les plis labio mentonnier et sous-mentonnier et entre les prolongements vers le bas des plis naso-jugaux. Cette unité ne peut être dissociée anatomiquement et physiologiquement de la région labiale inférieure (région labio-mentonnière) (Fig. 4).

Le pli labio-mentonnier, transversal à concavité inférieure, est déterminé par l'insertion des fibres supérieures du muscle mentalis (muscle de la houppe). Ce pli correspond à la partie supérieure de la protubérance mentonnière et au fond du vestibule inférieur et se situe habituellement à mi-distance entre la ligne bicommissurale et le menton. Il est effacé dans les excès verticaux mentonniers. Il est accentué dans les rétroalvéolies mandibulaires et les faces courtes. S'il n'y a pas d'anomalie de l'occlusion dentaire, sa situation anormalement haute doit faire suspecter une insertion haute des muscles mentalis.

Latéralement, les plis naso-jugaux et leurs prolongements inférieurs sont déterminés par l'accumulation de la graisse sous-cutanée jugale, par l'adhérence de la peau à la région labiale et par le tonus ou la contraction des muscles élévateurs et dilatateurs des lèvres.

Le pli sous-mentonnier, transversal, correspond à une zone d'adhérence sous-cutanée au bord basilaire du menton osseux. Ce pli sépare la face du cou. Au niveau du menton, les muscles adhérent à la peau particulièrement épaisse et recouverte de poils chez l'homme. Au niveau du cou (régions supra-hyoïdiennes médiane et latérale), la peau est plus fine et peut servir de site donneur (greffe de peau totale, lambeau cutané pédiculé sur l'artère submentale). Les excès de tissu adipeux se développent volontiers en avant et en arrière du muscle platysma pour former un double menton.

La forme du menton et sa projection plus ou moins prononcée, sont liées à la forme de l'os sous-jacent, à l'épaisseur des muscles et des tissus mous de recouvrement (peau, tissu adipeux sous-cutané, bourse séreuse) mais aussi à la position du cou et de l'os hyoïde. La saillie mentonnière qui souligne le caractère de l'individu est habituellement plus marquée chez l'homme que chez la femme.

Unité osseuse mentonnière

L'unité osseuse mentonnière est comprise entre les foramens mentonniers (région inter ou préforaminale). Le corpus mandibulaire est divisé en trois unités, une antérieure courbe, le menton, les deux autres latérales et rectilignes, les corps. La séparation passe par une ligne oblique en bas et arrière étendue de la face postérieure de la couronne de la canine au bord antérieur du foramen mentonnier. Cette ligne oblique est grossièrement parallèle à la ligne oblique séparant le corpus du ramus. Les foramens mentonniers sont de ce fait en dehors du menton (Fig. 3 et 5).

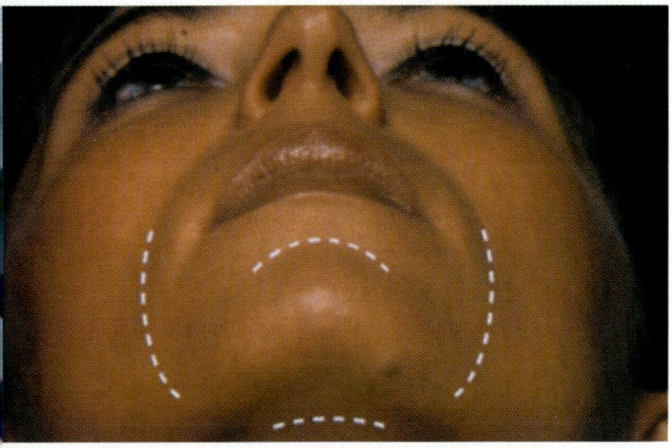

Fig. 4. Unité cutanée mentonnière

La face antérieure du menton osseux, convexe, est marquée par une crête médiane, la symphyse qui s'élargit vers le bas en constituant une saillie triangulaire à base inférieure, la protubérance mentonnière (trigonum mentale). Cette saillie est bordée latéralement par des fossettes (incurvatio mandibularis anterior), limitées en dehors par le relief de l'alvéole de la canine.

Le foramen mentonnier se situe chez l'adulte denté, à mi-hauteur du corps mandibulaire et, le plus souvent, entre les deux prémolaires (Olivier, 1927 [51] ; Sweet, 1959 [67]) (Fig. 5).

La face postérieure, concave, présente à sa partie inférieure les quatre épines mentonnières (apophyses geni).

Apophyse musculaire mentonnière

Le menton donne insertion à de nombreux muscles (seize) :

- sur sa face antérieure s'insèrent les muscles incisifs inférieurs, les muscles depressor anguli oris (muscles abaisseurs des commissures labiales), les muscles depressor labii inferioris (muscles abaisseurs de la lèvre inférieure, improprement appelés carrés du menton) et les muscles du menton (muscle mentalis et pars mentalis du platysma) (Fig. 6 et 7) ;
- sur sa face postérieure s'insèrent sur la ligne médiane, les muscles génio-glosses et génio-hyoïdiens, latéralement les muscles mylo-hyoïdiens et les ventres antérieurs des muscles digastriques (Fig. 8).

Le muscle incisif inférieur s'insère sur l'os alvéolaire entre incisive latérale et canine, se porte en haut et en dehors et se termine dans la commissure homolatérale. Son rôle est de porter les commissures en dedans et en avant, déterminant ainsi une protraction des lèvres en synergie avec le chef interne profond du muscle orbiculaire.

Le muscle depressor anguli oris est le « muscle des passions tristes », du mécontentement et de l'insatisfaction. De forme triangulaire à base inférieure, il s'insère sous la ligne oblique externe de la mandibule au niveau de son tiers antérieur, puis monte verticalement et se termine sur le modiolus (moyeu de roue) paracommissural. A son bord inférieur, ses fibres s'entrecroisent avec celles de la pars mentalis du platysma. Au cours de son trajet, il soulève le pli muqueux vestibulaire latéral inférieur. Le muscle depressor anguli oris correspond au muscle canin qui soulève le pli muqueux vestibulaire latéral supérieur.

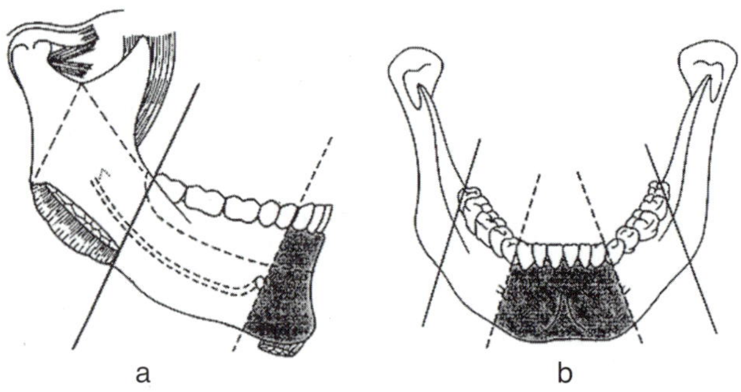

Fig. 5. Unité osseuse mentonnière (adulte). En trait plein, la ligne intercorpéo-ramique, en trait pointillé, la ligne canino-foraminale qui sépare les corps du menton a) Mandibule vue de profil, b) Mandibule vue de face.

Le muscle depressor labii inferioris est le « muscle du dégoût et de la moue ». C'est un muscle aplati et mince de forme quadrangulaire, s'insérant au dessus de la ligne oblique externe dans son tiers antérieur (depuis la canine jusqu'à la première molaire) et se terminant dans la lèvre inférieure en entrecroisant ses fibres avec celles du muscle orbiculaire (chef interne profond). Sous-jacent au muscle abaisseur de la commissure labiale, oblique en haut et en dedans, il circonscrit avec son homologue un espace triangulaire à base inférieure dans lequel font saillie les muscles mentalis.

Il correspond aux muscles levator labii superioris alaeque nasi et quadratus labii superioris qui, avec le muscle zygomatique minor, forment également un ensemble musculaire carré.

Le muscle mentalis (houppe ou muscle du menton) est un muscle conoïde, paramédian, situé sous la ligne de jonction gingivo-vestibulaire (sous le muscle incisif). Son insertion supérieure est soulignée par une petite crête horizontale, en regard des apex de l'incisive latérale et de la canine. Il se dirige en bas et en dehors et s'épanouit en forme de houppe (les fibres

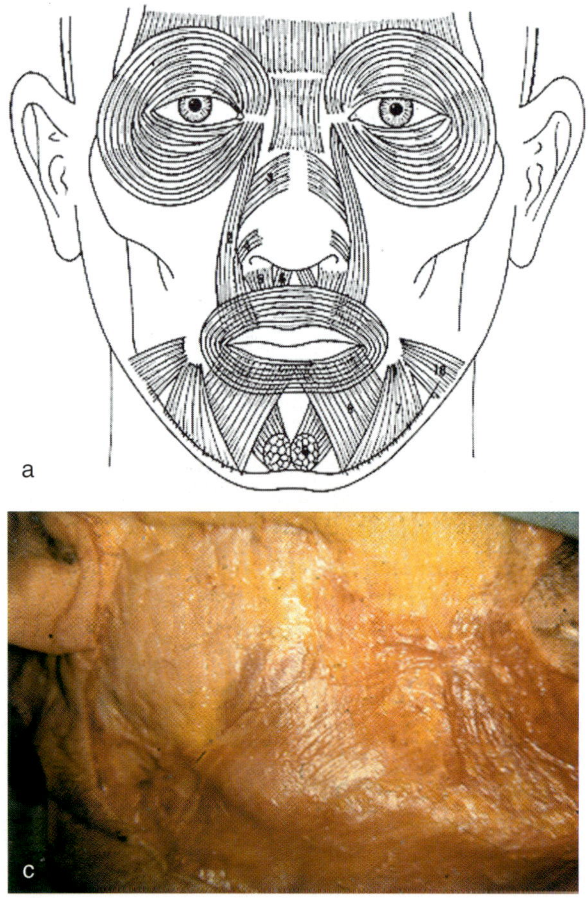

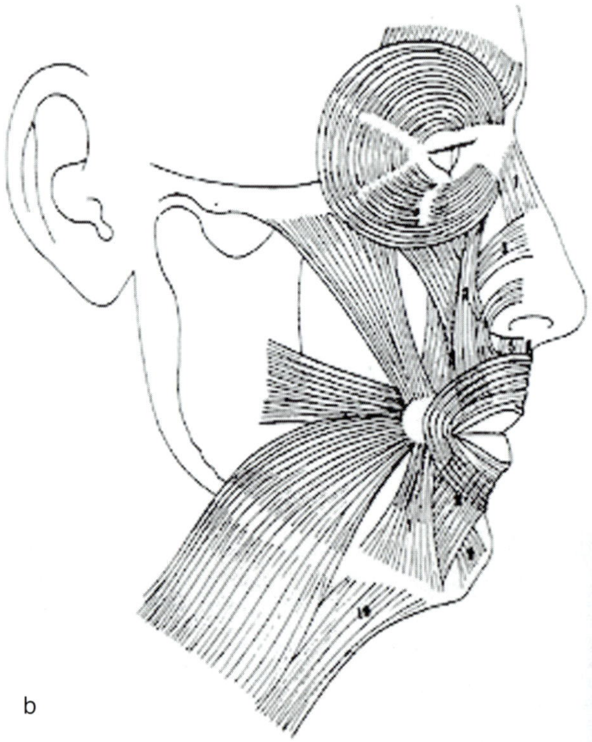

Fig. 6. Musculature labio-mentonnière. 7) Depressor anguli oris (muscle abaisseur de la commissure labiale), 8) Depressor labii inferioris (muscle abaisseur de la lèvre inférieure), 9) Muscle mentalis, 10) Pars mentalis du muscle platysma. Les muscles incisifs ne sont pas représentés. a) Vue de face ; b) Vue de profil ; c) Dissection anatomique

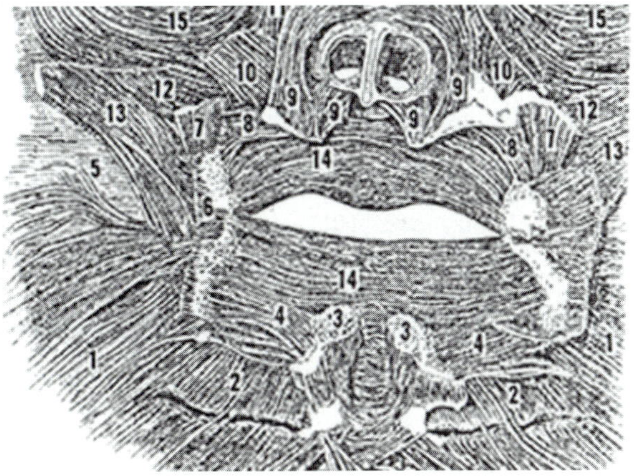

Fig. 7. Musculature labio-mentonnière. Masque facial obtenu par dissection postérieure (d'après Eisler)

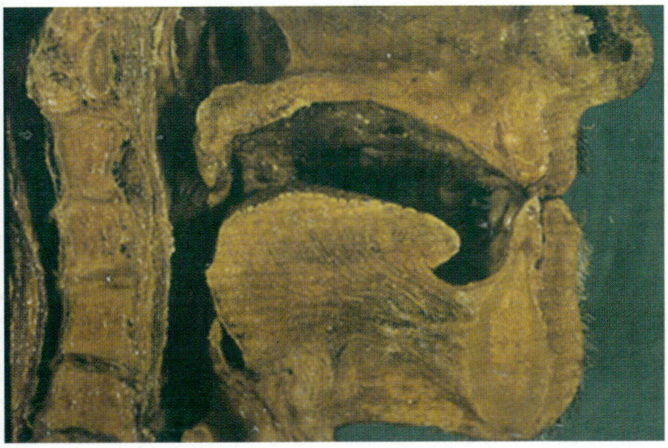

Fig. 8. Musculature mentonnière. Insertions musculaires de la face postérieure du menton (coupe parasagittale)

musculaires supérieures horizontales, les fibres inférieures obliques en bas), pour se terminer à la face profonde de la peau du menton. Son action est d'attirer en haut le menton cutané et de plaquer la peau contre l'os en élevant le pli labio-mentonnier. Il contribue indirectement à l'élévation et à l'éversion de la lèvre inférieure. C'est le muscle de l'irrésolution et de l'indécision (Fig. 6 et 7).

Entre les deux muscles mentalis se trouve une lame fibreuse médiane, le « ligament de la houppe du menton », véritable ligne blanche tendue de la protubérance mentonnière à la peau du menton où elle peut déterminer une fossette.

Entre muscle mentalis et os existe une « bourse séreuse » qui facilite le glissement du muscle (Lightoller, 1926 [39]) et dont l'hypertrophie expliquerait la forme de certains mentons projetés et mous.

Chez l'édenté ayant une perte étendue de l'os alvéolaire, les muscles mentalis s'insèrent au ras du rebord alvéolaire et sont source d'instabilité prothétique.

Les abcès et fistules périmandibulaires d'origine dentaire s'extériorisent dans le vestibule et la lèvre ou plus souvent à la peau du menton, car les apex des incisives inférieures sont en position vestibulaire et sous le niveau d'insertion des muscles mentalis.

Le muscle platysma se compose de deux faisceaux d'action différente :

- Le faisceau latéral (pars buccalis), en forme de S allongé, glisse sur la moitié postérieure du bord basilaire de la mandibule et sur l'angle qu'il recouvre, pour se jeter sur le modiolus (muscle abaisseur de la commissure),
- Le faisceau médial (pars mentalis) adhère au bord basilaire de la région mentonnière (muscle abaisseur de la mandibule) en entrecroisant ses fibres avec le muscle abaisseur de la commissure.

Le muscle génio-glosse (muscle genio-glossus) s'attache sur les épines mentonnières supérieures. De là, ses fibres s'étalent en éventail ; les fibres inférieures horizontales se fixent au bord supérieur du corps de l'os hyoïde, les moyennes vont au milieu de la langue, les antérieures incurvées en haut et en avant vont à la pointe. Grâce à leur appui mentonnier, les muscles génio-glosses, seuls muscles protracteurs de la langue, jouent un rôle important dans la mécanique qui maintient ouvert le passage oropharyngien, en empêchant la langue d'encombrer l'oropharynx. Cela explique les macroglossies relatives des ventilations orales. Chez l'édenté total, l'hypertrophie des épines mentonnières est essentiellement le fait des insertions des muscles génio-glosses (Ott, 1973 [52]) (Fig. 8).

Le muscle génio-hyoïdien (muscle genio-hyoïdeus), cylindrique, sous-jacent au muscle génio-glosse et sus-jacent au muscle mylo-hyoïdien, s'insère sur les épines mentonnières inférieures et se termine sur la face antérieure du corps de l'os hyoïde. Il est à la fois abaisseur de la mandibule et élévateur de l'os hyoïde en fonction de son point fixe (Fig. 8).

Le muscle mylo-hyoïdien (muscle mylo-hyoïdeus), aplati, s'unit sur la ligne médiane avec son homologue et forme une sangle solide, tendue entre la ligne mylo-hyoïdienne de la mandibule et l'os hyoïde. Les fibres, presque transversales, se réunissent sur la ligne médiane à celles du côté opposé pour former un raphé médian. Ce muscle abaisse la mandibule quand le point fixe est hyoïdien. Il élève l'os hyoïde quand le point fixe est mandibulaire. Il intervient également dans le premier temps de la déglutition (élévation de la langue par contraction bilatérale simultanée).

Le ventre antérieur du muscle digastrique (muscle digastricus) s'insère sur le bord basilaire, de part et d'autre de la ligne médiane au niveau d'une large fossette. Le corps musculaire se dirige horizontalement d'avant en arrière jusqu'au tendon intermédiaire situé dans une coulisse fibreuse rattaché au corps de l'os hyoïde. Le ventre postérieur du muscle digastrique lui fait suite en arrière et va s'insérer sous la base du crâne. Ce muscle est l'abaisseur principal de la mandibule par son ventre antérieur et élévateur de l'os hyoïde par ses deux ventres. Il intervient dans tous les mouvements horizontaux de la mandibule, comme les « rênes d'un cheval ».

3 – Biomécanique

Le menton osseux se compose de deux parties osseuses juxtaposées, alvéolaire et basilaire (Fig. 9).

Au sein de l'os alvéolaire, labile, l'arcade dentaire n'est pas centrée :

- en avant, le bloc incisivo-canin est en position vestibulaire (os plus épais du côté lingual). La canine, à la fois dent la plus longue et la plus externe (corticale amincie et relief marqué), constitue un point de faiblesse ;
- latéralement, les deux prémolaires sont bien centrées entre les deux corticales.

L'os basilaire, en forme de gouttière est composé d'os cortical épais entourant du tissu osseux spongieux. La corticale postérieure est plus épaisse que la corticale antérieure (Ricketts, 1968 [59]).

L'épaisseur sagittale de la symphyse, site de prélèvement osseux possible, varie de 9 à 15 mm chez l'adulte (Guyuron, 1993 [29]).

La région mentonnière est soumise à des contraintes en compression, torsion et en cisaillement. Sa grande épaisseur peut être rattachée d'une part aux forces musculaires importantes qui s'y exercent, d'autre part à la nécessité de neutraliser les contraintes en torsion provenant de la trituration prémolo-molaire au niveau des corps. Le bord basilaire est d'ailleurs plus épais à l'aplomb des canines (Dechow et coll., 1993 [15]).

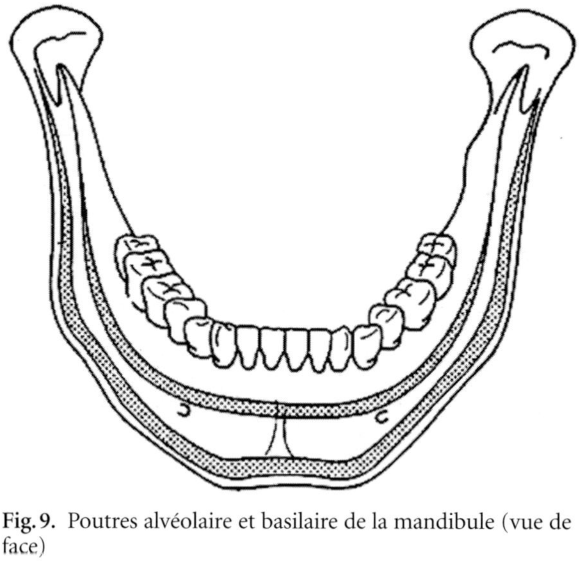

Fig. 9. Poutres alvéolaire et basilaire de la mandibule (vue de face)

Chez le sujet édenté, la résorption de l'os alvéolaire consécutive à l'édentation, peut aboutir au niveau des corps à une fine baguette d'os basilaire entourant un os trabéculaire raréfié et désorganisé. Par contre, au niveau du menton, zone d'insertion musculaire, l'os reste volumineux et prend un aspect compact, arrondi à la coupe, longtemps favorable aux implants.

4 – Vascularisation et innervation de l'unité cutanée mentonnière

La région mentonnière est irriguée par les artères labiales inférieures, les artères mentonnières et les artères submentales (Fig. 10 et 11).

Les veines ne sont pas satellites des artères mais forment un réseau plexiforme qui se jette dans la veine jugulaire antérieure et accessoirement, dans la veine faciale. Un lambeau myo-cutané sous le menton irrigué par les vaisseaux submentaux, peut être prélevé, pédiculé ou libre (Martin et coll., 1990 [43] ; 1993 [44]).

Les lymphatiques se drainent dans les ganglions submentaux et submandibulaires.

L'innervation motrice se fait par le ou les rameau(x) marginal(aux) mandibulaire (s) du nerf facial (VII) (Dingman et Grabb, 1962 [18] ; Gola et coll., 1973-1974 [25]). Les branches terminales s'engagent sous le muscle abaisseur commissural, le plus souvent à la face profonde du muscle abaisseur de la lèvre pour atteindre le muscle orbiculaire des lèvres. Ce dernier est innervé essentiellement par des rameaux issus du plexus génien.

Dans la paralysie faciale complète, il se produit une chute de la commissure labiale et un effacement du pli naso-jugal. Dans la paralysie labio-mentonnière par lésion du rameau marginal, la commissure et le muscle orbiculaire sont sains et la paralysie se manifeste essentiellement à l'ouverture de la bouche, l'hémilèvre paralysée étant attirée passivement vers le haut par les muscles élévateurs des lèvres.

La paralysie congénitale du rameau mandibulaire (ou l'aplasie congénitale des muscles du menton) doit faire rechercher une autre anomalie congénitale, cardiaque en particulier.

Les muscles mylo-hyoïdiens et le ventre antérieur du muscle digastrique sont innervés par le nerf trijumeau (V^e paire crânienne), les muscles génio-hyoïdiens et génio-glosses par le nerf grand hypoglosse (XIIe paire crânienne)).

L'innervation sensitive est classiquement assurée par deux nerfs, le nerf mentonnier et la branche transverse du plexus cervical superficiel. En fait, une partie du territoire mentonnier intermédiaire entre ces deux nerfs, est innervée par le nerf de Valentin (1843, [71]).

Le nerf mentonnier est issu de la terminaison du nerf alvéolaire inférieur (branche du V3) qui se divise en nerf incisif dans le prolongement du canal mandibulaire à destinée incisivo-canine (il se termine à l'apex de l'incisive centrale) et en nerf mentonnier. Ce dernier innerve par trois branches (gingivale, labiale et mentonnière) la région labio-mentonnière. La branche labiale, la plus importante, a un trajet horizontal le long des fibres du muscle orbiculaire immédiatement sous la muqueuse labiale. L'existence de ces rameaux nerveux explique la possibilité, dans les épithélioma des lèvres, de métastases centromandibulaires par voie nerveuse rétrograde. Le canal mandibulaire se termine chez l'adulte en se recourbant en

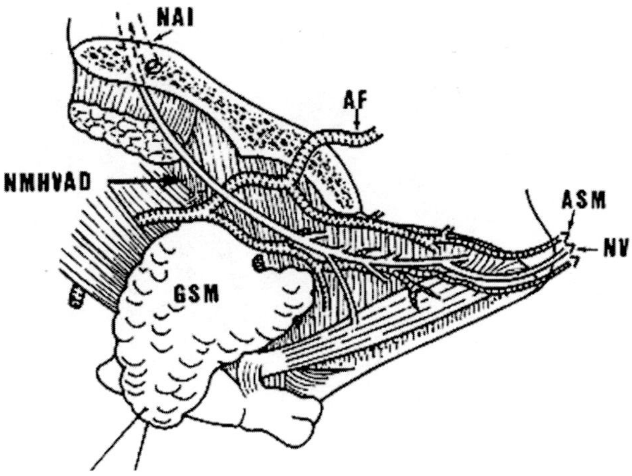

Fig. 11. Vascularisation et innervation de la région labio-mentonnière. GSM : Glande submandibulaire, AF : Artère faciale, NAI : Nerf alvéolaire inférieur, NMHVAD : Nerf du muscle mylo-hyoïdien et du ventre antérieur du muscle digastrique, ASM : Artère submentale, NV : Nerf de Valentin (vue inféro-latérale droite avec résection de l'angle mandibulaire d'après Paturet modifié)

haut, en arrière et en dehors : le foramen est donc situé plus haut que le canal. Une ostéotomie trop proche du foramen peut sectionner le pédicule dans sa portion terminale. En cas de section malencontreuse du nerf, il faut le suturer en s'aidant, au besoin,

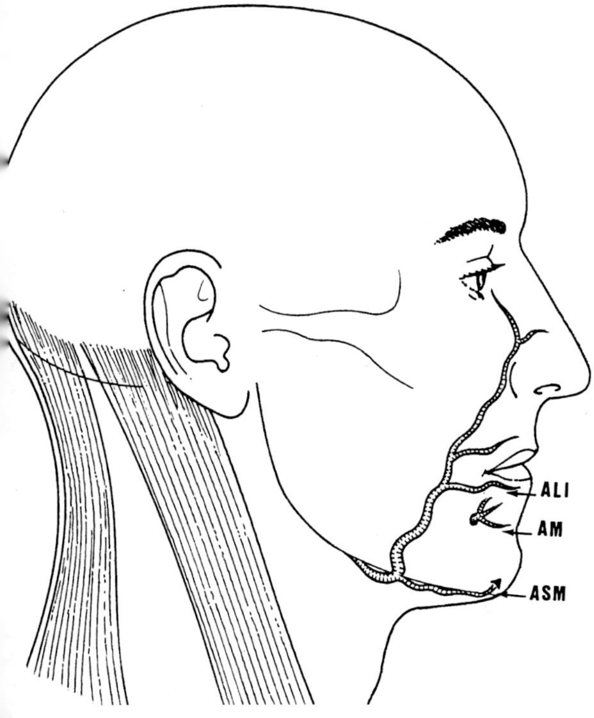

Fig. 10. Vascularisation de la région labio-mentonnière. ALI : Artère labiale inférieure, AM : Artère mentonnière, ASM : Artère submentale (vue latérale de la face)

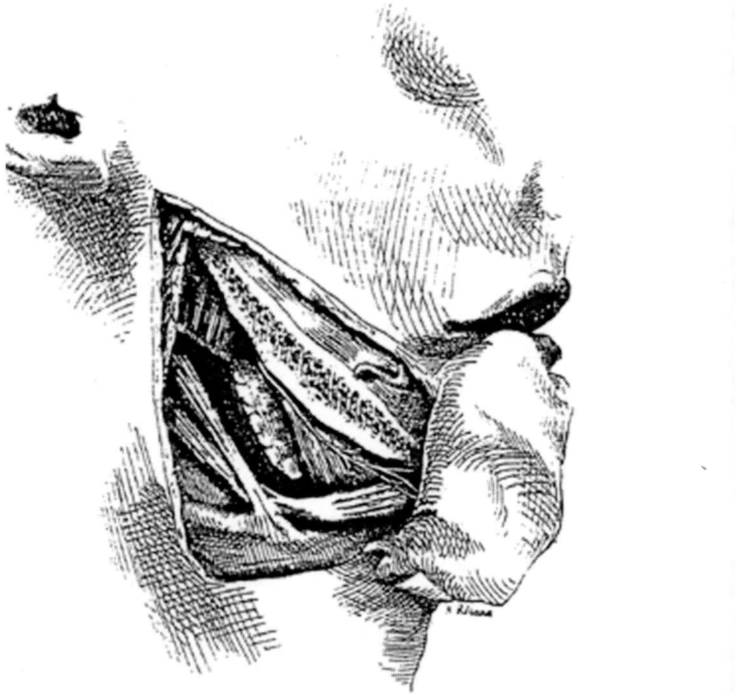

Fig. 12. Nerf de Valentin (d'après Hovelacque)

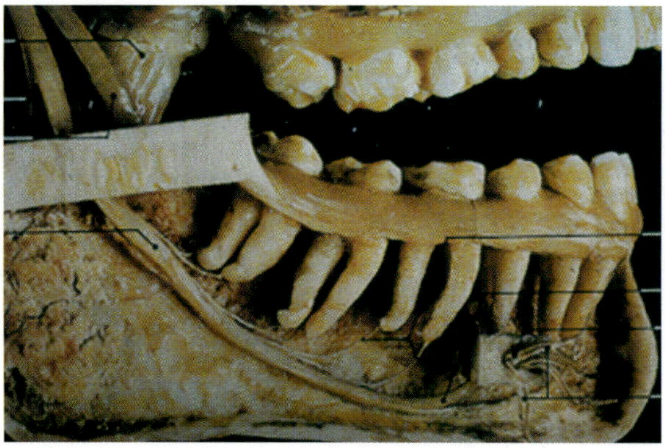

Fig. 13. Innervation sensitive de la région labio-mentonnière. Dissection anatomique (d'après Leblanc, avec l'autorisation de Springer Verlag)

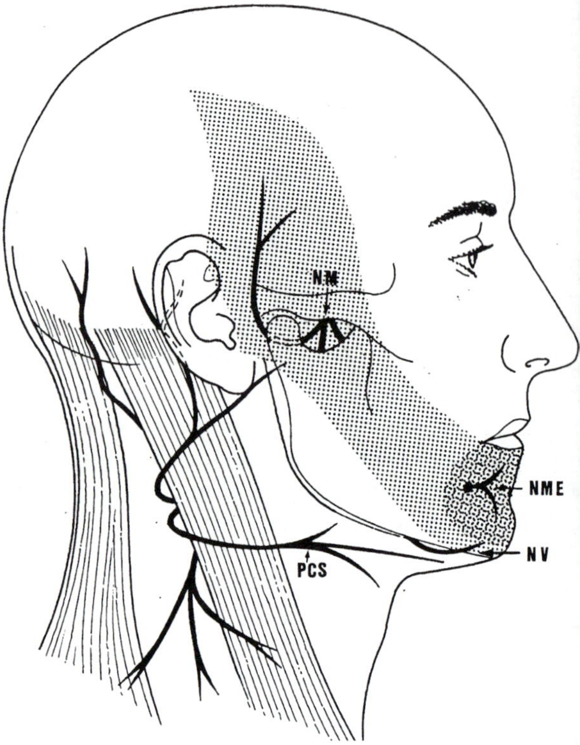

Fig. 14. Innervation sensitive de la région labio-mentonnière. NM : Nerf mandibulaire, NME : Nerf mentonnier, NV : Nerf de Valentin, PCS : Plexus cervical superficiel (vue latérale de la face)

d'une dérotation par ouverture du canal à partir du foramen mentonnier (Fig. 13).

Le nerf de Valentin (1843 [71]) est la branche terminale à destinée cutanée du nerf du muscle mylohyoïdien et du ventre antérieur du muscle digastrique (nerf mentonnier de Bichat, 1829 [4]). Cette branche du nerf alvéolaire inférieur, après avoir détaché son contingent moteur, se termine à la peau de la pointe du menton. Pour Paturet et Paturet (1954 [55]), ce nerf serait inconstant. Sa présence explique l'anesthésie ou l'hypoesthésie observée dans le territoire de ce nerf lors d'ostéotomies basilaires (Guyot et coll., 1998 [27]) (Fig. 11, 12, 14 et 15). Il semble que les mentoplasties de réduction verticale avec ostectomie exposent davantage à ce type de lésion nerveuse (Fig. 35).

La branche transverse du plexus cervical superficiel est issue de la troisième branche antérieure cervicale. Après avoir contourné le bord postérieur du muscle sterno-cléido-mastoïdien, elle traverse le muscle platysma et se divise en rameaux à destinée cervicale et mentonnière (entre pli sous-mentonnier et pointe du menton) (Fig. 14).

5 – Vascularisation de l'unité osseuse mentonnière

La vascularisation artérielle mandibulaire, tributaire du réseau carotidien externe, dépend de deux apports :

- un apport interne endosté, fourni par l'artère alvéolaire inférieure, se distribuant en rameaux ascendants alvéolaires et descendants basilaires ;

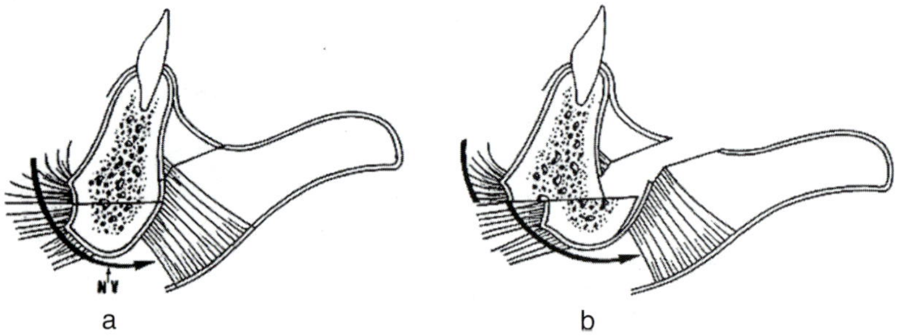

Fig. 15. Innervation sensitive de la région mentonnière. Possibilité de lésion du nerf de Valentin (NV) au cours de l'ostéotomie basilaire (coupe parasagittale). a) Avant ostéotomie basilaire ; b) Après ostéotomie basilaire

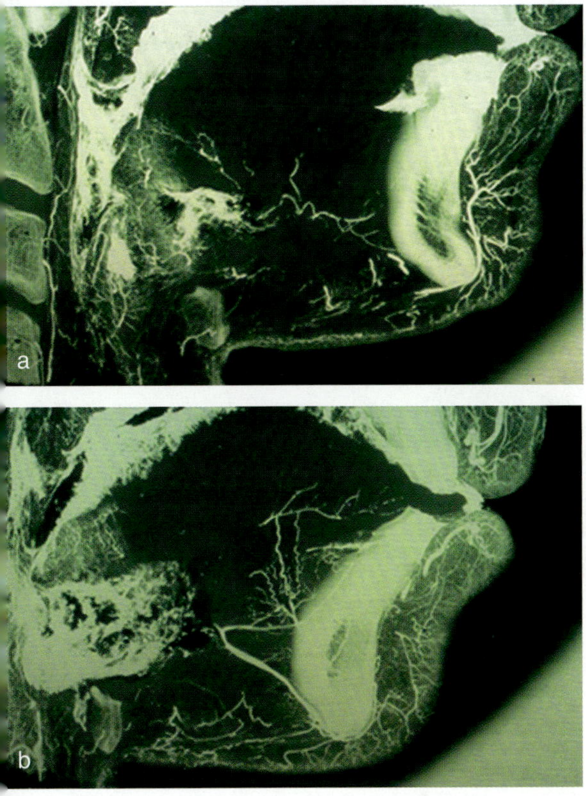

Fig. 16. Vascularisation osseuse mentonnière. a) Vascularisation antérieure ; b) Vascularisation postérieure (coupes parasagittales du menton après injection artérielle)

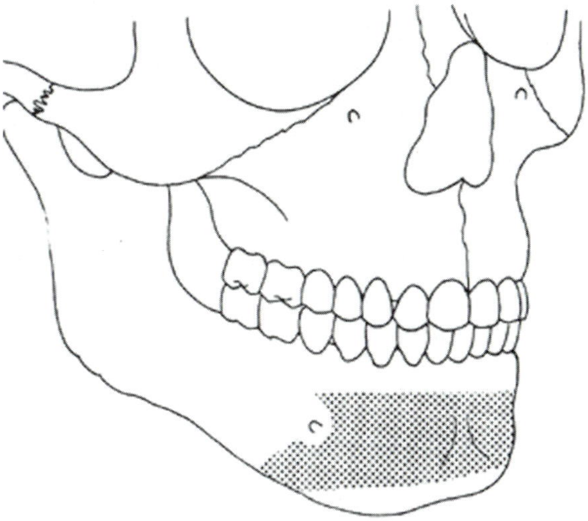

Fig. 17. Vascularisation osseuse mentonnière. Zone décollable (en grisé) préservant la vascularisation du bord basilaire du menton (vue de 3/4)

– un apport externe périosté, tributaire des muscles et des artères voisines. La région mentonnière est vascularisée en avant par la terminaison des artères submentales, en arrière par des branches provenant des artères sublinguales. Ces dernières, branches des artères ranines, détachent latéralement deux artérioles (supérieure et inférieure) et médialement un volumineux rameau au-dessus des épines mentonnières (Fig. 16).

Le respect des muscles (incision haute) et de leurs insertions (décollement sous-périosté limité) est important pour préserver leur intégrité et la vascularisation du fragment osseux basilaire libéré par ostéotomie (Storum et coll., 1988 [65]) même si la plus grande partie de la vascularisation est postérieure. Dans cette optique, il est également nécessaire de préserver au moins 9 mm d'os basilaire (Cadenat, 1972 [7]) (Fig. 17).

6 – Rappel de la physiologie labio-mentonnière

Entre le menton osseux et les structures alvéolo-dentaires d'une part, les tissus mous de la langue et de la région labio-mentonnière d'autre part, existent de nombreux états d'équilibre. Les tissus mous de la région labio-mentonnière interviennent dans la fonction de continence de l'orifice buccal.

Normalement, en position de repos mandibulaire et en ventilation nasale, les arcades dentaires sont légèrement écartées (espace d'inocclusion physiologique) et les lèvres restent au contact l'une de l'autre sans contraction exagérée de la musculature péribuccale. La lèvre inférieure recouvre le bord inférieur des incisives supérieures sur 2 mm. Ce point de contact bilabial correspond au point Stomion sur la téléradiographie de profil.

Lorsque le contact bilabial ne peut être obtenu spontanément (à cause d'un excès de croissance verticale du squelette de l'étage inférieur de la face, d'une forte rétromandibulie ou d'une promaxillie), la bouche reste entrouverte la majeure partie du temps. L'occlusion labiale, notamment lors de la déglutition, impose une contraction exagérée et une crispation des muscles mentalis qui s'hypertro-

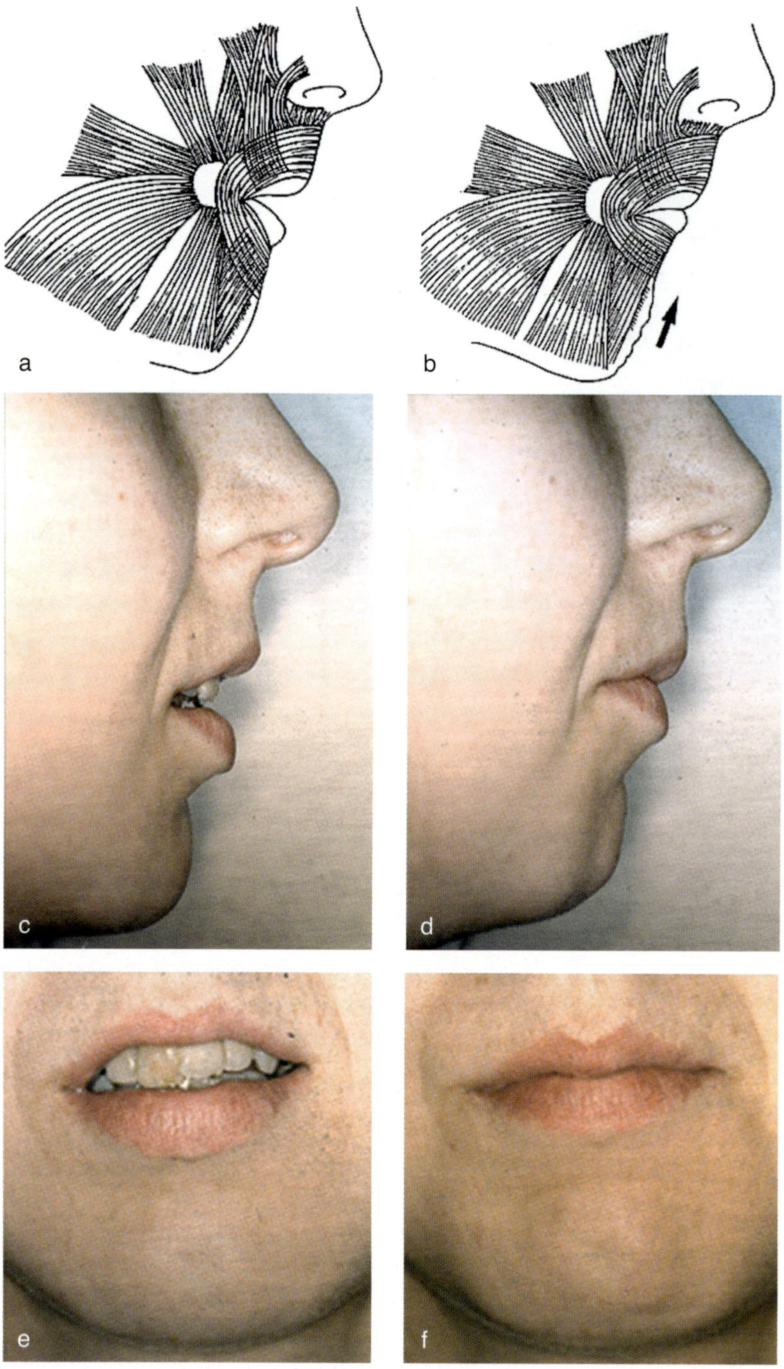

Fig. 18. Crispation du menton par contraction du muscle mentalis. a) Au repos (vue de profil) ; b) En occlusion labiale forcée (vue de profil). Cas clinique : c) Au repos (vue de profil) ; d) En occlusion labiale forcée (vue de profil) ; e) Au repos (vue de face) ; f) En occlusion labiale forcée (vue de face)

phient. Ceci se traduit par une élévation de la lèvre inférieure avec ascension du menton cutané sur le menton osseux et aspect fripé de la peau mentonnière (« peau d'orange »). A long terme, cette hyperactivité favorise une parodontolyse alvéolaire (amincissement de la couche d'os qui recouvre les racines des incisives) et un aplatissement du profil cutané (Fig. 18).

7 – Traitement

Les différentes anomalies osseuses de la région mentonnière se développant dans les trois plans de l'espace peuvent être associées entre elles ou s'intégrer à une dysmorphose maxillo-mandibulaire. Une étude clinique et téléradiographique est toujours indiquée.

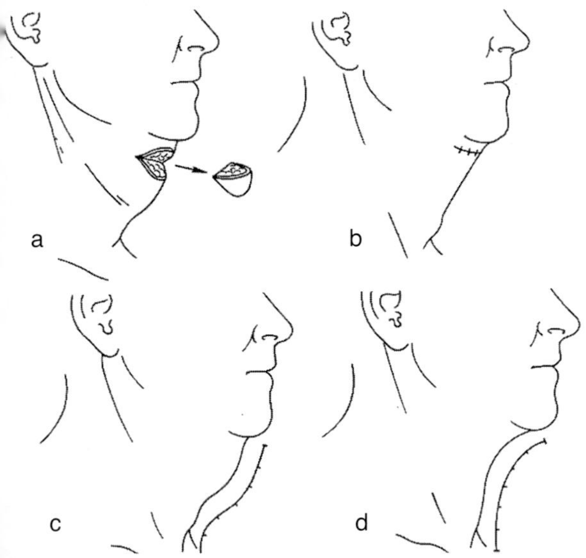

Fig. 19. Excision cutanéo-graisseuse en monobloc. a) Technique opératoire ; b) Résultat ; c et d) Intérêt de la conservation de la peau cervicale et de la lipoaspiration

Si un traitement orthodontique ou orthognathique est envisagé, il doit être entrepris, dans la majorité des cas, avant la mentoplastie et parfois même avant la rhinoplastie, sauf si une obstruction nasale est présente.

En cas d'excès vertical antérieur avec hypsogénie, la mentoplastie fonctionnelle peut être proposée d'emblée et précocement après la puberté. L'obstruction nasale, souvent associée et causale, justifie une reperméabilisation des fosses nasales simultanée, avec ou sans rhinoseptoplastie.

L'angle cervico-mentonnier est fonction de la projection du menton, de la position de l'os hyoïde et de l'importance du tissu graisseux sous-mental et, indirectement, de la position de la tête par rapport au rachis. Normalement, l'os hyoïde situé au niveau de l'angle cervico-mentonnier se projette en avant sur le bord basilaire de la symphyse et en arrière sur C3 (grandes cornes) et sur C4 (corps).

Lorsque le corps de l'os hyoïde est en position normale ou haute, l'angle cervico-mentonnier est bien dessiné et on peut espérer un bon résultat après lipectomie pour double menton graisseux.

Lorsque le corps de l'os hyoïde est en position basse, l'angle cervico-mentonnier est mal défini (pseudo double menton) et une éventuelle lipectomie pour excès graisseux surajouté, ou un lifting cervico-facial auront des effets limités (Marino et coll., 1963 [42]).

Dans les mentoplasties d'augmentation sagittale par ostéotomie basilaire d'avancée, la mise en tension des muscles supra-hyoïdiens contribue à la correction des déformations de la région sous-mentonnière (Wolfe, 1981 [74]) à la différence des implants en apposition antérieure qui n'ont pas d'action.

Il faut distinguer les interventions portant sur les tissus mous de celles portant sur l'os sous-jacent. Ces interventions peuvent être réalisées séparément ou simultanément.

Interventions portant sur les tissus mous

Dans certains cas, les tissus mous par excès ou par défaut peuvent simuler une anomalie osseuse. Diverses interventions ont été proposées : lipoaspiration, lipectomie, lambeaux graisseux, plicature périostée, mobilisation globale des tissus mous mentonniers, création ou suppression de la fossette mentonnière. Elles utilisent une voie d'abord orale ou cutanée.

Lipoaspiration

L'aspiration s'adresse essentiellement à la graisse sous-cutanée cervicale (régions supra-hyoïdiennes médiane et latérales). Elle est pratiquée à partir d'incisions cutanées punctiformes, situées latéralement sous les lobules de l'oreille et au milieu du pli sous-mentonnier. La quantité de graisse à enlever est appréciée par le pincement de la peau (Fig. 19).

Lipectomie

Par une courte incision dissimulée dans le pli sous-mentonnier (elle ne doit pas dépasser une ligne abaissée des commissures : test de traction latérale), l'excès graisseux superficiel et éventuellement profond par rapport au muscle platysma est réséqué. Le plan cutané est suspendu au plan musculaire profond pour éviter tout hématome. Une mince couche de graisse doit être conservée sous peine de présenter une dépression centrale bordée par deux bourrelets graisseux.

Une excision cutanéo-graisseuse en monobloc et sans décollement peut également être pratiquée (Passot, 1931 [54]). Cette résection a pour inconvénient essentiel de ne pas recréer l'angle cervico-mentonnier par mise en tension de la région cervicale antérieure. Une partie de la peau cervicale utile à son redéploiement après lipectomie est également perdue (Fig. 19).

La lipectomie par voie orale est à déconseiller car elle nécessite un « dégantage » du menton (Epker et Stella, 1989 [22]).

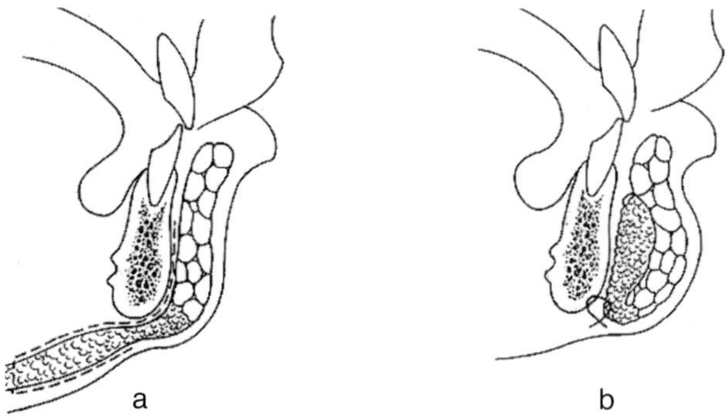

Fig. 20. Transposition d'un lambeau graisseux à pédicule antérieur, de la région sous-mentonnière à la région mentonnière. a) Taille du lambeau graisseux ; b) Mise en place (coupe parasagittale)

Lambeaux graisseux

Quand il existe une rétrogénie associée à un double menton par excès graisseux, un lambeau graisseux sous-cutané à pédicule antérieur peut être prélevé dans la région sous-mentonnière et cervicale médiane puis transposé dans la région mentonnière (Robertson, 1965 [60]).

L'incision cutanée transversale est dissimulée dans le pli sous-mentonnier. Horizontale ou en « aile de mouette », elle reproduit la forme du pli (Rogers, 1976 [62]). Elle ne doit pas dépasser une ligne abaissée des commissures (test de traction latérale).

Au niveau de la région sous-mentonnière et supra-hyoïdienne médiane, un lambeau de tissu graisseux sous-cutané à pédicule antérieur est disséqué d'avant en arrière jusqu'à la région de l'os hyoïde, superficiellement par rapport au platysma. Il existe souvent un autre amas graisseux sous le platysma au contact des ventres antérieurs des muscles digastriques. Son exérèse chirurgicale est parfois utile.

Le lambeau graisseux est ensuite transposé soit dans une loge mentonnière sous-périostée, soit dans une loge sous-cutanée où il est fixé. L'adhérence cutanée des muscles du menton impose en effet de passer soit profondément en sous périosté, soit superficiellement en sous-cutané à travers la zone d'adhérence (Fig. 20). Ce procédé peut être réalisé isolément ou être associé à un lifting cervico-facial.

Plicature périostée

Cette technique, pratiquée par voie orale, augmente la projection du menton en agissant sur les tissus mous : un large décollement sous-périosté du menton, poursuivi vers la région supra-hyoïdienne permet par une plicature périostée de projeter en avant les « parties molles » du menton (Claoué, 1995 [9]).

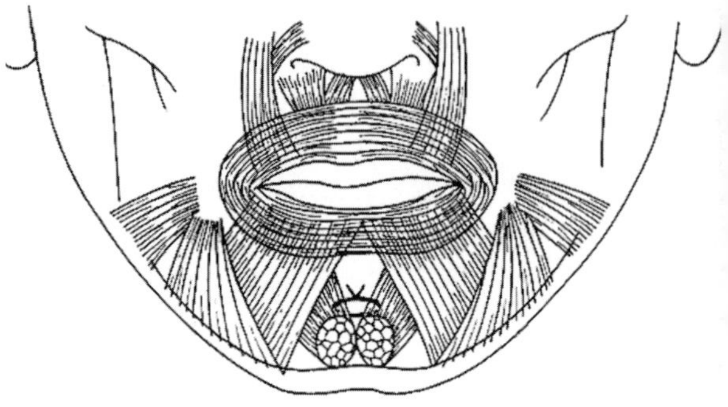

Fig. 21. Suppression de la fossette mentonnière

Mobilisation globale des tissus mous mentonniers

Cette technique a été proposée dans la chute des tissus mous caractéristique des mentons ptosiques. Ces derniers sont plutôt le fait de sujets âgés, mais peuvent se voir aussi chez des sujets jeunes. Ils se manifestent surtout de profil (rupture de l'horizontalité du plan cervical et sous-mentonnier) et s'aggravent au sourire (menton de sorcière).

Si l'os sous-jacent est insuffisant, le menton ptosique peut se traiter par projection et abaissement du menton osseux (ostéotomie basilaire, apposition d'os ou de biomatériaux).

Si l'os est suffisant, il peut se traiter, à partir d'une incision sous-mentonnière, par libération des tissus mentonniers de la peau et par fixation de ces tissus en position plus haute. Dans les stades avancés une résection cutanée sous-mentonnière est associée (Brennan, 1991 [6]).

La même opération peut se faire par voie orale : mobilisation et raccourcissement du muscle du menton, associée ou non à une ablation de la bourse séreuse sans décollement sous-cutané.

Création ou suppression de la fossette mentonnière

La fossette mentonnière peut être créée chirurgicalement par voie orale (Guerrero-Santos et coll., 1972 [26]), par voie sous-mentonnière ou directement par voie percutanée (Cinelli, 1972 [8]). Inversement, une fossette mentonnière responsable chez la femme d'un aspect masculin peut être corrigée par rapprochement sur la ligne médiane des deux muscles du menton par voie orale (Fig. 21).

Interventions portant sur l'os

Elles se résument aux ostéotomies basilaires et dans certains cas, aux appositions de greffes osseuses ou de biomatériaux.

Ostéotomies mentonnières basilaires

Hofer (1942 [30]) décrit la première ostéotomie basilaire par voie cutanée pour corriger une microgénie. Converse (1950 [11]) préconise la voie d'abord intraorale pour l'implantation de greffons. Obwegeser (in Trauner et Obwegeser, 1957 [68]) décrit la première ostéotomie basilaire par voie orale. Köle (1959 [33]) rapporte la première ostéotomie segmentaire incisivo-canine inférieure associée à une mentoplastie. Plénier et Delaire (1983 [56]) introduisent la notion de génioplastie « fonctionnelle ». La fonction influence la forme et inversement. Dans les excès verticaux antérieurs avec incontinence labiale, l'ostéotomie basilaire avec ostectomie permet à la fois l'amélioration du profil et la rééquilibration fonctionnelle de la sangle musculaire péribuccale (à condition toutefois que la ventilation nasale soit rétablie et la fermeture des lèvres possible).

Anesthésie

L'anesthésie est générale avec intubation oro-trachéale si la mentoplastie est réalisée conjointement à la rhinoplastie.

Une infiltration locale d'anesthésique avec vasoconstricteur est pratiquée uniquement sous la muqueuse orale et en profondeur au contact de l'os. L'infiltration des muscles mentalis est inutile.

Voie d'abord

La voie d'abord, exclusivement orale, a pour avantage d'éviter une cicatrice cutanée et de procurer un excellent jour, permettant de traiter tous les types de dysmorphoses.

L'incision est pratiquée 5 mm environ sous la ligne de jonction muco-gingivale, horizontalement, d'une première prémolaire à l'autre en respectant le frein labial inférieur (incision en accent circonflexe). Cet abord permet de ménager les muscles du menton et d'obtenir un lambeau de recouvrement fiable et facilement suturable en fin d'intervention (Fig. 22).

Une incision reportée sur le versant labial du vestibule, suivie d'un décollement sous-muqueux et de la section haute du plan musculo-périosté peut aussi être proposée. Elle est particulièrement indiquée dans les mentoplasties d'avancée ou d'augmentation de hauteur qui s'accompagnent d'un excès de tension muqueuse à la fermeture (Fig. 22 et 23).

Les autres incisions sont à déconseiller :

- les incisions transfixiantes passant par le versant labial ou par le fond du vestibule ont pour conséquence la section des muscles mentalis et des nerfs à destinée labiale (risque d'asymétrie du menton lors de la contraction). Leurs désunions fréquentes sont sources de rétention alimentaire (Fig. 23) ;
- les incisions passant par la gencive attachée ou par la ligne de jonction gingivo-vestibulaire ont

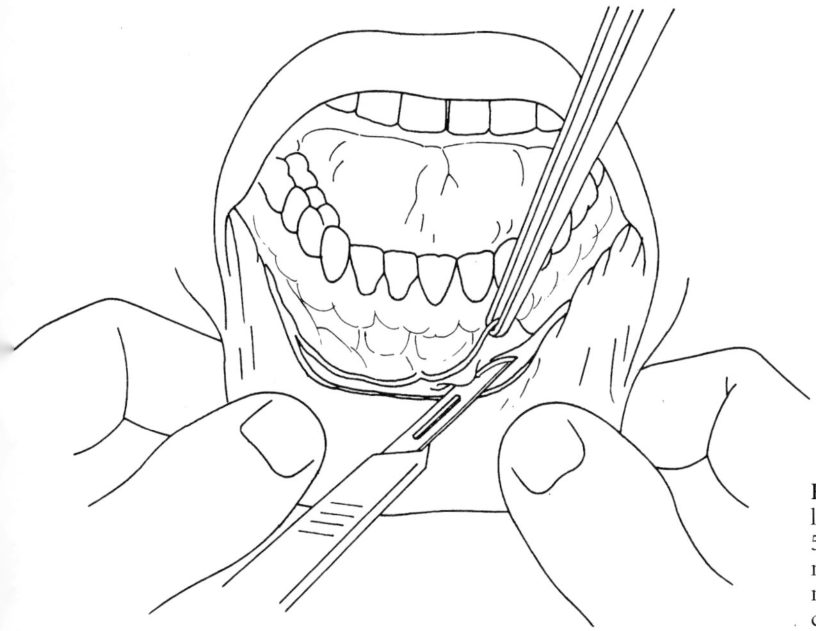

Fig. 22. Ostéotomie mentonnière basilaire. Voie d'abord. Incision muqueuse, 5 mm environ sous la ligne de jonction muco-gingivale, décollement sous-muqueux et section haute du plan musculo-périosté (vue de face)

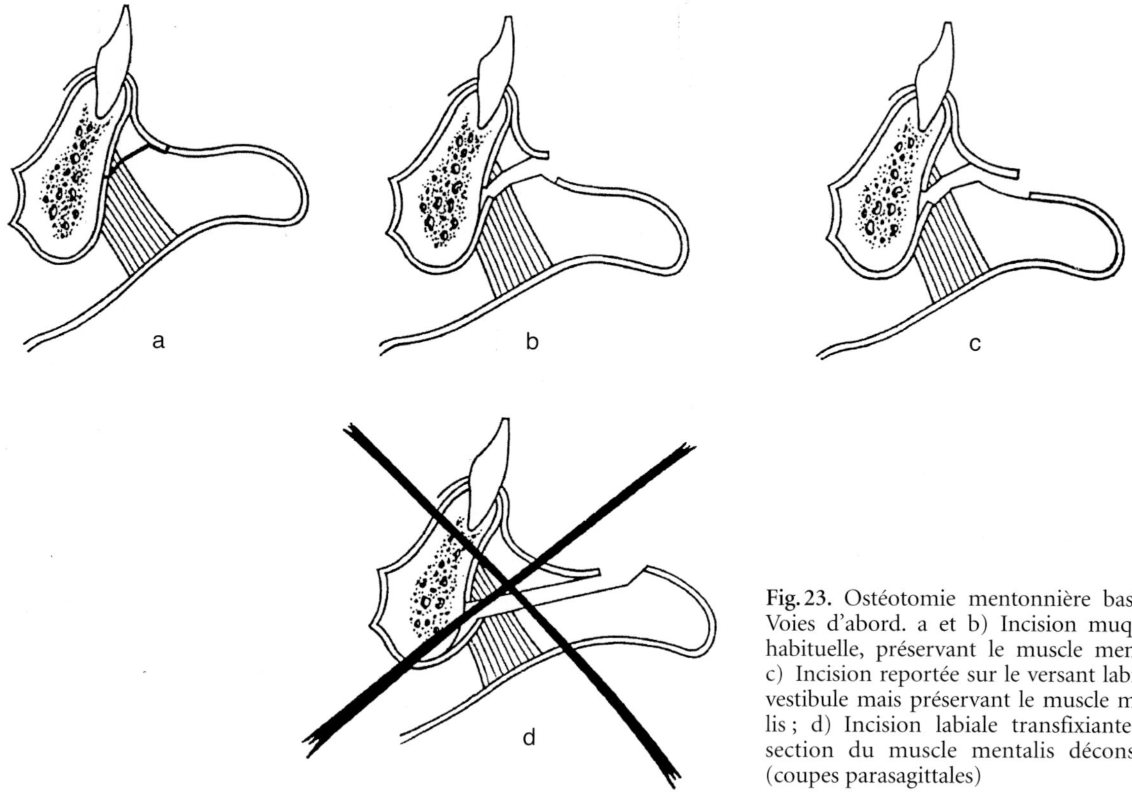

Fig. 23. Ostéotomie mentonnière basilaire. Voies d'abord. a et b) Incision muqueuse habituelle, préservant le muscle mentalis ; c) Incision reportée sur le versant labial du vestibule mais préservant le muscle mentalis ; d) Incision labiale transfixiante avec section du muscle mentalis déconseillée (coupes parasagittales)

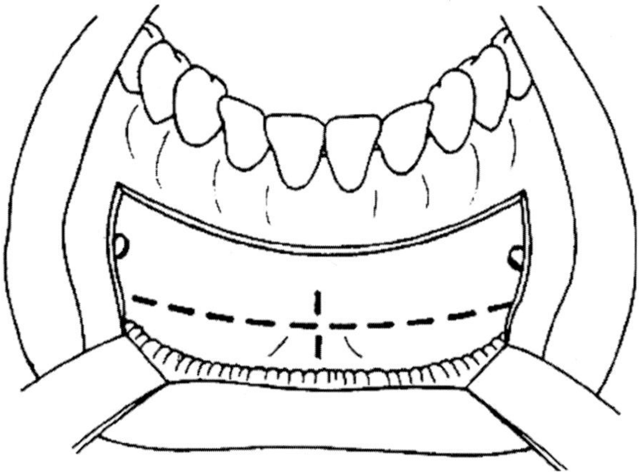

Fig. 24. Ostéotomie mentonnière basilaire. Décollement et repères

pour conséquence une difficulté de suture et un risque de rétraction gingivale.

Décollement

Après avoir franchi le plan muco-musculaire (muscles incisifs inférieurs et insertions hautes des muscles mentalis), le périoste est incisé en veillant à respecter de chaque côté les pédicules mentonniers. Le décollement sous-périosté à la rugine dégage toute la face antérieure du menton d'un foramen mentonnier à l'autre et respecte les insertions musculaires du bord basilaire. Il est poursuivi légèrement au dessus et en arrière des deux pédicules mentonniers qui sont en permanence sous contrôle visuel.

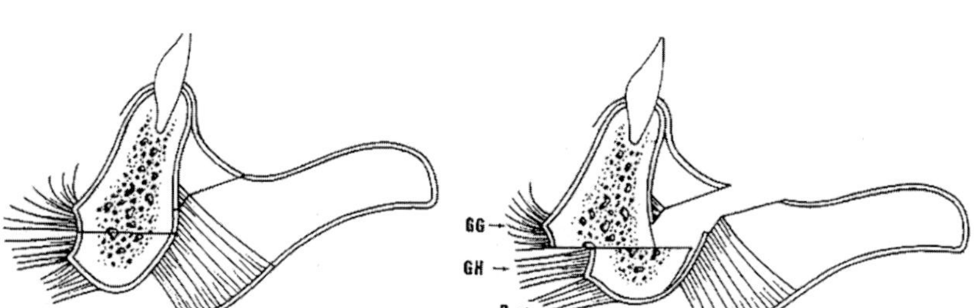

Fig. 25. Ostéotomie mentonnière basilaire. Respect des attaches musculaires (coupes parasagittales). GG : muscle génio-glosse, GH : muscle génio-hyoïdien, D : muscle digastrique, M : muscle mentalis. a) Avant ostéotomie basilaire ; b) Après ostéotomie basilaire

Le décollement du bord basilaire est réalisé uniquement sous les foramens dans la zone correspondant à l'extrémité postérieure du trait d'ostéotomie (ce décollement permet la mise en place d'un écarteur protecteur) (Fig. 17).

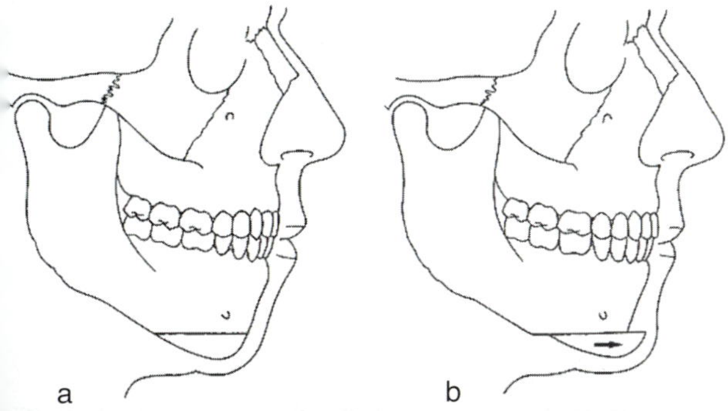

Le « dégantage » du menton (« degloving » de Converse, 1959 [12]), qui s'accompagne d'un dépériostage excessif, est inutile voire néfaste :

- il compromet la vitalité du fragment osseux basilaire qui tend alors à se résorber,
- il favorise la ptose particulièrement inesthétique des téguments du menton et précipite le vieillissement de la région mentonnière.

Des prises de repère osseux terminent ce temps opératoire : ligne symphysaire médiane, hauteur du trait de coupe par rapport aux apex dentaires (3 à 5 mm sous le relief apical des canines) et par rapport au bord basilaire et aux foramens mentonniers (3 mm pour respecter le pédicule mandibulaire dans son coude terminal) (Fig. 13 et 24).

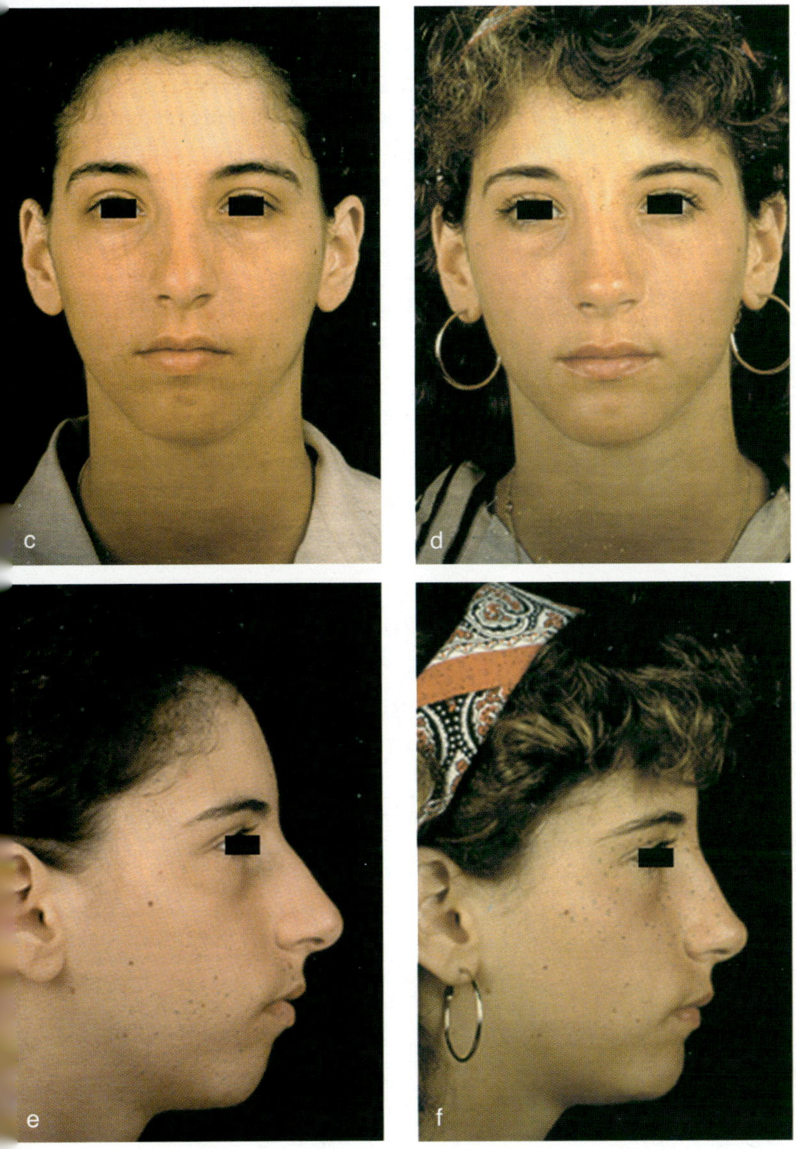

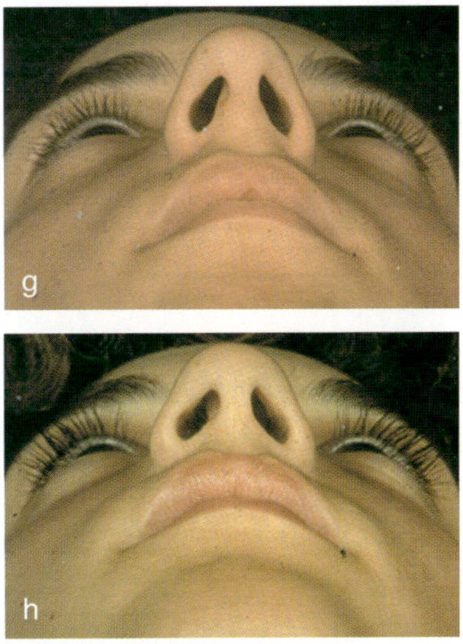

Fig. 26. Mentoplastie d'augmentation sagittale. a) Trait d'ostéotomie ; b) Avancée du fragment basilaire par glissement. Cas clinique : Rhinoplastie par impaction de l'auvent nasal et mentoplastie : aspects pré et postopératoires. c et d) Vues de face ; e et f) Vues de profil ; g et h) Vues inférieures

Ostéotomie

Elle est réalisée en totalité à la scie alternative. Il faut éviter en fin d'intervention les coups de ciseaux à frapper, qui peuvent entraîner une fracture du corpus mandibulaire et qui retentissent sur les articulations temporo-mandibulaires.

L'ostéotomie basilaire du menton, horizontale, sous les foramens mentonniers et les canaux mandibulaires, permet de déplacer le bord basilaire mentonnier dans toutes les directions, à condition de conserver les attaches musculaires nourricières (muscles mentalis, muscles platysma, muscles génio-hyoïdiens et digastriques) (Fig. 25). Ainsi, le menton peut être avancé, reculé, réduit verticalement (après ostectomie d'une tranche) ou au contraire augmenté verticalement (à l'aide d'une greffe d'interposition), enfin être déplacé transversalement ou basculé pour être horizontalisé.

Le degré de la saillie mentonnière à reconstituer est fonction du profil nasal, de la typologie faciale, des tissus mous de recouvrement et de l'angle cervico-mentonnier.

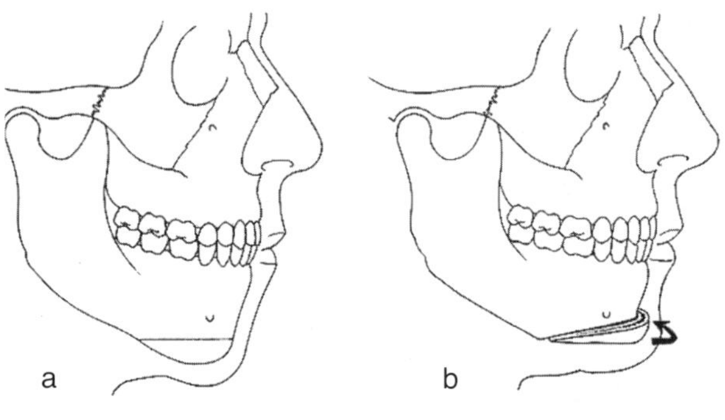

Fig. 27. Mentoplastie d'augmentation sagittale. a) Trait d'ostéotomie ; b) Avancée du fragment basilaire par transposition

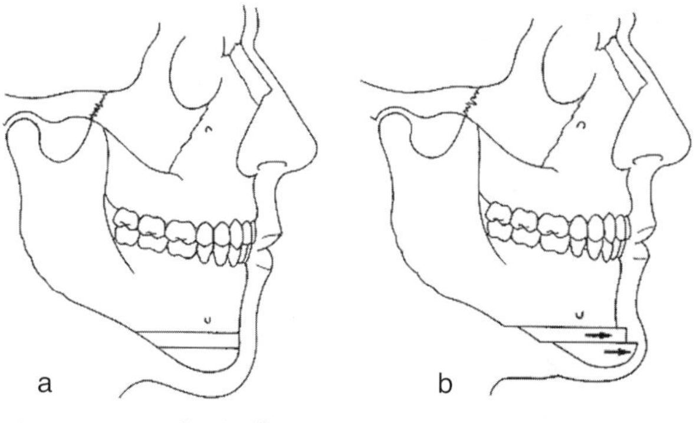

Fig. 28. Mentoplastie d'augmentation sagittale. Ostéotomies en étages. a) Traits d'ostéotomie ; b) Avancée des fragments basilaires par glissement

Mentoplastie d'augmentation sagittale

Elle s'adresse aux rétrogénies caractérisées par une absence de projection mentonnière. Dans ce cas, les corps mandibulaires sont de dimension satisfaisante et l'occlusion dentaire est normale ou a été normalisée orthodontiquement.

La mentoplastie peut être réalisée de plusieurs façons :

– Glissement du fragment basilaire («sliding genioplasty»)

L'ostéotomie horizontale est située à la partie basse de la région mentonnière et permet l'avancée du fragment basilaire en créant ainsi une saillie mentonnière. Les tranches osseuses restent en contact sur une certaine surface. Selon l'inclinaison du trait dans le plan sagittal, l'ostéotomie est plus ou moins horizontale ou oblique. Dans ce dernier cas, plus le fragment basilaire avance, plus il s'élève ce qui diminue la hauteur antérieure de l'étage inférieur de la face. L'extension postérieure du trait d'ostéotomie permet de réduire l'angulation parfois inesthétique du bord basilaire latéral. Elle augmente en même temps l'étendue des surfaces osseuses en contact. Ce décalage basilaire tend généralement à s'atténuer dans le temps par remodelage osseux (Fig. 26).

– Transposition du fragment basilaire («jumping genioplasty»)

Le fragment basilaire pédiculé sur ses muscles est transposé sur la face antérieure du menton. Il faut souvent remodeler la face postérieure concave du fragment pour contrôler l'avancée et parfaire le contact entre les surfaces osseuses. Les extrémités du greffon peuvent également être amincies (Fig. 27).

– Ostéotomies en étages (Neuner, 1973 [50])

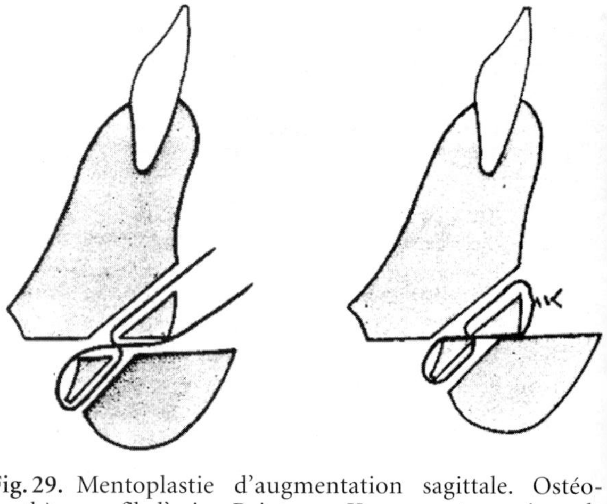

Fig. 29. Mentoplastie d'augmentation sagittale. Ostéosynthèse au fil d'acier. Point en «X» prenant appui sur le bord antérieur du fragment supérieur et le bord postérieur du fragment inférieur pour éviter le recul du fragment basilaire

Lorsque l'avancée du menton doit être importante (20 mm) et que la hauteur d'os mentonnier est suffisante, cette avancée peut être assurée par deux ostéotomies étagées et parallèles (10 mm d'avancée chacune). Idéalement, les fragments basilaires doivent avoir 10 mm de hauteur. Néanmoins des fragments plus petits (6 à 9 mm) peuvent être utilisés (Fig. 28).

Le risque de recul ou de bascule postéro-inférieure du ou des fragments basilaires impose une stabilisation et une contention par fil d'ostéosynthèse (4/10e), miniplaque d'ostéosynthèse ou vis (Fig. 29, 30). Ces deux derniers moyens de contention rigide semblent, *a priori*, les meilleurs choix. Cependant, le remodelage et la résorption postopératoire favorisent la perte d'adaptation originale de ces plaques ou vis à la surface (extériorisation du matériau imposant son ablation) ou leur recouvrement partiel (lorsqu'il siège en zone d'apposition).

Dans les ostéotomies avec glissement du fragment mandibulaire, l'ostéosynthèse au fil d'acier reste valable et même préférable pour certains auteurs (Precious et coll., 1990 [57]) (Fig. 29).

Les plaques d'ostéosynthèses en trois dimensions (3 D) qui ont la finesse du fil d'acier et la solidité de la plaque, constituent un compromis intéressant (Fig. 30).

Dans les ostéotomies avec transposition du fragment mandibulaire, la contention par plaque d'ostéo-

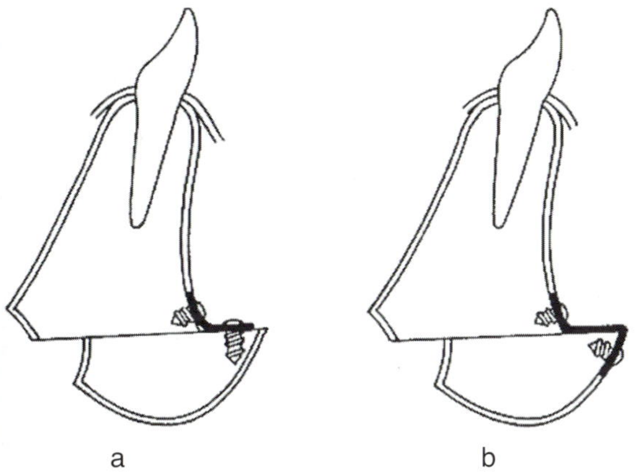

Fig. 30. Mentoplastie d'augmentation sagittale. Ostéosynthèse par plaque. a) Plaque en « L » conformée ; b) Plaque préformée. La plaque en « L » conformée est préférable à la plaque préformée ; c) Plaque en « L » conformée (vue peropératoire) ; d) Plaque 3D (vue peropératoire)

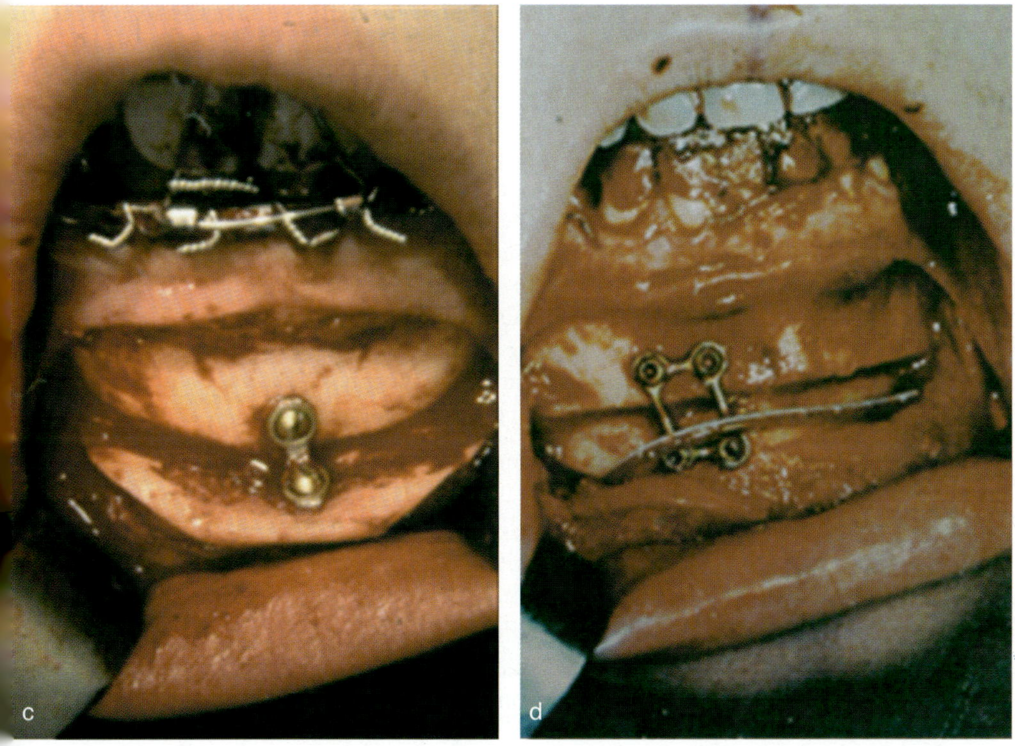

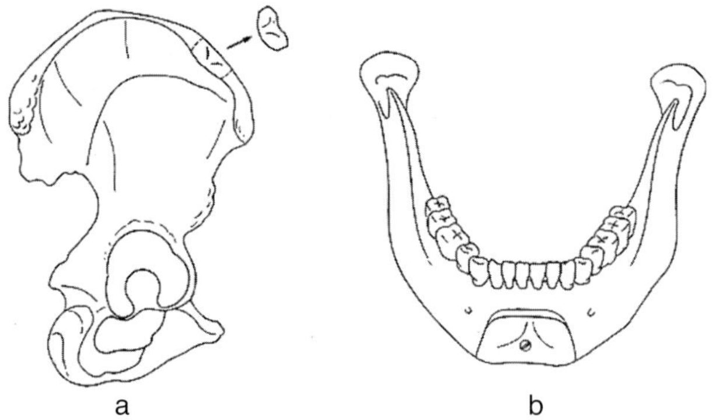

Fig. 31. Apposition d'os à l'aide du tubercule du muscle moyen fessier (tubercule glutéal). a) Site de prélèvement ; b) Mise en place sur le menton

synthèse est impérative. La plaque en « L » conformée prenant appui sur la face supérieure du fragment basilaire est préférable (à condition d'utiliser des vis verticales plus longues pour assurer un ancrage cortical basilaire) à la plaque préformée qui impose la rugination de la face antérieure du fragment basilaire, zone de résorption osseuse (Fig. 32).

Une alternative à l'ostéotomie est représentée par les appositions d'os ou de biomatériaux. L'indication principale de ces appositions est le menton plat par rabotage antérieur ou la microgénie (épaisseur ou volume insuffisant du menton).

* Apposition d'os

Le site donneur le plus proche en forme et dimension de l'éminence mentonnière est le tubercule du muscle moyen fessier ou tubercule glutéal (eminentia glutealis), situé sur le tiers antérieur du bord supérieur de l'os iliaque (crête iliaque) à sa face externe, 7 cm en arrière de l'épine iliaque antéro-supérieure. Ce tubercule, saillant et déporté en dehors, correspond à un épaississement de l'os où s'insèrent des fibres du muscle moyen fessier et la bandelette de Maissiat (Dingman, 1950 [17]) (Fig. 31).

L'os calvarial peut également être utilisé (au cours d'un lifting frontal, par exemple).

Dans l'ankylose temporo-mandibulaire, le bloc d'ankylose lorsqu'il est suffisamment volumineux, peut aussi être apposé sur le menton.

La contention du greffon osseux sur la face antérieure du menton est assurée par une ou deux vis transfixiantes.

La résorption, imprévisible et difficile à quantifier, constitue l'inconvénient majeur de ce procédé.

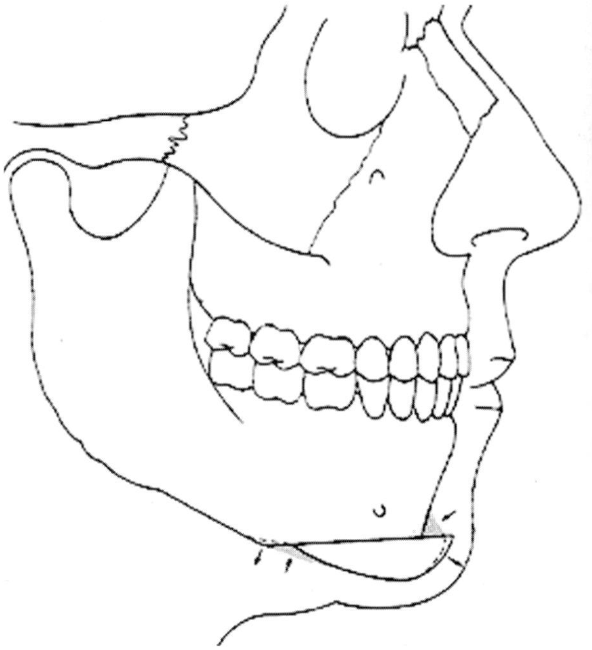

Fig. 32. Remodelage osseux postopératoire de la région mentonnière (apposition et résorption)

* Apposition de biomatériaux

Les implants en silicone, lorsqu'ils sont placés en sous-périosté et au dessus de la protubérance mentonnière, sont responsables de résorption osseuse en regard des apex dentaires (Robinson et Shuren, 1969 [61] ; Friedland et coll., 1979 [23]). Ces inconvénients sont évités si les implants sont placés en sus-périosté et en position basse sur la protubérance, généralement par voie d'abord cutanée. Ces implants ne sont habituellement pas fixés à l'os.

Ces dernières années sont apparus des implants en biomatériaux (corail, hydroxyapatite), bien tolérés mais onéreux. Ces implants, placés en sous-périosté, sont fixés par une vis transfixiante. La résorption des implants en corail peut être minimisée en veillant à sa stabilité primaire et à son environnement vasculaire. L'implant étant en apposition, il n'y a ni ostéo-induction, ni ostéo-conduction.

Dans les rétrogénies, les ostéotomies basilaires donnent un meilleur contour osseux et, par extension, une meilleure définition des tissus mous que les appositions d'os ou de biomatériaux (Guyuron et Raszewski, 1990 [28]).

Dans les mentoplasties par glissement, le remodelage osseux postopératoire est variable selon le site (McDonnell et coll., 1977 [41] ; Precious et coll., 1990 [57]). Il existe en effet :

– deux zones de résorption, le bord antéro-supérieur du fragment basilaire et le rebord mandibulaire basilaire en arrière du trait d'ostéotomie,

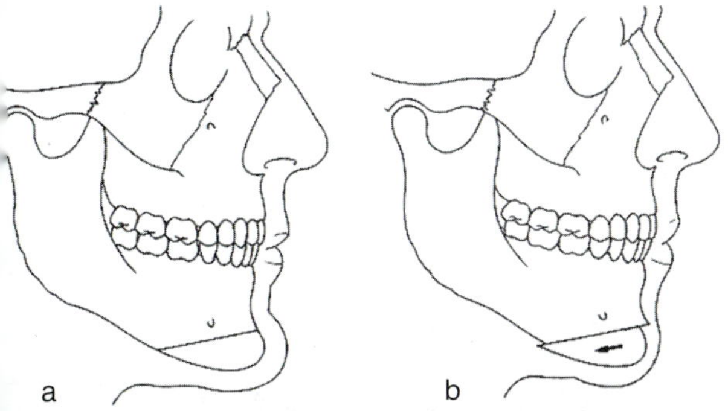

– deux zones d'apposition, la surface antérieure du menton au-dessus du trait d'ostéotomie et le rebord mandibulaire basilaire sous le site de l'ostéotomie (Fig. 30).

Dans les mentoplasties par transposition du fragment basilaire libéré, il se produit une résorption du fragment basilaire avancé atteignant en moyenne 25 % chez l'adulte et 40 % chez l'enfant (Tulasne et Despreaux, 1988 [70]) (Fig. 32).

Mentoplastie de réduction sagittale

Cette mentoplastie par ostectomie intermédiaire s'adresse aux progénies caractérisées par une saillie anormale du menton sans qu'il y ait de décalage des bases osseuses et/ou alvéolo-dentaires. Les tissus

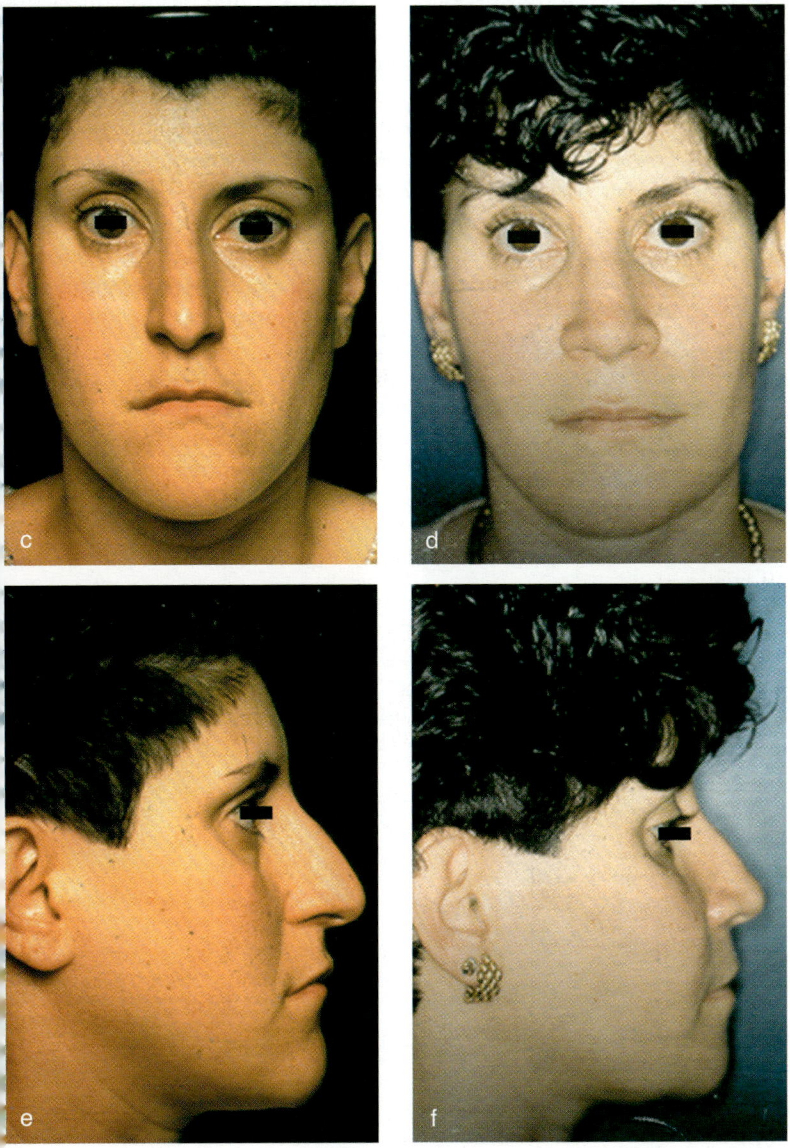

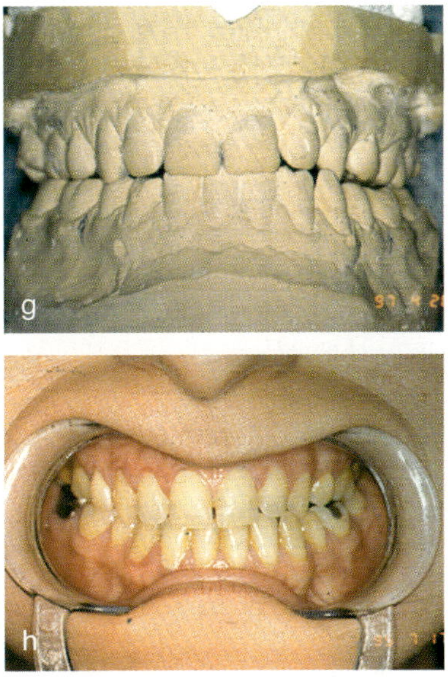

Fig. 33. Mentoplastie de réduction sagittale. a) Trait d'ostéotomie, b) Recul du fragment basilaire par glissement. Cas clinique : gêne ventilatoire, rétromaxillie, ablation des 4 prémolaires. Traitement : Rhinoplastie par impaction de l'auvent nasal, Le Fort I, mentoplastie de recul : aspects pré et post-opératoires. c et d) Vues de face. Le rétablissement de la ventilation nasale s'est accompagné d'une modification du regard ; e et f) Vues de profil ; g et h) Occlusion dentaire

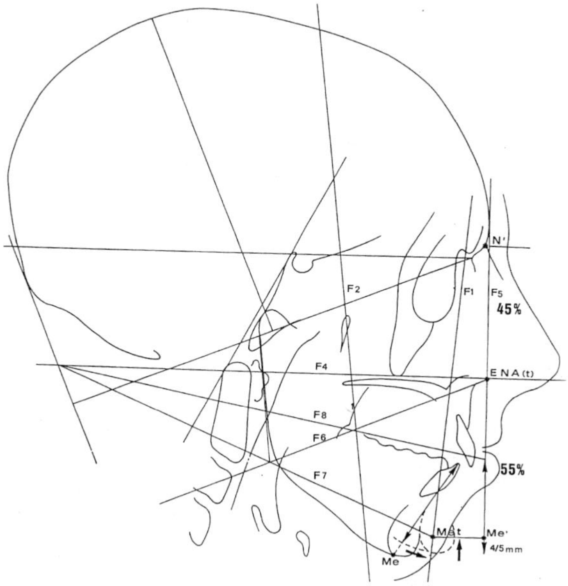

Fig. 34. Mentoplastie de réduction verticale. Analyse de Delaire

mous s'adaptent moins bien au recul basilaire. Mais ce procédé est toujours supérieur à la mentoplastie par meulage qui donne un menton inesthétique avec tendance à la ptose des tissus mous (menton de sorcière) (Fig. 33).

Mentoplastie de réduction verticale

L'excès vertical du menton s'intègre toujours dans une dysmorphose dento-squelettique, qu'elle soit sagittale et/ou verticale, maxillaire et/ou mandibulaire (Pantoja et coll., 1995 [53]). L'anomalie la plus fréquente est l'excès vertical dento-alvéolaire maxillaire associé à une rétromandibulie et à l'hypsogénie.

Le traitement le mieux adapté à cette situation est la mentoplastie de réduction verticale, c'est-à-dire une ostéotomie basilaire d'avancée avec ostectomie. Cette mentoplastie fonctionnelle permet, outre l'amélioration du profil, l'obtention d'un meilleur équilibre musculaire des régions labio-mentonnière et naso-labiale par modification de l'étage inférieur de la face. Dans les six mois post-opératoires se produit un remodelage du menton par le phénomène d'apposition-résorption périostée («génioplastie fonctionnelle» de Plénier et Delaire, 1983 [56]). La téléradiographie tardive confirme l'épaississement osseux en regard des racines dentaires, en réponse au nouvel équilibre musculaire.

L'analyse céphalométrique permet de déterminer avec précision la quantité de l'ostectomie à réaliser pour rétablir une compétence labiale et une position normale du Stomion, garant de la stabilité des rapports labio-alvéolo-dentaires antérieurs. Selon le cas, des gestes associés (glossoplastie, ostéotomie mandibulaire et/ou maxillaire, ostéotomie segmentaire antérieure type Köle) sont nécessaires.

La mentoplastie fonctionnelle peut aussi être employée pour la fermeture d'une béance antérieure en complément d'un traitement d'orthodontie et d'une rééducation orthophonique.

Le menton théorique (Met) est situé sur F1 à partir de la parallèle à F4 du point Me' (situé sur F5 tel que la distance N' – ENAt = 45 % de F5 et ENAt – Me' = 55 % de F5).

La mesure de la hauteur nécessaire de l'ostectomie peut être calculée selon deux approches :

- Méthode rapide consistant à repositionner le menton du sujet sur le menton théorique (Met) de l'analyse de Delaire.
- Méthode plus complète consistant à tracer une ligne joignant le bord libre de l'incisive inférieure au point menton (Me) de l'analyse de Delaire, puis sur la ligne F5, à mesurer la distance qui sépare la ligne d'occlusion (F8) du point menton théorique (Met), à ajouter 4 à 5 mm à cette valeur et à la reporter sur la ligne précédente. Elle indique la bonne situation verticale du point menton. En cas de béance antérieure, il faut tenir compte de cette dernière pour le calcul de la hauteur du menton (Fig. 34).

L'ostectomie horizontale peut être simple (Fig. 35) ou réalisée avec la confection d'un système tenon-

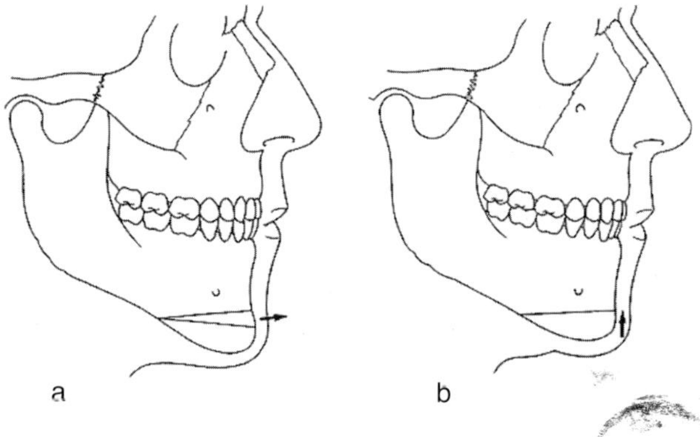

Fig. 35. Mentoplastie de réduction verticale avec ostectomie simple. a) Traits d'ostéotomie ; b) Réduction verticale

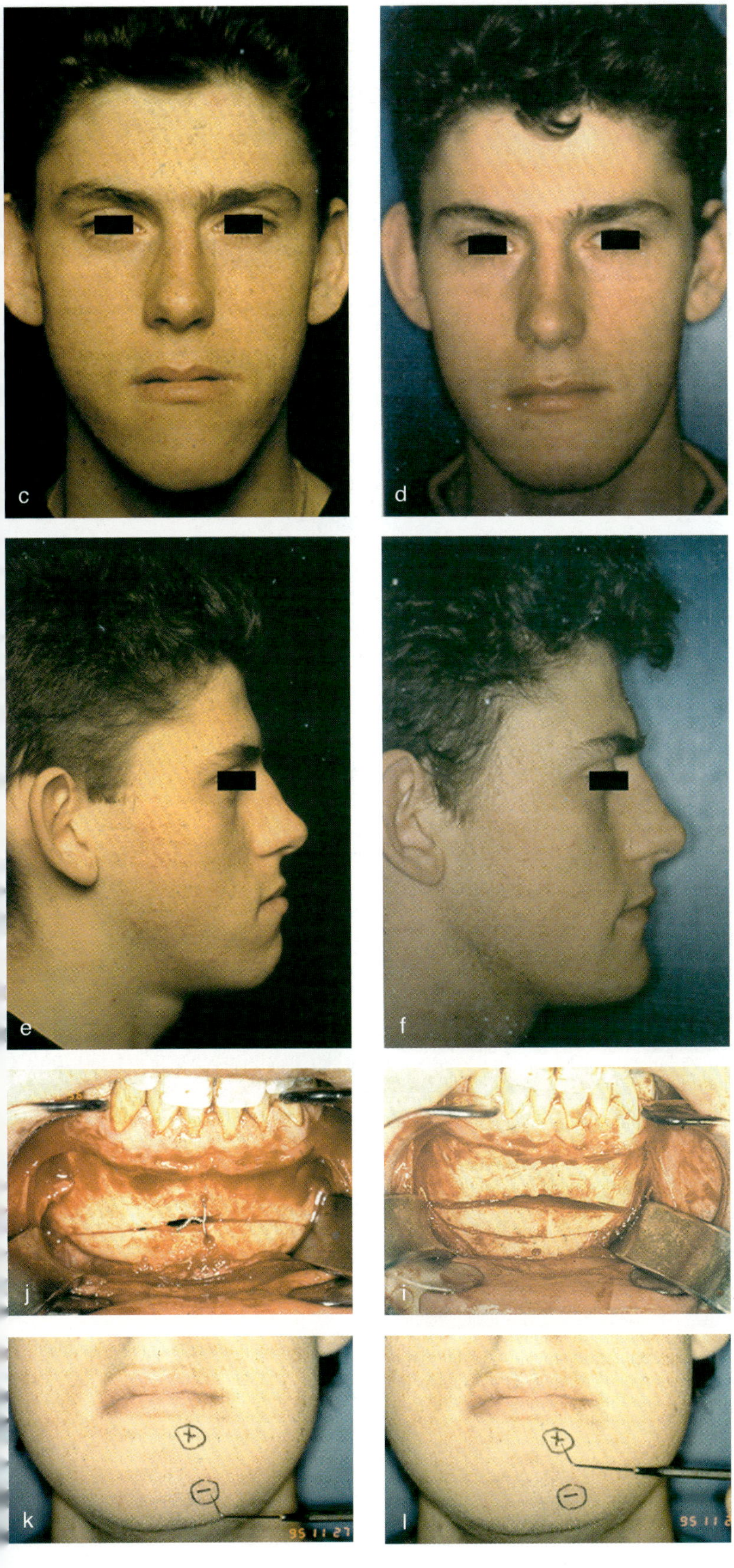

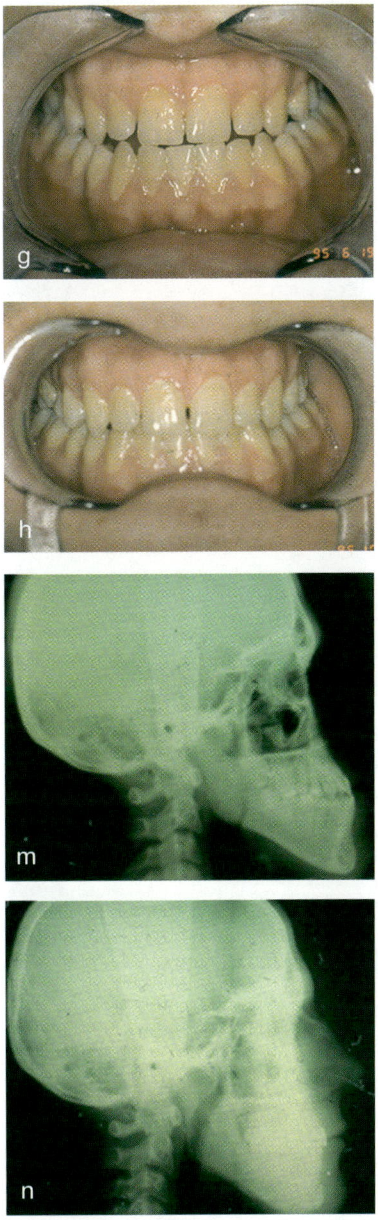

Fig. 35.1. Mentoplastie de réduction verticale avec ostectomie simple. Cas clinique n° 1 : Promandibulie, amygdales volumineuses. Traitement : amygdalectomie, recul mandibulaire par ostectomie préangulaire, mentoplastie de réduction verticale : aspects pré et postopératoires. c et d) Vues de face ; e et f) Vues de profil ; g et h) Occlusion dentaire ; i et j) Vues peropératoires ; k et l) Anesthésie dans le territoire du nerf de Valentin ; m et n) téléradiographies de profil.

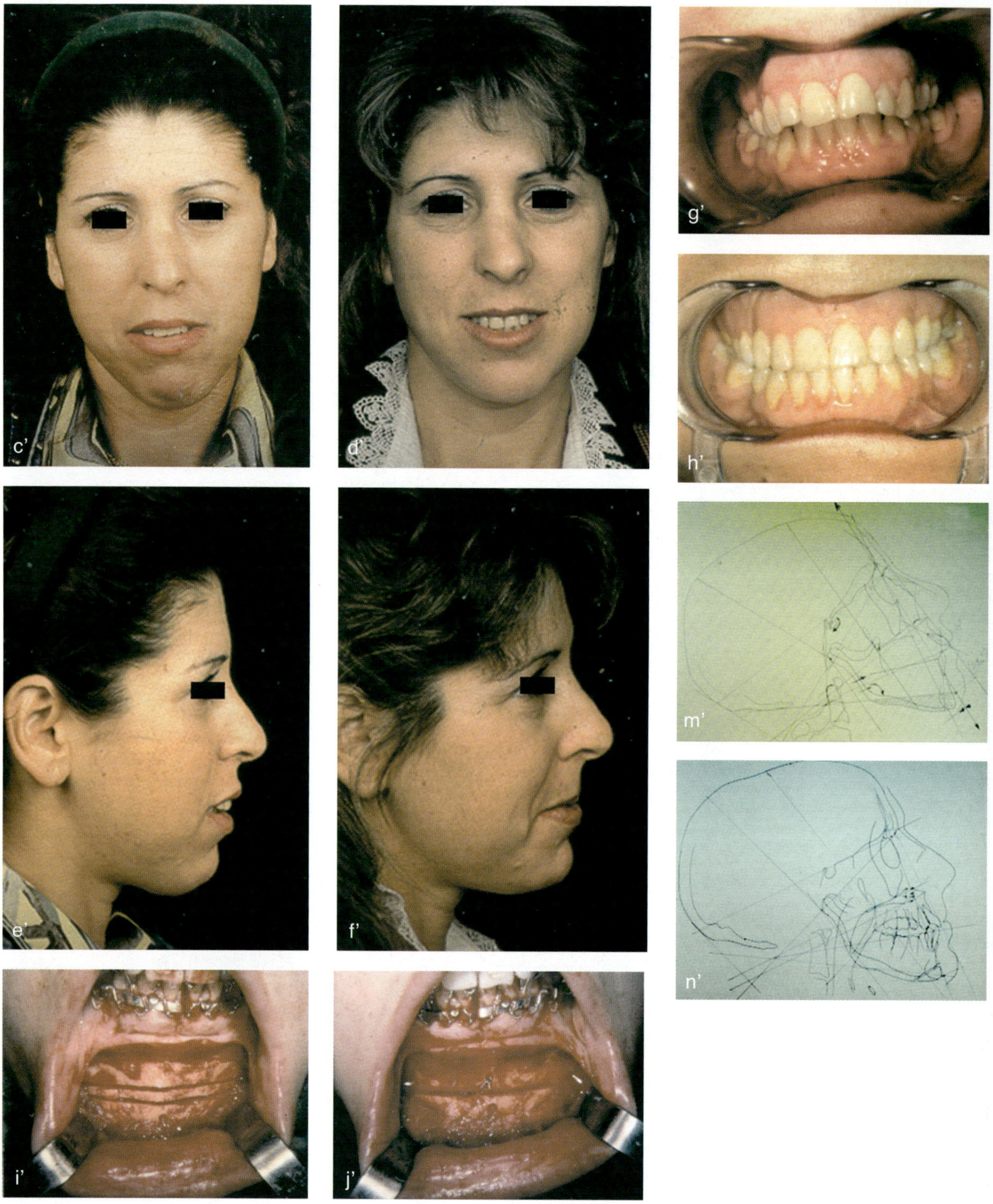

Fig. 35.2. Mentoplastie de réduction verticale avec ostectomie simple. Cas clinique n° 2 : obstruction nasale, excès vertical antérieur, surplomb incisif, dysfonction de l'appareil manducateur. Traitement : rhinoplastie à visée fonctionnelle, ostéotomie segmentaire maxillaire type Wassmund, mentoplastie de réduction verticale : aspects pré et postopératoires. c' et d') Vues de face ; e' et f') Vues de profil ; g' et h') occlusion dentaire ; i' et j') vues peropératoires (a présenté une anesthésie dans le territoire du nerf de Valentin) ; m' et n') téléradiographies de profil (analyse de Delaire)

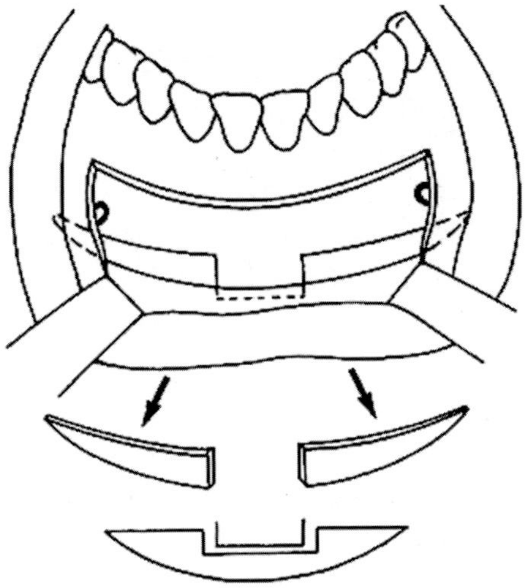

Fig. 36. Mentoplastie de réduction verticale avec confection d'un système tenon-mortaise (en cartouche)

mortaise (Michelet et coll., 1974 [48]) (Fig. 36). Les traits d'ostéotomie sous-apicaux, réalisés à la scie alternative, individualisent un tenon supérieur de

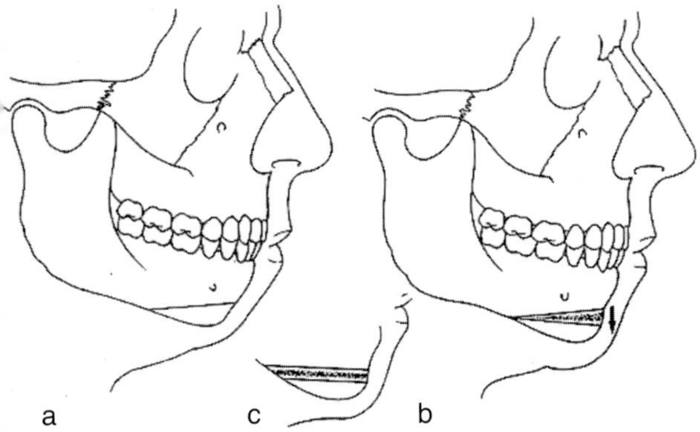

Fig. 37. Mentoplastie d'augmentation verticale avec greffe osseuse d'interposition. a) Trait d'ostéotomie, b) et c) Greffe osseuse d'interposition

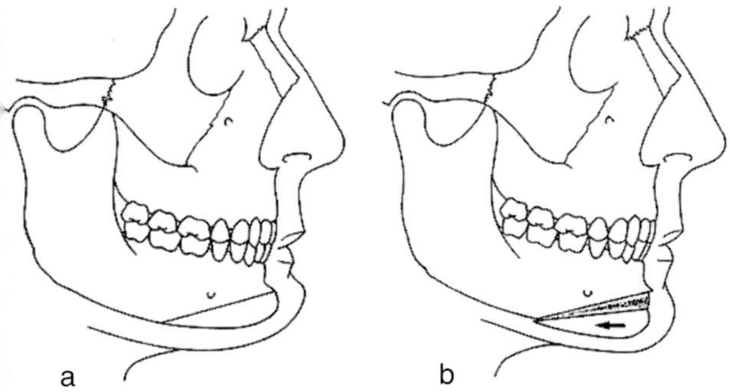

Fig. 38. Mentoplastie d'augmentation verticale avec greffe osseuse d'interposition et léger recul mentonnier. a) Trait d'ostéotomie, b) Greffe osseuse d'interposition et léger recul mentonnier

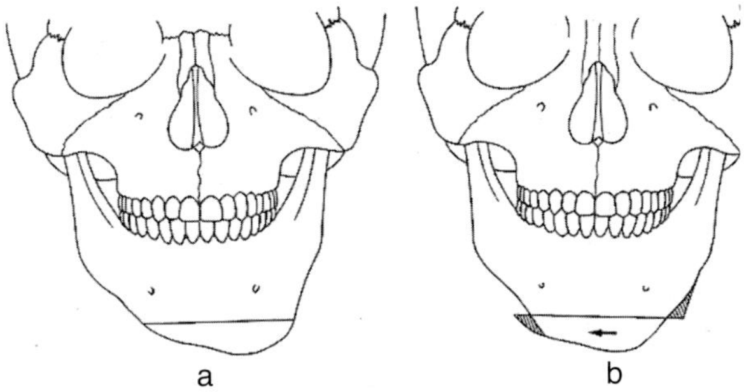

Fig. 39. Mentoplastie de symétrisation. a) Trait d'ostéotomie, b) Symétrisation par glissement du fragment basilaire

hauteur prédéterminée et deux coins triangulaires à base antérieure qui correspondent à la quantité d'os à réséquer. Une mortaise inférieure médiane est taillée dans la table interne du fragment basilaire. Sa profondeur varie suivant l'avancement souhaité : plus la mortaise est profonde, moins grande est l'avancée. Le tenon du fragment supérieur est encastré dans la mortaise du fragment inférieur. L'autocontention est complétée au besoin par deux ligatures au fil d'acier situées de part et d'autre du tenon. En effet il peut se produire, dans les grandes avancées, une bascule postéro-inférieure du fragment basilaire sous l'action

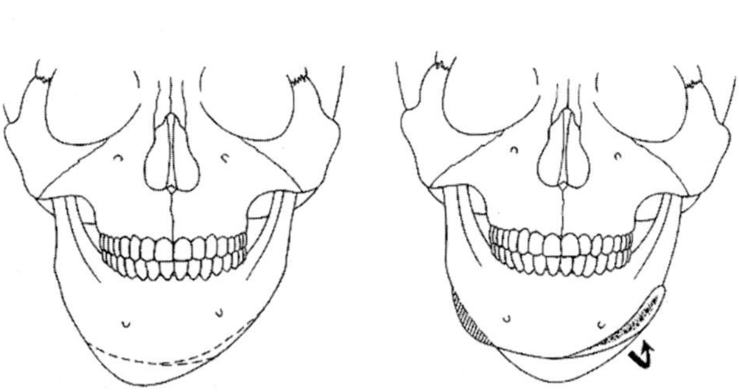

Fig. 40. Mentoplastie de symétrisation. a) Trait d'ostéotomie b) Symétrisation par bascule du fragment basilaire

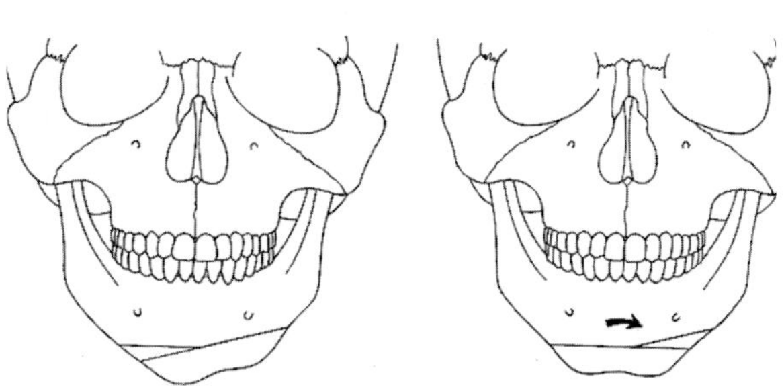

Fig. 41. Mentoplastie de recentrage. a) Traits d'ostéotomies b) Recentrage par horizontalisation des fragments basilaires

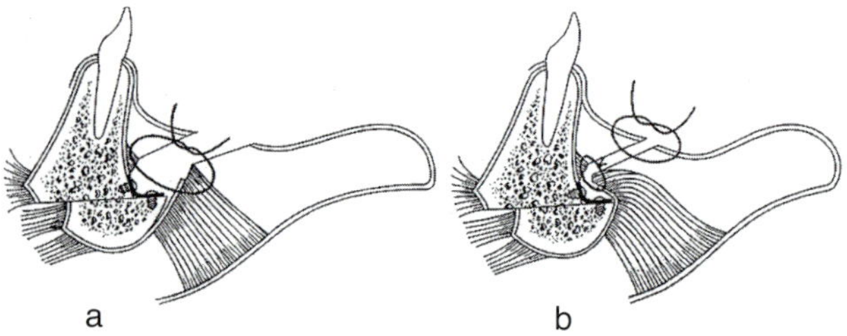

Fig. 42. Sutures. a) Suture du plan profond musculo-périosté (facultatif) ; b) Suture du plan muqueux

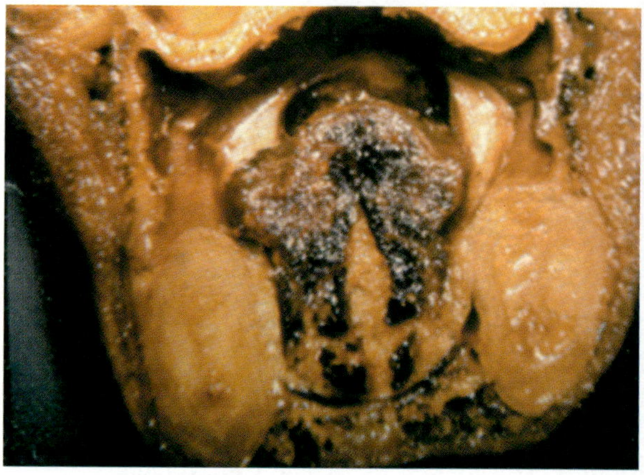

Fig. 44. Espaces médio et sublinguaux (coupe frontale de la langue et du plancher de la bouche)

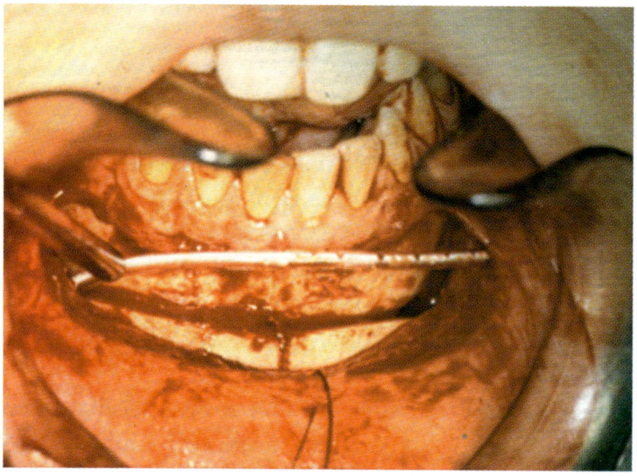

Fig. 43. Mise en place du drain aspiratif

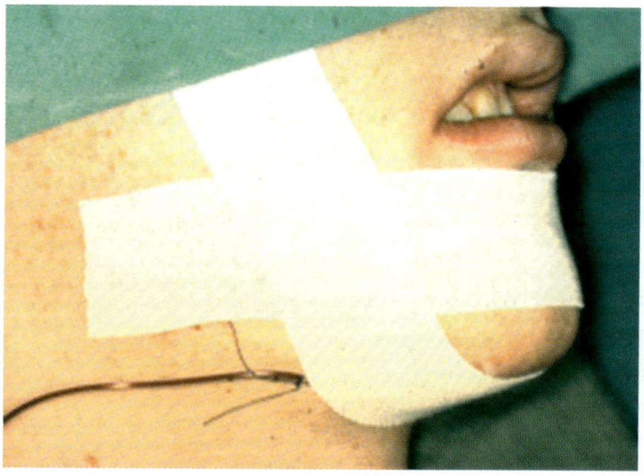

Fig. 45. Pansement compressif mentonnier

des muscles digastriques et éventuellement des muscles génio-hyoïdiens. Les fragments osseux retirés peuvent être utilisés pour combler la dépression située au-dessus du trait d'ostéotomie.

Le résultat fonctionnel est jugé sur l'obtention d'un contact bilabial spontané. La position du point Stomion n'est pas modifiée après mentoplastie fonctionnelle : en effet la lèvre supérieure, solidaire du maxillaire, est moins mobile que la lèvre inférieure. Lors du rapprochement des lèvres, le plus grand déplacement est réalisé par la lèvre inférieure qui s'élève (Boutault et coll., 1988 [5])).

Mentoplastie d'augmentation verticale

Dans les insuffisances verticales antérieures (faces courtes), l'ostéotomie basilaire avec abaissement du fragment est associée le plus souvent à une greffe osseuse d'interposition (Fig. 37). Celle-ci peut être remplacée par de l'hydroxyapatite, du corail ou par une simple contention rigide en cas d'abaissement de moins de 5 mm. Dans les rétromandibulies avec menton de sorcière (mandibule en « rocking chair »), la mentoplastie d'augmentation verticale est associée à un léger recul mentonnier (Fig. 38).

Mentoplastie de recentrage ou de symétrisation

Le recentrage s'adresse aux mandibules dont chaque hémimenton est symétrique l'un par rapport à l'autre. La symétrisation s'adresse aux mandibules où chaque hémimenton est asymétrique l'un par rapport à l'autre.

Elle s'adresse aux latérogénies qui s'intègrent généralement dans une hyper ou hypocondylie ou encore une ankylose temporo-mandibulaire unilatérale. Ces malformations justifient parfois une chirurgie orthognathique complexe associée. Dans la plupart des cas, le fragment d'ostéotomie basilaire est déplacé latéralement (Fig. 39). Il est parfois nécessaire de compléter ce mouvement de translation par une résection du bord basilaire du côté de la déviation et une diminution de l'extrémité du fragment mentonnier du côté opposé (Converse et Wood-Smith, 1964 [13]). Conjointement, ce mouvement de translation peut être associé à des mouvements d'avancée, de recul ou de bascule (horizontalisation) du fragment basilaire (Fig. 40 et 41).

Des greffons osseux d'interposition peuvent également être placés pour parfaire le résultat (Proffit et White, 1991 [58] ; McCarthy et coll., 1991 [40]) (Fig. 40 et 41).

Mentoplasties de réduction transversale

Pour corriger un élargissement mentonnier excessif, l'ostéotomie basilaire est associée à une résection médiane.

Mentoplasties d'augmentation transversale

Inversement, un menton pointu est élargi en associant à l'ostéotomie basilaire une section médiane avec greffe osseuse d'interposition (Bell, 1980 [3] ; Proffit et White, 1991 [58]). La greffe osseuse peut être évitée par une distraction progressive de la région symphysaire. L'encombrement dentaire incisivo-canin est ainsi traité sans extraction.

Suture et pansement

Après avoir placé dans la région mentonnière décollée un drain aspiratif, la suture muqueuse est le plus souvent réalisée en un seul plan (Fig. 42). Le drain aspiratif (Fig. 43) prévient le risque d'hématome pelvibuccal qui peut diffuser par les espaces médio et sublinguaux vers la base de langue (risque d'asphyxie) (Fig. 44).

Dans toutes les mentoplasties, un pansement compressif est réalisé à l'aide de bandes élastiques adhésives de 2 cm de largeur, entrecroisées de chaque côté du menton. Ce pansement élastique applique les tissus de recouvrement et notamment la lèvre inférieure sur le nouveau menton et prévient la formation d'hématome superficiel (Fig. 45).

Conclusion

Le menton joue un rôle considérable dans l'esthétique du visage et la mentoplastie, comme complément de rhinoplastie, est bien souvent nécessaire à l'obtention d'un profil harmonieux.

Dans les rétrogénies, les ostéotomies basilaires donnent un meilleur contour osseux et, par extension, une meilleure définition des tissus mous que les appositions d'os ou de biomatériaux.

Dans les excès verticaux antérieurs, l'ostéotomie basilaire avec ostectomie permet à la fois l'amélioration du profil et la rééquilibration fonctionnelle de la sangle musculaire péribuccale.

Bibliographie

1. Ballard CF (1951) The facial musculature and anomalies of the dentoalveolar structure. Trans Eur Orthod Soc : 137-148
2. Bell WH, Dann JJ (1973) Correction of dentofacial deformities by surgery in the anterior part of the jaws. A study of stability and soft tissue changes. Am J Orthod 64 : 162-187
3. Bell WH, Proffit WR, White RP (1980) Surgical correction of dentofacial deformities. Saunders, Philadelphia, T II
4. Bichat X (1829) Anatomie Descriptive. Chaudé, Paris
5. Boutault F, Cadenat H, Combelles R, Poirot A, Bodin H (1988) Modifications de la position verticale du stomion dans les ostéotomies faciales et génioplasties osseuses. Rev Stomatol Chir maxillo-fac 89 : 1-8
6. Brennan HG (1991) Aesthetic Facial Surgery. Lippincott-Raven Press, New York, 304 p
7. Cadenat H, Barthélémy R, Combelles R, Fabié M, Maneaud M (1972) Importance de la vascularisation mandibulaire en chirurgie maxillo-faciale. Rev Stomatol 73 : 60-65
8. Cinelli JA (1972) Making a cleft in the chin. Plast Reconstruct Surg 50 : 91-92
9. Claoué E (1995) Plastie musculaire d'avancement du menton. Une nouvelle technique. Communication au XXIIe Congrès de l'Association Française des Chirurgiens Maxillo-faciaux. Beaune, 13-14 avril
10. Coburn RJ, Rees TD, Horowitz S (1980) Mentoplasty in Rees TD : Aesthetic Plastic Surgery, Saunders, Philadelphia, T II, 770-861
11. Converse JM (1950) Restoration of facial contour by bone grafts introduced through the oral cavity. Plast Reconstruct Surg 6 : 295-299
12. Converse JM, Degloving technique, in Kazanjian VH, Converse JM (1959) The Surgical Treatment of Facial Injuries. Williams and Wilkins Cy, Baltimore
13. Converse JM, Wood-Smith D (1964) Horizontal osteotomy of the mandible. Plast Reconstruct Surg 34 : 464-471
14. Davis WH, Davis CL, Daly BW (1988) Long term bony and soft tissue stability following advancement genioplasty. J Oral Maxillofac Surg 46 : 731-735
15. Dechow PC, Mac Namara JA, Carlson DS, Liskiewicz WE (1984) Advancement genioplasty with and without soft tissue pedicle. J Oral Maxillofac Surg 42 : 637-645
16. Delaire J, Tulasne JF (1979) Déséquilibres labio-mentonniers par excès vertical antérieur de l'étage inférieur de la face. Apport de la géniectomie segmentaire horizontale. Orthod Fr 50 : 353-375
17. Dingman RO (1950) The use of iliac bone in the repair of facial and cranial defects. Plast Reconstruct Surg 1 : 179-195
18. Dingman B, Grabb W (1962) Surgical anatomy of the mandibular ramus of the facial nerve based on the dissection of 100 facial halves. Plast Reconstruct Surg 29 : 266-272
19. DuBrul EL, Sicher H (1954) The adaptative chin. Thomas, Springfield
20. Eisler P (1912) Die Muskeln Des Stammes, Verlag Von Gustav Fischer, Jena
21. Enlow DH (1968) The Human Face, Harper and Row, New-York
22. Epker BN, Stella JP (1989) Transoral submental lipectomy : an adjunct to orthognatic surgery. J Oral Maxillofac Surg 47 : 795-803
23. Friedland JA, Coccaro PJ, Converse JM (1979) Retrospective cephalometric analysis of mandibular bone resorption under silicone rubber chin implants. Plast Reconstruct Surg 57 : 144-151

24. Ginisty D (1988) La morphogenèse du menton humain in Levignac J, et coll : Le menton, Masson, Paris, 3-16
25. Gola R, Bonnoit J, Di Marino V, Grisoli F (1973-1974) Anatomie chirurgicale du rameau mentonnier du nerf facial. Travaux du laboratoire d'anatomie. Faculté de medecine, Marseille 27 : 68-76
26. Guerrero-Santos J, Ramirez M, Rivera R (1972) Making a permanent dimple in the chin. Plast Reconstruct Surg 50 : 88-90
27. Guyot L, Cheynet F, Faissal A, Gola R (1998) Le nerf de Valentin, son rôle dans l'innervation de la région mentonnière. Rev Stomatol Chir maxillofac 99 : 106-114
28. Guyuron B, Raszeweski RL (1990) A critical comparaison of osteoplastic and alloplastic augmentation génioplasty. Aesth Plast Surg 14 : 199-206
29. Guyuron B (1993) Genioplasty. Little, Brown, Boston, 164p
30. Hofer O (1942) Die Osteoplastich verlaengerung des Unterkifers nach von Eiselberg bei Mikrogenia. Dtsch Zahn Mund Kieferheilkd 81 : 27
31. Hohl TH, Epker BN (1976) Macrogenia : A study of treatment results, with surgical recommandations. Oral Surg 41 : 545-567
32. Hovelacque A. Les nerfs crâniens, Les Presses Universitaires de France, Paris
33. Köle H (1959) Surgical operations on the alveolar ridge to correct occlusal abnormalities. Oral Surg Oral Med Oral Path 12 : 277-288
34. Lande MJ (1952) Growth behavior of human body facial profile as revealed by serial cephalometric roentgenology. Angle Orthod 22 : 78-90
35. Leblanc A (1989) Imagerie Anatomique des Nerfs Crâniens. Springer Verlag, Berlin : 149
36. Levignac J (1976) A propos des anomalies nez-menton et de leurs corrections. Reflexions sur la morphologie et l'esthétique. Orthod Fr 47 : 575-591
37. Levignac J (1987) De l'architecture du nez aux relations nez-menton : morphologie et esthétique, finalité de l'opération correctrice. Orthod Fr 58 : 759-769
38. Levignac J, et coll (1988) Le menton, Masson, Paris, 166p
39. Lightoller, Facial Muscles (1926) The modiolus and muscles surrounding the rima oris with some remarks about the panniculus adiposus. Journal of Anatomy, University Press, Cambridge 60 : 1-85
40. McCarthy JG, Ruff GL, Zide BM (1991) A surgical system for the correction of bony deformity. Clinics in Plastic Surgery 18 : 139-152
41. McDonnell JP, McNeil RW, West RA (1977) Advancement genioplasty : a retrospective cephalometric analysis of osseous and soft tissue changes. J Oral Surg 35 : 640-647
42. Marino H, Galeano EJ, Gandolfo EA (1963) Plastic correction of double chin. Plast Reconstruct Surg 31 : 45-50
43. Martin D, Baudet J, Mondie JM, Peri G (1990) A propos du lambeau cutané sous-mental en ilôt. Ann Chir Plast Esth 35 : 480-484
44. Martin D, Pascal JF, Baudet J, Mondie JM, Peri G (1993) The sub-mental island flap : a new donor site. Anatomy and clinical applications as a free or pedicled flap. Plast Reconstr Surg 92 : 867-873
45. Mercier J, Gordeeff A, Delaire J (1987) Moyens d'évaluation des anomalies du menton osseux en vue d'une correction chirurgicale. Rev Stomatol Chirmaxillo-fac 88 : 298-301
46. Meredith HV (1957) Change in the profile of the osseous chin during childhood. Am J Phys Anthropol 15 : 247-252
47. Merville LC, Vincent JL (1991) Dysmorphies maxillo-mandibulaires, chirurgie correctrice. Doin, Paris, 284p
48. Michelet FX, Goin JL, Pinsolle J, Dessus B (1974) L'utilisation de la symphyse mentonnière. Ann Chir Plast 19 : 69-75
49. Nairn RI (1975) The circumoral musculature structure and function. Br Dent J 138 : 49-56
50. Neuner O (1973) Correction of mandibular deformities. Oral Surg, Oral Med, Oral Pathol 36 : 779-789
51. Olivier E (1927) Le canal dentaire et son nerf chez l'adulte. Ann Anat Path 4 : 975-987
52. Ott PA (1973) Les apophyses géni supérieures chez l'édenté total. Schweiz Mschr Zahnheilk 83 : 145-162
53. Pantoja R, Cortes J, Argandona J, Encina S (1995) Modifications anatomiques squelettiques et dento-alvéolaires chez les sujets atteints d'incompétence labiale. Rev Stomatol Maxillofac 96 : 41-45
54. Passot R (1931) Chirurgie esthétique pure. Doin, Paris
55. Paturet G, Paturet J (1954) Le nerf du mylo-hyoïdien et du ventre antérieur du digastrique. Comptes rendus de l'association des anatomistes : 535-541
56. Plenier V, Delaire J (1983) La génioplastie «fonctionnelle». Rev Stomatol Chir maxillo-fac 84 : 54-61
57. Precious DS, Morais D, Armstrong JE (1990) L'intérêt d'éviter l'utilisation de la fixation rigide lors de la génioplastie fonctionnelle. Rev Stomatol Maxillofac 91 : 349-356
58. Proffit WR, White RP (1991) Surgical-Orthodontic Treatment. Mosby, St Louis : 300-304
59. Ricketts RM (1968) The keystone triad. Part I : Anatomy, phylogenetics and clinical references. Am J Orthodontics 54 : 244-264
60. Robertson JG (1965) Chin augmentation by means of rotation of double chin fat flap. Plast Reconst Surg 36 : 471-474
61. Robinson M, Shuren R (1969) Bone resorption under plastic chin implants. J Oral Surg 27 : 116-118
62. Rogers BO (1976) The seagull or «mouette» incision for correction of double chins. Transactions of the 6 th International Congress of Plast. Reconstr Surg Masson, Paris : 456-460
63. Sappey PH (1872) Traité d'Anatomie Descriptive. Delahaye, Paris
64. Schendel SA (1985) Genioplasty : a physiological approach. Ann Plast Surg 14 : 506-514
65. Storum KA, Bell WH, Nagura HN (1988) Microangiographic and histologic evaluation of revascularization and healing after genioplasty by osteotomy of the inferior border of the mandible. J Oral Maxillofac Surg 48 : 210-216
66. Subtelny JD (1959) A longitudinal study of soft tissue facial structures and their profile characteristics, defined in relation to underlying skeletal structures. Am J Orthod 45 : 481-507
67. Sweet AP (1959) Radiodontic studies of the mental foramen. Dent Radio Photo 32 : 32-33
68. Trauner R, Obwegeser H (1957) The surgical correction of mandibular prognathism and retrognathia with consideration of genioplasty. Oral Surg Oral Med Oral Path 10 : 677-689
69. Tulasne JF, Raulo Y (1981) Excès vertical antérieur de l'étage inférieur de la face et génioplastie. Ann Chir Plast 26 : 332-336
70. Tulasne JF, Despreaux G (1988) Résultats à long terme de la géniolastie, in Levignac J, et coll Le Menton, Masson, Paris : 143-156
71. Valentin (1843) Traité de Névrologie, Baillière, Paris
72. Vesse M (1987) Génioplastie. Rev Stomatol Maxillofac 88 : 438-447
73. Wilson HE (1975) The mentalis muscle, its anatomy and clinical significance. Trans Eur Orthod Soc : 141-148
74. Wolfe SA (1989) Chin advancement as an aid in correction of deformities of the mental and submental regions. Plast Reconst Surg 67 : 624-630
75. Zide BM, McCarthy J (1989) The mentalis muscle : an essential component of chin and lower lip position. Plast Reconst Surg 83 : 413-420

XVI
Nez mature

Introduction

Avec l'avancée en âge, le nez change de forme et de fonction. Le nez de la maturité ou nez mature se caractérise par un allongement modéré avec apparition ou accentuation d'une cyphose dorsale et fermeture de l'angle naso-labial. Cet aspect, propre au sujet âgé, peut se rencontrer chez des sujets d'âge moyen dont le nez, d'emblée trop long ou cyphotique, supporte plus mal le vieillissement. Ces modifications morphologiques, qui perturbent l'harmonie du visage, ont des conséquences fonctionnelles défavorables sur la ventilation nasale.
La rhinoplastie fonctionnelle et esthétique trouve dans le nez mature une de ses meilleures indications en répondant au triple objectif de :
- rajeunissement du nez avec conservation de la personnalité du visage,
- correction d'une éventuelle anomalie morphologique et/ou fonctionnelle. Elle s'intègre, à ce titre, parfaitement dans le traitement de la rhonchopathie pour la prévenir, la traiter ou contribuer à la traiter.

1 – Mécanismes du vieillissement nasal

La forme du nez est fixée à la fin de la période de croissance. De 20 à 50 ans, le nez reste stable ou se modifie lentement. Passée la cinquantaine, les modifications s'accélèrent et ce d'autant plus que le nez est proéminent, à la différence des petits nez qui vieillissent plutôt « bien ». Ces modifications se traduisent cliniquement par l'apparition ou l'accentuation d'une cyphose dorsale, la chute de la pointe du nez avec fermeture de l'angle naso-labial, une légère ptose des ailes narinaires avec élargissement de la base du nez (Fig. 1).

L'allongement du nez mature, réel mais toujours modéré, s'accompagne d'un allongement relatif par rapport à l'étage inférieur de la face qui tend à diminuer de hauteur. En effet, la hauteur des trois étages de la face, sensiblement égale chez l'adulte jeune, se modifie avec l'âge :
- l'étage supérieur frontal s'agrandit à la fois par recul de la ligne d'implantation des cheveux et par ptose fronto-sourcilière,
- l'étage inférieur, maxillo-mandibulaire diminue à la fois par perte alvéolo-dentaire et par résorption des bases osseuses, insuffisamment sollicitées,
- l'étage moyen, nasal se modifie peu : seul le nez change d'aspect en plongeant (Fig. 2).

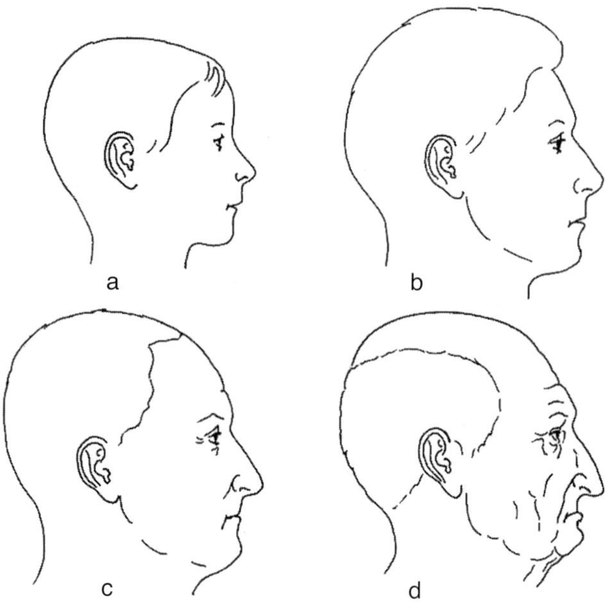

Fig. 1. Évolution du nez avec l'âge : a) Enfant ; b) Adolescent ; c) Adulte jeune ; d) Adulte âgé

La projection relative du nez est liée à l'activité tardive du septum et surtout au fait que l'auvent nasal soit la seule structure de la face qui ne régresse pas avec l'âge (Takahashi, 1988 [53]). L'auvent nasal, en effet, à la différence de la face, n'est que partiellement occluso-dépendant (ce qui n'est pas le cas de l'auvent narinaire).

Le vieillissement du nez se manifeste au niveau du revêtement musculo-cutané des structures ostéo-cartilagineuses et des zones de jonction. Ces altérations morphologiques ont des conséquences fonctionnelles sur la ventilation nasale et sur le déclenchement ou l'aggravation d'une rhonchopathie.

Modifications du revêtement musculo-cutané

Avec l'âge, le revêtement musculo-cutané du nez se modifie en premier.

Particulièrement exposée au soleil, la peau du nez paye un lourd tribut aux épithéliomas cutanés. Elle se ride en même temps qu'elle devient plus mince au niveau de l'auvent nasal. Ceci exagère la saillie physiologique du dorsum ostéo-cartilagineux sous-jacent ou aggrave une cyphose préexistante. Cette modification de la peau dorsonasale explique la dégradation fréquente avec le temps des rhinoplasties à « toit ouvert » où la peau amincie épouse le dos du nez modifié par l'ablation de la bosse. Au niveau de l'auvent narinaire, elle devient plus épaisse. La perte de l'élasticité de la peau dorsonasale diminue par ailleurs ses possibilités de rétraction et d'adaptation, ce qui implique des impactions nasales modérées ou des résections cutanées complémentaires.

L'effet gravifique, parfois aggravé par l'augmentation du volume et du poids de la pointe du nez provoque à la longue une ptose cutanée et une chute de la pointe. Un pseudo rhinophyma ou un rhinophyma peut se développer aux dépens des glandes sébacées de la pointe du nez, épargnant la columelle qui en est dépourvue.

Ce nez rouge traduit habituellement une imprégnation éthylique : « à la trogne on reconnaît l'ivrogne ».

Les muscles du nez participent aux rides, mais pas au relâchement des téguments. Le muscle procerus est responsable des rides horizontales de la racine du nez. Le muscle levator labii superioris alaeque nasi est responsable des rides obliques latéronasales. L'existence de ces dernières traduit souvent une contraction compensatrice d'une insuffisance valvaire. Le muscle nasalis avec ses deux pars (transversa et alaris) est davantage un muscle orificiel qu'un muscle de la mimique. Contrairement à une idée reçue, les muscles en vieillissant ne se relâchent pas, mais s'atrophient et se rétractent du fait du remplacement progressif des fibres musculaires par du tissu conjonctif (Aniansson, 1981 [2] ; Lexell, 1988 [36]).

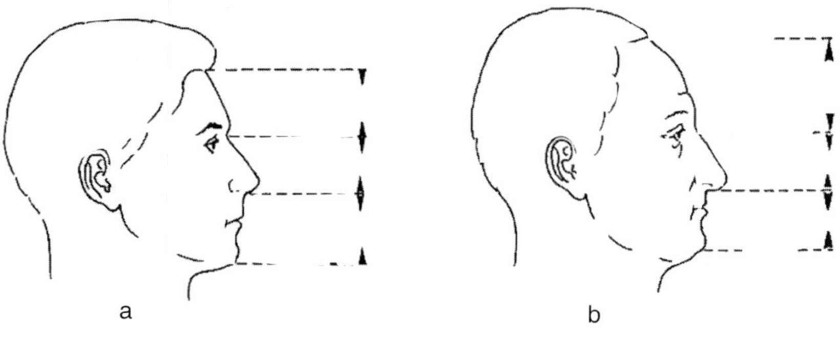

Fig. 2. Modifications de la hauteur des trois étages de la face avec l'âge : a) Adulte jeune ; b) Adulte âgé

Modifications des structures ostéo-cartilagineuses nasales

Parallèlement aux modifications du revêtement musculo-cutané, les structures profondes de l'auvent nasal et de l'auvent narinaire se modifient mais à un âge, semble-t-il, plus avancé.

L'auvent nasal osseux présente une ostéoporose et un amincissement. Les processus frontaux des maxillaires (pilier canin) et le prémaxillaire subissent, en outre, l'involution consécutive à l'édentement et à la perte des fonctions manducatrices. Cette fragilisation expose à la comminution osseuse lors des ostéotomies de la rhinoplastie.

L'auvent nasal cartilagineux et l'auvent narinaire subissent des modifications histologiques au niveau des cartilages supérieurs et inférieurs, et de leurs zones de jonction.

On peut opposer les caractéristiques histologiques des cartilages inférieurs du sujet jeune et du sujet âgé :

- chez le sujet jeune, le cartilage est épais, riche en cellules, d'épaisseur constante, sans fragmentation. Ainsi, le cartilage inférieur est-il ferme et convexe dans tous les sens ;
- chez le sujet âgé, le cartilage est mince, pauvre en cellules, d'épaisseur irrégulière, et présente de nombreuses fragmentations complètes ou incomplètes. La partie postérieure de la crus latérale s'incurve volontiers, de sorte que seule la pointe reste convexe (Krmpotic-Nemanic et coll., 1972 [34]).

Cela explique les fractures fréquentes des cartilages lors des manipulations chirurgicales. Cet affaiblissement des cartilages favorise l'apparition ou l'aggravation du collapsus valvaire avec l'âge.

On comprend également que nombre de rhinoplasties pratiquées dans un jeune âge et où à la résection de bosse a été associé un geste sur la pointe du nez (raccourcissement des cartilages supérieurs, résection du bord supérieur des cartilages inférieurs), développent ultérieurement un collapsus valvaire responsable d'obstruction nasale avec ventilation orale et rhonchopathie.

Les zones de jonction entre nez fixe et nez mobile subissent aussi des changements importants.

La jonction intercartilagineuse chez le sujet jeune est telle, que le plus souvent, le cartilage inférieur recouvre en partie le bord inférieur du cartilage supérieur auquel il est solidement fixé par une gaine périchondrale (Jost et coll., 1973 [29]). Dans un certain nombre de cas, le bord supérieur du cartilage inférieur recourbé s'ancre directement au bord inférieur du cartilage supérieur également recourbé, ce qui rend encore plus intime cette jonction entre cartilages. Avec l'âge, cet ancrage se fragmente (donnant naissance à des cartilages sésamoïdes) et les jonctions intercartilagineuses deviennent plus lâches (Fig. 3). Le cartilage inférieur a tendance à glisser vers le bas, le dôme se désolidarise de l'angle septal et la pointe du nez perd alors un de ses supports, ce qui contribue à sa ptose ainsi qu'à l'élargissement de sa base (Fig. 4).

La zone de jonction intersepto-membraneuse se distend également avec l'âge. Le septum membraneux s'allonge. Il en résulte une columelle flaccide et parfois pendante (Parkes et Kamer, 1973 [40]), imposant une résection de muqueuse septale plus grande.

La charpente conjonctive du nez subit également l'involution sénile (Gilbert, 1955 [15]).

L'orifice piriforme et l'épine nasale participent indirectement à la chute de la pointe du nez. En effet, la chute discrète de la pointe est souvent majorée par un défaut de projection consécutif à la fois à la résorption de l'os alvéolaire liée à la perte dentaire et à celle de l'os prémaxillaire (orifice piriforme et épine nasale antérieure) liée au défaut de sollicitations biomécaniques. Il en résulte une fermeture de l'angle naso-labial (Fig. 5). Paradoxalement, si la résorption osseuse maxillaire et alvéolaire est très importante et si l'absence de dents n'est pas compensée par la prothèse, l'angle naso-labial demeure inchangé ou se trouve même agrandi (Krmpotic-Nemanic et coll., 1972 [34]) (Fig. 6). De ce fait, la mesure de cet angle pour apprécier le vieillissement du nez n'est valable que si tous ces éléments sont pris en compte. L'atrophie du pourtour de l'orifice piriforme et des parties molles qui l'entourent est responsable du recul et de la ptose des ailes du nez.

Toutes ces modifications osseuses soulignent l'importance du capital dentaire et l'intérêt du remplacement des dents par des implants qui non seulement maintiennent l'os alvéolaire, mais aussi sollicitent l'os basilaire et à travers lui les piliers de la face. Lorsque la

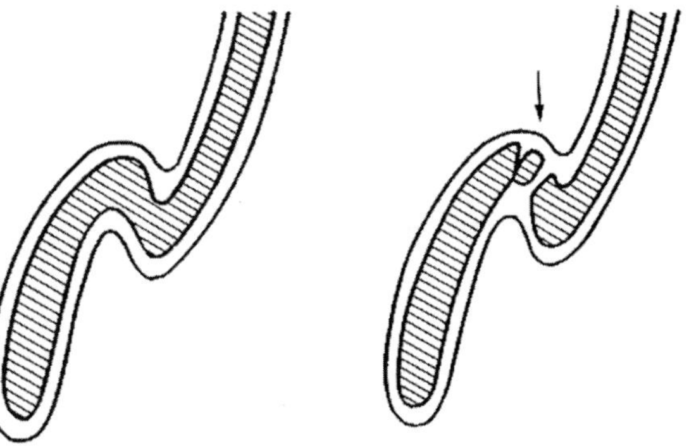

Fig. 3. Fragmentation de la jonction intercartilagineuse avec l'âge

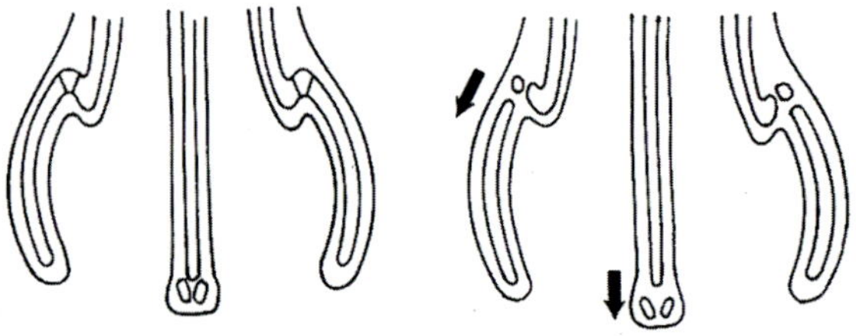

Fig. 4. Allongement des jonctions intercartilagineuse et intersepto-membraneuse avec l'âge

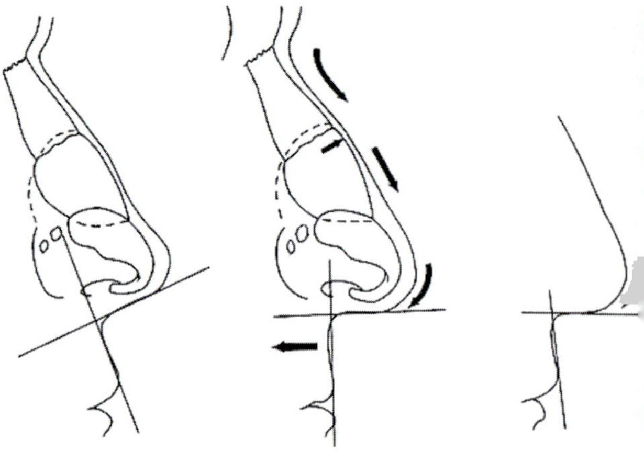

Fig. 5. Modifications de la forme du nez avec l'âge : allongement modéré du nez, apparition ou accentuation d'une cyphose dorsale, fermeture de l'angle naso-labial

résorption osseuse est importante, des greffes osseuses préimplantaires peuvent s'avérer nécessaires.

Modifications de la muqueuse pituitaire

La muqueuse pituitaire s'atrophie également avec l'âge, ce qui est source de sécheresse nasale. Une rhinorrhée aqueuse paroxystique, vraisemblablement d'origine cholinergique (activité du parasympathique sur les glandes séreuses), peut cependant se voir. Cette rhinorrhée, qui n'est pas spécifique du sujet âgé, est antérieure («goutte au nez»), souvent abondante et gênante. Elle est favorisée par les changements de température (au saut du lit) et au moment des repas. Les anticholinergiques de synthèse, en application locale représentent le traitement de choix.

2 – Conséquences fonctionnelles

La chute de la pointe horizontalise les orifices narinaires. Le flux d'air inspiratoire nasal n'emprunte plus alors les espaces septo et sinuso-turbinaux en regard du cornet moyen, mais monte plus haut dans les fosses nasales, créant des turbulences qui perturbent le débit aérien. Il en résulte une sensation d'obstruc-

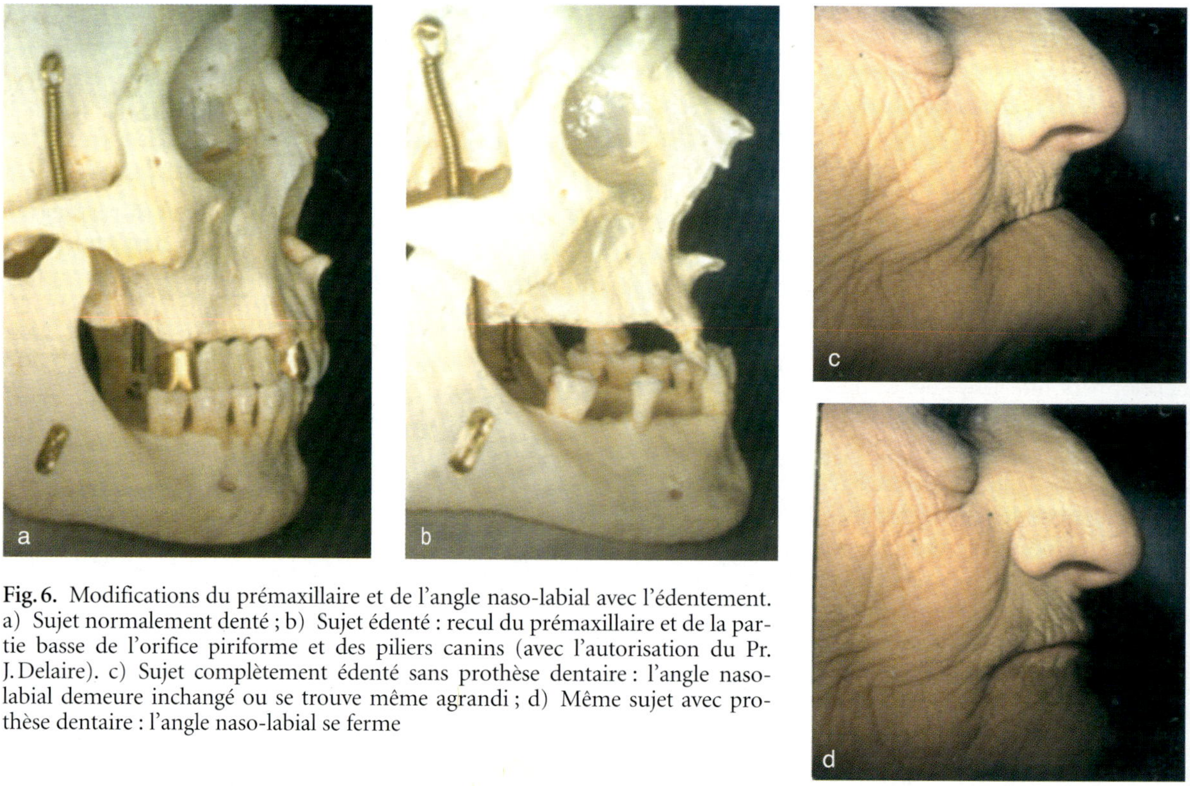

Fig. 6. Modifications du prémaxillaire et de l'angle naso-labial avec l'édentement. a) Sujet normalement denté ; b) Sujet édenté : recul du prémaxillaire et de la partie basse de l'orifice piriforme et des piliers canins (avec l'autorisation du Pr. J. Delaire). c) Sujet complètement édenté sans prothèse dentaire : l'angle naso-labial demeure inchangé ou se trouve même agrandi ; d) Même sujet avec prothèse dentaire : l'angle naso-labial se ferme

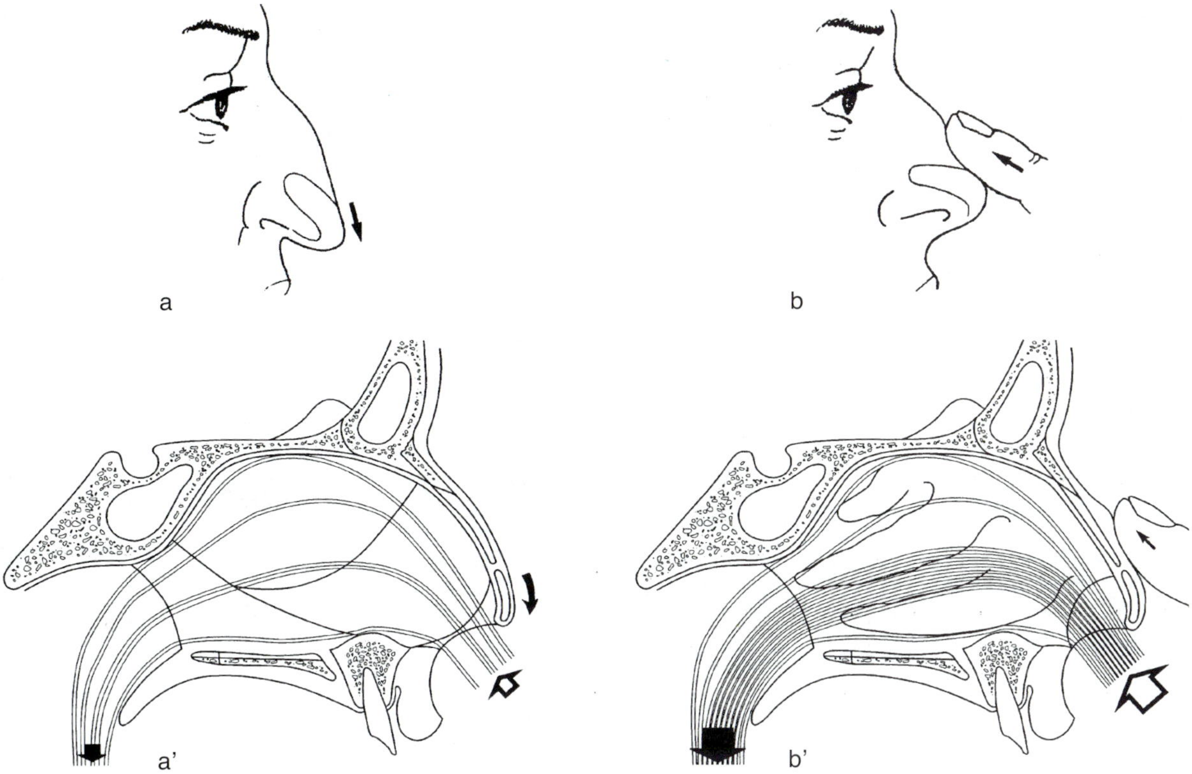

Fig. 7. Modifications de la ventilation nasale. a et a') La chute de la pointe du nez entrave la ventilation nasale ; b et b') Le soulèvement de la pointe du nez améliore la ventilation

tion nasale. Ce mécanisme peut être évoqué lorsque que le simple relèvement de la pointe du nez améliore la ventilation (Fig. 7).

Le collapsus narinaire ou valvaire peut décompenser une anomalie septo-turbinale, jusque là bien tolérée.

L'obstruction nasale favorise, après 40 ans chez l'homme, 60 ans et la ménopause chez la femme, l'apparition d'une rhonchopathie chronique avec ou sans syndrome d'apnées obstructives du sommeil (cf. Causes et conséquences de l'obstruction nasale chez l'adulte).

La rhinoplastie classique « à toit ouvert » pratiquée dans le jeune âge, se détériore souvent avec le temps (collapsus valvaire). Cette même rhinoplastie est particulièrement risquée chez le patient mature, car elle crée toutes les conditions d'une obstruction nasale et prédispose à la rhonchopathie.

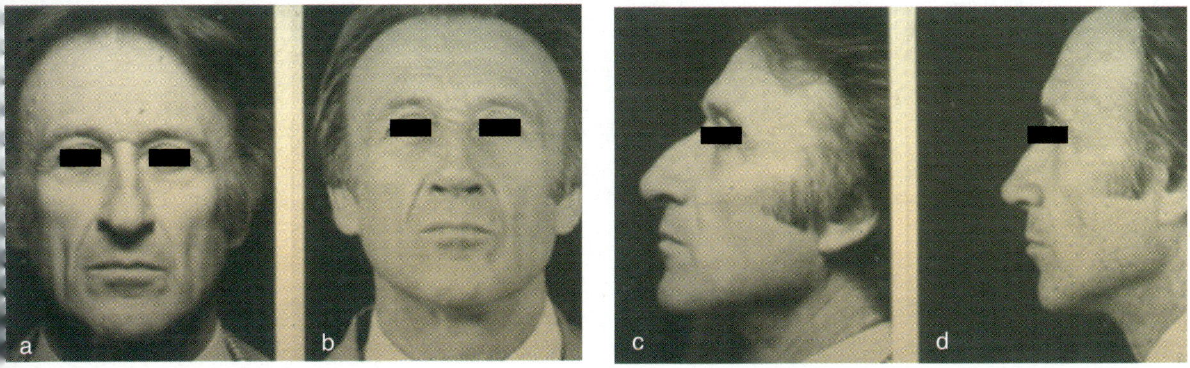

Fig. 8. Rhinoplastie fonctionnelle et esthétique. Nez mature. Résultats pré et postopératoires. a et b) Vues de face, c et d) Vues de profil

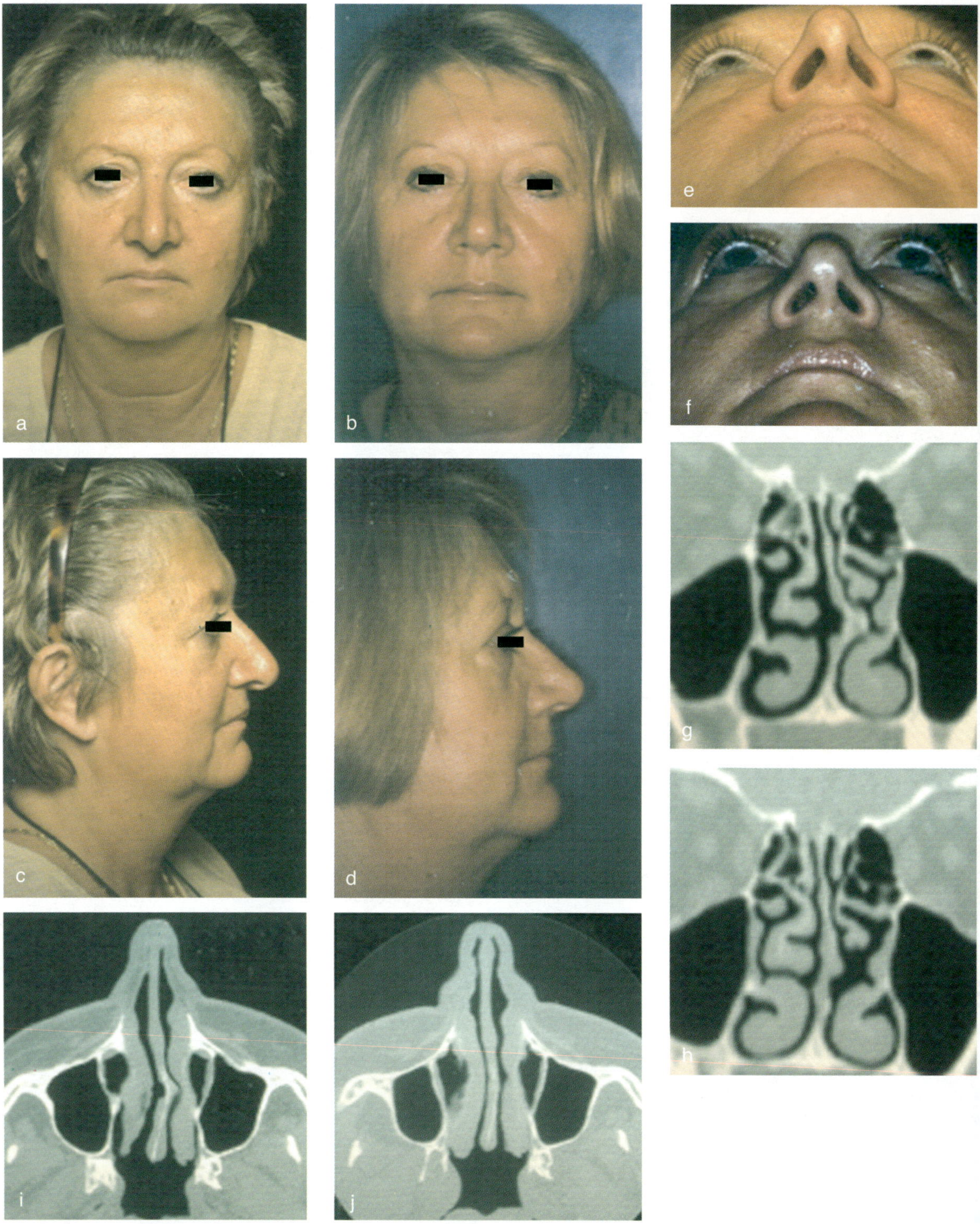

Fig. 9. Nez mature avec gêne fonctionnelle, Dermatochalasis palpébral. Traitement : rhinoplastie fonctionnelle et esthétique, blépharoplastie. Résultats pré et postopératoires. a et b) Vues de face ; c et d) Vues de profil ; e et f) Vues inférieures ; g et h) Aspects tomodensitométriques : déviation septale avec éperon gauche. Avant et après septoplastie (coupes coronales des fosses nasales) ; i et j) Aspects tomodensitométriques : déviation septale avec éperon gauche. Avant et après septoplastie (coupes axiales des fosses nasales). Amélioration spectaculaire de la ventilation nasale et modification du regard

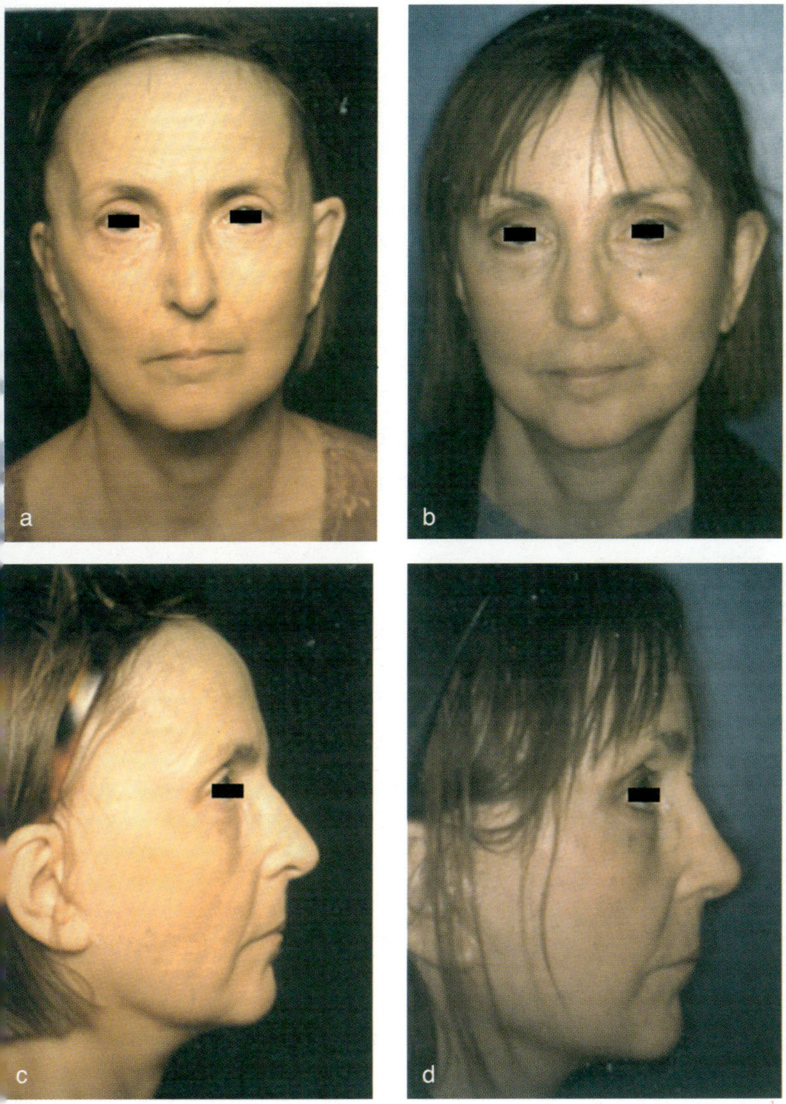

Fig. 10. Nez mature avec ptose frontale et cervico-faciale (a déjà eu un lifting facial et une blépharoplastie). Traitement : rhinoplastie fonctionnelle et esthétique, lifting frontal pré-capillaire et lifting cervico-facial. Résultats pré et postopératoires. a et b) Vues de face ; c et d) Vues de profil

3 – Traitement

La prise en charge thérapeutique est très différente selon que le patient présente un nez mature simple ou associé à un rhonchopathie voire à un syndrome d'apnées obstructives du sommeil (SAOS).

Traitement du nez mature isolé

La rhinoplastie fonctionnelle et esthétique du nez mature permet à la fois de rajeunir le nez et de garder sa personnalité au visage. Le patient, habitué à son nez, supporterait mal un changement radical. L'appréciation de la motivation et du psychisme du patient est fondamentale pour éviter une déstabilisation de son image personnelle.

La demande de rhinoplastie résulte soit d'une motivation ancienne plus ou moins différée, soit d'une motivation récente liée à une maturation inesthétique du nez. Elle peut aussi s'intégrer dans un projet global de rajeunissement du visage et être alors associée à d'autres procédés (valgisation des malaires, lifting frontal ou cervico-facial, blépharoplastie, chéiloplastie) (Fig. 8, 9, 10 et 11).

Dans la plupart des cas, la technique de rhinoplastie fonctionnelle et esthétique peut être appliquée in extenso.

Parfois, un simple raccourcissement du nez ou une projection de la pointe du nez suffisent à rajeunir un nez mature et à améliorer la ventilation.

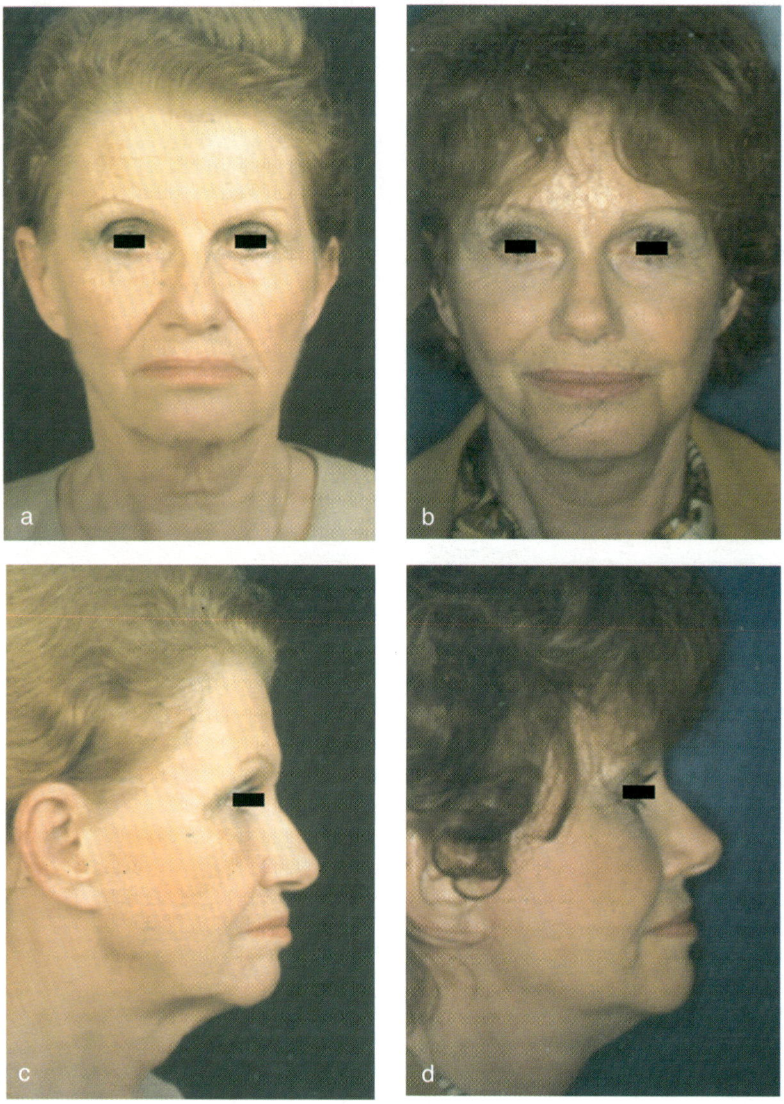

Fig. 11. Nez mature avec ptose frontale et cervico-faciale. Traitement : rhinoplastie fonctionnelle et esthétique, lifting frontal et cervico-facial. Résultats pré et postopératoires. a et b) Vues de face ; c et d) Vues de profil

Plus rarement, des gestes complémentaires sur la peau de la racine du nez en cas d'excès ou sur l'os de la partie basse de l'orifice piriforme en cas d'atrophie sont indiqués.

* Excès cutané

Avec l'âge, la peau perd la possibilité de se rétracter. L'excès cutané, soit spontané, soit secondaire à l'impaction, n'aura pas tendance à se résorber. Le « lifting » de la peau du nez élimine cet excès et contribue au relèvement de la pointe du nez.

Différentes formes d'excisions cutanées ont été proposées. L'excision elliptique, intercanthale médiale, à la racine du nez est la plus simple (Fig. 12). Les autres excisions cutanées, médianes ou transversales, situées au dessus de la pointe du nez, taillées dans une peau épaisse, laissent des cicatrices plus visibles.

Le lifting frontal permet également, après décollement poussé du revêtement cutané nasal, un relèvement de la pointe du nez.

Le rhinophyma peut être traité par excision chirurgicale ou dermabrasion.

* Geste osseux complémentaire

Avec l'âge, la partie inférieure du nez tend à reculer par résorption osseuse du pourtour de l'orifice piriforme et par atrophie des tissus mous périnarinaires.

La projection de la base du nez est obtenue par des greffons d'apposition (os, cartilage ou biomatériaux) placés en avant de l'épine nasale antérieure et sur le pourtour de l'orifice piriforme, sous la zone d'implantation des ailes du nez.

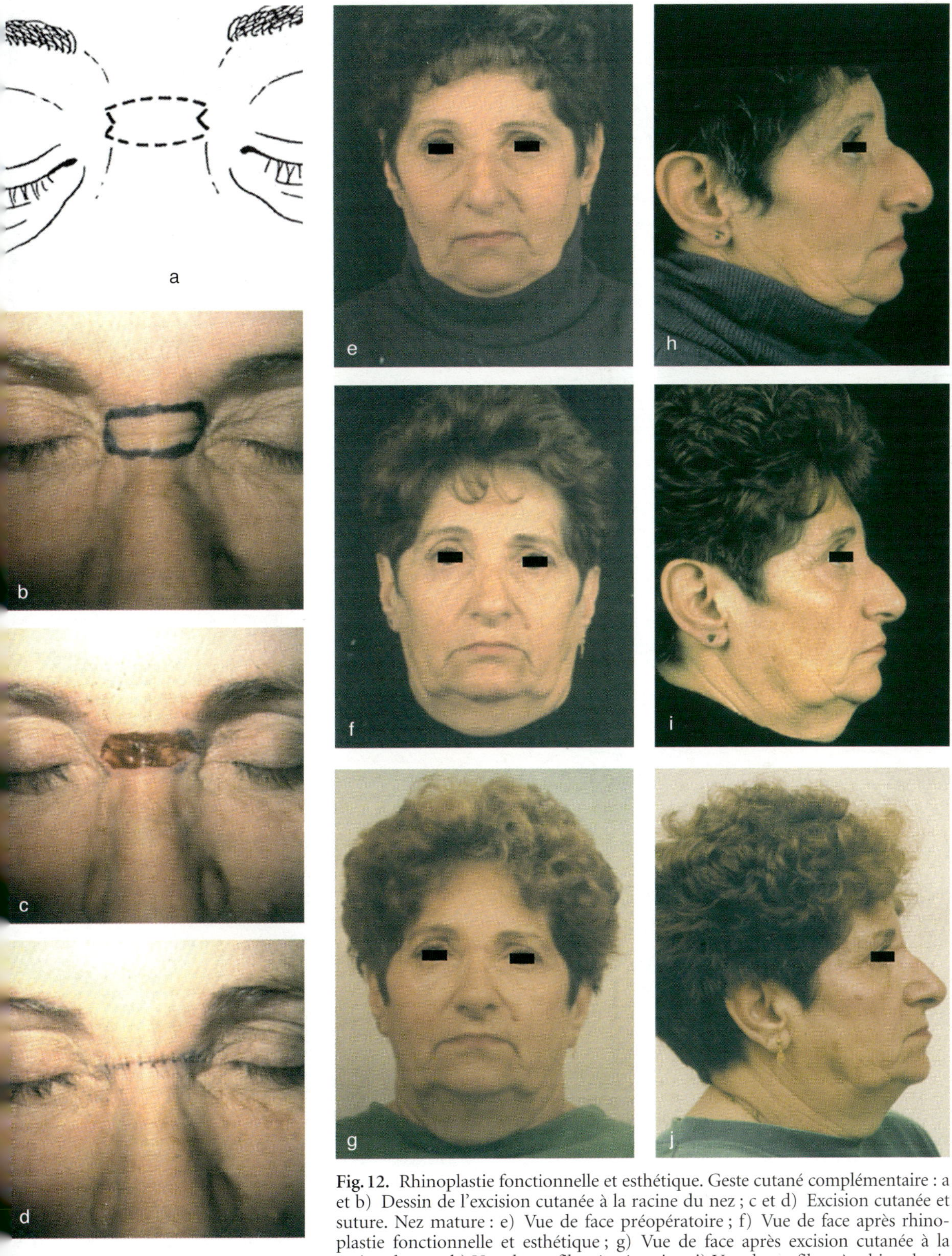

Fig. 12. Rhinoplastie fonctionnelle et esthétique. Geste cutané complémentaire : a et b) Dessin de l'excision cutanée à la racine du nez ; c et d) Excision cutanée et suture. Nez mature : e) Vue de face préopératoire ; f) Vue de face après rhinoplastie fonctionnelle et esthétique ; g) Vue de face après excision cutanée à la racine du nez. h) Vue de profil préopératoire ; i) Vue de profil après rhinoplastie fonctionnelle et esthétique ; j) Vue de profil après excision cutanée à la racine du nez

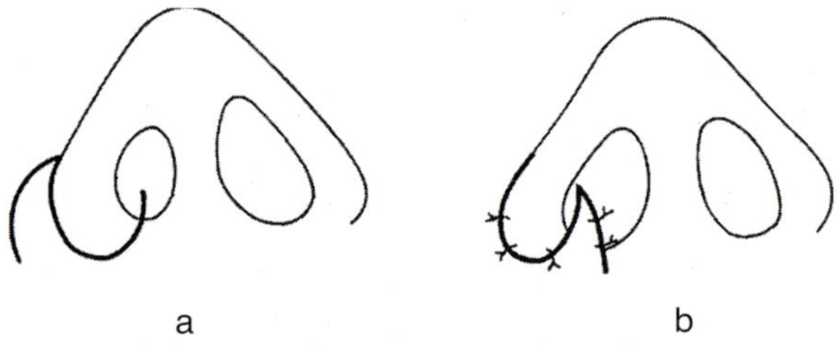

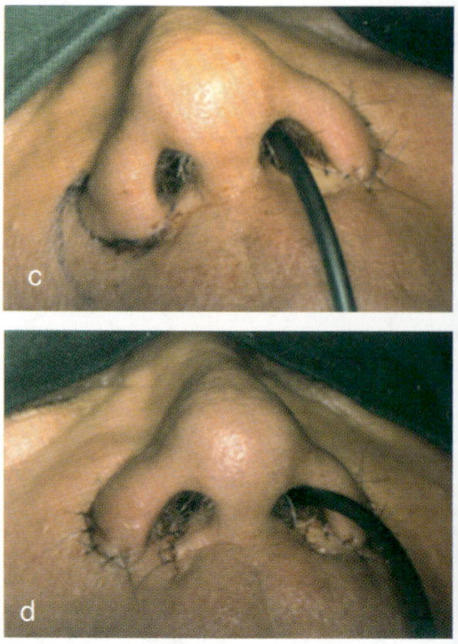

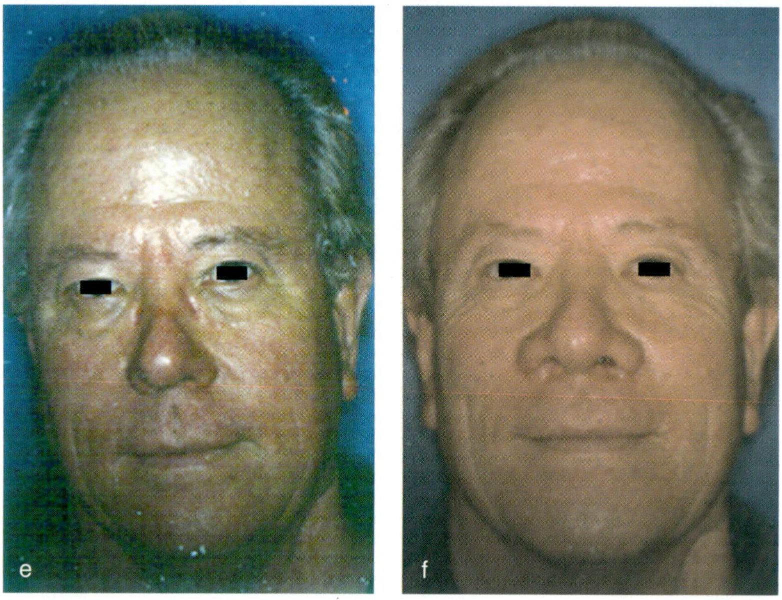

Fig. 13. Rhonchopathie. Lambeau de transposition naso-jugal pour élargir la base narinaire. Rhonchopathe et SAOS, gêne ventilatoire par sténose narinaire et valvaire, déviation septale, hypertrophie des cornets : Traitement : Lambeaux de transposition naso-jugal, réarmature des valves nasales par des greffons cartilagineux, septoplastie et turbinoplastie fonctionnelle. a et b) Technique ; c et d) Vues opératoires ; e et f) Résultats pré et postopératoires (vues de face). Amélioration très nette de la symptomatologie

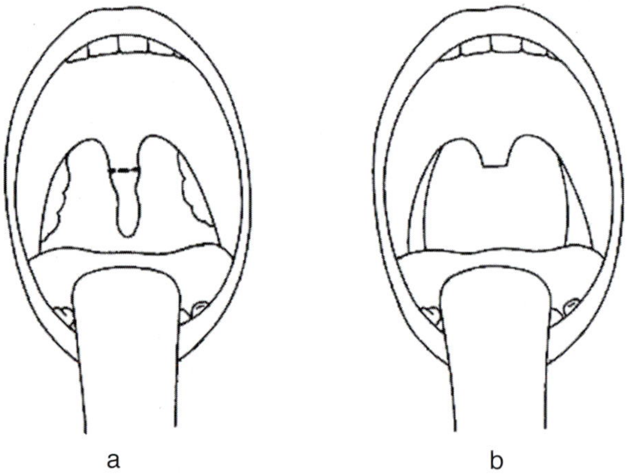

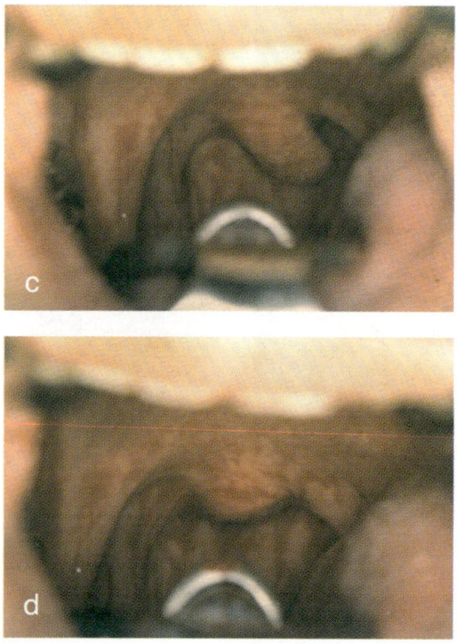

Fig. 14. Rhonchopathie. Amygdalectomie et raccourcissement de la luette. a et b) Technique ; c et d) Vues peropératoires

Traitement du nez mature avec rhonchopathie

Le traitement de la rhonchopathie avec ou sans SAOS est complexe en raison de l'intrication de multiples facteurs. Les protocoles thérapeutiques sont pour la plupart au stade de l'expérimentation et de l'évaluation. Le traitement de la rhonchopathie ne peut être qu'ébauché dans ce chapitre.

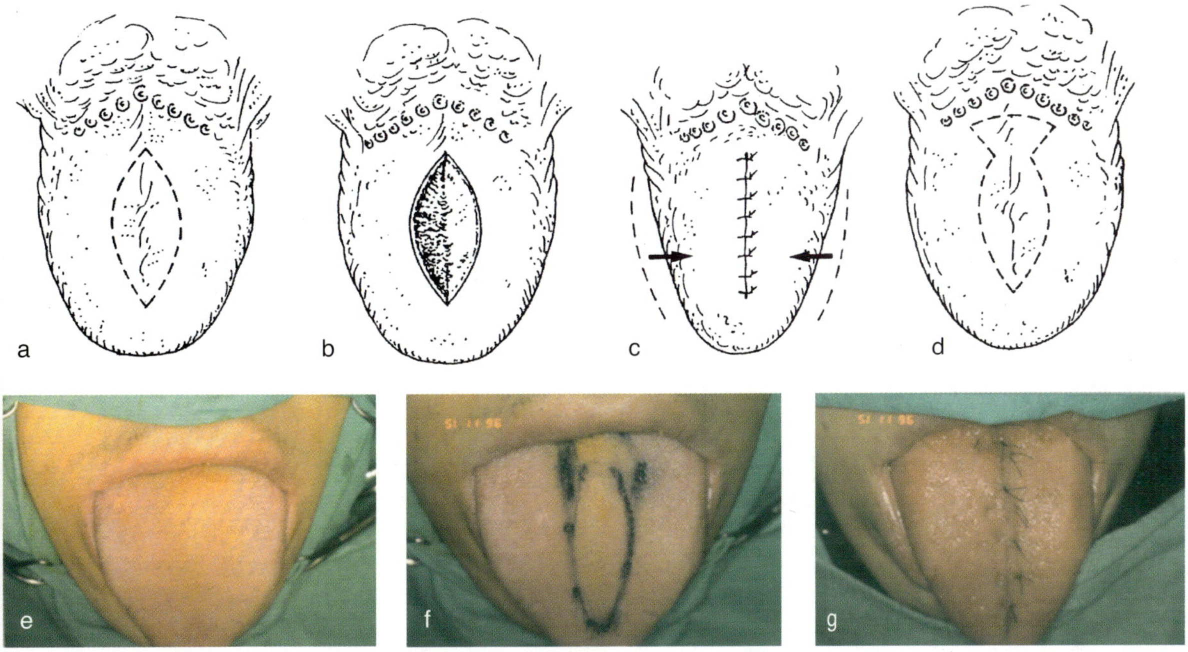

Fig. 15. Rhonchopathie. Glossoplastie médiane. a, b, c et d) Technique et modalité technique ; e) Aspect initial de la langue, f) Dessin de la résection médio-linguale, g) Suture (vues peropératoires)

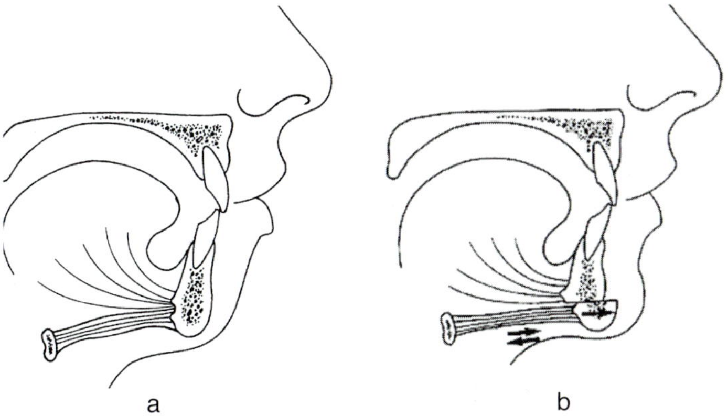

Fig. 16. Rhonchopathie : Mentoplastie d'avancée sagittale. La mise en tension des muscles génio-hyoïdiens est souvent transitoire. a et b) Aspects pré et postopératoires

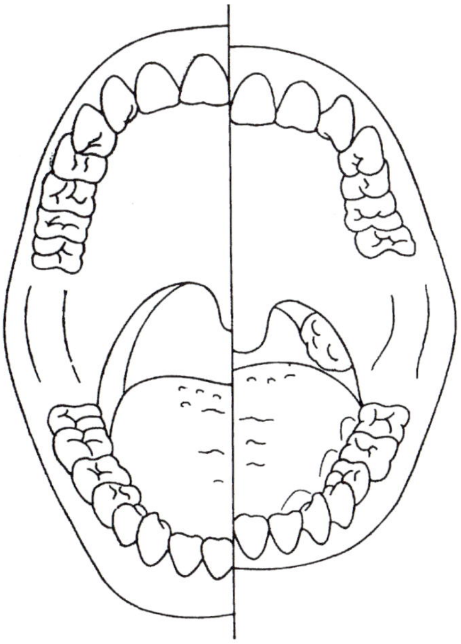

Fig. 17. Rhonchopathie. A droite sujet normal, à gauche sujet rhonchopathe : rétrusion maxillo-mandibulaire, hypertrophie amygdalienne, allongement de la luette, macroglossie relative avec l'empreinte des dents (vue antérieure de la cavité buccale)

En dehors des cas évidents de dysmorphoses maxillo-mandibulaires, il semble logique de remonter la chaîne étiopathogénique et de commencer le traitement par celui de l'obstruction nasale, même si l'ensemble de l'oropharynx présente une involution morpho-fonctionnelle.

Le traitement visant à rétablir la ventilation nasale comporte différents gestes ciblés sur les principaux sites obstructifs :

- réarmer la pointe du nez molle par le replacement du septum entre les crus médiales ou par un greffon cartilagineux placé entre les crus médiales,
- corriger un collapsus narinaire ou valvaire en s'aidant de l'impaction et de la rigidification

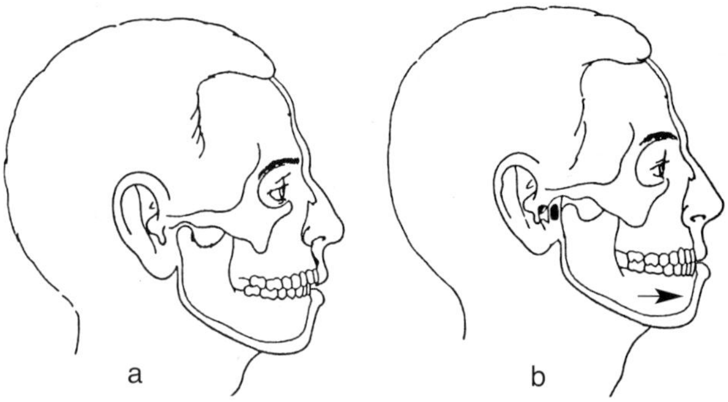

Fig. 18. Avancée mandibulaire par greffon cartilagineux rétrocondylien. Technique. a et b) Aspects pré et postopératoires

d'une rhinoplastie fonctionnelle et esthétique ou, en l'absence d'impaction, en armant la valve nasale à l'aide de greffons cartilagineux, en élargissant la base narinaire par un lambeau de transposition naso-jugal (Brown et McDowell, 1951 [7]) (Fig. 13),
- corriger une déviation septale antérieure, mais aussi enlever un éperon septal sur le trajet du flux aérien, en regard du méat moyen,
- pratiquer une turbinoplastie fonctionnelle (hypertrophie du cornet inférieur, concha bullosa...).

Chez le «rhonchopathe-apnéique», l'obstruction nasale, même partielle, gêne considérablement l'action thérapeutique d'une ventilation nocturne en pression positive continue au masque (Continuous Positive Airway Pressure ou CPAP) qui maintient une pression suffisante pour s'opposer au collapsus inspiratoire de l'oropharynx et à l'apnée. De même, le méchage nasal est contre-indiqué chez ces patients, car l'obstruction nasale, ainsi induite, peut entraîner par elle-même des apnées pendant le sommeil.

Si le rétablissement de la perméabilité nasale n'est pas suffisant à la correction de la rhonchopathie, il faut envisager trois possibilités :
- les fosses nasales n'ont jamais été fonctionnelles (rhinopathie chronique allergique ou non) ou ne peuvent être rendues fonctionnelles par le seul geste septal ou turbinal du fait de leur extrême étroitesse. L'expansion osseuse par disjonction intermaxillaire, si elle est possible, peut rendre au nez sa perméabilité,
- les amygdales sont hypertrophiques et il existe une macroglossie relative consécutive à la ventilation orale.

Lorsque les amygdales sont volumineuses, l'amygdalectomie est utile, complétée, au besoin, par le raccourcissement d'une luette allongée (Fig. 14). Cette excision chirurgicale de la partie muqueuse en excès se fait au ras du muscle. Les suites post-opératoires de cette simple intervention qui peut se faire sans aucune anesthésie sont particulièrement douloureuses. La rétraction du voile peut également être obtenue par thermocoagulation profonde (radiofréquence), peu douloureuse.

Les interventions sur le voile à type d'uvulo-palato-pharyngo-plastie (UPPP) doivent être pratiquées avec la plus grande circonspection car leur échec se double d'une mutilation définitive du voile.

L'hypertrophie linguale peut bénéficier d'une glossoplastie médiane, mais l'action de cette dernière est limitée (Fig. 15).
- le menton est en rétrusion : mentoplastie d'avancée, avec mise en tension des muscles génio-hyoïdiens, sachant que l'amélioration n'est souvent qu'éphémère (Fig. 16).

Chez le rhonchopathe-apnéique porteur d'une dysmorphose maxillo-faciale rhonchogène (Fig. 17), le traitement passe par des ostéotomies à visée propulsive, après une phase de traitement conservateur par orthèse

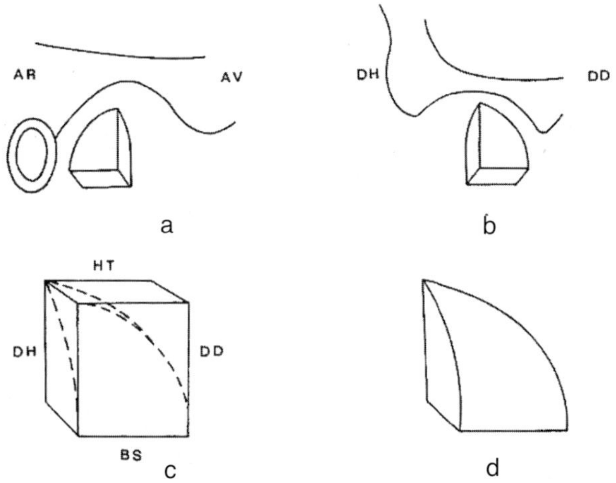

Fig. 19. Avancée mandibulaire par greffon cartilagineux rétro-condylien. Détail technique. Taille du greffon rétrocondylien cartilagineux. a) coupe sagittale, b) coupe frontale, c et d) taille du greffon (vue postérieure). AR : Arrière, AV : Avant, DH : Dehors, DD : Dedans, HT : Haut, BS : Bas

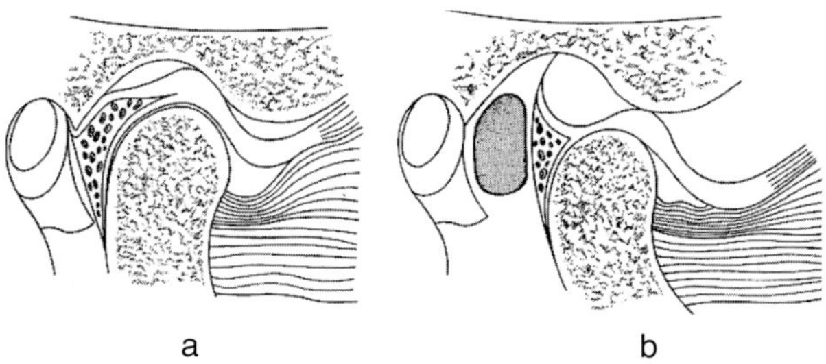

Fig. 20. Avancée mandibulaire par greffon cartilagineux rétrocondylien. Détail technique. Mise en place du greffon cartilagineux dans l'espace décollable prétympanal. a et b) Aspects pré et postopératoires

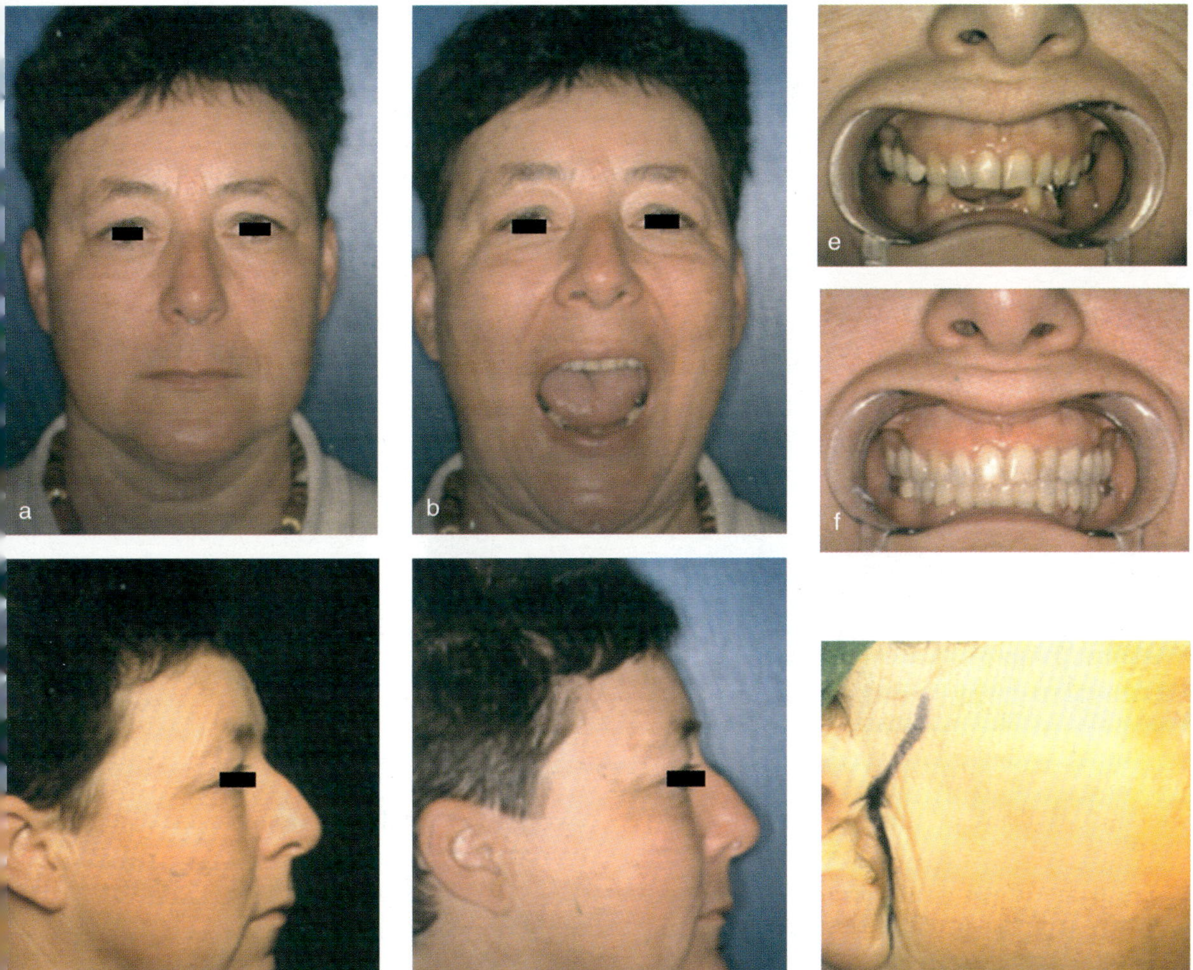

Fig. 21. (Légende page suivante)

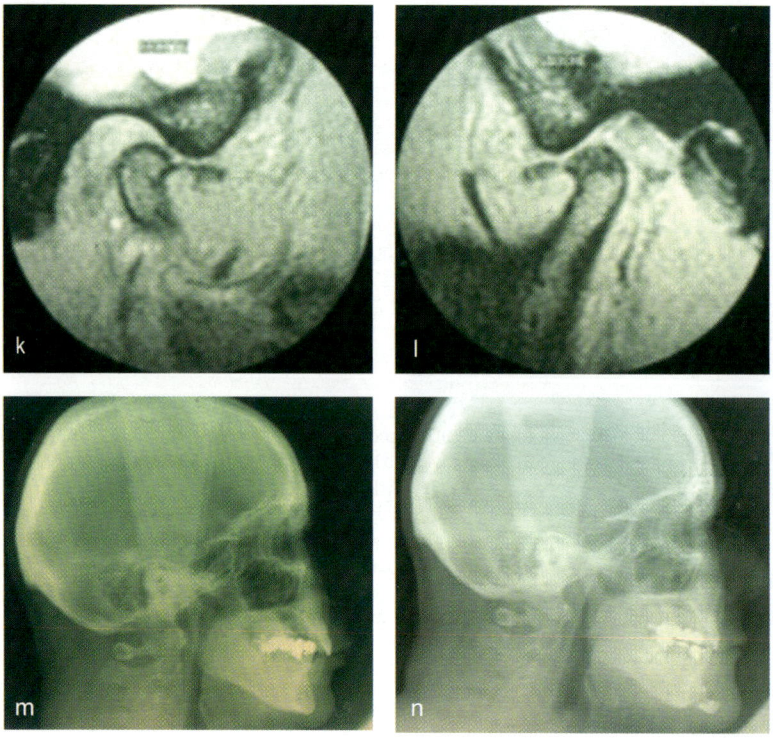

Fig. 21. Nez mature et rhonchopathie, rétromandibulie, dysfonction de l'appareil manducateur. Traitement : Rhinoplastie fonctionnelle et esthétique, avancée mandibulaire par greffon cartilagineux rétrocondylien et mentoplastie. a et b) Aspects postopératoires bouche fermée, bouche ouverte (vues de face) ; c et d) Aspects pré et postopératoires (vues de profil) ; e et f) Aspects pré et postopératoires (avec prothèse) de l'occlusion dentaire ; g et h) Incision cutanée préauriculaire, exposition de l'espace décollable prétympanal ; i et j) Mise en place du greffon cartilagineux dans l'espace décollable ; k et l) IRM postopératoire droite et IRM postopératoire gauche (le déplacement discal permanent antérieur à l'intervention ne constitue pas une contre-indication) ; m et n) Téléradiographies de profil pré et postopératoires

(Prothèse Mandibulaire d'Avancée ou PMA) ou par CPAP.

Les dysmorphoses mandibulaires isolées à type de micro ou rétromandibulie nécessitent une avancée-allongement mandibulaire par chirurgie.

L'ostéotomie sagittale des ramus (Obwegeser, 1957 [39] ; Dal Pont, 1959 [10], 1961 [11] ; Hunsuck, 1968 [26] ; Epker, 1977 [14]) a la faveur de la majorité des auteurs.

Deux autres procédés paraissent plus intéressants : la distraction osseuse mandibulaire et surtout l'avancée mandibulaire par greffon cartilagineux rétrocondylien (Dufourmentel, 1929 [13] ; Babcock, 1937 [4] ; Trauner, 1954 [57] ; Lachard et Vitton, 1973 [35] (Fig. 18).

Ce greffon, prélevé sur un cartilage costal, ne doit pas dépasser 10 mm de haut et 8 mm de large. Il est glissé, par voie d'abord préauriculaire, dans l'espace décollable prétympanal (Gola et coll., 1973-1974 [16]) dont il doit épouser les formes. Pour cela, il est émoussé sur ses bords postéro-supérieur et médio-supérieur (Fig. 19). Situé en arrière du plexus veineux rétrocondylien, le greffon est extra-articulaire (Fig. 20). La tête condylienne qui occupe au repos le centre de la fosse glénoïde, se trouve en position avancée sous l'éminence temporale, ce qui est la position physiologique de mouvement de l'articulation temporo-mandibulaire. Les dysfonctionnements de l'appareil manducateur (DAM) avec déplacement discal ne sont pas une contre-indication (Fig. 21).

L'opération, simple et rapide, est bien tolérée, quasiment indolore. Une gêne ou une douleur signe un mauvais positionnement du greffon. La propulsion mandibulaire se fait parfois au prix d'une légère béance postérieure qui impose dans un premier temps une cale molaire puis une égression dentaire (Fig. 21).

Les dysmorphoses maxillo-mandibulaires birétrusives nécessitent une avancée maxillo-mandibulaire d'au moins 8 à 10 mm (Hochban, 1994 [25]). L'association cale rétrocondylienne-Le Fort I est nettement préférable à l'association ostéotomie sagittale des ramus-Le Fort I.

Ces interventions osseuses qui agissent sur le complexe vélo-pharyngo-lingual doivent être préférées aux interventions sur la base de langue : basiglossectomie ou hyo-mandibulopexie.

Cette dernière a, de surcroît, tendance à faire basculer la langue en arrière au cours de l'ascension de l'os hyoïde (Riley cité par Bettega et coll., 1997 [6]).

Conclusion

Avec l'âge, le nez se modifie progressivement. Le nez mature se caractérise par l'apparition ou l'accentuation d'une cyphose et un allongement avec fermeture de l'angle naso-labial. La rhinoplastie fonctionnelle et esthétique trouve dans le nez mature une de ses meilleures indications. Elle réalise le triple objectif de rajeunissement avec conservation de l'identité de l'individu, de correction d'une anomalie morphologique ou de traitement d'une anomalie fonctionnelle.

La rhinoplastie fonctionnelle et esthétique peut également s'intégrer dans un projet global de rajeunissement du visage ou dans un projet de traitement d'une rhonchopathie avec ou sans syndrome d'apnées obstructives du sommeil.

Bibliographie

1. Aldrich MS, Chauncey JB (1990) Are morning headaches part of obstructive sleep apnea syndrome ? Arch Intern Med 150 : 1265-1267
2. Aniansson A (1981) Muscle morphology, enzyme activity and muscle strength in elderly men and women. Clin Physiol 1 : 73-86
3. Babcock WW (1909) Surgical treatment of certain deformation of jaw associated with malocclusion of the teeth. J Am Med Ass 53 : 833-838
4. Babcock WW (1937) Advancement of the receding lower jaw. Ann Surg 106 : 1105-1108
5. Baillot P (1989) Rhinoplastie du sujet âgé. Indications et particularités techniques. Rev Stomatol Chir Maxillofac 90 : 349-353
6. Bettega G, Pépin JL, Levy P, Raphael B (1997) La chirurgie du pharynx rétro-basilingual dans le syndrome d'apnées du sommeil. Cahiers d'ORL 32 : 425-432
7. Brown JB, McDowell F (1951) Plastic Surgery of the Nose. Thomas, Springfield
8. Chouard CH (1993) Vaincre le ronflement... et retrouver la forme. Édit. du Rocher, Monaco
9. Cretot M (1991) Vieillissement du profil facial chez l'adulte resté denté et équilibré. Orthod Franç 62 : 633-650
10. Dal Pont G (1959) L'osteotomia retromolare per la correzione della progenia. Minerva Chir 18 : 1138
11. Dal Pont G (1961) Retromolar osteotomy for the correction of mandibular prognathism. J Oral Surg 19 : 42-47
12. Dejean Y, Chouard CH, et coll (1993) : La rhonchopathie chronique. Ronflement et Syndrome d'apnée du sommeil. Arnette, Paris
13. Dufourmentel L (1929) Chirurgie de l'articulation temporo-maxillaire. Masson, Paris : 194
14. Epker BN (1977) Modification in the sagittal osteotomy of the mandible. J Oral Surg 35 : 157-159
15. Gilbert JG, Feit LJ (1955) The nasal aponeurosis and its role in rhinoplasty. Arch Otolaryngol 61 : 433-436
16. Gola R, Lachard J, Di Marino V, Bonnoit J (1973-1974) L'espace décollable pré-tympanal. Travaux du Laboratoire d'Anatomie, Fac Med Marseille 27 : 49-56
17. Gola R, Nerini A, Laurent-Fyon C, Waller PY (1989) Rhinoplastie conservatrice de l'auvent nasal. Ann Chir Plast 34: 465-475 et in Year Book of Plastic Reconstructive and Aesthetic Surgery, Mosby, St Louis, 1991, 160-163
18. Gola R, Waller PY, Semeria E (1990) Rhinoplastie conservatrice de l'auvent nasal. Rev Stomatol Chir Maxillofac 91 : 440-446
19. Gola R (1993) Rhinoplastie conservatrice. Ann Chir Plast Esthét 38 : 239-252
20. Gonzales-Ulloa M, Flores ES (1965) Senility of the face. Basic study to understand its causes and effects. Plast Reconstr Surg 36 : 239-246
21. Gonzales-Ulloa M (1987) The aging face. Piccin Nuova Libraria, Padova
22. Gray VD (1970) Physiologic returning of the upper lateral cartilage. Rhinology 8 : 56-59
23. Guilleminault C, Stoohs R, Clerk A, Cetel M, Maistros P (1993) A cause of excessive daytime sleepiness. The upper airway resistance syndrome. Chest 104 : 781-787
24. Hinderer KH (1970) Surgery of the valve. Int Rhinol 8 : 60-67
25. Hochban W, Brandenburg U, Hermann Peter J (1994) Surgical treatment of obstructive sleep apnea by maxillo-mandibular advancement. Sleep 17 : 624-629
26. Hunsuck EE (1968) Modified intraoral sagittal splitting technic for correction of mandibular prognathism. J Oral Surg 26 : 249-251
27. Janeke JB, Wrigth WK (1971) Studies on the support of the nose tip. Arch Otolaryngol 93 : 458-464
28. Johnson CM, Anderson JR (1978) Nose-lift operation. Arch Otolaryngol 104 : 1-3
29. Jost G, Meresse B, Torossian F (1973) Étude de la jonction entre les cartilages latéraux du nez. Ann Chir Plast 18 : 175-182
30. Kabaker SS (1981) Rhytidorhinoplasty for the senile nose, in Bernstein L : Plastic and Reconstructive Surgery of the Head and Neck, Grune and Stratton, New York, Vol 1 Aesthetic Surgery : 118-125
31. Kaye BL (1979) Rhinoplasty in the older patient. Aesthetic Plast Surg 3 : 57-63
32. Kaye BL (1993) The aging nose in Gruber RP, Peck GC : Rhinoplasty. State of the art, Mosby, St Louis : 215-220
33. Kern EB : Surgery of the nasal valve in Rees TD, Baker DC, Tabbal N (1988) Rhinoplasty, problems and controversies, Mosby, St Louis : 209-222
34. Krmpotic-Nemanic J, Kostovic I, Rudan P (1972) Aging changes of the form and infrastructure of the external nose and its importance in rhinoplasty, in Conley J, Dickinson JT : Plastic and Reconstructive Surgery of the face and neck, Georg Thieme Verlag, Stuttgart, 1972, Vol 1 : Aesthetic Surgery : 84-91
35. Lachard J, Vitton J (1973) Traitement des rétrognathies mandibulaires par greffe cartilagineuse rétrocondylienne. Ann Chir Plast 18 : 50-55
36. Lexell J (1988) What is the cause of the aging atrophy ? J Neurol Sci 84 : 275-294
37. McKerns D, Bzoch KR (1970) Variations in velopharyngeal valving : the factor of sex. The Cleft Palate J 7 : 652-662
38. McKinney P, Cunningham BL (1989) Rhinoplasty. Churchill Livingstone, New York
39. Obwegeser H (1957) The surgical correction of mandibular prognathism and retrognathia with consideration of genioplasty. Oral Surg Oral Med Oral Pathol 10 : 677-689
40. Parkes ML, Kamer FM (1973) The mature nose. Laryngoscope 83 : 157-166
41. Patterson CN, Durham NC (1977) Surgery of the aging nose, in Sisson GA, Tardy ME : Plastic and Reconstructive Surgery of face and neck, Grune and Stratton, New York, 1977, Vol 1, Aesthetic Surgery : 20-29
42. Patterson CN (1980) The aging nose. Characteristics and correction. Otolaryngol Clin North Am 13 : 275-288
43. Le Pesteur J, Firmin F (1977) Réflexions sur l'auvent cartilagineux nasal. Ann Chir Plast 22 : 1-9

44. Pieyre JM (1972) Une technique de correction fonctionnelle et esthétique en cas d'aspiration des ailes du nez. Med Hyg(Genève) 30 : 394-395
45. Pieyre JM (1986) La chirurgie du ronflement. J Fr ORL 35 : 111-116
46. Powell NB, Riley RW, Troell RJ, Blumen MB, Guilleminault C (1997) Radiofrequency volumetric reduction of the tongue. Chest 111 : 1348-1355
47. Rees TD (1978) Rhinoplasty in the older adult. Ann Plast Surg 1 : 27-33
48. Regnault P (1987) Nasal augmentation in the problem nose. Anesth Plast Surg 11 : 1-5
49. Robbins TH (1985) The noselift procedure for rhinoplasty in the older patient. Brit J Plast Surg 38 : 264-266
50. Senechal G (1989) la rhinoplastie du sujet âgé in Senechal G, Pech A, Wayoff M, et coll. : Rhinoplastie esthétique fonctionnelle et reconstructrice. Arnette, Paris : 316-318
51. Senechal G. Senechal B (1991) Rhinoplastie esthétique et troisième âge. Ann Chir Plast Esthét 36 : 79-81
52. Sheen JH, Sheen AP (1987) The older patient, Aesthetic Rhinoplasty. Mosby cy, St Louis, Vol 2, 773-805
53. Takahashi R (1988) The evolution of the nasal septum and the formation of septal deformity. Rhinology [Suppl 6] : 1-23
54. Talmant J, Renaudin S (1997) Ventilation et mécanique des tissus mous faciaux : Développement de l'oropharynx : risques pathologiques pour la paroi pharyngée (suite). Rev Orthod Dento Faciale 31 : 357-370
55. Tardy Jr ME (1981) Rhinoplasty in midlife, in Bernstein L : Plastic and Reconstructive Surgery of the Head and Neck, Grune and Stratton. New York, 1981, Vol 1 Aesthetic Surgery : 77-80
56. Tisserant J, Wayoff M (1986) La valve nasale. Cahiers d'ORL 21 : 241-282
57. Trauner R (1954) Die retrokondylare Implantation, eine Operation Methode zum Vorbringen des Unterkiefers beim Distalbiss Deutsche Zahn-, Mund- und Kieferch 22 : 172-241
58. Trauner R (1957) The surgical correction of mandibular prognathism and retrognathia with consideration of genioplasty. Oral Surg Oral Med Oral Pathol 10 : 899-909
59. Trauner R (1967) Le traitement chirurgical de la prognathie, de la rétrognathie mandibulaire et de la prognathie supérieure. Ann Oto-laryngol 84 : 855-866
60. Vitton J, Gola R, Blanc JL, Lachard J (1973) L'opération de Trauner dans le traitement des rétrognathies. Rev Stomatol 74 : 632-636
61. Zaydon TJ (1989) Rhinoplasty in older patients, in Lewis Jr JR : The Art of Aesthetic Plastic Surgery, Little Brown. Boston : 373-376

XVII
Cheilo-rhinoplastie fonctionnelle. Nez des fentes labio-alvéolo-palatines

Introduction

Les fentes labio-alvéolo-palatines réalisent, lorsqu'elles sont totales, une triple incompétence : antérieure labio-nasale, intermédiaire alvéolo-palatine et postérieure vélo-pharyngée. Le traitement doit rétablir une anatomie la plus proche possible de la normale et un fonctionnement le plus physiologique possible des lèvres, du voile, de la cavité buccale et du nez. La ventilation nasale joue, en effet, un rôle fondamental dans le mécanisme des déformations pré et postchirurgicales des fentes congénitales. Le traitement primaire est à ce titre, primordial. Il représente à la fois le traitement curatif de la malformation et le traitement préventif des séquelles morphologiques et fonctionnelles ventilatoires. Trop souvent négligés chez l'enfant, les troubles de la ventilation nasale appellent un traitement précoce pour rétablir les conditions d'une croissance faciale normale.

1 – Rappel de la croissance cranio-faciale fœtale

La croissance cranio-faciale fœtale est caractérisée par le développement rapide du cerveau et des organes neurosensoriels au sein des structures cartilagineuses profondes de la base du crâne (organe de soutien) et des structures ostéomembraneuses superficielles de la voûte du crâne et de la face (organes de protection).

Le squelette ostéomembraneux du massif facial sous la dépendance de la croissance sagittale et transversale du chondrocrâne basicrânien, est soumis à l'action morphogénique des globes oculaires, de l'ethmoïde et du septum, de la langue et de la musculature manducatrice.

La croissance des maxillaires et du palais du fœtus s'effectue plus vite en largeur (suture interpalatine) qu'en longueur. La croissance sagittale se fait elle-même plus vite en arrière (suture ptérygo-palato-maxillaire, tubérosité maxillaire, suture maxillo-palatine (Freiband, 1937 [40]) qu'au milieu et en avant (suture prémaxillo-maxillaire). La croissance de la tubérosité maxillaire est en grande partie responsable du développement antérieur de la face (Vrebos, 1967 [114]).

Les deux prémaxillaires, sous l'influence des poussées septale et linguale, subissent une rotation antéro-latérale autour d'un axe situé dans la région des canines. La croissance secondaire adaptative simultanée des sutures interincisive et prémaxillo-maxillaire (incisivo-canine) masque le déplacement osseux (Delaire, 1991 [30]) (cf. Embryologie et croissance du nez).

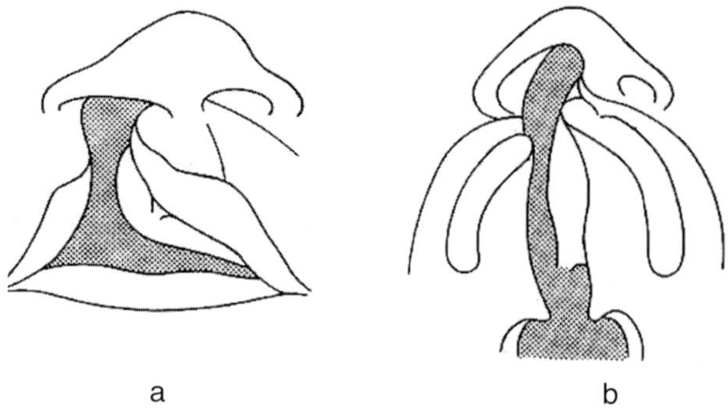

Fig. 1. Fente labio-alvéolo-palatine unilatérale totale. a) Vue de face ; b) Vue inférieure

2 - Étiopathogénie des fentes labio-alvéolo-palatines

Les fentes labio-alvéolo-palatines résultent d'un défaut de fusion, uni ou bilatéral, des bourgeons nasal médial et maxillaires vers le 35-40e jour. Ce défaut de coalescence des bourgeons mésenchymateux est dû :

- soit à la persistance de l'épithélium de recouvrement dont la destruction programmée par mort cellulaire du « mur épithélial » ne se réalise pas ;
- soit à un déficit mésenchymateux dont la poussée sur le mur épithélial est insuffisante ou nulle par déficit quantitatif ou qualitatif (Stark, 1973 [102] ; Ferguson, 1981 [39]).

La largeur de la fente est d'autant plus importante qu'il existe un écart primitif excessif des orbites (hypertélorbitisme) et que les bourgeons sont hypoplasiques (déficit osseux et dentaire avec agénésie de l'incisive latérale). La langue joue aussi un rôle en interposant sa pointe entre les fragments.

La fente peut être d'étendue variable :

- limitée à la région labiale et au palais primaire : fente labiale ou labio-alvéolaire, uni ou bilatérale (même dans une fente labiale dite pure, il existe toujours une encoche osseuse alvéolaire) ;
- étendue au palais secondaire, réalisant une fente labio-alvéolo-palatine totale, uni ou bilatérale. L'écartement des berges du palais primaire semblerait empêcher la fusion des berges du palais secondaire.

Le palais secondaire et le voile du palais, d'apparition plus tardive dans l'embryogenèse (du 47 au 60e jour), peuvent être le siège de fente isolée. Leur pathogénie reste mal élucidée (neurocristopathie, défaut d'horizontalisation des lames palatines, arrêt de développement, interposition de la langue, fusion puis séparation secondaire...) (Johnston et coll., 1975 [52]) (Fig. 1 et 2).

En résumé, l'absence de soudure des bourgeons faciaux est très précoce (6e semaine IU), survenant avant la migration des muscles peauciers et vélaires vers la ligne médiane et avant l'ossification des pièces osseuses. Elle se fait également avant la migration des odontoblastes issus des crêtes neurales (Fig. 3). L'apparition très précoce de la fente explique que la face du fœtus se modèle pathologiquement pendant les 7 mois restants de gestation in utero. A la naissance, c'est une fente déjà « ancienne » que l'on découvre.

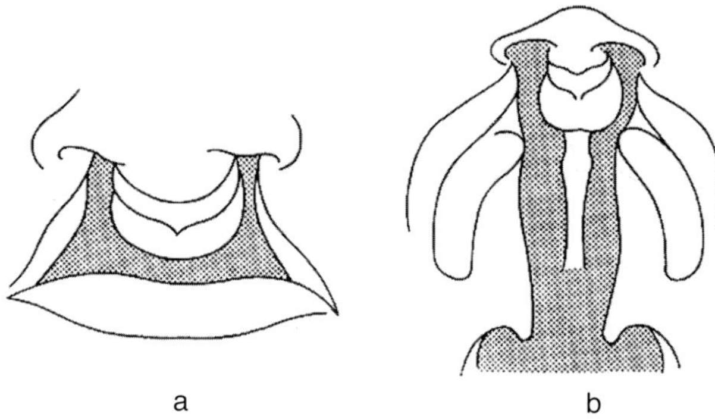

Fig. 2. Fente labio-alvéolo-palatine bilatérale totale. a) Vue de face ; b) Vue inférieure

Tous les cas de figure existent entre fentes totales ou partielles, symétriques ou non, larges ou étroites, avec ou sans pont.

La fente et ses conséquences morpho-fonctionnelles dans ses formes totales unilatérale et bilatérale, sont envisagées in utero, après la naissance et après traitement chirurgical.

3 - Fente unilatérale totale

In utero

In utero, les berges maxillaires de la fente labio-alvéolo-palatine sont soumises aux forces divergentes, d'abord de l'enveloppe élastique faciale puis des muscles peauciers. Dès la 10e semaine, la région labio-

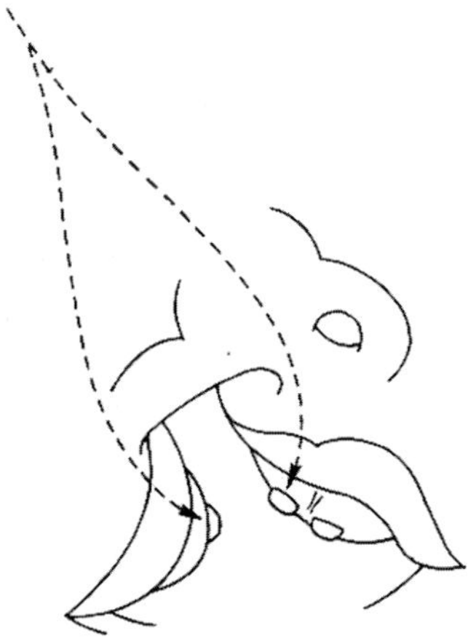

Fig. 3. Fente labio-alvéolo-palatine unilatérale totale. Migration des odontoblastes

nasale et les fragments maxillaires prennent un aspect très proche de celui observé à la naissance.

La rupture de continuité de la fente intéresse le revêtement cutanéo-muqueux, les musculatures labiale et vélaire, ainsi que le squelette et son contenu dentaire.

Revêtement cutanéo-muqueux

La fente divise la lèvre en dehors du philtrum qui est situé entièrement sur la berge médiale (Fig. 1).

L'arc de Cupidon, surmonté par la dépression du philtrum et orienté obliquement vers le seuil narinaire fendu, est toujours reconnaissable. Du côté sain, la crête philtrale est normale. Du côté de la fente, elle est plus courte, plus oblique et moins proéminente.

La qualité du dessin labial est fonction de la qualité des éléments qui la composent. La réduction volumique des éléments cutanéo-musculaires situés en bordure de la fente résulte d'une hypoplasie malformative dont l'importance varie selon les cas et surtout d'une hypoplasie par dysfonction musculaire.

Les autres modifications cutanéo-muqueuses sont :

- la dérive de la peau du plancher narinaire fendu sur la partie supérieure de la lèvre, sous l'influence des tractions des muscles de la lèvre et l'absence de soutien squelettique. L'individualisation de ces tissus qui vont de part et d'autre de la fente jusqu'à la jonction cutanéo-muqueuse, est utile à la reconstitution du plancher et du seuil narinaire (Delaire, 1975 [16], 1983 [24], 1991 [31]) (Fig. 4) ;
- la rétraction de la peau labiale, de part et d'autre de la fente, sous l'action des muscles eux-mêmes rétractés : la hauteur des berges de la fente est inférieure à la hauteur de la lèvre du côté normal ;
- les modifications de l'ourlet cutanéo-muqueux. L'arrêt de l'ourlet sur la berge latérale marque le début de la fente. La distance comprise entre ce point et la commissure est sensiblement égale à celle séparant le point latéral de l'arc de Cupidon de la commissure du côté sain (Fig. 5) ;
- la présence d'une muqueuse excédentaire sur les deux parties de la fente, utilisable sous forme de

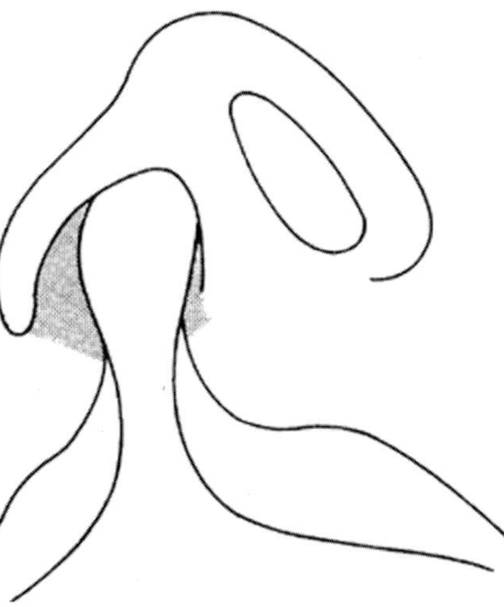

Fig. 4. Fente labio-alvéolo-palatine unilatérale totale. Dérive de la peau du plancher narinaire fendu (en grisé) sur la partie supérieure de la lèvre (d'après Delaire)

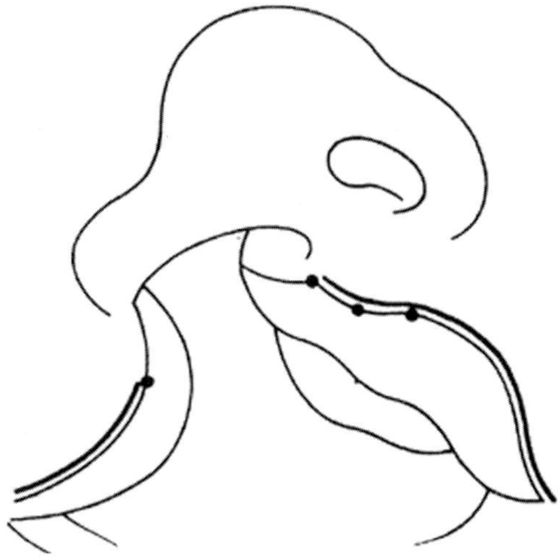

Fig. 5. Fente labio-alvéolo-palatine unilatérale totale. La disparition de l'ourlet cutanéo-muqueux indique le début de la fente

lambeaux. La muqueuse de la berge médiale présente un aspect atrophique (muqueuse mince et sèche, muqueuse stérile de Veau (1938 [113]) par absence des glandes muqueuses qui, comme les muscles et les vaisseaux, n'ont pu franchir la fente (Delaire, 1975 [16], 1991 [31]).

Musculature labiale

Le système musculaire labial se compose d'une part d'un muscle constricteur et protracteur, le muscle orbiculaire, formé de fibres circulaires et semi-circulaires, d'autre part de muscles dilatateurs, disposés en « rayons de roue » tout autour de l'orifice buccal (Fig. 6).

Le muscle orbiculaire comprend deux chefs principaux (Roy, 1890 [94]), l'un externe superficiel, l'autre interne profond.

Il est renforcé par des muscles profonds à orientation parallèle à l'orbiculaire (muscles incisifs) et par un système de fibres antéro-postérieures (muscle compresseur de Klein) qui n'est pas concerné par la fente.

Le chef externe de la lèvre supérieure, périphérique et superficiel, semi-circulaire, comprend lui-même deux faisceaux :

- un faisceau labio-nasal oblique qui s'insère sur l'épine nasale antérieure et la base des crus médiales, déterminant ainsi partiellement les tubercules latéraux de la base de la columelle. Au cours de son trajet, il soutient l'aile du nez et le seuil narinaire ;
- un faisceau labial transverse qui contribue à former le philtrum par des fibres courtes s'insérant sur la crête philtrale homolatérale et des fibres longues croisant la ligne médiane (décussation) pour s'insérer sur la crête philtrale controlatérale (Roy, 1890 [94]) ; Latham et Deaton, 1976 [63]).

Le chef interne, archaïque, marginal et profond, circulaire, occupe la lèvre rouge et la face profonde des lèvres. Ce chef, véritable sphincter, constricteur et protracteur, se continue en arrière par le muscle buccinateur (Fig. 7).

Les muscles dilatateurs forment un rayonnement de fibres musculaires qui pénètrent et s'entremêlent à la périphérie du muscle orbiculaire et/ou sur les modiolus (relais commissuraux). Suivant leur fonction, ils se décomposent en :

- muscles élévateurs : *levator labii superioris* (releveur commun) et levator labii superioris alaeque nasi (releveur propre de la lèvre supérieure), zygomatique minor à insertion orbiculaire. Certaines fibres de ces trois muscles s'insèrent à proximité de l'ourlet cutanéo-muqueux qu'elles contribuent à éverser de part et d'autre du philtrum (Lightoller, 1926 [70] ; Latham et Deaton, 1976 [63]) ; muscles canin et zygomatique major à insertion modiolaire ;
- muscles élongateurs : buccinateur à insertion orbiculaire ; risorius à insertion modiolaire ;
- muscles abaisseurs : abaisseur de la lèvre à insertion orbiculaire (*depressor labii inferioris*) ; platysma (*pars buccalis*) et abaisseur de la commissure à insertion modiolaire (*depressor anguli oris*) (Fig. 6).

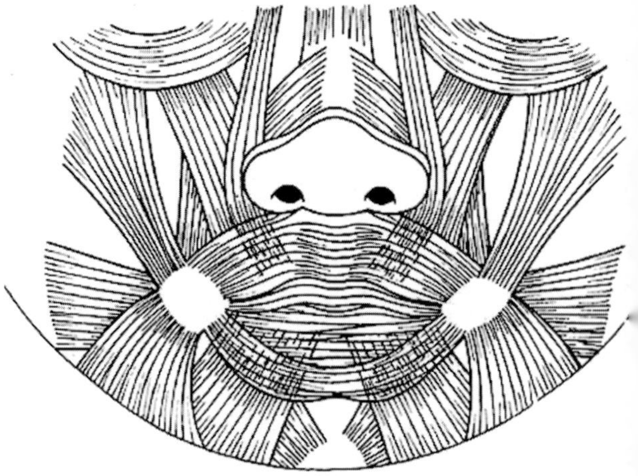

Fig. 6. Système musculaire labial. Il se compose du muscle orbiculaire constricteur et des muscles dilatateurs, disposés en « rayons de roue » tout autour de l'orifice buccal (d'après Millard, modifié)

Dans une fente labiale unilatérale complète, seules les fibres du chef externe du muscle orbiculaire, à direction ascendante et parallèle à la fente, contractent des insertions anormales sur le périoste et le pourtour de la partie basse de l'orifice piriforme.

– du côté médial

* le faisceau labio-nasal du chef externe du muscle orbiculaire n'est pas affecté par la fente et conserve son insertion sur l'épine nasale antérieure et le tubercule latéral de la sous-cloison ;

* le faisceau labial du chef externe est interrompu en dehors du philtrum. Normalement croisé avec celui du côté opposé sous le philtrum, il perd son efficience et le philtrum perd de sa netteté. Il se termine sous la base de la columelle où il adhère au périoste de l'orifice piriforme ;

* le chef interne du muscle orbiculaire, interrompu, ne contracte pas d'adhérence (Kernahan, 1978 [53] ; Nicolau, 1983 [80]) (Fig. 8).

– du côté latéral

Les deux chefs musculaires orbiculaires sont interrompus.

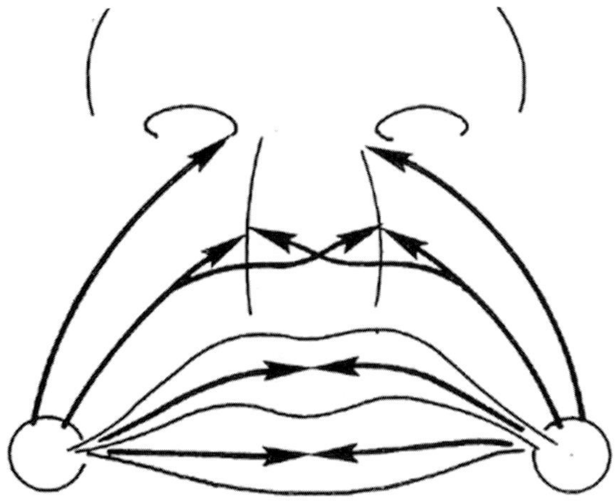

Fig. 7. Muscles orbiculaire avec ses chefs externes périphériques et superficiels (faisceaux labio-nasal et labial) et internes marginaux et profonds

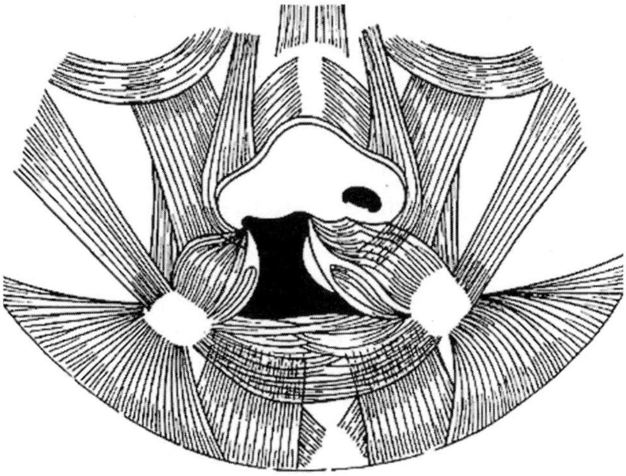

Fig. 8. Fente labio-alvéolo-palatine unilatérale totale. Système musculaire labial (d'après Millard, modifié)

* les deux faisceaux labio-nasal et labial du chef externe du muscle orbiculaire se terminent sous la base de l'aile du nez où ils adhèrent au périoste de l'orifice piriforme (Nicolau, 1983 [80] ; Park et Ha, 1995 [82]). Le muscle myrtiforme (Plessier, 1931 [84]) qui n'a pas trouvé sa place sous le seuil narinaire qu'il contribue normalement à former, les épaissit en profondeur. L'ensemble se ramasse « en boule » sous la base de l'aile du nez, ce qui donne à la lèvre un aspect renflé. Ce renflement est séparé de l'aile du nez par une dépression cutanée en gouttière qui peut être responsable d'un certain allongement de la lèvre. Le faisceau labio-nasal n'assure plus le soutien du seuil narinaire, ni son rôle de conformateur de l'aile narinaire.

Lorsque le muscle orbiculaire est interrompu partiellement, sur moins du 1/3 de la hauteur de la lèvre [bande de Simonart), le faisceau labio-nasal persiste mais n'est pas efficace.

* le chef interne du muscle orbiculaire interrompu, ne contracte pas d'adhérence [Kernahan, 1978 [53] ; Nicolau, 1983 [80]) (Fig. 8).

La rupture du muscle orbiculaire a pour conséquence d'empêcher sa fonction constrictrice et de donner la prééminence à la couronne des muscles dilatateurs, qu'ils soient insérés directement sur la lèvre ou par l'intermédiaire des modiolus. Contrairement à ce qui est souvent écrit, il ne peut y avoir de pression jugale latérale sur les fragments maxillaires, le complexe muscle buccinateur-orbiculaire qui prolonge le muscle constricteur supérieur du pharynx, étant interrompu au niveau labial. Il existe cependant une pression sur l'extrémité antérieure du fragment latéral induite par le poids des tissus mous affaissés, responsable du recul et du déplacement médial de ce fragment.

Les défauts d'insertion musculaire empêchent la sollicitation normale ostéo-périostée préspinale (épine nasale antérieure) et interincisive. Le déséquilibre des forces musculaires de part et d'autre de la fente est responsable de la déformation de l'auvent narinaire et de l'aile du nez (Fig. 1, 4, 5 et 8).

Musculature vélaire

La musculature vélaire forme avec la musculature pharyngée (muscle constricteur supérieur du pharynx) le sphincter vélopharyngé (Whillis, 1930 [115] ; Chancholle, 1980 [4]) (Fig. 9).

Son embryogenèse particulière résulte des différentes origines, branchiale et somitique, de ses muscles :

- tensor veli issu du 1er arc branchial et extrapharyngé,
- levator veli, palato-pharyngeus et uvulae (azygos) issus du 3e arc branchial et intrapharyngés,
- palato-glossus d'origine linguale (Guerrier et coll., 1978 [46] ; Leperchey, 1979 [67]).

Le muscle tensor veli se fixe au bord postérieur du palais osseux directement par quelques fibres et par l'intermédiaire de l'aponévrose palatine que certains considèrent comme une entité distincte (Kriens, 1970 [56]). Il échange des fibres musculaires avec le muscle tenseur du tympan (Sebileau et Truffert, 1924 [97]) et s'apparente aux muscles manducateurs dont il partage l'innervation et la proprioception. Il est davantage un muscle de la trompe d'Eustache (muscle dilatateur) qu'un muscle du voile. Il intervient peu dans la physiologie du voile et sa paralysie ne s'accompagne d'aucune anomalie dynamique vélaire. L'aponévrose palatine donne insertion aux autres muscles du voile qui ne s'insèrent pas directement sur le bord postérieur des lames palatines.

Le muscle levator veli s'intrique au niveau du voile avec le muscle palato-pharyngeus et s'apparente ainsi à la musculature du pharynx.

Le muscle palato-pharyngeus, avec ses trois pars (palatina, pterygo-pharyngea, salpyngo-pharyngea), est le plus important des muscles du voile qu'il solidarise au pharyngo-larynx. Il chemine dans le pilier postérieur du voile du palais et participe à la paroi latérale du pharynx. Il abaisse le voile, rétrécit l'isthme pharyngo-nasal et élève le pharyngo-larynx. C'est l'une des pièces maîtresses du sphincter vélopharyngé.

Le muscle uvulae est appendu à l'épine nasale postérieure et au muscle palato-pharyngeus (Delaire, 1972 [14]). Il joue un rôle dans la contraction de la luette.

Le muscle palato-glossus chemine dans le pilier antérieur du voile et se termine dans la base de langue. Il abaisse le voile, rétrécit l'isthme pharyngo-buccal et élève la langue (Fig. 9).

En cas de fente palatine, l'aponévrose palatine est considérablement réduite, les muscles vélaires divisés (levator veli, palato-pharyngeus) prennent anormalement insertion sur les bords postérieurs des lames palatines atrophiées et sur le bord médial de celles-ci

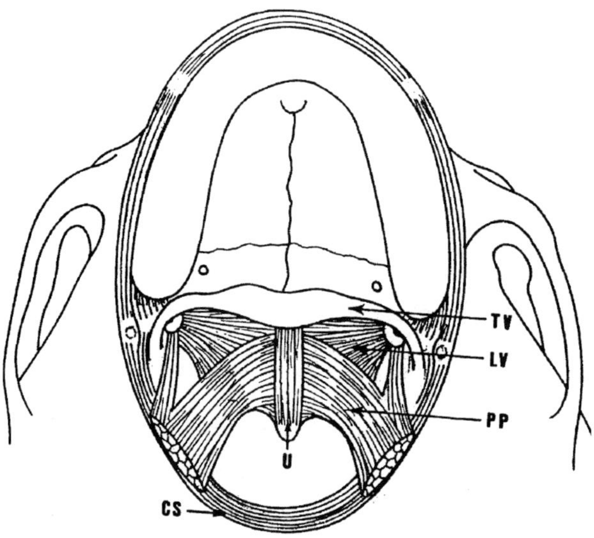

9

Fig. 9. Musculature vélaire. CS : constricteur supérieur du pharynx, TV : tensor veli, LV : levator veli, PP : palato-pharyngeus (pars palatina et pterygo-pharyngea), U : uvulae (azygos). Le muscle palato-glossus n'est pas représenté (vue inférieure du voile et du palais)

(« muscle de la fente « (Veau, 1938 [113] ; Skoog, 1974 [100]). L'atrophie de l'aponévrose palatine est l'un des éléments anatomiques les plus importants du voile fendu et est responsable de la rétraction vélaire (Kriens, 1997 [57]).

Comme au niveau de la lèvre, l'orientation des muscles vélaires n'est plus transversale (arche vélaire) mais sagittale, parallèle à la fente. Les muscles élévateurs, sauf au niveau de la fente, se contractent à vide et s'atrophient. Le muscle palato-pharyngeus qui garde ses insertions et même en contracte de nouvelles, ne s'atrophie pas (Veau, 1931 [112] ; Fara et Dvorak, 1970 [37]). Les deux muscles palato-pharyngeus tractent en arrière et en bas les os palatins et, indirectement, les os maxillaires, ce qui entrave leur croissance et leur déplacement antérieurs. Les palato-glossus n'interviennent plus comme élément suspenseur de la base de langue, ce qui favorise la glossoptose et aggrave la rétromandibulie physiologique (Fig. 10).

Squelette et dents

La fente palatine totale avec division palatine associe une fente du palais primaire, en avant du canal palatin antérieur et une fente du palais secondaire, en arrière de ce canal. Sur l'arcade alvéolo-dentaire, la fente passe entre incisive latérale et canine.

Les deux fragments maxillaires séparés par la solution de continuité de la fente présentent une mobilité par rapport aux autres os de la face et de la base du crâne et de l'un par rapport à l'autre. Le grand fragment médial solidaire du septum est plus stable que le petit fragment latéral. Ce défaut de stabilité ne leur permet pas de s'opposer à l'action des muscles ou plus tard à celle des rétractions cicatricielles post-opératoires (Fig. 11).

Le grand fragment médial, regroupant prémaxillaire et maxillaire, est de longueur sensiblement normale. Le prémaxillaire est cependant hypoplasique à la fois par défaut de stimulation de la suture interincisive et par la diminution de volume, voire l'absence du germe de l'incisive latérale en regard de la fente. Sous l'action conjuguée de la musculature labiale, du septum et de la langue, le fragment médial subit une rotation externe autour d'un axe qui passe par la tubérosité maxillaire, solidaire du processus ptérygoïdien, lui-même déplacé en dehors par l'action des muscles ptérygoïdiens latéral et médial, action non contrariée par l'arche musculaire vélaire fendue.

Le prémaxillaire subit une projection antérieure exagérée, essentiellement sous la poussée septale. Le déplacement latéral entraîne une déviation de l'épine

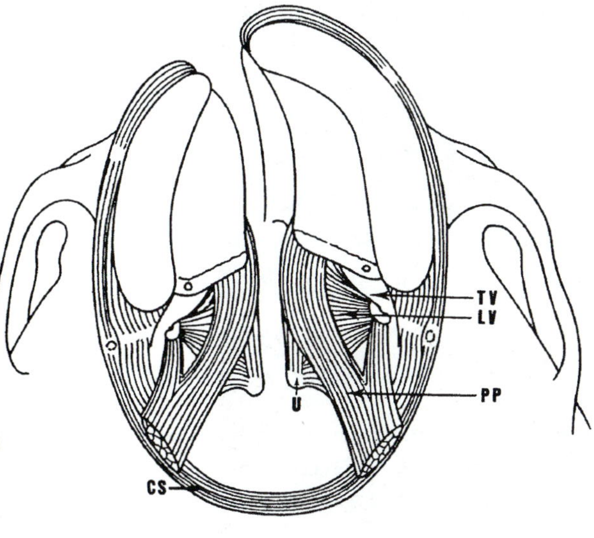

10

Fig. 10. Fente labio-alvéolo-palatine unilatérale totale. Musculature vélaire. CS : constricteur supérieur du pharynx, TV : tensor veli, LV : levator veli, PP : palato-pharyngeus (pars palatina et pterygo-pharyngea), U : uvulae (azygos). Le muscle palato-glossus n'est pas représenté (vue inférieure du voile et du palais)

nasale vers le côté sain, amorçant la déviation du septum nasal et souvent de l'ensemble de l'auvent nasal vers le coté sain. Cette déviation va se propager d'avant en arrière, au fur et à mesure de la poussée septale cartilagineuse fœtale. Tout à fait en arrière, le septum reste droit. Le vomer, os membraneux de croissance secondaire adaptative, apparaît sur un septum cartilagineux déjà déformé (Fig. 12). La déformation asymétrique du septum s'accentue lors de la poussée de croissance cartilagineuse primaire en période anténatale et sous la poussée asymétrique de la langue qui s'insinue dans la fente qu'elle explore en permanence (Fig. 11).

Le petit fragment latéral, réduit au maxillaire et désolidarisé du septum, subit la poussée linguale et la traction atténuée du muscle orbiculaire. Il est peu déplacé en dehors, sauf à sa partie postérieure tubérositaire où il subit le même déplacement latéral que le fragment médial (Fig. 11). Ainsi, en arrière, il existe un agrandissement transversal de la cavité buccale et du nasopharynx (Subtelny, 1955 [108]). A l'écartement des processus ptérygoïdiens s'associe un écartement similaire des ramus par glossoptose (Delaire, 1988 [27]) avec ouverture de la courbure basale mandibulaire en majeure partie responsable du recul du menton. L'index ptérygo-mandibulaire (rapport entre distance interptérygoïdienne et distance interramique : normalement 0,33) est augmenté de façon significative (Malek et Psaume, 1988 [75]). Ceci est particulièrement net dans le syndrome de Robin (Delaire et coll., 1969 [13]) (Fig. 13).

Sagittalement, le fragment latéral est en retrait et il n'assure plus le soutien de l'aile du nez. Entre les deux

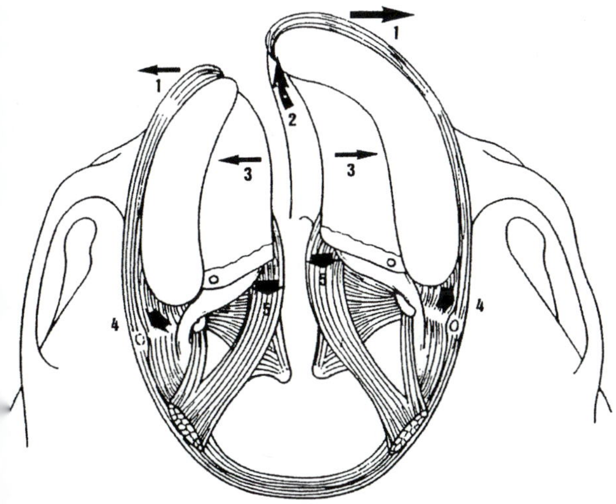

a

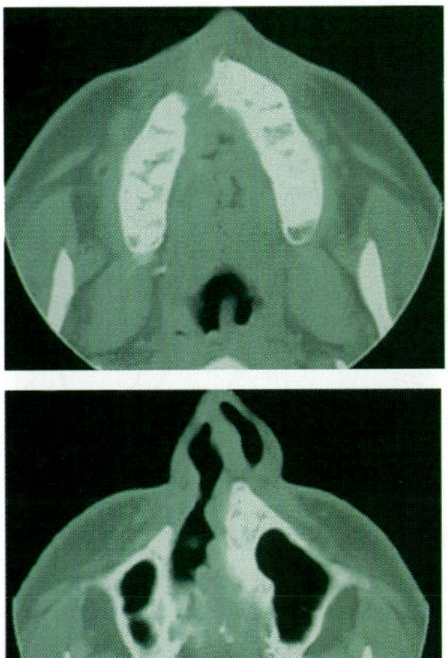

b

c

Fig. 11. Fente labio-alvéolo-palatine unilatérale totale. a) Décalage des bases osseuses. 1) Traction musculaire orbiculaire, 2) Poussée septale, 3) Pression musculaire linguale, 4) Traction musculaire ptérygoïdienne, 4) traction musculaire vélaire ; b et c) Séquelles de fente labio-alvéolo-palatine unilatérale totale droite. Endomaxillie et recul du petit fragment (coupes axiales de l'arcade dentaire et des fosses nasales)

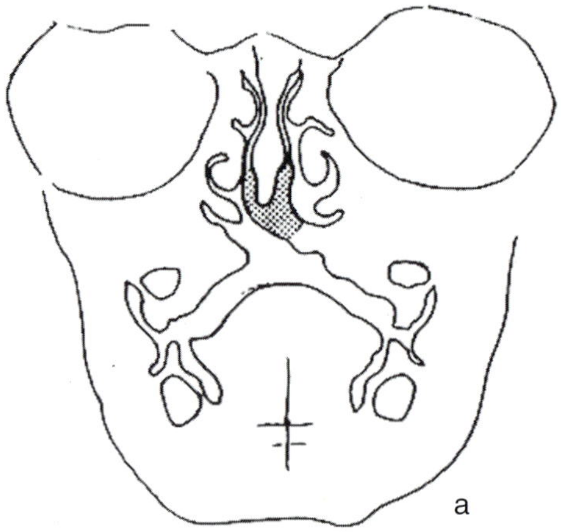

a

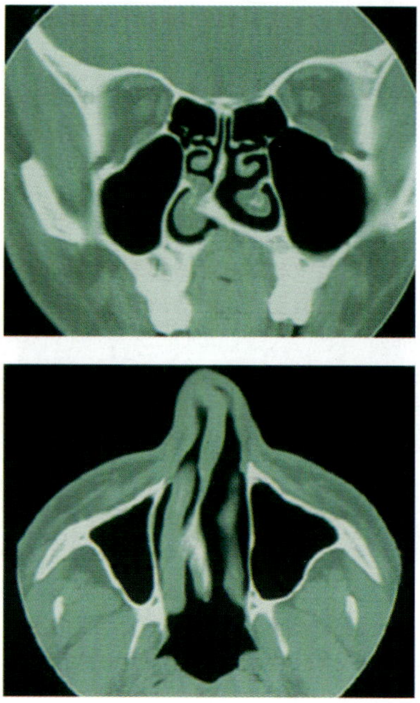

b

c

Fig. 12. Fente labio-alvéolo-palatine unilatérale totale. a) Apparition du vomer sur un septum déjà déformé (coupe frontale passant par les fosses nasales et la cavité buccale) ; b et c) Séquelles de fente labio-alvéolo-palatine unilatérale totale droite. Même patient que 11. Obstruction nasale par déviation septale (coupes coronale et axiale des fosses nasales)

fragments, existe en avant, un décalage antéro-postérieur des berges responsable de la déformation oblique ovalaire de l'arcade alvéolo-dentaire supérieure (Psaume, 1950 [85] ; Psaume, 1975 [86] ; Psaume et Martin, 1975 [87]) (Fig. 14).

Verticalement, le fragment latéral non sollicité par la poussée septale, reste en position haute surtout à sa partie antérieure (Fig. 11).

Les deux fragments maxillaires sont retenus en arrière par les muscles élévateurs du voile et surtout par les muscles palato-pharyngeus qui s'insèrent directement sur les bords postérieurs déformés et rétractés (par hypoplasie et défaut de croissance périostée appositionnelle postérieure) des lames palatines. Cette entrave qui s'exerce sur une région de croissance secondaire adaptative très active, bride la croissance du fait de l'importance de la force de la traction musculaire. Cette action freinatrice est beaucoup plus nette du côté fendu c'est à dire du fragment latéral qui ne bénéficie pas de la poussée septale et qui de ce fait, est rétrus. Ceci se traduit par un décalage entre les bords postérieurs des lames palatines du fragment latéral par rapport au fragment médial. Il est à noter cependant que du coté du fragment médial, la pous-

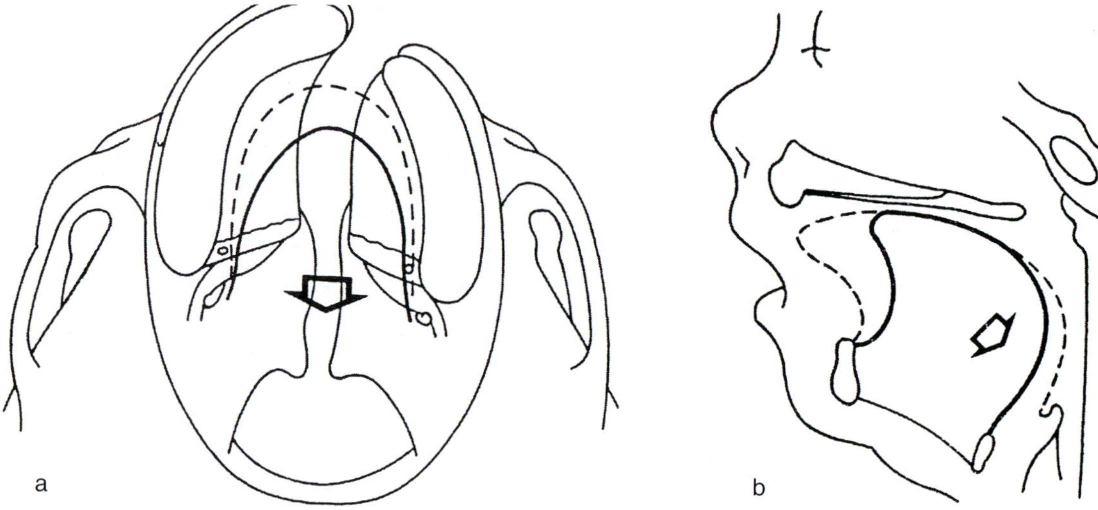

Fig. 13. Rétroposition liguale et glossoptose. a) Vue inférieure du palais et du voile, b) Coupe sagittale

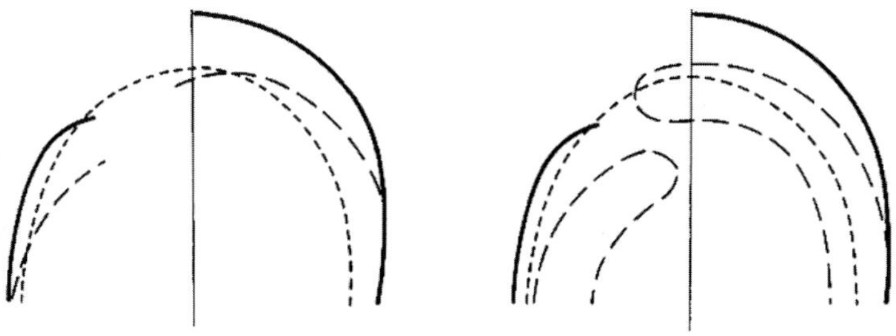

Fig. 14. Déformation oblique ovalaire de l'arcade alvéolo-dentaire maxillaire. En pointillé, le tracé de l'arcade maxillaire normale. En traits pleins, les déformations préopératoires. En tirets, les déformations postopératoires précoces (d'après Petit et Psaume)

sée septale est amoindrie car déviée (Fig. 11 et 12). L'hypoplasie et le défaut de croissance de la partie postérieure du palais et de l'arcade maxillaire entraînent une brachymaxillie, une verticalisation des processus ptérygoïdiens (Limborgh, 1964 [68]) et une diminution de largeur de la fente ptérygo-maxillaire. Le recul global des deux maxillaires peut être masqué par la rétromandibulie physiologique, elle même aggravée par la rétroposition de la langue.

Chez l'enfant normal, la longueur du maxillaire dans le sens sagittal est égale à la longueur comprise entre les processus ptérygoïdiens dans le sens transversal. Dans les fentes palatines isolées, la longueur sagittale maxillaire est d'autant plus diminuée (en même temps que la longueur transversale augmente légèrement) que la fente est plus large et étendue vers l'avant (Kriens, 1997 [57]).

L'odontogenèse est perturbée par l'existence très précoce de la fente faciale qui survient avant la migration des cellules odontoblastiques des incisives temporaires et permanentes issues de la crête neurale antérieure prosencéphalique dans le bourgeon frontonasal (Couly, 1983 [8], 1988 [9]).

Dans les fentes unilatérales, le contingent odontoblastique destiné à l'incisive latérale est souvent clivé en deux. Plusieurs types d'anomalie peuvent s'observer :

- présence d'ébauches d'incisives latérales (incisives naines) sur chaque berge de la fente généralement étroite ;
- présence d'incisive latérale sur l'une des berges, berge latérale le plus souvent. La présence sur la berge médiale est un élément favorable, garant de la qualité ultérieure de l'ossification alvéolaire et de l'évolution dentaire incisive et canine. La présence sur la berge latérale est de moins bon pronostic ;
- absence d'incisive latérale. Cela témoigne de la sévérité du déficit mésenchymateux. « Pas de mésenchyme, pas de formation de germes dentaires et, dès lors, pas de développement osseux » (Ross et Johnston, 1972 [92]) (Fig. 3).

Nez

La déformation nasale est la résultante du décalage des berges osseuses, de la rupture de la sangle musculaire et du déséquilibre des forces s'exerçant de part et d'autre de la fente. Le cartilage inférieur apparaît dans une aile narinaire déjà déformée par la fente et l'action musculaire (Stricker et coll., 1977 [103]).

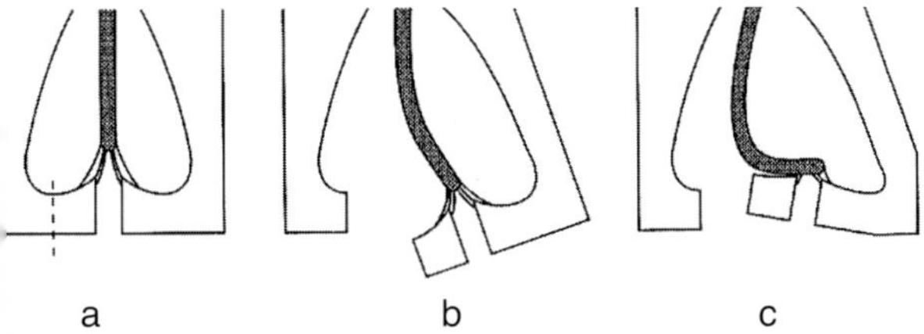

Fig. 15. Déformations successives de la région de l'épine nasale. a) Sujet normal, b) *in utero,* c) à la naissance (d'après Latham)

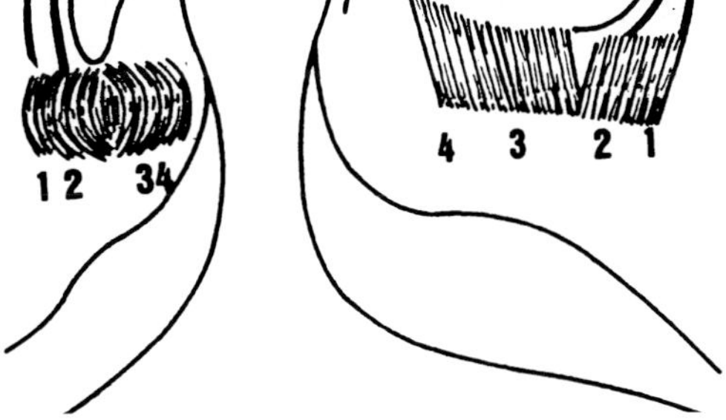

Fig. 16. Muscle nasalis : 1) pars transversa, 2) pars alaris, 3) muscle myrtiforme, 4) musculus depressor septi nasi (le muscle orbiculaire labial, plus superficiel, n'est pas représenté)

Le seuil narinaire, ouvert, plus ou moins élargi, plonge dans la fente osseuse. La narine est écartelée entre les berges osseuses.

En dedans, l'hémicolumelle plus courte, arrimée à l'épine nasale et à la partie antérieure du septum dévié du côté sain, présente une inclinaison oblique. Les éléments qui composent le système septal médian (Delaire, 1977 [19]) sont perturbés :

- le septum cartilagineux antérieur, le ligament septo-prémaxillaire, et l'épine nasale antérieure sont déviés du côté sain,
- le septum celluleux labial médian de Delaire (1977 [19, 20]), le frein labial supérieur et la suture interincisive médiane sont déviés successivement du côté sain puis du côté fendu à la naissance (Latham, 1969 [60]) (Fig. 15).

En dehors, la base de l'aile du nez est arrimée au fragment latéral, situé en rétroposition. A cette malposition statique se surajoute une latéroposition dynamique par dysfonction musculaire. C'est cette double anomalie qui est responsable de la déformation de l'aile narinaire et du cartilage inférieur.

Contrairement aux muscles labiaux, les deux pars du muscle nasalis arrivent à destination et prennent leurs places normales (la pars alaris, dilatatrice, sur la crus latérale du cartilage inférieur ; la pars transversa, constrictrice, sur le cartilage supérieur) (Fig. 16). Leur fonction est néanmoins perturbée :

- la pars alaris relayée par le muscle orbiculaire et par la couronne des muscles dilatateurs (muscle abaisseur de la commissure...) attire en bas et en dehors la crus latérale du cartilage inférieur ;
- la pars transversa, dysfonctionnelle pour les mêmes raisons et abaissée, exerce une pression sur la crus latérale du cartilage inférieur, la chassant vers le bas et dessinant une bride endonarinaire correspondant au bord inférieur du muscle (Fig. 8).

Ainsi, l'auvent narinaire subit un couple de force musculaire au niveau de la columelle : la base de celle-ci est attirée du côté sain, son sommet subit la traction des muscles du côté fendu par l'intermédiaire de l'aile du nez. Celle-ci, affaissée, étalée et capotée entraîne la séparation entre :

- les deux crus médiales et les dômes des cartilages inférieurs (la pointe du nez devient bifide et asymétrique par écartement et décalage des dômes) ;
- la crus latérale du cartilage inférieur et le cartilage supérieur du coté fendu.

Le grand axe de l'orifice narinaire est modifié, tendant vers l'horizontale, mais sa taille est inchangée (Lindsay et Farkas, 1972 [69]).

Les ponts cutanés (bandes de Simonart) limitent l'écart entre les berges et minimisent les déformations narinaires. Cette constatation est à l'origine de la pratique de l'adhésion labiale.

L'auvent nasal, solidaire du septum, est dévié du côté sain. Dans certains cas, le cartilage supérieur du côté fendu est également étiré par rapport à l'os nasal sus-jacent.

Après la naissance

Le nouveau-né présente des déformations osseuses complexes dont certaines évoluent depuis près de 7 mois. Aussi, les expériences menées sur fœtus d'animaux, en créant chirurgicalement une fente dans un maxillaire normal, ne constituent qu'une approche fallacieuse de la réalité malformative. *In utero*, le fœtus, en déglutissant le liquide amniotique puis en tétant son pouce, expérimente déjà des fonctions défectueuses. Après la naissance, la dysfonction ventilatoire nasale s'ajoute aux dysfonctions labiales et linguales et contribue à en aggraver les conséquences.

La dysfonction ventilatoire nasale, constante, joue un rôle considérable et souvent sous-estimé. Malgré la fente ou à cause d'elle, le nouveau né ne peut respirer par le nez, du fait des déformations narinaires, septale et turbinale (il existe souvent une hypertrophie des cornets du coté fendu). Ces difficultés ventilatoires nasales, aggravées par des épisodes de rhinites ou d'infections rhinopharyngées, en partie liées aux fausses routes alimentaires, l'incitent à adopter rapidement un mode de ventilation orale. Ceci aggrave les troubles de la succion et de la déglutition, déjà liés aux impossibilités de fermeture du sphincter labial et de dépression intrabuccale du fait de l'ouverture permanente dans les fosses nasales. La fente entraîne une

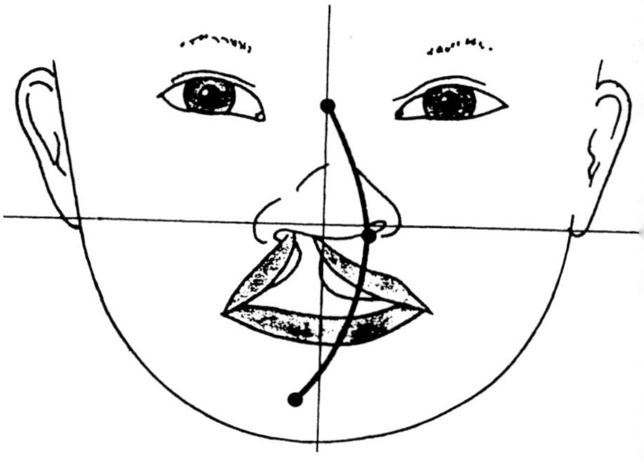

Fig. 17. Fente labio-alvéolo-palatine unilatérale totale. Déviation arciforme de la face (d'après Psaume)

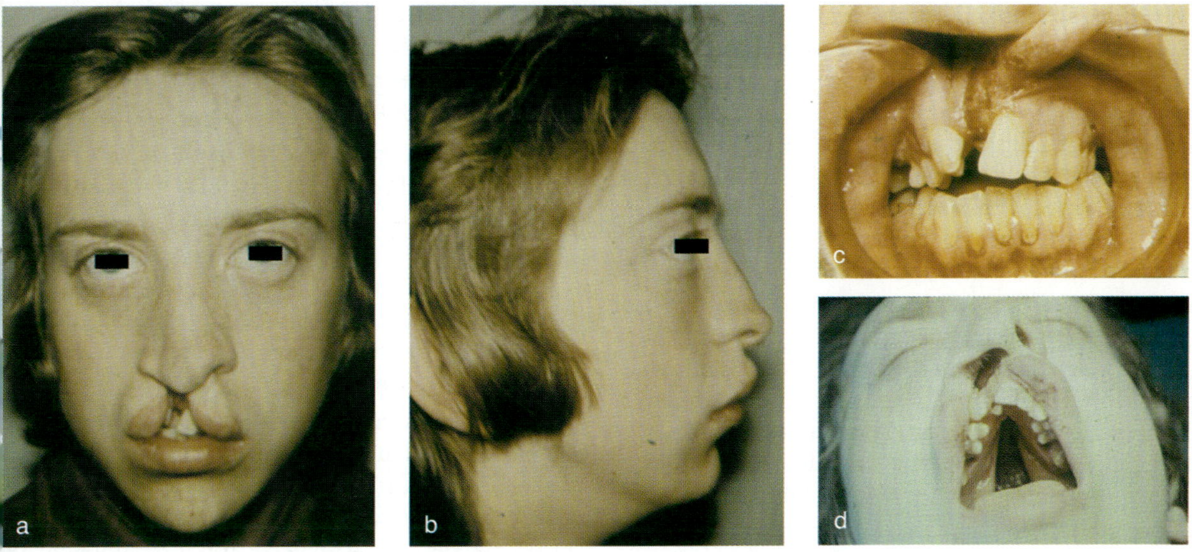

Fig. 18. Fente labio-alvéolo-palatine unilatérale totale droite non opérée, avec gêne ventilatoire sévère. a) Vue de face : yeux ronds et tristes, hypoplasie du 1/3 moyen de la face ; b) Vue de profil ; c) Occlusion dentaire : endomaxillie ; d) Vue endobuccale

anarchie du flux aérien qui réduit l'expansion naso-sinusienne du fragment latéral. L'absence ou l'anarchie du flux aérien du côté fendu et l'absence de l'appui lingual sur le palais concourent à la persistance de l'endomaxillie et de l'obliquité vers le haut des lames palatines. En effet, pour assurer la progression du bol alimentaire lors des mouvements de déglutition, la langue suit, d'avant en arrière, les berges palatines puis vélaires avant de prendre contact avec la paroi postéro-supérieure du pharynx. L'endomaxillie est aggravée par les pressions latérales jugales consécutives à l'étirement du masque facial lié à la ventilation orale.

La pointe de la langue qui s'interposait entre les fragments doit s'abaisser après la naissance pour permettre la ventilation orale. La posture basse de la langue induite par la ventilation orale et la glossoptose expliquent le rétrécissement en quelques jours de la fente par endognathie antérieure du fragment latéral.

Le sphincter vélopharyngé et la fonction tubaire se trouvent profondément modifiés et fonctionnellement insuffisants : rhinolalie, otite séreuse, perte de l'audition (Graham, 1978 [45]).

Les dysfonctions occlusales apparaissent avec les dents. L'endognathie du fragment latéral peut induire une latérodéviation mandibulaire homolatérale au côté fendu. L'épine nasale antérieure étant attirée du côté opposé, cela réalise une déviation arciforme de la face (Psaume, 1950 [85]) (Fig. 17).

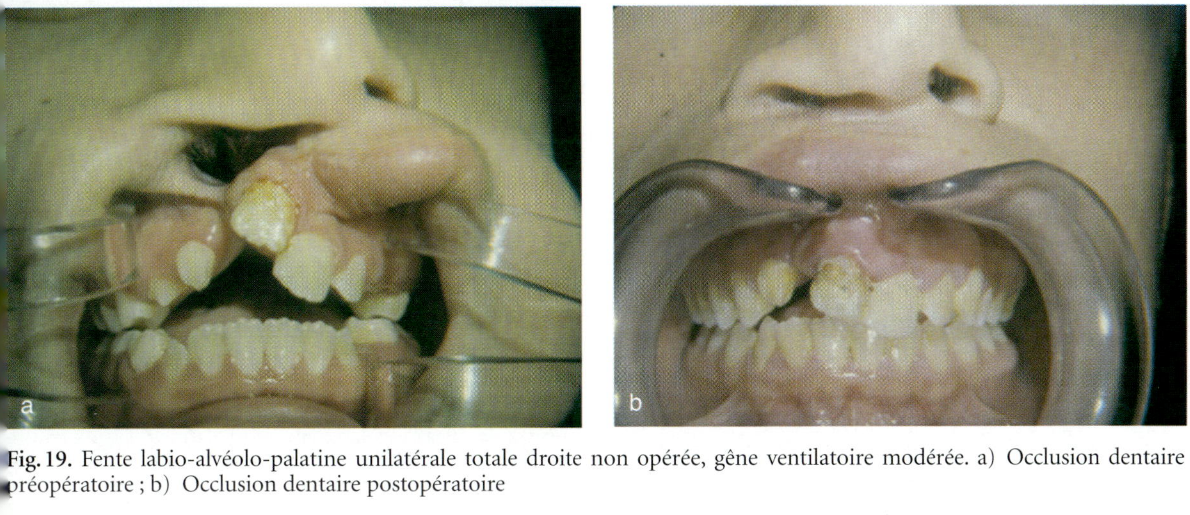

Fig. 19. Fente labio-alvéolo-palatine unilatérale totale droite non opérée, gêne ventilatoire modérée. a) Occlusion dentaire préopératoire ; b) Occlusion dentaire postopératoire

En cas de ventilation orale et de dysfonction occlusale persistantes, le faciès de l'enfant, puis de l'adolescent devient étroit et plat par hypoplasie maxillo-malaire. Ce faciès s'accompagne de modifications du regard : regard scléral (œil rond) ou obliquité anti-mongoloïde des fentes palpébrales (œil triste) (Fig. 18).

Il est souvent rapporté que les cas non traités présentent peu de déformations maxillaires en dehors des zones jouxtant la fente. Cela est vrai uniquement chez les sujets qui présentent peu de problèmes ventilatoires (Fig. 19). Les déformations observées chez les adolescents ou des adultes non opérés sont le fait de troubles ventilatoires associés. Ces troubles sont liés à la déviation septale du côté sain et à l'hypertrophie compensatrice des cornets du côté fendu qui demeure élargi.

Ce sont également les troubles de la ventilation nasale qui sont responsables de l'endognathie observée dans certaines fentes totales unilatérales du palais primaire sans fente palatine ou dans certaines fentes localisées au voile mou et à palais secondaire indemne.

Ces anomalies fonctionnelles nasales interfèrent avec les autres fonctions faciales et diminuent l'efficacité et la stabilité des résultats des traitements orthopédiques et/ou orthodontiques.

Après chirurgie

Les interventions chirurgicales ajoutent leur propre morbidité à l'hypoplasie congénitale liée au déficit mésenchymateux de la malformation et aux troubles fonctionnels préopératoires. La chirurgie peut être responsable de rétractions cicatricielles et de dysfonctions oro-faciales, ventilatoires en particulier :

- au niveau de la lèvre supérieure, la cicatrice est responsable de rétrognathie maxillaire par conjonction antérieure des fragments et de palatoversion dentaire (Fig. 20) ;
- au niveau du rebord alvéolaire antérieur, les incisions trop proches de la zone éruptive des dents sont responsables de versions ou de malpositions dentaires.

Le septum nasal, déformé et attaché au fragment médial, suit le déplacement inverse du maxillaire, se médialise, et vient saillir dans la fosse nasale du côté de la fente créant une gêne fonctionnelle, alors que du côté sain se développe un hypertrophie compensatrice des cornets, gênant à leur tour la ventilation nasale.

Les cicatrices rétractiles gênent l'écartement orthopédique de la partie antérieure des fragments

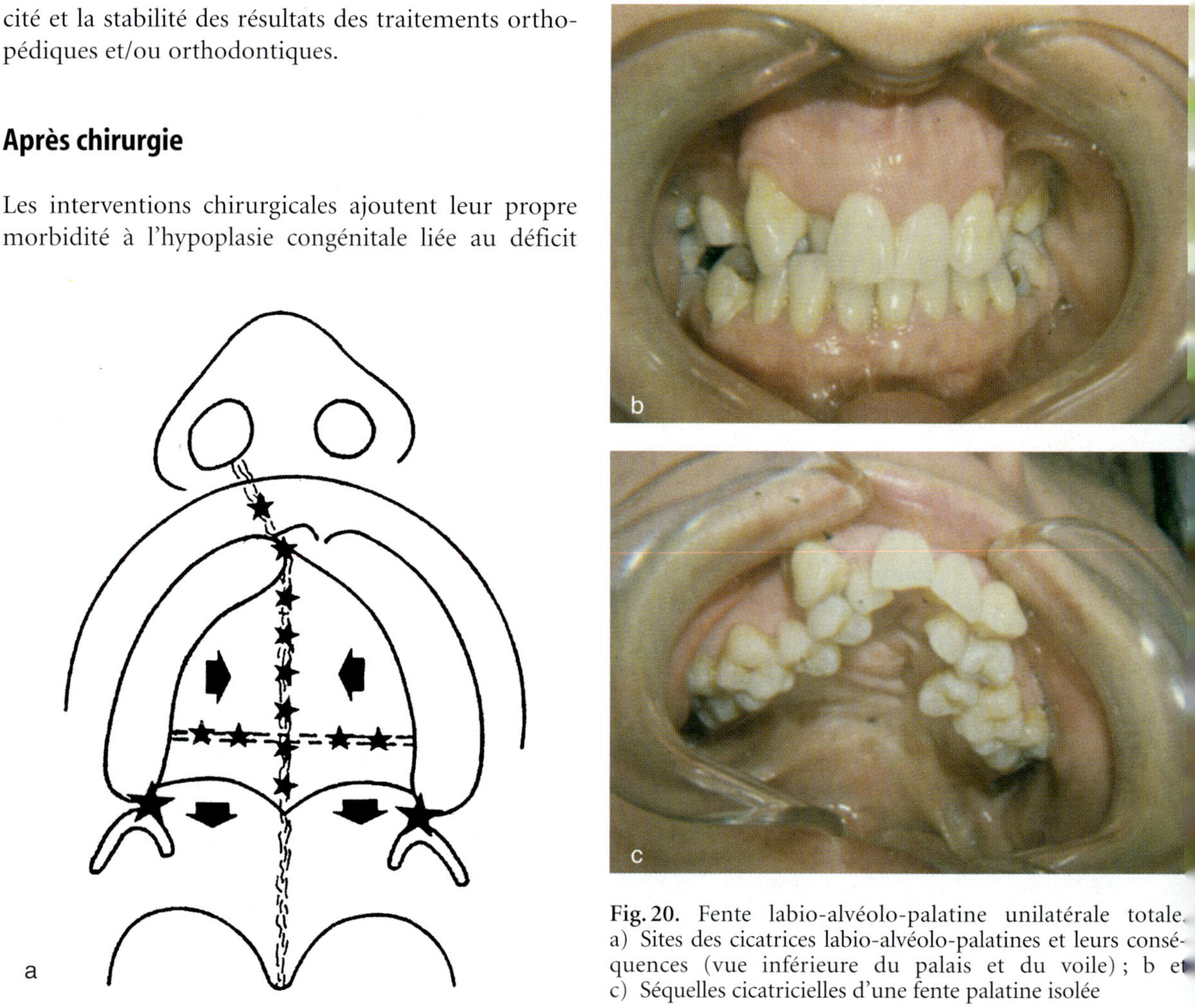

Fig. 20. Fente labio-alvéolo-palatine unilatérale totale. a) Sites des cicatrices labio-alvéolo-palatines et leurs conséquences (vue inférieure du palais et du voile) ; b et c) Séquelles cicatricielles d'une fente palatine isolée

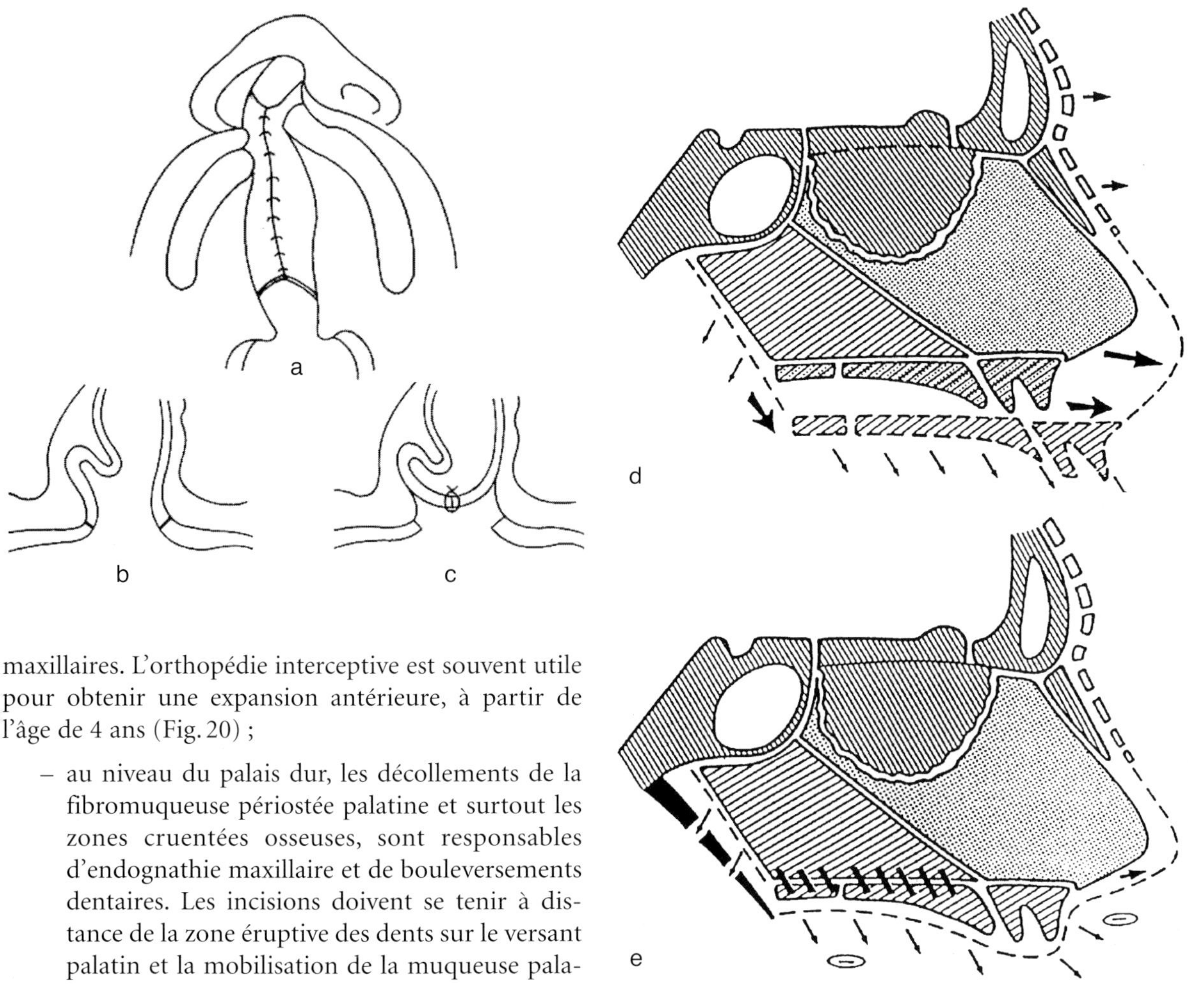

Fig. 21. Fente labio-alvéolo-palatine unilatérale totale. Suture du plan nasal : a) Vue inférieure du palais et du voile ; b et c) Coupes frontales des fosses nasales ; d et e) Conséquences sur la croissance maxillaire (vue latérale des fosses nasales) (d'après Delaire)

maxillaires. L'orthopédie interceptive est souvent utile pour obtenir une expansion antérieure, à partir de l'âge de 4 ans (Fig. 20) ;

- au niveau du palais dur, les décollements de la fibromuqueuse périostée palatine et surtout les zones cruentées osseuses, sont responsables d'endognathie maxillaire et de bouleversements dentaires. Les incisions doivent se tenir à distance de la zone éruptive des dents sur le versant palatin et la mobilisation de la muqueuse palatine est à proscrire (Ross et Johnston, 1972 [92] ; Ross, 1975 [93]). Le respect de la vascularisation de la fibromuqueuse palatine est également essentiel dans l'optique d'ostéotomies ultérieures (Fig. 20).

La fermeture du plan nasal à l'aide d'un lambeau vomérien suturé à la berge muqueuse palatine, même sans décollement large de la fibromuqueuse palatine ou encore à la muqueuse nasale, est responsable en grande partie de l'apparition des brachy-rétromaxillies en gênant la migration mésiale des maxillaires (Delaire et Verdon, 1983 [25] ; Delaire et Precious, 1985 [26] ; Talmant, 1995 [110]) (Fig. 21).

Cette fermeture est également responsable des endomaxillies et des défauts d'expansion des fosses nasales, eux-mêmes responsables de troubles ventilatoires qui aggravent à leur tour l'endomaxillie, d'où l'intérêt de l'orthopédie interceptive faisant appel à des expansions transversales ou à des tractions postéro-antérieures sur masque orthopédique. Ces constatations sont à la base de la tendance actuelle de ne plus fermer d'emblée la fente palatine ;

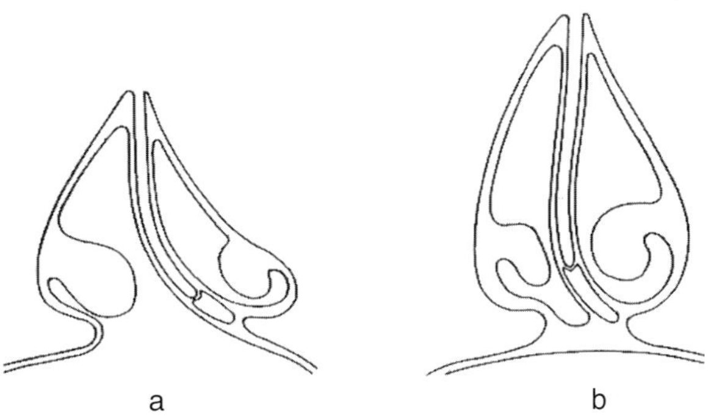

Fig. 22. Fente labio-alvéolo-palatine unilatérale totale. Déviation septale et hypertrophie compensatrice des cornets. a) Avant fermeture de la fente, b) Après fermeture de la fente

– à la jonction palais dur-palais mou, l'incision sagittale latérale et postérieure, qui permet la libération latérale du pharynx et la fracture de l'hamulus, peut créer une bride cicatricielle sagittale qui entrave la croissance secondaire adaptative des sutures ptérygo-palato-maxillaires et favoriser la rétrognathie maxillaire en empêchant la migration mésiale normale des maxillaires (Ross, 1970 [91]) (Fig. 20). L'action mésialante des forces extra-orales postéro-antérieures lourdes sur masque orthopédique se trouve contrariée (Delaire et Verdon, 1983 [25]). Celles-ci doivent cependant être tentées en denture mixte. Elles peuvent changer le pronostic des déformations les plus importantes.

Tous ces troubles cicatriciels sont aggravés par l'obstruction nasale et par la ventilation orale concomitante. En effet, si la réparation chirurgicale rétablit la séparation des deux filières nasale et orale, elle laisse subsister d'importantes perturbations :

– un défaut de perméabilité nasale (sténose narinaire, défaut d'orientation des vestibules narinaires, déviation septale, hypertrophie compensatrice des cornets,...) (Fig. 22) ;
– un défaut de perméabilité nasopharyngée (hypertrophie des végétations adénoïdes masquant une incompétence vélopharyngée, pharyngoplastie) ;
– un défaut de perméabilité oropharyngée (hypertrophie des amygdales qui favorise les promandibulies (classes III d'Angle) et les béances) ;
– une incompétence labiale.

L'ensemble contribue à privilégier et à pérenniser la ventilation orale.

La situation basse de la langue, les troubles de la déglutition (de type primaire), de la phonation, les troubles de l'occlusion dentaire, certaines dysfonctions labio-mentonnières aggravent la dysmorphose initiale.

L'importance exacte du facteur ventilatoire nasal par rapport aux autres facteurs est encore difficile à déterminer du fait des interactions entre prédispositions héréditaires et adaptations fonctionnelles.

Tous ces phénomènes expliquent la diversité et la gravité variable des dysmorphoses dento-maxillaires et maxillo-mandibulaires, les difficultés de leur correction et l'instabilité des résultats obtenus par le traitement orthopédique si une chirurgie à visée fonctionnelle n'est pas préalablement réalisée.

Principes de réparation

Le traitement initial des fentes labio-alvéolo-palatines revêt une importance capitale car il conditionne l'avenir fonctionnel et esthétique facial. Les séquelles ne peuvent être traitées correctement si l'on ne connaît pas les principes de réparation du traitement initial. Le traitement des fentes reste encore aujourd'hui un compromis entre la réparation anatomo-fonctionnelle la plus parfaite et la rançon cicatricielle la plus faible.

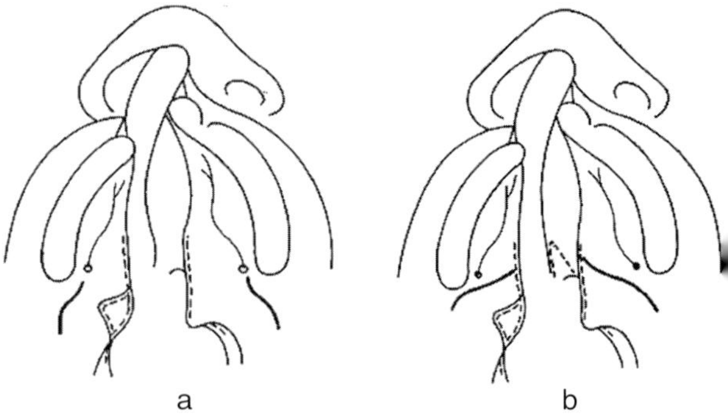

Fig. 23. Fente labio-alvéolo-palatine unilatérale totale. Véloplastie primaire. a) Incisions muqueuses (en pointillé) et incisions de décharges (en trait plein) rétrotubérositaires, b) Incisions muqueuses (en pointillé) et incisions de décharges (en trait plein) palatines

Le principe thérapeutique qui prévaut actuellement consiste en une rééquilibration musculaire labiale et vélaire respectant le maxillaire qui doit demeurer un îlot protégé au sein de la réparation.

Dans les formes simples labio-alvéolaires, la réparation néonatale de la lèvre et du nez est prônée.

Dans les formes totales labio-alvéolo-palatines, il est avisé d'attendre au moins 3 mois, voire d'attendre l'éruption suffisante des incisives temporaires avant de procéder à la fermeture chirurgicale. Une chéiloplastie prématurée expose à des troubles de compression de l'étage maxillaire (Talmant, 1995 [110]).

Au protocole opératoire classique antéro-postérieur en deux temps (lèvre à 6 mois, voile et palais à 18 mois) s'oppose le protocole postéro-antérieur en trois temps (Psaume et Malek, 1978 [88] ; Malek et Psaume, 1983 [74]) (véloplastie à 3 mois, lèvre à 6 mois, palais à 18 mois). D'autres protocoles existent, notamment la fermeture simultanée du voile et de la lèvre à 3 mois ou 6 mois. Cette fermeture précoce et simultanée des structures musculaires aux deux extrémités de la fente osseuse, favorise le rétrécissement spontanée de la fente résiduelle du palais sans déformation maxillaire. Il s'agit d'une orthopédie naturelle sans plaque palatine. Le palais est fermé en deux plans par décollement limité des berges vers 18 mois (ce procédé qui respecte au mieux la croissance palatine et maxillaire expose cependant à des fistules résiduelles).

Pour sa part, Stricker propose la fermeture complète labio-alvéolo-palatine et vélaire avec greffe péri-

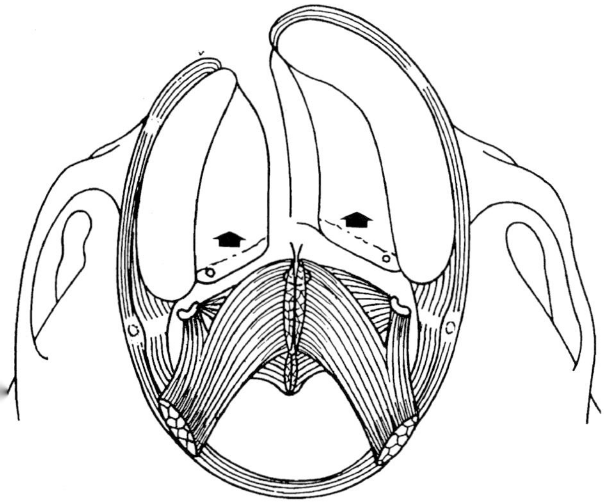

Fig. 24. Fente labio-alvéolo-palatine unilatérale totale. Véloplastie primaire. Suture musculaire

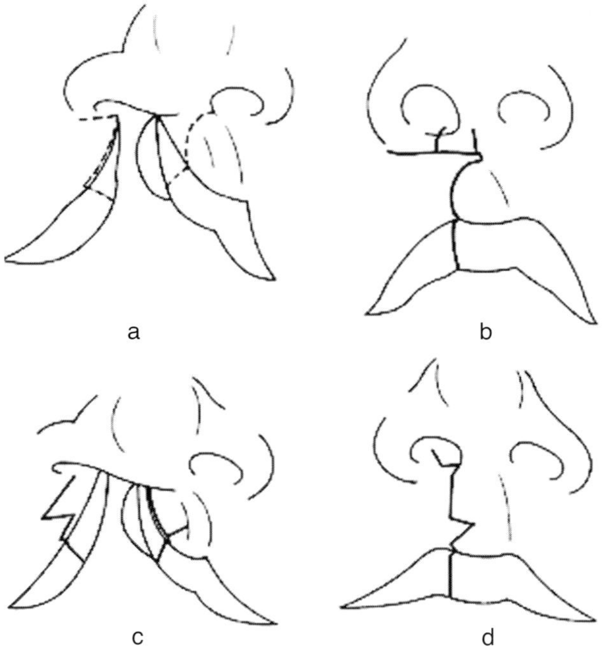

Fig. 25. Fente labio-alvéolo-palatine unilatérale totale. Chéilorhinoplastie primaire. a et b) Procédé de rotation-avancement de Millard, c et d) Procédé de Skoog

ostée alvéolo-palatine d'origine tibiale à 6 mois (Stricker et coll., 1977 [103] ; Stricker et Raphael, 1983 [105]).

Véloplastie primaire

La qualité de la véloplastie primaire dépend comme pour la lèvre, de la qualité de la réparation musculaire. Celle-ci impose la libération des muscles de leurs insertions palatines et la reconstitution de l'arche vélaire musculaire (Ruding, 1964 [95] ; Braithwaite, 1968 [2] ; Kriens, 1970 [56]).

* Les incisions muqueuses se limitent aux bords de la fente en cas de suture intravélaire (fente étroite), ou s'accompagnent d'incision de décharge latérale (rétrotubérositaire, au niveau de la commissure intermaxillaire) ou palatine (transversale postérieure à l'aplomb du bord postérieur des lames palatines, respectant les pédicules vasculaires palatins (fente large) (Widmaier, 1961 [116] ; Malek, 1983 [72,73]). L'excision de triangles muqueux postéro-médiaux de luette facilite la suture des muscles palato-pharyngeus. Cette bonne reconstitution de la partie postérieure du voile permet d'obtenir un meilleur aspect (la luette se retrouve en avant des piliers postérieurs), un voile plus long et un meilleur équilibre fonctionnel (Singer, 1964 [99] ; Delaire, 1972 [14]) (Fig. 23).

* Les muscles et l'aponévrose palatine ainsi que la muqueuse nasale sont libérés de leurs attaches osseuses au niveau de la fente et du bord postérieur des lames palatines. La libération des insertions tendineuses et musculaires en dedans des hamulus des processus ptérygoïdiens est un temps indispensable : il favorise le recul du voile et permet la réorientation transversale des fibres musculaires. La fracture des hamulus, non systématique, favorise le rapprochement des muscles et la suture. Ce geste ne modifie pas la physiopathologie de l'oreille moyenne (Noone et coll., 1973 [81]). La muqueuse nasale est respectée. Sa section est inutile et source de rétraction secondaire. L'espace libéré par le recul du voile est occupé par du tissu fibreux, similaire à l'aponévrose palatine.

* La suture sans tension, intéresse les trois plans, nasal, musculaire (muscles palato-pharyngeus, levator veli et uvulae) et buccal. A la jonction palais dur-palais mou, la suture muqueuse palatine prend appui sur le plan nasal pour éviter l'espace mort intermuqueux. Le plan nasal prend lui-même appui parfois sur un lambeau vomérien triangulaire postérieur et à pédicule supérieur (Fig. 24).

La suture précoce et physiologique du voile permet :

- le rapprochement des processus ptérygoïdiens et la réduction rapide de la largeur excessive du cavum et de la surface résiduelle de la fente palatine ;
- la correction de la bascule postérieure de la langue et sa propulsion antérieure. Ces transformations rétablissent la poussée expansive linguale sur les secteurs alvéolo-dentaires et en

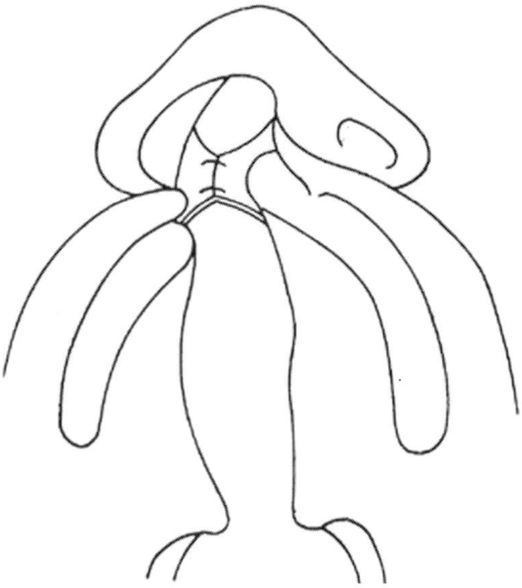

Fig. 26. Fente labio-alvéolo-palatine unilatérale totale. Chéilorhinoplastie primaire. Fermeture du plan nasal

même temps contre-balancent la pression de la lèvre (Delaire, 1976 [17], 1988 [27]) ;

– la libération des maxillaires de leur entrave musculaire postérieure. Cet avantage, qui n'a pas été suffisamment souligné, est absolument essentiel. Dans les fentes unilatérales, les deux fragments et surtout le fragment latéral, retrouvent une croissance sagittale plus physiologique (Fig. 27).

Au total, cette véloplastie fonctionnelle entraîne une amélioration significative des résultats sur la croissance du maxillaire et sur la phonation (Malek et Psaume, 1983 [74] ; Talmant, 1995 [110]).

Chéilo-rhinoplastie primaire

Il existe dans les berges de la fente tous les éléments anatomiques normaux nécessaires à la reconstruction labiale (Veau, 1938 [113]). La reconstitution musculaire du sphincter labial est la clef de la réparation de la fente. Le tégument n'est qu'une étoffe jetée sur le galbe musculaire.

* Les incisions cutanées visent à redonner à la lèvre une hauteur normale et un arc de Cupidon symétrique. Deux concepts techniques s'opposent, mais seulement en apparence tant est plus importante la qualité de la réparation musculaire sous-jacente :

– l'un est basé sur l'intérêt de masquer la cicatrice sur la crête philtrale, de respecter la structure anatomique du philtrum (procédé de rotation-avancement de Millard (1976, [77]) (Fig. 25) ;

– l'autre est basé sur l'utilisation d'un lambeau triangulaire taillé sur la berge latérale et introduit dans un débridement de la berge médiale qui ne dépasse pas le milieu du philtrum (procédé de Skoog, 1974 [100] et apparentés) (Fig. 25). L'avantage principal du lambeau triangulaire est représenté par une meilleure éversion du bord libre, très satisfaisante dans l'aspect du profil (Malek, 1983 [73]).

Ces deux procédés sont généralement complétés par un lambeau sous-narinaire pour soutenir et étoffer le pied de la columelle et par un autre petit lambeau triangulaire à cheval sur l'ourlet cutanéo-muqueux.

* Le dégagement des muscles orbiculaires et nasaux par le décollement sous-périosté de l'orifice piriforme de part et d'autre de la fente et la suture du plan nasal imposent des incisions endo-narinaires et vestibulaires dans le sillon gingivo-labial. Le frein médian de la lèvre supérieure et son expansion postérieure au travers de la suture inter-incisive sont respectés (Delaire, 1975 [16], 1991 [30]).

L'étui périosté est décollé prudemment et suffisamment haut pour ne pas léser les germes dentaires. Ce décollement est parfois complété par une section (périostéotomie).

Du côté médial, le muscle orbiculaire qui converge vers le pied de la columelle est ruginé, l'épine nasale antérieure et le septum antérieur sont dégagés.

Du côté latéral, la périostéotomie est toujours indispensable à la libération et à la mobilisation des muscles et de l'aile du nez (Stricker et Raphael, 1983 [105]).

L'étanchéité du plan nasal est assurée par deux lambeaux muco-périostés, l'un médial vomérien, l'autre latéral nasal prélevé aux dépens de la fosse nasale en dedans de l'orifice piriforme (Veau, (1931, 1938 [112, 113]) ; Axhausen, 1952 [1]) (Fig. 26). Ce plan nasal est doublé sur son versant buccal par un lambeau prélevé sur la muqueuse vestibulaire, de type Muir (1966, [79]) ou Burian (1963, [3]). Ces lambeaux n'ont aucune propriété ostéogénique et ne doivent pas être confondus avec une gingivo-périostéoplastie. Ils sont différents du lambeau périosté de Skoog (1974, [100]) et de la greffe périostée alvéolo-palatine (Stricker et coll., (1977 [104], Stricker et Raphael (1983, [105]), greffe périostée productrice d'os dans la seule partie alvéolaire.

* Les sutures musculaires jouent un rôle prépondérant dans la restitution d'une bonne fonction labiale et dans l'aspect final de la lèvre. Après suture profonde qui arrime le socle musculaire du pied de l'aile narinaire au pied de la columelle (ce qui permet

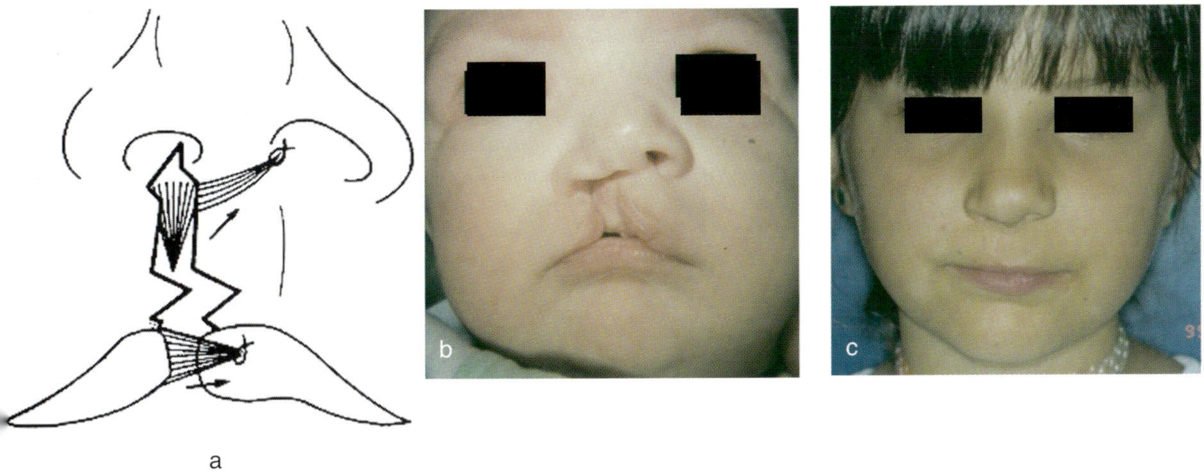

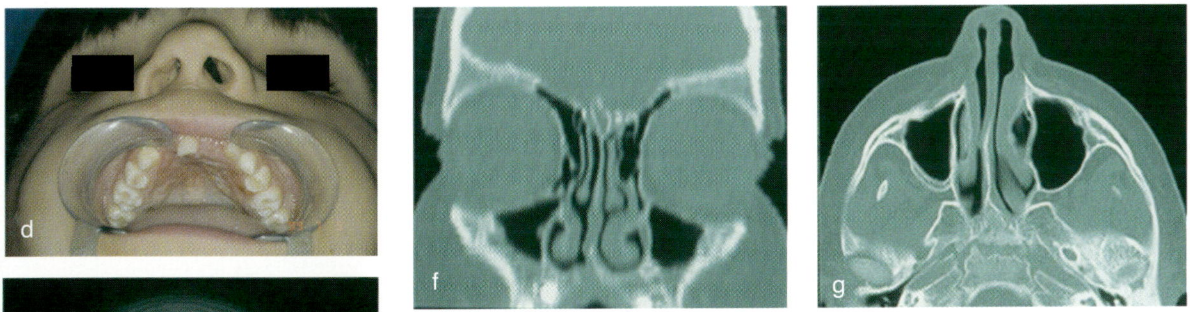

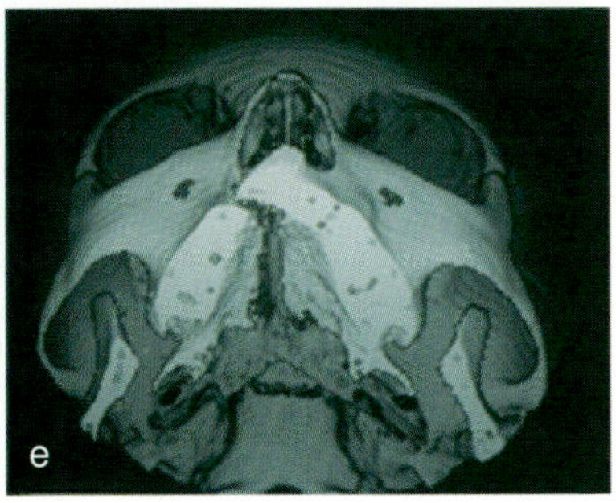

Fig. 27. Fente labio-alvéolo-palatine unilatérale totale. a) Procédé de Skoog modifié Stricker ; b et c) Aspects cliniques pré et postopératoires ; d et e) Vue endobuccale et aspect tomodensitométrique (reconstruction tridimensionnelle) ; f et g) Aspects tomodensitométriques (coupes coronale et axiale des fosses nasales)

l'enroulement de l'aile du nez), les deux chefs du muscle orbiculaire et leurs différents faisceaux sont reconstitués (procédé de Skoog modifié Stricker (1993, [107]) par :

- un lambeau musculaire prélevé sur la berge latérale à pédicule supérieur et transféré sur la berge médiale pour être arrimé en préspinal, ceci afin de lutter contre la déformation de l'épine nasale antérieure et celle du septum ;
- un lambeau musculaire prélevé sur la berge latérale à pédicule inférieur et introduit dans un tunnel au cœur de la lèvre rouge pour étoffer le tubercule labial (Guerrero-Santos et coll., 1965 [47]) ;
- des points musculaires, placés sur les chefs labio-nasaux, labial externe et interne du muscle orbiculaire (Fig. 27).

La reconstitution du seuil narinaire, l'enroulement et la position de l'aile narinaire font partie de la chéi-

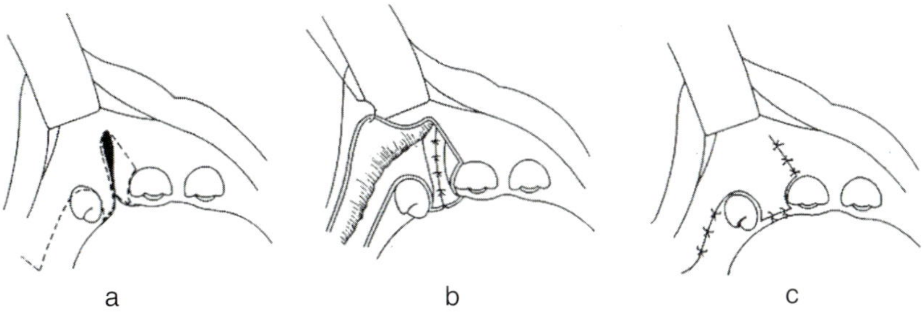

Fig. 28. Fente labio-alvéolo-palatine unilatérale totale. Gingivoplastie ou gingivo-périostéoplastie dans une fente labio-alvéolo-palatine unilatérale (d'après Delaire). a) Tracé des lambeaux gingivo-vestibulaire et vestibulaire, b) Fermeture du plan profond, c) Fermeture du plan superficiel

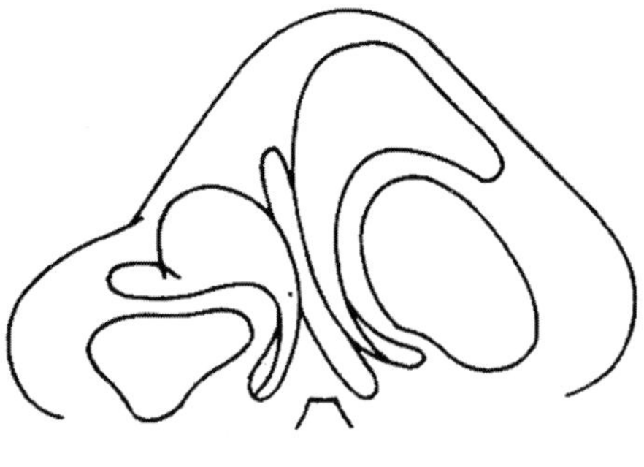

Fig. 29. Fente labio-alvéolo-palatine unilatérale. Séquelles nasales

loplastie primaire. La rhinoplastie primaire s'attachera à résoudre le glissement caudal de la crus médiale, l'asymétrie du dôme et l'affaissement de la crus latérale.

Les gestes de rhinoplastie primaire doivent être réalisés avec la plus grande prudence de manière à ne pas induire une morbidité supérieure à la malformation initiale (déformation narinaire, lyse septale antérieure). Ils doivent, en particulier, ne pas créer d'incisions supplémentaires cutanées périnarinaires ou endonarinaires. Ces gestes (séparation des crus médiales, décollement des crus latérales de l'étui cutané pour mobiliser en haut et en dedans le dôme alaire), peuvent être réalisés par voie de chéiloplastie.

La reposition des différentes structures est consacrée la plupart du temps par des sutures intercartilagineuses ou transcutanéo-cartilagineuses.

La traction musculaire controlatérale contribue au redressement du cartilage septal dans sa partie antérieure.

En dedans, il est fréquent de noter une brièveté de l'hémicolumelle ; en dehors, même après décollement sous-périosté du pied de l'aile narinaire, il persiste une bride endonarinaire qui maintient la traction postérieure. Il est préférable d'entreprendre la correction de cette bride secondairement de manière à éviter le risque de cicatrice endonarinaire sténosante.

Le cartilage alaire déformé est accessible à un remodelage pendant les premières semaines postnatales grâce à un conformateur.

Gingivoplastie ou gingivo-périostéoplastie

Le traitement initial des fentes labio-alvéolo-palatines est complété ultérieurement par une gingivoplastie ou gingivo-périostéoplastie. Le rétablissement de la continuité osseuse et gingivale dans les fentes labio-alvéolaires est, en effet, indispensable au bon positionnement des dents adjacentes à la fente alvéolaire et à l'obtention d'un environnement parodontal suffisant pour une évolution dentaire fonctionnelle et pour préserver en particulier, l'espace de l'incisive latérale. Véritable clé de voûte de l'arche maxillaire, la continuité osseuse contribue à la stabilité des fragments, d'autant que l'union osseuse des lames palatines est rarement obtenue. Enfin, cette continuité est indispensable à la bonne croissance du secteur prémaxillaire par remise en tension de la suture interincisive médiane. L'âge idéal de la gingivo-périostéoplastie se situe avant l'établissement de la denture définitive (éruption de la canine en particulier), entre 7 et 10 ans. A cet âge, une interposition osseuse est souvent nécessaire, excepté dans les fentes très étroites où la gingivoplastie peut suffire. Deux lambeaux gingivo-vestibulaires, jouxtant la fente alvéolaire, sont retournés pour le plan profond, un lambeau vestibulaire de glissement est utilisé pour le plan superficiel (Fig. 28).

Chéilo-rhinoplastie fonctionnelle secondaire

Dès lors que la lèvre ou le nez présente un trouble fonctionnel susceptible de retentir sur la croissance faciale du sujet, il convient de réaliser une chéilo-rhinoplastie fonctionnelle secondaire (Delaire, 1978 [21] ; 1979 [22] ; 1983 [23]).

Celle-ci est indiquée chaque fois que la lèvre supérieure présente un aspect atypique avec déformation des éléments dento-maxillaires sous-jacents. En effet, le déséquilibre musculaire labio-nasal induit et pérennise les malformations nasales, et par conséquent les troubles ventilatoires (Fig. 29). L'intervention consiste en la remise en position fonctionnelle des faisceaux labiaux et labio-nasaux du muscle orbiculaire. Cette reconstitution anatomo-fonctionnelle musculaire améliore d'autant plus l'état du squelette osseux sous-jacent que l'intervention aura été effectuée à un stade plus précoce. Elle améliore aussi l'efficacité des traitements d'orthopédie dento-maxillo-faciale et assure une meilleure stabilité de leurs résultats.

Ce traitement secondaire doit être mené avec le souci de n'ajouter aucune séquelle, cicatricielle en particulier.

* La révision de la cicatrice labiale s'effectue le plus souvent par une section verticale de la lèvre ou une excision cicatricielle, selon la nature des lésions. L'excision se limite généralement au seul plan cutané de manière à réaliser avec le tissu fibro-musculaire sous-jacent différents lambeaux. La lèvre est ensuite incisée jusqu'au plan osseux de façon à exposer les structures profondes et ouvrir « la porte du plancher nasal » (Veau, 1938 [113]).

* Le décollement sous-périosté des berges osseuses du seuil narinaire et de l'orifice piriforme permet la désincarcération du seuil narinaire dans la

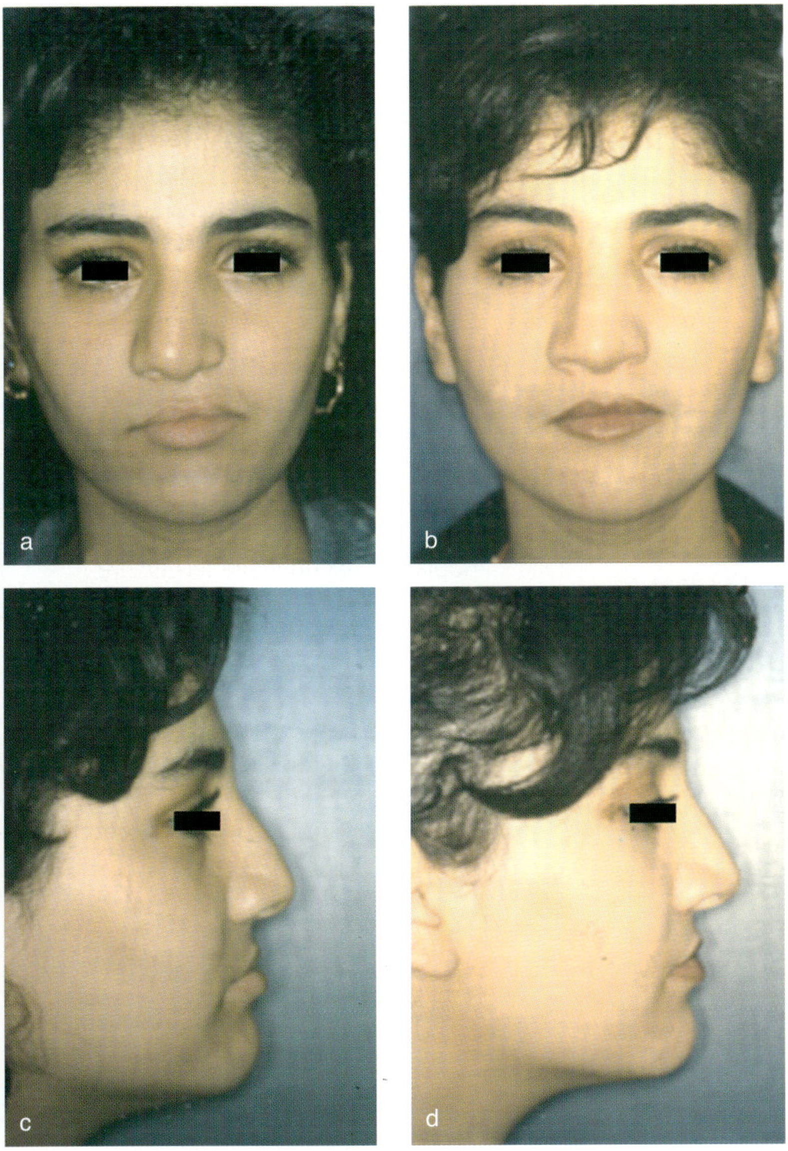

Fig. 30. Fente labio-alvéolo-palatine unilatérale totale. Chéilorhinoplastie secondaire avec impaction de l'auvent nasal, projection et symétrisation de la pointe. a et b) Aspects pré et postopératoires (vues de face) ; c et d) Aspects pré et postopératoires (vues de profil)

fente alvéolaire par rugination des berges osseuses. Les plans muco-périostés vomérien et nasal latéral sont décollés puis, après avivement, suturés. En cas de communication bucco-nasale, le plan buccal est réparé conjointement.

* Une greffe osseuse de l'arcade alvéolaire est pratiquée dans un certain nombre de cas (os cortico-spongieux iliaque, tibial ou calvarial) pour stabiliser les fragments osseux, favoriser l'éruption et l'évolution de la canine, plus tard pour permettre la mise en place d'un implant dentaire, enfin pour redonner un soutien à la lèvre.

* Rhinoseptoplastie et turbinoplastie sont fréquemment pratiquées vers l'âge de 6 ans, car les déformations septales sont quasi constantes, même dans les fentes labio-alvéolaires simples (Talmant, 1995 [110]). Elles sont réalisées par la même voie d'abord. Le décollement des berges est prolongé sur l'épine nasale antérieure et sur le septum antérieur.

L'épine nasale est remodelée ou ostéotomisée à sa base et redressée, voire reconstituée par une greffe osseuse (Delaire 1989 [29]).

Le socle vomérien est réaligné par fracture ou réséqué.

Le cartilage septal est redressé, parfois réséqué le long du « pied de cloison » déformé en crête du côté sain. Il est reposé et fixé à l'épine nasale antérieure.

Le cornet inférieur, souvent hypertrophique du coté sain, et le cornet moyen lorsqu'il est pneumatisé, doivent bénéficier d'une turbinoplastie fonc-

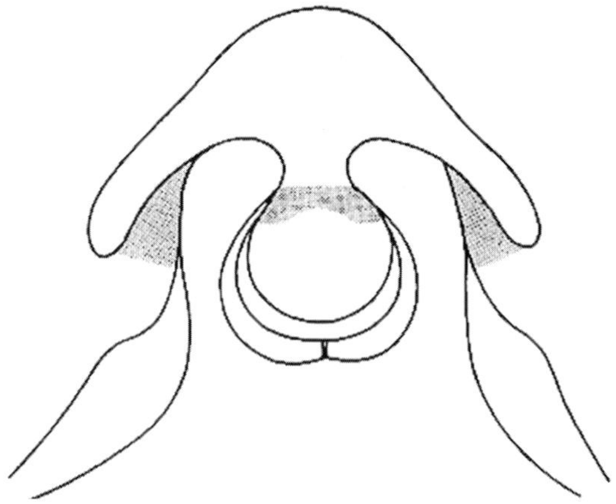

Fig. 31. Fente labio-alvéolo-palatine bilatérale totale. Dérive de la peau du plancher narinaire fendu (en grisé) sur la partie supérieure de la lèvre (d'après Delaire)

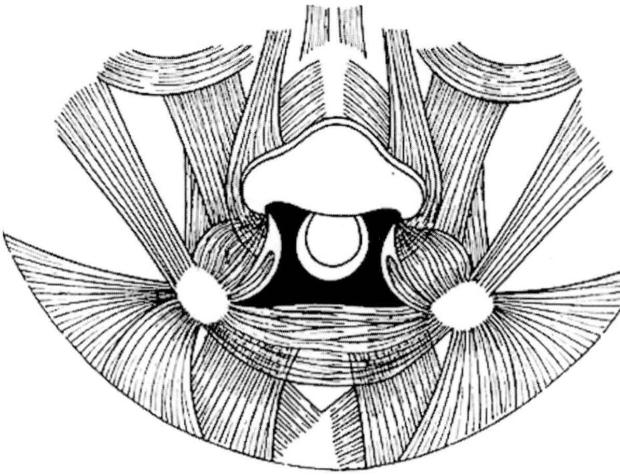

Fig. 32. Fente labio-alvéolo-palatine bilatérale totale. Système musculaire labial (d'après Millard, modifié)

tionnelle sous peine de laisser persister le trouble ventilatoire ou d'exposer à une récidive de la déviation septale.

* Dans les séquelles nasales des fentes labio-alvéolo-palatines chez l'adulte qui, par définition, s'accompagnent de troubles de la ventilation, la rhinoplastie fonctionnelle et esthétique trouve une de ses meilleurs indications. En effet, la rhinoplastie classique, en amputant la bosse nasale, aggrave souvent les problèmes ventilatoires.

* La correction de la déformation narinaire doit se faire avec le souci permanent de rétablir la ventilation nasale. Les objectifs à atteindre sont :

- l'enroulement de l'aile du nez, assuré par le désincarcération du seuil narinaire et par la réinsertion musculaire labiale ;
- la correction d'une bride vestibulaire par une plastie de transposition en Z ou d'allongement en V-Y, voire par un lambeau muqueux labial en îlot prélevé sur la berge latérale cicatricielle et à pédicule supérieur ce qui permet une ascension facile (Talmant, 1984 [109]). L'incision le long de la bride peut être poursuivie en incision marginale permettant d'aborder directement le dôme cartilagineux ;
- la reposition du cartilage inférieur, puis sa suture au dôme controlatéral, au cartilage supérieur homolatéral et son renforcement par des greffons cartilagineux entre les crus médiales et/ou en apposition sur le lobule et sur la crus latérale affaissée.

* La réparation de la lèvre s'effectue ensuite de la profondeur vers la superficie. La rééquilibration musculaire de la lèvre se fait à trois niveaux :

- le « socle musculaire » du pied de l'aile est arrimé au pied de la columelle, assurant l'enroulement narinaire ;
- un lambeau de muscle orbiculaire externe à pédicule supérieur taillé dans la berge latérale, introduit dans un tunnel préspinal et arrimé au périoste et au muscle controlatéral pour remettre en tension l'hémilèvre et contrebalancer la déviation septale antérieure ;
- un lambeau de muscle orbiculaire interne à pédicule inférieur, taillé dans la berge latérale et introduit dans un tunnel au cœur de la lèvre rouge pour étoffer le tubercule médian ;
- entre ces lambeaux, des points musculaires sont placés sur les chefs labio-nasaux, labial externe et interne de l'orbiculaire (Fig. 25, 27 et 30).

La chéiloplastie hétéro-labiale type Estlander-Abbé demeure l'exception. De taille modeste, inférieure à un cm, le lambeau est taillé avec un pédicule minimum, et doit être placé au milieu de la lèvre pour ne pas aggraver l'asymétrie labiale (Millard, 1976 [77]).

4 - Fente bilatérale totale

Plus rare que la fente unilatérale totale, la fente bilatérale totale et ses conséquences morpho-fonctionnelles sont envisagées in utero, à la naissance et après traitement chirurgical. Rappelons que le fragment intermédiaire médian (encore appelé tubercule médian) se compose de deux parties distinctes, l'une osseuse, le prémaxillaire, l'autre cutanéo-muqueuse, le prolabium.

In utero

Revêtement cutanéo-muqueux

Les deux fentes divisent la lèvre en trois parties :

- sur les parties latérales, le revêtement cutanéo-muqueux présente sensiblement les mêmes particularités que dans les fentes unilatérales totales : dérive de la peau du seuil narinaire sur la partie haute de la lèvre, rétraction de la peau labiale, modification de l'ourlet cutanéo-muqueux dont la limite médiale correspond au futur sommet des crêtes philtrales, excès de muqueuse (Fig. 31) ;
- au niveau du prolabium, il en est très différemment : la moitié supérieure de la peau occupant le philtrum est d'origine nasale, la moitié inférieure d'origine labiale.

La peau du philtrum est très rétractée et soulevée par le tissu celluleux sous-jacent, lui-même non étalé. La simple distension postopératoire de la peau labiale médiane et de la base de la columelle est donc capable à elle seule de donner à la lèvre reconstituée une bonne hauteur. L'ensemble peau et tissu celluleux soulevé par les bourgeons dentaires incisifs est refoulé par la langue et la lèvre inférieure. La columelle est rétractée et sa partie inférieure est partiellement absorbée par la peau du prolabium avec laquelle elle se confond.

L'ourlet cutanéo-muqueux, satellite des muscles labiaux, n'existe pas car il reste sur les parties latérales. Il est remplacé par une simple jonction cutanéo-muqueuse. De même, la muqueuse du prolabium est différente de celle du vermillon et doit être considérée comme de la muqueuse sèche excédentaire (sans glande muqueuse) (Delaire, 1988-89 [29]) (Fig. 4 et 31).

Musculature labiale

Sur les berges latérales de chaque fente, les insertions musculaires présentent sensiblement les mêmes particularités que dans la fente unilatérale totale. En l'absence d'ancrage sur l'épine nasale antérieure, seules les fibres musculaires du chef externe du muscle orbiculaire, à direction ascendante et parallèle à la fente, contractent des insertions anormales sur le périoste et le pourtour de l'orifice piriforme juxta-alaire. Les fibres musculaires du chef interne du muscle orbiculaire, interrompu, ne contractent pas d'adhérence. Globalement, les masses musculaires sont affaissées latéralement et compriment les structures osseuses sous-jacentes.

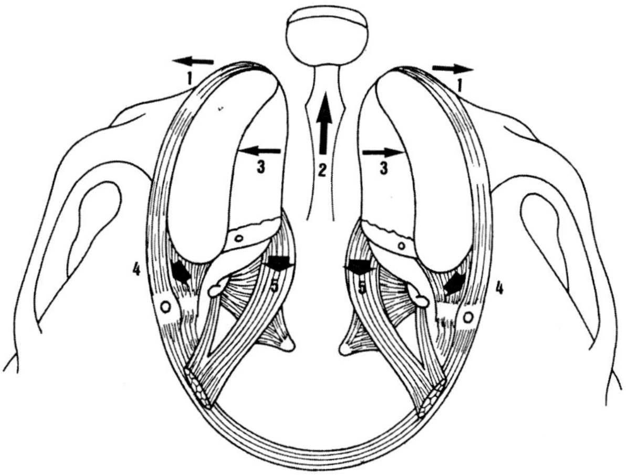

Fig. 33. Fente labio-alvéolo-palatine bilatérale totale. Décalage des bases osseuses. 1) Traction musculaire orbiculaire, 2) Poussée septale, 3) Pression musculaire linguale, 4) Traction musculaire ptérygoïdienne, 5) traction musculaire vélaire

Le prolabium dépourvu de fibres musculaires est hypoplasique. Le septum celluleux médian et le frein labial supérieur sont présents mais il n'y a aucune fibre musculaire autour d'eux. La suture interincisive médiane du prémaxillaire est fermée car non sollicitée par le septum labial médian, lui même non activé par les muscles labiaux (Delaire et Chateau, 1977 [18]) (Fig. 31).

Squelette et dents

La fente bilatérale totale avec division palatine divise le maxillaire en trois parties : une partie centrale, constituée par le prémaxillaire, deux parties latérales réduites et symétriques, constituées par les maxillaires. Les deux fentes obliques du palais primaire, entre incisive latérale et canine, et la fente médiane du palais secondaire convergent vers le canal palatin antérieur.

L'autonomisation des trois fragments maxillaires les rend particulièrement sensibles à l'action des muscles et des rétractions cicatricielles.

Le prémaxillaire, émanation du bourgeon frontal est solidaire du septum cartilagineux et du vomer, plus ou moins hypoplasique, qui n'atteint pas le niveau des lames palatines, elles-mêmes atrophiées.

Non contrôlé par la sangle labiale interrompue, le prémaxillaire est d'autant plus projeté en avant que :

- sa rotation supérieure est marquée (l'épine nasale est dirigée vers la haut (Latham et Workman, 1974 [65]),
- la poussée septale chez le fœtus est importante,

- la suture prémaxillo-vomérienne est sollicitée (septum, langue) (Friede, 1973 [41]) ;
- les fragments maxillaires latéraux sont retenus en arrière par les muscles du voile fendu, insérés sur le bord postérieur des lames palatines.

De plus, ce prémaxillaire mobile, peut dévier facilement en cas de pont cutané ou de succion du pouce du même côté (Fig. 33).

Les fragments latéraux, hypoplasiques et rétrus, sont le plus souvent discrètement repoussés en dehors, dans leur partie antérieure par la langue, par les muscles ptérygoïdiens dans leur partie postérieure. Mais il n'est pas rare qu'ils subissent, en avant, un déplacement inverse, fermant alors l'espace situé derrière le bourgeon médian. Il pourrait s'agir d'une compression latérale extrinsèque des maxillaires in utero.

La fente vélaire s'accompagne d'un écartement des processus ptérygoïdiens (la traction latérale des muscles ptérygoïdiens n'est plus contre-balancée par la traction médiale des muscles du voile) et d'un écartement des tubérosités postérieures des maxillaires solidaires des processus ptérygoïdiens.

Le pronostic occlusal est corrélé au volume du prémaxillaire, lui-même corrélé à l'écart interorbitaire et aux germes dentaires qu'il contient. La richesse en matériel dentaire temporaire et permanent est un indicateur de pronostic de croissance. Le prémaxillaire comporte en denture temporaire 1 à 4 organes dentaires, mais ce nombre ne permet pas de préjuger du devenir de l'arcade en denture permanente en raison de la non correspondance numérique. La présence de l'incisive latérale est de bon pronostic. Un prémaxillaire de dimension réduite favoriserait la promandibulie (classe III d'Angle).

Nez

Le nez est petit et symétrique. La pointe est très rétruse du fait de la grande brièveté columellaire. Le développement de la columelle est lié au développement du bord caudal du septum. Si ce dernier est atrophique, la columelle est petite et la lèvre courte et saillante. Arête nasale et septum sont rectilignes, sauf dans les formes avec déviation du tubercule médian. L'auvent nasal est aplati et élargi. Les processus frontaux des maxillaires subissent parfois une transversalisation qui concourt à l'élargissement et à l'aplatissement de l'auvent nasal. Les sutures internasales et interfrontales sont souvent anormalement élargies.

Les crus médiales des cartilages inférieurs sont de dimensions normales (Latham et Workman, 1974 [65]). Les ailes narinaires sont élargies, tractées de chaque côté par le muscle orbiculaire relayé par les muscles dilatateurs. Le grand axe des narines est transversal.

Seuil narinaire et vestibule présentent les mêmes déformations, souvent à un degré moindre que dans une fente unilatérale.

Après la naissance

Les problèmes ventilatoires liés à la présence du bourgeon médian en avant des fosses nasales, peuvent expliquer la conjonction des fragments maxillaires en arrière du bourgeon médian par ventilation orale et position basse de la langue.

Après chirurgie

Le pronostic fonctionnel dépend de la forme anatomique.

La fente bilatérale totale retentit sur la croissance du prémaxillaire. Considérée comme excessive dans le sens sagittal, avant toute chirurgie, cette croissance du prémaxillaire peut être gênée durant l'évolution du sujet :
- du fait de l'absence d'union avec les fragments latéraux maxillaires, empêchant sa croissance transversale ;
- par une lèvre supérieure cicatricielle et fibreuse ;
- en raison d'une agénésie dentaire plus ou moins sévère.

Les tentatives de recul prémaxillaire par résection vomérienne sont abandonnées.

Les séquelles maxillaires de la chirurgie sont comparables à celles des fentes unilatérales mais aggravées du fait de la bilatéralisation et de la petitesse des fragments(Mercier et Rineau, 1997 [76]).

Principes de réparation

Véloplastie primaire

Elle est comparable à celle précédemment décrite, seul le lambeau vomérien d'amarrage profond du voile est différent, à cheval sur la partie postérieure du vomer et à pédicule supérieur.

Chéilo-rhinoplastie primaire

Aujourd'hui, la fermeture labiale est effectuée le plus souvent, de façon bilatérale en un temps, entre 3 et 6 mois. Cette fermeture bilatérale simultanée permet de rétablir la sangle musculaire, d'obtenir une bonne fonction et de respecter ou d'améliorer la symétrie

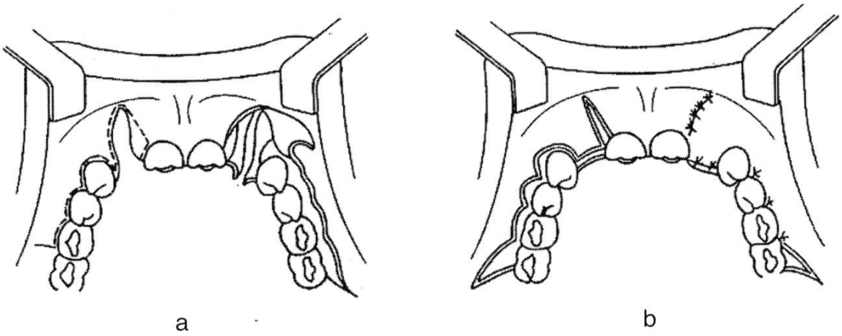

Fig. 34. Fente labio-alvéolo-palatine bilatérale totale. Gingivoplastie ou gingivo-périostéoplastie (d'après Delaire). a) Tracé des lambeaux, b) Suture des lambeaux

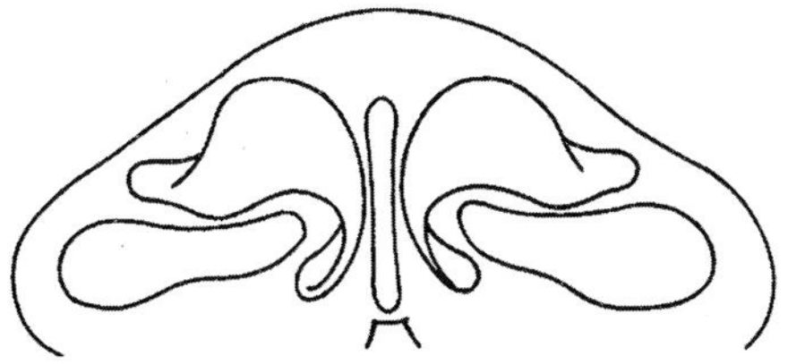

Fig. 35. Fente labio-alvéolo-palatine bilatérale. Séquelles nasales

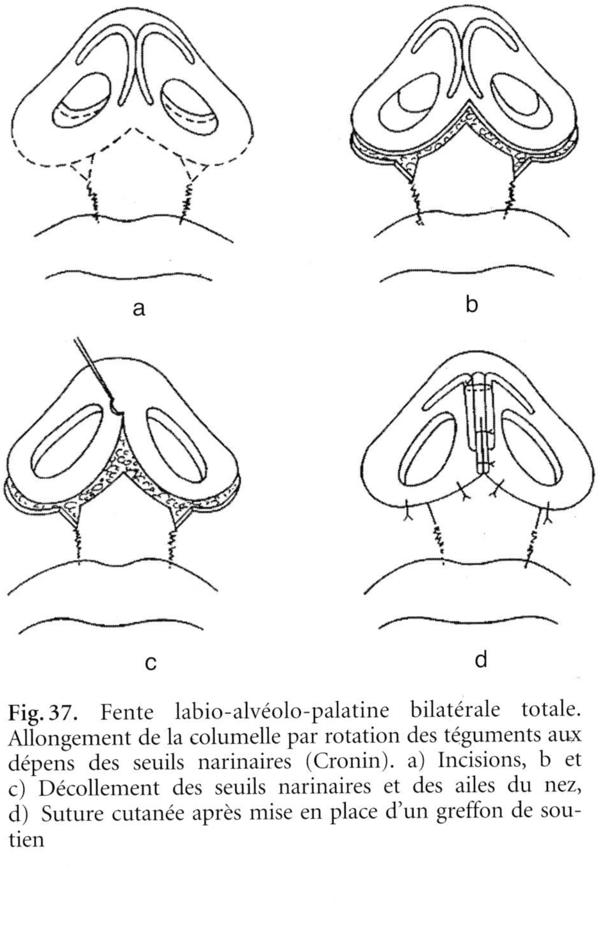

Fig. 37. Fente labio-alvéolo-palatine bilatérale totale. Allongement de la columelle par rotation des téguments aux dépens des seuils narinaires (Cronin). a) Incisions, b et c) Décollement des seuils narinaires et des ailes du nez, d) Suture cutanée après mise en place d'un greffon de soutien

labiale. Cette attitude thérapeutique impose le respect de la vascularisation du bourgeon médian.

On peut utiliser de façon provisoire une adhésion labiale préalable. Dans les fentes bilatérales avec protrusion du tubercule médian, on conçoit l'intérêt d'associer à cette adhésion labiale une véloplastie précoce vers 3 mois qui, en libérant les fragments latéraux, permet leur déplacement antérieur ce qui facilite la chéiloplastie définitive vers 6 mois.

Deux concepts techniques s'opposent ou plutôt se sont opposés selon que la partie centrale de la lèvre supérieure était reconstituée grâce à deux lambeaux issus des berges latérales (LeMesurier, 1962 [66]) ou à partir, c'est la tendance actuelle, du seul prolabium

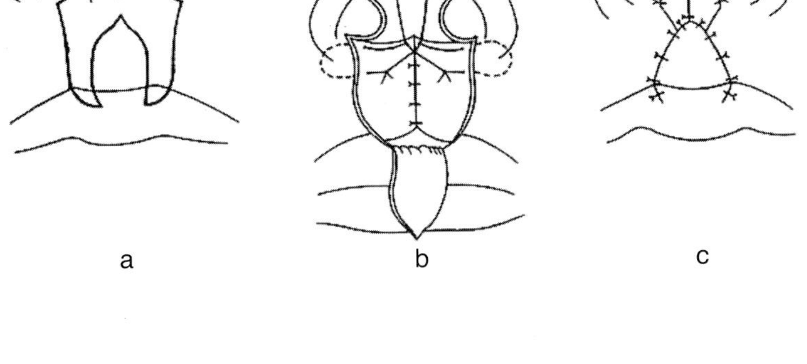

Fig. 36. Fente labio-alvéolo-palatine bilatérale totale. Allongement de la columelle par lambeau en fourche (Millard). a) Dessin du lambeau, b) Décollement du lambeau et suture musculaire, c) Suture cutanée

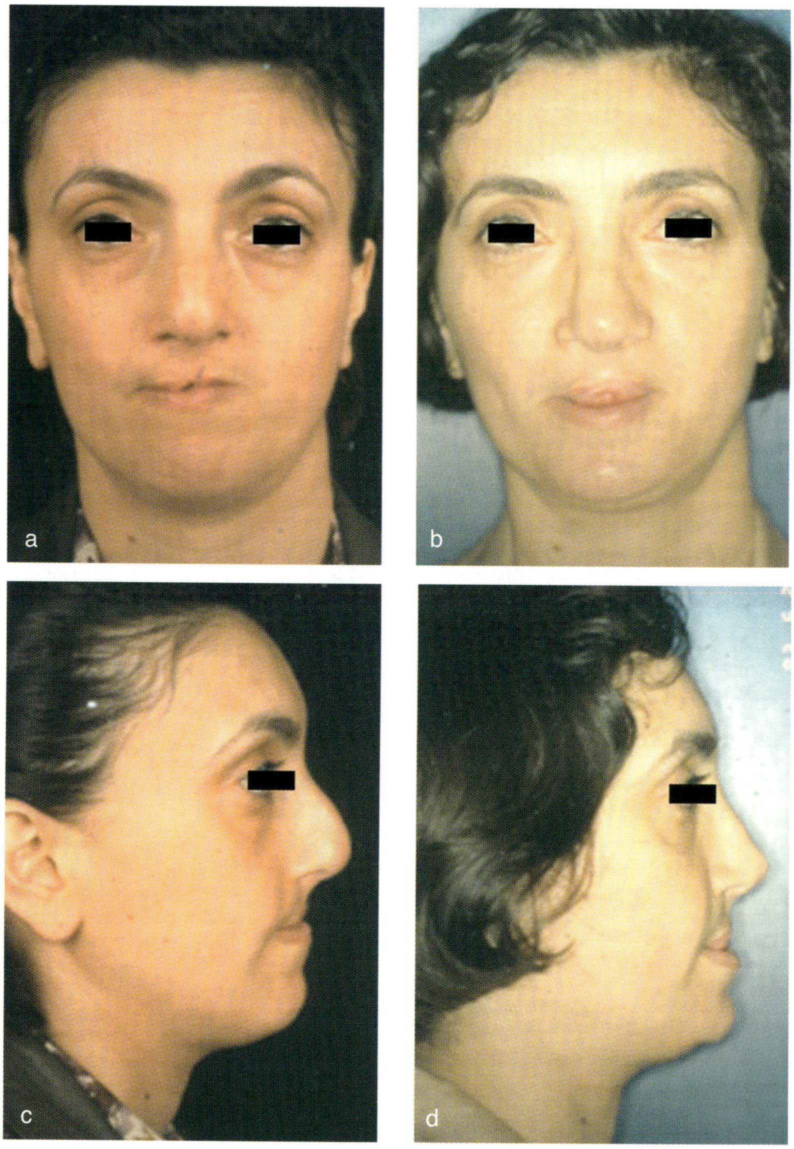

Fig. 38. Fente labio-alvéolo-palatine bilatérale totale. Chéilorhinoplastie secondaire avec impaction de l'auvent nasal et projection de la pointe. a et b) Aspects pré et postopératoires (vues de face) ; c et d) Aspects pré et postopératoires (vues de profil)

(Skoog, 1974 [100] ; Millard, 1977 [77]) ; Delaire, 1988-89 [29]).

Le tracé labial et les gestes musculaires sont particuliers, compte tenu de l'absence totale de muscles dans le prolabium. Sur la berge latérale, les incisions sont assez proches de celles pratiquées dans les fentes unilatérales (Skoog, 1974 [100] ; Delaire, 1988-89 [29]). Sur la berge médiale la moitié supérieure de la peau du philtrum sert à allonger la columelle, la moitié inférieure bien que réduite sert à reconstruire la partie médiane de la lèvre (elle se distend secondairement, si la sangle musculaire fonctionne normalement) (Delaire, 1988-89 [29]).

La sangle musculaire orbiculaire est reconstituée après soulèvement ou non de la peau du prolabium. Latéralement, les gestes de désinsertion périnarinaire sont comparables à ceux réalisés dans les fentes unilatérales. Médialement, les faisceaux labio-nasaux du chef externe sont suturés entre eux en avant de l'épine nasale antérieure et du septum antérieur. Les faisceaux labiaux sont suturés à mi-hauteur. Les deux chefs internes sont suturés en regard du vermillon.

Secondairement, la columelle s'allonge sous l'effet de la croissance septale et du recul du prémaxillaire.

Gingivoplastie ou gingivo-périostéoplastie

Le développement transversal du prémaxillaire n'est possible qu'une fois l'union osseuse avec les fragments latéraux obtenue. La croissance globale du maxillaire entraîne l'expansion du prémaxilaire et l'activation de la suture interincisive médiane sous l'action du système septal médian de la lèvre supérieure. Cette union osseuse est indispensable avant toute ostéotomie maxillaire (risque vasculaire). La technique est superposable à celle pratiquée dans la fente totale unilatérale (Fig. 34).

Chéilo-rhinoplastie fonctionnelle secondaire

La chéilo-rhinoplastie fonctionnelle des fentes bilatérales répond aux mêmes principes que pour les fentes unilatérales.

Les principales déformations nasales séquellaires sont symétriques et caractérisées par l'absence de projection de pointe nasale avec brièveté plus ou moins importante de la columelle, par l'aplatissement et l'élargissement de l'auvent nasal et des ailes du nez (Fig. 35). Les séquelles labiales sont dominées par l'hypoplasie du prolabium. Comme dans son mode primaire, la chéiloplastie secondaire impose une suture musculaire des chefs labio-nasaux en préspinal et labiaux du muscle orbiculaire externe en avant du prémaxillaire.

Si la columelle est de longueur suffisante, la projection de la pointe et son affinement sont assurés par un greffon cartilagineux columellaire de soutien placé entre les crus médiales et une suture des dômes, complétée éventuellement par un greffon cartilagineux placé en apposition sur le lobule.

Si la columelle est de longueur insuffisante, son allongement est assuré par le glissement des téguments aux dépens de la lèvre ou des orifices narinaires.

Lorsque la lèvre est souple et présente un prolabium et des seuils narinaires larges, l'allongement de la columelle peut se faire par un lambeau en fourche dont les branches sont taillées sur les cicatrices labiales et dont le rapprochement étoffe la base de la columelle (Millard, 1977 [77]) (Fig. 36). Il faut prendre soin de placer le sommet du W de la fourche suffisamment bas sur la lèvre pour maintenir le galbe harmonieux de l'angle naso-labial (Mercier et Rineau, 1997 [76]). Les incisions du lambeau en fourche sont souvent prolongées en incisions marginales de façon à avoir une bonne vision sur les cartilages inférieurs et le dorsum.

Lorsque la lèvre ne nécessite pas de modification et que les seuils narinaires sont larges, l'allongement de la columelle peut se faire également par rotation des téguments aux dépens des seuils narinaires et des ailes du nez suivant le principe de la plastie en V-Y. La rotation des deux orifices narinaires est favorisée par l'exérèse de deux triangles au niveau des cicatrices labiales (Cronin, 1958 [10]) (Fig. 37).

Dans tous les cas, ces lambeaux d'allongement columellaire doivent être complétés par des greffons de soutien et/ou d'apposition, sous peine d'affaissement secondaire.

Dans le cas où la lèvre supérieure manque de hauteur et est franchement bridée et que la lèvre inférieure est en excès, il y a intérêt à effectuer un allongement de la columelle aux dépens de la majeure partie du bourgeon médian et à combler la perte de substance labiale supérieure médiane par un lambeau pédiculé hétérolabial (procédé d'Eslander Abbé).

Les nez plats et larges sont traités par simples ostéotomies latérales des processus frontaux des maxillaires et rapprochement et/ou par apposition de greffons osseux (iliaque, calvarial) ou cartilagineux (auriculaire, costal) sur le dorsum. Un rapprochement des dômes et une greffe cartilagineuse en apposition sur le lobule sont souvent nécessaires pour parfaire le résultat esthétique.

Les nez projetés relèvent de la rhinoplastie fonctionnelle et esthétique qui préserve la valve nasale (Fig. 38).

Conclusion

Le traitement des fentes labio-alvéolo-palatines reste encore aujourd'hui un compromis entre la réparation anatomo-fonctionnelle la plus parfaite et la plus faible rançon cicatricielle. La croissance faciale nécessite non seulement une bonne reconstitution des muscles vélaires et labio-nasaux, le respect temporaire de la fente palatine mais aussi une bonne perméabilité nasale. La méconnaissance de la dysperméabilité nasale a pour conséquences des troubles morphogénétiques réduisant la croissance naso-sinusienne, des troubles posturaux touchant la langue, le rachis et la mandibule et des troubles fonctionnels interférant avec les autres fonctions faciales. Le rétablissement précoce de la ventilation nasale est indispensable à une croissance faciale harmonieuse et à l'efficacité des traitements orthopédiques et/ou orthodontiques des fentes labio-alvéolo-palatines.

Bibliographie

1. Axhausen G (1952) Technik und Ergebnisse der Spaltplastiken. Hanser, München
2. Braithwaite F (1968) The importance of the levator muscle in cleft palate closure. Br J Plast Surg 2 : 60-62
3. Burian F (1963) Chirurgie der Lippen und Gaumenspalten. Volk und Gesundheit, Berlin : 217

4. Chancholle AR (1980) Le voile du palais existe-til ? Plaidoyer anatomique pour le vélo-pharynx. Ann Chir PLast 25 : 5-14
5. Chancholle AR (1983) Les muscles dans les fentes labiales et palatines. Chir Pédiat 2 : 234-239
6. Chateau JP (1967) Études anatomiques du complexe musculaire naso-labial. Incidences sur la chirurgie reconstructive des fentes labiales. Thèse Médecine, Nantes
7. Charpy A (1901) Muscles peauciers du cou et de la tête, in Poirier P et Charpy A : Traité d'Anatomie Humaine, T II. Myologie, Masson, Paris : 306-367
8. Couly G (1983) Crêtes neurales, morts cellulaires et fentes labio-maxillaires. Chir Pédiat 2 : 225-227
9. Couly G (1988) Fentes labio-maxillaires et dysmigrations cellulaires. Conséquences chirugicales. Act Odont Stomato 162 : 219-233
10. Cronin TD (1958) Lengthening of the columella by the use of skin from the nasal floor and alae. Plast Reconstr Surg 21 : 417-426
11. Cutting C, Grayson B, Brecht L, Santiago P, Wood R, Kwon S (1988) Presurgical columellar elongation and primary retrograde nasal reconstruction in one-stage bilateral cleft lip and nose repair. Plast Reconstr Surg 101 : 630-639
12. Deffez JP, Plante P, Querette N (1975) Le maxillaire du nourrisson. Prélat, Paris : 120p
13. Delaire J, Billet J, Dufour C (1969) Considération sur la glossoptose du syndrome de Robin du nouveau né. Rev Stomatol 70 : 527-536
14. Delaire J (1972) Considérations sur la reconstitution de la luette et de la partie postérieure des palais congénitalement divisés. Ann Chir Plast 17 : 99-105
15. Delaire J, Talmant JC (1972) Évolution des techniques de cheiloplastie pour fente labiomaxillaires et étude de quelques gestes complémentaires. Rev Stomatol 73 : 337-357
16. Delaire J (1975) La cheilo-rhinoplastie primaire pour fente labio-maxillaire congénitale unilatérale. Rev Stomatol 76 : 193-215
17. Delaire J (1976) Influence du voile du palais sur la statique linguale et la croissance mandibulaire. Déductions thérapeutiques. Rev Stomato 77 : 821-834
18. Delaire J, Chateau JP (1977) Comment le septum nasal influence-t-il la croissance pré-maxillaire et maxillaire. Déductions en chirurgie des fentes labio-maxillaires. Rev Stomato 78 : 241-254
19. Delaire J (1977) Anatomie et physiologie des muscles et du frein médian de la lèvre supérieure. Rev Stomato 78 : 93-103
20. Delaire J, Feve JR, Chateau JP, Courtay D, Tulasne J F (1977) Anatomie et physiologie des muscles et du frein médian de la lèvre supérieure. Premiers résultats de l'électromyographie sélective. Rev Stomato 78 : 93-103
21. Delaire J (1978) La chronologie de la cheilo-rhinoplastie fonctionnelle et de l'orthodontie dans la correction des séquelles labio-maxillaires. Orthod Fr 49 : 383-401
22. Delaire J (1979) La cheilo-rhinoplastie fonctionnelle secondaire. Rev Stomatol Chir Maxillofac 80 : 218-224
23. Delaire J (1983) La cheilo-rhinoplastie fonctionnelle secondaire. Chir Pédiat 24 : 328-336
24. Delaire J (1983) Intérêt de la rhinoplastie primaire : considérations techniques. Chir Pédiat 24 : 286-296
25. Delaire J, Verdon P (1983) L'emploi des forces extra-orales postéro-antérieures lourdes sur masque orthopédique dans le traitement des séquelles dento-maxillaires des fentes labio-maxillo-palatines. Chir Pédiat 24 : 315-322
26. Delaire J, Precious D (1985) Avoidance of the use of vomerine mucosa in primary surgical management of velopalatine clefts. Oral Surg Oral Med Oral Pathol 60 : 589-597
27. Delaire J (1988) Anatomie et physiologie vélo-pharyngée. Incidences sur la croissance mandibulaire. Déductions thérapeitiques. Act Odont Stomatol 162 : 283-308
28. Delaire J, Mercier J, Gordeeff, Bedhet N (1989) Les trois fibromuqueuses palatines. Rev Stomatol Chir maxillofac 90 : 379-390
29. Delaire J (1988-89) Le revêtement cutanéo-muqueux dans les fentes labio-maxillaires. Déductions chirugicales, in Delaire : La Réhabilitation Fonctionnelle Chirurgicale et Orthopédique des Fentes labio-maxillo-palatines. ALPS, Milan vol II : 13-26
30. Delaire J (1991) Un exemple de chirurgie physiologique : la réhabilitation «primaire» du prémaxillaire dans les fentes labio-maxillaires. Rev Orthop Dento Faciale 25 : 453-475
31. Delaire J (1991) Fentes labiales congénitales, in Lévignac J : Chirurgie des lèvres. Masson, Paris : 41-80
32. Dickson DR (1975) Anatomy of the normal velopharyngeal mechanism. Clin Plast Surg 2 : 235-248
33. Dunn FS (1952) Management of cleft palate cases involving the hard palate so as not to interfere with the growth of the maxilla. Plast Reconstr Surg 9 : 108-114
34. Epois V (1983) Anatomie et évolution du squelette facial dans les fentes labio-maxillo-palatines. Chir Pédiat 24 : 240-246
35. Fara M (1968) Anatomy and arteriography of cleft lips in stillborn children. Plast Reconstr Surg 42 : 29-36
36. Fara M, Brousilova M (1969) Experiences with early closure of velum and later closure of hard palate. Plast Reconstr Surg 44 : 134-141
37. Fara M, Dvorak J (1970) Abnormal anatomy of the muscles of palato-pharyngeal closure in cleft palates. Plast Reconstr Surg 46 : 488-497
38. Fara M (1975) The anatomy of cleft lip. Clinics in Plastic Surgery 2 : 205-214
39. Ferguson MWJ (1981) Developmental mechanisms in normal and abnormal palate formation. Br J Orthodont 8 : 115-137
40. Freiband B (1937) Growth of the palate in the human fœtus. J Dent Res 16 : 103-112
41. Friede H (1973) Histology of the premaxillary-vomerine suture in a bilateral cleft case. Cleft Palate J 10 : 14-22
42. Gola R (1964) Traitement chirurgical des séquelles des becs de lièvre. Thèse Medecine, Marseille
43. Gorney M (1993) Postcleft nasal deformity, in Daniel R K : Rhinoplasty. Little. Brown and Cy, Boston : 705-722
44. Gounot N, Cresseaux P, Lucas R, Breton P, Freidel M (1998) Rhinoplastie secondaire des fentes labio-palatines unilatérales. Ann Chir Plast Esthét 43 : 240-247
45. Graham MC (1978) Cleft Palate. Middle ear disease and hearing loss. Thomas, Springfield : 147p
46. Guerrier Y, Charachon R, Dejean Y, Morgon A, Freyss G (1978) Pathologie fonctionnelle du voile du palais et sa réhabilitation. Arnette, Paris : 239p
47. Guerrero-Santos J, Machain P, Castaneda A (1965) The use of a denuded flap of vermilion in the repair of cleft lip. Plast Reconstr Surg 36 : 111-116
48. Hotz R (1964) Early treatment of cleft lip and palate. Huber, Berne : 244p
49. Huang MHS, Lee ST, Rajendran K (1998) Anatomic basis of cleft palate and velopharyngeal surgery : Implications from a fresh cadaveric study. Plast Reconstr Surg 101 : 613-627

50. Huddart AG, MacCauley FJ, Davis ME (1969) Maxillary arch dimensions in normal and unilateral cleft palate subjects. Cleft Palate J 6 : 471-487
51. Huddart AG, Orth D (1970) Maxillary arch dimensions in bilateral cleft lip and palate subjects. Cleft Palate J 7 : 139-155
52. Johnston MC, Hassel JR, Brown KS (1975) The embryology of cleft lip and cleft palate. Clinics in Plastic Surgery 2 : 195-203
53. Kernahan DA (1978) Muscle repair in unilateral cleft lip, based on findings on electrical stimulation. Ann Plast Surg 1 : 48-53
54. Kimes KR, Mooney MP, Siegel MI, Todhunter JS (1992) Growth rate of the vomer in normal and cleft lip and palate human fetal specimens. Cleft Palate-Craniofacial J 29 : 38-43
55. Kraus BS, Kitamura H, Latham RA (1966) Atlas of the developmental anatomy of the face. Harper & Row, New York
56. Kriens OB (1970) Fundamentals anatomic findings for an intravelar veloplasty. Cleft Palate J 7 : 27-36
57. Kriens OB (1997) Update on intravelar veloplasty. Advances in Plast Reconstr Surg, Mosby, St Louis 13 : 1-24
58. Krogman WM (1954) The problem of the cleft palate face. Plast Reconstr Surg 14 : 370-375
59. Kuehn DP, Kahane JC (1990) Histologic study of the normal human adult soft palate. Cleft Palate Craniofac J 27 : 26-34
60. Latham RA (1969) The pathogenesis of the skeletal deformity associated with unilateral cleft lip and palate. Cleft Palate J 6 : 404-414
61. Latham RA (1970) Maxillary development and growth : the septo-premaxillary ligament. J Anat 107 : 471-478
62. Latham RA (1973) Development and structure of the premaxillary deformity in bilateral cleft lip and palate. Brit J Plast Surg 26 : 1-11
63. Latham RA, Deaton TG (1976) The structural basis of the philtrum and the contour of the vermillon border : a study of the musculature of the upper lip. J Anat 121 : 151-160
64. Latham RA (1974) Developmental deficiencies of the vertical and anteroposterior dimensions in the unilateral cleft lip and palate deformity in Georgiade NG : Symposium on management of cleft lip and palate and associated deformities. Mosby, St Louis : 78-82
65. Latham RA, Workman C (1974) Anatomy of the philtrum and columella : the soft tissue deformity in bilateral cleft lip and palate, in Georgiade NG : Symposium on management of cleft lip and palate and associated deformities. Mosby, St Louis : 10-12
66. LeMesurier AB (1962) Harelips and their treatment. Williams & Wilkins cy, Baltimore : 169 p
67. Leperchey F (1979) L'embryogénie des muscles faciaux, masticateurs, de la langue, du voile et du cou. Rev Stomatol Chir maxillofac 80 : 45-67
68. Limborgh JV (1964) Some aspects of the development of the cleft-affected face, in Hotz R : Early treatment of cleft lip and palate. Huber, Berne : 25-29
69. Lindsay WK, Farkas LG (1972) The use of anthropometry in assessing the cleft lip nose. Plast Reconstr Surg 49 : 286-293
70. Lightoller GHS (1926) Facial muscles. The modiolus and muscles surrounding the rima oris with some remarks about the panniculus adiposus. J Anat 60 : 1-85
71. Mc Neil CK (1950) Orthodontic procedures in the treatment of congenital cleft palate. Dent Rec 70 : 126-132
72. Malek R (1983) Staphylorraphie précoce. Problèmes chirurgicaux. Chir Pédiat 24 : 301-304
73. Malek R (1983) Traitement initial des fentes labio-palatines. Chir Pédiat 24 : 256-267
74. Malek R, Psaume J (1983) Nouvelle conception de la chronologie et de la technique chirurgicale du traitement des fentes labio-palatines. Ann Chir Plast Esthét 28 : 237-247
75. Malek R, Psaume J (1988) Bases anatomiques et physiologiques du traitement primaire des fentes labio-palatines unilatérales totales. Act Odont Stomato 162 : 265-282
76. Mercier J, Rineau G (1997) Traitement des fentes congénitales labio-alvéolo-palatines et vélo-palatines. Encycl Med Chir (Elsevier, Paris, Stomatologie, 22-066-B-10 : 40 p
77. Millard R (1980) Cleft Craft. The evolution of its surgery, Little Brown, Boston, T I : The unilateral deformity, 1976 ; T II : Bilateral and rare deformities et T III : Alveolar and palatal deformities
78. Mooney MP, Siegel MI, Kimes KR, Todhunter JS (1991) Premaxillary development in normal and cleft lip and palate human fetuses using three-dimensional computer reconstruction. Cleft Palate-Craniofacial J 28 : 49-54
79. Muir IFK (1966) Repair of the cleft alveolus. Br J Plast Surg 19 : 30-36
80. Nicolau PJ (1983) The orbicularis oris muscle : a functional approach to its repair in the cleft lip. Br J Plast Surg 36 : 141-153
81. Noone RB, Randall P, Stool SE, Hamilton R, Winchester RA (1973) The effect on middle ear disease of fracture of the pterygoid hamulus during palatoplasty. Cleft Palate J 10 : 23-33
82. Park CG, HaB (1995) The importance of accurate repair of the orbicularis oris muscle in the correction of unilateral cleft lip. Plast Reconstr Surg 96 : 780-788
83. Petit P, Psaume J (1962) Le traitement du bec de lièvre. Masson, Paris : 153 p
84. Plessier PL (1931) Traitement du bec de lièvre unilatéral. Thèse Médecine, Paris
85. Psaume J (1975) Contribution à l'étude des déformations osseuses du bec de lièvre non opéré. Thèse Médecine, Paris
86. Psaume J (1975) Les déformations osseuses précoces dans les fentes faciales unilatérales. Ann Chir Plast 20 : 299-302
87. Psaume J, Martin M (1975) Déformation oblique ovalaire de l'arcade supérieure et déviation arciforme de la face des fentes unilatérales. Rev Stomato 76 : 535-541
88. Psaume J, Malek R (1978) Une nouvelle chronologie du traitement des fentes faciales. Orthod Fr 49 : 657-662
89. Raphael B, Lebeau J, Antoine P (1982) Réflexion ou parti-pris dans le traitement des fentes labio-maxillo-palatines. Ann Chir Plast 27 : 232-238
90. Ross RB, Johnston MC (1967) The effect of early orthodontic treatment on facial growth in cleft lip and palate. Cleft Palate J 4 : 157-164
91. Ross RB (1970) The clinical implications of facial growth in cleft lip and palate. Cleft Palate J 7 : 37-47
92. Ross RB, Johnston MC (1972) Cleft lip and palate. Williams & Wilkins Cy, Baltimore : 319 p
93. Ross RB (1975) The management of dental arch deformity in cleft lip and palate. Clinics in Plastic Surgery 2 : 325-342
94. Roy JP (1890) Le muscle orbiculaire des lèvres. Thèse Médecine, Bordeaux
95. Ruding R (1964) Cleft palate. Anatomic and surgical considerations. Plast Reconstr Surg 33 : 132-147

96. Schuchardt K, et coll (1966) Treatment of patients with clefts of lip, alveolus and palate. Georg Thieme, Stuttgart 237 p
97. Sebileau P, Truffert P (1924) Le carrefour aéro-digestif, le larynx, le pharynx. Arnette, Paris : 292 p
98. Serres M, Chancholle AR, et coll (1997) A visage différent, Hermann, Paris
99. Singer H (1964) Principles of surgical treatment in cleft lip and palate cases, in Hotz R : Early treatment of cleft lip and palate. Huber, Berne : 121-131
100. Skoog T (1974) Plastic Surgery. New methods and refinements. Georg Thieme, Stuttgart : 15-224
101. Stark RB (1968) Cleft Palate. A multidicipline approach. Harper & Row, New York 339 p
102. Stark RB (1973) Development of the face. Surg Gyn Obstr 137 : 403-408
103. Stricker M, Chassagne JF, Pabst A, Malka G, Flot F, Raphael B (1977) L'équilibre labial et sa rupture dans les fentes. Ann Chir Plast 22 : 109-115
104. Stricker M, Chancholle AR, Flot F, Malka G, Montoya A (1977) La greffe périostée dans la réparation de la fente totale du palais primaire. Ann Chir Plast 22 : 117-125
105. Stricker M, Raphael B (1983) Le périoste dans les fentes labio-palatines. Chir Pédiat 24 : 274-281
106. Stricker M, Raphael B (1993) Croissance Cranio-Faciale normale et pathologique. L'interception thérapeutique et son devenir. Morfos, Reims, : 411 p
107. Stricker M (1993) Chéiloplastie intra-labiale à triple lambeau musculaire. Congrés Italien de Chirurgie Plastique, Ancone
108. Subtelny JD (1955) Width of the nasopharynx and related anatomic structures in normal and unoperated cleft palate children. Am J Orthod 41 : 889-909
109. Talmant JC (1984) Correction de la narine du bec de lièvre unilatéral. Ses grands principes. Ann Chir Plast Esthét 29 : 123-132
110. Talmant JC (1995) Réflexions sur l'étio-pathogénie des fentes labio-maxillo-palatines et l'évolution de leurs traitements. Ann Chir Plast Esthét 40 : 639-656
111. Vacher C, Pavy B, Ascherman J (1997) Musculature of the soft palate : Clinico-anatomic correlations and therapeutic implications in the treatment of cleft palates. Cleft Palate-Craniofacial J 34 : 189-194
112. Veau V (1931) Division palatine, Anatomie. Chirurgie. Phonétique,Masson. Paris : 568 p
113. Veau V (1938) Bec de lièvre. Formes cliniques. Chirurgie. Masson, Paris : 326 p
114. Vrebos J, et coll (1967) Le traitement des fentes labiales alvéolaires et palatines. Acta Oto-rhino-laryngol Belg 21 : 465-646
115. Whillis J (1930) J Anat London : 65-92
116. Widmaier W (1961) Die primäre hochlagernde Velumverlägerung eine Methode zum Verschlub von Gaumenspalten. Der Chirurg 32 : 333

Composition, photogravure et impression
JOUVE, 18, rue Saint-Denis, 75001 PARIS
N° 275821X — Dépot légal : Septembre 2000

Rhinoplastie fonctionnelle et esthétique

Springer

Paris
Berlin
Heidelberg
New York
Barcelone
Hong Kong
Londres
Milan
Singapour
Tokyo